Fabrizio Didonna

Achtsamkeitsbasierte kognitive Therapie bei Zwangsstörungen

Das Behandlungsmanual

Übersetzung und Mitarbeit von Alexandra Viechtbaue

Schattauer

Besonderer Hinweis:
Die in diesem Buch beschriebenen Methoden sollen psychotherapeutischen Rat und medizinische Behandlung nicht ersetzen. Die vorgestellten Informationen und Anleitungen sind sorgfältig recherchiert und nach bestem Wissen und Gewissen weitergegeben. Dennoch übernehmen Autor und Verlag keinerlei Haftung für Schäden irgendeiner Art, die direkt oder indirekt aus der Anwendung oder Verwertung der Angaben in diesem Buch entstehen. Die Informationen sind für Interessierte zur Weiterbildung gedacht.

MIX
Papier | Fördert gute Waldnutzung
FSC® C083411
FSC
www.fsc.org

Schattauer
www.schattauer.de
J. G. Cotta'sche Buchhandlung Nachfolger GmbH
Rotebühlstr. 77, 70178 Stuttgart
Fragen zur Produktsicherheit: produktsicherheit@klett-cotta.de

Gestaltungskonzept: Farnschläder & Mahlstedt, Hamburg
Die Originalausgabe erschien unter dem Titel *Mindfulness Based Cognitive Therapy for OCD*
© 2020 by The Guilford Press, New York, London
Cover: Jutta Herden, Stuttgart,
unter Verwendung einer Abbildung von © iStock/AbdoFox
Gesetzt von Eberl & Koesel Studio, Kempten
Illustrationen S. 229 f., 313–319, 333 f.: Christine Lackner, Ittlingen
Gedruckt und gebunden von CPI – Clausen & Bosse, Leck
Lektorat: Miriam Seifert-Waibel, Hamburg
Projektmanagement: Dr. Nadja Urbani
ISBN 978-3-608-40200-1
E-Book ISBN 978-3-608-12498-9
PDF-E-Book ISBN 978-3-608-20723-1

Bibliografische Information der Deutschen Nationalbibliothek
Die Deutsche Nationalbibliothek verzeichnet diese Publikation in der Deutschen Nationalbibliografie; detaillierte bibliografische Daten sind im Internet über http://dnb.d-nb.de abrufbar.

Schattauer

Die digitalen Zusatzmaterialien haben wir zum Download auf
https://www.klett-cotta.de/didonna-zwangsstoerungen
bereitgestellt.

Vorwort der englischen Ausgabe

Eine Architektin besuchte ein Einkaufszentrum, das sie entworfen hatte. Die Eröffnung lag einige Monate zurück und sie wollte sehen, wie sich ihr Entwurf in der Praxis bewährte. Sie wurde von einem Studenten begleitet, der im Zuge seines zweiwöchigen Praktikums in ihrem Büro herausfinden wollte, ob eine Architekturlaufbahn etwas für ihn sein könnte.

Sie parkten das Auto und fuhren mit dem Aufzug zu einer der Einkaufsebenen. Was sahen sie jeweils, als sich die Aufzugstür öffnete und sie ausstiegen? Die Architektin erfasste die gesamte Szenerie: das Gebäude, die Räume und ihre Formgebung, die Art und Weise, wie das Licht auf die inneren Strukturen fiel. Im Weitergehen nahm sie die verschiedenen Ebenen des Gebäudes wahr und wie sich der Strom der Menschen durch die Räumlichkeiten bewegte – wo sie innehielten und woran sie vorbeieilten. Sie konnte ihren Entwurf in Aktion sehen: seine Form und Funktion. Sie blickte zurück, um dem Praktikanten eine Frage zu stellen, und stellte fest, dass er ein Stück hinter ihr stehen geblieben war. Was sah er? *Seine* Aufmerksamkeit wurde von einer großflächigen Schaufensterwerbung für das neueste Smartphone gefesselt. Mangels der Erfahrung Architekturschaffender fokussierten die Sinne des Praktikanten nicht auf die Struktur des Raums oder dessen Funktionsweise in der Praxis, sondern – wie bei den meisten von uns wahrscheinlich – auf die ausgestellten Objekte.

In seiner Art, Achtsamkeit zu praktizieren und anderen zu lehren, gleicht ein Achtsamkeitstherapeut/-lehrer einem Architekten[1]: Er blickt über den *Inhalt* des Geistes – die ausgestellten Objekte – hinaus, um dessen Form und Funktion zu erkennen. Achtsamkeitslehrer interessieren sich dafür, wie Informationen durch den »Raum« des Geistes und Körpers fließen; sowie für jene Bereiche und Momente, wo dieser Fluss durch gewohnheitsmäßige Verarbeitungsmuster blockiert wird. Ihre eigene tägliche Praxis und fortlaufende Weiterbildung für die Arbeit mit Patienten befähigt Achtsamkeitslehrer, zunächst sich selbst und dann anderen dabei zu helfen, jene Denkmuster auszumachen, die früher einmal nützlich waren (und in manchen Zusammenhängen noch immer sind), jetzt aber das psychische und physische Wohlbefinden beeinträchtigen oder sogar zerstören.

Fabrizio Didonnas Buch ist ein wunderbares Beispiel für die Auseinandersetzung mit einem schwierigen klinischen Problem, die in einem Ansatz resultiert, der das, was derzeit als wirksam bekannt ist, sowohl einbezieht als auch darauf aufbaut – und damit eine Grundlage für die weitere Forschung und klinische Arbeit liefert. Das Buch folgt den Spuren behavioraler und kognitiver Ansätze zur Entmystifizierung von Zwangs-

1 Aus Gründen der besseren Lesbarkeit wird im Folgenden in der Regel bei allgemeiner Ansprache von Personen die männliche Variante stellvertretend für alle Geschlechter gewählt.

störungen und zeigt auf, dass jene Prozesse, die bei Betroffenen offenbar immense Belastungen verursachen, in gewissem Maße bei allen Menschen ablaufen. Fast jeder von uns hat in seiner Kindheit eine Phase durchgemacht, in der er bestimmte Dinge rituell vermieden hat. Und die meisten Erwachsenen überprüfen auf dem Weg zum Flughafen mehrfach, ob ihr Reisepass im Koffer oder in der Handtasche ist. Warum reicht es nicht aus, einmal nachzusehen? Genauso werden die meisten von uns ab und an von beunruhigenden Gedanken oder Erinnerungen heimgesucht, die uns ungebeten in den Sinn kommen, zu lange verweilen und von denen wir meinen, dass wir sie eigentlich längst hinter uns gelassen oder »inzwischen überwunden« haben sollten – und doch kehren sie immer wieder zurück.

Bei Menschen, die aufgrund schwerwiegender psychischer Probleme Hilfe suchen, laufen genau diese Prozesse immer und immer wieder im Gehirn ab: Sie versuchen, mit äußerst unangenehmen Gedanken und Bildern fertigzuwerden, diese hinter sich zu lassen – und scheitern immer wieder. Die Prozesse wiederholen sich endlos, sind zur Gewohnheit geworden, haben sich eingenistet. Zusätzlich zum primären Problem tritt so oftmals ein sekundäres Gefühl tiefer Verzweiflung auf – die Erinnerung an frühere Misserfolge bei der Kontrolle von Geist und Verhalten ist mit Schamgefühlen und Selbstvorwürfen verflochten.

Nirgends wird dies deutlicher als bei dem scheinbar unlösbaren Problem, das wir *Zwangsstörung* (Obsessive Compulsive Disorder – OCD) nennen. Eine Person erhält diese Diagnose, wenn sie unter einem gewohnheitsmäßigen Verhaltensmuster von Gedanken und Ängsten leidet – etwa der Angst vor einer Kontamination durch Keime oder der Sorge, jemandem Schaden zugefügt zu haben. Diese von der betroffenen Person sehr wohl als irrational erkannten Ängste werden als Zwangsgedanken *(obsessions)* bezeichnet. Auf sie folgen wiederholte Versuche, diese Gedanken zu neutralisieren oder die Situation »wieder in Ordnung« zu bringen. Die Handlungen haben oftmals einen rituellen Charakter und fühlen sich nicht wie freie Entscheidungen an. Stattdessen empfindet der Betroffene sie als Zwang (*compulsion*) – im Bewusstsein, dass diese Handlung übertrieben und unangemessen ist. Zum Beispiel wäscht eine Person mit Angst vor Kontamination womöglich zwanghaft immer wieder ihre Hände, bis sie wund und aufgerissen sind, um eine Kontamination vorzubeugen oder zu stoppen. Und eine Person, die glaubt, jemanden verletzt zu haben, fährt oder geht immer wieder die Straße entlang, um nach demjenigen zu suchen, den sie versehentlich angefahren haben könnte. Menschen mit Zwangsstörung fühlen sich *allesamt* gefangen, führt doch der Versuch, die Zwangsgedanken oder -handlungen zu stoppen, oft dazu, dass diese in noch größerer Intensität auftreten und weiteres Leid verursachen. Letztlich fühlen sie sich gezwungen, immer mehr Zwangshandlungen auszuführen, um ihre Angst zu verringern. Selbst wenn diese Handlungen ihnen kurzfristig Erleichterung verschaffen, haben sie keine nachhaltige Wirkung. Die Zwangsgedanken kehren zurück und der Handlungsdruck wird noch stärker. Ein Teufelskreis hat sich verfestigt.

Sowohl Zwangsgedanken als auch -handlungen beeinträchtigen den Alltag der Betroffenen erheblich, indem sie die Aufmerksamkeit von anderen Menschen und Aktivitäten ablenken. Sie nehmen einen enormen Teil des Tages in Anspruch und verursachen großes Leid und immense Scham – sowohl bei den Betroffenen selbst als auch bei ihren Angehörigen. Im Zuge der Achtsamkeitspraxis schenken wir diesen Mustern ausreichend Aufmerksamkeit – und zwar auf eine freundliche und mitfühlende Art und Weise. Dadurch wird offenbar, was bisher vielfach übersehen wurde: Gemäß der normalen Struktur und Funktion des Geistes reagieren wir automatisch auf unerwünschte Inhalte – und zwar auf eine Art und Weise, die genau jene Dinge, die wir hinter uns lassen möchten, noch *stärker* an uns bindet. Da diese Prozesse automatisch ablaufen und daher meist außerhalb des bewussten Wahrnehmungsbereichs liegen, ist es entscheidend, Betroffene darin zu schulen, achtsame Bewusstheit auf diese Prozesse zu lenken. Das ist vergleichbar mit der Ausbildung eines Architekten: Man wendet sich von den ablenkenden *Inhalten* des Geistes ab und hin zu den *Prozessen*, die den Informationsfluss steuern – Prozesse, die, wenn sie gestört oder behindert werden, jene Elemente unseres Lebens stärken, die großes Leid verursachen.

Seit den Anfängen der verhaltens- und kognitionspsychologischen Forschung in den 1960er und 1970er Jahren war es ein Ziel, die besten Methoden zu finden, um Menschen mit Zwangsstörungen zu helfen. Es wurde viel wichtige Arbeit geleistet, aber ein Problem bleibt bestehen: Die Hälfte der Menschen, die an einer Zwangsstörung leiden, profitieren immer noch nicht von den verfügbaren Behandlungsmethoden. Es ist dringend notwendig, neue Theorien und Methoden auszuprobieren, um zu sehen, inwiefern weitere Fortschritte erzielt werden können. Derartige neue Methoden müssen auf früheren Erfolgen aufbauen und die neuesten theoretischen Modelle berücksichtigen, um zu prüfen, was möglicherweise übersehen wurde. Nur so wird die Wissenschaft Fortschritte machen im Hinblick auf ein Verständnis der Mechanismen, die den bei Zwangsstörungen auftretenden Denk-, Gefühls- und Verhaltensmustern zugrunde liegen. Ein solches Unterfangen erfordert Zeit und eine enorme Menge an Detektivarbeit. Das vorliegende Buch ist das Ergebnis solcherart langjähriger sorgfältiger Forschung durch einen der führenden Kliniker auf diesem Gebiet. Es stützt sich auf die neuesten psychologischen, neurobiologischen, evolutionären und Entwicklungstheorien im Sinne einer neuen Herangehensweise an das Problem: der achtsamkeitsbasierten kognitiven Therapie (Mindfulness-based Cognitive Therapy – MBCT) für Zwangsstörungen.

MBCT wurde ursprünglich von Zindel Segal, John Teasdale und mir entwickelt und weist wie die »Mutter«-Intervention, Jon Kabat-Zinns achtsamkeitsbasierte Stressreduktion (Mindfulness-based Stress Reduction – MBSR), sowohl allgemeine (transdiagnostische) als auch spezifische Elemente auf. Die allgemeinen Elemente ermöglichen die Anwendung auf all jene klinischen Fälle, bei denen ein psychologisches Problem durch die *Unfähigkeit, sich von grüblerischem Denken zu lösen*, aufrechterhalten wird. Die spezifischen Elemente der MBCT nach Segal et al. (2002, 2013) wurden entwickelt, um Menschen mit wiederkehrenden Depressionen zu helfen. Zu ihnen zählt der Fokus auf die Erkenntnis, dass bei Depressionen eine anhaltende Tendenz besteht, in mehrdeutigen Situationen stets zu negativen Interpretationen zu neigen; und dass nahezu jede Situation eine Spirale selbstabwertender Gedanken auszulösen vermag. MBCT zur Vorbeugung von Depressionen vermittelt gezielt: (1) wie man Warnsignale bevorstehender Stimmungsschwankungen erkennt; (2) wie man Aktivitäten nutzt, die ein Gefühl von

Souveränität und Freude vermitteln, um sich wieder mit den bereichernden Aspekten des Alltags zu verbinden und sie zu etablieren; und (3) wie man besser mit den erschöpfenden Aspekten des Alltags umgeht. Die Entwickler der MBCT warnten allerdings von Anfang an davor, die gleichen Theorien und Praktiken unterschiedslos auf verschiedene psychologische Probleme anzuwenden (Teasdale et al. 2003). Wir verwiesen auf die Tatsache, dass diverse psychologische Prozesse an der Aufrechterhaltung verschiedener Arten und Muster von Problemen beteiligt sind. Wenn MBCT also auf eine neue Gruppe von Menschen mit spezifischen gemeinsamen Merkmalen (die üblicherweise in einer »Diagnose« zusammengefasst werden) angewendet werden soll, ist es entscheidend, zunächst die Faktoren zu eruieren, die die Störung bei dieser Gruppe aufrechterhalten, anstatt anzunehmen, dass die Standard-MBCT einfach wirksam wäre.

Genau das tut Fabrizio Didonna mit diesem Buch. Mit seinem Ansatz liefert er nicht nur neue Erkenntnisse zu Zwangsstörungen, sondern hat die achtsamkeitsbasierte kognitive Therapie mit seinem elfteiligen Programm in eine neue Richtung weiterentwickelt. Dabei bewahrt er den Kerncharakter der MBCT: die Verbindung von psychologischer Wissenschaft mit der Theorie und Praxis der Achtsamkeit. Didonna geht jedoch einen Schritt weiter. Gewissenhaft berücksichtigt er die relevanten spezifischen Merkmale von Zwangsstörungen: etwa magisches Denken, fehlendes Selbstvertrauen und die Unfähigkeit, Ungewissheit auszuhalten; mangelndes Vertrauen in das eigene Erleben (Erinnerung, Wahrnehmung, Aufmerksamkeit, Absichten); übermäßige Gewichtung hypothetischer Möglichkeiten; Misstrauen gegenüber und sogar Ablehnung von Wahrnehmungserfahrungen (z. B. das Vorziehen subjektiver Eindrücke gegenüber objektiven Beweisen); übermäßige Neigung zur Imagination von Risikoszenarien; übersteigertes Verantwortungsbewusstsein, Schuld- und Ekelgefühl sowie Perfektionismus; sowie extreme Formen der Vermeidung, die sich in aggressivem Selbsthass in Bezug auf die eigenen Gedanken, Emotionen und körperlichen Empfindungen äußern können. Selbstvertrauen ist ein Schlüsselthema in Didonnas Ansatz. Er zeigt, dass der Glaube an sich selbst als jemand, der auch in riskanten Situationen verlässlich und handlungsfähig ist, möglich wird, wenn der Mut besteht, eine Haltung der Offenheit, Sicherheit, Akzeptanz, Freiheit und Positivität gegenüber dem Leben und der Welt zu entwickeln.

Inwiefern hilft MBCT Menschen mit Zwangsstörungen, mit ihrem grundlegenden Selbstmisstrauen umzugehen? Zunächst lehrt das Programm die Patienten, ihre eigenen Sinneserfahrungen zu validieren, indem es ihnen beibringt, Achtsamkeit auf die Empfindungen selbst zu richten – sie zu fokussieren. Zweitens baut das Programm auf den Erkenntnissen der Kognitiven Verhaltenstherapie (KVT) auf. Es hilft den Patienten zu erkennen, inwiefern sie in ihren Denkmustern gefangen sind, und neue Perspektiven auf ihre Situation zu entwickeln. MBCT für Zwangsstörungen macht die Symptome der Zwangsgedanken und -handlungen *selbst* zum eigentlichen Gegenstand achtsamer Beobachtung. Die Patienten lernen, die Symptome und ihre sekundären Reaktionen darauf deutlicher und bewusster wahrzunehmen. Sie lernen außerdem, sich von ihnen zu *distanzieren*, sich zu *disidentifizieren*. Diese *achtsame Exposition* ist ein zentrales Merkmal des MBCT-Ansatzes bei Zwangsstörungen.

Drittens bezieht MBCT für Zwangsstörungen die *Familienmitglieder* in das Programm mit ein (insbesondere in Sitzung 3), damit auch sie die Ziele und Absichten von MBCT kennenlernen und die unbewussten Allianzen und Übereinkünfte, die sie mit den Patienten eingegangen sind, erkennen und davon ablassen können – vermögen diese doch, trotz bester Absichten, den Fortschritt zu *behindern*. Viertens umfasst MBCT für Zwangsstörungen ein neues achtsamkeitsbasiertes kognitives Element: die »Validierung der Wahrnehmungserfahrung«, die den Patienten helfen soll, eine bessere Beziehung zur Realität aufzubauen und zwanghafte Zweifel zu neutralisieren. Sie wird in Sitzung 5 (Kapitel 9) eingeführt und hilft den Teilnehmern, zunehmend ihre eigenen Sinneswahrnehmungen wertzuschätzen, ihnen Priorität einzuräumen: dem, was ihre Sinnesorgane tatsächlich kommunizieren, von Augenblick zu Augenblick.

Fünftens gibt es in Sitzung 8 (Kapitel 12) eine spezielle Übung, »Gesunde Absichten« (sie wird als Hausaufgabe durchgeführt), die den Teilnehmern helfen soll, sich täglich ihrer eigentlichen Absichten deutlicher bewusst zu werden. Die Teilnehmer sollen damit in die Lage versetzt werden, ihren *Handlungsmodus* zu erkennen, um ihn dann zu beeinflussen; den Tag so zu gestalten, dass ihre Absichten mit ihrem Verhalten, Denken, Sprechen und Fühlen im Einklang stehen. Und sie sollen erkennen, welche Schritte sie unternehmen können, um diese Absichten in die Tat umzusetzen.

Schließlich integriert MBCT für Zwangsstörungen ein Mitgefühl involvierendes Achtsamkeitstraining – als ausdrückliche Antwort auf die tief verwurzelte aggressive Selbstablehnung vieler Betroffener. Innerhalb dieses von Mitgefühl geprägten Rahmens werden die Teilnehmer ermutigt, Risiken einzugehen – einschließlich eines *Loslass*-Rituals, das diesen schwierigen Prozess unterstützt.

Andere therapeutische Ansätze vermitteln, wie man sich von negativen und repetitiven Gedanken und Verhaltensweisen löst; viele lehren Freundlichkeit und Mitgefühl. MBCT für Zwangsstörungen trainiert diese Fähigkeiten jedoch explizit in Bezug auf Gedanken, Impulse und Empfindungen. Darüber hinaus folgt MBCT für Zwangsstörungen insofern den achtsamkeitsbasierten Interventionen, als es damit beginnt, relativ neutrale Aspekte des Geistes achtsam wahrzunehmen, um sich später den schwierigeren, hartnäckigeren Problemen zuzuwenden. Fabrizio Didonna verwendet die Abkürzung *PASIFACO*, um seinen Patienten die Kernqualitäten, die sie erlernen, zu vergegenwärtigen: Positivität, Akzeptanz, Sicherheit, inneres Vertrauen, Freiheit, Aufmerksamkeit, Kontrolle (*control*) und Offenheit.

Fortschritte in Bezug auf Wissenschaft und Praxis der MBCT bedürfen jener sorgfältigen Verbindung von klinischer Weisheit und wissenschaftlicher Strenge, die dieses Buch ausmacht. Es ist das erste Handbuch zur Anwendung von MBCT bei Menschen mit Zwangsstörungen und bildet nicht nur die Basis für weitere Forschung, sondern ist auch ein Leitfaden für Kliniker, um die Vielzahl der Betroffenen zu verstehen und ihnen zu helfen. Es war ein Privileg, es zu lesen, und es ist mir eine Ehre, es Ihnen empfehlen zu dürfen.

Dr. Phil. Mark Wiliams
Emeritierter Professor für Klinische Psychologie an der Universität Oxford

Vorwort der deutschen Ausgabe

Zwangsstörungen betreffen etwa 2–3 Prozent der Weltbevölkerung und stellen sowohl für Betroffene als auch Fachkräfte eine immense Herausforderung dar. Dieses von Fabrizio Didonna verfasste Handbuch ist insofern ein wegweisender Ansatz, als es die achtsamkeitsbasierte kognitive Therapie (Mindfulness-based Cognitive Therapy – MBCT) in die Behandlung von Zwangsstörungen integriert. Es zeigt Betroffenen, wie sie ihre Beziehung zu Zwangsgedanken und -handlungen neu gestalten können, um Resilienz, Erleichterung und ein Gefühl von Freiheit zu fördern.

Es ist mir eine große Ehre, dass ich zu diesem MBCT-Handbuch für Zwangsstörungen einen Beitrag leisten durfte – sowohl durch die Übersetzung ins Deutsche als auch mit diesem Vorwort. Diese Aufgabe gab mir die Möglichkeit, diesen innovativen Ansatz einem breiteren Publikum zugänglich zu machen und mein Engagement für die Integration von Achtsamkeit in die psychische Gesundheitsversorgung fortzusetzen.

Als Psychologin und Psychotherapeutin beschäftige ich mich seit über 10 Jahren mit Achtsamkeit. Meine erste Begegnung damit war Jon Kabat-Zinns Protokoll zur achtsamkeitsbasierten Stressreduktion (Mindfulness-based Stress Reduction – MBSR). Zu dieser Zeit arbeitete ich auch intensiv mit Hypnose und dachte zunächst, dass diese beiden therapeutischen Ansätze schwer miteinander zu vereinbaren seien. Mehrere Jahre lang praktizierte ich Achtsamkeit hauptsächlich selbst und setzte sie gelegentlich als Entspannungstechnik für Patienten ein.

Meine Sichtweise änderte sich jedoch, als ich Michael Harrers Buch *Hypnose und Achtsamkeit: Zwei Schwestern auf dem Tandem* (2018) las. Es veranschaulicht, wie Hypnose und Achtsamkeit sich in der Psychotherapie gegenseitig ergänzen können. Angeregt durch diese Lektüre beschloss ich, mein Wissen zu vertiefen und Achtsamkeit systematischer in meine klinische Praxis zu integrieren.

Diese Reise führte mich schließlich zu Fabrizio Didonnas einjährigem Trainingsprogramm »Achtsamkeit in der klinischen Praxis«. Es hatte einen wichtigen Einfluss auf meine berufliche und persönliche Entwicklung und eröffnete mir neue Perspektiven für meine therapeutische Arbeit. Besonders beeindruckend war für mich Didonnas innovative Anwendung der MBCT zur Behandlung von Zwangsstörungen. Sie eröffnet spannende Möglichkeiten, die komplexen Herausforderungen anzugehen, die Zwangsstörungen in der klinischen Praxis mit sich bringen.

Die Integration dieses Ansatzes in meine Arbeit als Therapeutin hat nicht nur meine therapeutische Kompetenz erweitert, sondern auch mein Einfühlungsvermögen und Verständnis für die alltäglichen Herausforderungen von Patienten mit Zwangsstörungen vertieft.

Die Übersetzung dieses Handbuchs für deutschsprachige Therapeuten war für mich eine einzigartige Gelegenheit, zur Weiterentwicklung der therapeutischen Ansätze für Zwangsstörungen beizutragen. Diese Publikation bietet einen fundierten theoretischen Rahmen sowie praxisnahe Instrumente, die direkt angewendet werden können. Sie umfasst detaillierte Erklärungen, Übungen und Anleitungen, die es Therapeuten ermöglichen, MBCT effektiv in die Behandlung von Zwangsstörungen zu integrieren.

Ich hoffe, dass dieses Handbuch zu einer unverzichtbaren Ressource für Fachkräfte wird, die ihre klinische Praxis bereichern möchten, indem sie Patienten bei der Veränderung ihrer Beziehung zu intrusiven (aufdringlichen) Gedanken und zwanghaften Handlungen unterstützen. Mit seiner klaren, auf klinischer Erfahrung basierenden Methodik dient es als wertvoller Leitfaden, um die therapeutischen Ergebnisse zu verbessern und Menschen mit Zwangsstörungen zu einem stärkeren Gefühl von innerer Freiheit zu verhelfen.

Allen Lesern dieses Handbuchs wünsche ich viel Erfolg bei der Umsetzung der darin enthaltenen Erkenntnisse in ihrer Praxis. Möge es dazu beitragen, das Leben Ihrer Patienten spürbar zu verbessern und Ihre Zufriedenheit mit Ihrer Arbeit als Therapeut zu bereichern.

Alexandra Viechtbauer, Psychotherapeutin
Turin, Dezember 2024

Dank

Die Arbeit an diesem Buch war eine lange und herausfordernde Reise, aber auch eine faszinierende und aufregende. Ohne die Hilfe und Unterstützung diverser Personen hätte ich es nicht erfolgreich abschließen können. Ich möchte mich bei all jenen Menschen bedanken, die mich auf unterschiedliche Weise und zu unterschiedlichen Zeiten auf meinem Weg unterstützt haben.

Ein besonderer und nostalgischer Dank geht an den Ehrwürdigen Akong Tulku Rinpoche für die weisen und mitfühlenden Lehren, die er mir und meinen Kollegen nur wenige Monate vor seinem tragischen Tod weitergab. Alles, was ich von ihm gelernt habe, wird mir immer im Gedächtnis und im Herzen bleiben.

Mein herzlicher Dank gilt Paul Salkovskis, der mir erstmals auf klare und effektive Weise den kognitiv-behavioralen Ansatz in Bezug auf Zwangsstörungen vermittelt hat, insbesondere während meiner Hospitation Ende der 1990er Jahre an der psychiatrischen Fakultät der Universität Oxford, Vereinigtes Königreich, wo er zu dieser Zeit lehrte.

Ich möchte auch Jon Kabat-Zinn, Joseph Goldstein und Jack Kornfield meinen aufrichtigen Dank aussprechen, deren geschriebene und gesprochene Worte mein Verständnis für die wahre Bedeutung von Achtsamkeit und Mitgefühl und deren direkte oder indirekte Auswirkungen auf Zwangsstörungen inspiriert haben.

Ein besonderer und herzlicher Dank geht an meinen Freund Nir Essar für sein unschätzbares Feedback und seine Ideen zum ersten Kapitel. Ich möchte ihm auch meine tiefste Dankbarkeit und Anerkennung für seine großzügige und freundliche Hilfe und Unterstützung aussprechen, mit der er vor einigen Jahren gemeinsam mit mir eine Brücke über unruhige Gewässer gebaut hat.

Ich möchte zudem Fan Qing dafür danken, dass sie mir die Gastprofessur an der Shanghai Jiao Tong University angeboten hat, wo ich meine erste Schulung zu MBCT für Zwangsstörungen in China gab.

Mein herzlichster Dank gilt Erica Xodo, die mit mir gemeinsam mehrere MBCT-Kurse für Zwangsstörungen geleitet und ihre Ideen, Gefühle und ihr Feedback dazu mit mir geteilt hat. Ich danke ihr auch dafür, dass sie mir bei der Auswahl und Niederschrift der Dialoge zwischen Kursleitern und Teilnehmern aus echten Sitzungen geholfen hat, die ich in das Buch aufgenommen habe, und dass sie mit mir bei unserer Forschung zur Wirksamkeit des MBCT-Programms für Zwangsstörungen zusammengearbeitet hat.

Ich möchte auch den Einfluss von Jeffrey Schwartz würdigen, der ein Pionier bei der Verbindung von Kognitiver Verhaltenstherapie (KVT) und Achtsamkeit zur Behandlung von Zwangsstörungen war und dessen Arbeit mich für die Auswirkungen der Achtsamkeitspraxis bei Zwangsstörungen inspiriert hat.

Ich bin meinen Patienten zu Dank verpflichtet, einer wichtigen Inspirationsquelle, die mir durch ihren Mut, ihre Anstrengungen, ihre Ausdauer und ihr Vertrauen in diese Therapie und letztendlich durch ihre Lebensfreude das meiste von dem beigebracht haben, was ich über die klinische Arbeit weiß.

Persönlich möchte ich meiner Mutter meinen tiefsten Dank aussprechen für die vielen Opfer, die sie gebracht hat, damit ich heute da bin, wo ich bin, und für ihren unermüdlichen Einsatz, damit ich selbst in schwierigen Zeiten nie aufgebe. Ohne ihre Liebe und Unterstützung wäre ich nicht der Mensch, der ich heute bin, und hätte nicht das erreicht, was ich erreicht habe. Ebenso lehrte mich mein Vater bis zu seinem letzten Tag, die Bedeutung von Engagement und Durchhaltevermögen zu verstehen, um wichtige Ziele zu verfolgen und das zu erreichen, was im Leben wirklich zählt.

Zu guter Letzt möchte ich meiner Frau Rachele und meinem Sohn Riccardo von ganzem Herzen für ihre unendliche Liebe, Unterstützung und Geduld während der vielen Tage, Wochen und Monate danken, in denen ich mich nicht um sie kümmern konnte, weil ich mich diesem Buch gewidmet habe. Riccardo war mit seiner achtsamen Aufmerksamkeit, seinem Anfängergeist und seiner bedingungslosen Liebe einer meiner größten Achtsamkeitslehrer. Er hat mir auch geholfen, die wahre Bedeutung von Glück zu verstehen. Dieses Buch ist vor allem ihnen gewidmet. Mögen sie glücklich und frei von Leid sein.

Zum Autor

Dr. Fabrizio Didonna ist Psychologe und Psychotherapeut. Er lehrt am Institut für Lifelong Learning der Universität Barcelona und ist Gastprofessor an der Shanghai Jiao Tong University, China. Des Weiteren ist er Lehrtherapeut an diversen italienischen Postgraduierten-Schulen für Kognitive Verhaltenstherapie. Er gründete das italienische Institut für Achtsamkeit und leitet das Masterprogramm für achtsamkeitsbasierte Therapie. Dr. Didonna steht der Abteilung für Zwangsstörungen am Krankenhaus Villa Margherita sowie dem Zentrum »MBCT for OCD« in Vicenza vor. Mit langjähriger Erfahrung in der Achtsamkeitspraxis leitet er seit vielen Jahren Gruppenprogramme und hat über 2000 Personen im Rahmen von Retreats und fortlaufenden Kursformaten begleitet. Als einer der ersten Therapeuten in Italien integrierte er Achtsamkeit auch in die stationäre Behandlung schwerer psychischer Erkrankungen. Dr. Didonna ist Autor zahlreicher Fachpublikationen, Buchbeiträge sowie des *Clinical Handbook of Mindfulness* und hält weltweit Workshops und Vorträge.

Inhalt

Einleitung

> Nicht durch Aktionen,
> nicht durch Worte,
> machen wir uns frei von geistiger Verunreinigung,
> sondern durch ständiges Beobachten und Erkennen.
>
> *Anguttara Nikaya*

»Arbeit macht frei«, so lautet der berüchtigte Spruch am Eingang von Auschwitz und anderen Konzentrationslagern der Nazis. Dieser Satz ist zweifellos einer der schrecklichsten und ungerechtesten, der jemals verwendet wurde, um Menschen zu täuschen. Wir wissen, dass in Auschwitz die Arbeit niemanden retten konnte. Dennoch hielten die Häftlinge selbst an dieser Idee fest, da sie verzweifelt versuchten, jede Hoffnung auf ein Überleben aufrechtzuerhalten. Als ich vor vielen Jahren durch Polen reiste, fiel mein Blick auf jene Worte an diesem Tor. Bei all den vielen erschütternden Gedanken, Bildern und Szenen, die mir durch den Kopf schossen, konnte ich nicht umhin, einen Vergleich zu ziehen zwischen diesem Satz und der großen Selbsttäuschung von Menschen, die an Zwangsstörungen leiden: »Rituale machen frei« – frei von Ängsten, Zwangsgedanken, Verantwortung und Schuld. Genau dieser Glaube führt jedoch dazu, dass Menschen mit Zwangsstörungen in einen Strudel von Teufelskreisen geraten, die ihr behinderndes und herausforderndes Problem aufrechterhalten und verstärken. Ihre kontraproduktiven Bewältigungsstrategien erzeugen eine Illusion von Sicherheit und Kontrolle, von der sie nur schwer lassen können.

Eines der zentralen Ziele jedes wirksamen therapeutischen Ansatzes für Zwangsstörungen sollte sein, den Patienten zu vermitteln, wie diese Selbsttäuschungen ihre Störung auslösen und aufrechterhalten. Ebenso wichtig ist, zu realisieren, dass die Zwangsphänomene und -symptome mehr oder weniger direkt aus normalen und adaptiven menschlichen Verhaltensweisen, Gewohnheiten und kognitiven Mechanismen hervorgehen. Wir wissen, dass die meisten Menschen intrusive (aufdringliche) Gedanken haben und Rituale pflegen; und dass sich diese Gewohnheiten bereits im Säuglings- und Kindesalter etablieren, weil sie ein Gefühl von Organisiertheit, Ausgeglichenheit, Sicherheit und Kontrolle im Alltag vermitteln. So führen wir beispielsweise bestimmte Verhaltensweisen immer gleichermaßen aus; wir bewahren gewisse Gegenstände immer am selben Ort auf; wir essen täglich die gleichen Lebensmittel in der gleichen Reihenfolge zum Frühstück; wir putzen unsere Wohnung immer auf dieselbe Weise und verwenden die gleichen Produkte; viele Menschen rauchen nach dem

Essen oder nach dem Sex eine Zigarette. Wir haben intrusive Gedanken, deren Inhalt sich nicht von jenen unterscheidet, die Menschen mit Zwangsstörungen haben. Unsere Kultur, unser soziales Leben und unsere religiösen Praktiken sind durchdrungen davon und gekennzeichnet von rituellen Handlungen, die unsere Beziehungen zur Außenwelt und zu unseren inneren Welten regulieren, koordinieren und organisieren. Auch wenn Rituale uns ein Gefühl von Ordnung und Stabilität zu vermitteln vermögen, müssen wir sie ständig an die aktuellen Gegebenheiten unseres Lebens anpassen, damit sie weiterhin funktionieren. Bei Menschen mit Zwangsstörungen führt das Aktivieren bestimmter psychopathologischer Mechanismen zu einer oft schwerwiegenden Verzerrung in Bezug auf Dauer, Häufigkeit und Intensität ihrer ursprünglich normalen Verhaltensweisen. Diese Verzerrung resultiert wiederum in der Entwicklung einer komplexen, beeinträchtigenden Störung.

Seit den 1970er Jahren wurden im verhaltenstherapeutischen Kontext diverse Ansätze zur Behandlung von Zwangsstörungen entwickelt, die sich bei Menschen mit offenen Zwängen (z.B. Waschen, Kontrolle) als überraschend wirksam erwiesen und bei den Behandelten Erfolgsraten von 80–90 Prozent erzielten (Foa et al. 2005; Emmelkamp et al. 1988; Hoogduin & Hoogduin 1984). Diese Ansätze erwiesen sich jedoch als weniger wirksam bei Zwangsstörungen, die mit einer schweren depressiven Störung (Foa 1979; Rachman & Hodgson 1980) und anderen Arten von Pathologien einhergehen; ebenso bei den gar nicht so seltenen Fällen von Zwangsstörungen, bei denen keine offenen Rituale oder Zwangshandlungen vorliegen – also im Falle sogenannter *reiner Zwangsgedanken* –, weil sie sich ausschließlich im Kopf des Patienten abspielen. Nach Rachman (1983) ist »das Haupthindernis für die erfolgreiche Behandlung von Zwangsgedanken das Fehlen wirksamer Techniken«. In Übereinstimmung mit dieser Aussage könnte man die psychische Pathologie geradezu definieren als: *Fehlen (oder mangelnde Fähigkeit zur Nutzung) effektiver, funktionaler und adaptiver Bewältigungsstrategien, Ressourcen oder Mechanismen zur Veränderung der dysfunktionalen Beziehung, die zu der eigenen inneren Erfahrung besteht.*

Wie in den ersten beiden Kapiteln dieses Buches dargelegt wird, wissen wir, dass sich bei etwa 50 Prozent der Menschen, die an einer Zwangsstörung leiden, mit den derzeit verfügbaren Ansätzen keine wesentliche oder dauerhafte Besserung erreichen lässt (Salkovskis & Kirk 1997; Foa et al. 1983). Angesichts dieses Mangels an wirksamen Behandlungsmethoden habe ich über viele Jahre hinweg mit Enthusiasmus, Neugierde und Engagement versucht, Antworten auf die folgenden Fragen zu finden:

- Was können wir realistischerweise tun, um jenen Menschen mit Zwangsstörungen zu helfen, die noch keine ausreichende Abhilfe für diese beeinträchtigende Störung gefunden haben?
- Welche noch nicht erprobten Mittel, Techniken und therapeutischen Ansätze könnten die derzeit verfügbaren therapeutischen Ansätze optimieren, verstärken oder erfolgreich in diese integriert werden?
- Welche Aspekte der Störung müssen in klinischer und ätiopathogenetischer Hinsicht noch vollständiger erfasst werden?
- Welche gemeinsamen, übergreifenden Faktoren kennzeichnen alle Arten von

Zwangsstörungen, und welche Interventionen können angesichts der extremen Heterogenität der Symptomatik und Phänomenologie der Störung übergreifend wirksam sein?

Eine persönliche Reise

Meine persönliche Reise in Bezug auf die Arbeit mit Zwangsstörungen begann Ende der 1990er Jahre, als ich in der Abteilung für Psychiatrie an der Universität Oxford hospitierte. Dort lehrte mich Paul Salkovskis persönlich, wie man Patienten mit Zwangsstörungen behandelt, indem er mich in aufschlussreiche Gespräche verwickelte und mir interessante Videos von realen therapeutischen Sitzungen zeigte. So lernte ich einen innovativen und wirkungsvollen Ansatz für die Beziehung zu und Behandlung von Menschen mit Zwangsstörungen kennen und erfuhr, wie wichtig eine gemeinsam mit den Patienten erarbeitete Problemformulierung ist. Und ich bekam verschiedene kognitive Techniken an die Hand, mit denen die kognitiven Mechanismen und Verzerrungen, die die Störung auslösen und aufrechterhalten, wirksam angegangen werden können. Gleichzeitig begann ich zu meditieren und besuchte Workshops und Retreats bei Jon Kabat-Zinn, Zindel Segal, Mark Williams, John Teasdale und vielen anderen international bekannten Lehrern der Achtsamkeit und des Buddhismus. Zuallererst wurde mir klar, welch starke Wirkung diese Praktiken auf mich hatten, reduzierten sie doch den Stress und veränderten meine eigene Haltung, meine Verhaltensweisen und Überzeugungen, machten sie flexibler und funktionaler.

Als Psychotherapeut, der in einer psychiatrischen Klinik arbeitet, war ich neugierig, wie diese jahrtausendealte Praxis – die entwickelt wurde, um Leiden zu lindern – Menschen mit schweren Pathologien, insbesondere mit refraktären Zwangsstörungen, helfen könnte. Ich stellte wiederholt fest, dass viele Menschen, bei denen die KVT keine große Besserung brachte, Linderung durch Achtsamkeitspraktiken finden konnten. Viele Jahre lang leitete ich achtsamkeitsbasierte kognitive Therapiegruppen im stationären Setting und durfte Zeuge sein, wie Menschen mit schweren, akuten Störungen (Zwangsstörung, Borderline-Persönlichkeitsstörung, Major Depression usw.) Achtsamkeitspraktiken anwendeten und welche Auswirkungen diese auf bestimmte Arten von Leiden haben.

Dieses Buch ist das Ergebnis von mehr als 20 Jahren Erfahrung in der Arbeit mit Hunderten von Menschen mit Zwangsstörungen im ambulanten und stationären Setting, im Praktizieren und Lehren von Achtsamkeitsmeditation sowie von Gesprächen mit einigen der führenden Experten im Bereich Achtsamkeit, KVT und Zwangsstörungen. Indem sie ihre aufschlussreichen Ideen und umfangreichen Erfahrungen mit mir teilten, beförderten diese Experten sowohl direkt als auch indirekt mein Verständnis dafür, wie und warum die Achtsamkeitspraxis bei Zwangsstörungen klinisch relevant und wirksam ist. Dieses Buch ist zudem das Ergebnis von 15 Jahren Perfektionierung und Anpassung der Grundprinzipien, des Formats, der Problemformulierung und der Übungen des Programms zur achtsamkeitsbasierten kognitiven Therapie (Mindfulness-based Cognitive Therapy – MBCT) für Zwangsstörungen im Trial-and-Error-Verfahren; und es verdankt sich nicht zuletzt dem Feedback und den Erfahrungen von Hunderten von Patienten mit Zwangsstörungen, die mir mitteilten, was sie im Umgang mit ihren Problemen als nützlich empfanden.

Theoretischer Rahmen

Im Zuge ihres beständigen Strebens nach Erkenntnis stellen wissenschaftliche Disziplinen regelmäßig ihre philosophischen Annahmen infrage. In diesem Prozess gehen sie oft Beziehungen zu anderen Philosophien ein. Dies ist bei der Entwicklung der KVT und der klinischen Forschung in den letzten zwei Jahrzehnten geschehen, als sie die buddhistische Psychologie und ihre Prinzipien integrierten. Diese Integration bildet die Grundlage und den theoretischen Rahmen für dieses Buch und das darin vorgestellte Behandlungsprotokoll.

Die Entwicklung der KVT in den letzten 20 Jahren hat zu einem besseren Verständnis nicht nur der Inhalte des Geistes geführt, sondern auch der *Beziehung*, die die Menschen zu ihren eigenen inneren Prozessen pflegen – und der Art und Weise, wie diese psychische Störungen triggern und aufrechterhalten können. Ziel ist es, den Betroffenen von negativen mentalen Zuständen zu befreien, indem er ein Bewusstsein für seine Wahrnehmungs- und Kognitionsprozesse entwickelt und diese auf eine gesunde und adaptive Weise verändert. Das Hauptaugenmerk des achtsamkeitsbasierten Programms zur Behandlung von Zwangsstörungen liegt insofern darauf, den Betroffenen zu helfen, ihre Beziehung zu den Gedanken, Gefühlen und körperlichen Empfindungen, die ihre psychopathologischen Zustände triggern und aufrechterhalten, grundlegend zu verändern.

Dieses Buch ist ein Versuch, vier Bereiche der wissenschaftlichen Forschung im Kontext psychischer Gesundheit zusammenzuführen, die in den letzten zwei Jahrzehnten empirische Erkenntnisse zu den Ursprüngen der Zwangsstörung, ihrer Funktionsweise und ihrer Behandlung gewonnen haben. Diese vier Bereiche sind die KVT, die Evolutionspsychologie, die Neurobiologie und die buddhistische Psychologie. Jeder dieser Ansätze hat mir Aufschluss darüber gegeben, was, wie und warum bestimmte Dinge in einem zwanghaften Geist ablaufen und wo und wie eingegriffen werden sollte.

Die KVT hat wesentlich zum Verständnis der Wirkungsweise dysfunktionaler Mechanismen und kognitiver Verzerrungen als triggernde und aufrechterhaltende Faktoren von Zwangsstörungen beigetragen. Das hat die Entwicklung wirksamer therapeutischer Techniken, Strategien und bewährter Behandlungsprotokolle ermöglicht. Die KVT hat zudem dargelegt, inwiefern sicherheitsorientierte Verhaltensweisen und Strategien die Störung aufrechterhalten; und sie hat die klinische Relevanz von Expositions- und Reaktionsvermeidungsinterventionen zur Herbeiführung signifikanter und dauerhafter klinischer Veränderungen aufgezeigt.

Die Evolutionspsychologie hat durch eine klare und detaillierte Beschreibung der gemeinsamen, adaptiven Funktionen und Ziele menschlicher Wesen dazu beigetragen, dass psychologische Probleme auf logische und kohärente Weise normalisiert werden können. Im Allgemeinen liegt eine Psychopathologie vor, wenn funktionale und dem menschlichen Überleben zuträgliche Verhaltensweisen auf eine fehlangepasste Weise ins Extrem getrieben werden. Die Konsequenz ist eine eher quantitative als qualitative Betrachtung der Psychopathologie. Mit anderen Worten: Der Übergang von der Normalität zur Krankheit hat mehr mit einer Über- oder Unteraktivierung normaler Haltungen, Prozesse und Phänomene (z. B. Gedanken, Gefühle, Verhaltensweisen, Synapsen im Gehirn) zu tun als mit Einzigartigkeit oder Andersartigkeit. Wie bereits kurz erwähnt, folgt die Zwangsstörung in der Regel diesem adaptiven Prinzip, sind zwanghafte Verhaltensweisen und Kognitionen in erster Linie ein übersteigerter, dysfunktionaler Ausdruck normaler und angepasster Verhaltensweisen, Haltungen und Kognitionen.

Vor allem in den letzten zwei Jahrzehnten haben die Entwicklungen in der Neurobiologie ein besseres Verständnis dafür ermöglicht, welche Bereiche und Schaltkreise im Gehirn von Menschen mit Zwangsstörungen verändert sind. Wir wissen noch nicht, ob diese Unterschiede die Ursache oder die Folge davon sind, dass sich normale Prozesse in unangepasste und beeinträchtigende Phänomene umwandeln. Die Neurobiologie hat die Überprüfung ermöglicht, wie KVT und achtsamkeitsbasierte Interventionen veränderte neuronale Schaltkreise in therapeutischer und adaptiver Weise beeinflussen und sogar neu verknüpfen können – *der Geist kann das Gehirn verändern*. Schließlich unterstützt die Neurobiologie kognitive, evolutionäre und achtsamkeitsbasierte Hypothesen und Ansätze zur Behandlung der Zwangsstörung.

Der letzte, aber nicht weniger wichtige Studienbereich ist die buddhistische Psychologie. Die jahrhundertealten Prinzipien und Theorien, auf denen sie beruht, liefern eine detaillierte und umfassende Vorstellung davon, wie der menschliche Geist funktioniert. Und sie vermitteln ein Verständnis nicht nur für jene Faktoren, die psychisches Leiden verursachen und nähren, sondern auch für jene, die das Wohlbefinden fördern und aufrechterhalten können. Jahrhundertelang haben uns die buddhistischen Lehren eine wichtige Erkenntnis vermittelt: Die Art und Weise, wie wir unseren Geist nutzen, ist der Ursprung allen menschlichen Leidens – sei es Angst, Scham, Wut, Verzweiflung oder Trauer. Durch regelmäßiges Training, das uns hilft, die Funktionsweise des Geistes zu verstehen und zu erleben, können wir lernen, unseren Geist zu zähmen, und uns so von dauerhaftem psychischem Leiden befreien.

MBCT für Zwangsstörungen vereint dieses Wissen und diesen Erfahrungsschatz. Das Programm basiert in erster Linie auf dem Format und der Struktur der achtsamkeitsbasierten Stressreduktion (Mindfulness-based Stress Reduction – MBSR) und der

MBCT, bezieht aber auch viele Ideen, Hypothesen und Inspirationen aus der Compassionate Focused Therapy und einige Bestandteile der Akzeptanz- und Commitment-Therapie (ACT) ein, insbesondere die Verwendung von Metaphern als therapeutisches Mittel.

Achtsamkeit und Zwangsstörungen

In den letzten Jahrzehnten haben empirische Studien die Wirksamkeit des Achtsamkeitstrainings bei der Behandlung zahlreicher Probleme zunehmend untermauert. Und es ist inzwischen gut belegt, dass achtsamkeitsbasierte Interventionen signifikante psychologische Auswirkungen auf verschiedene psychiatrische Störungen haben können (Hofmann et al. 2010). Die klinische Forschung hat auch die Veränderungsmechanismen offengelegt, durch die die Achtsamkeitsmeditation und das Achtsamkeitstraining ihre positive Wirkung entfalten und Veränderungen in der psychologischen Funktionsweise bewirken (Carmody & Baer 2008; Baer 2009).

Achtsamkeit ist eine der zentralen Lehren der antiken buddhistischen Psychologie und stellt eine besondere Art und Weise dar, auf alles um uns herum und in uns selbst zu achten. Sie kann als ein Bewusstseinszustand definiert werden, der durch die Konzentration auf das, was im gegenwärtigen Moment – sowohl äußerlich als auch innerlich – geschieht, gekennzeichnet ist; und zwar ohne es zu bewerten, ihm eine Bedeutung zuzumessen oder darauf zu reagieren (Didonna 2009a). Achtsamkeit kann als ein Weg gesehen werden, mit allen Erfahrungen – positiven, neutralen und negativen – umzugehen. Sie vermag Leiden zu verringern und das Wohlbefinden derjenigen zu steigern, die sie praktizieren (Germer et al. 2005).

Achtsamkeitspraxis beinhaltet mentales Training, das durch Übungen unterstützt wird, die den Menschen zu besserer Empfänglichkeit für ihre eigenen Erfahrungen verhelfen sollen. Es geht darum, sich all dessen bewusst zu sein, was die Sinne mitteilen, und diese Informationen auf eine aufmerksame und umfassende Weise zu nutzen. Die Menschen lernen, die Realität genau und vollständig wahrzunehmen, ihrem Erleben volle Aufmerksamkeit zu schenken. Sie lernen, ihre eigenen Gedanken zu beobachten, ohne sich in ihnen zu verlieren. Sie lernen, die Dinge so zu sehen, wie sie wirklich sind, und sich der Realität des Lebens, wie sie sich im gegenwärtigen Moment ereignet, bewusst zu werden (Gunaratana 2011).

Achtsamkeit kann als Gegenpol zu den meisten zwanghaften Mechanismen und Geistesverfassungen betrachtet werden. Tatsächlich stellt eine Zwangsstörung eine tiefgreifende unpassende reaktive und maladaptive Art dar, mit inneren und äußeren Erfahrungen umzugehen. Das Ziel dieses Buches ist, zu beschreiben, wie und warum achtsamkeits- und mitgefühlsorientierte Praktiken in Kombination mit einigen KVT-Interventionen bei Menschen mit Zwangsstörungen zu einer Verbesserung der klinischen Symptome und der psychischen Funktionsfähigkeit führen können. Das in diesem Buch vorgestellte Programm hilft Patienten, eine adaptive Form der selbstbezogenen Aufmerksamkeit zu entwickeln, die die kognitive, emotionale und verhaltensbezogene Selbstregulierung verbessert und Veränderungen in Bezug auf diverse zwanghafte Tendenzen und Haltungen bewirken kann, die Zwangsstörungen triggern und verstärken (z.B. Grübeln, Erfahrungsvermeidung, Wahrnehmungsverzerrung). Mittels Achtsamkeitspraxis fördert das MBCT-Programm für Zwangsstörungen mentale Haltungen wie Akzeptanz, Dezentrierung, Disidentifikation, Selbstbestätigung und Selbstmitgefühl. Diese können als Mittel gegen viele kognitive Mechanismen und Verzerrungen wirken, die zwanghafte Probleme triggern und aufrechterhalten.

Der achtsamkeitsbasierte Ansatz zur Behandlung von Zwangsstörungen ermöglicht eine neue und funktionalere Art des Umgangs mit unangenehmen inneren Erfahrungen (Didonna 2009c; Schwartz & Beyette 1997). Die Patienten versuchen weder den Inhalt oder die Häufigkeit ihrer Gedanken zu ändern (wie bei der herkömmlichen Verhaltenstherapie), noch die Intensität ihres Unbehagens zu reduzieren (wie es bei einer pharmakologischen Behandlung der Fall wäre). Durch progressives mentales Training der Fähigkeit zur Dezentrierung und Disidentifikation von ihren Kognitionen und Emotionen (Teasdale 1999) lernen die Patienten, eine Aktivierung reaktiver Verhaltensweisen (z.B. Zwangshandlungen) zu verhindern, wenn sie problematische innere Zustände erleben (Didonna 2009c). Die Wirksamkeit der Achtsamkeitsmeditation scheint von der Fähigkeit der Person abzuhängen, den Inhalt ihres Geistes auf akzeptierende, dezentrierte und unmittelbare Weise zu beobachten, anstatt zu versuchen, die Inhalte selbst zu *verändern*; die zwanghafte Kraft einiger kognitiv-affektiver Inhalte nimmt dann allmählich ab, bis sie schließlich schwindet. In der kognitiven Standardtherapie werden die Prozesse der *Dezentrierung* und *Disidentifikation* als zielführende Mittel betrachtet, um den Inhalt eines Gedankens zu verändern. In achtsamkeitsbasierten Ansätzen und der MBCT für Zwangsstörungen sind diese Prozesse das Ziel an sich.

Das in diesem Buch beschriebene Therapieprogramm soll Menschen mit Zwangsstörungen dabei helfen, ihre reaktiven und automatischen Mechanismen zu überwinden. Schritt für Schritt lernen die Patienten, sich der dysfunktionalen Mechanismen, die ihre Störung triggern und aufrechterhalten, bewusst zu werden und sie dann zu neutralisieren oder deutlich abzuschwächen. Diese Mechanismen werden durch neue, gesunde kognitive, emotionale und verhaltensbezogene Einstellungen und Modi ersetzt.

Aufbau und Ziel des Buchs

Das Buch ist in zwei Teile gegliedert. Teil I (Kapitel 1–4) konzentriert sich auf relevante theoretische und konzeptionelle Fragen zu Zwangsstörungen und liefert den theoretischen Rahmen, Forschungsergebnisse und aktuelle Hypothesen, die die Anwendung eines achtsamkeitsbasierten Ansatzes für diese Art Störung unterstützen. In diesen Kapiteln wird auch erklärt, wie und warum das MBCT-Modell für Zwangsstörungen entwickelt wurde und wie dieses therapeutische Programm umgesetzt werden kann.

In Kapitel 1 werden die epidemiologischen, phänomenologischen, neurobiologischen und klinischen Aspekte der Störung, die kognitiven Prozesse und Verzerrungen, die für die Zwangsstörung charakteristisch sind, sowie einige der wichtigsten ätiopathogenetischen Theorien der Zwangsstörung behandelt, die zum Aufbau eines kohärenten und rationalen Modells der Störung beitragen.

Kapitel 2 beschreibt das achtsamkeitsbasierte Konzept und Vorgehen zur Behandlung von Zwangsstörungen und erklärt, warum Zwangsstörungen als schwerer Zustand der Un-Achtsamkeit angesehen werden können; und wie Achtsamkeitspraxis zwanghafte kognitive Mechanismen und Verzerrungen schrittweise abschwächen und wichtige neurobiologische Auswirkungen haben kann. Es wird zudem ausgeführt, wie sich einige der effektivsten kognitiven und verhaltenstherapeutischen Techniken in achtsamkeitsbasierte Interventionen und Praktiken integrieren lassen.

Kapitel 3 stellt die Grundprinzipien und Hauptmerkmale des MBCT-Programms für Zwangsstörungen vor: Die grundlegenden Themen, Inhalte und Ziele jeder der elf Sitzungen werden ebenso beschrieben wie deren Struktur und Format. In diesem Kapitel wird auch erläutert, welche Berufsgruppen für die Leitung dieses Therapieprogramms qualifiziert sind. Und es werden einige Richtlinien zum Durchführungsstil und zur therapeutischen Beziehung bei der Leitung einer MBCT-Gruppe für Menschen mit Zwangsstörungen gegeben. Es wird zudem die Rolle erörtert, die Familienmitglieder und Partner für eine erfolgreiche Durchführung des Programms spielen können.

In Kapitel 4 wird erklärt, wie man sich auf die Durchführung dieses Programms vorbereitet. Und es erfolgt die Beschreibung einiger grundlegender Merkmale, wie Gruppensetting, Gruppengröße, Materialien für den Kursleiter und die Teilnehmer. Wie bei den MBSR- und MBCT-Programmen für Menschen mit Depressionen besteht der erste Schritt darin, Einzelgespräche durchzuführen, bevor die erste Gruppensitzung stattfindet. Ziel dieser Interviews ist es, die Probleme der Teilnehmer gründlich zu erfassen, um ihre Eignung für das Gruppenprogramm zu beurteilen und sie zu motivieren, sich auf das Programm einzulassen und es durchzuhalten, wenn sie sich für eine Teilnahme entscheiden. Schließlich wird in diesem Kapitel erklärt, warum, wann und wie MBCT für Zwangsstörungen im Einzelsetting erfolgen kann und welche Vor- und Nachteile dieses Format hat.

Teil II (Kapitel 5–15) stellt die elf Sitzungen des MBCT-Programms für Zwangsstörungen detailliert vor. Jedes dieser Kapitel beginnt mit einer Tagesordnung, der Beschreibung der Ziele und der behandelten Inhalte und listet alle während der Sitzungen verwendeten Materialien auf. Zudem umfasst es jeweils die Handouts für die Teilnehmer und eine Transkription aller Praxisanwendungen und Übungen des Programms für den Kursleiter. Außerdem sind Auszüge aus Diskussionen zwischen Teilnehmern und Kursleiter wiedergegeben – insbesondere in Bezug auf die Erfahrungen mit den Übungen und Hausaufgaben –, die aus realen MBCT-Sitzungen für Menschen mit Zwangsstörungen stammen (aus Datenschutzgründen wurden die Namen der Patienten geändert und ihre Identitäten verschleiert). Diese Auszüge helfen dem Leser, die Inhalte und Dynamiken, die die Sitzungen charakterisieren, besser zu verstehen; und sie zeigen auf, wie der Kursleiter diese wichtigen Momente der Nachbereitung und Praxisüberprüfung anleiten sollte. In den Sitzungskapiteln verwende ich gelegentlich **Fettdruck**, um Schlüsselkonzepte hervorzuheben und um auf subtile, aber wichtige Besonderheiten hinzuweisen.

Für dieses Handbuch wurden Audiodateien zu den Achtsamkeitsübungen erstellt, die online zur Verfügung stehen. Die Teilnehmer können diese Aufnahmen für ihre Praxis zu Hause verwenden. Sie können Ihre Patienten auf die Website (siehe URL vorne im Buch) verweisen, damit sie selbstständig auf die Aufnahmen zugreifen können. Alternativ können Sie die Audiodateien auch herunterladen und auf CDs brennen oder auf USB-Sticks kopieren, um sie bei der ersten Sitzung an die Teilnehmer zu verteilen. Eine Liste der Audiodateien finden Sie auf Seite 559.

Hinweise vorab

Viele der Vorschläge und Übungen in diesem Buch integrieren körperliche Bewegung, und diese kann mit einem gewissen Maß an Anstrengung verbunden sein. Wenngleich es sich um sanfte Dehnungen sowie einfache Gleichgewichtsübungen und Bewegungen handelt, sollten Ihre Teilnehmer einen Arzt oder eine andere medizinische Fachkraft konsultieren, bevor sie diese durchführen. Es ist wichtig, dass jeder, insbesondere Personen mit bestehenden Gesundheitsproblemen, eine ärztliche Genehmigung einholt, bevor er eine in diesem Buch beschriebene Bewegungsübung durchführt. Denken Sie daran, dass nicht alle Übungen unbedingt für jeden Klienten geeignet sind. Um es deutlich zu sagen: Die hier bereitgestellten Informationen und Vorschläge sind nicht als Ersatz für eine medizinische Beratung oder Anleitung durch einen qualifizierten Physiotherapeuten, Trainer, Yogalehrer oder anderen Bewegungsspezialisten gedacht.

Obwohl dieses Buch ein umfassender Leitfaden für die Durchführung von MBCT für Personen mit Zwangsstörungen ist, sind eine angemessene Fortbildung und eine fortlaufende Supervision durch hinlänglich ausgebildete Therapeuten unerlässlich, um das Programm erfolgreich umzusetzen und seine Wirksamkeit zu erhöhen. Es wird empfohlen, dass Therapeuten anerkannte professionelle Fortbildungsworkshops besuchen. Der Anhang enthält Informationen zu verfügbaren Fortbildungen und Supervisionen zu MBCT für Zwangsstörungen.

Ich hoffe aufrichtig, dass dieses Buch dazu beiträgt, den Millionen von Menschen weltweit, die von dieser herausfordernden Störung betroffen sind, zu helfen, ihr Leiden zu überwinden oder Linderung zu finden. Die herzlichsten Wünsche, die ich ihnen zukommen lassen kann, entstammen der Übung »Selbstmitgefühl« (Kapitel 13): *Mögen sie glücklich sein. Mögen sie in Frieden und frei von Leid leben.*

Teil I

Theorie und Konzept

1 Was ist eine Zwangsstörung?

> Wir Menschen sind sehr seltsame Wesen. Wir mögen den Geschmack bestimmter Gifte und essen sie weiterhin, auch wenn sie uns umbringen. Gedanken, an denen wir hängen, sind Gift.
>
> *Henepola Gunaratana*

Eine Zwangsstörung (Obsessive Compulsive Disorder – OCD) ist eine heterogene, oft chronische und schwere psychiatrische Erkrankung, von der weltweit Millionen Menschen jeden Geschlechts, Alters, sozioökonomischen Status, jeder Nationalität, ethnischen Zugehörigkeit und Religion betroffen sind. Diese Störung ist gekennzeichnet durch wiederkehrende intrusive (aufdringliche) und quälende Gedanken, Bilder oder Impulse (Zwangsgedanken) und/oder repetitive mentale oder offene Handlungen (Zwangshandlungen oder neutralisierendes Verhalten). Diese werden ausgeführt, um die durch Zwangsgedanken verursachte Belastung und/oder Angst zu verringern oder zu beseitigen und um subjektiv vermutete schädliche Folgen zu verhindern (American Psychiatric Association 2013). Sie kann nicht nur den Betroffenen selbst, sondern auch deren Familien und Partnern erheblichen Stress verursachen und zu einer starken Beeinträchtigung der Lebensqualität und sogar zu einer Behinderung führen.

Zwangsstörungen sind (wegen der Unfähigkeit der Person, innerhalb der Gesellschaft voll funktionsfähig zu sein) mit hohen Kosten für das Gesundheitswesen (Simon et al. 1995), die Wirtschaft und die Gesellschaft verbunden (NCCMH 2006). Die finanziellen Kosten dieser Störung belaufen sich schätzungsweise allein für die US-Wirtschaft auf etwa 8 Milliarden US-Dollar pro Jahr. Eine Studie des Programms »Epidemiologic Catchment Area« (ECA; Karno et al. 1988) ergab, dass etwa 36 Prozent der Patienten mit Zwangsstörungen berufliche Schwierigkeiten haben und dass Menschen, die an dieser Krankheit leiden, aufgrund dessen im Laufe ihres Lebens durchschnittlich bis zu drei Jahreseinkommen einbüßen. Etwa 25 Prozent der Patienten mit Zwangsstörungen haben Eheprobleme, und Betroffene heiraten seltener als Menschen ohne Zwangsstörungen (Goodman 1999).

Geschichtlicher Hintergrund

> ARZT: Was macht sie nun? Schaut, wie sie sich die Hände reibt.
> KAMMERFRAU: Das ist ihre gewöhnliche Gebärde, dass sie tut, als wüsche sie sich die Hände; ich habe wohl gesehen, dass sie es eine Viertelstunde hintereinander tut. [...]
> LADY MACBETH: [...] Wie, wollen diese Hände denn nie rein werden? [...] Noch immer riecht es hier nach Blut; alle Wohlgerüche Arabiens würden diese kleine Hand nicht wohlriechend machen. [...]
> ARZT: Diese Krankheit liegt außer dem Gebiete meiner Kunst.
> *Macbeth (Akt V, Szene 1)*

Zwangsstörungen sind seit dem 15. Jahrhundert dokumentiert, wie beispielsweise in einer Bezugnahme auf die Merkmale von Zwangsstörungen in dem 1486 von Kramer & Sprenger veröffentlichten Werk *Malleus Maleficarum* zu sehen ist, auch wenn sie nicht als spezifische psychopathologische Störung bezeichnet wurden (Kramer & Sprenger [1486] 1951). In ähnlicher Weise schildert William Shakespeare das Verhaltens von Lady Macbeth und liefert damit eine Darstellung, die man als klassische Beschreibung eines Waschzwangs betrachten könnte. Und viele berühmte Persönlichkeiten der Geschichte, etwa Martin Luther (1483–1546), Michelangelo (1475–1564), Ludwig van Beethoven (1770–1827), Charles Darwin (1809–1882) und Albert Einstein (1879–1955), sollen von dieser Störung betroffen gewesen sein.

Die erste Darstellung der Krankheit wird Jean Étienne Dominique Esquirol zugeschrieben, der die Störung 1838 als eine Form der Monomanie, einen partiellen Deliriumszustand *(delir partiel)*, definierte, bei dem eine unwillkürliche, unwiderstehliche und instinktive Aktivität einen Patienten zu Handlungen verleitet, die das Bewusstsein zu blockieren versucht, die aber die Willenskraft des Patienten nicht unterdrücken kann. Der Autor kam zu dem Schluss, dass die Ursache der Zwangsstörung in erster Linie ein Mangel an Willenskraft und nur teilweise eine intellektuelle Störung sei (Fava et al. 1998). Der Begriff *obsessiv* wurde erstmals von Emil Kraepelin (1856–1926) in seinem *Compendium der Psychiatrie* (1883) eingeführt, in dem er Zwangsstörungen als *Neurose* bezeichnete. In Übereinstimmung mit dem DSM-5 beschrieb Kraepelin sie als durch Zwangsgedanken, Zwangshandlungen oder beides zusammen gekennzeichnet (Steinberg et al. 2017). Die erste umfassende diagnostische Beschreibung der Zwangsstörung stammt jedoch von Pierre Janet (1903). Die Begriffe *obsession* und *compulsion* – die sich in der englischen Bezeichnung wiederfinden – leiten sich von den lateinischen Wörtern *obsidere* (belagern; de Silva & Rachman 2004) und *compellere* (zwingen, nötigen) ab.

Epidemiologie

> Das Erscheinungsbild der Dinge im Geist ist der Maßstab jeder Handlung des Menschen.
> *Epictetus*

Die Lebenszeitprävalenz dieser Störung liegt weltweit bei etwa 2–3 Prozent der Bevölkerung (Weissman et al. 1994; Karno & Golding 1991; Robins et al. 1984; Okasha 2003; Ruscio et al. 2010), das heißt, etwa einer von 40 Erwachsenen leidet an einer Zwangsstörung, was weltweit mehr als 60 Millionen Menschen entspricht. Schätzungen zufolge litten etwa 3,3–5 Millionen Menschen in den USA und etwa 750 000 Menschen im Vereinigten Königreich zu einem bestimmten Zeitpunkt an einer Zwangsstörung. Darüber hinaus haben mehr als ein Viertel der Erwachsenen irgendwann in ihrem Leben Zwangsgedanken oder führen Zwangshandlungen aus.

Zwangsstörungen sind nach schweren Depressionen, sozialer Phobie und Störungen des Substanzmissbrauchs die vierthäufigste psychiatrische Störung (Germer et al. 2005; Robins et al. 1984; Rasmussen & Eisen 1992, 1994), und die Weltgesundheitsorganisation (WHO) hat Zwangsstörungen als die zehnthäufigste Ursache für Erwerbsunfähigkeit bei Personen zwischen 15 und 44 Jahren eingestuft (WHO 1996; Murray & Lopez 1996; Bobes et al. 2001).

Obwohl zahlreiche Menschen von Zwangsstörungen betroffen sind, verbergen viele ihre Symptome immer noch: Manche Betroffene zögern, über ihre Symptome zu sprechen, weil sie Angst haben, sich zu blamieren, oder aus Scham, stigmatisiert zu werden – während andere nicht wissen, dass ihr Erleben und Handeln eine anerkannte psychiatrische Erkrankung darstellt. Aus diesem Grund werden Zwangsstörungen höchstwahrscheinlich zu selten diagnostiziert und behandelt. Epidemiologische Untersuchungen schätzen, dass mehr als die Hälfte der Patienten mit Zwangsstörungen (54,9 %) in den USA überhaupt keine Behandlung erhalten; weltweit betrachtet liegt die Zahl sogar bei 59,5 Prozent (Kohn et al. 2004). Laut Jenike (2004) suchen Menschen mit Zwangsstörungen im Durchschnitt drei bis vier Ärzte auf, und die durchschnittliche Zeitspanne von den ersten Symptomen bis zur korrekten Diagnose und der Inanspruchnahme professioneller Hilfe beträgt 7,5 bis 9 Jahre, in einer Studie ist sogar von 17 Jahren die Rede (Jenike 2004; Hollander et al. 1996). Diese Verzögerung kann einer der Gründe für den chronischen Verlauf der Störung sein. Torres et al. (2007) zeigten in einer britischen Umfrage zur psychiatrischen Morbidität, dass die meisten Menschen mit Zwangsstörungen nicht behandelt werden (Goodwin et al. 2002), wobei weniger als 10 Prozent im Jahr vor der Befragung von einem psychiatrischen Facharzt untersucht worden waren.

Zwangsstörungen beginnen bei Männern früher als bei Frauen, in der Regel in einem schleichenden Prozess (American Psychiatric Association 2013); das durchschnittliche Erkrankungsalter liegt bei Männern bei 21 Jahren und bei Frauen bei 24 Jahren (Burke et al. 1990; Lensi et al. 1996; Minichiello et al. 1990). Das Erkrankungsalter ist breit gefächert. In 60–70 Prozent der Fälle tritt die Erkrankung vor dem

25. Lebensjahr auf, in 15 Prozent vor dem 10. Lebensjahr und in den restlichen 15 Prozent nach dem 35. Lebensjahr (Rasmussen & Tsuang 1984, 1986; Thyer 1985). Ein Vergleich der Daten zum Erkrankungsalter ist insofern problematisch, als es in den verschiedenen Studien Unterschiede im Hinblick auf die Definition der Begriffe *Alter* und *Erkrankungsalter* gibt. Einige Autoren betrachten das Erkrankungsalter als den Zeitpunkt, zu dem die Symptome erstmals auftreten; während andere sich auf jenen Zeitpunkt konzentrieren, wenn die Symptome bei einer Person zu einer Belastung führen, das heißt, wenn sie die Kriterien des DSM *(Diagnostisches und Statistisches Manual Psychischer Störungen*) erfüllen. Das ist ein entscheidender Punkt, da viele Menschen mit Zwangsstörungen über viele Jahre hinweg von unspezifischen Symptomen berichten, bevor diese schwerwiegend genug werden, um Leid zu verursachen und/oder sie dazu zu bringen, sich in Behandlung zu begeben.

Das Geschlechterverhältnis bei Zwangsstörungen ist in etwa ausgeglichen, wobei etwas mehr Frauen als Männer mit Zwangsstörungen diagnostiziert werden. Interessanterweise sind Zwangsstörungen im Kindesalter häufiger bei Jungen anzutreffen; erst im Erwachsenenalter verschiebt sich das Geschlechterverhältnis zugunsten der Frauen.

Phänomenologische und klinische Aspekte

> Es ist besser, sich mit Zweifeln herumzuschlagen,
> als an einem Irrtum festzuhalten.
>
> *Alessandro Manzoni*

Dieses Zitat des italienischen Dichters und Romanciers Alessandro Manzoni aus dem 19. Jahrhundert drückt die grundlegende Natur und Motivation einer obsessiven »Entscheidung« aus. *Obsessionen* – also Zwangsgedanken – sind wiederkehrende, anhaltende und unerwünschte Gedanken, Bilder, Szenen oder Impulse, die eine Person als intrusiv und unangemessen empfindet. Sie verursachen Angst, Verzweiflung oder andere negative Gefühle, die die Person zum Versuch veranlassen, sie loszuwerden oder zu neutralisieren, indem sie eine Zwangshandlung beziehungsweise ein Ritual ausführt. Beispielsweise versucht eine Person, die von Zweifeln geplagt wird, inwiefern sie das Licht wirklich ausgeschaltet hat, diese zu neutralisieren, indem sie wiederholt nachsieht, ob das Licht tatsächlich aus ist. Klinische Obsessionen werden oft als Gedanken bezeichnet, die Zweifel, eine Hypothese oder eine Schlussfolgerung ausdrücken (z. B. »Vielleicht habe ich die Tür nicht abgeschlossen«; »Vielleicht habe ich vergessen, das Licht auszuschalten«; »Ich könnte schmutzig sein«; »Ich könnte einen Unfall verursacht haben«) – also subjektiv als negativ empfundene Gedanken.

Was die Häufigkeit betrifft, so sind die vorherrschenden Themen solcher Zwangsgedanken:

- Angst, sich selbst oder andere durch Infektionen oder ekelhafte Substanzen beziehungsweise Dinge (z. B. Keime, Viren, Schmutz, Chemikalien, Körperflüssigkeiten, Fäkalien) anzustecken
- Angst, sich selbst oder anderen vorsätzlich Schaden zuzufügen, indem man aggressiv wird (z. B. Angst, ein Familienmitglied mit einem Messer, Gift oder durch Überfahren zu töten)
- Zweifel, inwiefern man sich selbst oder anderen versehentlich indirekt Schaden zufügt (z. B. weil man die Tür nicht verriegelt, die Fenster nicht geschlossen oder das Gas, die Wasserhähne nicht abgestellt beziehungsweise das Licht nicht ausgeschaltet hat)
- Übermäßiges Befassen mit moralischen oder religiösen/blasphemischen Themen (z. B. plötzliches Schreien von Schimpfwörtern bei einer gesellschaftlichen Veranstaltung, Behauptung »Gott ist tot«)
- Unangenehme sexuelle Gedanken (z. B. inzestuöse oder perverse Bilder beziehungsweise Angst, homosexuell oder pädophil zu sein) respektive gewalttätige Gedanken (z. B. ein Vergewaltiger oder Mörder zu sein)
- Übermäßiges Bedürfnis nach Ordnung und Symmetrie (z. B. starke Verärgerung oder Unbehagen, wenn persönliche Gegenstände nicht präzise geordnet sind)
- Angst vor beschämendem Fehlverhalten oder unangemessenem Verhalten (z. B. Vorstellung oder Angst, an einem öffentlichen Ort oder vor anderen Menschen zu urinieren oder zu defäkieren beziehungsweise einen Nachbarn zu bitten, seine Hose herunterzuziehen)
- Magisches Denken und abergläubische Vorstellungen, die auf irrationalen und unvernünftigen Gedanken basieren, die dadurch gekennzeichnet sind, dass sie Ereignisse und Handlungen miteinander verbinden, die überhaupt nichts miteinander zu tun haben (z. B. »Wenn ich beim Gehen auf der Straße nicht bis 120 zähle, wird meinen Eltern etwas Schlimmes zustoßen«; »Ich habe Angst vor der Zahl 6 und muss sie meiden, weil 666 angeblich die Zahl des Teufels ist«)

Zwangshandlungen sind repetitive Verhaltensweisen oder Rituale, zu deren Ausführung sich die Person immer wieder gezwungen fühlt. Ziel dieser Verhaltensweisen ist es, den durch die Zwangsgedanken verursachten Leidensdruck zu verhindern oder zu mindern; beziehungsweise den Zwangsgedanken selbst zu vermeiden, zu neutralisieren, ihm entgegenzuwirken oder ihn verschwinden zu lassen. Mit anderen Worten: Die Zwänge helfen, die Wahrnehmung einer Person zu relativieren, dass sie selbst oder eine andere Person hypothetisch geschädigt wurde oder werden könnte; und sie geben ihr ein Gefühl des besseren »Wohlbefindens« beziehungsweise vermitteln ihr, das Richtige getan zu haben. Menschen mit Kontaminationszwängen können beispielsweise ihren mentalen Stress reduzieren, indem sie sich immer wieder die Hände waschen, bis ihre Haut faltig oder rau ist. Menschen mit zwanghaften Ängsten vor Einbrechern überprüfen Türen und Schlösser wiederholt. Und Personen, die unfreiwillig blasphemische Gedanken haben, können sich etwa Erleichterung verschaffen, indem sie jedes Mal, wenn ein solcher Gedanke auftritt, rückwärts von 100 bis 10 zählen. In manchen Fällen führen Betroffene strenge Rituale nach Regeln aus, die sie auf eine idiosynkratische Weise entwickelt haben – ohne erklären zu können, warum sie dies tun.

Zwangshandlungen können entweder *offen* erfolgen, also für andere sichtbar (z. B. Waschen, Überprüfen), oder *verdeckt*, als nicht sichtbare mentale Aktionen (z. B. stilles Zählen oder Wiederholen von Wörtern, Phrasen oder Gebeten im Kopf). Zu den typischen Zwangshandlungen gehören:

- Waschen (Hände, unter der Dusche) und Putzen (Haus, Kleidung, Gegenstände)
- Kontrollieren (ob die Türen verschlossen sind oder ob das Gas, das Licht oder der Wasserhahn ausgeschaltet ist; oder Herumfahren, um sicherzustellen, dass man keinen Fußgänger überfahren hat)
- Ordnen und Anordnen von Dingen; Streben nach Symmetrie oder Perfektion
- Zählen nach bestimmten Mustern
- Lautloses Wiederholen bestimmter Wörter oder Phrasen
- Ausschweifendes Beten oder Verhaltensweisen, die durch religiöse Überzeugungen oder Angst getriggert werden
- Ständige Wiederholung von Aufgaben, Gesten oder Handlungen
- Übermäßiges Denken »neutralisierender« Gedanken, um Zwangsgedanken entgegenzuwirken

Die meisten Menschen mit Zwangsstörungen haben Zwangsgedanken *und* führen Zwangshandlungen aus, einige weisen möglicherweise aber auch nur das eine oder andere auf. Im Allgemeinen verursachen sowohl Zwangsgedanken als auch Zwangshandlungen Stress und Leiden, was wiederum die Aufmerksamkeit und Zeit von anderen Dingen ablenkt und somit in unterschiedlichem Maße normale soziale, die Arbeit und Beziehungen betreffende, Aktivitäten beeinträchtigt. Ein höheres Stresslevel verschlimmert die Symptome tendenziell.

Es gibt andere Verhaltensweisen, die typisch für Menschen mit Zwangsstörungen sind, aber nicht als Zwangshandlungen definiert werden können – sie fallen in die allgemeine Kategorie *Sicherheitsverhalten* (ein Begriff, der in der Literatur der KVT verwendet wird, um alle Handlungen zu bezeichnen, die darauf abzielen, befürchtete Katastrophen zu verhindern und Schäden zu reduzieren; Salkovskis 1985). Auch sie können erhebliche Belastungen verursachen, zeitaufwendig sein und die Störung tendenziell verstärken und aufrechterhalten. Zu diesen Verhaltensweisen gehören:

- Ständiges Rückversichern bei anderen
- Übermäßig langsames Erledigen oder Abschließen von Aufgaben, was oft zu Verspätungen führt
- Verwehrung des Zutritts zu einem bestimmten Ort (z. B. der eigenen Wohnung, aus Angst vor Kontamination)
- Vermeiden bestimmter Objekte, Orte, Situationen, Menschen und/oder Aktivitäten, um das Auftreten von Zwangsgedanken und Stress zu verhindern
- Selektive Aufmerksamkeit für innere oder äußere Reize, die direkt oder indirekt mit zwanghaften Ängsten oder Themen in Verbindung stehen

- Versuch, sich von inakzeptablen Gedanken abzulenken oder sie zu unterdrücken
- Versuch, sich der Genauigkeit der eigenen Erinnerung zu vergewissern

All diese Verhaltensweisen sind entweder übertrieben oder tragen realistischerweise nicht unmittelbar zu einer Verhinderung oder Neutralisierung des gefürchteten Ereignisses bei; sie bieten normalerweise nur vorübergehende Entlastung. Und wenn die Zwangsgedanken wieder auftauchen, sind sie in der Regel stärker als zuvor. Darüber hinaus führen Rituale selbst oft zu Stress: Wenn sie anspruchsvoller und zeitaufwändiger werden, verstärken sie die Obsession und führen schließlich zu einem sich verschlimmernden Kreislauf von Zwangssymptomen (siehe auch die Ausführungen zum *kognitiv-evolutionären Modell* am Ende dieses Kapitels, in Kapitel 2 und Kapitel 6).

Grad der Einsicht

> Wie bereits angedeutet, ist der Glaube, dass die eigene Sicht der Wirklichkeit die Wirklichkeit schlechthin bedeute, eine gefährliche Wahnidee.
> *Paul Watzlawick*

Die meisten Erwachsenen mit Zwangsstörungen haben irgendwann erkannt, dass ihre Zwangsgedanken und -handlungen übertrieben, unvernünftig und unrealistisch sind (*gute Einsicht*), aber sie fühlen sich unfähig, ihnen zu widerstehen. Sie glauben, dass der einzige Weg, ihre Angst oder ihr Unbehagen zu lindern, darin besteht, sich den Zwängen hinzugeben. Dies ist bei Kindern nicht unbedingt der Fall, da ihnen möglicherweise noch das kognitive Bewusstsein fehlt, um dieses Urteil zu fällen.

Der Grad der Einsicht (die Fähigkeit zu erkennen, dass die Zwangsgedanken und -handlungen sinnlos sind) kann jedoch im Verlauf der Krankheit (Lochner & Stein 2003), oft auch innerhalb ein und desselben Tages variieren, abhängig von emotionalen, äußeren oder zwischenmenschlichen Bedingungen. Eine Person kann beispielsweise erkennen, dass ihr Reinigungszwang irrational ist, wenn sie in einer Situation darüber spricht, die sie als »sicher« wahrnimmt (z. B. in einer Therapiesitzung) – aber nicht, wenn sie sich in einer Situation befindet, die sie als bedrohlich wahrnimmt (z. B. wenn sie mit Geld umgehen muss); oder in Situationen, die mit ihren zwanghaften Ängsten verbunden sind (z. B. wenn sie zu Hause bei der Familie ist). Eine kleine Zahl von Personen mit Zwangsstörungen zeigt so wenig oder manchmal gar keine Einsicht in Bezug auf ihre eigene Störung, dass ein Arzt ihre Zwangsgedanken fälschlicherweise als psychotische Wahnvorstellungen interpretieren könnte.

Wenn eine Person in der Lage ist, zu verstehen, dass ihre Zwangsgedanken und -handlungen irrational sind, kann sie versuchen, ihnen zu widerstehen. Dies kann jedoch das Gefühl von Angst oder Bedrängnis verstärken. Wenn sie dem Zwang nachgeben, verschafft ihnen dies Erleichterung. Bei der Entwicklung der Störung kann es nach zahlreichen erfolglosen Versuchen, den Zwangsgedanken und -handlungen zu widerstehen, dazu kommen, dass die Person aufgibt und es nicht mehr versucht, sondern die Zwangshandlungen in ihren Alltag integriert (American Psychiatric Association 2013).

Diagnostische Fragen

> Es gibt vier Arten von Erscheinungen für den Geist. Dinge sind entweder das, was sie zu sein scheinen; oder sie sind weder das, was sie zu sein scheinen, noch das, was sie sind; oder sie sind das, was sie zu sein scheinen, aber nicht das, was sie sind; oder sie sind nicht das, was sie zu sein scheinen, aber dennoch das, was sie sind. In all diesen Fällen ist es die Aufgabe des Weisen, das Richtige zu tun.
>
> *Epictetus*

Wie bei den meisten psychischen Störungen liegt auch bei Zwangsstörungen der Ursprung in normalen menschlichen Einstellungen, Gewohnheiten und Verhaltensweisen, die sich zu einer psychiatrischen Störung entwickeln, wenn sie zu intensiv und/oder häufig auftreten, Leid verursachen und das tägliche Leben beeinträchtigen oder stören. Klinische Beobachtungen und die Praxis sowie einige Theorien deuten auch darauf hin, dass diverse zwanghafte Persönlichkeitsmerkmale oft eine Vorstufe zur Zwangsstörung darstellen und es daher einen direkten Zusammenhang zwischen solchen Persönlichkeitsmerkmalen und der Störung geben könnte. Tatsächlich können in vielen Fällen Patienten im Nachhinein dadurch identifiziert werden, dass sie vor dem akuten Ausbruch bestimmte Haltungen und Verhaltensweisen zeigten, die im Zusammenhang mit Zwangsstörungen stehen. In diesen Fällen waren die Haltungen und Verhaltensweisen nicht behindernd und/oder einschränkend in Bezug auf die Funktionsfähigkeit des Patienten, sodass sie nicht als problematisch oder pathologisch erkannt wurden.

In diesem Sinne kann man von einem Normalitäts-Pathologie-Kontinuum ausgehen, bei dem am einen Ende normale und funktionierende Gewohnheiten, Regeln, Rituale, Haltungen und Beeinträchtigungen stehen und das allmählich über zunehmend starre, repetitive, dysfunktionale und störende Muster, Gedanken und Verhaltensweisen in eine immer höhere Ebene der Verzweiflung und Angst übergeht – am anderen Ende also eine schwere Fallgeschichte mit intensiven, quälenden und anhaltenden Zwangsgedanken und -handlungen mit geringer oder fehlender Einsicht (sondern der vollständigen Überzeugung, dass die zwanghaften Überzeugungen wahr sind) gegeben ist (siehe Abbildung 1.1). In ähnlicher Weise argumentiert Brune (2006), dass Zwangsstörungen als Extrem auf einem Kontinuum von entwickelten Strategien zur Schadensvermeidung angesehen werden können.

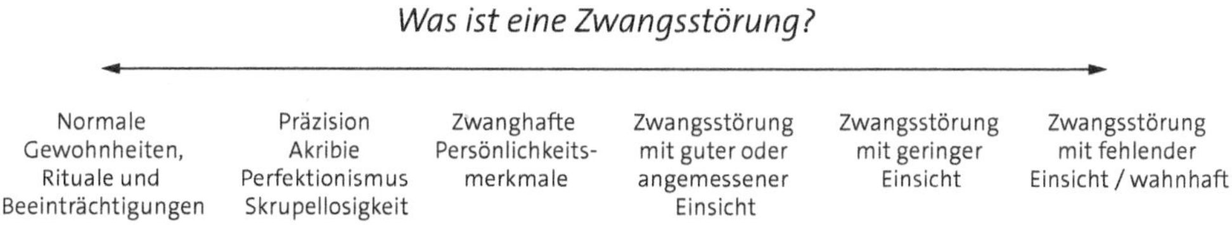

Abb. 1.1: Hypothetisches Normalitäts-Pathologie-Kontinuum von zwanghaften Haltungen oder Überzeugungen und rituellen Verhaltensweisen in Bezug auf das Ausmaß der von ihnen verursachten Belastung und den Grad der Funktionsbeeinträchtigung.

Normalerweise wird eine Zwangsstörung diagnostiziert, wenn:

- eine Person entweder unter Zwangsgedanken oder Zwangshandlungen leidet;
- eine Person erkennt, dass Zwangsgedanken ein Produkt ihres Geistes sind und nicht durch einen äußeren Einfluss oder eine Person auferlegt werden;
- Zwangsgedanken und/oder -handlungen übermäßig viel Zeit in Anspruch nehmen (1 Stunde oder mehr pro Tag), extreme Qualen verursachen und das tägliche Arbeits- oder Schulleben beziehungsweise soziale Aktivitäten, familiäre Beziehungen und/oder normale Routinen erheblich beeinträchtigen;
- die Zwangssymptome nicht durch eine andere psychische Störung erklärt werden können und nicht durch ein anderes medizinisches Problem oder einen Substanzmissbrauch verursacht werden.

In der fünften Auflage des DSM (American Psychiatric Association 2013) wurde die Zwangsstörung aus der Kategorie der Angststörungen entfernt und ein eigenes Kapitel zu Zwangsstörungen und verwandten Störungen geschaffen. Das spiegelt die zunehmende Evidenz wider, dass die Merkmale, die eine Reihe von Störungen charakterisieren, genügend Ähnlichkeiten aufweisen (z. B. repetitive Verhaltensweisen und zwanghafte Sorgen), um sie in derselben Nosografie-Kategorie zusammenzufassen. Aus diesem Grund wurde ein Zwangsstörungsspektrum definiert, bei dem die Zwangsstörung die Hauptstörung der diagnostischen Klassifikation darstellt (American Psychiatric Association 2013). Zu den in dieser neuen Klassifikation enthaltenen Störungen zählen Zwangsstörung, körperdysmorphe Störung, Horten, Trichotillomanie (zwanghaftes Haareausreißen), Exkoriation (Skin-Picking-Störung), Tic-Störung, substanz-/medikamenteninduzierte Zwangsstörung und verwandte Störungen, Zwangsstörung und verwandte Störungen aufgrund einer anderen medizinischen Erkrankung, andere spezifizierte Zwangsgedanken und verwandte Störungen (z. B. körperbezogene repetitive Verhaltensstörung [Nägelkauen, Lippenbeißen, Wangenbeißen] und zwanghafte Eifersucht) sowie nicht spezifizierte Zwangsgedanken und verwandte Störungen.

Diese Klassifizierung von Zwangsstörungen in einem klinischen Spektrum kann auch bei der Frage hilfreich sein, inwieweit etablierte Behandlungsprotokolle für Zwangsstörungen auch bei zwangsverwandten Störungen wirksam sein können. Des Weiteren verdeutlicht sie die Notwendigkeit, bei der Entwicklung neuer Behandlungsmodelle oder bei der Weiterentwicklung alter Modelle mehr auf transversale gemeinsame Merkmale innerhalb des Zwangsstörungsspektrums und nicht nur auf spezifische und einzigartige klinische Symptome abzuzielen.

Dieses Handbuch stellt ein therapeutisches Modell vor, das für Zwangsstörungen entwickelt und erprobt wurde. In Zukunft wird jedoch die Frage interessant sein, ob und wie dieses Modell auf andere Störungen anwendbar ist, die ähnliche Merkmale und Symptome wie Zwangsstörungen aufweisen. Dadurch könnten wir ein allgemeineres Verständnis der möglichen transversalen Auswirkungen von Achtsamkeit auf psychopathologische Zustände – die ähnlich und verwandt sind, aber eine unterschiedliche Phänomenologie und Symptomatik aufweisen – gewinnen.

Kognitive Prozesse und Verzerrungen bei Zwangsstörungen

> Inwieweit ein Verhalten durch seine unmittelbaren Auswirkungen beeinflusst wird, hängt ab von den »Überzeugungen« eines Individuums in Bezug auf die Beziehung zwischen Handlungen und Ergebnissen, von der Bedeutung, die es den Ergebnissen beimisst, und den Erwartungen, die es hinsichtlich der Frage hat, inwieweit die Fortsetzung eines bestimmten Verhaltens zu dem führt, was es sich von der Welt um sich herum wünscht.
>
> *Albert Bandura*

Die dysfunktionale Nutzung von oder Bezugnahme auf Kognitionen ist sicherlich eines der Kernmerkmale des Zwangssyndroms. Zahlreiche Forschungsarbeiten haben gezeigt, dass Menschen, die von einer Zwangsstörung betroffen sind, spezifische kognitive Prozesse und Verzerrungen sowie bestimmte Defizite und/oder Verzerrungen bei der Informationsverarbeitung aufweisen (z. B. Tallis 1997), die sowohl zur Auslösung als auch zur Aufrechterhaltung der Störung beitragen und je nach spezifischem Subtyp der Zwangsstörung in Art, Intensität und Häufigkeit variieren können.

Kognitive Verzerrungen beziehen sich auf die Tendenz, im Falle von Zwangsstörungen und ihren »Verwandten« bevorzugt negative oder bedrohliche Informationen zu verarbeiten, entweder durch eine erhöhte Zuweisung von Aufmerksamkeitsressourcen (Aufmerksamkeitsverzerrung) oder durch die schnelle Zuschreibung negativer oder bedrohlicher Bewertungen im Falle mehrdeutiger Informationen (Interpretationsverzerrung; Williams & Grisham 2013). Kognitive Verzerrungen sind bei allen Menschen vorhanden und führen stets zu einer verstellten Sicht auf die Realität. Bei Menschen, die an einer psychiatrischen Störung und auch an einer Zwangsstörung leiden, sind sie jedoch noch negativer und kontraproduktiver und tragen dazu bei, die Krankheit zu triggern, aufrechtzuerhalten und zu chronifizieren. Das Verständnis einiger der wichtigsten kognitiven Verzerrungen und Prozesse bei Personen mit Zwangsstörungen kann Aufschluss darüber geben, wie und warum ein achtsamkeitsbasierter Ansatz diesen psychologischen Mechanismen wirksam begegnen kann.

Aufmerksamkeitsverzerrungen

Es gibt substanzielle Belege dafür, dass Menschen mit Zwangsstörungen eine störungsspezifische Aufmerksamkeitsverzerrung in Bezug auf bedrohliche Informationen aufweisen (Muller & Roberts 2005; Lavy et al. 1994; Foa et al. 1993), obwohl nicht alle Studien diesen Ergebnissen zustimmen (Kampman et al. 2002; Kyrios & Iob 1998) und diese Verzerrungen möglicherweise nicht nur für Zwangsstörungen spezifisch sind, sondern auch für andere Störungen gelten können. Menschen, die an einer Zwangsstörung leiden, können selektiv auf bedrohliche Informationen in Bezug auf ihre aktuellen Sorgen achten und haben größere Schwierigkeiten, sich davon zu lösen, sobald die Aufmerksamkeit auf die bedrohlichen Reize gelenkt wird. Solche Aufmerksamkeitsverzerrungen führen vermutlich dazu, dass Menschen mit Zwangsstörungen Bedrohungshinweise in ihrer Umgebung übermäßig wahrnehmen, und es ist möglich, dass diese Verzerrungen auch eine Rolle bei der Entwicklung und Aufrechterhaltung von Zwangsgedanken spielen (Muller & Roberts 2005). Die Schwelle, ab der ein Reiz als bedrohlich wahrgenommen wird, könnte bei Menschen mit Zwangsstörungen niedriger sein; einige Forscher (Krackow et al. 2014) haben die Hypothese aufgestellt, dass die Aufmerksamkeit gegenüber Bedrohungshinweisen das Produkt des aktuellen Angstniveaus, des Niveaus der Bedrohungsbewertung und der Fähigkeit zur Aufmerksamkeitsmodulation ist.

Diese Verzerrungen scheinen mit einer allgemeinen Unfähigkeit einherzugehen, die Verarbeitung irrelevanter Informationen zu hemmen oder sich von bedrohungsrelevanten Hinweisen ablenken zu lassen (Amir & Kozak 2002). Menschen, die von Zwangsstörungen betroffen sind, scheinen Defizite aufzuweisen, sowohl bei der *Aufmerksamkeitskontrolle* (wie und worauf die Aufmerksamkeit gerichtet wird) als auch beim *Umgang mit konfliktbezogener Aufmerksamkeit* (Prozess der Hemmung einer »konfliktbehafteten« automatischen Reaktion, um sich auf eine weniger automatische Reaktion oder ein Ziel zu konzentrieren; Fan et al. 2002). Aufgrund ihrer Aufmerksamkeitsverzerrungen sind Menschen mit Zwangsstörungen nicht in der Lage, sich auf Informationen zu konzentrieren, die ihre Ängste widerlegen und die Angst verringern würden, wenn sie mit bedrohlichen Informationen konfrontiert werden (Tallis 1997; Didonna 2005, 2009c).

Darüber hinaus wurde beobachtet, dass es Menschen mit Zwangsstörungen oft äußerst schwerfällt, negative Gedanken zu unterdrücken. Diese Fähigkeit wird als *Aufmerksamkeitshemmung* bezeichnet und bezieht sich darauf, wie eine Person eingehende Informationen beschränkt, um sich selektiv auf die relevantesten Reize zu konzentrieren und die Verarbeitung irrelevanter Informationen zu minimieren (Muller & Roberts 2005). Schwierigkeiten bei der Unterdrückung unerwünschter und irrelevanter Reize können dazu führen, dass die Person immer wieder störende Wahrnehmungen erlebt. Mit der Zeit kann diese mangelnde Fähigkeit, die Gedanken zu kontrollieren, störende Emotionen triggern und aufrechterhalten – besonders dann, wenn diese Wahrnehmungen im Zusammenhang mit dysfunktionalen Überzeugungen entstehen, die auf katastrophalen Fehlinterpretationen der Bedeutung intrusiver Gedanken beruhen (Muller & Roberts 2005; Rachman 1997, 1998; Salkovskis 1996). Paradoxerweise führt die Unterdrückung von Gedanken – der absichtliche Versuch, das Denken an bestimmte Gedanken zu unterbinden – dazu, dass die Häufigkeit der wiederkehrenden Gedanken und Bilder zunimmt (Purdon 2004; Tolin et al. 2002).

Zusammenfassend lässt sich sagen, dass es deutliche Hinweise darauf gibt, dass bei Menschen mit Zwangsstörungen Aufmerksamkeitsverzerrungen vorliegen können. Wir müssen jedoch darauf hinweisen, dass diese nicht spezifisch für Zwangsstörungen sind, sondern bei Angststörungen im Allgemeinen auftreten. Ihre Rolle bei der Aktivierung und Aufrechterhaltung der Störung kann auch je nach Subtyp der Zwangsstörung und in Bezug auf das Vorliegen einer komorbiden Psychopathologie variieren.

Grübeln

> Um mit Gewissheit zu glauben, müssen wir mit dem Zweifeln beginnen.
> *Stanislaw Lesczynski*

Grübeln ist eines der offensichtlichsten klinischen Merkmale einer Zwangsstörung, obwohl es nicht ausschließlich bei dieser Störung auftritt. Diverse Autoren (de Silva 2000; Salkovskis et al. 2000) haben beobachtet, dass der Begriff »zwanghaftes Grübeln« in der Literatur wahllos verwendet wird, um sowohl Zwangsgedanken als auch mentale Neutralisierung zu beschreiben. Das britische NCCMH (2006) beschreibt zwanghaftes Grübeln als anhaltendes und als unkontrollierbar empfundenes Nachdenken über ein und dasselbe Thema. Es umfasst sowohl intrusive Gedanken, oft in Form von Zweifeln oder Fragen, als auch wiederholte Versuche, eine Antwort zu finden. Diese Definition deckt sowohl den Zwangsgedanken (Zweifel oder Frage) ab als auch das damit einhergehende Zwangsdenken, das versucht, die Frage zu beantworten.

De Silva (2003) argumentierte dahingehend, dass Grübeln nicht als passive Erfahrung definiert wird, sondern als »sich im Kopf immer wieder im Kreis drehen«, und aus diesem Grund könne Grübeln nicht als *Zwangsgedanke* bezeichnet werden. In Anlehnung an die Definition von de Silva (2003: 198) ist »zwanghaftes Grübeln (eher) eine zwanghafte kognitive Aktivität, die als Reaktion auf einen zwanghaften Gedanken ausgeführt wird. Der Inhalt des eindringenden Gedankens bestimmt die Frage oder das Thema, über das die Person nachgrübeln wird«.

Grübeln ist ein mentales Verhalten, das diverse psychische Erkrankungen kennzeichnet, darunter die generalisierte Angststörung (*generalised anxiety disorder* – GAD), die soziale Phobie (*social anxiety disorder* – SAD), Depressionen und Zwangsstörungen. Obwohl die Inhalte und die verhaltensbezogenen und emotionalen Folgen des Grübelns je nach Störung sehr unterschiedlich ausfallen können, sind der Auslöser des Prozesses und die klinischen Mechanismen ähnlich. Es besteht weitgehend Einigkeit darüber, dass Grübeln ein normaler und anpassungsfähiger Prozess ist, zumindest bis zu einem gewissen Grad (in Bezug auf Kreativität, Problemlösung, als Reaktion auf

Stress usw.). Wenn dieser kognitive Prozess jedoch nicht auf natürliche Weise abgeschlossen wird, kann er zu einer Fehlanpassung führen (Field et al. 2000). Sowohl in normalen als auch in klinischen Stichproben wird das Grübeln als Problemlösungsstrategie eingesetzt, um die Diskrepanz zwischen dem Ist-Zustand und dem Soll-Zustand zu verringern – Stichwort *Handlungsmodus* (Segal et al. 2013).

Bei zwanghaften Personen stellt Grübeln den Versuch dar, von einem Gefühl des Unbehagens oder der Angst zur Ruhe zu gelangen; oder von einem übertriebenen Verantwortungsbewusstsein zu einem davon losgelösten Gefühl der Freiheit. Da diese Strategie sowohl bei Patienten mit Zwangsstörungen als auch bei Patienten mit anderen Störungen mit dem Zustand des Selbst zusammenhängt, ist sie katastrophal kontraproduktiv, weil sie den unerwünschten Zustand aufrechterhält. Mehrere Faktoren wurden mit iterativem Denken und Grübeln in Verbindung gebracht, darunter Stimmung (schlechte Stimmung beeinflusst die kognitive Perseveration; Schwarz & Bless 1991), Perfektionismus (Bouchard et al. 1999) und übersteigertes Verantwortungsbewusstsein (Rhéaume et al. 1994; Wells & Papageorgiou 1998).

Verschiedene kognitive Phänomene bei Zwangsstörungen

Bei genauerer Betrachtung der kognitiven Inhalte, die das Denken von Menschen mit Zwangsstörungen charakterisieren, lassen sich mindestens vier verschiedene Kategorien kognitiver Phänomene beobachten. Sie zeichnen sich aus durch unterschiedliche Hierarchieebenen, Funktionen und Auswirkungen auf die Art und Weise, wie zwanghafte Personen auf störende äußere und/oder innere Reize reagieren.

Intrusive Gedanken und/oder Zwangsgedanken

Intrusive Gedanken und/oder Zwangsgedanken sind automatische, unerwünschte und unwillkürliche Wahrnehmungen (Zweifel, Bilder, Szenen, imaginäre Geräusche) und sehr oft der Ausgangspunkt oder Trigger des Zwangs (z. B. »Habe ich das Gas angelassen?«; »Habe ich meine Hände gründlich genug gewaschen?«). Mehrere Forschungsstudien (Clark & Purdon 1993; Rachman & de Silva 1978; Salkovskis & Harrison 1984) haben gezeigt, dass etwa 80–99 Prozent der nicht klinischen Bevölkerung unter intrusiven Gedanken, Bildern oder Impulsen leiden, die sich inhaltlich nicht von denen unterscheiden, die Menschen mit Zwangsstörungen erleben. Zwangsgedanken nehmen normalerweise die Form einer wahrgenommenen Bedrohung durch körperliche Schädigung von sich selbst oder anderen an; in einigen Fällen aber auch eher die Form einer moralischen oder spirituellen Bedrohung für sich selbst, andere oder eine Gottheit. Einige kognitive Modelle deuten darauf hin, dass Personen, die an einer Zwangsstörung leiden, das Auftreten und den Inhalt ihrer intrusiven Gedanken auf der Grundlage bestimmter dysfunktionaler Überzeugungen als bedeutsam und sinnvoll interpretieren (OCCWG 1997, 2003, 2005; Rachman 1998; Salkovskis 1985, 1989).

Dysfunktionale Überzeugungen oder Annahmen

Dysfunktionale Überzeugungen und Annahmen sind wahrscheinlich das Ergebnis mentaler Gewohnheiten, die Menschen in der Kindheit durch Lebensereignisse, Bildung, Vorbilder usw. erlernen und dann im Laufe ihres Lebens weiterentwickeln und festigen. Diese Annahmen werden zu einer Art persönlicher Bedeutungsmatrix oder zu Lebensregeln, mittels derer die Person die Realität interpretiert oder ihr einen Sinn verleiht; dieser Prozess lässt die Person ein spezifisches Bewusstsein und/oder eine Sensibilität für bestimmte interne und externe Reize entwickeln. Bei einer Zwangsstörung führen diese Formen der Wahrnehmung dazu, dass die Person die Bedeutung der *Triggerreize*, etwa unerwünschte intrusive Gedanken, falsch interpretiert oder überschätzt und auf eine bestimmte Weise reagiert, wenn sie auftreten. Misst die Person solchen Gedanken eine übermäßige Bedeutung zu, werden diese mentalen Ereignisse zu Zwangsgedanken und können zu Zwangshandlungen führen (Taylor et al. 2005). Dysfunktionale Überzeugungen weisen normalerweise die folgenden Merkmale auf: Sie sind übergeneralisiert, starr und extrem; sie spiegeln nicht die Realität menschlicher Erfahrung wider; sie verhindern das Erreichen von Zielen eher, als dass sie es erleichtern; ihre Verletzung ist mit extremen und übermäßigen Gefühlen verbunden; und sie erschweren es, das Leben auf normale Weise zu begehen (Hawton et al. 1989). Eine Studie der OCCWG (1997), einer internationalen Gruppe führender Wissenschaftler auf dem Gebiet der Zwangsstörungen, deutet darauf hin, dass es sechs verschiedene Arten dysfunktionaler Überzeugungen gibt, die zu einer Zwangsstörung beitragen (Taylor et al. 2005; McKay et al. 2014).

1. *Übertriebenes Gefühl persönlicher Verantwortlichkeit:* Menschen mit Zwangsstörungen glauben, dass sie persönlich für den Inhalt ihrer Zwangsgedanken verantwortlich sind; und auch für die Verhinderung möglicher negativer Folgen, die sich aus ihren Zwangsgedanken ergeben könnten (z. B. »Wenn ich mir vorstelle, dass etwas Schlimmes passiert, bin ich dafür verantwortlich und muss Sorge tragen, dass es nicht passiert«).
2. *Überschätzung der Bedrohung:* Viele Menschen mit Zwangsstörungen schätzen die Wahrscheinlichkeit und Schwere negativer Ereignisse als zu hoch ein (z. B. »Wenn ich keine besonderen Vorsichtsmaßnahmen treffe, ist es wahrscheinlicher als bei anderen, dass ich eine schwere Katastrophe erleide oder verursache«). Untersuchungen haben ergeben, dass Menschen mit Zwangsstörungen Risiken vermeiden (Steketee & Frost 1994), weil sie die Gefahr eines Ereignisses zum einen überschätzen und zum anderen ihre Fähigkeit, mit der wahrgenommenen Bedrohung umzugehen, unterschätzen (McFall & Wollersheim 1979).
3. *Perfektionismus:* Betroffene berichten oft von Schwierigkeiten, Unvollkommenheit oder Fehler zu tolerieren. Sie sind weiters der Überzeugung, dass sie alles auf perfekte oder bestmögliche Weise tun müssen und können – koste es, was es wolle (z. B. »Einen Fehler zu machen ist für mich genauso schlimm wie totales Scheitern«).
4. *Intoleranz gegenüber Ungewissheit:* Viele Menschen mit einer Zwangsstörung halten Ungewissheit und Mehrdeutigkeit für inakzeptabel. Sie vertreten die Überzeu-

gung, dass es nicht nur essenziell ist, alles Notwendige zu tun, um sicherzustellen, dass keine negativen Ereignisse eintreten, sondern dass es auch möglich ist, dies zu erreichen (z. B. »Ich denke oft, dass ich von unvorhergesehenen Ereignissen überwältigt werde«). In manchen Fällen werden zwanghafte Rituale durchgeführt, um sich Sicherheit zu verschaffen oder das sensorisch-affektive Gefühl zu bekommen, dass alles »genau richtig« ist (Leckman et al. 1995).

5. *Überbewertung der Bedeutung eigener Gedanken:* Menschen mit Zwangsstörungen berichten von dem Glauben, dass das bloße Vorhandensein unerwünschter Gedanken diesen eine besondere Bedeutung verleiht (z. B. »Denken ist genauso schlimm wie Handeln«). Eine Form dieser Überzeugung ist die Verschmelzung (Fusion) von Gedanken und Handlungen, wobei angenommen wird, dass Gedanken die Außenwelt beeinflussen (z. B. »Ich kann einen Unfall verursachen, indem ich einfach nur daran denke«).
6. *Übermäßige Gedankenkontrolle:* Menschen mit Zwangsstörungen glauben oft, dass es sowohl notwendig als auch möglich ist, die vollständige Kontrolle über ihre Gedanken zu haben (z. B. »Wenn ich meine unerwünschten Gedanken nicht kontrolliere, wird etwas Schlimmes passieren«).

Interpretationen oder Bedeutungszuschreibungen

Laut dem kognitiven Modell zu Zwangsstörungen haben die meisten Menschen zwar intrusive Gedanken, doch Menschen mit Zwangsstörungen messen diesen Gedanken fälschlicherweise besondere Relevanz, persönliche Bedeutung bei. Sie denken, dass sie etwas über ihren Charakter aussagen oder mit katastrophalen Konsequenzen verbunden sind. Diese kontinuierliche Fehlinterpretation verwandelt die intrusiven Gedanken in Zwangsgedanken. Da die Zwangsgedanken dermaßen belastend sind, versucht die betroffene Person ihnen durch zwanghaftes Verhalten zu widerstehen, sie zu blockieren oder zu neutralisieren. *Interpretationen* sind im Kontext der Zwangsstörungen negative Bewertungen des Auftretens oder des Inhalts intrusiver Gedanken oder Reize, die wiederum durch spezifische dysfunktionale Überzeugungen des Individuums ausgelöst, geformt und angetrieben werden (z. B. »Wenn ich das Gas angelassen habe, wird eine Tragödie passieren und es wird meine Schuld sein«; »Ich habe daran gedacht, also will ich es auch tun«).

Versteckte oder mentale Zwangshandlungen

Versteckte oder mentale Zwangshandlungen sind freiwillige/absichtliche kognitive Phänomene (z. B. das Zählen in bestimmten Mustern oder das stille Wiederholen von Wörtern, Phrasen oder Gebeten), die darauf abzielen, (1) die befürchteten Folgen der Interpretationen zu verhindern oder (2) Angst respektive andere belastende Emotionen zu verringern.

Wie in den folgenden Kapiteln gezeigt wird, ist es sowohl für Kliniker als auch für Menschen mit Zwangsstörungen besonders wichtig, zwischen den verschiedenen

Arten von kognitiven Phänomenen, die zuvor besprochen wurden, zu unterscheiden und sie zu erkennen. Nur so können Patienten die verschiedenen Anteile und Auswirkungen dieser Kognitionen auf ihr Zwangsstörungsproblem besser verstehen; und dann erfahren, wie Achtsamkeit effektiv in diese psychologischen Prozesse eingreifen kann (siehe auch die Ausführungen zum *kognitiv-evolutionären Modell* am Ende dieses Kapitels, in Kapitel 2 und Kapitel 6).

Überzeugungsfusionen

Eine häufig auftretende kognitive Verzerrung bei Zwangsstörungen ist die Verschmelzung (Fusion) von Gedanken und Handlungen, bei der es zu einer Verwechslung von Gedanken und Handlungen kommt (Rachman 1993). Eine Gedanken-Handlungs-Fusion kann sich auf zwei Arten manifestieren: als *Wahrscheinlichkeitsverzerrung*, bei der die Person glaubt, dass ein unerwünschter Gedanke über ein schädliches Ereignis oder Handeln das Risiko erhöht, dass tatsächlich jemand Schaden erleidet (z. B. »Wenn bei mir Gedanken aufkommen, jemandem zu schaden, werde ich auch danach handeln«); und als *moralische Verzerrung*, bei der die Person glaubt, dass der unerwünschte intrusive Gedanke das moralische Äquivalent zur Ausführung der Handlung ist (z. B. »Einen inakzeptablen Gedanken zu haben, ist moralisch gleichbedeutend mit dem Ausleben seines Inhalts«; Rachman & Shafran 1998). Im Zuge dieses mentalen Prozesses neigen Menschen dazu, sich mit einem Aspekt ihrer eigenen persönlichen Erfahrung zu identifizieren. In gewisser Weise sagen sie: »Dieser Gedanke bin ich« oder »Ich bin dieser Gedanke« beziehungsweise »Dieser Gedanke ist etwas Reales«, wodurch die Verdinglichung einer kognitiven Erfahrung erfolgt (Didonna 2009c).

Bei Zwangsstörungen wurden zwei weitere Arten von *Überzeugungsfusionen* beobachtet: die Gedanken-Ereignis-Fusion, das heißt die Überzeugung, dass ein Gedanke ein Ereignis verursachen kann oder dass ein Ereignis bereits stattgefunden hat (z. B. »Meine Gedanken allein haben die Macht, den Lauf der Dinge zu ändern«); und die Gedanken-Objekt-Fusion, das heißt die Überzeugung, dass sich Gedanken oder Gefühle auf Objekte auswirken können (z. B. »Meine Erinnerungen/Gedanken können das, was mit Objekten geschieht, verändern oder beeinflussen«). Diese Überzeugungen werden durch gewöhnliche Eindrücke ausgelöst, die dann aber als gefährlich oder übermäßig wichtig eingestuft werden (Wells 1997, 2000; Wells & Matthews 1994; Mohammadkhani 2013).

Interferentielle Konfusion

Ein weiteres Phänomen, das häufig bei Personen mit Zwangsstörungen beobachtet wird und mit der Verschmelzung von Denken und Handeln zusammenhängt, ist die Verwirrung bei Schlussfolgerungen (O'Connor et al. 2013). Die sogenannte *interferentielle Konfusion* ist ein metakognitiver Prozess, der definiert wurde als Verwechslung einer imaginierten Möglichkeit mit einer tatsächlichen Wahrscheinlichkeit (O'Connor & Aardema 2003) oder als Verwechslung von imaginierten mit tatsächlich eintretenden Ereignissen (Krackow et al. 2014). Bei diesem Prozess sind Personen mit Zwangsstörungen von der Wahrheit ihres Zwangsgedankens überzeugt, obwohl sensorische Informationen das Gegenteil belegen, und verhalten sich so, als wäre die imaginierte Möglichkeit real (Aardema et al. 2005a). Ein Kernfaktor, der zur interferentiellen Konfusion beiträgt, ist die *umgekehrte Schlussfolgerung*, bei der eine Person von einer Hypothese ausgeht und an deren Wahrheitsgehalt festhält, obwohl es Beweise für das Gegenteil gibt (z. B. »Viele Menschen müssen dieses Objekt berührt haben, daher muss es schmutzig sein«). Im Gegensatz dazu würde ein normaler Schlussfolgerungsprozess mit der Beobachtung einer bestimmten Situation beginnen und zu einer daraus abgeleiteten Schlussfolgerung führen, was wirklich geschieht und/oder gegeben ist. Diese Art der umgekehrten Verarbeitung geht mit der Tendenz einher, die Bedeutung der Sinneseindrücke zu schmälern und abzuwerten, und beeinträchtigt den Einbezug sensorischer Informationen bei der Entscheidung, sich von neutralisierenden Verhaltensweisen zu lösen. Dieser umgekehrte Verarbeitungsprozess könnte auch erklären, weshalb Versuche, etwas zu neutralisieren, letztendlich Zweifel an der Wahrhaftigkeit einer bestimmten Realität aufkommen lassen (Aardema et al. 2005b; O'Connor & Robillard 1995; van den Hout & Kindt 2003). Das Konzept der interferentiellen Konfusion, das sich auf die metakognitiven Prozesse konzentriert, die es Menschen ermöglichen, zwischen mentalen Zuständen und der äußeren Realität zu unterscheiden, hebt sich von Gedanken-Handlungs- und Gedanken-Ereignis-Fusionen ab, die eher moralische Bewertungen der Verantwortung betreffen (Aardema et al. 2005a, 2005b; O'Connor & Aardema 2003).

Zur Rolle des Misstrauens bei Zwangsstörungen

> Vertrauen ist eng mit der Übereinstimmung zwischen unseren Wahrnehmungen und der Realität verbunden.
> *Matthieu Ricard*

Es besteht weitgehend Einigkeit darüber, dass Vertrauen eine bedeutende Rolle spielt im Hinblick auf das psychische Wohlbefinden (De Neve & Cooper 1998; Rotter 1980; Zak et al. 1998) und die psychische Belastung (Andrews et al. 2003; Barefoot et al. 1998; Berry & Rodgers 2003; Riggs et al. 2003; Rotenberg et al. 2002; Wissman & Tankel 2001).

Vertrauen kann als eines der grundlegenden metakognitiven Phänomene/Gefühle betrachtet werden. Es trägt zur psychischen Gesundheit von Erwachsenen bei und spielt eine Schlüsselrolle für die gesunde Entwicklung von Kindern und Jugendlichen. Die Forschung hat gezeigt, wie wichtig Vertrauen für ein Gefühl von Berechenbarkeit und Kontrolle, für die Verringerung von Ängsten (Erikson 1963; Rotter 1980) und für eine gesunde psychische Anpassung ist (Rogers 1990; Gilson et al. 2005; Scheflin 2002).

In der Literatur bezieht sich der Begriff Vertrauen im Allgemeinen auf *zwischenmenschliches Vertrauen*, also Vertrauen in andere oder den Glauben, dass eine Person, der man vertraut, das tun wird, was man von ihr erwartet. Für die Zwecke dieses Buches und des therapeutischen Programms konzentriere ich mich auf *Selbstvertrauen*, also das Vertrauen in sich selbst, das ein mehrdimensionales Konstrukt ist. Selbstvertrauen kann definiert werden als: *jenes Gefühl, das verbunden ist mit dem Glauben an sich selbst als zuverlässige und fähige Person, die risikoreiche Situationen mit einem Gefühl der Offenheit, Sicherheit, Akzeptanz, Freiheit und Positivität dem Leben und der Welt gegenüber meistert. Es umfasst das Gefühl der Kontrolle über die eigenen Handlungen und Gefühle, das Vertrauen in die eigene Wahrnehmung und Erinnerung sowie das Bewusstsein für die eigenen Bedürfnisse, Absichten und Ressourcen.*

Selbstvertrauen ist per Definition ein vielschichtiges Konstrukt, das mehrere wichtige Elemente umfasst, die mit der Abkürzung *PASIFACO* bezeichnet werden:

- **Positivität:** Bereitschaft, die positiven Aspekte auszumachen, die vielen schwierigen menschlichen Erfahrungen innewohnen; Vorstellung, dass selbst die härtesten und herausforderndsten Lebenserfahrungen uns helfen können, zu wachsen.
- **Akzeptanz:** Fähigkeit und Bereitschaft, innere und äußere Erfahrungen so zu akzeptieren, wie sie sind, und hinzunehmen, dass wir Fehler machen können; dass die Ergebnisse unserer Entscheidungen und Handlungen negativ sein können. Diese Akzeptanz ermöglicht es uns, Risiken einzugehen und mit den Herausforderungen und Veränderungen des Lebens umzugehen.
- **Sicherheit:** Gefühl, über die erforderlichen Fähigkeiten zu verfügen, um effektiv mit verschiedenen Lebenssituationen umgehen und Entscheidungen treffen zu können.
- **Inneres Vertrauen:** Klares Bewusstsein für unsere wahren Gefühle und körperlichen Empfindungen; dafür, dass das, was wir mit unseren Sinnen wahrnehmen, wahr und real ist. Unsere Kognitionen (Gedanken, Einschätzungen, Erinnerungen), Emotionen und Handlungen sind grundsätzlich gültig und/oder angemessen.
- **Freiheit:** Gefühl, nicht durch die inneren Barrieren und Konditionierungen, die das Leben uns im Laufe der Zeit auferlegt hat, eingeschränkt oder begrenzt zu sein – Barrieren, die unsere Entwicklung beeinflusst haben und die uns davon abhalten, unser volles und gesundes Potenzial zu entfalten.
- **Aufmerksamkeit:** Bewusstsein unserer wahren Bedürfnisse und Absichten sowie der persönlichen Ressourcen, die uns zur Verfügung stehen, um mit Herausforderungen und riskanten Situationen umzugehen.
- **Kontrolle *(control)*:** Gefühl, in der Lage zu sein, unsere Emotionen und Handlungen zu kontrollieren.

- **Offenheit:** Haltung oder mentaler Modus, der uns zu neuen Erfahrungen bewegt und es uns ermöglicht, mit den Veränderungen und Herausforderungen umzugehen, mit denen das Leben uns konfrontiert und/oder die unser Leben verbessern und uns wachsen lassen könnten.

Selbstvertrauen setzt ein Gefühl der Klarheit und Sicherheit in Bezug auf die eigene innere Erfahrung voraus und entsteht daraus. Es ist ein Gefühl, das es uns ermöglicht, die Kontrolle über unsere Handlungen oder die Ereignisse, die wir erleben, abzugeben und die unvermeidliche Unsicherheit der damit verbundenen Ergebnisse und Konsequenzen zu akzeptieren. Diese Unsicherheit bedeutet, dass bei allem, was wir tun oder erleben, das Risiko eines potenziellen Scheiterns oder Schadens besteht.

Die verschiedenen Facetten und Dimensionen des Selbstvertrauens stehen in Zusammenhang mit den persönlichen kognitiven Fähigkeiten und Funktionen und können unabhängig voneinander sein. Beispielsweise können wir unseren Absichten vertrauen, aber nicht unserem Erinnerungsvermögen, selbst wenn wir ein gutes Gedächtnis haben. Ein effektives und nützliches Selbstvertrauen wird erreicht, wenn alle diese Dimensionen ausreichend entwickelt und gut aufeinander abgestimmt sind.

Als Erwachsener gilt Selbstvertrauen als Grundvoraussetzung oder Brücke für die Entwicklung von Vertrauen in andere, das heißt *zwischenmenschliches Vertrauen*, und Vertrauen in Umweltfaktoren, also *Umweltvertrauen* (d.h. Vertrauen in den weiteren kulturellen, sozialen oder natürlichen Kontext; Currington 2007). Zwischenmenschliches Vertrauen und Vertrauen in die Umwelt beinhalten (1) eine geringe Erwartungshaltung gegenüber anderen und der Welt, (2) die Vorstellung, dass das Leben und die Welt im Grunde sicher und weitgehend harmlos sind, und (3) den Glauben, dass selbst die schwierigsten Ereignisse wertvolle Ressourcen für persönliches Wachstum und Verbesserung sein können.

Ein reifes oder gesundes Gefühl des Vertrauens können wir als *echtes Vertrauen* bezeichnen. Echtes Vertrauen ist ein Gefühl, das als Erwachsener nicht so sehr von äußeren Faktoren oder dem, was andere tun, abhängt, sondern mehr von unseren eigenen inneren Ressourcen. Im Allgemeinen werden die meisten Menschen vertrauensvoll geboren: Während einer normalen und nicht traumatischen Kindheit sind wir von Natur aus vertrauensvoll, denn um etwas über das Leben zu lernen, nutzen wir hauptsächlich unsere Sinne (Erfahrungsmodus) und nicht unseren Verstand, der noch nicht von den Höhen und Tiefen und Konditionierungen des Lebens geprägt ist. Im Laufe der Entwicklung neigen die meisten Menschen jedoch dazu, viel von diesem Vertrauen zu verlieren, insbesondere weil der Verstand (Gedanken, Sorgen und Erinnerungen produzierend) die Oberhand über die Sinne gewinnt. Wir verlieren das Vertrauen, wenn wir im Laufe des Erwachsenwerdens nicht die wesentlichen Werkzeuge oder Fähigkeiten erlernen, um das Vertrauen in uns selbst – in unsere Intuition, unsere Sinne und Emotionen und in unsere Fähigkeit, zwischen Realität und unseren Ängsten zu unterscheiden – zu bewahren oder wiederherzustellen.

Normalerweise entwickelt sich das Selbstvertrauen früh im Leben und seine Aufrechterhaltung hängt von der Fähigkeit der Eltern oder Betreuer ab, die Grundbedürfnisse des Kindes zu erfüllen (insbesondere in Bezug auf Blickkontakt und Berührung). Diese Bedürfnisse bestehen hauptsächlich darin, sich gut aufgehoben, getröstet und sicher zu fühlen. Das Verständnis eines Kindes von der Welt und dem Leben erwächst aus der Interaktion der Betreuungsperson mit ihm. Bowlbys (1979) Bindungstheorie besagt, dass sich Selbstvertrauen zusammen mit dem Vertrauen entwickelt, dass ein Elternteil oder eine Betreuungsperson dem Kind ständige Unterstützung, Ermutigung und Respekt für seine eigene Autonomie entgegenbringt – oder, mit anderen Worten, ihm eine solide Grundlage bietet, um die Welt um sich herum zu erkunden.

Ein starkes Selbstvertrauen ist in der Regel das Ergebnis eines allmählichen Entwicklungsprozesses vom Säuglings- bis zum Erwachsenenalter, in dessen Verlauf wir lernen, Vertrauen in andere mit Selbstvertrauen zu verbinden, indem wir mit Menschen interagieren, denen wir vertrauen und die uns ermutigen. Laut Erikson & Erikson (1997) ist die Entwicklung des Urvertrauens die erste und wichtigste Phase der psychosozialen Entwicklung, die zwischen der Geburt und dem Alter von etwa 2 Jahren stattfindet – oder eben nicht. Der Entwicklungserfolg in dieser Phase hängt von der Fähigkeit der Bezugsperson ab, dem Kind Wärme, Trost, Regelmäßigkeit, bedingungslose Zuneigung und eine sichere Umgebung zu bieten, wodurch das Kind Gefühle des Vertrauens, der Sicherheit und persönlicher Macht und Kontrolle über die Welt entwickelt. Fehlt diese Art von Fürsorge, führt das zu Gefühlen der Unsicherheit, Unzulänglichkeit, zu Selbstzweifeln, Misstrauen und mangelndem Selbstvertrauen. Das Kind beginnt, die Vorstellung zu entwickeln, dass (1) die Welt ein unberechenbarer, unzuverlässiger und möglicherweise gefährlicher Ort zum Leben ist (Bee & Boyd 2009) oder (2) dass es selbst eine gefährliche Person sein könnte. Schließlich kann dieser Mangel an Fürsorge zu Bindungsstörungen führen (Lorenzini & Fonagy 2013). Offensichtlich kann das Vertrauen während der Kindheit und Jugend wachsen oder beeinträchtigt werden, je nachdem, inwieweit die grundlegenden psychologischen Bedürfnisse einer Person in den verschiedenen Phasen ihrer psychosozialen Entwicklung erfüllt werden (siehe Kapitel 8).

All diese Entwicklungsrealitäten weisen darauf hin, wie wichtig es ist, dem Selbstvertrauen als Ausgangspunkt therapeutischer Interventionen genügend Aufmerksamkeit zu widmen; und sie erklären, warum ein Hauptschwerpunkt der Psychotherapie oft darauf liegt, Patienten dabei zu helfen, ein Gefühl echten Vertrauens zu entwickeln. Dies gilt als besonders relevant bei der Behandlung von Menschen, die an einer Zwangsstörung leiden.

Zwangsstörung als Vertrauensstörung

> Es gibt zwei Möglichkeiten, sich leicht durchs Leben zu bewegen:
> alles zu glauben oder alles anzuzweifeln.
> Beide Möglichkeiten ersparen uns das Denken.
> *Alfred Korzybski*

Vertrauen ist ein wichtiges Konstrukt und ein psychologischer Prozess, der beim Verständnis und bei der Behandlung von Zwangsstörungen berücksichtigt werden muss. Es wird angenommen, dass das Selbstvertrauen bei Personen mit Zwangsstörungen schwach ausgeprägt ist oder fehlt, insbesondere in Bezug auf einige spezifische Bereiche und kognitive Funktionen – und zwar so maßgeblich, dass man Zwangsstörungen als Vertrauensstörung bezeichnen kann (Didonna 2009c).

Trotz der extrem heterogenen Phänomenologie und klinischen Symptome von Patienten mit Zwangsstörungen deuten klinische Beobachtungen und mehrere Studien zur Informationsverarbeitung (z.B. Amir & Kozak 2002) und zu zwanghaften Überzeugungen (z.B. OCCWG 1997, 2005) darauf hin, dass es einen Faktor gibt, den Menschen mit Zwangsstörungen möglicherweise gemeinsam haben: ein allgemeines oder eher spezifisches Misstrauensproblem beziehungsweise mangelndes Vertrauen in ihre eigenen inneren Erfahrungen, insbesondere in den Bereichen Gedächtnis, Wahrnehmung, Aufmerksamkeit und Absicht (Hermanset al. 2003; Hermans et al. 2008; O'Connor et al. 2013; Didonna 2009c). Dieses Misstrauen führt dazu, dass sie unerschütterlich an den Inhalt ihrer negativen Gedanken (Zweifel, Obsessionen, Bedeutungen) glauben, sich zu viel mit imaginären/hypothetischen Möglichkeiten beschäftigen (O'Connoret al. 2013) und denken, dass sie etwas *tun* müssen (Sicherheitsverhalten), um die mit ihren Gedanken verbundenen befürchteten Folgen zu verhindern.

Einer der Aspekte, der uns hilft, die Beziehung zwischen Vertrauen und der Zwangsstörung besser zu verstehen, ist, dass Selbstvertrauen per Definition das Akzeptieren von Ungewissheit und der Unvorhersehbarkeit menschlicher Erfahrungen beinhaltet. Eines der Kernmerkmale von Zwangsstörungen hingegen ist die Intoleranz gegenüber Ungewissheit (OCCWG 1997, 2005; Mancini et al. 2002). Selbstvertrauen ist auch mit der Wahrnehmung von Kontrolle verbunden (Rogers 1990; Sorrentino et al. 1995). Patienten mit Zwangsstörungen haben sehr oft das Gefühl, dass sie keine Kontrolle über ihre Gedanken, Gefühle und Emotionen haben; oder sie befürchten, dass sie ihr Verhalten nicht kontrollieren können. Sie haben normalerweise die vollständige Kontrolle über beides, ihre inneren Zustände und ihre Handlungen, aber sie machen sich Sorgen, dass sie sie verlieren könnten. Den meisten Menschen mit Zwangsstörungen mangelt es an einem Gefühl des Vertrauens. Sollten sie ein Gefühl des Vertrauens verspüren, handelt es sich tatsächlich um ein falsches oder *illusorisches Vertrauen*. Sie überzeugen sich selbst davon, dass sie sich sicher fühlen können, alles unter Kontrolle haben und dass ihnen oder anderen nichts Schlimmes zustoßen wird, sofern sie ihre zwanghaften Rituale ausführen oder sich ausreichend rückversichern. Das ist aber kein echtes Vertrauen.

Illusorisches Vertrauen basiert auf dem dysfunktionalen Glauben, im Leben vollständige Kontrolle, Sicherheit oder Perfektion in Bezug auf alles, was man tut oder erlebt, erreichen zu können und sollen; dass man jeglichen Schaden oder jegliche Gefahr für sich oder andere verhindern kann und sollte. Wenn Menschen erkennen, dass dieses Ideal nicht erreichbar ist, verfallen sie in Unsicherheit und Angst und bedienen sich jeglicher greifbarer nutzloser und kontraproduktiver Strategie, um dieses illusorische Vertrauen wiederzugewinnen. Diese Art von Vertrauen entspringt sehr oft einem verletzten Teil im Inneren, der wahrscheinlich im Kindesalter entstanden ist und in umfassendem Maße Aufmerksamkeit und Verständnis erfordert. Wenn diese Menschen auf Situationen treffen, die sich direkt oder indirekt mit früheren Konditionierungen, Traumata oder Entbehrungen in Verbindung bringen lassen, können Angst, Misstrauen und Verletzlichkeit erneut auf starke Weise ausgelöst werden.

In einer Validierungsstudie zur Multidimensional Trust Scale (MTS; Carrington 2007) wurde eine starke negative Korrelation zwischen der MTS und Spielbergers State-Trait Anxiety Inventory ($r = -0,65$; Spielberger et al. 1983) festgestellt, was darauf hindeutet, dass Vertrauen eine wichtige Rolle als Mediator von Angst spielen könnte. Die Subskala »Selbstvertrauen« zeigte die stärkste Korrelation mit der Trait-Angst ($r = -0,61$), die die Beziehung zwischen der subjektiven Einschätzung der eigenen Fähigkeit, mit potenziellen Stressfaktoren umzugehen, und dem Grad der erlebten Angst veranschaulicht. Zudem ist mangelndes Vertrauen mit angstbedingten psychischen Problemen verbunden (American Psychiatric Association 1994; WHO 1992).

Das Vertrauen in andere ist bei Personen mit Zwangsstörungen in gewisser Weise ebenfalls beeinträchtigt, da sie normalerweise kein echtes Vertrauen in andere empfinden, sondern nur illusorisches Vertrauen (siehe auch Kapitel 8); das heißt, die ständigen Rückversicherungen, die sie von Menschen in ihrer Umgebung (Familienmitgliedern, Freunden, Verwandten, Therapeuten) erhalten, fruchten nicht wirklich und sind letztendlich kontraproduktiv. Wenn diese Rückversicherungen Erleichterung verschaffen, dann nur für ein paar Minuten oder manchmal sogar kürzer; schlimmer noch – die Zusicherungen verstärken tatsächlich die Unsicherheit und das Selbstmisstrauen. Mit anderen Worten: Weil sie anderen nicht vertrauen, sind Menschen mit Zwangsstörungen nicht in der Lage, Informationen von anderen zu nutzen, um ihre Sicht auf die Realität zu ändern oder eine sichere und objektive Sichtweise zu entwickeln und aufrechtzuerhalten.

In den letzten Jahrzehnten haben mehrere Studien die Relevanz einiger metakognitiver Annahmen in Bezug auf das Thema Vertrauen bei Patienten mit Zwangsstörungen aufgezeigt, insbesondere hinsichtlich der folgenden spezifischen kognitiven Funktionen: Misstrauen gegenüber dem Gedächtnis, Misstrauen gegenüber der Wahrnehmung und Misstrauen gegenüber der Aufmerksamkeit.

Misstrauen gegenüber dem Gedächtnis

Mehrere Studien kommen zu dem Schluss, dass Patienten mit Zwangsstörungen, insbesondere diejenigen, die unter einem Kontrollzwang leiden, kein oder ein deutlich geringeres *Vertrauen* in ihr Gedächtnis haben als Personen der Kontrollgruppen (Sher et al. 1983; McNally & Kohlbeck 1993; van den Hout & Kindt 2003; MacDonald et al. 1997). Insbesondere trifft das in Bezug auf das Handlungsgedächtnis zu (Hermans et al. 2003, 2008). Sie sind auch weniger von der Deutlichkeit ihrer Erinnerungen überzeugt (Constans et al. 1995). Dieses mangelnde Vertrauen in die eigene Gedächtnisfunktion führt unweigerlich zu pathologischen Zweifeln (Tolin et al. 2001).

Empirische Beobachtungen und einige Studien deuten darauf hin, dass dieses geringe Vertrauen in das Gedächtnis in erster Linie mit auf Zwangsstörungen bezogenen Reizen (Foa et al. 1997) und bedrohlichen Situationen zusammenhängt, da das Vertrauen unter subjektiv sicheren Bedingungen ohne bedrohliche Reize (z. B. während einer Psychotherapiesitzung) höher oder oft normal zu sein scheint (Didonna 2009c). Diese Form des Misstrauens spielt vermutlich eine Rolle bei anhaltendem Kontrollverhalten. Ein geringes Vertrauen in die Erinnerung an eine frühere Überprüfung könnte ein Impuls für nachfolgende Überprüfungsrituale sein. Paradoxerweise scheint dieses kognitive Misstrauen zumindest teilweise auf das Kontrollverhalten selbst zurückzuführen zu sein (van den Hout & Kindt 2003), was möglicherweise in einem Teufelskreis resultiert: Kontrolle trägt zu einem geringeren Vertrauen in das Gedächtnis bei, was wiederum zu einer verstärkten Kontrolle führt (Hermans et al. 2008). In einer Studie mit einer nicht klinischen Stichprobe zeigten van den Hout & Kindt (2003), dass wiederholtes Überprüfen die Vertrautheit mit den überprüften Problemen erhöht und die konzeptionelle Verarbeitung fördert, was die perzeptuelle Verarbeitung hemmt. Eine gehemmte perzeptuelle Verarbeitung führt dazu, dass Erinnerungen weniger lebendig und detailliert sind; und diese Verringerung der Lebendigkeit und Detailtreue fördert wiederum das Misstrauen gegenüber dem Gedächtnis.

Das Misstrauen gegenüber dem Gedächtnis seitens Personen mit Kontrollzwang kann als Folge wiederholter Kontrollhandlungen bestehen bleiben. Das zwanghafte Kontrollverhalten kann durch das Bedürfnis motiviert sein, Unsicherheit zu reduzieren; dennoch erscheint das Kontrollieren als eine kontraproduktive Sicherheitsstrategie. Anstatt Zweifel zu reduzieren, fördert das Kontrollieren diese und verstärkt ironischerweise das Misstrauen gegenüber dem Gedächtnis (van den Hout & Kindt 2003). Die Ergebnisse zweier weiterer, ähnlicher Studien von Radomsky et al. (2006, 2014) zeigten die Tendenz auf, dass Teilnehmer nach wiederholtem relevantem Überprüfen von einer signifikanten Verringerung des Erinnerungsvermögens, der Lebhaftigkeit und der Detailgenauigkeit berichteten, während wiederholtes irrelevantes Überprüfen nicht zu diesen Verringerungen führte. Obwohl die meisten Studien die Auswirkungen wiederholter Kontrollen anhand nicht klinischer Stichproben untersucht haben, wurde das Misstrauens gegenüber dem Gedächtnis in einer Studie von Boschen & Vuksanovic (2007) mittels einer Stichprobe von Patienten mit Zwangsstörungen beobachtet.

Eine besondere Form des Misstrauens gegenüber der Erinnerung ist das Phänomen der *Realitätsüberwachung*. Menschen mit Zwangsstörungen haben oft Zweifel daran, ob sie eine Handlung ausgeführt haben oder ob sie sich nur einbilden, sie ausgeführt zu haben. Diese Art von Zweifeln deutet darauf hin, dass Menschen mit Zwangsstörungen möglicherweise Defizite bei der Realitätsüberwachung haben, das heißt in Bezug auf die Fähigkeit, Erinnerungen an reale Handlungen und Ereignisse von eingebildeten zu unterscheiden (McNally & Kolhbeck 1993; Johnson & Raye 1981). Es wird vermutet, dass Defizite in Bezug auf die Realitätsüberwachung bei Menschen mit Zwangsstörungen auf intrusive Bilder zurückzuführen sind, die in der zwanghaften Erfahrung auftauchen (Brown et al. 1994). Mit anderen Worten: Das Auftreten wiederholter unwillkürlicher Bilder führt dazu, dass Patienten mit Zwangsstörungen die Bilder als real wahrnehmen und sie mit der Realität verwechseln (Krackow et al. 2014). Tatsächlich gibt es inzwischen eine umfangreiche Studienlage, die zeigt, dass die Vorstellungskraft Menschen dazu verleitet, an Ereignisse zu glauben, die nie stattgefunden haben (Krackow & Rabenshorst 2010). Mehrere Autoren argumentieren jedoch, dass offensichtliche Defizite in Bezug auf die Realitätsüberwachung bei Menschen mit Zwangsstörungen möglicherweise eher auf ein insgesamt geringeres Vertrauen in ihr Handlungsgedächtnis und in ihre Fähigkeit zur Realitätsüberwachung zurückzuführen sind als auf ein Funktionsdefizit (Cougle et al. 2008; Hermans et al. 2003; MacDonald et al. 1997; McNally & Kohlbeck 1993; Didonna 2009c)

Misstrauen gegenüber der Wahrnehmung

> Die Natur täuscht uns nie; wir täuschen uns selbst. Nicht die Empfindung ist falsch, sondern das Urteil, das wir darüber fällen.
>
> *Jean-Jacques Rousseau*

Diverse Forschungsstudien haben gezeigt, dass das kognitive Misstrauen, das Menschen mit Zwangsstörungen ihrem Gedächtnis entgegenbringen, sich auch auf andere kognitive Funktionen wie Wahrnehmung und Aufmerksamkeit erstrecken kann (van den Hout et al. 2008, 2009; Nedeljkovic & Kyrios 2007; Hermans et al. 2003, 2008; Didonna 2009c). Van den Hout et al. (2009) stellten fest, dass Menschen mit Zwangsstörungen nicht nur unsicher in Bezug auf ihr Gedächtnis sind, sondern auch ein geringes Vertrauen in ihre Wahrnehmung haben können. Dieses Misstrauen gegenüber der Wahrnehmung kann mit dem anhaltenden Starren auf ein angstauslösendes Objekt zusammenhängen (z. B. auf ein Waschbecken oder den Boden, um festzustellen, ob wirklich alles sauber ist; oder auf die Tür, um zu entscheiden, ob sie wirklich verschlossen ist). In einer früheren Studie (van den Hout et al. 2008) zeigten dieselben Autoren, dass bei einer nicht klinischen Stichprobe eine beharrliche visuelle Fixierung auf ein Objekt der Ungewissheit eine zwangsstörungsähnliche Wahrnehmungsunsicherheit und Gefühle der Dissoziation hervorruft. Die Autoren stellten die Hypothese auf, dass das beharrliche Starren auf Objekte eine kontraproduktive Strategie ist, da es das Vertrauen in die Wahrnehmung eher verringert als stärkt, ähnlich wie das Misstrauen gegenüber dem Gedächtnis, das durch wiederholtes Überprüfen entsteht (van den Hout & Kindt 2003). Aus diesen Gründen könnte das zwanghafte Starren ein aufrechterhaltender Faktor der Störung sein.

In einer Studie, in der die Beziehung zwischen Zwangsstörung und Vertrauen in Aufmerksamkeit und Wahrnehmung sowie Vertrauen in das Gedächtnis untersucht wurde, zeigten Hermans et al. (2008), dass Menschen mit Zwangsstörung von weniger

Vertrauen in Wahrnehmung und Aufmerksamkeit berichteten als andere psychiatrische und gesunde Kontrollteilnehmer, insbesondere in Bezug auf zwangsspezifische Handlungen. Darüber hinaus stellten die Autoren fest, dass sich das berichtete Selbstvertrauen in das Gedächtnis bei Patienten mit Zwangsstörungen nicht signifikant von ihrem berichteten Selbstvertrauen in Wahrnehmung und Aufmerksamkeit unterschied, was auf ein ähnliches Maß an Misstrauen in allen drei metakognitiven Bereichen hindeutet.

Wahl et al. (2008) stellten fest, dass Menschen mit Zwangsgedanken, die sich primär auf Waschen/Reinigen beziehen, subjektive Informationen (d.h. ein Gefühl, es zu wissen) objektiven, sensorischen Informationen (z.B. das Sehen von Schmutz oder das Gefühl von Klebrigkeit an den Händen) vorziehen, wenn sie eine Entscheidung treffen müssen, wann es sicher ist, das zwanghafte Waschen zu beenden. Dies deutet darauf hin, dass Misstrauen gegenüber der Wahrnehmung auch mit zwanghaftem Putzen/Waschen verbunden sein kann.

In ihrem auf Schlussfolgerungen basierenden Modell der Zwangsstörung betonen O'Connor et al. (2005; siehe auch O'Connor & Robillard 1995) die Rolle des Misstrauens in die Wahrnehmung als eine Art Denkfehler, der typisch für Zwangsstörungen ist: die *umgekehrte Schlussfolgerung*. Bei dieser Art von metakognitivem Prozess schließt eine Person, wie bereits erwähnt, auf eine entfernte Möglichkeit, ohne dass es Anzeichen dafür gibt, dass sie gegeben ist –, und das selbst dann, wenn sie im Widerspruch zu dem steht, was gesehen oder gespürt wird (z.B. denkt die Person: »Eine Person hat dieses Waschbecken benutzt, also muss es schmutzig sein«, obwohl das Waschbecken sauber aussieht). Ein zentraler Bestandteil dieser Überlegung besteht darin, dass die Person die Rolle der Sinne und der objektiven Realität herabsetzt, um nach einer »tieferen Realität« zu suchen (z.B. »Ich sehe, dass das Waschbecken sauber ist, aber meine Gedanken sagen mir, dass es vielleicht nicht sauber ist«). Die Tendenz, sich auf diese Art von Argumentation einzulassen, lässt sich zum Teil auf ein geringes Vertrauen in die eigenen Wahrnehmungsfähigkeiten zurückführen (Bucarelli 2009).

Zwanghafte Zweifel und Selbstabwertung der Sinneserfahrung

Die *Selbstabwertung der Sinneserfahrung* (Didonna 2005, 2009c) ist eine weitere hypothetische metakognitive Verzerrung, die mit Misstrauen gegenüber dem Gedächtnis und der Wahrnehmung zusammenhängt, sowie wahrscheinlich mit einigen der oben beschriebenen dysfunktionalen Prozesse (insbesondere interferentieller Konfusion und Realitätsüberwachung). Sie wird häufig bei Personen mit Zwangsgedanken und -handlungen beobachtet. Wie bereits im Kontext des Phänomens interferentielle Konfusion festgestellt wurde (Aardema et al. 2005a), sind die Bedingungen für die Verwechslung von realen und eingebildeten Ereignissen gegeben, wenn die Abwertung von Informationen, die über die Sinne aufgenommen werden (z.B. die Tendenz, etwas zu glauben, obwohl die Wahrnehmung widerspricht), und Fehlschlüsse kombiniert werden (Krackow et al. 2014; O'Connor & Aardema 2003). Obwohl von Zwangsstörungen betroffene Menschen die Realität anfangs noch richtig wahrnehmen, sind sie anfälliger dafür, sich von selbst erzeugten Erzählungen beeinflussen zu lassen. Das führt dazu, dass sie an der Realität zweifeln und auf einen hypothetischen Sachverhalt schließen (Pélissier & O'Connor 2002). O'Connor und Robillard (1995: 889) bemerkten treffend: »Die Person mit Zwangsstörung reagiert nicht auf das, was da ist, und nicht einmal auf die übertriebenen Folgen dessen, was da ist, sondern auf das, was möglicherweise da sein könnte, obwohl die Sinne der Person etwas anderes sagen.«

Ich habe an anderer Stelle die Vermutung geäußert (Didonna 2005, 2009c), dass diese Tendenz von Personen mit Zwangsstörungen – insbesondere von Menschen mit Kontrollzwängen – zu Zweifeln auf eine kognitive Verzerrung bei der Verarbeitung und/oder Nutzung relevanter sensorischer Informationen in Bezug auf Situationen, in denen Zwangsgedanken entstehen, zurückzuführen sein könnte. Diese Verzerrung kann als *Selbstabwertung der Wahrnehmungserfahrung* (Didonna 2009c) verstanden werden, wobei Menschen mit Zwangsstörungen den sensorischen Informationen, die sie über angstauslösende Ereignisse haben, nicht den richtigen Wert und die richtige Bedeutung beimessen. Ich habe die Hypothese aufgestellt (Didonna 2009c), dass dieser psychologische Prozess eine wichtige Rolle bei der Aktivierung des pathologischen Zweifelns und in der Beziehung zwischen der bewussten Wahrnehmungserfahrung des Patienten und den Zwangssymptomen spielen könnte.

Klinische Beobachtungen (Didonna 2005) deuten darauf hin, dass Patienten mit Zwangsstörungen in Situationen, die sie als sicher empfinden (z. B. häufig während Psychotherapiesitzungen), in der Regel in der Lage sind, sich klar an ihre Wahrnehmung während zwangsauslösender Situationen zu erinnern (z. B. was sie wirklich gesehen, gefühlt, gehört haben). Andererseits haben diese Personen in Bezug auf angstauslösende Ereignisse erhebliche Schwierigkeiten, sich freiwillig an die sensorischen Informationen zu denselben Ereignissen zu erinnern und ihnen zu vertrauen – und sind sich folglich ihrer eigenen realen Erfahrung nicht mehr sicher. Wenn diese Informationen genutzt werden würden, anstatt ignoriert oder ausgeschlossen zu werden, könnten sie zwanghafte Zweifel leicht neutralisieren. Dieses initiale Validierungsdefizit kann folglich zu einer Überbewertung des Zweifels führen, wodurch ein Teufelskreis in Gang gesetzt wird, der die Objektivität der eigenen Wahrnehmungserfahrung tendenziell *abwertet* und/oder zunehmend überlagert. Letztendlich wird das, was der Zweifel aussagt, relevanter als das, was die reale Erfahrung vermittelt.

Die Wahrnehmung zu *validieren*, bedeutet, dass eine Person die Informationen, die sie von ihren Sinnen erhält, als real, objektiv und wichtiger betrachtet als Informationen aus anderen Quellen (z. B. Schlussfolgerungen, Hypothesen, zugeschriebene Bedeutungen). Dies ist eine Voraussetzung für das Vertrauen in die eigene Wahrnehmung: Man kann seinen eigenen Sinneswahrnehmungen nicht vertrauen, wenn man sie nicht zuerst als gültig anerkannt hat. Sobald die Sinne validiert wurden, kann eine Person die von ihnen übermittelten Informationen als Hauptgrundlage für die Organisation und Verarbeitung ihrer Entscheidungen, Urteile und Handlungen verwenden. Menschen, die nicht an einer Zwangsstörung leiden, durchlaufen diesen Prozess automatisch, während Menschen mit dieser Störung Schwierigkeiten haben, dies in Situationen zu tun, die mit ihrem Problem zusammenhängen.

Folgendes ist wichtig in diesem Kontext: Das Bewusstsein für die Wahrnehmungserfahrung setzt normalerweise ein, bevor die Emotionen und das Verhalten einer Person aktiviert werden. Wenn man beispielsweise mit einer potenziell angstauslösenden Situation konfrontiert wird, zum Beispiel dem Anblick einer Schlange, geht die Wahrnehmung des Tieres der dadurch ausgelösten Angst (Emotion) und der daraus resultierenden Flucht (Verhalten) voraus. Menschen mit Zwangsstörungen können jedoch eine Emotion und das daraus resultierende Verhalten aktivieren, selbst wenn keine Gefahr wahrgenommen wird. Beispielsweise können sie sich Sorgen machen und sich dahingehend ängstigen, dass ihre Hände schmutzig sind, selbst wenn sie deutlich sehen können, dass ihre Hände sauber sind – und/oder sie sich selbst dabei zugesehen haben, wie sie sie bereits gereinigt haben. In der Tat können die Fähigkeiten zur Informationsverarbeitung von Personen mit Zwangsstörungen beeinträchtigt sein, wenn sie sich in kritischen Situationen befinden und Zwangsgedanken und emotionalem Stress ausgesetzt sind. Sie haben oft erhebliche Schwierigkeiten, ihren Erinnerungen an die sensorischen Erfahrungen, die sie gemacht haben, zu vertrauen. Normalerweise haben Betroffene, die nicht unter einer extrem schweren und beeinträchtigenden Zwangsstörung leiden und über eine gute Einsicht verfügen, auch ein gutes Bewusstsein für ihre Entscheidungsprozesse und treffen mehrmals täglich erfolgreich Entscheidungen in Situationen, die nicht mit der Störung zusammenhängen. Die Voraussetzung dafür ist, dass sie sich der sensorischen Informationen, die diese Entscheidungen beeinflussen, voll und ganz bewusst sind. Das Problem tritt in Situationen auf, die Stress und negative Gefühle (Angst, Ekel usw.) hervorrufen und mit den Zwangsthemen der jeweiligen Person in Verbindung stehen. In solchen Situationen sind Personen mit Zwangsstörungen normalerweise nicht in der Lage, ihr sensorisches Gedächtnis, insbesondere das ikonische (visuelle) und das echoische (akustische) Gedächtnis, zu validieren (oder sind es nicht gewohnt, dies zu tun). Und so können sie die Zweifel, die schließlich die Oberhand gewinnen, auch nicht bekämpfen und überwinden.

Eine 31-jährige Frau führte beispielsweise »Kontrollrituale« durch: Bis zu 8–10 Mal fuhr sie dieselbe Strecke von der Arbeit nach Hause ab, um zu überprüfen, ob sie versehentlich jemanden überfahren hatte. Während der Therapiesitzungen konnte sich die Patientin klar an die sensorischen Erfahrungen bei der Autofahrt erinnern, das heißt, sie konnte verschiedene Erinnerungen an visuelle, auditive oder taktile Reize teilen, von denen keiner in irgendeiner Weise mit dem Überfahren einer Person in Verbindung gebracht werden konnte. Sowohl die visuellen als auch die auditiven Erinnerungen wurden präzise und detailreich geteilt, und die Patientin konnte anerkennen, dass sie sehr gut sehen und hören konnte. Das Problem bestand darin, dass sie diese Erinnerungen im Zuge der zwanghaften Krise überhaupt nicht nutzte, ihnen nicht vertraute und die Zweifel überhandnahmen.

Um die möglichen Ursachen für die Entwicklung von Zwangsgedanken besser zu verstehen, kann es hilfreich sein, über eine scheinbar offensichtliche Frage nachzudenken: Warum weisen die meisten Menschen *keine* Zwangssymptome auf? Eine Hypothese (Didonna 2009c), die auch im Hinblick auf den Prozess der *Normalisierung* des Zwangsphänomens bei Patienten nützlich ist, besagt, dass Personen, die nicht von

Zwangsstörungen betroffen sind, keine zwanghaften Zweifel an Handlungen oder Ereignissen triggern, weil sie ihre eigenen Sinneserfahrungen automatisch nutzen, sie gleichzeitig *selbst validieren* und ihnen vertrauen, implizit oder explizit, wodurch diese Erfahrungen aufgewertet werden, ihnen die gebührende Priorität eingeräumt wird. Selbst Personen mit Zwangsstörungen (insbesondere diejenigen mit guter Einsicht) haben in ihrem *episodischen Gedächtnis* eine im Wesentlichen klare Erinnerung an ihre sensorischen Erfahrungen. Das Bewusstsein für diese Erinnerung oder deren Nutzung könnte die Aktivierung von Zweifeln neutralisieren, aber die Betroffenen sind es nicht gewohnt, diese Informationen zu validieren.

Misstrauen gegenüber der Aufmerksamkeit

Wie bereits angedeutet, ist eine weitere Form des Misstrauens, die bei Personen mit Zwangsstörungen auftritt, das verminderte Vertrauen in ihre Fähigkeit, sich auf etwas zu konzentrieren, ohne von etwas anderem abgelenkt zu werden. Als Erklärung für diesen Vertrauensmangel schlugen Hermans et al. (2003, 2008) vor, dass Menschen mit Zwangsstörungen der Genauigkeit oder Vollständigkeit ihres Neutralisierungs- oder Sicherheitsverhaltens (z. B. Überprüfen, Waschen) misstrauen, könnten wichtige Elemente dieses Verhaltens doch aufgrund von Ablenkung oder Momenten verminderter Aufmerksamkeit übersehen worden sein. Die Autoren stellten auch die Hypothese auf, dass ein geringeres Vertrauen in die Aufmerksamkeit eine Ursache für ein geringeres Vertrauen in das Gedächtnis sein könnte. In einer klinischen Studie (Hermans et al. 2008) stellten dieselben Autoren fest, dass Personen, die an einer Zwangsstörung leiden, weniger Vertrauen in ihre Aufmerksamkeit und ihr Gedächtnis haben als jene Personen in einer klinischen und einer nicht klinischen Kontrollgruppe; dieses geringere Vertrauen in die Aufmerksamkeit hing eindeutig mit dem Kontrollverhalten zusammen, und wiederholtes Kontrollieren führte zu einem erhöhten Misstrauen gegenüber der Aufmerksamkeit.

Einige Forscher (Mirsky et al. 1991) schlugen ein Modell mit drei Kernkomponenten der Aufmerksamkeit vor, die relevante Aspekte der Regulierung der Informationsverarbeitung darstellen: Fokus, Aufrechterhaltung und Veränderung. In Bezug auf das Kontrollverhalten legte Bucarelli (2009) beispielsweise nahe, dass der *Fokus* als die wahrgenommene Fähigkeit einer Person beschrieben werden kann, sich auf Informationen zu konzentrieren, die für die Kontrolle relevant sind. *Aufrechterhaltung* wird begriffen als die wahrgenommene Fähigkeit der Person, den Fokus auf relevante Aspekte der Kontrolle zu richten – und *Veränderung* als die wahrgenommene Fähigkeit der Person, den Schwerpunkt der Aufmerksamkeit auf wichtige Aspekte der Kontrolle zu lenken (und neu auszurichten). *Wahrnehmung* bezieht sich auf die bewusste Erfahrung des Sammelns von Informationen durch die Sinne (d. h. durch Sehen, Hören, Tasten, Schmecken und Riechen). Wenn Elemente in einer Situation nicht gesehen, gehört oder anderweitig wahrgenommen werden, ist es unwahrscheinlich, dass sie im Gedächtnis gespeichert werden. Ebenso beeinflussen Anzahl und Art der Reize, die in einer bestimmten Situation berücksichtigt werden, was im Gedächtnis gespeichert wird. Wenn im Hinblick auf Zwangsstörungen und Kontrollrituale eine Person beispielsweise das Gefühl hat, während des Kontrollrituals nicht in der Lage zu sein, sich ausreichend auf Informationen zu konzentrieren (z. B. »Was ist, wenn ich abgelenkt wurde und die Kontrolllampe nicht bemerkt habe?«), wird sie sich wahrscheinlich weniger sicher in Bezug auf ihre Erinnerung an dieses Ritual fühlen (z. B. »Vielleicht war der Gasherd noch an!«). Ähnlich verhält es sich, wenn die Person das Gefühl hat, dass sie während des Kontrollrituals nicht in der Lage war, andere Informationen ausreichend zu sehen, zu hören, zu berühren oder wahrzunehmen (z. B. »Was ist, wenn ich den Funken nicht gesehen habe?«). Sie wird sich dann wahrscheinlich weniger sicher in ihrer Erinnerung an dieses Ritual fühlen (Bucarelli 2009).

Während ihrer Kontroll- oder Waschrituale haben viele Menschen mit Zwangsstörungen Schwierigkeiten, sich auf die tatsächlichen Ergebnisse des ersten Rituals zu konzentrieren (dies würde sowohl die Fähigkeit zur Konzentration als auch die Fähigkeit zur Aufrechterhaltung und Lenkung der Aufmerksamkeit erfordern). Dieses Aufmerksamkeits- und Konzentrationsproblem kann zu einem Mangel an Vertrauen in die Wirkung jedes Rituals führen, was der Person wiederum das Gefühl vermittelt, das Ritual wiederholen zu müssen. Eine 42-jährige Patientin beispielsweise musste jedes Mal, wenn sie ihr Büro verließ, 12–14 Mal zurückkehren, um sicherzustellen, dass die Eingangstür verschlossen war, weil sie befürchtete, dass Diebe in das Büro einbrechen könnten, wenn sie die Tür offenließe. Während der Therapiesitzungen wurde der Patientin klar, dass sie bei keiner Überprüfung auf das Ergebnis geachtet hatte (und auch nicht darauf, was beim ersten Mal passiert war, als sie die Tür abgeschlossen hatte); ihr war nur daran gelegen, die Überprüfung durchzuführen, unabhängig von den jeweiligen tatsächlichen Auswirkungen. Während der MBCT-Sitzungen für Zwangsstörungen lernte die Patientin, ihre Achtsamkeit darauf zu richten, was sie tat, als sie die Tür zum ersten Mal abschloss, und ihre Aufmerksamkeit auf die sensorischen Informationen zu lenken, die sie während des Schließvorgangs wahrnahm – was bestätigte, dass die Tür tatsächlich verschlossen war.

Nedeljkovic et al. (2009) legten nahe, dass sich das von Menschen mit Zwangsstörungen berichtete verminderte metakognitive Vertrauen als fehlerhafte Überzeugung betrachten lasse, und dass therapeutische Interventionen, die auf Misstrauen abzielen, erhebliche klinische Auswirkungen haben können. Wie wir in den folgenden Kapiteln sehen werden, hat das, was in diesem Abschnitt über Misstrauen dargestellt wird, eine wichtige klinische Relevanz in Bezug auf den Einsatz eines achtsamkeitsbasierten Ansatzes bei Zwangsstörungen und die Begründung vieler der in diesem Handbuch vorgeschlagenen Techniken und Praktiken. Wie in dieser Publikation hervorgehoben wird, ist es wichtig, Menschen mit Zwangsstörungen (insbesondere Personen mit Kontrollzwang) dabei zu helfen, das Misstrauensproblem in Bezug auf ihr Gedächtnis und ihre Wahrnehmung zu überwinden, indem sie ihre eigenen sensorischen Erfahrungen validieren (siehe Kapitel 9), achtsame Wahrnehmung praktizieren und das Vertrauen in ihre Fähigkeit, sich zu konzentrieren, durch achtsame Aufmerksamkeit stärken.

Ätiopathogenese der Zwangsstörung

Wie bei den meisten psychiatrischen Störungen konnte die Forschung noch keine eindeutigen und klaren Ursachen für Zwangsstörungen ermitteln, die bei allen Personen mit dieser Krankheit auftreten. Die extreme Heterogenität der Störung in Bezug auf Phänomenologie und Symptomatik stellt ätiologische Studien vor eine besondere Herausforderung. Es wurde eine Reihe von Faktoren und Bedingungen identifiziert, die zur Entwicklung und Aufrechterhaltung von Zwangsstörungen beitragen. Es ist wahrscheinlich, dass bei jedem einzelnen Betroffenen mehrere Faktoren eine Rolle spielen und/oder dass für verschiedene Subtypen der Störung unterschiedliche Modelle gelten (Taylor et al. 2006). Dennoch scheint die komplexe und heterogene Phänomenologie der Zwangsstörung einige grundlegende gemeinsame Merkmale aufzuweisen, die durch bestimmte Bedürfnisse, mentale Zustände und psychologische Prozesse gekennzeichnet sind. Fortschritte beim Verständnis der Natur affektiver und verhaltensbezogener Prozesse können durch die ausgewogene Integration verschiedener Theorien und Ansätze erzielt werden, die allen Bereichen – einschließlich kognitiver, evolutionärer, bindungsbezogener und neurobiologischer Perspektiven – die gleiche Relevanz einräumen. Diese ätiologischen Theorien werden im folgenden Abschnitt beschrieben, da sie für das Verständnis der potenziellen klinischen Relevanz achtsamkeitsbasierter Ansätze bei der Behandlung von Zwangsstörungen nützlich sind und mit den Grundprinzipien des in diesem Buch beschriebenen Behandlungsprogramms übereinstimmen und diese unterstützen.

Kognitiv-behavioraler Ansatz

Das kognitiv-behaviorale Modell gilt derzeit als jener psychologische Ansatz zur Behandlung von Zwangsstörungen mit der stärksten empirischen Evidenz (Abramowitz et al. 2009). Dieses Modell basiert auf der Annahme, dass Zwangsstörungen durch schwerwiegende Fehlinterpretationen der Bedeutung der Gedanken einer Person (Intrusionen, Impulse, Bilder) verursacht werden (Rachman 1997). Dabei wird der intrusive Gedanke als persönlich bedeutsam, aufschlussreich, bedrohlich oder sogar katastrophal wahrgenommen (Taylor et al. 2007). Eine solche Fehlinterpretation hängt von verschiedenen Arten dysfunktionaler Überzeugungen und Einschätzungen oder grundlegenden Annahmen ab, die in den vorherigen Abschnitten ausführlich dargestellt wurden (z.B. übermäßiges Verantwortungsbewusstsein, Überschätzung der Bedrohung, Perfektionismus).

Menschen mit Zwangsstörungen interpretieren intrusive Gedanken gewöhnlich fälschlicherweise als persönlich bedeutsam und als Hinweis darauf, dass das Selbst schlecht oder gefährlich ist. Wenn Menschen intrusive Gedanken durch die Brille ihrer eigenen dysfunktionalen Überzeugungen fehlinterpretieren, die subjektiv direkt oder indirekt mit einem Gefühl der Bedrohung verbunden sind, werden sie verzweifelt und versuchen übermäßig, die intrusiven Gedanken zu beseitigen und die gefürchteten potenziellen Risiken durch Sicherheitsverhalten (z. B. Zwangsgedanken, Vermeidung) zu verhindern oder zu neutralisieren. Diese Versuche haben zur Folge, dass die Häufigkeit und Intensität der Gedanken zunehmen, dass diese hartnäckig und belastend werden und sich zu Zwangsgedanken entwickeln. Das Sicherheitsverhalten hält intrusive Gedanken aufrecht und hindert die Betroffenen daran, den Realismus und die Angemessenheit ihrer Einschätzungen zu bewerten.

Obwohl einige kognitive Theorien darauf hindeuten, dass dysfunktionale Überzeugungen, wie sie von der OCCWG (1997) identifiziert wurden, eine Ursache für Zwangsstörungen sein können (Taylor et al. 2007), gibt es kaum Belege dafür, dass diese Kognitionen eine kausale Rolle in der Ätiologie von Zwangsstörungen spielen. Mit anderen Worten: Das Modell der Zwangsstörung, das auf Überzeugungen und Bewertungen basiert, kann die proximalen Ursachen der Störung erklären (die aktuellen ursächlichen Faktoren oder die Ereignisse, die der Störung am nächsten kommen oder unmittelbar für sie verantwortlich sind, einschließlich des bewussten Verstandes und seines Einflusses) – aber im Grunde genommen nicht die distalen oder ultimativen Ursachen (die ursprünglichen distalen Ursachenfaktoren, z. B. biologische, genetische und/oder umweltbedingte Faktoren). Tatsächlich liefert das Modell nur wenige Anhaltspunkte dafür, warum, wie und wann sich diese dysfunktionalen Überzeugungen beim Einzelnen entwickeln. Es gibt jedoch immer mehr Belege dafür, dass diese Art von Überzeugungen ebenso wie Fehlinterpretation von intrusiven Gedanken und verdeckte (und offene) Zwangshandlungen eine wichtige Rolle bei der Aktivierung und Aufrechterhaltung der Störung spielen können (Berle & Starcevic 2005; Clark 2004; Frost & Steketee 2002; NCCMH 2006; Salkovskis et al. 1995; Taylor et al. 2006; Wells 2007); und ebenso bei der Abgrenzung von Subtypen der Zwangsstörungssymptome (Julien et al. 2006; McKay et al. 2004).

Das dysfunktionale Überzeugungs- und Bewertungsmodell kann für das Verständnis und die Behandlung von Patienten mit Zwangsstörungen äußerst relevant sein, hat jedoch Schwierigkeiten zu erklären, warum bestimmte Personen eine höhere Veranlagung für katastrophale Interpretationen normaler intrusiver Gedanken aufweisen als andere. Wir wissen auch, dass dysfunktionale Überzeugungen und manchmal auch Zwangsgedanken bei Patienten mit Zwangsstörungen nicht immer identifiziert werden (McLean et al. 2001). Tatsächlich erklärt das kognitive Modell nicht, warum sich viele Menschen mit Zwangsstörungen (insbesondere solche mit chronischen Symptomen) ihrer Gedanken während der Ausführung von Zwangshandlungen möglicherweise nicht bewusst sind, sind ihre Rituale im Laufe der Zeit doch zu automatischen Verhaltensweisen geworden, bei denen kein bewusster Gedanke mehr erforderlich ist (Didonna 2009c). Dies ist besonders häufig bei Patienten mit Ordnungs- und Symmetrieritualen und bei Menschen mit Hortungssymptomen der Fall.

Da die KVT-Theorie bisher nur begrenzte Erkenntnisse über die möglichen distalen Kausalfaktoren von Zwangsstörungen liefern konnte, ist es sinnvoll, sich anderen Modellen zuzuwenden, die möglicherweise Aufschluss über die möglichen Ursachen der Störung geben. Ein solches Modell ist die Evolutionspsychologie, die einige Erklärungen für die Ursprünge von Zwangsstörungen bietet, die dem rationalen und theoretischen Rahmen des in diesem Buch vorgeschlagenen MBCT-Modells für Zwangsstörungen entgegenkommen.

Kognitiv-evolutionärer Ansatz

Genauso wie uns das Studium der Medizin aus evolutionärer Sicht dabei helfen kann, besser zu verstehen, wie und warum sich Menschen auf bestimmte Weise entwickelt haben, kann uns das Studium der Evolutionspsychologie dabei helfen, die Entwicklung bestimmter psychischer Probleme zu erklären. Für die Evolutionspsychologie gelten ähnliche Ansätze wie für die Medizin aus evolutionärer Sicht. Einen interessanten, faszinierenden und wichtigen Faktor stellt die Tatsache dar, dass der Körper auf viele verschiedene schädliche Situationen nur eine (oder ähnliche) Reaktion(en) zeigt. Zum Beispiel tritt die Abwehrreaktion unseres Körpers auf eine gewöhnliche Erkältung auch bei unterschiedlichen anderen Ursachen wie dem Influenzavirus, Bakterien, Allergien oder Stress in Kraft. Man könnte annehmen, dass ein solch übergreifender Mechanismus den Menschen einen großen Vorteil verschafft hat, benötigt der Körper doch nur eine Art Reaktionsmuster, um auf viele verschiedene Krankheiten zu reagieren. Psychische Probleme sind keine Ausnahme von dieser Regel: Viele unterschiedliche Situationen (Scheitern, Verlust, Schilddrüsenunterfunktion usw.) können zu einem Syndrom führen, das wir als Major Depression diagnostizieren. Andere Ursachen führen zu Schizophrenie, bipolaren Störungen, Aufmerksamkeitsdefizit-/Hyperaktivitätsstörung (ADHS) usw. Da sich spezifische Syndrome bei einer Vielzahl von Ursachen häufen, können wir annehmen, dass dieses übergreifende Ergebnis einen großen evolutionären Vorteil gehabt haben muss, auch wenn es sich dabei um ein psychologisches Problem handelt. Obwohl diese Syndrome das Wohlbefinden und manchmal sogar die Fortpflanzungsfähigkeit der Betroffenen einschränken, steht zu vermuten, dass diese abweichenden Merkmale in bestimmten extremen Situationen von Bedeutung sein könnten. Möglicherweise besitzen diese Menschen eine genetische Vielfalt wichtiger menschlicher Eigenschaften, die in der »normalen« Bevölkerung ausgestorben sind.

Ein evolutionärer Ansatz zur Erklärung von Zwangsstörungen versucht, den Ursprung und die Ätiologie der Störung sowohl auf distaler als auch auf proximater Ebene zu erklären, und basiert auf der darwinistischen Ansicht, dass sich biologische Systeme, einschließlich ihrer psychologischen Funktionen, durch natürliche Selektion im Hinblick auf ihre integrative Anpassungsfähigkeit entwickelt haben (Hamilton 1964). Diverse Evolutionspsychologen haben die Hypothese aufgestellt, dass einige idiopathische psychopathologische Symptome und Störungen Ausdruck fehlgeleiteter Anpassungsstrategien oder überzogener Versionen ursprünglicher Strategien sind (Abed 1998; Feygin et al. 2006; Buss 1999; Maguire & Troisi 1998; Marks & Nesse 1994; Nesse & Williams 1995). Forschungsdaten stützen die Hypothese dahingehend, dass zwanghafte Phänomene eine Dysregulation normaler und anpassungsfähiger Verhaltensweisen und psychischer Zustände widerspiegeln, die im Laufe der menschlichen Evolution für das Überleben des Menschen entscheidend waren. Aus dieser Perspektive kann eine Zwangsstörung als Ergebnis einer Dysfunktion oder Dysregulation der neuronalen Schaltkreise betrachtet werden, die an der Erkennung von Bedrohungen und der Vermeidung von Schäden beteiligt sind (Abed & de Pauw 1998; Feygin et al. 2006; Wilson 1998).

Wie bereits in diesem Kapitel erwähnt (siehe Abbildung 1.1), kann die Zwangsstörung als Endpunkt auf einem Kontinuum zwischen Normalität und Pathologie betrachtet werden: Sie entsteht aus normalen menschlichen Wahrnehmungen, Haltungen, Gewohnheiten und Verhaltensweisen, die zu einer Psychopathologie werden, wenn sie zu intensiv, häufig, anhaltend, länger als normal und schwieriger zu verdrängen sind, was zu Stress führt und die tägliche Funktionsfähigkeit beeinträchtigt oder stört. Diese Aussage steht im Einklang mit Studien, die zeigen, dass die meisten normalen Erwachsenen (etwa 90%) irgendwann in ihrem Leben unerwünschte, intrusive Gedanken haben, die denen pathologischer Zwangsgedanken ähneln (Rachman & de Silva 1978; Salkovskis & Harrison 1984; Freeston et al. 1991; Osborn 1998); und dass sowohl intrusive Gedanken als auch zwanghafte Rituale kulturübergreifende Phänomene sind (Steketee 2011; Rapoport & Fiske 1998). Wenn diese normalen Gedanken und Verhaltensweisen im Seelenleben des Einzelnen überhand nehmen, kann es zu einer Pathologie von Zwangsgedanken und -handlungen kommen.

Zum Beispiel ist abergläubisches und magisches Denken ein Phänomen, das bei Zwangsstörungen oft sehr ausgeprägt ist, aber seit Jahrtausenden eine Möglichkeit für Menschen darstellt, das Unerklärliche zu erklären und das scheinbar Unkontrollierbare zu kontrollieren. Magisches Denken ist und war schon immer eine konstante Eigenschaft des Menschen, wofür Beten und Lotto spielen zwei Beispiele sind. Wir schreiben unseren eigenen Worten schöpferische Kraft zu und glauben, dass sie eine direkte oder indirekte Wirkung auf die physische Realität haben können. Manchmal schreiben wir einer äußeren Kraft wie dem bösen Blick oder einem Gott eine extreme Macht zu und glauben, dass wir für etwas Schlechtes verantwortlich sein können, wenn unsere Worte oder Gedanken dieser Kraft missfallen. Die meisten Menschen glauben, dass sie nicht abergläubisch sind, aber die Fakten scheinen das Gegenteil zu belegen. Wenn wir beispielsweise eine Gruppe von Menschen ohne Zwangsstörung bitten, an die Person zu denken, die sie am meisten lieben, und sie dann auffordern, den Satz »Ich hoffe, dass sie heute gewaltsam getötet wird« auf ein Blatt Papier zu schreiben, würden sich die meisten von ihnen weigern, dies zu tun – oder den Satz nach nur wenigen Minuten ausradieren (Salkovskis 1996). Ein weiteres Beispiel ist, dass nur wenige Menschen laut sagen können, dass sie sich wünschen, ihre Kinder wären verkrüppelt oder tot. Diese Art des magischen Denkens entwickelten die Menschen als wichtige Methode, um jene chaotische Welt zu organisieren, in der die Naturgesetze noch unbekannt waren.

Interessanterweise überdauert diese Tendenz, die Verantwortung für das Unbeherrschbare zu übernehmen – im Glauben, dass das Denken oder Aussprechen von etwas dies geschehen lassen könnte –, auch noch im 21. Jahrhundert. Bei Menschen mit

Zwangsstörungen wird diese Tendenz jedoch so intensiv und häufig, dass sie zu einer Fehlanpassung avanciert. Zwangsgedanken führen zu zwanghaften Ritualen, die den Versuch darstellen, die Wahrscheinlichkeit, dass etwas Schlimmes passiert, oder die wahrgenommene persönliche Verantwortung für das Eintreten eines schlimmen Ereignisses zu verändern, selbst wenn es keinen Zusammenhang zwischen dem Ritual und dem befürchteten Ereignis gibt. Das Ausüben von Zwangshandlungen verleiht dem imaginären Ereignis Glaubwürdigkeit (Krackow et al. 2014) und verstärkt gleichzeitig die Zwangsgedanken (Nir Essar, persönliche Mitteilung).

Forschungsdaten zeigen, dass normale Entwicklungsrituale, Aberglauben und zwanghaftes Verhalten bereits früh in der Entwicklung auftreten (Evans et al. 1997). Insbesondere Kinder im Alter von 2,5 bis 4 Jahren zeigen starre und ausgefeilte Routinen und sich wiederholende Handlungen. Viele Ängste im Kindesalter ähneln den Zwangsgedanken, die für Zwangsstörungen charakteristisch sind (z. B. Trennungs-, Todes- und Kontaminationsängste). Ältere Kinder können ein zwanghaftes magisches Denken zeigen, wenn sie glauben, dass sie oder andere Personen durch ein bestimmtes Verhalten vor dem Tod oder einer Verletzung bewahrt werden (man denke an den bekannten Reim »Step on a crack, break your mother's back«). Kinder zeigen auch sehr oft zwanghaftes Verhalten wie wiederholtes Putzen und Horten, das Verlangen nach der Symmetrie bestimmter Objekte und klare Vorlieben für bestimmte Gegenstände, Geschichten oder Lebensmittel. All diese Verhaltensweisen können einer Zwangsstörung ähneln, wenn sie übertrieben werden, aber innerhalb ihres angemessenen ontogenetischen Kontextes sind sie sehr hilfreich, um Kindern beizubringen, mit ihrer Angst vor der Außenwelt umzugehen und sie zu bewältigen (Feygin et al. 2006).

Die Mehrheit der durchschnittlichen Menschen bewältigt Stress, Angst, Verletzlichkeit und Veränderungen durch Rituale und das Vertrauen in zwischenmenschliche Beziehungen, wenn auch in unterschiedlichem Maße. Daher steht die Hypothese im Raum, dass die angstlösende Funktion dieser Verhaltensweisen das Ergebnis eines anpassungsfähigen und evolutionär nützlichen Mechanismus sein könnte. Bei anfälligen (oder genetisch prädisponierten) Personen können diese Faktoren zu einer pathologischen, anhaltenden Dysregulation jener neuronalen Systeme führen, die für die Erkennung von Bedrohungen und Vermeidung von Schäden verantwortlich sind (Feygin et al. 2006). Daten, die einen Anstieg der Zwangsstörungen zu bestimmten biologisch kritischen Zeitpunkten im Laufe der Entwicklung zeigen – insbesondere in Zeiten der Vulnerabilität und des Wandels sowie bei Lebensherausforderungen wie Pubertät, Geburt und früher Elternschaft –, stützen diese Hypothese. Tatsächlich sind Schwangerschaft, Geburt und Wochenbett mehr als jeder andere Zeitraum durch »normale« zwanghafte Gedanken und Verhaltensweisen gekennzeichnet und mit einem deutlich erhöhten Risiko für Zwangsstörungen bei Frauen verbunden (Buttolph et al. 1998; Ross & McLean 2006; Russell et al. 2013). Darüber hinaus deuten die hohe Lebenszeitprävalenz von Zwangsstörungen (2–3 %; Karno & Golding 1991; Ruscio et al. 2010) und die Tatsache, dass Studien aus verschiedenen Kulturen ähnliche Prävalenzraten und eine überraschende transkulturelle Konsistenz in Bezug auf den Inhalt und die Formen von Zwangsgedanken und -handlungen aufzeigen (Fontenelle et al. 2004; Stein & Rapoport

1996; Horwath & Weissman 2000), darauf hin, dass Zwangsstörungen eher eine Dysfunktion einer adaptiven Eigenschaft oder eine Dysregulation eines evolutionär konservierten Mechanismus sein könnten als das Ergebnis einer genetischen Mutation (Wilson 1998).

Laut Abed & de Pauw (1998) könnten Zwangssymptome die Folge der Hyperaktivität eines mentalen Modus sein, über den die meisten Menschen verfügen und der darauf abzielt, Risikoszenarien ohne absichtliche Intervention zu generieren. Die Autoren betrachten das Zwangssyndrom als *Offline*-Prozess zur Risikovermeidung, der darauf ausgelegt ist, zu einem späteren Zeitpunkt zu Risikovermeidung oder Sicherheitsverhalten zu führen. Dies ist eine der Möglichkeiten, wie sich Zwangsstörungen von Angststörungen und verwandten Erkrankungen unterscheiden lassen, bei denen es sich um *Online*-Emotionszustände handelt, die darauf abzielen, unmittelbare und direkte Risiken zu vermeiden. Dieselben Autoren schlugen vor, Zwangsmechanismen und -prozesse als kognitives Äquivalent zur Bildung von Antikörpern durch das Immunsystem zu betrachten. Während Antikörper den Körper vor inneren Gefahren schützen, schützen Zwangsgedanken ihn in erster Linie vor äußeren Gefahren. Beide »Systeme« funktionieren nach einem Auswahlverfahren, bei dem der besser passende Antikörper oder Gedanke überlebt. Gemäß dieser Analogie wäre die Zwangsstörung das psychologische und mentale Äquivalent zu Autoimmunerkrankungen, bei denen eigentlich schützende Reaktionen tatsächlich schädlich werden. Zum Beispiel ist die Fähigkeit des Menschen zur Imagination von Zukunftsszenarien und der Folgen eigener Gedanken und Handlungen bei von Zwangsstörungen Betroffenen übermäßig ausgeprägt. Brune (2006) legt nahe, dass dieses Beispiel nur einer von vielen psychologischen Mechanismen sein könnte, die sich im Laufe der Zeit entwickelt haben und zur Psychopathologie der Zwangsstörung beitragen.

So erklärt, wird deutlich, wie ein evolutionärer Ansatz bei Zwangsstörungen nützlich sein kann, um Patienten zu helfen, die Bedeutung und die Funktionen von Zwangssymptomen zu verstehen (siehe die Ausführungen zum Normalisierungsprozess in Kapitel 3). Und dies kann wichtige therapeutische Auswirkungen haben, wie wir in den folgenden Kapiteln sehen werden (siehe insbesondere Kapitel 3 und 6).

Affektregulationssysteme und Zwangsstörungen

Die eben besprochene evolutionäre Perspektive betrachtet Zwangsgedanken und -handlungen als ursprünglich adaptive, wenn auch dysfunktionale intensive und anhaltende Reaktionen auf eine eingebildete Bedrohung, die eine subjektiv wahrgenommene physische oder soziale Gefahr darstellt. Um besser zu verstehen, wie diese Hypersensibilität gegenüber bestimmten Bedrohungen funktioniert, kann es nützlich sein, die Affektregulationssysteme im Gehirn zu betrachten.

Das Gehirn hat verschiedene Arten von Affekt- und Verhaltensregulationssystemen entwickelt (Gilbert & Tirch 2009; Panksepp 1998; LeDoux 1998). Diese Systeme bestehen aus einer Reihe neuronaler Strukturen und Schaltkreise, die Aufmerksamkeit, Gedanken, Emotionen und Handlungen aktivieren und koordinieren sowie die

Motivation regulieren. Die Forschung zur Neurophysiologie von Emotionen deutet darauf hin, dass es mindestens drei Arten grundlegender Emotionsregulationssysteme gibt (Gilbert 2009b; Depue & Morrone-Strupinsky 2005): (1) das *Bedrohungs-/Selbstschutzsystem*; (2) das *Antriebs-/Such-/Belohnungssystem*; und (3) das *Zufriedenheits-/Beruhigungs- und Sicherheitssystem*. Diese Systeme befinden sich in einem ständigen Zustand der Koregulierung und Interaktion, wie in Abbildung 1.2 dargestellt.

Das *Bedrohungs-/Selbstschutzsystem* (Gilbert 2010), vergleichbar mit Panksepps (1998, 2005) Angstsystem, ist darauf ausgelegt, Abwehrmechanismen oder Sicherheitsstrategien zu aktivieren, wenn reale oder eingebildete Gefahren wahrgenommen werden. Es umfasst spezifische defensive Emotionen (z.B. Angst, Wut, Ekel, Scham), verschiedene Verhaltensreaktionen (z.B. Kampf, Flucht, Erstarren, Sicherheitsverhalten, Unterwerfung; Siegel 2010; Marks 1987) sowie diverse schützende Aufmerksamkeits- und Verarbeitungsverzerrungen (Gilbert 1998). Es gibt auch physiologische Systeme, die das Selbstschutzsystem aktivieren und koordinieren (LeDoux 1998; Panksepp 1998; Ross et al. 2013; siehe auch Kapitel 2), was wiederum physiologische Muster im Körper erzeugt, die Emotionen, Denken und Verhalten beeinflussen.

Das *Bedrohungs-/Selbstschutzsystem* wird von bestimmten Gehirnstrukturen und -systemen wie der Amygdala und der Hypothalamus-Hypophysen-Nebennierenrinden-Achse (HPA) gesteuert und reguliert (LeDoux 1998). Im Bedrohungsmodus sind alle Aspekte des Geistes, von kognitiven Funktionen über Verhaltensweisen bis hin zu

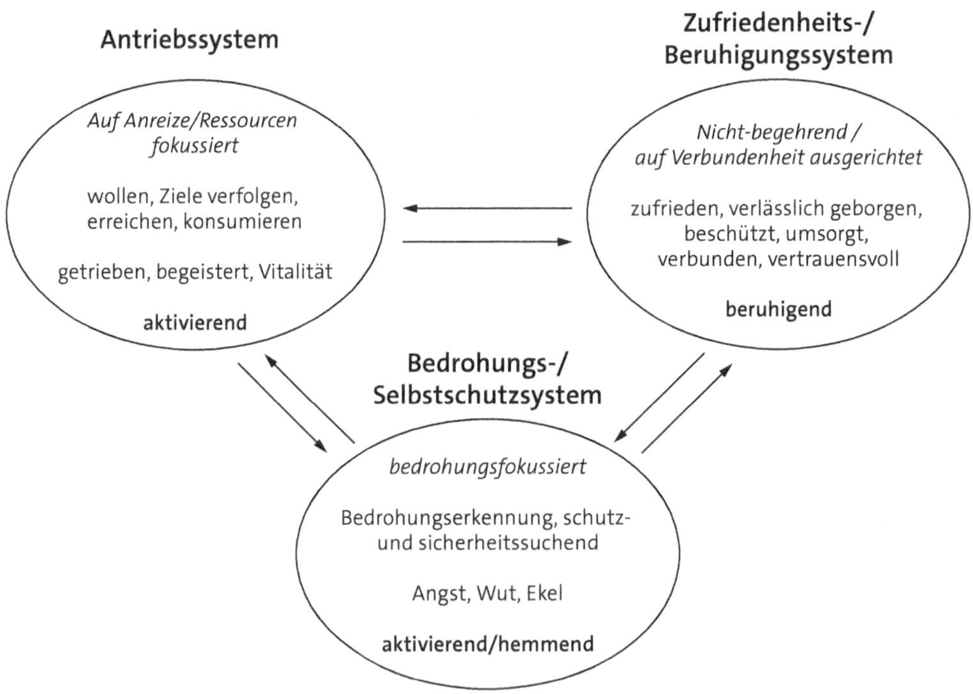

Abb. 1.2: Drei Arten von Affektregulationssystemen. Aus: Gilbert 2009a; © 2009 Paul Gilbert. Übernommen mit Genehmigung der Little, Brown Book Group.

Emotionen und Motiven, bedrohungsorientiert – das heißt auf Schutz und Sicherheit ausgerichtet. Mit der Zeit entwickeln Menschen Sicherheitsstrategien für bestimmte Bedrohungen, sodass bei Anzeichen von Bedrohung nur eine geringe Erregung im Geist entsteht. Wenn diese Bewältigungsmechanismen jedoch aus irgendeinem Grund blockiert sind, wird das »Bedrohungsdenken« reaktiviert. Bei Zwangsstörungen und anderen psychiatrischen Erkrankungen ist das Bedrohungssystem überaktiv und Sicherheitsverhalten und -strategien, die von diesem System gesteuert werden, können die Erregung kurzfristig reduzieren, haben aber möglicherweise längerfristige unbeabsichtigte und kontraproduktive Folgen (Gilbert 1993; Salkovskis 1996; Thwaites & Freeston 2005; Ross 2010). Ein analoges neuronales System ist das *Sicherheits-Motivations-System* (Woody & Szechtman 2011, 2013), das darauf abzielt, subtile Hinweise auf potenzielle Bedrohungen zu erkennen, die Umgebung nach weiteren Informationen über diese möglichen Gefahren zu untersuchen und präventives Verhalten zu motivieren.

Das zweite Affektregulationssystem ist das *Antriebs-/Such-/Belohnungssystem*, das sich in vielerlei Hinsicht mit Panksepps (1998, 2005) *emotionalem Such-/Erwartungs-/Wunschsystem* überschneidet, dessen Funktion darin besteht, positive Gefühle zu stimulieren, die den Einzelnen leiten, motivieren und ihm signalisieren, nach Ressourcen zu suchen, die lohnend sind und zum Überleben und Gedeihen benötigt werden (z. B. Nahrung, Sex, Geld, Status). Es treibt uns normalerweise dazu an, unsere Bedürfnisse zu befriedigen, was in diesem Fall mit der Aktivierung positiver Gefühle einhergeht, die mit Aufregung verbunden sind. Aber manchmal kann es auch direkt oder indirekt defensiv sein. Wenn die Gefahr besteht, dass die Wünsche und Ziele einer Person blockiert oder vereitelt werden, aktiviert das Bedrohungs-/Selbstschutzsystem Angst, Frustration oder Wut und wird dies so lange tun, bis die Person (1) es schafft, das zu überwinden, was ihre Wünsche und Ziele blockiert, oder (2) beschließt, sie zu ändern (Gilbert 2009a; Klinger 1977). Sowohl das Antriebs- als auch das Bedrohungssystem ist aktiv, wenn zwanghafte Personen zwanghafte Rituale durchführen, um ein subjektiv unverzichtbares Ziel zu erreichen (z. B. Perfektion, Ordnung, Sicherheit). Wenn ihre Rituale behindert oder vereitelt werden, kann das Bedrohungssystem weitere intensive Angst oder Wut auslösen, bis sie in der Lage sind, ihre Rituale zu beenden, oder andere Menschen dazu bringen können, die Rituale für sie auszuführen. Während das Antriebs-/Such-/Belohnungssystem für den Großteil der Geschichte von grundlegender Bedeutung für die Evolution von Säugetieren, einschließlich des Menschen, war, spielt es aus evolutionärer Sicht in bestimmten Kontexten, in denen es dysreguliert ist, wie bei Zwangsstörungen, Sucht, Essstörungen, zunehmend eine problematische Rolle (Ross 2010).

Das dritte Affektregulationssystem, das *Zufriedenheits-/Beruhigungs- und Sicherheitssystem*, ermöglicht es Menschen und Tieren, sich zu entspannen, wenn sie keine Ressourcen mehr benötigen und sich in einem subjektiv sicheren Zustand befinden, in dem keine Bedrohung wahrgenommen wird. Dieses System ist mit einem Gefühl des friedlichen Wohlbefindens, der Erfüllung, des Vertrauens und der Sicherheit verbunden. Im Laufe der menschlichen Evolution hat sich das Zufriedenheitssystem zu einem

Beruhigungssystem entwickelt, das sich mit dem *emotionalen Fürsorge-/Ernährungssystem* von Panksepp (1998) überschneidet. Es kann durch soziale Reize der Zuneigung, des Schutzes, der Fürsorge und der Liebe ausgelöst werden (Gilbert & Tirch 2009; Carter 1998) und wird insbesondere durch Endorphine und das Hormon Oxytocin über das Oxytocin-Opiat-System vermittelt. Es erzeugt einen Zustand der Beruhigung, der Gefühle von Ruhe und Frieden auslöst, die uns dabei helfen, das Gleichgewicht zu wahren. Wenn Menschen oder Tiere sich nicht vor einer Bedrohung schützen oder mit stressigen oder problematischen Situationen umgehen müssen – das heißt, wenn sie keine Ressourcen mobilisieren müssen –, sind sie zufrieden oder glücklich mit den Dingen, so wie sie sind – was mit einem Gefühl der Sicherheit einhergeht (Depue & Morrone-Strupinsky 2005). Das Zufriedenheits-/Beruhigungs- und Sicherheitssystem ist bei Menschen, die von einer Zwangsstörung betroffen sind, sehr selten aktiv.

Wie in den nächsten Kapiteln deutlich wird, besteht ein wichtiges Ziel der Psychotherapie und des MBCT-Programms für Zwangsstörungen darin, Patienten dabei zu helfen, Werkzeuge zu finden, die den Geist dahingehend trainieren, alle drei Systeme auszugleichen – und insbesondere die Selbstaktivierung und Aufrechterhaltung des Zufriedenheits-/Beruhigungs- und Sicherheitssystems sowie die Deaktivierung des Bedrohungs-/Selbstschutzsystems bei Abwesenheit einer echten Gefahr zu begünstigen.

Was fördert das Sicherheitsgefühl und was aktiviert bedrohungsbezogene Prozesse und Zustände bei einer Zwangsstörung?

Spezifische genetische Lerninteraktionen bestimmen die Entwicklung, Koordination und Ko-Regulation dieser drei Grundsysteme. Gemäß LeDoux (2002) sind biologische Organismen so konzipiert, dass sie durch Lebenserfahrungen verändert und geformt werden können. Unterschiedliche Lebenserfahrungen und Umgebungen fördern und stärken einige neuronale Verbindungen und schwächen andere. Zum Beispiel wissen wir heute, dass Missbrauchserfahrungen in der Kindheit einen direkten Einfluss auf jene Bereiche des heranreifenden Gehirns haben, die Emotionen regulieren, wie die Verbindungen zwischen dem präfrontalen Cortex (PFC) und der Amygdala (Cozolino 2014; Schore 1994; Siegel 2001). Alles, was wir erleben, wird in unserem Gehirn als *emotionale Erinnerung* gespeichert. Emotionale Erinnerungen stehen auf einer Ebene in Zusammenhang mit der synaptischen Sensibilisierung – bis hin zu den komplexen Gehirnsystemen, die für verschiedene Arten von Erinnerungen verantwortlich sind (Gilbert & Tirch 2009; LeDoux 2002). Da emotionale Störungen mit einer frühen affektiven Sensibilisierung und emotionalen Erinnerungen zusammenhängen, ist es wichtig, die Auswirkungen von Lebenserfahrungen auf die unterschiedlichen Empfindlichkeiten der defensiven und positiven affektiven Systemen zu verstehen. Tatsächlich steht die Aktivierung emotionaler Erinnerungen für einige Therapeuten im Mittelpunkt der Psychopathologie (Brewin 2006). Beispielsweise sind Psychodynamiker (Greenberg & Mitchell 1983) und Verhaltenstheoretiker (Ferster 1973) der Ansicht, dass emotionale Erinnerungen, selbst wenn sie nicht unbedingt bewusst sind, einen erheblichen Einfluss darauf haben können, wie Menschen mit Lebenserfahrungen umgehen. Diese vermutete Auswirkung könnte erklären, warum manche Patienten mit Zwangsstörungen auf zwanghafte Reize reagieren, ohne sich bestimmter Überzeugungen oder Wahrnehmungen bewusst zu sein, die diese Reaktionen rechtfertigen. Im weiteren Sinne könnte dies auch ein möglicher Erklärungsansatz für die Entwicklung dysfunktionaler Überzeugungen bei Personen mit Zwangsstörungen sein.

Die meisten Menschen mit psychischen Störungen haben in bestimmten Bereichen ihres Lebens oder in Bezug auf äußere Erfahrungen (z.B. körperliche Sicherheit, affektive Beziehungen, Arbeit, Selbstbild) beziehungsweise persönliche Erfahrungen (z.B. das Gefühl, von störenden Emotionen, intrusiven/zwanghaften Gedanken oder körperlichen Empfindungen übermannt zu werden) mit einem mehr oder weniger allgegenwärtigen Gefühl der Bedrohung zu kämpfen. Daher stehen Zwangsstörungen (insbesondere im Falle von Kontroll- und Waschverhalten) sowie andere psychische Probleme wie Phobien, die generalisierte Angststörung (GAD), Paranoia, Essstörungen und die posttraumatische Belastungsstörung (PTBS) allesamt in Zusammenhang mit bedrohungsfokussierten Prozessen und Bemühungen, Bedrohungen zu regulieren und sich sicher zu fühlen. Tatsächlich zielen die meisten psychotherapeutischen Ansätze darauf ab, Menschen dabei zu helfen, die wahrgenommenen früheren und aktuellen Ursachen für eine erhöhte Bedrohungsempfindlichkeit und -verarbeitung zu erkennen und sie auf adaptive Weise zu verringern (Gilbert & Tirch 2009; Brewin 2006).

Die Phänomenologie der Zwangsstörung ist so heterogen, weil Menschen eine Vielzahl spezifischer Empfindlichkeiten gegenüber bestimmten Reizen entwickeln können, wodurch sie als Reaktion auf ihre persönlichen Lebenserfahrungen maßgeschneiderte Bedrohungs-/Selbstschutzsysteme entwickeln (Salkovskis et al. 1999). Dieser Prozess ist besonders in der Kindheit ausgeprägt, in der er spezifische biologische Veranlagungen und Bindungsunsicherheiten einbezieht (Yarbro et al. 2013; Doron et al. 2012; Myhr et al. 2004), die eine einzigartige Anfälligkeit für verschiedene potenzielle Bedrohungsreize schaffen.

Die hochentwickelten metakognitiven Fähigkeiten und Verarbeitungsprozesse des Menschen sind entscheidende Faktoren, die die Bedrohungssensibilität erhöhen und die Bedrohungsverarbeitung fokussieren (Wells 2007). Obwohl sie uns eine hochentwickelte Kultur, Zivilisation und Wissenschaft ermöglicht haben, bringen metakognitive Fähigkeiten und Verarbeitungen auch einige Nachteile mit sich. Soweit wir wissen, machen sich Schimpansen keine Sorgen über die Folgen ihres Handelns, Menschen hingegen schon. Wenn Menschen beispielsweise zu viel essen, machen sie sich vielleicht Sorgen, dass sie dick werden, und in manchen Situationen auch, dass sie von anderen Mitgliedern ihrer Gruppe abgelehnt werden. Die meisten Tiere leben in einer Welt, die an direkte Sinneserfahrungen gekoppelt ist, darüber hinaus leben Menschen aber auch in einer Welt der Vorstellungskraft und Metakognition, die es uns ermöglichen, über die Vergangenheit und Zukunft nachzudenken, uns Sorgen zu machen, uns etwas zu wünschen usw. (Gilbert 2007a; Singer et al. 2006). Letzteres ist zwar nicht greifbar, kann sich aber auf reale, physische Erfahrungen auswirken. Beispielsweise können wir in Gedanken Pläne schmieden und diese dann im realen Leben umsetzen

(Wells 2007); oder Fantasien (z. B. sexueller Art) haben, die physiologische Systeme stimulieren und Erregung erzeugen. Ein Problem besteht, wenn wir uns in unsere Planungen, Gedanken und Fantasien vertiefen und dabei vergessen, im gegenwärtigen Moment zu leben. Die Systeme in unserem Gehirn, die für unsere Wahrnehmungen und emotionalen Erinnerungen verantwortlich sind, erschöpfen unsere Aufmerksamkeitsressourcen und lenken das Bewusstsein vom gegenwärtigen Moment ab.

Unterschiedliche emotionale Erinnerungen und Konditionierungen führen dazu, dass wir schnell auf Dinge reagieren – unser Körper reagiert möglicherweise auf eine Situation, bevor wir uns dessen bewusst sind, und dann übernehmen unsere Emotionen die Kontrolle und beeinflussen unsere Gedanken und unser Verhalten. Dieser Prozess erklärt, warum Symptome und Zwangszustände bei Patienten oft durch bestimmte Kontexte ausgelöst werden. Tatsächlich werden, wie bereits erwähnt, unter vermeintlich »sicheren« Bedingungen (z. B. Therapiesitzungen, Gruppentherapie, Krankenhausaufenthalt / stationäre Behandlung, medizinische Untersuchungen, Anwesenheit von vermeintlich sicheren Stützen) weniger Zwangsgedanken und -handlungen ausgelöst (manchmal haben Patienten überhaupt keine). Die Patienten haben in diesen Situationen eine klarere Erinnerung an ihre Wahrnehmungserfahrungen und Handlungen im Vergleich zu Situationen, in denen sie sich in einer als bedrohlich empfundenen Umgebung befinden (z. B. zu Hause, am Arbeitsplatz, in der Schule, an öffentlichen Orten) und in der ihre Zwangssymptome hyperaktiviert sind. Klinische Beobachtungen und Forschungsdaten lassen die Hypothese zu, dass Interventionen oder Verfahren, die in der Therapie eingesetzt werden und darauf abzielen, ein Gefühl der Sicherheit und des Vertrauens zu fördern und zu stärken (im Zusammenhang mit dem Zufriedenheits-/Beruhigungs- und Sicherheitssystem – z. B. Achtsamkeits- und Selbstmitgefühlsübungen), von hoher klinischer Relevanz sein und die Wirksamkeit der Behandlung insgesamt verbessern können.

Es ist immer noch nicht klar, warum die Hyperaktivierung des Bedrohungssystems bei manchen Menschen zu einem bestimmten Zeitpunkt im Leben dazu führt, dass sie eher eine Zwangsstörung entwickeln als andere Arten von Störungen (z. B. generalisierte Angststörung, soziale Phobie, paranoide Störung). Wir können nur die Hypothese aufstellen, dass es eine spezifische Interaktion zwischen genetischen und biologischen Veranlagungen, Umweltfaktoren (Lebenserfahrungen, elterliches Vorbild, Erziehung) und Bindungsgeschichte ist, die eine Person in Richtung einer zwanghaften pathologischen Entwicklung treibt (Doron et al. 2012)

Dysfunktionale Überzeugungen im Kontext der Zwangsstörung und das Bedrohungs-/Selbstschutzsystem

Alle von der OCCWG (1997) postulierten dysfunktionalen Überzeugungen oder Annahmen stehen in direktem oder indirektem Zusammenhang mit der Aktivierung des Bedrohungssystems im Gehirn. Wenn eine Person einen bestimmten Reiz (auch einen eingebildeten) wahrnimmt, der mit ihren dysfunktionalen zwanghaften Bedeutungsbereichen in Verbindung steht (z. B. ob die Tür verschlossen oder das Licht an ist; Angst, ein Baby zu töten; Angst, etwas nicht perfekt zu machen; Angst, die Kontrolle zu verlieren), wird das Bedrohungs-/Selbstschutzsystem aktiviert. Dies geschieht, weil der Reiz in Bezug auf eine bestimmte grundlegende dysfunktionale Annahme oder Überzeugung verarbeitet wird, wodurch ein Gefühl der drohenden Gefahr oder Bedrohung entsteht und die Person dazu angeregt wird, zwanghafte Abwehrmechanismen und Sicherheitsverhalten zu aktivieren.

Obwohl Menschen, die von Zwangsstörungen betroffen sind, die Realität anfangs möglicherweise richtig wahrnehmen, sind sie anfälliger dafür, sich von selbst erzeugten Erzählungen beeinflussen zu lassen. Diese bringen sie dann dazu, die Realität anzuzweifeln und auf einen hypothetischen und bedrohlichen Zustand zu schließen (Pélissier & O'Connor 2002). Menschen sind darauf programmiert, Gefahren zu vermeiden. Diese Tendenz, sich aus der Gefahrenzone zu entfernen, kann unsere rationale Denkweise überschatten. Menschen beten vielleicht, sagen oder tun bizarre und irrationale Dinge, um eine »Katastrophe« zu verhindern, selbst wenn ihre Vernunft ihnen sagt, dass keine wirkliche Gefahr besteht oder dass ihre Handlungen nicht hilfreich oder sogar kontraproduktiv sind.

Wenn gesunde Menschen mit einer gefährlichen Situation konfrontiert werden, löst ihre Angst einen Alarm aus, der jede nicht lebensrettende Handlung inhibiert, um ihnen zu ermöglichen, sich auf die unmittelbare Gefahr zu konzentrieren. Doch »die Person mit Zwangsstörungen reagiert nicht auf das, was vorhanden ist, oder gar auf die übertriebenen Konsequenzen dessen, was vorhanden ist, sondern auf das, was möglicherweise vorhanden sein könnte, obwohl die Sinne des Menschen etwas anderes sagen« (O'Connor & Robillard 1995: 889). Es ist gleichsam eine Fehlreaktion. Normalerweise führt eine sich ständig wiederholende Stresssituation zu einer immer schwächer werdenden Alarmreaktion. Dies ist bei Zwangsgedanken nicht der Fall. Vergleichbares lässt sich bei Parkinson-Patienten beobachten: Wiederholtes Klopfen auf die Stirn führt bei ihnen nicht zu einer Verringerung der Blinzelreaktion. Bei einer Zwangsstörung lässt die durch die Zwangsgedanken hervorgerufene Angst ebenso wenig nach.

In Übereinstimmung mit diesen Hypothesen dürfte eine erhebliche klinische Relevanz für mentales Training gegeben sein, das Menschen mit Zwangsstörungen dabei unterstützt, die Aktivierung ihres Bedrohungs-/Selbstschutzsystems auf funktionale und realistische Weise wieder ins Gleichgewicht zu bringen, die Aktivierung des Zufriedenheits-/Beruhigungs- und Sicherheitssystems zu verstärken und zu priorisieren, wenn keine reale Gefahr besteht, und das Festhalten an dysfunktionalen Überzeugungen zu schwächen – um damit den Menschen zu helfen, ihren Geist für alternative, realistischere Bedeutungszuschreibungen zu öffnen. Wie in Kapitel 2 dargestellt wird, haben mehrere neurobiologische Studien gezeigt, auf welche Weise Achtsamkeits- und Selbstmitgefühlsübungen dem Gehirn helfen können, ausgeglichener auf innere und äußere Reize zu reagieren und diese realistischer und funktionaler zu bewerten.

Neurobiologischer Ansatz

> Das, worüber eine Person häufig nachdenkt, woran sie oft denkt, bestimmt ihre geistige Neigung.
> *Gautama Buddha*

Wie im vorherigen Abschnitt erläutert, wird die Zwangsstörung aus einer kognitiv-evolutionären Perspektive als Ergebnis einer Überaktivierung des Bedrohungs-/Selbstschutzsystems in Reaktion auf harmlose Reize verstanden, die auf der Grundlage dysfunktionaler Überzeugungen fehlinterpretiert werden, was zu Sicherheitsverhalten führt. Diese Erklärung steht in Zusammenhang mit den neurobiologischen Dimensionen der Störung. Die an der Aktivierung der oben genannten Prozesse beteiligten Gehirnareale wurden insbesondere in den letzten zwei Jahrzehnten eingehend untersucht. Das hilft uns, zu verstehen, wie eine therapeutische Intervention sowohl die kognitiven als auch die neurobiologischen Funktionen bei Personen mit Zwangsstörungen adaptiv verändern kann.

Biologische Erklärungen für Zwangsstörungen umfassen normalerweise genetische, evolutionäre, neuroanatomische und biochemische Faktoren. Die genetische Erklärung ist für diese Störung nicht erschöpfend. Verschiedene Studien haben eine hohe Konkordanzrate bei eineiigen Zwillingen im Vergleich zu zweieiigen Zwillingen gezeigt, und die Lebenszeitinzidenz von Zwangsstörungen ist bei Verwandten von Personen mit Zwangsstörungen (11,7 %) höher als bei Verwandten gesunder Kontrollpersonen (2,7 %). Diese Konkordanzraten liegen jedoch nicht bei 100 Prozent, was darauf hindeutet, dass genetische Faktoren zwar für eine Zwangsstörung *prädisponieren*, diese jedoch nicht *verursachen*; und dass Umweltfaktoren eine Rolle spielen müssen (Carey & Gottesman 1981; Nestadt et al. 2000; van Grootheest et al. 2005).

Studien mit funktioneller Bildgebung deuten darauf hin, dass Zwangsstörungen unterschiedliche neuronale Substrate haben können. Ähnlich wie Gilbert (2009a) und LeDoux (1998) erklärt Siegel (2010), dass das Bedrohungssystem, das er als »Checker« bezeichnet, die Kampf-Flucht-Erstarrungs-Reaktion des Gehirns, die angsterzeugende Amygdala des limbischen Bereichs und den für Sorgen und Planung zuständigen präfrontalen Cortex umfasst; und dass sie zusammenarbeiten, um Überlebensreflexe zu aktivieren, die unsere cortikalen Regionen dazu bringen, ständig nach Gefahren zu suchen. Admon et al. (2012) zeigten, dass es wichtige Forschungsdaten gibt, die obsessive Symptome mit einer verstärkten Amygdala-Aktivierung als Reaktion auf aversive Reize in Verbindung bringen (Mataix-Cols et al. 2003; Simon et al. 2010; van den Heuvel et al. 2004). Unter Berücksichtigung der zentralen Rolle, die die Amygdala bei der Erkennung von Bedrohungen und der Vermeidung von Schäden (LeDoux 2002) sowie bei der Entwicklung von Angst und Erregung (Davis 1992) spielt, kann die Hyperaktivierung der Amygdala als Reaktion auf eine Bedrohung zu einer übersteigerten emotionalen Reaktion auf wahrgenommene negative Reize bei Personen mit Zwangsstörungen beitragen (Mataix-Cols et al. 2003), was wiederum ihre Tendenz, Bedrohungsmöglichkeiten zu überschätzen, beeinflussen dürfte (Sookman & Pinard 2002).

Einer der wichtigsten Hirnbereiche, die an Zwangsstörungen beteiligt sind, ist der orbitofrontale Cortex (Baxter et al. 1992; Saxena & Rouch 2000). Dieser Bereich fungiert als Schnittstelle zwischen dem limbischen System und dem Frontallappensystem und spielt eine entscheidende Rolle bei der Bildung emotionaler Erinnerungen (Siegel 2001; Gilbert & Tirch 2009). Es wurde beobachtet, dass seine Entwicklung direkt von den emotionalen Interaktionen beeinflusst wird, die während der Bildung (oder Nichtbildung) von Liebesbindungen entstehen (Schore 1994, 1997). Die Dysfunktion des orbitofrontalen Cortex kann jene Bindungsunsicherheiten (sowohl ängstlich als auch vermeidend) widerspiegeln, die so häufig mit dem Zwangsgedanken- und Zwangshandlungssyndrom (Doron et al. 2012) in Verbindung gebracht werden und sowohl zwanghaftes Misstrauen als auch dysfunktionale Überzeugungen hervorbringen. Forschungsergebnisse zeigen, dass den orbitofrontalen Cortex des Menschen betreffende Läsionen zu Defiziten bei der Verhaltensplanung und Entscheidungsfindung führen, die auf Einschätzungen der positiven oder negativen Folgen bestimmter Handlungen basieren (Damasio et al. 1990). Darüber hinaus kann, wie bereits erwähnt, eine wiederholte Aktivierung der Amygdala, insbesondere im Kindesalter, mit einer verstärkten Aktivierung in Reaktion auf aversive Reize im Erwachsenenalter in Verbindung gebracht werden (Mataix-Cols et al. 2003). Verbindungen zwischen der Amygdala und dem orbitofrontalen Cortex über den ventralen corticolimbischen Pfad fördern adaptive Mechanismen der Selbsterhaltung, wie Sicherheitsverhalten (Tucker et al. 1995). Die Basalganglien, die als wichtig für die Steuerung gewohnheitsmäßiger Handlungen angesehen werden und deren Dysfunktion das repetitive Verhalten von Menschen mit Zwangsstörungen verursacht, sind weitere an der Störung beteiligte Schaltkreise. Die Generatoren für Bewegungsmuster im Hirnstamm und Rückenmark und die »Generatoren für kognitive Muster« in der Großhirnrinde können ebenfalls von den Basalganglien beeinflusst werden. Graybiel (1997) hat die Vermutung geäußert, dass die resultierenden Schleifen zwischen Neocortex, Basalganglien und Thalamus nicht nur die Entwicklung motorischer, sondern auch jene kognitiver Gewohnheiten beeinflussen. Eine Funktionsstörung in dieser Schleife könnte daher zu Zwangshandlungen (die die motorische Funktion widerspiegeln) und Zwangsgedanken (die die kognitive Funktion widerspiegeln) führen. Die Tatsache, dass die Schleife möglicherweise nicht vollständig ist, könnte eine der Ursachen für die Zweifel und Ängste sein, unter denen Menschen mit Zwangsstörungen leiden, da sie in einem konzeptionellen Rahmen und einem Programm, das nur ein Verhalten ermöglicht, steckenbleiben. Die Forschung hat Belege für die Beteiligung dieser Strukturen an Zwangsstörungen und deren Ansprechen auf eine Behandlung geliefert (Saxena et al. 1998; Saxena & Rauch 2000; Whiteside et al. 2004).

Bezüglich des zuvor genannten *Sicherheits-Motivations-Systems*, das viele Ähnlichkeiten mit dem Bedrohungs-/Selbstschutzsystem aufweist, nehmen Woody & Szechtman (2011) an, dass ein cortico-striatal-pallidal-thalamischer-Kreislauf im Falle von Zwangsstörungen beteiligt ist, wobei eine hirnstammvermittelte negative Rückkopplung auftritt. Neben anderen Funktionen reguliert dieses physiologische Netzwerk das parasympathische Nervensystem und aktiviert die HPA-Achse. Wir können annehmen, dass bei gesunden Menschen ein Mechanismus existiert, der durch präventives Verhalten diese Aktivierung unterbricht. Im Fall von Patienten mit Zwangsstörungen jedoch funktioniert dieser Mechanismus nicht. Das Versagen dieses Mechanismus könnte mit der mangelnden Sensibilität der Person für Ziele oder Ergebnisse von Handlungen zusammenhängen, was charakteristisch für den Zwangsmechanismus ist und denselben Schaltkreis betrifft – insbesondere die Verbindungen zwischen den prämotorischen und Putamen-Bereichen, die ebenfalls Teil der Basalganglien sind (Fineberg et al. 2014). Eine weitere mögliche Interpretation der Dysregulation dieses Kreislaufs ist, dass Zwangssymptome das Ergebnis einer erhöhten Aktivität im direkten Pfad zwischen dem Thalamus und dem orbitofrontalen Cortex sind (Pittenger et al. 2005). Aus diesem Grund reagieren Menschen mit Zwangsstörungen nicht nur dysfunktional auf bedrohliche Reize, sondern auch vermindert auf Belohnungen. Menschen mit Zwangsstörungen sind risikoscheu. Zusätzlich zur Hyperaktivierung der Amygdala als Reaktion auf eine Bedrohung ist bei ihnen auch der Nucleus accumbens weniger aktiviert, der bei normalen Werten eine Belohnungsfunktion erfüllt. Darüber hinaus ist auch die funktionelle Konnektivität der Amygdala und des Nucleus accumbens mit zwei frontalen Regionen, dem orbitofrontalen Cortex und dem dorsalen anterioren cingulären Cortex, reduziert (Roe et al. 2012; Fitzgerald et al. 2005). Bei Patienten mit Zwangsstörungen sind die frontalen cortikalen Bereiche nicht in der Lage, die unausgewogene limbische Reaktivität angemessen zu regulieren, was zum Problem der frontal-limbischen Hirnaktivität führt.

Im Hinblick auf diese Hypothesen haben funktionelle bildgebende Studien bestätigt, dass bei Personen mit Zwangsstörungen eine abnormale Stoffwechselaktivität in den folgenden Hirnarealen und Schaltkreisen vorliegt: im orbitofrontalen Cortex, im anterioren cingulären / kaudalen medialen präfrontalen Cortex, in den Basalganglien, insbesondere im Nucleus caudatus (dem vorderen Teil des Striatum; Graybiel & Rauch 2000; Feygin et al. 2006), dem Thalamus, dem lateralen frontalen und temporalen Cortex, der Amygdala und der Insula (Saxena et al. 2001; Stein 2000). Diese Gehirnregionen sind Bestandteile des cortico-striato-thalamo-cortikalen (CSTC) Schaltkreises (Pittenger et al. 2005). Es wurde beobachtet, dass die Aktivität innerhalb des Cortical-basal-ganglia-Netzwerks (oft als »OCD-Schaltkreis« bezeichnet) im Vergleich zu Kontrollpersonen bei Patienten mit Zwangsstörungen im Ruhezustand erhöht ist, sich beim Auslösen von Symptomen verstärkt und nach erfolgreicher Behandlung abschwächt (Rauch et al. 2001). Mehrere Studien haben gezeigt, dass bei Personen, die auf Standardbehandlungen ansprechen, eine Verringerung der Hyperaktivität im CSTC-Schaltkreis zu beobachten ist, wobei der orbitofrontale, kaudale, cinguläre und thalamische Blutfluss und Energieverbrauch abnehmen (Saxena et al. 2003; Baxter et al. 1992; Nordahl et al. 1989).

Läsionsstudien sowie aufzeichnende und bildgebende Studien deuten darauf hin, dass Motivation und affektives Verhalten sowie schwere Depressionen und Zwangsstörungen durch den anterioren cingulären Cortex und den angrenzenden medialen präfrontalen Cortex beeinflusst werden, die stark mit dem orbitofrontalen Cortex und den Strukturen des limbischen Systems verbunden sind (Saxena et al. 2003; March et al. 1997). Der orbitofrontale Cortex und der anteriore cinguläre Cortex können beeinflussen, wie der emotionale Wert von Reizen wahrgenommen wird und welche Verhaltensweisen als Reaktion auf diese erfahrungsbasierten Erwartungen und wahrgenommenen Ergebnisse ausgewählt werden – beides Bereiche, deren Ungleichgewicht die Symptome einer Zwangsstörung kennzeichnet.

In ähnlicher Weise argumentieren Boyer & Liénard (2008), dass Zwangsstörungen auf eine abnormale Stoffwechselaktivität im cortiko-striatal-pallidum-thalamischen Kreislauf zurückzuführen sind, insbesondere auf eine Dysfunktion der Basalganglien (Rapoport 1990; Rauch et al. 2007). Eine verminderte Hemmung stark motivierter Routinen (Waschen, Putzen, Sicherstellen, dass die Tür verschlossen ist, Überprüfen der Beleuchtung) scheint im Striatum zu beginnen. Dies könnte der Fall sein, weil striatale Netzwerke zu aktiv auf cortikale Eingaben reagieren und/oder eine verminderte Wirkung auf thalamische Netzwerke haben (Fitzgerald et al. 2005; Rauch et al. 2007; Saxena et al. 1998). Vereinfacht ausgedrückt könnte man sagen, dass jene Netzwerke im Gehirn, die Warnungen aussenden, zu aktiv sowie die spontanen Reaktionen darauf zu stark sind; und dass die Systeme, die sie hemmen sollen, wiederum zu schwach sind.

Zu Beginn dieses Kapitels habe ich angedeutet, dass die Anpassungsfähigkeit des Menschen, zukünftige Bedürfnisse oder Bedrohungen zu antizipieren, möglicherweise Nachteile mit sich bringt und dass ein solcher Nachteil darin bestehen könnte, dass Menschen aufgrund der heterogenen Verbindungen der zugrunde liegenden striatal-frontalen Gehirnschaltkreise Gefahr laufen, eine Zwangsstörung zu entwickeln (Brune 2006). Darüber hinaus handelt es sich bei der Zwangsstörung, wie bereits erwähnt, um eine klinisch heterogene Störung, die durch Symptome gekennzeichnet ist, die im Laufe der Zeit tendenziell stabil bleiben und durch teilweise unterschiedliche neuronale Systeme vermittelt werden.

In einer interessanten Studie von van den Heuvel et al. (2009) wurden die Symptomdimensionen in Symmetrie/Ordnung, Kontamination/Waschen und Schaden/Überprüfung unterteilt und sowohl globale Effekte als auch spezifische Veränderungen der Gehirnstruktur im Volumen der grauen und weißen Substanz in bestimmten Bereichen für jede Dimension festgestellt. Diese Ergebnisse deuten darauf hin, dass relativ unterschiedliche Komponenten der fronto-striatal-thalamischen Schaltkreise, die an der kognitiven und emotionalen Verarbeitung im Zusammenhang mit der Erkennung von Bedrohungen und der Vermeidung von Schäden beteiligt sind, unterschiedliche Dimensionen von Zwangsgedanken und -handlungen vermitteln (Feygin et al. 2006).

Trotz der Vielzahl an Forschungsarbeiten zu neurobiologischen Auffälligkeiten bei Zwangsstörungen bleiben zentrale Herausforderungen die fehlenden Ursache-Wirkungs-Indikatoren und die unbekannte Richtung der Effekte in solchen Studien. Tatsächlich ist derzeit nicht klar, ob die biochemischen und neuronalen Dysfunktionen in bestimmten Hirnarealen als *Ursachen* oder *Auswirkungen* von Symptomen und Zuständen der Zwangsstörung betrachtet werden sollten. Ebenso sind wir weiterhin in unserem Verständnis der Mechanismen, der Genetik und der Epidemiologie dieser Dysfunktionen eingeschränkt.

Zum Zeitpunkt der Veröffentlichung dieses Buches gibt es kaum Belege dafür, dass die bei erwachsenen Patienten mit Zwangsstörungen festgestellten Hirnfunktionsstörungen auch bei Kindern mit Zwangsstörungen vorliegen. Tatsächlich ist über diese Funktionsbereiche bei Zwangsstörungen im Kindesalter nur wenig bekannt, da sich die meisten Studien bisher auf Erwachsene konzentriert haben und es keine Längsschnittstudien gibt, die die mögliche Entwicklung dieser Hirnfunktionsstörungen von der Kindheit bis zum Erwachsenenalter untersucht haben. Wenn diese Hirnfunktionsstörungen bereits in der frühen Kindheit, kurz nach deren Beginn, vorhanden wären, dann stünden sie höchstwahrscheinlich nicht in direktem Zusammenhang mit der Zwangsstörung. Das bedeutet, dass wir nicht sagen könnten, inwiefern sie die Folge wiederholter obsessiver Symptome sind, da sie für zu kurze Zeit vorhanden gewesen wären. Es ist jedoch vorstellbar, dass die Aktivierung bestimmter Handlungen und Zustände über mehrere Jahre hinweg zur Entwicklung spezifischer neuraler Netzwerke führt, die mit diesen Handlungen und Zuständen verbunden sind. Kornfield (2008: 258–259) erklärt:

> »Wenn wir uns Gewohnheit und Konditionierung betrachten, können wir spüren, wie unser Gehirn und unser Bewusstsein wiederholte Muster erzeugen. Wenn wir genug Tennis spielen, antizipieren wir unseren nächsten Schlag, sobald der Ball den Schläger des anderen Spielers verlässt. Wenn wir üben, wütend zu sein, löst die geringste Beleidigung unsere Wut aus. Diese Muster sind wie eine wiederbeschreibbare CD. Wenn sie wiederholt gebrannt werden, wird das Muster zur regelmäßigen Reaktion. Die moderne Neurowissenschaft hat dies recht überzeugend nachgewiesen. Unsere repetitiven Denk- und Handlungsmuster verändern tatsächlich unser Nervensystem. Jedes Mal, wenn wir unsere Aufmerksamkeit fokussieren und unseren Absichten folgen, feuern unsere Neuronen, Synapsen verbinden sich und diese neuronalen Muster werden gestärkt. Die Neuronen wachsen buchstäblich in diese Richtung.«

Das Verständnis der neurobiologischen Funktionsweise von Zwangsstörungen bietet eine Orientierungshilfe für eine gezieltere Behandlung und macht die Zusammenhänge zwischen den Auswirkungen psychologischer Behandlungen und der Gehirnaktivität sowie Gehirnveränderungen deutlicher. Die Analyse ergibt, dass die meisten an Zwangsstörungen beteiligten Gehirnareale und -schaltkreise direkt oder indirekt mit der Aktivierung des Bedrohungs-/Selbstschutzsystems oder mit den Schaltkreisen zusammenhängen, die an der kognitiven und emotionalen Verarbeitung im Zusammenhang mit der Erkennung von Bedrohungen und der Vermeidung von Schäden beteiligt sind; zu nennen wären insbesondere der orbitofrontale Cortex, der anteriore cinguläre Cortex, die Insula, der Nucleus caudatus, der Nucleus accumbens und der Thalamus. Die Beteiligung dieser Bereiche an exekutiven Funktionen – Selbstüberwachung, Fehlererkennung und Auswahl unter konkurrierenden Reaktionen – deutet darauf hin, dass Zwangsstörungen über dieselben Nervenbahnen funktionieren wie das Verhalten bei alltäglichen Herausforderungen (Feygin et al. 2006). Wie im nächsten Kapitel erläutert wird, hat sich gezeigt, dass mehrere der an Zwangsstörungen beteiligten Hirnareale das Ziel spezifischer Interventionen sind, die auf Achtsamkeit und Mitgefühl basieren (Klimecki et al. 2013; Ross et al. 2013), was die klinische Relevanz dieser Art von Behandlung bei der Korrektur der mit Zwangsstörungssymptomen verbundenen neuronalen Dysfunktionen auf adaptive Weise belegt (Marchand 2014; Gard et al. 2015).

Ein kognitiv-evolutionäres Modell der Zwangsstörung

Um die in den vorherigen Abschnitten besprochenen Hypothesen und Erkenntnisse und ihre möglichen Zusammenhänge zusammenzuführen, wird im Folgenden ein Modell vorgestellt, das die Funktionsweise der Zwangsstörung aus kognitiv-evolutionärer Sicht darstellt.

Bei einer Zwangsstörung entsteht das Problem durch die Fehlinterpretation einiger normaler und harmloser Erfahrungen. Wie im ersten Teil dieses Kapitels beschrieben, können wir bei genauer Betrachtung der Phänomenologie der Zwangsstörung erkennen, dass es eine Reihe spezifischer Mechanismen und Verzerrungen gibt, die das Problem aktivieren und im Laufe der Zeit aufrechterhalten.

Wie in Abbildung 1.3 zu sehen, ist der Auslöser, der das gesamte Zwangsproblem aktiviert, in der Regel eine *intrusive Kognition* in Form eines *Zweifels* (z. B. »Habe ich meine Hände richtig gewaschen?«; »Habe ich das Gas angelassen?«), eines *Bildes* (z. B. die Erinnerung an etwas, das jemand getan oder nicht getan hat; oder an etwas, das er oder sie fürchtet), *körperlicher Empfindungen* (z. B. »Mein Rücken juckt«) oder *Wahrnehmungen* visueller, akustischer, taktiler usw. Art (z. B. einen Fleck auf dem Boden sehen oder ein Geräusch hören). Die meisten Menschen, die nicht an einer Zwangsstörung leiden, erleben solche Reize regelmäßig in unterschiedlichem Ausmaß, betrachten sie aber als grundsätzlich harmlos. Das Problem bei Patienten mit Zwangsstörungen entsteht dadurch, dass diese Trigger, sobald sie aktiviert werden, durch die Brille dysfunktionaler Überzeugungen und zwanghafter kognitiver Verzerrungen und Prozesse interpretiert werden, wie kognitives Misstrauen, Abwertung der eigenen Wahrnehmung, Gedanken-Handlungs-Fusion und Nichtakzeptanzverzerrung (siehe die Abschnitte über Überzeugungsfusionen, Misstrauen und andere kognitive Verzerrungen weiter oben in diesem Kapitel). Aufgrund dieser kognitiven Prozesse weist die Person den Triggerreizen eine negative Bedeutung zu (z. B. »Wenn ich das Gas angelassen habe, wird eine Tragödie geschehen und es wird meine Schuld sein«). Mit anderen Worten werden diese normalen Erfahrungen als subjektiv oder objektiv bedrohlich interpretiert (Metaevaluation der Warnung vor Gefahr/Bedrohung). Die Interpretation beinhaltet gegebenenfalls zum Beispiel eine übermäßige persönliche Verantwortlichkeit für einen Schaden oder das Bedürfnis, etwas auf die »richtige« oder perfekte Weise zu tun. Wie bereits erläutert, führt diese Interpretation der Trigger als »bedrohlich« zu

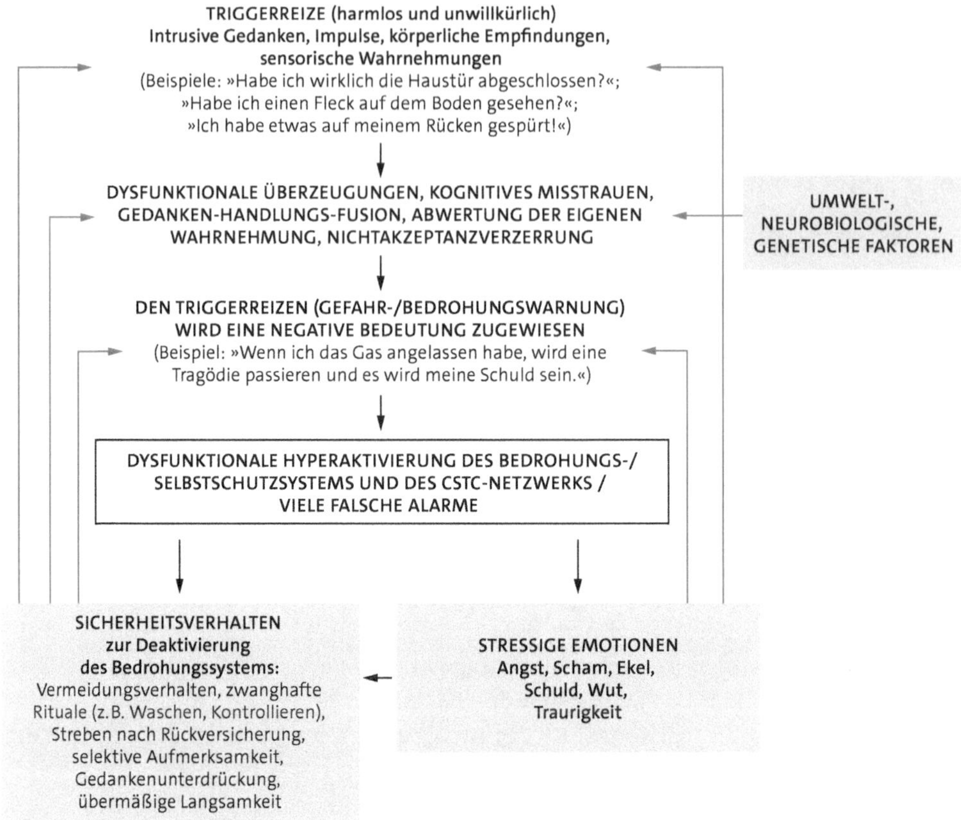

Abb. 1.3: Ein kognitiv-evolutionäres Modell der Zwangsstörung.

einer Hyperaktivierung des *Bedrohungs-/Selbstschutzsystems*, das für die Aktivierung oder Unterstützung einer Abwehrreaktion (z. B. Kampf, Flucht oder Erstarrung) bei einer realen oder vorgestellten physischen oder sozialen Bedrohung verantwortlich ist. Die Aktivierung dieses Systems kann lebensrettend sein, wenn wir uns tatsächlich in einer gefährlichen Situation befinden. Wenn es jedoch aufgrund falscher Überzeugungen und Bedeutungen in Gegenwart harmloser Reize aktiviert wird und das Gehirn davon überzeugt ist, dass eine Gefahr besteht oder bestehen wird, wird das Bedrohungs-/Selbstschutzsystem kontinuierlich aktiviert und die Person erlebt viele stressige und kontraproduktive Fehlalarme. Die Aktivierung des Bedrohungssystems erzeugt *stressige Emotionen* (Angst, Ekel, Schuld, Scham usw.) und führt dazu, dass die Person *Schutz-* oder *Sicherheitsverhalten* an den Tag legt und alles in ihrer Macht Stehende tut, um sich gegen die befürchtete Gefahr zu verteidigen (z. B. durch zwanghafte Rituale, Streben nach Rückversicherung, Vermeidung, selektive Aufmerksamkeit, Gedankenunterdrückung, übermäßige Langsamkeit). Diese Sicherheitsmaßnahmen verstärken die dysfunktionalen Überzeugungen und kognitiven Verzerrungen und Prozesse wiederum tendenziell (z. B. Bestätigung und Erhöhung des Selbstmisstrauens,

Abwertung der Wahrnehmung, Gedanken-Handlungs-Fusion, Nichtakzeptanzverzerrung und Glauben an die »Wahrheit« dysfunktionaler Überzeugungen). Darüber hinaus verstärken sowohl belastende Emotionen als auch Schutzverhalten (die sich gegenseitig beeinflussen) tendenziell die negative Bedeutung des Triggerreizes weiter, sobald sie aktiviert sind, da sie direkt oder indirekt bestätigen, dass sich die Person in einer bedrohlichen Situation befindet. Diese wahrgenommene Bestätigung aktiviert wiederum das Bedrohungssystem und erhöht die Häufigkeit und Intensität des Triggerreizes, sodass der intrusive Gedanke bald zu einem *Zwangsgedanken* wird und ein Teufelskreis entsteht, der den Zwang im Laufe der Zeit aktiviert und aufrechterhält.

Wirksame Therapien, ihre Grenzen und Hürden in Bezug auf die Behandlung

Die Kognitive Verhaltenstherapie (KVT) gilt seit Langem als wirksame Behandlungsmethode für Zwangsstörungen, sowohl bei Kindern als auch bei Erwachsenen. Insbesondere die Expositions- und Reaktionsprävention (ERP), die normalerweise in KVT-Protokollen enthalten ist, ist die am weitesten verbreitete psychologische Behandlungsmethode für Zwangsstörungen (Didonna 2009c). Forschungsdaten zeigen, dass 50–75 Prozent der Patienten, die diese Behandlung abschließen, sich erholen oder eine deutliche Besserung erfahren (Foa et al. 2005; Menzies & de Silva 2003), wenngleich festgestellt wurde, dass nur 25 Prozent der mit ERP behandelten Patienten am Ende der Behandlung asymptomatisch sind (Fisher & Wells 2005).

Trotz dieser vielversprechenden Ergebnisse verdeutlicht die Forschung auch einige Grenzen der ERP. Foa & Franklin (1998) beobachteten eine signifikante Abbruchrate (25 %) oder eine schlechte Therapietreue aufgrund der stark angstauslösenden Natur der Behandlung. Eine Studie von Fisher & Wells (2005) berichtete, dass ein signifikanter Anteil der behandelten Personen (fast 20 %) kaum oder gar nicht auf die Behandlung ansprach oder sich erholte. Riggs & Foa (1993) gaben zudem an, dass 20 Prozent nach der Intervention einen Rückfall erlebten. Es gibt auch relativ wenige Daten über die längerfristige Aufrechterhaltung der erzielten Erfolge. Darüber hinaus wissen wir, dass die ERP nicht sehr effektiv ist bei Personen, die hauptsächlich Zwangsgedanken aufweisen und weder offene Zwangshandlungen tätigen (also nur obsessiv sind) noch zwanghaft grübeln (Zweifel, Skrupel); ebenso wenig bei Patienten mit überevaluierten Ideen oder geringer oder fehlender Einsicht (Kyrios 2003) sowie bei Patienten, die von einer komorbiden schweren Depression betroffen sind (Foa 1979; Rachman & Hodgson 1980). Schließlich hat sich gezeigt, dass bestimmte Arten von Ritualen oder Zwangssymptomen mit ERP besonders schwer zu behandeln sind, darunter verdeckte Zwangshandlungen (Salkovskis & Westbrook 1989) und Horten (Clark 2004).

Kognitive Therapie, die sich auf die Identifizierung und Veränderung der zwanghaften dysfunktionalen Überzeugungen und maladaptiven Kognitionen konzentriert – häufig unter Einsatz von Verhaltensexperimenten (Olatunji et al. 2013) –, kann wirksam, weniger belastend und akzeptabler sein als ERP und erscheint in vielen Fällen als hilfreiche Behandlungsmethode (Wilhelm et al. 2015). Dies gilt insbesondere für: Patienten, die sich weigern, an einer ERP teilzunehmen, oder die sie abbrechen; sowie für Patienten, bei denen sich die Symptome durch ERP nicht bessern; für Patienten, die ausschließlich Zwangsgedanken aufweisen, und für Personen mit komorbiden depressiven Symptomen (Cottraux et al. 2001; van Oppen & Arntz 1994). Dennoch kann die kognitive Therapie möglicherweise nicht die entscheidende Wirkung erzielen, die erforderlich ist, um die Zahl der Therapieabbrüche zu reduzieren (Olatunji et al. 2013) und das Ansprechen auf die Behandlung signifikant zu verbessern im Falle der meisten Patienten mit Zwangsstörungen, die nicht auf die Therapie ansprechen.

Auch die Pharmakotherapie hat sich bei der Behandlung dieser Störung als wirksam erwiesen, insbesondere serotonerge Antidepressiva (selektive Serotonin-Wiederaufnahmehemmer) mit einer Erfolgsquote von 40–60 Prozent. Allerdings kann es bis zu 3 Monate dauern, bis eine Pharmakotherapie bei optimaler Dosierung anschlägt, und sie kann mehrere erhebliche Nebenwirkungen (Gewichtszunahme, Sedierung, sexuelle Dysfunktion usw.) hervorrufen. Darüber hinaus erleiden 80–90 Prozent der Menschen, die ausschließlich mit Medikamenten behandelt werden, einen Rückfall, sobald die Medikamente abgesetzt werden (Pato et al. 1998).

Zusammenfassend lässt sich sagen, dass trotz der ermutigenden Wirksamkeit dieser therapeutischen Interventionen, welche die Prognose dieser herausfordernden Störung erheblich verbessert haben, eine beträchtliche Anzahl von Personen, die an einer Zwangsstörung leiden, nicht gut auf die Standardprotokolle der KVT und serotonerge Medikamente anspricht. Mehrere Studien zeigen, dass im Durchschnitt bei weniger als 50 Prozent signifikante Verbesserungen erzielt werden können, die im Nachgang erhalten bleiben (Fisher & Wells 2005; Salkovskis & Kirk 1997; Foa et al. 1983). Darüber hinaus entschließt sich, wie bereits zu Beginn dieses Kapitels erwähnt, wahrscheinlich nur ein kleiner Prozentsatz der Menschen, die an einer Zwangsstörung leiden, zu einer psychotherapeutischen Behandlung; und von diesen Menschen sucht ein noch kleinerer Prozentsatz eine KVT auf. Selbst in diesem Fall findet die Intervention meist erst lange nach dem Auftreten der Störung statt. Daher ist es wichtig zu verstehen, warum sich bei 50 Prozent der von dieser Störung betroffenen Personen keine Besserung einstellt und warum sie sich keiner Behandlung unterziehen oder die Behandlung abbrechen, damit wir rationale und wirksame Interventionen, Strategien oder Techniken entwickeln können, die dazu beitragen, diese Rate zu senken.

Obwohl die Daten nicht immer konsistent sind und als gemischt charakterisiert werden, deutet die Literatur auf mehrere Faktoren hin, die als Hürden für eine psychologische Therapie gelten und mit schlechteren Behandlungsergebnissen bei Zwangsstörungen in Verbindung gebracht werden könnten (Kyrios et al. 2015; Keeley et al. 2008). Einer der Hauptfaktoren ist die Komorbidität: Personen mit Zwangsstörungen leiden sehr häufig an einer Komorbidität (Kyrios et al. 2015) mit einer Reihe von DSM-Störungen (insbesondere schwere Depressionen, Angststörungen und Persönlichkeitsstörungen; Ruscio et al. 2010; Lochner & Stein 2003). In der Kaiser-Gesundheitsplan-

Studie von Koran et al. aus dem Jahr 1998 wurde bei 26 Prozent der Patienten während des einjährigen Studienzeitraums keine komorbide psychiatrische Erkrankung diagnostiziert, bei 37 Prozent hingegen wurde eine und bei 38 Prozent wurden zwei oder mehr komorbide Erkrankungen festgestellt. Diese Komorbidität verkompliziert das klinische Bild weiter und verringert die Wirksamkeit der Therapien (Kyrios 2003; Didonna 2009c).

Ein weiterer Faktor ist das Erkrankungsalter. Eine prospektive Studie (Skoog & Skoog 1999) deutet darauf hin, dass ein früher Erkrankungsbeginn, insbesondere bei Männern, ein schlechteres Ergebnis erwarten lässt, wobei diese Patienten unter Zwangsgedanken und -handlungen oder magischem Denken, schlechter sozialer Anpassung und einem frühen chronischen Verlauf leiden (Stewart et al. 2004). Die Autoren berichten auch, dass je früher der Beginn und je länger die Dauer der Erkrankung, desto weniger Besserung bei der Nachuntersuchung beobachtet wurde. Diese Daten deuten darauf hin, dass eine frühzeitige Diagnose und Intervention zu besseren Ergebnissen führen. Daher müssen Fachkräfte im öffentlichen und privaten Gesundheitswesen die Symptome einer im Kindesalter auftretenden Zwangsstörung kennen (NCCMH 2006). Weitere wichtige Faktoren, die als Prädiktoren für schlechtere Ergebnisse gelten, sind: eine stärkere Ausprägung der Symptome; eine geringere Motivation für eine Behandlung und Unzufriedenheit mit der therapeutischen Beziehung (Keijsers et al. 1994); weniger anpassungsfähige kognitive Faktoren wie starre sexuelle/religiöse Überzeugungen (Mataix-Cols et al. 2002); sowie familiäre Dysfunktion und Kollusion mit der Störung (z. B. familiäre Homöostase; Keeley et al. 2008). Durch die eindeutige Identifizierung und das Verständnis der Hürden einer Behandlung und der Prädiktoren für schlechtere Ergebnisse lassen sich – bei Personen, die Gefahr laufen, dass sie die Behandlung abbrechen, oder bei Personen, für die die Wahrscheinlichkeit einer weniger signifikanten Behandlungsreaktion besteht – gegebenenfalls spezifische Behandlungsstrategien oder Interventionen gezielter einsetzen oder ergänzen (Kyrios et al. 2015).

Heterogenität und Behandlung

Ein weiterer wichtiger Faktor, der bei der Behandlung von Zwangsstörungen berücksichtigt werden muss, ist die Heterogenität der Zwangsphänomenologie und -symptome. Zwangsstörungen weisen eine so heterogene und idiosynkratische klinische Präsentation auf, dass es nicht möglich ist, die Störung als eine einzige homogene diagnostische Einheit zu betrachten und eine entsprechende klinische Behandlung anzubieten. Tatsächlich können sich verschiedene Subtypen der Störung in den psychologischen Prozessen, den ätiologischen Grundlagen und den Angststrukturen unterscheiden, die die obsessiven Symptome aufrechterhalten (American Psychiatric Association 2013; Clark 2004). Die Beobachtung der heterogenen phänomenologischen und klinischen Merkmale der Zwangsstörung und der möglichen unterschiedlichen Ätiologien führt zu einigen wichtigen Fragen:

- Wie ist es möglich, all diese Formen von Zwangsproblemen mit derselben Agenda und denselben therapeutischen Prinzipien, Interventionen und Techniken zu behandeln?
- Was sind gemeinsame Mechanismen, die die Störung aktivieren und aufrechterhalten, unabhängig von den spezifischen klinischen Symptomen und Dimensionen?
- Welche Veränderungsmechanismen können all diesen Menschen mit Zwangsstörungen helfen, eine signifikante und stabile Verbesserung zu erzielen?

Um diese Fragen beantworten zu können, müssen wir zunächst verstehen, was die verschiedenen Formen oder Subtypen der Störung gemeinsam haben, das heißt, was der gemeinsame Hintergrund ist und welche kognitiven und phänomenologischen Merkmale sie teilen. Einige der Hauptmerkmale, Mechanismen und Verzerrungen, die die verschiedenen Formen der Zwangsstörung zu haben scheinen, sind:

- extreme Schwierigkeiten, bestimmte harmlose Triggerreize (Gedanken, Gefühle, körperliche Empfindungen oder Sinneswahrnehmungen usw.) und die dadurch ausgelösten emotionalen Zustände (Angst, Ekel, Scham, Schuldgefühle usw.) *zu akzeptieren*;
- extreme Schwierigkeiten, eine (kognitive, emotionale oder verhaltensbezogene) *Reaktion zu verhindern* oder *zu verzögern*, wenn bestimmte Triggerreize aktiviert oder wahrgenommen werden;
- dysfunktionale *Hyperaktivierung des Bedrohungs-/Selbstschutzsystems* des Gehirns bei Abwesenheit einer realen Gefahr;
- ein allgemeines oder spezifisches *Gefühl des Misstrauens* gegenüber den persönlichen inneren Erfahrungen (z.B. Erinnerung, Sinneswahrnehmung, Aufmerksamkeit, Absichten).

Hin zu einem achtsamkeitsbasierten Behandlungsansatz von Zwangsstörungen

Die zuvor beschriebenen Hindernisse bei der Behandlung und die Grenzen der wirksamsten Therapien (KVT und Pharmakotherapie) haben uns Kliniker zu der Frage veranlasst, wie wir die etablierten Behandlungsmethoden verbessern, stärken und mit Interventionen verbinden können, die helfen, diese Probleme zu überwinden. Wir müssen die Therapieadhärenz verbessern (insbesondere indem wir angstauslösende Interventionen irgendwie akzeptabler gestalten) und die Wirksamkeit therapeutischer Interventionen auf jene 50 Prozent der Betroffenen ausweiten, bei denen die verfügbaren Behandlungsprotokolle derzeit nicht wesentlich greifen. Etablierte Therapiemodelle und bestehende Studien zu Behandlungsergebnissen lassen im Allgemeinen mehrere der in den vorherigen Abschnitten diskutierten kognitiven Prozesse und Verzerrungen außen vor. Daher kann eine umfassendere Behandlung, die auf diese Mechanismen abzielt, transversal in die verschiedenen Facetten der Zwangsstörung eingreifen und vielversprechendere Ergebnisse und Effekte liefern.

Es wird hier argumentiert, dass eine »globale« oder umfassendere Herangehensweise an das Problem der Zwangsstörung transversalere Merkmale, die allen Personen mit Zwangsstörung gemeinsam sind, sowie Komorbiditätsproblematiken bis zu einem gewissen Grad beeinflussen kann. Ein solcher Ansatz würde sich mit mehr als nur den primären Symptomen der Störung befassen und die »ganze« Person und ihre globale kognitive Funktionsweise behandeln. Dieser Ansatz könnte von größerem Nutzen sein, da Zwangsstörungen derart viele Bereiche und Funktionen des Lebens und der Erfahrung eines Patienten betreffen – und weil Zwangssymptome höchstwahrscheinlich nur die offensichtlichste Manifestation einer allgemeineren Funktionsstörung sind (Didonna 2009c). Alle in diesem Kapitel dargestellten und diskutierten Probleme und Theorien tragen direkt oder indirekt dazu bei, einen achtsamkeitsbasierten Ansatz bei Zwangsstörungen zu begründen und seine Anwendung und möglichen Vorteile bei der Behandlung von Zwangsstörungen zu rechtfertigen. Wie wir im nächsten Kapitel sehen werden, gibt es wichtige Belege dafür, wie und warum Achtsamkeit und Selbstmitgefühl effektiv als Intervention eingesetzt werden können, um verschiedene kognitive Verzerrungen und Dysfunktionen sowie neurobiologische Defizite, die bei Zwangsstörungen festgestellt wurden, auszugleichen, selbst zu regulieren und zu modifizieren – und so den Patienten dabei zu helfen, gesündere und anpassungsfähigere mentale, emotionale und verhaltensbezogene Gewohnheiten zu entwickeln.

2 Eine achtsamkeitsbasierte Herangehensweise an Zwangsstörungen

> Zwischen Reiz und Reaktion liegt ein Raum. In diesem Raum liegt unsere Macht zur Wahl unserer Reaktion. In unserer Reaktion liegt unsere Entwicklung und unsere Freiheit.
>
> *Viktor E. Frankl*

In den letzten zwei Jahrzehnten hat die empirische Forschung zunehmend Belege dafür geliefert, dass achtsamkeitsbasierte Ansätze bei verschiedenen psychischen Störungen klinisch wirksam und nachhaltig sein können (Baer 2003; Hofmann et al. 2010; Didonna 2009a). Immer mehr Studien unterstützen den Einsatz achtsamkeitsbasierter Interventionen bei Zwangsstörungen und haben gezeigt, dass sie bei der Behandlung dieser Störung von Vorteil sind und gut angenommen werden (Didonna et al. 2019b; Hanstede et al. 2008; Hertenstein et al. 2012; Hale et al. 2013).

Im ersten Kapitel wurden die pathologischen Mechanismen und kognitiven Verzerrungen bei Zwangsstörungen beschrieben. Dieses Kapitel beschreibt, wie und warum die durch die Praxis der Achtsamkeitsmeditation geförderten psychologischen Prozesse und Geisteszustände die meisten Merkmale von Zwangsstörungen effektiv beeinflussen können. Es wird auch erörtert, inwiefern achtsamkeitsbasierte Interventionen von Menschen mit Zwangsstörungen gut angenommen werden können und wirksam zur Linderung der Symptome der Störung beizutragen vermögen. Um die klinische Relevanz des Achtsamkeitstrainings für Menschen mit Zwangsstörungen besser zu verstehen, ist es nützlich, einige konzeptionelle und phänomenologische Fragen im Zusammenhang mit Achtsamkeit zu erörtern.

Was ist Achtsamkeit?

Einer der Hauptfaktoren, der psychisches Leiden (z. B. Zwangsgedanken, Depressionen, Angstzustände) verursacht und aufrechterhält, ist die einzigartige Beziehung, die Menschen zu ihren eigenen inneren Erfahrungen aufgebaut haben. Diese Beziehung ist oft durch die Tendenz gekennzeichnet, sich von Gedanken überwältigen und beherrschen zu lassen, die tief im Inneren des Geistes entstehen und sich langsam ausbreiten, bis sie nicht mehr kontrolliert werden können. Diese unkontrollierbaren Gedanken bestimmen dann das Leben dieser Menschen.

Da Menschen hochentwickelte metakognitive Fähigkeiten haben, können sie allein auf Basis ihrer Gedanken, Urteile, Bewertungen, Hypothesen, Vorhersagen und Erinnerungen (was wir als »konzeptuellen Modus« bezeichnen) planen, Entscheidungen treffen oder Emotionen empfinden. Eine Folge davon ist, dass Menschen einen Großteil ihres Lebens damit verbringen, auf diese Wahrnehmungen zu reagieren (und nicht auf die Realität), als wären es reale Ereignisse (Gilbert & Tirch 2009). Dieser Prozess, mentale Repräsentationen so zu behandeln, als wären sie reale Ereignisse, wird als *kognitive Fusion* (Verschmelzung) bezeichnet (Hayes et al. 2012b).

Achtsamkeit ist ein mentaler Prozess, der als ein fließender Zustand reiner Gegenwartsbewusstheit definiert wurde, frei von Urteilen und Metaevaluierungen. Sie wird auch als die beobachtende Kraft des Geistes beschrieben, die es uns ermöglicht, die wahre Natur unserer Gedanken zu verstehen und die Realität unparteiisch so zu sehen, wie sie ist (Gunaratana 2011; Goldstein 2014). Durch Achtsamkeit wird uns bewusst, dass wir uns kontinuierlich durch einen beständigen Fluss mentaler Ereignisse bewegen, die, ob wir es wollen oder nicht, eines nach dem anderen in schneller Abfolge auf uns einströmen (Didonna 2009b). Dies gleicht der Natur des menschlichen Geistes, der von Natur aus vergänglich und fluktuierend ist. Wenn diese Gedanken uns Unbehagen und Leid bereiten, besteht die Lösung daher nicht darin, sie zu beseitigen oder zu verändern, sondern uns von ihnen zu distanzieren, sie zu entkoppeln. Je weniger sich unser Geist mit dem Inhalt unserer Gedanken identifiziert, desto besser können wir uns konzentrieren und die Realität so sehen, wie sie wirklich ist. Durch Achtsamkeit lernen wir, die Natur unserer Gedanken unabhängig von ihrem Inhalt zu verstehen; und erkennen, dass es sich dabei lediglich um harmlose, leere und vergängliche Phänomene handelt, kleine Energiewirbel im Geist. Diese Erkenntnis der im Wesentlichen bloßen Natur der Gedanken öffnet in unserem Leben eine Tür zu enormer Freiheit, weil wir uns nicht mehr mit unseren Gedanken identifizieren oder von ihnen gefangen sind (Goldstein 2014). Wie an späterer Stelle, in Kapitel 10, beschrieben, lassen sich Gedanken aus funktionaler Sicht als *nützlich* oder *nicht nützlich* betrachten. Wir können einen Gedanken als nützlich definieren, wenn er uns dabei hilft, unsere gesunden Absichten zu erreichen, unsere natürlichen Bedürfnisse zu befriedigen oder ein Gefühl des Wohlbefindens zu schaffen; wenn er mit unseren Werten, Absichten und der Realität übereinstimmt; oder wenn er jene Emotionen hervorruft, die wir fühlen möchten. Gedanken, die diese Kriterien nicht erfüllen, sind weder schrecklich, furchtbar, schlecht, beängstigend noch hässlich; sie sind schlicht nicht nützlich im Hinblick auf unsere wirklichen Ziele und Bedürfnisse. Durch die Achtsamkeitspraxis erkennen wir sie einfach, wenn sie aufkommen, heißen sie willkommen und nutzen sie, sofern sie hilfreich sind, bewusst für unsere Ziele und Bedürfnisse. Wenn sie unnütz sind, lassen wir sie einfach zu, halten Abstand zu ihnen – indem wir sie als unbeständige, harmlose Ereignisse identifizieren und anerkennen – und lassen sie dann los.

Aus buddhistischer Sicht betrachten wir die Realität oft durch Filter. Diese können positiv und gesund sein (und uns zu einem Gefühl der Ruhe, Ausgeglichenheit und des Wohlbefindens führen) oder negativ und ungesund (z. B. der Filter des Verlangens / der Gier, des Zorns / des Hasses / der Abneigung oder der Täuschung/Unwissenheit, die uns zu verschiedenen Formen des Leidens führen; siehe Ekman et al. 2005). Der achtsame Modus ist ein subtiler mentaler Prozess, der nicht nur eine metakognitive Haltung darstellt. Wenn wir uns im Beobachtungsmodus des Geistes befinden, können wir die Filter erkennen, die wir beim Beobachten verwenden; oder den spezifischen mentalen Zustand oder Faktor, der in diesem Moment aktiv ist. Somit wird unsere Beobachtung durch den gegenwärtigen konkreten Geisteszustand konditioniert und verändert. Achtsamkeit verhilft uns zu Erkenntnis, wenn wir unseren Blick darauf richten, welcher bestimmte Geisteszustand im jeweiligen Moment aktiv ist.

Gunaratana (2011: 133–135) beschreibt diverse Hauptmerkmale eines Achtsamkeitszustands, die mit den Ausführungen in diesem Kapitel übereinstimmen:

> »*Im achtsamen Modus* gibt es keine Vorurteile [...] Achtsamkeit ist unbegriffliches Bewusstsein [...] Sie ist kein Denken. Sie lässt sich nicht auf Gedanken oder Konzepte [...,] Meinungen oder Erinnerungen ein beziehungsweise bleibt an ihnen hängen. Sie schaut einfach nur. Sie ist vielmehr das direkte und unmittelbare Erleben dessen, was geschieht, ohne das Medium des Denkens. Sie kommt im Wahrnehmungsprozess vor dem Denken [...] Achtsamkeit ist eine nicht egoistische Wachsamkeit, die ohne Bezugnahme auf das Selbst stattfindet. Achtsamkeit ist die Beobachtung der grundlegenden Natur jedes vorübergehenden Phänomens. Beobachten, wie sich die Dinge verändern. Sehen, wie wir uns dadurch fühlen, wie wir darauf reagieren und wie es sich auf andere auswirkt. Bei der Achtsamkeit ist man ein unvoreingenommener Beobachter.«

Achtsamkeit ist ein Zustand, der durch regelmäßige Meditationspraxis kultiviert und entwickelt werden kann. Normalerweise wird bei achtsamkeitsbasierten Interventionen eine Meditationspraxis namens *Vipassana* oder Insight-Meditation angewendet, die vor etwa 2500 Jahren von Buddha eingeführt wurde und aus einer Reihe von mentalen Übungen besteht, die speziell darauf abzielen, einen Zustand anhaltender Achtsamkeit zu erfahren (Gunaratana 2011). Das Wort *Vipassana* bedeutet so viel wie »mit Klarheit und Präzision in etwas hineinschauen, jede Komponente als eigenständig und getrennt betrachten und den ganzen Weg durchdringen, um die grundlegendste Realität dieser Sache wahrzunehmen« (Gunaratana 2011: 27). Es geht darum, eine besondere Sichtweise auf das Leben zu etablieren, die Realität so zu sehen, wie sie ist.

Achtsamkeit und Zwangsstörung: Klinische und phänomenologische Aspekte

In Anbetracht der vorangegangenen Definitionen von Achtsamkeit sollte klar sein, dass dieser besondere Geisteszustand weit von der reaktiven Art und Weise entfernt ist, in der von Zwangsstörungen betroffene Menschen mit sich selbst umgehen und ihre äußeren und inneren Erfahrungen interpretieren. Er ist sogar das Gegenteil davon. Tatsächlich ist Achtsamkeit ein psychologischer Prozess, der als Antithese zu den meisten zwanghaften Mechanismen, Vorurteilen und Symptomen verstanden werden kann. In diesem Sinne versteht sich eine Zwangsstörung aus einer achtsamkeitsbasierten Perspektive als ein Defizit an Achtsamkeitsfähigkeiten, als ein *Zustand schwerer Gedankenlosigkeit* (Didonna 2009c). Viele der in Kapitel 1 besprochenen kognitiven Verzerrungen und Mechanismen bei Zwangsstörungen können als Achtsamkeitsdefizite angesehen werden (z. B. Aufmerksamkeitsverzerrungen, Gedanken-Handlungs-Fusion, Nichtakzeptanz, Abwertung der eigenen Wahrnehmung, Interpretationsverzerrung in Bezug auf persönliche Erfahrungen und Selbstmisstrauen).

Obwohl zahlreiche Forschungsergebnisse die positiven Auswirkungen achtsamkeitsbasierter Interventionen auf die gesundheitlichen Ergebnisse und den Grad der Achtsamkeit von Personen mit psychischen Problemen belegen, haben nur wenige Studien untersucht, ob in einer diagnostischen Gruppe im Vergleich zu Kontrollgruppen Defizite bei den Achtsamkeitsfähigkeiten vorliegen (Crowe & McKay 2016). Dieser Faktor ist relevant für ein besseres Verständnis der Mechanismen der Veränderung, die achtsamkeitsbasierten Interventionen zugrunde liegen. Es wird davon ausgegangen, dass eine Verbesserung der Achtsamkeitsfähigkeiten mit einer Verbesserung der klinischen Symptome einhergeht. In einer kürzlich durchgeführten explorativen Studie (Didonna et al. 2019a) untersuchten wir die Unterschiede in Bezug auf die allgemeinen und spezifischen Facetten der Achtsamkeit bei 153 Patienten mit einer Diagnose von Zwangsstörung ($n = 55$), schwerer Depression ($n = 50$) oder Borderline-Persönlichkeitsstörung ($n = 48$) und einer Gruppe gesunder Kontrollpersonen ($n = 49$). Wir wollten herausfinden, ob Defizite in Bezug auf spezifische Achtsamkeitsfähigkeiten mit höheren Werten bei psychologischen Symptomen in verschiedenen diagnostischen Kategorien verbunden sind. Zu diesem Zweck verwendeten wir den Five Facet Mindfulness Questionnaire (FFMQ; siehe Baer et al. 2006; Didonna & Bosio 2012), der eine eigenschaftsähnliche allgemeine Tendenz zur Achtsamkeit im täglichen Leben misst. Diese Tendenz wird durch fünf Faktoren definiert: *Beobachten, Beschreiben, bewusstes Handeln, Nichtbeurteilen der inneren Erfahrung* und *Nichtreagieren auf die innere Erfahrung*. Die drei diagnostischen Gruppen erzielten im Vergleich zur Kontrollgruppe insgesamt und in spezifischen Dimensionen signifikant niedrigere Werte, mit Ausnahme des Beobachtungsfaktors.

Unabhängig von der spezifischen Diagnose standen die höheren Gesamtwerte des FFMQ in signifikantem umgekehrtem Zusammenhang zu allen psychologischen Messgrößen ($p < 0{,}001$). Mit anderen Worten zeigten die Ergebnisse, dass alle diagnostischen Gruppen Defizite in den Achtsamkeitsfähigkeiten aufwiesen. Wir fanden auch krankheitsspezifische Zusammenhänge zwischen einigen Achtsamkeitsaspekten und spezifischen psychologischen Variablen. Vorläufige Daten zeigen, dass Patienten mit Zwangsstörungen bei drei der fünf Faktoren sowie in der Gesamtpunktzahl signifikant schlechter abschnitten ($p < 0{,}001$) als die nicht klinische Kontrollgruppe: *bewusstes Handeln, Nichtreagieren auf innere Erfahrungen* und *Nichtbeurteilen innerer Erfahrungen. Achtsames Handeln* bedeutet, sich auf die Aktivitäten des Augenblicks zu konzentrieren, und ist das Gegenteil des Autopilotmodus, in dem wir oft funktionieren, wobei wir uns mechanisch verhalten, ohne uns dessen bewusst zu sein, was wir tun (z. B. Rituale und Neutralisierungen bei Zwangsstörungen). *Nichtreagieren* auf innere Erfahrungen bezieht sich auf die Fähigkeit, Gedanken und Gefühle kommen und gehen zu lassen, ohne sich von ihnen mitreißen zu lassen oder sich in ihnen zu verfangen (z. B. durch Grübeln und Sicherheitsverhalten im Falle von Zwangsstörungen). Das *Nichtbeurteilen innerer Erfahrungen* meint eine nicht wertende Haltung gegenüber persönlichen Erfahrungen (z. B. kognitive Verzerrungen und Glaubenssätze bei Zwangsstörungen). Darüber hinaus wurde eine signifikante negative Korrelation zwischen den Werten der Yale-Brown Obsessive Compulsive Scale (Y-BOCS) und den Werten der Subskala »Nichtbewerten« festgestellt. Das heißt: Mit zunehmender Häufigkeit von Zwangssymptomen steigt auch die Tendenz, die innere Erfahrung zu bewerten. Diese Studie zeigte, dass die Fähigkeiten der Achtsamkeit einen signifikanten Einfluss auf die psychopathologischen Merkmale von Zwangsstörungen haben – diese Erkenntnis könnte wichtige klinische Auswirkungen haben.

Die Ergebnisse stehen im Einklang mit Baer et al. (2004, 2006) und bestätigen, dass höhere Werte bei diesen Achtsamkeitsfaktoren mit geringeren psychopathologischen Symptomen in Verbindung gebracht werden können. Eine mögliche Erklärung wäre, dass diese Fähigkeiten den Patienten helfen, ihre Aufmerksamkeit von ihren Gedanken abzulenken und nicht hilfreiche metakognitive Prozesse zu unterbrechen oder zu verhindern, etwa dysfunktionale Überzeugungen oder Annahmen, harte Selbsturteile und übertriebene Selbstkritik sowie kognitives Grübeln im Allgemeinen (Didonna 2009c; Didonna et al. 2019a, 2019b; McEvoy et al. 2013). Andere Autoren (Peters et al. 2015) berichten, dass sich die Bewusstseinsfaktoren des FFMQ beispielsweise dahingehend interpretiert lassen, dass man sich der auftretenden grüblerischen Gedanken bewusst ist, was wiederum die Anwendung anpassungsfähigerer kognitiver Strategien fördern kann. Darüber hinaus vermögen die nicht wertenden und nicht reaktiven Faktoren des FFMQ zu weniger kritischen Gedanken über sich selbst und andere und zu weniger kontraproduktivem Sicherheitsverhalten zu führen.

In einer weiteren aktuellen Studie (Crowe & McKay 2016) untersuchten die Autoren, ob es signifikante Unterschiede in den Ebenen der inhärenten Achtsamkeit bei Personen mit Zwangsstörungssymptomen, Personen mit verwandten Symptomen (Depressionen und Angstzustände) und gesunden Kontrollpersonen gibt. Die Veranlagung wurde mithilfe des FFMQ (Baer et al. 2006) bestimmt. Die Ergebnisse zeigten, dass die Teilnehmer der Gruppe mit Zwangsstörungen bei drei Achtsamkeitsfaktoren – Beschreiben, bewusstes Handeln und Nichtbewerten – signifikant niedrigere Achtsamkeitsniveaus aufwiesen als die Teilnehmer der Angst- und der Kontrollgruppe. Die

Autoren argumentieren dahingehend, dass psychologische Schlüsselmerkmale von Zwangsstörungen, wie übersteigertes Verantwortungsbewusstsein, Schuldgefühle, Ekel und Perfektionismus, diesen achtsamen Eigenschaften direkt entgegenzuwirken scheinen. Unter Bezugnahme auf andere Autoren weisen sie auch darauf hin, dass Nichtbewerten jener Achtsamkeitsfaktor ist, der bei geringer Ausprägung oder Mangel am ehesten auf eine Psychopathologie hindeutet (Cash & Whittingham 2010); und dass er die relevanteste Komponente der Achtsamkeit ist, die es bei Patienten mit Zwangsstörungen anzugehen gilt (Watson & Purdon 2008).

Diese Daten zeigen, dass Zwangsstörungen mit Defiziten bei den Achtsamkeitsfähigkeiten in Verbindung gebracht werden können, die eindeutig mit einigen klinischen Merkmalen der Störung einhergehen. Darüber hinaus deuten sie darauf hin, dass achtsamkeitsbasierte Interventionen in klinischen Settings bei Zwangsstörungen wirksam sein könnten, wenn die unterschiedlichen Profile von Achtsamkeitsfähigkeiten und deren Einfluss auf krankheitsspezifische maladaptive kognitive Strategien oder Symptomatik berücksichtigt werden.

Grundlagen für den Einsatz von Achtsamkeitstraining bei Zwangsstörungen

Wie in Kapitel 1 erläutert, ist die Kognitive Verhaltenstherapie (KVT) trotz nachgewiesener Einschränkungen nach wie vor die am häufigsten angewandte Behandlungsmethode bei Zwangsstörungen. Daher erscheint es auf der Grundlage der gerade vorgestellten Daten zum Zusammenhang zwischen Achtsamkeit (oder Gedankenlosigkeit) und Zwangsstörungen logisch, nach Möglichkeiten zu suchen, wie sich KVT und Achtsamkeitstraining gegenseitig ergänzen können. Ziel dessen ist, besser mit der Heterogenität der Störung und den Hindernissen und Herausforderungen, die bei ihrer Behandlung auftreten, umgehen zu können und die Wirksamkeit und Akzeptanz etablierter Behandlungsprotokolle zu steigern. Die Verknüpfung von etablierten Behandlungsmethoden mit achtsamkeitsbasierten Interventionen verspricht einen umfassenderen Ansatz zur Behandlung von Zwangsstörungen. Ein solcher nimmt nicht nur die offensichtlichen, heterogenen Symptome der Störung in den Blick, sondern auch die Person als Ganzes.

Eine achtsamkeitsbasierter Ansatz zur Behandlung von Zwangsstörungen zielt darauf ab, die Art und Weise, wie Menschen mit ihren eigenen Erfahrungen umgehen, grundlegend zu verändern. Im Rahmen eines kognitiv-behavioralen Ansatzes gibt es einige Hypothesen und Interventionen, die mit der achtsamkeitsbasierten Perspektive übereinstimmen. Salkovskis (1996) wies beispielsweise darauf hin, dass das Ziel der KVT nicht darin besteht, Menschen davon zu überzeugen, dass die Art und Weise, wie sie Situationen interpretieren, notwendigerweise falsch, irrational oder übermäßig negativ ist. Vielmehr soll sie ihnen helfen, zu erkennen, wo sie in ihrer Denkweise gefangen sind; und ihnen ermöglichen, neue Sichtweisen auf ihre Situation zu entdecken. Er entwickelte zudem eine kognitive Verhaltenstechnik für Personen mit reinen Zwangsgedanken (also ohne offenkundige Rituale), die sogenannte *»Tape-Loop«-Technik* (Salkovskis 1983). Die Patienten hörten wiederholt ihre Zwangsgedanken, die zuvor mit einem Tonbandgerät aufgenommen worden waren, und blieben so mit ihnen in Kontakt. Ziel war es, diese zu beobachten, ohne auf sie mit offenen oder verdeckten Ritualen zu reagieren, sie als das zu sehen, was sie sind (d. h. nur Gedanken), und jegliche Bewertung, Interpretation oder Neutralisierung zu unterlassen. Diese Technik ist eine wirkungsvolle Achtsamkeitsübung, bei der Patienten lernen, eine dezentrierte Perspektive einzunehmen, die es ihnen ermöglicht, Gedanken als reine Gedanken zu betrachten.

Andere Autoren haben hervorgehoben, dass die meisten Formen der Psychopathologie durch *Erfahrungsvermeidung* gekennzeichnet sind, also eine Intoleranz gegenüber bestimmten inneren Erfahrungen und Vermeidungsmethoden, die darauf abzielen, sich von diesen Erfahrungen zu distanzieren. Die Reduzierung der Erlebnisvermeidung ist daher eine der wirksamsten Formen der Psychotherapie (Hayes et al. 1996). Dieser Ansatz hilft den Patienten, sich jenen Aspekten ihrer inneren Zustände auszusetzen, vor denen sie Angst haben, und ist damit in zweierlei Hinsicht effektiv: sowohl in Bezug auf ihr Verhalten als auch indem sie ermutigt werden, mit den schmerzhaften oder beängstigenden Gedanken und Gefühlen, die während der Behandlung auftauchen, in Kontakt zu bleiben (Hayes et al. 1996). Erlebnisvermeidung wird hier verstanden als »Phänomen, das auftritt, wenn eine Person nicht bereit ist, mit bestimmten persönlichen Erlebnissen (z. B. Gedanken, Emotionen, Körperempfindungen) in Kontakt zu bleiben, und Schritte unternimmt, um die Form oder Häufigkeit dieser Erlebnisse oder die Zusammenhänge, die sie verursachen, zu verändern« (Hayes et al. 1996: 4). Erfahrungsvermeidung äußert sich durch eine Reihe von Gegenstrategien, wie Sicherheitsverhalten, Rituale, Streben nach Rückversicherung, und ist eines der Hauptprobleme von Menschen mit Zwangsstörungen. Die Forschung hat gezeigt, dass der Versuch, Gedanken zu unterdrücken oder zu vermeiden – beides gängige Bewältigungsstrategien bei Zwangsstörungen –, die Häufigkeit, Eindringlichkeit und Belastung schmerzhafter Gedanken, Gefühle und Voraussagen oftmals erhöht (Hayes et al. 1996; Wegner et al. 1991; Gilbert & Tirch 2009). Durch Achtsamkeitstraining lernen Menschen mit Zwangsstörungen, (1) den »Kampf« mit ihren Gedanken und Gefühlen auszusetzen und (2) die ineffektiven Vermeidungsstrategien, mit denen sie sich gegen die Inhalte ihrer Erfahrungen gewehrt haben, nicht mehr anzuwenden (Didonna 2009c).

Achtsamkeitsbasierte Methoden bieten sich bei Zwangsstörungen insofern besonders an, als aufwühlende Kognitionen in diesem Fall im Allgemeinen einhergehen mit: *Einsicht* (d. h. der Erkenntnis, dass die eigenen Symptome exzessiv und unangemessen sind) und *Ego-Dystonie* (d. h. der Inkonsistenz zwischen dem Inhalt des Zwangsgedankens und dem Selbstverständnis einer Person, wie es sich in ihren Grundwerten, Idealen und moralischen Attributen widerspiegelt; Purdon 2001; Purdon & Clark 1999). Die Symptome selbst können leicht zu natürlichen Beobachtungsobjekten des Patienten werden. Er lernt, sie mit größerer Klarheit und Bewusstsein zu betrachten (Achtsamkeit) und Methoden der *Dezentrierung* und *Disidentifikation* von inneren Zuständen zu entwickeln. Durch diese neu erlernten Methoden wechselt er von einem kognitiven Modus, in dem er sich als Opfer der Gedanken empfindet, zu einem Beobachtermodus, in dem er feststellen und beschreiben kann, was im Inneren geschieht, anstatt in seinen Mustern gefangen zu sein (Gilbert & Tirch 2009).

Indem das Achtsamkeitstraining die Beziehung von Menschen mit Zwangsstörungen zu ihrem inneren Erleben verändert, hilft es ihnen, die spezifischen Achtsamkeitsdefizite zu überwinden, die bisher unweigerlich zur zwanghaften Phänomenologie geführt haben. Achtsamkeitsmeditation verändert nicht die Gedanken einer Person, sondern vielmehr die Art und Weise, wie sie sich hierzu verhält: Durch eine akzeptierende, dezentrierte und unmittelbare Sichtweise nimmt die zwanghafte Kraft einiger kognitiv-affektiver Geistesinhalte sukzessive ab, bis sie schließlich vollständig schwindet (Didonna 2009a).

Nach Gilbert & Tirch (2009) kann die Dominanz der verbalen/sprachlichen und logisch-mathematischen Verarbeitung im Zuge der Interaktion eines Menschen mit seiner Umwelt in einer Abkopplung von der momentanen Erfahrung resultieren und interne Erfahrungen reifizieren (Hayes et al. 2001, 2012b). Bei Menschen mit Zwangsstörungen erfolgt diese Reifikation in einem extremen Ausmaß und führt zu jenen emotionalen und verhaltensbezogenen Mustern, die die Störung charakterisieren.

Jeffrey Schwartz ist einer der Pioniere in Bezug auf die Verknüpfung von Achtsamkeit und KVT bei Zwangsstörungen und den Nachweis klinischer und neurobiologischer Auswirkungen dieser Praxis (Schwartz & Beyette 1997; Schwartz 1999). Er betonte, dass der Verstand von Menschen mit Zwangsstörungen unter einem Dauerfeuer von »Fehlalarmen« stehe und Achtsamkeit den Wert verändern könne, den diese Menschen den Triggerreizen (Gedanken, Gefühlen und Empfindungen) beimessen. Sie lernen auf diese Weise, ihre emotionalen Reaktionen ebenso zu kontrollieren wie die Interpretationen und Bedeutungen, die sie diesen Reizen zuschreiben. Durch diese Bewusstseinsveränderung schaffen Menschen mit Zwangsstörungen die Voraussetzungen dafür, dass sie auf Gefühle und Empfindungen anders reagieren können. Die achtsame Methode des Beobachtens innerer Erfahrungen in Ruhe, Klarheit und ohne darauf zu reagieren kann Menschen mit Zwangsstörungen dabei unterstützen, metakognitive Fähigkeiten zu entwickeln, um ihre Reaktionen auf intrusive Gedanken und belastende Reize bewusst und adaptiv zu verändern (Schwartz 1999).

Die Achtsamkeitspraxis hilft Menschen mit Zwangsstörungen zudem, den Prozess der Disidentifikation zu etablieren – sie lernen, klar zu erkennen, dass die Krankheit sie nicht ausmacht und dass ihr Geist und ihr Bewusstsein der Pathologie nicht unterliegen. Sie beginnen zu verstehen, dass es eine beobachtende Facette des Geistes gibt, die unabhängig von jenen Bewusstseinsinhalten bleiben kann, die der Krankheitsprozess erzeugt. Menschen mit Zwangsstörungen können ihren Geist darauf trainieren, sich *nicht* mit diesen Erfahrungen zu identifizieren – sich selbst als getrennt von den beunruhigenden mentalen Inhalten zu betrachten (Schwartz 1999).

Der in der Literatur zum Thema verwendete Begriff *Achtsamkeitsmodus* bezieht sich auf die Art der Informationsverarbeitung und unterscheidet sich nicht grundlegend vom allgemeineren Begriff *Achtsamkeit*. Er meint das Gegenteil des Autopilotmodus und umfasst sowohl die Aufmerksamkeit für das, was im gegenwärtigen Moment tatsächlich geschieht, als auch dessen Akzeptanz. Es handelt sich um eine freiwillige, absichtliche, fließende Regulierung von Aufmerksamkeits- und Bewusstseinszuständen. Er ermöglicht der Person, in der Gegenwart zu *sein*, anstatt auf sie zu reagieren oder sie durch kognitive Filter zu verarbeiten (Brown et al. 2007; Crane 2017). Der Achtsamkeitsmodus ist mit den mentalen Zuständen und Prozessen der Zwangsstörung unvereinbar, da zwanghafte Personen in angstauslösenden Situationen im Allgemeinen nicht in der Lage sind, ihre Aufmerksamkeit auf das zu lenken, was sie im gegenwärtigen Moment erleben, ohne es zu beurteilen oder darauf zu reagieren. Deshalb kann Achtsamkeitstraining Menschen mit Zwangsstörungen helfen, neue Denk- und Verhaltensgewohnheiten sowie -muster zu entwickeln, die zwanghafte Geisteszustände und Symptome neutralisieren oder verhindern.

Darüber hinaus sind sich diverse Autoren einig, dass Achtsamkeit die Kontrolle des Verhaltens im Dienste adaptiver Ziele erleichtert (z. B. Lakey et al. 2007; Ryan 2005). Achtsamkeit zeichnet sich aus durch eine rezeptiv-beobachtende Verarbeitung von internen und externen Informationen. Diese Art der Verarbeitung erleichtert die gesunde Regulierung von Handlungen, indem sie Entscheidungen ermöglicht, die von Bedürfnissen, Werten und Gefühlen und deren Übereinstimmung mit situativen Optionen und Anforderungen geprägt sind. Mit anderen Worten: Das geschärfte Bewusstsein, das Menschen durch Achtsamkeitspraxis erlangen, ermöglicht es ihnen, flexibler und anpassungsfähiger auf Ereignisse zu reagieren und gleichzeitig automatische, gewohnheitsmäßige oder impulsive und/oder zwanghafte Reaktionen zu minimieren (Bishop et al. 2004; Ryan & Deci 2004).

In den folgenden Abschnitten werden die Zusammenhänge und Auswirkungen des Achtsamkeitstrainings auf einige typische phänomenologische Merkmale und kognitive Prozesse im Kontext der Zwangsstörung eingehender untersucht.

Achtsamkeit und Grübeln

> Um mit Gewissheit zu glauben, müssen wir mit Zweifeln beginnen.
> *Stanislaw Lesczynski*

Grübeln ist einer der wesentlichen kognitiven Prozesse bei zahlreichen psychischen Erkrankungen, einschließlich Zwangsstörungen. Gleichwenn Menschen glauben, dass das Grübeln über eine schwierige Erfahrung ihnen hilft, damit umzugehen, ist das Gegenteil der Fall: Sie entfernen sich von einer direkten Wahrnehmung des Kerns des Problems, da Grübeln immer auch mit einer Bewertung der Erfahrung einhergeht. Achtsamkeitstraining kann dieser Tendenz entgegenwirken, begünstigt es doch eine Haltung des Loslassens der eigenen Gedanken. Dieses Loslassen fördert das psychische und physische Wohlbefinden und hilft Menschen, nicht in schädlichen Teufelskreisen stecken zu bleiben. Grübeln kann insofern zerstörerisch sein, als grüblerische Gedanken sich ständig selbst nähren und reaktive Gedanken und Emotionen hervorrufen, die immer intensiver werden und sich zunehmend von der tatsächlichen Situation entfernen. Und so wird es mit der Zeit schwierig, die Realität von der eigenen Einschätzung zu unterscheiden. Deshalb ist es so wichtig, dass Patienten lernen, sich von ihren eigenen Gedanken zu distanzieren (Didonna 2009b).

Achtsamkeit kann offenbar direkt auf mehrere Aspekte des Grübelns einwirken, indem sie sich die repetitive Natur dieser Gedanken zunutze macht. Menschen, die grübeln, haben einen starken Hang zum Denken um des Denkens willen; sie sind abhängig von der unaufhörlichen mentalen Konversation, die in ihrem Kopf stattfindet. Diese Menschen fühlen sich oft nur dann »normal«, wenn sie denken. Und sie sind davon überzeugt, dass die Lösung all ihrer Probleme nur durch Nachdenken gefunden werden kann. Es ist, als hingen sie einer Art blinden Glauben an die vermeintlich magische Kraft des Denkens und Überdenkens an. Wenn sie lernen, sich von ihren eigenen Gedanken zu distanzieren, können sie sich von diesem starken, tief verwurzelten Glauben befreien. Die achtsamkeitsbasierte Meditation hilft, den Gedanken die Bedeutung zu nehmen, die wir ihnen zuschreiben. Wir können erkennen, dass unsere Gedanken substanzlos sind, dass ihre wahre Natur nicht unbedingt der Realität entspringt. Sobald wir dazu in der Lage sind, können wir das Hindernis der Anhaftung und die Gefahr, dass sie in die negativen Auswirkungen des Grübelns ausartet, überwinden.

Unser Bewusstsein entwickelt sich allmählich, wenn wir uns regelmäßig von unseren eigenen Gedanken lösen und bewusst absehen von jeglicher Beurteilung oder Bewertung dessen, was um uns herum und in uns geschieht. Wir lernen, die Dinge zu beobachten und zu akzeptieren, wie sie sind – ohne das Bedürfnis, sie zu verändern. Das Hauptziel achtsamkeitsbasierter Programme besteht letztlich darin, Menschen dabei zu helfen, ihre Beziehung zu jenen Gedanken, Gefühlen und körperlichen Empfindungen, die zur Aktivierung und Aufrechterhaltung ihrer Zwangsstörungssymptome beitragen, grundlegend zu verändern (Didonna 2009a).

Diverse Autoren (z. B. Segal et al. 2013) stimmen überein, dass Achtsamkeitspraktiken eine Hemmung der sekundären elaborativen Verarbeitung der inneren Erfahrung ermöglichen, die im Bewusstseinsstrom auftritt. Achtsamkeitstraining kann also zur Optimierung der kognitiven Hemmung beitragen, insbesondere auf der Ebene der Stimulusauswahl (Bishop et al. 2004). Anstatt sich in grüblerischen, elaborativen Gedankenströmen über ihre Erfahrungen und deren Ursprünge, Implikationen und Assoziationen zu verstricken, erleben Menschen durch Achtsamkeitspraxis die Ereignisse in ihrem Geist und Körper direkt und ohne Filter (Teasdale et al. 1995). Beim Achtsamkeitsmodus geht es nicht darum, Gedanken zu unterdrücken, sondern vielmehr darum, sie zu beobachten, wobei alle inneren und äußeren Erfahrungen als Objekte der Beobachtung und nicht als Ablenkungen betrachtet werden. Im Achtsamkeitsmodus richten wir, sobald die Gedanken, Empfindungen und Emotionen erkannt und beobachtet worden sind, unsere Aufmerksamkeit ohne weitere Vertiefung wieder auf unser Aufmerksamkeitszentrum (z. B. den Atem; Bishop et al. 2004).

Wie in Kapitel 1 beschrieben, besteht ein weiterer negativer Aspekt des Grübelns darin, dass es ein reaktiver metakognitiver Prozess ist, der einen negativen Affekt auslöst, wenn eine Person eine negative Diskrepanz zwischen dem aktuellen und dem gewünschten Zustand wahrnimmt (Borders et al. 2010). Reaktive Denkweisen tragen tendenziell zu einer Erhöhung des Stresslevels, einer Verstärkung des emotionalen Unwohlseins und/oder Aufrechterhaltung der Störung bei (d.h. reaktive Denkweisen dienen als Erhaltungsfaktoren; Segal et al. 2013). Achtsamkeitsbasierte Interventionen sind eine Art mentale Übungen, die darauf abzielen, diese kognitive Anfälligkeit zu verringern, indem die Patienten darin geschult werden, vom *Handlungsmodus*, bei dem das Ziel darin besteht, die Diskrepanz zwischen dem tatsächlichen und dem gewünschten Zustand zu verringern, in einen *Seinsmodus* überzugehen, der durch eine direkte, unmittelbare Erfahrung der Gegenwart gekennzeichnet ist, bei der man akzeptiert und zulässt, was ist (Segal et al. 2013). In einer achtsamen Geisteshaltung denken Menschen nicht über ihre inneren Zustände nach, sondern erleben ihre Gedanken, Gefühle und Empfindungen direkt.

Achtsamkeitspraxis kann dazu beitragen, grüblerische Prozesse zu verhindern, indem die Betroffenen lernen, ihre Aufmerksamkeit bewusst zu lenken, um eine Art alternativen Informationsverarbeitungs- oder Kognitionsmodus zu etablieren, der mit den Faktoren, die die Störung aufrechterhalten, unvereinbar ist. Im Zuge der Achtsamkeitspraxis werden die Patienten aufgefordert, sich auf ein bestimmtes Objekt der Aufmerksamkeit zu konzentrieren, bei dem es sich in der Regel um eine innere Erfahrung handelt, die immer verfügbar ist (z.B. die körperlichen Empfindungen beim Atmen), und sich deren willentlich bewusst zu bleiben (Teasdale 1999). Der Geist schweift von Natur aus zu Gedanken, Gefühlen, Geräuschen oder anderen körperlichen Empfindungen ab. Und wenn das der Fall ist, nehmen die Patienten den Gegenstand ihrer Aufmerksamkeit wahr und richten diese dann sanft, aber bestimmt wieder auf das Objekt, auf das sie sich ursprüngliche konzentriert haben. Dieser Fokus dient den Patienten als klarer und fester »Anker«, hierauf können sie ihre Aufmerksamkeit jedes Mal wieder richten, wenn ihre Gedanken abschweifen (Teasdale 1999). Die Wahl eines nicht kognitiven (in der Regel körperlichen) primären Aufmerksamkeitsfokus, im Gegensatz zu dem die Gedankenerfahrung einfach als ein weiteres Bewusstseinsereignis verbucht werden kann, hilft den Patienten, Gedanken zunehmend als vorübergehende und unbeständige Ereignisse im Geist und nicht als das primäre »Wesen« ihres Geistes oder Selbst zu betrachten (Teasdale 1999). Durch regelmäßiges Üben dieses Prozesses der Beobachtung und des anschließenden Loslassens der aufkommenden Gedankeninhalte, um zum ursprünglichen Aufmerksamkeitsfokus zurückzukehren, entwickeln die Patienten eine dezentrierte und lose Beziehung zu jeder Art von Wahrnehmung. Zahlreiche Studien (van der Velden et al. 2015; Hawley et al. 2014; Shapiro et al. 2008; Kocovski et al. 2009; Ramelet al. 2004), die auf nicht klinischen und klinischen Stichproben beruhen, zeigen, dass achtsamkeitsbasierte Interventionen zu einer Verringerung des Grübelns führen, was wiederum in einer Verringerung depressiver und ängstlicher Symptome resultiert.

Zusammenfassend lässt sich sagen, dass achtsamkeitsbasierte Meditation ein wirksames Mittel sein kann, um die Tendenz von Zwangsstörungspatienten zum Grübeln zu verhindern oder zu neutralisieren. Eine solche Praxis hilft ihnen zu lernen, mit ihren intrusiven Gedanken, Emotionen und Empfindungen in Kontakt zu bleiben, ohne in dysfunktionale und kontraproduktive Muster zu verfallen (siehe auch den Abschnitt »Ein Modell der Auswirkungen des Achtsamkeitstrainings auf Zwangsstörungen« weiter unten in diesem Kapitel).

Achtsamkeit und Überzeugungsfusionen

> Bewege dich, aber bewege dich nicht so, wie die Angst dich bewegt.
> *Rumi*

Wie in Kapitel 1 erläutert, sind die *Gedanken-Handlungs-Fusion* und die *Gedanken-Ereignis-Fusion* die typischsten Formen von Überzeugungsverschmelzungen, die bei Zwangsstörungen auftreten. Dabei handelt es sich wahrscheinlich nur um extreme Formen normaler kognitiver Phänomene beim Menschen, die den konzeptuellen Modus des Verstands und die daraus resultierenden Identifikationsprozesse betreffen. Identifikation ist ein zentraler Prozess bei der Entwicklung von Überzeugungsfusionen.

Der menschliche Verstand ist ständig und automatisch bestrebt, Phänomene zu begreifen, und er hat viele verschiedene clevere und komplexe Methoden entwickelt, um dies zu tun. Ließen wir unserem Verstand freien Lauf, so würde jede noch kleine innere Erfahrung einen Schub an konzeptionellem Denken auslösen. Wenn wir in solche Gedankengänge vertieft sind, ist uns oft nicht bewusst, was in der Welt um uns herum wirklich geschieht. Verspüren wir zum Beispiel ein starkes Gefühl in einem bestimmten Körperteil, konzeptualisiert der Verstand dieses Ereignis als Schmerz und wir denken schließlich als »der Schmerz« darüber nach. Gunaratana (2011: 126) erklärt diesen Prozess der Identifikation im Detail:

> »Schmerz ist ein Konzept. Es ist ein Etikett, etwas, das der Empfindung selbst hinzugefügt wird. Höchstwahrscheinlich werden Sie sich dabei ertappen, wie Sie denken: ›Ich habe Schmerzen in meinem Bein.‹ ›Ich‹ ist ein Konzept. Es ist etwas Zusätzliches, das der reinen Erfahrung hinzugefügt wird. Wenn Sie das ›Ich‹ in den Prozess einführen, schaffen Sie eine konzeptuelle Lücke zwischen der Realität und dem Bewusstsein, das diese Realität betrachtet. Gedanken wie ›Ich‹ oder ›mein‹ haben im direkten Gewahrsein keinen Platz. Wenn Sie ›Ich‹ ins Spiel bringen, identifizieren Sie sich mit dem Schmerz. Das verstärkt ihn nur noch mehr. Wenn Sie das ›Ich‹ aus dem Vorgang herauslassen, ist der Schmerz nicht schmerzhaft. Er ist nur ein reiner, strömender Energiefluss. Wenn wir Achtsamkeit entwickeln, setzen wir den Prozess der Konzeptualisierung vorübergehend aus und konzentrieren uns auf die reine Natur der geistigen Phänomene.«

In der buddhistischen Psychologie und in der Achtsamkeitspraxis wird der denkende Geist als vergleichbar betrachtet mit den fünf Sinnen, die visuelle, auditive und andere einströmende Reize registrieren (aber nicht verursachen). So wie Geräusche als akustische Reize registriert werden, werden negative Gedanken registriert und wahrgenommen als vorübergehende »Gedankenreize«, die im Geist auftauchen. Solange wir negative Gedanken nicht übermäßig personalisieren, bestimmen sie auch nicht die nachfolgenden Gefühle und Aktivitäten (z.B. Rituale, Neutralisierungen). Sie sind einfach eine Ausprägung der vielen Kognitionen im Rahmen des natürlichen und normalen Verhaltens des Geistes und definieren nicht an sich das Selbst (Marlatt & Kristeller 1999; Epstein 1996).

Durch die Achtsamkeitspraxis der *Selbstbeobachtung* von Gedanken und anderen mentalen Ereignissen lernen Menschen, sich weniger mit ihren persönlichen Erfahrungen zu identifizieren (»Gedanken ohne Denker«; siehe Epstein 1996), egal wie beunruhigend oder unterhaltsam sie auch sein mögen. Achtsame Meditation hilft den Menschen, einen Sinn für Gleichmut oder Gleichgewicht zu entwickeln und zu vermeiden, dass sie in ihren eigenen mentalen Prozessen aufgehen. Dieser Prozess wird als *mentale Disidentifikation* bezeichnet (Marlatt & Kristeller 1999). Goleman (1980: 146) sagt dazu: »Die erste Erkenntnis in der Meditation ist, dass sich die betrachteten Phänomene von dem sie betrachtenden Geist unterscheiden«. In dem Maße, in dem ein Mensch beginnt, sich von mentalen Zuständen zu distanzieren, beginnt er zu erkennen, dass die Gedanken und Gefühle, die er beobachtet, zufällig auftreten, kein organischer Teil von ihm selbst sind und sein Verhalten nicht diktieren müssen (Snelling 1991: 55).

Im Achtsamkeitsmodus trainieren wir den Geist, jeden mentalen Zustand vollständig zu erleben, genau so, wie er ist – ohne etwas hinzuzufügen oder etwas zu übersehen. Wir erleben innere Zustände in ihrer natürlichen und unverfälschten Form, und die Beziehung zu ihnen ist niemals eine der Vergangenheit oder der Zukunft, sondern immer des unmittelbaren Jetzt (Gunaratana 2011). So werden Gedanken, Emotionen und Empfindungen ohne ein mit ihnen verbundenes Konzept und als ein einfaches fließendes Muster flüchtiger und harmloser Energie erlebt.

Die Forschung hat gezeigt, dass Achtsamkeitstraining zu einer deutlichen Veränderung der Perspektive führt (Shapiro et al. 2006). In den letzten Jahren wurden mehrere Begriffe geprägt, um die metakognitiven Prozesse zu definieren, mit denen Patienten lernen, ihre inneren Zustände in einer nicht anhaftenden und nicht reagierenden Weise zu beobachten und zu bezeugen: *Dezentrierung* (Safran & Segal 1990), auch *Distanzierung* und *Deautomatisierung* genannt (Deikman 1982; Safran & Segal 1990); *Reperceiving* (Shapiro et al. 2006); *kognitive Defusion* (Hayes et al. 2012b); der Prozess der *mentalen Disidentifikation* (Marlatt & Kristeller 1999); und *Loslösung* (Bohart 1983).

Safran & Segal (1990: 117) definieren *Dezentrierung* als die Fähigkeit, »aus der eigenen unmittelbaren Erfahrung herauszutreten und dadurch das Wesen dieser Erfahrung zu verändern«. Dezentrierung kann auch als die Fähigkeit definiert werden, die eigenen Gedanken und Gefühle als unbeständige Ereignisse im Geist und nicht als Reflexionen des Selbst zu betrachten, die notwendigerweise wahr sind (Fresco et al. 2007). Wenn wir Dezentrierung praktizieren, nehmen wir eine auf die Gegenwart fokussierte, nicht wertende Haltung gegenüber unseren Gedanken und Gefühlen ein und akzeptieren sie so, wie sie sind. Auf diese Weise sind wir in der Lage, uns unserer Erfahrungen bewusst zu sein, ohne uns mit ihnen zu identifizieren oder von ihnen mitgerissen zu werden (Fresco et al. 2007). Segal et al. (2013) weisen darauf hin, dass achtsamkeitsbasierte Interventionen wie MBCT zu klinischen Veränderungen führen können, und zwar nicht so sehr durch die Veränderung von Gedankeninhalten, sondern durch Dezentrierung. Deikman (1982: 137) wiederum beschreibt *Deautomatisierung* als »ein Rückgängigmachen der automatischen Prozesse, die Wahrnehmung und Kognition kontrollieren«.

Reperceiving (Shapiro et al. 2006) wird als ein Metamechanismus begriffen, mit dem Menschen in der Lage sind, sich von den Inhalten ihrer Gedanken, Emotionen und Körperempfindungen zu distanzieren, indem sie diese aus einer Metaperspektive betrachten. Das Individuum begreift, dass es einfach mit seinen Gedanken koexistieren kann, anstatt von ihnen definiert zu werden, und es erkennt: »Dieser Schmerz bin nicht ich«, »Diese Depression bin nicht ich«, »Diese Gedanken bin nicht ich« (Shapiro et al. 2006). Ein weiterer verwandter kognitiver Prozess, bei dem der Schwerpunkt darauf liegt, die *Beziehung* zu den eigenen Gedanken anstatt deren *Inhalt* zu verändern, ist das Konzept der *kognitiven Defusion* (Hayes et al. 2012b). Die Forscher, die diesen Begriff geprägt haben, haben festgestellt, dass die Fähigkeit, der eigenen Erfahrungen Aufmerksamkeit zu schenken und sie aus der Distanz zu beobachten, oftmals mit einer Veränderung des Selbstgefühls einhergeht. Durch diesen Perspektivwechsel beginnt sich die eigene Identität vom »Selbst als Inhalt« (das, was als Objekt im Bewusstsein beobachtet werden kann) zum »Selbst als Kontext« (das, was das Bewusstsein selbst beobachtet) zu verschieben (Hayes et al. 2012b). Individuen können ein Gefühl für das Selbst als ein sich ständig veränderndes System von Konstrukten, Konzepten, Empfindungen, Bildern und Überzeugungen entwickeln, das unbeständig und vergänglich ist, also keine stabile Einheit darstellt. Ein ähnliches Konzept ist jenes der *Disidentifikation*, bei dem das Individuum erkennt, dass die betrachteten Phänomene (Gedanken, Emotionen und Empfindungen) vom Geist, der sie betrachtet, verschieden sind (Marlatt & Kristeller 1999; Goleman 1988). Durch diesen kognitiven Prozess können Menschen erkennen, dass sie nicht ihre inneren Zustände sind, diese kein organischer Teil von ihnen sind. Gedanken entstehen zufällig; sie sind nicht die Realität, und wir sind nicht verpflichtet, das zu tun, was sie uns sagen. Ein letztes verwandtes Konzept ist der Prozess der *Loslösung* (Bohart 1983), der »die miteinander verbundenen Prozesse des Gewinnens von Distanz, des Einnehmens einer phänomenologischen Haltung und der Erweiterung des Aufmerksamkeitsraums umfasst« (Martin 1997).

Die hier besprochenen metakognitiven Prozesse können alle durch die Praxis der Achtsamkeit entwickelt werden und haben sich als klinisch relevant für die Behandlung der Zwangspathologie erwiesen. Das Problem bei Zwangsstörungen besteht darin, dass die Betroffenen dazu neigen, ihre Gedanken *zu reifizieren* und sie für eine wahre und dauerhafte Repräsentation der Realität oder des *Selbst* zu halten (insbesondere Patienten mit geringerer Einsicht). Sie überhöhen dann die Bedeutung dieser »wahrheitsgemäßen« Gedanken (OCCWG 1997). Wenn Menschen mit Zwangsstörung erkennen, dass alle mentalen Zustände unbeständig sind, lernen sie, ihre eigenen Erfahrungen mit einem Gefühl der *Ungebundenheit* zu betrachten. Durch diesen Prozess fällt es ihnen leichter, eine größere Toleranz für unangenehme innere Zustände zu entwickeln und sich von den automatischen Verhaltensmustern (Neutralisierungen, Zwänge, Streben nach Rückversicherung) zu lösen, die das Zwangssyndrom aufrechterhalten. Es ist daher davon auszugehen, dass diese Mechanismen bei Menschen mit Zwangsstörungen zu einer Verbesserung führen, indem sie den Grad der Einsicht und der Ego-Dystonie erhöhen. Dies könnte wiederum ihre Tendenz verringern, (1) kognitive, emotionale und sensorische Erfahrungen zu bewerten und darauf zu reagieren und (2) die Gedanken-Handlungs-Fusion zu aktivieren.

Nach Brown et al. (2007) fördern mehrere Merkmale der achtsamen Verarbeitung – einschließlich der bisher in diesem Kapitel beschriebenen – die Erkenntnis, dass alle bewusst wahrgenommenen Phänomene substanzloser Natur sind. Gedanken sind entsprechend »nur Gedanken« und Gefühle »nur Gefühle« anstatt wahrheitsgetreuer Spiegelungen der Realität (Hayes 2004; Kabat-Zinn 1990; Linehan 1993). Die metakognitive Einsicht, die sich aus dieser dezentrierten Sichtweise ergibt, kann viele psychologische und verhaltensbezogene Konsequenzen haben, die Menschen mit Zwangsstörungen dabei zu helfen vermögen, ihr Verhältnis zu ihrer Störung zu ändern. Zum Beispiel kann eine bessere metakognitive Einsicht die Aktivierung automatischer, gewohnheitsmäßiger Denkmuster, einschließlich Grübeln und Zwangsgedanken, und die starren psychologischen Zustände und Verhaltensweisen, zu denen sie führen, verhindern (z. B. Teasdale et al. 2002). Die Tendenz, sich durch innere oder äußere Anforderungen oder Zwänge kontrollieren zu lassen, kann ebenfalls abgeschwächt werden; insbesondere vermag die Einsicht in die eigenen Wünsche, Bedürfnisse und Werte eine größere Auswahl an Verhaltensmöglichkeiten zu eröffnen (Deci & Ryan 1985; Ryan 2005). Gleichzeitig kann diese Einsicht die Bereitschaft fördern, sich bedrohlichen Gedanken und Gefühlen zu stellen und sie zu akzeptieren, und zudem die Überprüfung der Realität erleichtern. Nichtanhaftung an und Nichtidentifikation mit Gedanken und Gefühlen sind die Grundlagen achtsamkeitsbasierter Ansätze und einer der Schwerpunkte des MBCT-Programms für Zwangsstörungen.

Achtsamkeit und Interpretationsverzerrungen: Entwicklung eines gesunden Verantwortungsbewusstseins

Einer der Hauptfaktoren, der das Zwangssyndrom bei Zwangsstörungen auslöst und aufrechterhält, ist die anhaltende Tendenz der Betroffenen, ihre inneren oder äußeren Erfahrungen als Bedrohung oder Gefahr zu interpretieren. Diese Interpretationsverzerrung wird durch die spezifischen dysfunktionalen Überzeugungen einer Person angetrieben, die – oft über viele Jahre hinweg – durch die Lebenserfahrung immer weiter verstärkt wurden, sowie durch das Sicherheitsverhalten und die Erlebnisvermeidung einer Person (siehe den Abschnitt über das kognitiv-evolutionäre Modell in Kapitel 1). Der Achtsamkeitsmodus kann als eine *prämetakognitive Haltung* oder *prämetakognitiver Prozess* betrachtet werden. Er ermöglicht es den Patienten, unerwünschte Gedanken und Gefühle bewusst zu erkennen und zu akzeptieren, und hindert sie daran, in die spezifischen Metabewertungen und Befangenheiten zu verfallen, die die psychologischen Probleme aktivieren und aufrechterhalten. Er ermöglicht den Menschen, ihre intrusiven Gedanken zu erkennen und zu akzeptieren, anstatt in automatische Interpretationen und zwanghafte Verhaltensweisen zu verfallen, die die Störung aufrechterhalten. Er lehrt die Patienten, ihr Erleben zu *beobachten*, ohne in den Modus der Metabewertung überzugehen – beziehungsweise zu bemerken, wenn sie dies tun (Didonna 2009c).

Einige der kognitiven Fähigkeiten und Haltungen, die durch die Prozesse der Dezentrierung, der Disidentifikation, der Akzeptanz und des Nichturteilens kultiviert werden, vermögen eine starke Wirkung auf dysfunktionale Überzeugungen und Interpretationsverzerrungen zu haben. Da Achtsamkeit dazu führt, dass wir unseren Geist darauf trainieren, die Realität so zu sehen, wie sie ist, im gegenwärtigen Moment, werden die Stärke und Glaubwürdigkeit dysfunktionaler Überzeugungen mit zunehmender Praxis sukzessive geschwächt. Diese Entkräftung dysfunktionaler Überzeugungen kann wiederum dazu beitragen, die Tendenz von Menschen mit Zwangsstörungen, in extremen und absoluten Begriffen zu denken, einzuschränken; und sie kann ihnen helfen, Gedanken nicht als Tatsachen, sondern als einfache, harmlose und vorübergehende mentale Ereignisse zu betrachten. Das nicht wertende Bewusstsein, das die Achtsamkeit fördert, kann diesen Patienten auch insofern zugutekommen, als sie dazu neigen, ihre inneren Erfahrungen und sich selbst zu kritisieren, weil sie irrationale oder unangemessene Gedanken oder Gefühle haben (Didonna 2009c). Untersuchungen zur dispositionellen Achtsamkeit – also der natürlichen Neigung, achtsam zu leben – ergaben, dass Personen mit einer höheren Ausprägung dieses Merkmals über weniger negative automatische Gedanken berichteten und glaubten, Gedanken loslassen zu können, wenn sie dies wünschten (Frewen et al. 2008).

Ein übersteigertes Verantwortungsbewusstsein ist zweifellos eine zentrale dysfunktionale Überzeugung bei Zwangsstörungen, insbesondere bei Patienten, deren Hauptproblem die Kontrolle ist, erzeugt sie doch tendenziell intensive Schuldgefühle und Grübeln. Ein Beispiel für diese Art von Überzeugung ist: »Wenn ich nicht handle, wenn ich denke, dass etwas Schlimmes passieren wird, bin ich für sämtliche verheerenden Folgen verantwortlich.« In einem achtsamen Zustand, in dem wir dem gegenwärtigen Moment Aufmerksamkeit schenken, ohne ihn zu bewerten, sind wir eher in der Lage, unsere eigene reale Verwicklung in problematische Situationen zu begreifen und so sinnvollere Handlungen und Entscheidungen zu treffen. Ein authentisches und gesundes Verantwortungsbewusstsein bedeutet also, dass wir uns bei allem, was wir tun, erstens unserer wirklichen Absichten bewusst sind; dass wir uns zweitens der tatsächlichen Auswirkungen unseres Handelns *bewusst* sind, und dass wir letztlich bereit sind zu spüren, wie sich unser Verhalten *tatsächlich* auf uns selbst und andere auswirkt.

Achtsamkeitstraining hilft den Menschen, sich bewusster zu machen, was sie in der jeweiligen Situation wirklich wollen, die tatsächlichen Auswirkungen ihres Verhaltens und ihrer Entscheidungen klarer zu sehen und die realen Konsequenzen ihrer Handlungen zu akzeptieren. Insofern kann Achtsamkeitstraining Menschen mit Zwangsstörungen helfen, ein reiferes, funktionelleres und realistischeres Verantwortungsbewusstsein zu entwickeln.

Wie wir in einigen der folgenden Abschnitte und Kapitel sehen werden, besteht eine der Möglichkeiten, ein reiferes Verantwortungsbewusstsein zu entwickeln, darin, das Selbstvertrauen zu stärken. Wenn Menschen mit Zwangsstörungen lernen, dem zu vertrauen, was sie erleben, sind sie besser in der Lage, mit den Herausforderungen des Lebens umzugehen und jene Entscheidungen zu treffen und Risiken einzugehen, die für ein erfülltes und ganzheitliches Leben notwendig sind.

Achtsamkeit und Aufmerksamkeitsverzerrung

Einer der wichtigsten aufrechterhaltenden Faktoren bei Zwangsstörungen ist die Aufmerksamkeitsverzerrung, die auch als Achtsamkeitsdefizit bezeichnet werden kann. *Achtsamkeit* wurde definiert als ein Prozess, bei dem man »seine volle Aufmerksamkeit von einem Moment zum anderen auf die gegenwärtige Erfahrung richtet« (Marlatt & Kristeller 1999: 68); oder als ein Geisteszustand, bei dem man seine Aufmerksamkeit absichtlich und ohne Bewertung auf den gegenwärtigen Moment richtet (Kabat-Zinn 1994). Durch Achtsamkeit trainiert das Individuum, seine Aufmerksamkeit auf eine gesunde, funktionale und effiziente Weise auf seine inneren und äußeren Erfahrungen zu richten.

Achtsamkeitspraxis wurde auch als offene Überwachung der Aufmerksamkeit beschrieben (Lutz et al. 2008). Achtsame Meditation beginnt mit einer konzentrierten Fokussierung auf den Atem. Sobald eine Person sich im Atem, im Hier und Jetzt verankert fühlt, kann sie den Fokus der Aufmerksamkeit über den Atem hinaus auf eine kontinuierliche Beobachtung aller sensorischen, mentalen oder emotionalen Zustände ausdehnen.

In der operationalen Definition von Bishop et al. (2004) ist die erste Komponente der Achtsamkeit die Selbstregulierung derselben, sodass sie auf die unmittelbare Erfahrung gerichtet ist. Die Patienten lernen, den kontinuierlichen Strom von Gedanken, Gefühlen und Empfindungen, den sie von Augenblick zu Augenblick erleben, zu beobachten und ihm zu folgen, indem sie den Fokus ihrer Aufmerksamkeit regulieren. Dazu sind zwei spezifische Fähigkeiten beziehungsweise Komponenten erforderlich: die Fähigkeit, *die Aufmerksamkeit aufrechtzuerhalten*, und die Fähigkeit, *die Aufmerksamkeit zu lenken*. Ersteres bezieht sich auf die Fähigkeit, einen Zustand der Wachsamkeit über lange Zeiträume aufrechtzuerhalten (Parasuraman 1998; Posner & Rothbart 1992) – also auf das, was wir tun müssen, um das Bewusstsein für unsere aktuelle Erfahrung aufrechtzuerhalten. Letzteres bezieht sich auf die Fähigkeit, unsere Aufmerksamkeit wieder auf einen achtsamen Fokus wie den Atem zu lenken, sobald wir eine innere Erfahrung wahrgenommen haben. Diese Aufmerksamkeitsflexibilität erfordert die

Fähigkeit, den Fokus von einem Objekt zu einem anderen zu verlagern (Posner 1980). Patienten mit Zwangsstörungen mangelt es an beidem, ihre Fähigkeit, selektiv auf bedrohliche Reize zu achten, ist hingegen stark ausgeprägt. Die unmittelbare Erfahrung von Ereignissen in Geist und Körper kann als das Gegenteil von dem betrachtet werden, was Patienten mit Zwangsstörungen normalerweise erleben – nämlich sich in grüblerischen, ausartenden Gedankenströmen über ihre Erfahrungen und deren Ursprünge, Implikationen und Assoziationen zu verfangen (Teasdale et al. 1995).

Klinische Beobachtungen deuten darauf hin, dass Kontrollzwänge gedankenlose Verhaltensweisen darstellen, bei denen die Aufmerksamkeit eher auf die Kontrollhandlungen gerichtet ist, die eine Erfahrung verändern oder vermeiden sollen, als auf die tatsächlichen Ergebnisse der Kontrolle. Menschen mit Zwangsstörungen sind nicht in der Lage, ihre Aufmerksamkeit auf ihr inneres Erleben und dann auf die Rituale zu richten. Die Entwicklung von Achtsamkeit kann die Aufmerksamkeitsaufrechterhaltung und die Fähigkeit zur Aufmerksamkeitslenkung verbessern, was objektiv gemessen werden kann mittels Standard-Vigilanztests (z. B. Klee & Garfinkel 1983) und Aufgaben, bei denen die Versuchsperson ihre Aufmerksamkeit verlagern muss (Rogers & Monsell 1995).

Diverse Studien (Smalley et al. 2009; Zylowska et al. 2008; Jha et al. 2007) zu den Auswirkungen des Achtsamkeitstrainings in klinischen (insbesondere ADHS) und nicht klinischen Stichproben haben gezeigt, dass dies zu signifikanten kognitiven Veränderungen führen kann im Hinblick auf eine Reduktion verschiedener Aufmerksamkeitsprozesse, darunter das Alarmieren, die Orientierung und die Konfliktüberwachung (Tang et al. 2007; siehe auch Kapitel 1). Diese ersten Ergebnisse deuten darauf hin, dass das Achtsamkeitstraining auch bei der Verbesserung von Aufmerksamkeitsdefiziten bei Zwangsstörungen wirksam sein könnte, wenn Aufmerksamkeitsverzerrungen aktivierende und aufrechterhaltende Faktoren für die Störung sind.

Aus neurobiologischer Sicht ist bekanntermaßen der präfrontale Cortex (PFC) an der Konfliktaufmerksamkeit beteiligt (Posner & Rothbart 1998), und interessanterweise deuten bildgebende Studien des Gehirns darauf hin, dass sowohl bei der Zwangsstörung als auch bei den Achtsamkeitsfunktionen die präfrontale Cortikalstruktur beteiligt ist (Davidson et al. 2003; Giedd et al. 2001; Hölzel et al. 2007; Lazar et al. 2005).

Achtsamkeit und Akzeptanz bei Zwangsstörungen

> Wir können nichts ändern, solange wir es nicht akzeptieren.
>
> *Carl G. Jung*

Eines der zentralen Themen von Menschen mit Zwangsstörungen ist die Akzeptanz. Akzeptanz ist eine bewusste, aktive Haltung, durch die eine Person eine innere Erfahrung (Gedanken, Gefühle oder körperliche Empfindungen) oder eine äußere Erfahrung (Wahrnehmungen, Tatsachen, Ereignisse) mit Ruhe und Klarheit erkennt und beschließt, mit ihr in Kontakt zu bleiben, ohne automatisch darauf zu reagieren oder zu versuchen, sie zu ändern – insbesondere, wenn eine Änderung nicht möglich ist oder sogar kontraproduktiv sein könnte. Kurz gesagt, es geht darum, unangenehme Erfahrungen zu erkennen und sie bewusst auf eine achtsame und nicht reaktive Weise anzunehmen.

Für Menschen, die an einer Zwangsstörung leiden, ist es äußerst schwierig, wenn nicht sogar oft unmöglich, viele der inneren Erfahrungen zu akzeptieren, die mit ihrem Problem zusammenhängen: intrusive oder zwanghafte Gedanken; eingebildete oder befürchtete Konsequenzen, wenn sie Schaden nicht verhindern oder Dinge falsch machen; unangenehme Gefühle (Angst, Schuld, Scham, Ekel); störende Sinneswahrnehmungen und schwierige körperliche Empfindungen. Sie sind nicht in der Lage, Erfahrungen zu akzeptieren, die für gesunde Menschen potenziell normal und definitiv weniger schädlich und nicht bedrohlich sind (Didonna 2009c).

Menschen mit Zwangsstörungen haben auch Schwierigkeiten, die Verantwortung für ihre Handlungen zu übernehmen oder ihre menschliche Unvollkommenheit zu akzeptieren – die Tatsache, dass sie Menschen sind, die Fehler machen. Es fällt ihnen schwer, die Ungewissheit der Realität und der Zukunft zu akzeptieren; dass die Dinge oft nicht so sind, wie sie es gerne hätten; dass sie nicht alles kontrollieren können; dass auch andere Menschen unvollkommene Wesen sind; und dass sie nicht tun müssen, was sie glauben, tun zu müssen. Die Nichtakzeptanz all dieser Faktoren ist eindeutig ein wichtiger Aktivierungs- und Aufrechterhaltungsmechanismus bei Menschen mit Zwangsstörungen, da sie immer wieder versuchen, das, was sie nicht akzeptieren können, zu verhindern, zu neutralisieren oder zu vermeiden.

Die Entwicklung von Akzeptanz ist einer der Hauptbestandteile der achtsamkeitsbasierten Ansätze (Hayes et al. 1999). In Modus der Akzeptanz beobachten Menschen die inneren Erfahrungen, die sie erleben, und geben alle Bemühungen auf, sie zu vermeiden oder zu verändern – während sie gleichzeitig lernen, auf das zu reagieren, was tatsächlich geschieht, und nicht auf die dadurch verursachte innere Erfahrung (Hayes et al. 1996). Für Patienten mit Zwangsstörungen bedeutet Akzeptanz, dass sie bewusst jene Verhaltensweisen aufgeben, die sie entwickelt haben, um Erfahrungen zu vermeiden; und dass sie bereit sind, ihre Emotionen und Kognitionen so zu erleben, wie sie aufkommen, ohne sekundäre Verarbeitungsprozesse (Beurteilung, Interpretation, Bewertung oder Metaevaluation). Durch Achtsamkeitstraining lernen die Patienten, ihr inneres Erleben in aller Ruhe und mit einem Gefühl der Klarheit zu beobachten, ohne darauf zu reagieren (Schwartz & Beyette 1997). Allein der Prozess des Beobachtens hilft den Menschen, sukzessive zu verstehen, dass sie ihre Reaktionen auf ihre Gedanken auf adaptive Weise ändern können. Gunaratana (2011: 83) hat diesen Prozess gut erklärt:

> »Es ist psychologisch unmöglich für uns, objektiv zu beobachten, was in uns vorgeht, wenn wir nicht gleichzeitig das Auftreten unserer verschiedenen Geisteszustände akzeptieren. Dies gilt insbesondere für unangenehme Gemüts-

> zustände. Um unsere eigene Angst beobachten zu können, müssen wir die Tatsache akzeptieren, dass wir Angst haben.
> Wir können unsere eigene Depression nicht untersuchen, ohne sie vollständig zu akzeptieren. Dasselbe gilt für Irritation und Aufregung, Frustration und all die anderen unangenehmen Gefühlszustände. Man kann eine Sache nicht vollständig untersuchen, wenn man damit beschäftigt ist, ihre Existenz abzulehnen. Welche Erfahrung wir auch immer machen mögen, Achtsamkeit nimmt sie einfach hin. Es ist einfach ein weiteres Ereignis im Leben, eine weitere Sache, derer man sich bewusst ist. Kein Stolz, keine Scham, nichts Persönliches steht auf dem Spiel – was da ist, ist da.«

Akzeptanz bedeutet nicht, dass man das, was man zu akzeptieren versucht, nicht ändern kann. Im Gegenteil, Akzeptanz und Veränderung sind untrennbar miteinander verbunden; tatsächlich könnte man Akzeptanz als den ersten wirksamen Schritt zur Veränderung betrachten.

Durch Akzeptanz sind Menschen mit Zwangsstörungen in der Lage, innere Erfahrungen wahrzunehmen, während sie sich vollziehen – und gleichzeitig absichtlich und bewusst jeden Versuch aufzugeben, auf diese Erfahrungen zu reagieren, sie zu vermeiden oder zu ändern; und sie stattdessen ungeachtet ihres Inhalts geschehen zu lassen. Darüber hinaus versetzt sie sie in die Lage, die Fähigkeit zu entwickeln, mit ihren Emotionen und Gedanken in Kontakt zu bleiben, wenn sie auftreten, ohne ihnen eine Bedeutung oder ein Urteil zuzuweisen. Da Akzeptanz beinhaltet, innere Zustände zu beobachten und mit ihnen in Kontakt zu bleiben, ohne sie zu bewerten, bedeutet sie auch, dass man versucht, die bestmögliche Beziehung zu einer als unangenehm und unvermeidlich empfundenen Erfahrung herzustellen, zumindest im gegenwärtigen Moment. Dies ist besonders wichtig für Menschen mit Zwangsstörungen, denn wenn unangenehme Erfahrungen auftreten, verspüren sie oft ein Gefühl der Ablehnung und den Wunsch, dass die unangenehmen Empfindungen oder störenden Gedanken verschwinden. Möglicherweise empfinden sie auch Scham oder Schuldgefühle, dass sie diese Erfahrungen überhaupt machen. Durch Achtsamkeit lernen diese Menschen, dass sich eine andere Qualität der Aufmerksamkeit einstellt, wenn sie bereit sind, im Hinblick auf das, was geschieht, präsent zu bleiben. Diese bewusste Haltung, *die Dinge so sein zu lassen, wie sie sind, und sie loszulassen*, wenn sie spontan enden, ist der erste wichtige Schritt zur Veränderung – zur Überwindung von Zwangsstörungen.

Durch diesen Prozess lernen Menschen mit Zwangsstörungen, ihre Abwehrmechanismen zu lockern und ein befreiendes Gefühl der Offenheit gegenüber dem kontinuierlichen Fluss von Erfahrungen zu entwickeln, wenn sie sich vollziehen. Anstatt ihre Energie darauf zu verwenden, darüber nachzudenken, ob ihnen gefällt, was sie fühlen, und zu versuchen, etwas zu ändern, was in diesem Moment nicht geändert werden kann, sparen sie ihre Energie – um das zu ändern, was realistischerweise und sinnvoll zu ändern ist. Das Einzige, was wir im Leben mit Dingen tun können, die wir nicht ändern können, ist, sie zu akzeptieren. Alles andere führt nur zu weiteren Problemen, die das ursprüngliche Problem (z. B. Angst) aufrechterhalten und ein neues schaffen

(z. B. Frustration oder Ärger). Menschen mit Zwangsstörungen wenden viel Energie, Zeit und Engagement auf, um ihre Symptome zu bekämpfen und zu versuchen, das Unkontrollierbare zu kontrollieren. Eines der Ziele des MBCT-Programms für Zwangsstörungen besteht insofern darin, die Patienten darin zu unterstützen, all ihre Energie, Zeit und ihr Engagement gezielt auf gesundheitsförderliche Ziele und wirksame Lösungen auszurichten, die individuell sinnvoll und klar definiert sein sollten.

Achtsamkeit und die Entwicklung von Selbstvertrauen

> Du kannst getäuscht werden, wenn du zu viel vertraust,
> aber du wirst Qualen leiden, wenn du nicht genug vertraust.
> *Frank Crane*

Wie in Kapitel 1 erörtert, kann kognitives Misstrauen als ein zentraler aktivierender und aufrechterhaltender Faktor bei Zwangsstörungen angesehen werden. Achtsamkeitspraxis kann ein wirksames Mittel sein, um Menschen mit Zwangsstörungen dabei zu helfen, echtes Selbstvertrauen zu entwickeln. Echtes Vertrauen ist ein Gefühl, das dem ähnelt, das wir als kleine Kinder hatten: Wir lebten immer nur im gegenwärtigen Moment, ohne zu wissen, was die Zukunft bringt, und ohne dem Vergangenen nachzuhängen. Und wir waren ständig in Kontakt mit der von unseren Sinnen vermittelten Realität – nicht mit der von unserem Verstand geschaffenen, die in einer typischen und nicht traumatischen Kindheit noch nicht durch Lebenserfahrungen konditioniert worden ist.

Die Kultivierung dieser Art von Vertrauen kann Menschen mit Zwangsstörungen helfen, sich allmählich von Zweifeln, Sicherheitsverhalten, Sorgen und Wut zu befreien und sich hin zu einem tieferen Selbstvertrauen und einem realistischen und reifen Verantwortungsgefühl zu entwickeln. Vertrauen ermöglicht es ihnen, störende Emotionen, Frustrationen und Hindernisse zuzulassen, um die Realität besser zu verstehen und zu wachsen. Auf diese Weise sehen und spüren sie die wahre Fülle und Schönheit des Lebens und die bereichernden Erfahrungen – also alles, was aufgrund ihrer Störung massiv beeinträchtigt und vermieden wurde.

Das Gefühl des Vertrauens gehört zu den wichtigsten Grundhaltungen der Achtsamkeit (Kabat-Zinn 2016). Wenn wir einen Blick auf die in Kapitel 1 beschriebenen Kerndimensionen des Selbstvertrauens (PASIFACO) werfen, wird deutlich, dass sie in enger Beziehung zu den durch die Achtsamkeitspraxis kultivierten Einstellungen und Verhaltensweisen stehen und sich häufig mit diesen überschneiden beziehungsweise zusammenfallen.

- **Positivität:** Durch Achtsamkeitsmeditation entwickeln wir eine Form von Weisheit, die es uns ermöglicht, die Ursachen unseres Leidens zu verstehen und gleichzeitig zu erkennen, dass selbst die schwersten menschlichen Erfahrungen und herausforderndsten Ereignisse uns etwas Wichtiges lehren können, das wesentlich zu unserem Wachstum und unserem Verständnis des wahren Sinns des Lebens beiträgt. Diese Weisheit kann zu einer positiveren Lebenseinstellung führen.

- **Akzeptanz:** In Bezug auf das Selbstvertrauen erlaubt uns Akzeptanz, unsere inneren Erfahrungen zu beobachten und mit ihnen in Kontakt zu bleiben – sie als das zu erkennen, was sie sind, und zu bemerken, dass sie im Grunde harmlos sind. Dank dieser Geisteshaltung müssen wir uns keine Gedanken darüber machen, was vor sich geht, sondern können uns darauf konzentrieren, was uns dadurch mitgeteilt werden soll und inwiefern es möglicherweise nützlich sein könnte (z.B. die adaptive Funktion von Emotionen oder körperlichen Schmerzen). Selbstvertrauen erlaubt uns auch, zu akzeptieren, dass wir im Leben Fehler machen werden und dass unsere Entscheidungen und Handlungen zuweilen negative Folgen haben können. Nur wenn wir dieses Maß an Akzeptanz erreichen, sind wir in der Lage, Risiken einzugehen und die Herausforderungen des Lebens zu bewältigen.
- **Sicherheit:** Wenn wir in der Lage sind, die innere und äußere Realität so zu sehen, wie sie ist, sind wir uns eher bewusst, was sicher und was unsicher ist. Dieses Bewusstsein kann dazu beitragen, dass das Bedrohungs-/Selbstschutzsystem nicht unnötig aktiviert wird und wir uns in harmlosen Situationen sicherer und zuversichtlicher fühlen. Wir sind auch eher in der Lage, zu verstehen, welche Fähigkeiten erforderlich sind, um mit verschiedenen Lebenssituationen effektiv umzugehen; und ob wir über die nötigen Fähigkeiten verfügen, um bestimmte Entscheidungen zu treffen und überlegte Risiken einzugehen.
- **Inneres Vertrauen:** Durch die Achtsamkeitspraxis entwickeln wir ein klareres Bewusstsein und Verständnis für unsere Gefühle und Emotionen, für das, was der Körper uns tatsächlich mitteilt, Augenblick für Augenblick. Wir sind dann in der Lage, unserer Erfahrung der Realität und den von den Sinnen gelieferten Informationen, die grundsätzlich wahr und real sind, mehr Wert beizumessen. Gleichzeitig legen wir weniger Wert auf das, was unser Verstand uns sagt, und sehen unsere Kognitionen als harmlose und vorübergehende mentale Ereignisse an, die möglicherweise nützlich sind, um unsere Ziele zu erreichen – gleichwenn sie es oft nicht sind.
- **Freiheit:** Unsere Fähigkeit, dem Hier und Jetzt Aufmerksamkeit zu schenken, ohne zu urteilen, befreit uns von den inneren Barrieren und Konditionierungen (z.B. dysfunktionalen Glaubenssätzen), die wir im Laufe der Zeit durch unsere Lebenserfahrungen geformt haben und die uns daran hindern, unser volles Potenzial als gesunde Menschen zu entfalten.
- **Aufmerksamkeit:** Als Kernmerkmal des Achtsamkeitsmodus erweitert sich unser Gewahrsein, das nun durch Vertrauen unterstützt wird, auf unsere Bedürfnisse und Absichten sowie auf persönliche Ressourcen, die wir nutzen können, um mit Herausforderungen und riskanten Situationen umzugehen.
- **Kontrolle (*control*):** Wenn wir lernen, unser inneres Erleben zu beobachten, ohne es zu bewerten und darauf zu reagieren, können wir folglich ein gesünderes Gefühl für die Steuerung unserer Gefühle und Handlungen entwickeln.
- **Offenheit:** Wenn wir uns in Achtsamkeit üben, öffnen wir uns sowohl für innere als

auch für äußere Erfahrungen. Das wappnet uns für die Herausforderungen und Veränderungen des Lebens, einschließlich derer, die unser Leben verbessern könnten. Achtsamkeit ist das Gegenteil von erfahrungsbedingter Vermeidung und Sicherheitsverhalten, die für die Zwangsstörung charakteristisch sind. Offenheit ist auch ein Merkmal des *Anfängergeistes,* eine der Grundlagen der Achtsamkeit (Kabat-Zinn 2016), durch die wir in der Lage sind, die Dinge so zu sehen, als würden wir sie zum ersten Mal sehen.

Indem sie uns hilft, mehr Klarheit über unser inneres Erleben zu gewinnen, hilft uns Achtsamkeit dabei, Selbstvertrauen zu entwickeln. Auf diese Weise lernen wir, unsere Handlungen oder die Ereignisse, die wir erleben, nicht mehr kontrollieren zu wollen, sondern die unvermeidliche Ungewissheit der Ergebnisse und der damit verbundenen Folgen zu akzeptieren. Selbstvertrauen beginnt damit, dass wir unseren Sinnen Aufmerksamkeit schenken und die von ihnen wahrgenommenen Informationen von Moment zu Moment validieren. Wie bereits erwähnt, haben Menschen mit Zwangsstörungen, insbesondere jene mit Kontrollzwängen, möglicherweise Schwierigkeiten, die sensorischen Informationen zu Situationen, in denen zwanghafte Kognitionen aktiviert werden, zu beachten und zu validieren. Es wird angenommen, dass dieses Problem eine entscheidende Rolle bei der Aktivierung pathologischer Zweifel spielen und die Entwicklung von Selbstmisstrauen fördern könnte. Achtsamkeitstraining kann mit seiner konstanten und bewussten Aufmerksamkeit für die Sinne im Hier und Jetzt (ein nicht konzeptueller, erfahrungsbezogener Modus) einen signifikant positiven Einfluss auf die Fähigkeit von Zwangspatienten haben, die Erinnerung an ihre Wahrnehmungserfahrungen zu validieren und ihnen zu vertrauen. Auf diese Weise kann die Praxis der Achtsamkeit als Mittel gegen die Aktivierung von Zwangsgedanken dienen und so pathologische Zweifel neutralisieren oder verhindern.

Die Entwicklung von Selbstvertrauen kann auch mithilfe von Bottom-up- und Top-down-Prozessen im Gehirn beschrieben werden. Wenn wir von Bottom-up-Prozessen sprechen, beziehen wir uns auf die Art und Weise, wie das Gehirn grundlegende sensorische Informationen aufnimmt, sie in Wahrnehmungen organisiert und dann aus diesen Grundbausteinen Realitätserfahrungen konstruiert (z. B. von der Wahrnehmung des Dufts einer Blume bis zum Genießen des Geruchs). Wenn wir Top-down-Prozesse vollziehen, nutzen wir höhere kortikale Fähigkeiten wie Vernunft, Urteilsvermögen und konzeptionelles Framing, die unweigerlich das Ergebnis vergangener Erfahrungen sind (Siegel & Germer 2012). Personen mit Zwangsstörungen vollziehen in der Regel Top-down-Prozesse, da sie ihre Überzeugungen, Einschätzungen, Selbstbeurteilungen und Interpretationen nutzen, um die Realität zu verstehen – und dann auf der Grundlage dieser kognitiven Prozesse handeln (z. B. mit Ritualen oder Vermeidung), unabhängig von den wahrgenommenen sensorischen Informationen.

Durch regelmäßiges Aussetzen des konzeptuellen Modus, in dem Menschen dazu neigen, das Wahrgenommene zu interpretieren, kann das Achtsamkeitstraining die Beziehung von Patienten mit Zwangsstörungen zu ihren Sinnen adaptiv verändern. Dies geschieht, indem es die Sinne validiert und ihnen Vorrang einräumt, sodass sich ein klarerer und wahrhaftigerer Begriff der Realität entwickelt. Indirekt kann diese Veränderung auch dazu beitragen, die dysfunktionalen kognitiven Mechanismen und Verzerrungen zu korrigieren oder zu verhindern, die Menschen mit Zwangsstörungen unweigerlich dazu bringen, sicherheitsorientierte Strategien und Verhaltensweisen anzuwenden, um mit ihrem emotionalen Unbehagen fertigzuwerden.

Einige der in diesem Programm vorgeschlagenen Übungen und Techniken (z. B. »Validierung der Wahrnehmungserfahrung«, »Achtsame Wahrnehmung«) zielen speziell darauf ab, Menschen mit Zwangsstörungen, insbesondere Personen mit Kontrollzwang, darin zu schulen, achtsam auf ihre eigenen Wahrnehmungserfahrungen zu achten und diese zu *validieren*. Dabei werden sensorische Informationen als wirksames Mittel gegen die Aktivierung von Zwangsgedanken und Zweifeln eingesetzt.

Die Rolle von Selbstmitgefühl und Selbstvergebung bei Zwangsstörungen

> Wenn es überhaupt einen Sinn im Leben gibt, dann muss auch das Leiden einen Sinn haben. Das Leiden ist ein unauslöschlicher Teil des Lebens, ebenso wie das Schicksal und der Tod. Ohne Leiden und Tod kann das menschliche Leben nicht vollständig sein.
>
> *Viktor E. Frankl*

Was ist Selbstmitgefühl?

Mitgefühl ist ein Begriff, der sich aus den lateinischen Wörtern *com* und *pati* ableitet, was so viel bedeutet wie »mitleiden«. Er wurde definiert als »ein tiefes Bewusstsein für das Leiden, verbunden mit dem Wunsch und der Anstrengung, es zu lindern« (Gilbert 2009a: 11), oder als »eine tiefe Sensibilität und ein tiefes Verständnis für das Leiden anderer, verbunden mit einer tiefen Verpflichtung und Verantwortung, zu versuchen, es zu lindern« (Dalai Lama 2001). Mitgefühl ist eine Qualität des Geistes, ein Gefühl und eine Kernkomponente aller achtsamkeitsbasierten Ansätze.

Bevor wir anderen Menschen gegenüber mitfühlend sein können, müssen wir lernen, nicht nur unsere positiven Eigenschaften zu akzeptieren, sondern auch unsere weniger wünschenswerten. Tun wir das nicht, neigen wir dazu, andere zu kritisieren und das abzulehnen, was wir bei uns selbst nicht akzeptieren (Siegel & Germer 2012). Die Kultivierung dieser Haltung des Mitgefühls gegenüber uns selbst, des Selbstmitgefühls, kann für viele Menschen eine Herausforderung sein, aber für Menschen mit Zwangsstörungen ist es besonders schwierig. Neff (2003a, 2003b) beschreibt Selbstmitgefühl als eine gesunde Beziehung zu sich selbst und definiert es als »von seinem eigenen Leiden berührt zu werden und dafür offen zu sein, es nicht zu vermeiden oder sich davon abzukoppeln und den Wunsch zu entwickeln, sein Leiden zu lindern und sich selbst mit Freundlichkeit zu heilen. Zum Selbstmitgefühl gehört auch, dass man den eigenen Schmerz, die eigenen Unzulänglichkeiten und das eigene Versagen ohne Vorurteile versteht, sodass die eigene Erfahrung als Teil der größeren menschlichen Erfahrung gesehen wird« (Neff 2003b: 87). Selbstmitgefühl umfasst die Fähigkeit, sich dem eigenen Leiden zu öffnen, es zu tolerieren und zu verstehen; und die Fähigkeit, Wege zu finden und zu erkennen, um es zu lindern und schließlich seine Ursachen zu beseitigen (Gilbert & Choden 2013).

Die Kultivierung einer mitfühlenden Beziehung zu sich selbst und dem eigenen Leiden wird in achtsamkeitsbasierten Interventionen als basaler Mechanismus betrachtet (Kuyken et al. 2010). Diese therapeutische Komponente ist in Achtsamkeitsprogrammen durch den Stil und die Haltung des Kursleiters implizit (Kabat-Zinn 1990, 2005; Segal et al. 2013) und wird explizit durch formale Übungen kultiviert und erlernt (Gilbert 2009a; Neff & Germer 2013; Deckersbach et al. 2014). Es gibt mehrere Verbindungen zwischen Mitgefühl und achtsamem Bewusstsein: Mitgefühlstraining baut auf Achtsamkeit auf (Jazaieri et al. 2013); und in ähnlicher Weise »ist es notwendig, sich des eigenen Leidens achtsam bewusst zu sein, um in der Lage zu sein, Mitgefühl auf das eigene Selbst auszudehnen« (Neff & Germer 2013: 29).

Die Forschung hat gezeigt, dass achtsamkeitsbasierte Interventionen mit erhöhtem Selbstmitgefühl verbunden sind (Birnie et al. 2010; Krüger 2010; Shapiro et al. 2005, 2007; Lee & Bang 2010; Rimes & Wingrove 2011) und dass Selbstmitgefühl ein Schlüsselmechanismus sein kann, durch den das Achtsamkeitstraining das Wohlbefinden verbessert (Baer 2010; Hölzel et al. 2011; Kuyken et al. 2010). Nach Neff & Germer (2013) bedeutet Selbstmitgefühl, sich selbst zu beruhigen und zu trösten, wenn belastende Erfahrungen auftreten, und zu erkennen, dass Leiden ein Teil des Menschseins ist. Es gibt inzwischen eine Vielzahl von Daten, die empirisch belegen, dass selbstmitfühlende Menschen psychisch gesünder sind als jene, die nicht selbstmitfühlend sind. So hat sich beispielsweise gezeigt, dass größeres Selbstmitgefühl eine Verringerung von Depressionen und Ängsten (Hofmann et al. 2011; Neff 2012) und eine erhöhte Stressresistenz (z. B. Gilbert 2010; Neff 2012) verspricht. Dies könnte mit der Erkenntnis zusammenhängen, dass Selbstmitgefühl tendenziell den Cortisolspiegel senkt und die Herzfrequenzvariabilität erhöht, was mit der Fähigkeit zur Selbstberuhigung bei Stress verbunden ist (Rockliff et al. 2008). Größeres Selbstmitgefühl wurde auch mit weniger Grübeln, Perfektionismus und Versagensangst in Verbindung gebracht (Neff 2003a; Neff et al. 2005). Die Forschung hat zudem gezeigt, dass Menschen mit Selbstmitgefühl eher bereit sind, ihre negativen Emotionen anzuerkennen, und weniger dazu neigen, unerwünschte Gedanken zu unterdrücken (Leary et al. 2007; Neff 2003a).

Die verschiedenen Facetten des Selbstmitgefühls

Die Entwicklung von Selbstmitgefühl erfordert die Kultivierung einiger Facetten oder Qualitäten. Sie sind alle miteinander verbunden, voneinander abhängig, überschneiden sich oft und können im Zuge der formellen Praxis kultiviert werden (siehe Kapitel 13).

- **Weisheit** bezieht sich auf ein Bewusstsein für die Natur der Dinge, ein klares und tiefes Verständnis für die Ursachen des Leidens und für die Faktoren, die zu Wohlbefinden führen (Siegel & Germer 2012). Sie entsteht aus den persönlichen Erfahrungen, die wir im Leben gemacht, und den Lehren, die wir daraus gezogen haben. Wir alle sind das Ergebnis unserer eigenen Geschichte, insbesondere unserer frühesten Lebenserfahrungen. Wir haben sie uns nicht ausgesucht, aber sie haben unseren Verstand und die Art und Weise, wie wir auf Ereignisse reagieren, geprägt. Weisheit erlaubt uns, die Realität so zu sehen, wie sie ist; und befreit unseren Blick von mentalen Filtern und Konditionierungen.
- **Akzeptanz** ist, wie bereits erwähnt, die Bereitschaft, störende Gedanken, Gefühle und Empfindungen zuzulassen und anzuerkennen, dass schmerzhafte Erfahrungen ein normaler und unvermeidlicher Teil des menschlichen Lebens sind (Siegel & Germer 2012). Es handelt sich um eine Haltung des Ablassens vom Kampf gegen das, was uns nicht zusagt (Nef 2003b). Dazu gehört auch, dass wir uns so akzeptieren, wie wir sind, einschließlich unserer Grenzen, Schwächen und Unvollkommenheiten. Und es schließt die Bereitschaft ein, Urteile und Kritik an uns selbst und an unserem inneren Erleben auszusetzen und zu erkennen, dass sie oft nutzlos sind und in hohem Maße selbstzerstörerisch wirken können.
- **Vertrauen** ist die Bereitschaft, sich inneren und äußeren Erfahrungen ohne allzu viele Abwehrmechanismen zu öffnen und zu erkennen, dass wir über die notwendigen Ressourcen verfügen, um mit verschiedenen Formen des Leidens umzugehen; und dass wir uns darauf verlassen, dass Leiden unbeständig ist. Vertrauen hilft uns auch, das Bedürfnis loszulassen, uns selbst und unser Leben zu kontrollieren, indem wir ein perfektionistisches Ideal anstreben.
- **Gefühl von Wärme und Güte:** Selbstmitgefühl bedeutet, einen Sinn für Wärme und Güte zu entwickeln, nicht nur in Bezug auf unsere Beziehung zur Außenwelt, sondern vor allem im Hinblick auf uns selbst, indem wir diese Gefühle auf unsere Emotionen, Gedanken und körperlichen Empfindungen sowie auf alles, was in uns vorgeht, richten, und zwar Augenblick für Augenblick (Neff 2003b; Gilbert 2010). Mit dieser Haltung sind wir in der Lage, liebevoll mit unseren schwierigen Gefühlen umzugehen. Wärme untermauert die positiven Gefühle des Besänftigens, Beruhigens und Besänftigt-Werdens. Und mit dieser Grundeinstellung sind wir imstande, defensive Emotionen (z. B. Angst, Ekel, Wut) und Sicherheitsverhalten (z. B. Rituale, Vermeidung, Streben nach Rückversicherung) zu mäßigen und gleichzeitig bestrebende, handelnde, erreichende und erwerbende Verhaltensweisen (z. B. Ordnungsverhalten, Horten, Perfektionismus) abzustellen.
- **Verbindlichkeit** meint die klare Absicht und konkrete Bereitschaft, unser Bestes zu

geben, um unser Leiden zu lindern und ihm mit Mitgefühl zu begegnen, indem wir alle Gewohnheiten, Einstellungen und Verhaltensweisen aufgeben, die unser Leiden immer wieder aktivieren, nähren und aufrechterhalten.

In Bezug auf diesen letzten Punkt gilt es, wie Gilbert (2010) treffend feststellt, den Patienten zu dem Verständnis zu verhelfen, dass sie zwar keine Verantwortung tragen für die Funktionsweise ihres Geistes und die negativen Emotionen und Gedanken, die sie erleben – dass aber nur *sie* selbst ihren Geist so zu trainieren können, dass sie und andere glücklich werden.

Selbstmitgefühl als Mittel zum Ausgleich und zur Regulierung der Überaktivierung des Bedrohungs-/Selbstschutzsystems

Selbstmitgefühl kann auch aus evolutionärer Sicht betrachtet werden (Gilbert 2010), mittels der Analyse des Zusammenspiels von Bedrohungs-/Selbstschutzsystem, Antriebs-/Such-/Belohnungssystem und Zufriedenheits-/Beruhigungs- und Sicherheitssystem (siehe Kapitel 1), die alle durch unterschiedliche neuronale Strukturen vermittelt werden (Depue & Morrone-Strupinsky 2005; Liotti & Gilbert 2011). Wie in Kapitel 1 erörtert, ist das Bedrohungs-/Selbstschutzsystem darauf ausgelegt, Bedrohungen zu erkennen und Überlebensmechanismen zu aktivieren, um das Individuum vor Gefahren zu schützen (Depue & Morrone-Strupinsky 2005; Liotti & Gilbert 2011). Dieses System spielt eine wichtige Rolle bei einigen Kernemotionen der Zwangsstörung, darunter Angst, Ekel, Wut und Scham.

Gilbert (1989, 2005, 2007a, 2007b) hat ein evolutionäres Modell vorgeschlagen, nach dem sich das Potenzial für Mitgefühl mit der fürsorglichen Seite des bindungsorientierten Systems entwickelt hat. Sowohl das Empfangen von Mitgefühl als auch die Fürsorge haben demnach die Wirkung, das Zufriedenheits-/Beruhigungs- und Sicherheitssystem bei den Empfängern dieser Handlungen zu stimulieren. Sie fühlen sich infolgedessen sicher und ruhig (siehe Abbildung 1.2 in Kapitel 1). Gemäß diesem Modell beruht unsere Fähigkeit, Mitgefühl zu empfinden, auf spezifischen motivationalen, emotionalen und kognitiven Fähigkeiten, die durch Training verbessert werden können.

Im Gegensatz zur Achtsamkeit, die nicht darauf abzielt, ein bestimmtes Affektsystem direkt zu stimulieren, sondern das Bedrohungssystem durch die Entwicklung einer nicht wertenden, beobachtenden Haltung zu deaktivieren, ist das Selbstmitgefühl darauf ausgerichtet, das Zufriedenheits-/Beruhigungs- und Sicherheitssystem zu stimulieren, das sich mit der Bindung entwickelt hat. Wie in Kapitel 1 erwähnt wurde, ist das Zufriedenheits-/Beruhigungssystem ein natürlicher Regulator des Bedrohungs-/Selbstschutzsystems sowie des Antriebs-/Such-/Belohnungssystem und unterstützt Gefühle von Zufriedenheit, Sicherheit, Vertrauen und Wohlbefinden (Gilbert & Tirch 2009). Daher kann Mitgefühl als ein motivierendes System verstanden werden, das sich dahingehend entwickelt hat, negative Affekte zu regulieren – und zwar darüber, dass wir in der Lage sind, unsere eigenen Gefühle und die anderer zu erkennen und

Gefühle von Wärme und Sicherheit auszudrücken und zu vermitteln (Gilbert 1989; Spikins et al. 2010).

Ähnlich argumentieren Siegel & Germer (2012): Die Subsysteme im Gehirn, die die Bereiche Bedrohung/Selbstschutz (Kampf – Erstarrung – Flucht) sowie Antrieb/Suche/Belohnung (Wettbewerb – Belohnung) regulieren, werden durch ein beruhigendes Subsystem (Sicherheit) ausgeglichen (Depue & Morrone-Strupinsky 2005). Es scheint, dass das Sicherheitssystem, das mit Fürsorge und Beruhigung verbunden ist, mit den Neurotransmittern Oxytocin und Vasopressin zusammenhängt. Mitfühlende Gemütszustände sind in der Regel beruhigend und zeichnen sich durch spezifische physiologische Reaktionen aus, wie verlangsamte Herzfrequenz (Eisenberg et al. 1988), geringere Hautleitfähigkeit (Eisenberg et al. 1991) und Vagusnervaktivität (Oveis et al. 2009; Porges 1995, 2001). Diese Reaktionen sind das Gegenteil von dem, was passiert, wenn wir Angst, Traurigkeit oder Ekel empfinden (Goetz et al. 2010). Die Forschung hat gezeigt, dass es Menschen möglich ist, die Funktionsweise des Neocortex allmählich zu verändern: zum Beispiel von der automatischen Angstaktivierung und Selbsterhaltung seitens der Amygdala zu mitfühlenden Geisteszuständen und dem »arterhaltenden System« (Wang 2005).

Die Kultivierung von achtsamem Selbstmitgefühl umfasst, dass Menschen lernen, ihre Aufmerksamkeit auf eine nicht wertende Art und Weise auszurichten, um den Verstand zu trainieren, sich selbst durch Mitgefühl zu organisieren und das Zufriedenheits-/Beruhigungs- und Sicherheitssystem als einen wichtigen Affektregulator zu aktivieren (Gilbert & Choden 2013; Neff & Germer 2013). Die Praxis des Selbstmitgefühls zielt auf die Aktivierung des Zufriedenheits-/Beruhigungs- und Sicherheitssystems ab, sodass es leichter zugänglich ist und genutzt werden kann, um die Überaktivierung des Bedrohungs-/Selbstschutzsystems sowie des Antrieb-/Such-/Belohnungssystems auszugleichen und dabei zu helfen, bedrohungsbasierte Emotionen wie Angst, Ekel, Wut und Scham zu regulieren. Es muss darauf hingewiesen werden, dass eine ausschließliche Konzentration auf die Veränderung des Bedrohungs-/Selbstschutzsystems die Tatsache ignoriert, dass es ebenso wichtig ist, die anderen Affektregulierungssysteme auszugleichen, insbesondere die schlechte Leistung des Zufriedenheits-/Beruhigungs- und Sicherheitssystems. Nur wenn dieses Beruhigungssystem ausgeprägt ist, können sich die anderen beruhigen (Gilbert 2010).

Selbstmitgefühl und Zwangsstörung

Eines der schwierigsten Dinge für Menschen mit Zwangsstörungen ist es, dem Leiden, das durch ihre eigene Störung entsteht, freundlich zu begegnen und eine sanfte, warmherzige, fürsorgliche und akzeptierende Haltung gegenüber ihren eigenen schwierigen inneren Erfahrungen einzunehmen. Es ist gut nachvollziehbar, dass Menschen mit Zwangsstörungen Schwierigkeiten haben können, jene Qualitäten zu entwickeln, die unter den Begriff des Selbstmitgefühls fallen. Wie in Kapitel 1 erörtert, können Menschen mit Zwangsstörungen beispielsweise erhebliche Schwierigkeiten haben, Selbstvertrauen, Akzeptanz persönlicher Erfahrungen, Urteilsfreiheit und Weisheit zu entwickeln, da es ihnen schwerfällt, die Realität objektiv und flexibel zu sehen und die Ursachen für ihr Leiden zu verstehen.

In Bezug auf Warmherzigkeit wissen wir, dass dieses Gefühl möglich ist, wenn sich Menschen sicher und in vertrauensvoller Umgebung wissen. Für Menschen, die sich oft bedroht fühlen und defensiv reagieren, kann es schwierig sein, Warmherzigkeit zu empfinden oder auszudrücken (Gilbert 2010). Tatsächlich werden Menschen mit Zwangsstörungen (insbesondere jene, die Angst vor Kontaminierung haben) oft als »kalt« oder »reserviert« beschrieben und haben Schwierigkeiten, Zuneigung zu zeigen, emotionale Äußerungen zu tätigen oder Körperkontakt zuzulassen (Didonna 2005).

Menschen, die unter Zwangsstörungen leiden, neigen zu einer aggressiven Haltung gegenüber ihren eigenen Gedanken, Gefühlen und körperlichen Empfindungen: Sie bekämpfen, vertreiben, unterdrücken oder kritisieren sie. Diese Tendenz zu Schuldgefühlen, Kritik, Selbstvorwürfen und Selbstverurteilung ist das Gegenteil von Selbstmitgefühl; und solche Haltungen und Reaktionen nähren das Leiden, ob bewusst oder unbewusst, direkt oder indirekt. Einer der ersten Schritte, den Menschen mit Zwangsstörungen unternehmen können, um ihr Leiden zu überwinden, ist daher, all das nicht länger zu bekämpfen. Selbstmitgefühl bietet hierfür eine Möglichkeit. Dabei handelt es sich um eine Art des Seins und Fühlens, die Gefühle wie Angst, Ekel, Schuldgefühle, Wut oder Misstrauen in harmlosen Situationen deaktivieren und dadurch ein Gefühl der Zufriedenheit, Sicherheit und des Vertrauens aktivieren kann (Gilbert & Tirch 2009).

Um Selbstmitgefühl zu entwickeln, müssen Menschen mit Zwangsstörungen zunächst lernen, sich von den inneren Stimulatoren der Bedrohung (z. B. Grübeln, Selbstkritik, negative Interpretationen) zu lösen und sich auf mitfühlende Einsichten und Gefühle zu konzentrieren. Zweitens müssen sie lernen, das Zufriedenheits-/Beruhigungs- und Sicherheitssystem – den natürlichen Bedrohungsregulator im Gehirn – zu aktivieren, indem sie auf mitfühlende Neuorientierung und Bilder umschalten (Gilbert 2010). Sobald das Zufriedenheits-/Beruhigungssystem aktiviert ist, kann sich die Person entweder entspannen (passive Sicherheit) oder ihre Aufmerksamkeit umlenken, um die Umgebung auf eine adaptive und nicht defensive Weise zu erkunden (aktive Sicherheit; Gilbert 2010). Um dazu in der Lage zu sein, müssen diese Menschen lernen, ihren eigenen Ängsten bewusst Aufmerksamkeit zu schenken, sie zu erkennen und zu akzeptieren, ohne auf sie zu reagieren oder sie zu bekämpfen. Dann müssen sie lernen, diesen Ängsten mit jener liebevollen Güte zu begegnen, die der Art und Weise ähnelt, wie Eltern ein verängstigtes Kind beruhigen. Aus diesem Grund werden die Teilnehmer einer »Selbstmitgefühl«-Meditation (siehe Kapitel 13) dabei unterstützt, aktiv mitfühlende und beruhigende Bilder, Emotionen und Gedanken zu erzeugen (Gilbert 2000), die Gefühle der Zufriedenheit, der Sicherheit und des Vertrauens anregen und etablieren können.

Wie bereits erläutert, ist eines der Hauptmerkmale der Zwangsstörung ein übersteigertes Verantwortungsbewusstsein. Es scheint sogar eine umgekehrte Beziehung zwischen diesem übersteigerten Verantwortungsbewusstsein und Selbstmitgefühl zu bestehen, da Ersteres im Grunde bedeutet, dass man sich selbst, seine Grenzen und seine Fehlbarkeit als Mensch nicht akzeptiert und nicht in der Lage ist, die Realität objektiv zu sehen. Wie Brach (2003: 207) schreibt, »entbindet uns das Mitgefühl für uns selbst keineswegs von der Verantwortung für unser Handeln. Vielmehr befreit es uns vom Selbsthass, der uns daran hindert, unserem Leben in Klarheit und Ausgeglichenheit zu begegnen«.

Aus all diesen Gründen wird die Übung »Selbstmitgefühl« im MBCT-Programm für Zwangsstörungen als eine formale Meditationspraxis eingeführt. Sie kann zwanghaften Menschen dabei helfen, eine andere Einstellung zu ihrem eigenen Leiden und allem, was es nährt, zu entwickeln. Diese Praxis kann viele der reaktiven Mechanismen der Zwangsstörung erheblich normalisieren oder mildern.

Selbstvergebung und Zwangsstörung

Sowohl in der östlichen als auch in der westlichen Kultur wird Vergebung als ein befreiender Akt angesehen, da wir eine Vergangenheit akzeptieren, die wir nicht ändern können, sowie die unvollkommene Natur des Menschen. Vergebung befreit uns von Emotionen und Gefühlen, die nichts anderes bewirken, als dass wir die Vergangenheit immer und immer wieder durchleben. Selbstvergebung ist eine Haltung der tiefen Akzeptanz unserer menschlichen Natur, inklusive unserer Grenzen, Schwächen und der Fehler, die wir unweigerlich machen. Sie hilft, übermäßig kritische, perfektionistische Haltungen sowie dysfunktionale Schuldgefühle und ein übersteigertes Verantwortungsbewusstsein zu vermeiden, und kann somit ein Mittel gegen verschiedene Zwangsmechanismen sein. Selbstvergebung steht in engem Zusammenhang mit Selbstmitgefühl, da es bei beiden darum geht, das Bewusstsein und die Sensibilität für Leiden zu erhöhen und sich zu verpflichten, Linderung zu finden.

Zwangsstörungen sind häufig durch dysfunktionale Überzeugungen gekennzeichnet: etwa dass man übermäßig für die Schädigung anderer verantwortlich ist. Und die typischen Sorgen, die sich aus diesen Überzeugungen ergeben, konzentrieren sich auf den Schaden, den die Betroffenen glauben, anderen oder sich selbst zugefügt zu haben oder zukünftig zufügen zu können (Wroe & Salkovskis 2000). Wenn sie an imaginäre Unfälle oder Verbrechen denken, sind Personen mit Zwangsstörungen möglicherweise besonders besorgt, bei wem sie sich möglicherweise nicht oder falsch entschuldigt haben (Worthington et al. 2005). Sie neigen dazu, sich selbst gegenüber unversöhnlich und verurteilend zu sein. Diese Haltung kann eindeutig mit ihren Sicherheits- und Perfektionsüberzeugungen und den daraus resultierenden Verhaltensweisen zusammenhängen. Sie glauben zum Beispiel vielfach, dass sie sich nie verzeihen würden, wenn sie jemals etwas getan oder unterlassen hätten, das jemandem Schaden zugefügt hat. Sie sind jedoch nicht in der Lage, zu erkennen, dass die einzigen Menschen, die in allen Situationen, die mit der Störung zusammenhängen, wirklich geschädigt werden, sie selbst sind – aufgrund der emotionalen, sozialen und verhaltensbezogenen Folgen ihres Problems. Aus diesem Grund sollte sich ein Therapeut, wenn er das Thema Selbstvergebung bei Menschen mit Zwangsstörungen anspricht, paradoxerweise darauf konzentrieren, ihnen das Leid bewusst zu machen, das sie sich selbst (und auch den ihnen nahestehenden Menschen) durch ihre negativen Emotionen, ihre ständigen Sorgen und ihr Sicherheitsverhalten zufügen; und sie dann dazu auffordern, sich selbst um Vergebung für dieses sinnlose Leid zu bitten.

Vergebung wird oft mit Versöhnung in Verbindung gebracht, das heißt mit dem Prozess der Unterstützung der Wiederverbindung, nachdem eine Person eine andere geschädigt hat (Worthington et al. 2005). In diesem Sinne kann Selbstvergebung als eine Form der Versöhnung mit sich selbst gesehen werden – eine Art emotionaler »Reset« und »Neustart« nach dem Schmerz und dem Unbehagen, das man sich durch die Störung selbst zugefügt hat. Aus all diesen Gründen wird die Selbstvergebung als formale Übung in das MBCT-Programm für Zwangsstörungen aufgenommen.

Verbindung von KVT und achtsamkeitsbasierter Intervention

In Kapitel 1 haben wir festgestellt, dass sich die KVT als das Maß aller Dinge für die Behandlung von Zwangsstörungen etabliert hat, aber auch, dass sie nachweislich einige Einschränkungen aufweist. So profitieren beispielsweise etwa 50 Prozent der Betroffenen nicht nachhaltig von KVT und haben Schwierigkeiten, das Programm durchzuhalten. Bisher wurde in diesem Kapitel erläutert, wie Achtsamkeit für Menschen, die an Zwangsstörungen leiden, nützlich sein kann. Das in diesem Buch beschriebene Programm, das in Kapitel 3 beginnt, verbindet einige der hilfreichsten Instrumente und Prinzipien der KVT mit denen der Achtsamkeit und des Trainierens eines achtsamen Mitgefühls.

Das Ziel der Standard-KVT ist es, den Inhalt der Kognitionen zu verändern; das Ziel der achtsamkeitsbasierten Interventionen ist, dass die Betroffenen *die Art und Weise verändern, mit diesem Inhalt umzugehen*. Dies geschieht, indem die Patienten lernen, sich nicht mehr auf die Vergangenheit und die Zukunft zu konzentrieren – ein Fokus, der durch Erinnerungen, Zweifel, Sorgen und Grübeln konditioniert ist. Vielmehr sollen sie sich auf den gegenwärtigen Moment konzentrieren, und zwar durch einen Prozess der Dezentrierung und Loslösung von ihren persönlichen Erfahrungen (Segal et al. 2013). Bei achtsamkeitsbasierten Behandlungen geht es darum, die *Auswirkungen* und *Reaktionen* der Patienten auf Gedanken, Gefühle und Empfindungen zu verändern. Dieser Ansatz ist besonders wirksam bei einer Störung wie der Zwangsstörung, die, wie wir bereits erörtert haben, durch die Intoleranz der Patienten gegenüber negativen inneren Erfahrungen und daraus resultierendem Vermeidungsverhalten gekennzeichnet ist (Didonna 2009a). Allerdings ist die Durchführung von Achtsamkeitsinterventionen bei Zwangspatienten nicht einfach, insbesondere wenn es sich um Patienten mit schwerem und chronischem Leiden handelt. Diese Menschen weisen in der Regel starre negative Muster und Verzerrungen in Bezug auf ihr inneres Erleben sowie hinderliche und entwertende Verhaltensweisen auf, die es ihnen erschweren können, lange Zeit in einem meditativen Zustand zu verweilen (Didonna 2009c). Aus diesem Grund ist es wichtig, Wege zu finden, die die Einhaltung und Akzeptanz dieser Art von Praxis erleichtern – Wege, auf die sich die folgenden Kapitel konzentrieren.

Achtsame Exposition: Die Herausforderung meistern, sich den eigenen Ängsten und der Realität zu stellen

> Tu immer das, wovor du Angst hast!
>
> *Ralph Waldo Emerson*

Eine der hilfreichsten verfügbaren Verbindungen von achtsamkeitsbasierten Interventionen und KVT bei Zwangsstörungen ist die Praxis der Expositions- und Reaktionsprävention (ERP). Wie bereits in Kapitel 1 dargelegt, gilt sie seit mehr als vier Jahrzehnten als die wirksamste therapeutische Intervention bei Zwangsstörungen für den Großteil der Patienten. Das Problem dieser Art von Intervention besteht darin, dass die Exposition häufig ein hohes Maß an Angst auslöst – was von Personen mit Zwangsstörungen nicht gut vertragen wird und daher zu hohen Abbruchraten führt. Andererseits ist die Achtsamkeitspraxis an sich eine wirksame Form der Exposition, da sie den Betroffenen hilft, sich ihren eigenen Gedanken, Gefühlen und Empfindungen beim Auftreten bewusst zu stellen, ohne auf sie zu reagieren (Didonna 2009c). Stattdessen lernen sie, diese Gedanken, Gefühle und Empfindungen als jene harmlosen und unbeständigen mentalen Ereignisse zu akzeptieren, die sie sind. In den letzten 10 Jahren wurde Achtsamkeit zur Ergänzung von ERP-Techniken eingesetzt, da sie (1) zu einer effektiveren Affektregulierung durch eine Verringerung der emotionalen Reaktivität und (2) zu einer größeren Toleranz und Akzeptanz unangenehmer Zustände führen kann (Borkovec 2002; Brown et al. 2007; Didonna 2009c; Fairfax 2008).

Der Einsatz von ERP basiert auf Forschungsergebnissen, die darauf hindeuten, dass die freiwillige Exposition gegenüber unangenehmen oder herausfordernden Ereignissen und Erfahrungen zu einer Verringerung der emotionalen und kognitiven Störungen und zu adaptiveren Verhaltensreaktionen führt (Feldner et al. 2003; Levitt et al. 2004; Sloan 2004). Umgekehrt behindern die von Menschen mit Zwangsstörungen häufig angewandten Regulationsstrategien, wie das Vermeiden von Erfahrungen, die Löschung emotionaler Reaktionen (Broderick 2005; Campbell-Sills et al. 2006; Cioffi 1993). Und Introspektion, insbesondere ruminativer Art, kann zur Psychopathologie beitragen (z. B. Nolen-Hoeksema et al. 1993). Diverse Forschungsergebnisse belegen, dass die Achtsamkeitspraxis zu einer freiwilligen Exposition führt (Arch & Craske 2006; Niemiec et al. 2010); und tatsächlich ist die Exposition eine grundlegende Komponente aller wichtigen achtsamkeitsbasierten Interventionen. Inwiefern Exposition bei der Erklärung der Wirkungen von Achtsamkeit und Achtsamkeitsinterventionen eine maßgebliche Rolle spielt, ist empirisch noch nicht ausreichend erforscht.

Achtsame Exposition ist ein Verfahren, das ich entwickelt habe (Didonna 2009c), um Standard-ERP und Achtsamkeitspraktiken zu verbinden (siehe Kapitel 12). Die Hauptziele von achtsamer Exposition bestehen darin:

- die typischen Herausforderungen, die Menschen mit Zwangsstörungen während der ERP erleben (z. B. Widerstand, Vermeidung, übermäßiger Kummer, Angst), zu verringern;
- das Bewusstsein für die **tatsächlichen** inneren Erfahrungen (gewohnheitsmäßige Denkmuster, intrusive Gedanken, Emotionen, Gefühle, körperliche Empfindungen) und externen Erfahrungen (die wahren Informationen der Sinne) während der Exposition zu erweitern;
- die Tendenz, innere Zustände oder äußere Reize, denen man sich aussetzt, zu interpretieren oder ihnen eine Bedeutung zu geben (konzeptueller Modus), zu verhindern oder abzuschwächen;
- die Neigung, auf kognitive Ereignisse (intrusive Gedanken, Überzeugungen, Einschätzungen), die während der Exposition auftreten, zu reagieren oder sich mit ihnen zu identifizieren, zu neutralisieren oder abzuschwächen;
- die Tendenz zur Ritualisierung und Neutralisierung während oder nach der Exposition zu vermeiden oder abzuschwächen;
- die Wirkung der Exposition zu verstärken.

Achtsame Exposition kann Menschen mit Zwangsstörungen dabei unterstützen, sich angstauslösenden oder belastenden Reizen in einem achtsamen Zustand direkt auszusetzen, indem sie lernen, sich auf die Sinne und/oder den Atem als Anker zu konzentrieren. Er ermöglicht es ihnen, tief im Hier und Jetzt geerdet zu bleiben. Sie sind dadurch eher in der Lage, die Realität so zu sehen, wie sie ist – unabhängig von den Gedanken, die von Augenblick zu Augenblick auftauchen –, und ihrem Bedürfnis, negative innere oder äußere Reize zu neutralisieren oder zu vermeiden, vorzubeugen oder es zumindest zu verringern.

Im Gegensatz zu den Standard-ERP-Techniken versuchen die Patienten während der achtsamen Exposition, direkt mit ihrem inneren Erleben in Kontakt zu bleiben, indem sie den kognitiven, sensorischen und emotionalen Erfahrungen, die aufkommen, umfassende Aufmerksamkeit schenken, ohne sie zu beurteilen, zu bewerten oder auf sie zu reagieren. Auf diese Weise verhindern sie absichtlich alle metakognitiven Prozesse in Bezug auf die Erfahrungen. Sie betrachten schlicht alle Metakognitionen als einfache Gedanken und lassen sie kommen und gehen (Didonna 2009c). Auf diese Weise lernen die Betroffenen, die zugrunde liegenden dysfunktionalen Überzeugungen, Interpretationen und kognitiven Verzerrungen, die zur Aktivierung von Zwängen und Sicherheitsverhalten während oder nach der Exposition führen würden, zu neutralisieren oder zu schwächen.

Wie die Standard-ERP hat auch die achtsame Exposition den Effekt, dass typische dysfunktionale Überzeugungen im Kontext der Zwangsstörung (OCCWG 2005) und die negativen Interpretationen und Bewertungen, die Menschen mit Zwangsstörungen intrusiven Gedanken zukommen lassen, infrage gestellt und normalisiert werden. Die Patienten können sich selbst beweisen, dass das Zwangsstörungs-Modell richtig ist (siehe Kapitel 1 und 6), besagt es doch, dass die Vermeidung von Ritualen und deren Neutralisierung zu einer Verringerung sowohl der Angst als auch der negativen Überzeugungen führen wird. Achtsame Exposition hilft Menschen mit Zwangsstörungen auch zu verstehen, dass die befürchteten Konsequenzen nicht eintreten, wenn sie sich nicht auf ihr Sicherheitsverhalten einlassen (Salkovskis 1999).

Das übersteigerte Verantwortungsbewusstsein, das Menschen mit Zwangsstörungen haben, wird durch die Vorstellung aufrechterhalten, dass die Zwangshandlungen sie vor dem befürchteten Schaden schützen werden. Solange sie also weiterhin Zwangshandlungen ausführen und sehen, dass nichts Schlimmes passiert, werden sie weiterhin glauben, dass ihre Handlungen notwendig sind, und dafür sorgen, den befürchteten Schaden zu verhindern. Wenn sie sich jedoch die realen Konsequenzen vor Augen führen, die sich ergeben, wenn sie einem zwanghaften Verhalten nicht nachgehen, wird ihnen bewusst, dass das Gefühl des Schutzes, das ihnen das Verhalten zu geben suggerierte, täuschte. Und das wiederum vermindert ihr übertriebenes Verantwortungsbewusstsein.

Achtsame Exposition ermöglicht es auch, einen Prozess der *Gewöhnung* zu erleben, ein Phänomen, bei dem die Angst spontan und allmählich abnimmt, nachdem man eine Zeit lang angstauslösenden Reizen ausgesetzt war – und zwar ohne, dass man etwas dafür tun muss. Es ist jedoch sinnvoll, darauf hinzuweisen, dass das Ausmaß der Angst bei achtsamer Exposition in der Regel (oftmals vielfach) geringer ist als bei der Standard-ERP, was sich darauf zurückführen lässt, dass man lernt, der Realität so zu begegnen, wie sie ist – also nicht durch die eigenen dysfunktionalen kognitiven Mechanismen und Vorurteile »kontaminiert«.

Zur Verwendung von Metaphern in der achtsamkeitsbasierten Intervention bei Zwangsstörungen

In achtsamkeits- und akzeptanzbasierten Interventionen sowie in der kognitiven Therapie kommen häufig Metaphern, bildhafte Sprache oder geführte Visualisierungsübungen zum Einsatz (Hayes et al. 2012b; Salkovskis et al. 1998). Metaphern haben den Zweck, dass die Patienten einige Achtsamkeitsprinzipien verinnerlichen können (z. B. die Flussmetapher in der Meditation »Der beobachtende Geist«; siehe Kapitel 10). Diese Metaphern können anschließend in kraftvolle Ressourcen umgewandelt werden. Die Verwendung von Metaphern wird als therapeutisches Werkzeug vorgeschlagen und in die Meditationspraxis integriert, um einige wichtige metakognitive Fähigkeiten zu entwickeln und zu verbessern, etwa Dezentrierungs-, Disidentifikations- und Defusionsprozesse sowie einige Achtsamkeitshaltungen und -prinzipien, zum Beispiel

Loslassen, Nichturteilen, Akzeptanz und Vergänglichkeit. Metaphern können zudem therapeutische Interventionen unterstützen, indem sie zu einem Ausgleich des metakognitiven Defizits beitragen, das Menschen mit Zwangsstörungen in den mit ihren Zwangsproblemen verbundenen Situationen zu haben scheinen (Salkovskis et al. 1998). Schließlich sind Metaphern offenbar auch ein wirksames therapeutisches Mittel, um den Grad der Einsicht zu erhöhen (Didonna 2006, 2009c).

Forschung zu den Effekten des Achtsamkeitstrainings bei Zwangsstörungen

Obwohl es derzeit keine veröffentlichten randomisierten Studien und Kontrollversuche gibt, die die Wirksamkeit einer achtsamkeitsbasierten Behandlung bei Zwangsstörungen belegen, gibt es einige Forschungsdaten, die direkt oder indirekt die Bedeutung und klinische Relevanz von Achtsamkeitsansätzen bei dieser Störung nahelegen (Didonna et al. 2019a, 2019b; Hale et al. 2013; Hanstede et al. 2008; Bluett et al. 2014). Wie bereits erwähnt, scheint die achtsamkeitsbasierte Therapie für Zwangsstörungen auch die Abbrecherquoten beziehungsweise die Zermürbung in der psychologischen Therapie dieser Art von Störung zu verringern, wenngleich es derzeit nicht viele empirische Belege hierfür gibt (Hale et al. 2013).

Es liegen jedoch Forschungsergebnisse vor, die darauf hindeuten, dass achtsamkeitsbasierte Behandlungen von Zwangsstörungen eine positive therapeutische Wirkung auf prädisponierende, aktivierende und aufrechterhaltende Faktoren der Störung haben könnten und dass Achtsamkeit der Hauptmechanismus der Veränderung zu sein vermag (Patel et al. 2007; Wilkinson-Tough et al. 2010; Hanstede et al. 2008; Didonna et al. 2019a, 2019b). Eine Studie mit 35 Patienten mit Zwangsstörung hatte zum Ziel, die Auswirkungen des in diesem Buch vorgestellten MBCT-Programms für Zwangsstörungen auf Zwangssymptome und andere psychologische Bereiche zu bewerten (Didonna et al. 2019a). Die Autoren untersuchten, ob die Beziehung zwischen Achtsamkeit und Symptomen der Zwangsstörung durch spezifische klinische Variablen belegt wird. Das MBCT-Programm für Zwangsstörungen wurde in einem Gruppensetting an Patienten durchgeführt, die zu Beginn, in der Mitte der Behandlung und nach der Behandlung untersucht wurden. Die Ergebnisse zeigen, dass alle Patienten die Behandlung abschlossen, und es konnte eine signifikante Verringerung der Zwangsstörungssymptome mit großen Effektstärken (alle $p < .001$; Cohen's $d = -0{,}72$ bis $-1{,}55$) beobachtet werden. Darüber hinaus wurden signifikante Verbesserungen bei Depression, Sorgen, Alexithymie, Dissoziation und allgemeiner Psychopathologie im Vergleich zur Anfangsphase der Behandlung festgestellt. Eine Zunahme der Achtsamkeitsfähigkeiten war mit einer Verringerung der Zwangsstörungssymptome verbunden, und dieser Zusammenhang wurde durch eine Verbesserung der depressiven Symptome vermittelt. Obwohl es in dieser Studie keine Kontrollgruppe gab, liefert sie vorläufige Hinweise darauf, dass das MBCT-Programm für Zwangsstörungen zu einer signifikanten Verringerung der Zwangsstörungssymptome und anderer psychologischer Symptombereiche zu führen vermag und dass Achtsamkeit als Mechanismus der Veränderung fungieren kann.

In einer kontrollierten Studie mit einer nicht klinischen Studentenpopulation belegten Hanstede et al. (2008) eine signifikante Verringerung der Zwangsstörungssymptome nach einer kurzen achtsamkeitsbasierten Intervention, die aus acht einstündigen Gruppensitzungen bestand und ein Training in meditativer Atmung, eine Vier-Schritte-Sequenz zur Reaktion auf psychologische Erfahrungen, die »Body Scan«-Übung und die Verwendung von Metaphern umfasste. Es wurde in der Interventionsgruppe im Vergleich zur Kontrollgruppe eine signifikante Verringerung der Zwangsstörungssymptome zum Ende der Behandlung festgestellt. Darüber hinaus ließ sich sowohl in Bezug auf die Achtsamkeit als auch die Gedanken-Handlungs-Fusion bei den Teilnehmern der Achtsamkeitsintervention eine signifikante Verbesserung im Vergleich zu den Teilnehmern der Kontrollgruppe nachweisen.

Die Akzeptanz- und Commitment-Therapie (ACT), ein therapeutischer Ansatz mit einer wichtigen achtsamkeitsbasierten Komponente, erwies sich bei Patienten mit Störungen im Spektrum der Zwangsstörungen als ebenso wirksam wie die KVT (Bluett et al. 2014). Diverse Studien (Hertenstein et al. 2012; Fairfax 2008), die sich auf die Erfahrungen von Patienten mit Zwangsstörungen konzentrierten, die achtsamkeitsbasierte Interventionen absolviert hatten, lieferten ebenfalls ermutigende Ergebnisse: Auf die Frage, welche Techniken sie bevorzugen, nannten die Patienten Achtsamkeit als eine der Präferenzen.

In einer experimentellen Studie mit Zwangsstörungspatienten wurde im Rahmen einer kurzen Exposition mit Zwangsgedanken die Wirksamkeit einer achtsamkeitsbasierten Strategie mit jener einer Ablenkungsstrategie verglichen (Wahl et al. 2012). Die Teilnehmer erlebten bei der erstgenannten Strategie einen stärkeren Rückgang der Angst und des Drangs, zu neutralisieren, als bei letzterer. Diese Ergebnisse stehen im Einklang (1) mit Studien, die vorläufige Belege dafür liefern, dass achtsamkeits- und akzeptanzbasierte Interventionen bei der Verringerung von Zwangssymptomen wirksam sind (Hanstede et al. 2008; Patel et al. 2007; Singh et al. 2004; Twohig et al. 2010; Wilkinson-Tough et al. 2010); und (2) mit einer Meta-Analyse zu den Auswirkungen achtsamkeitsbasierter Therapie auf Angst und Depression (Hofmann et al. 2010).

In einer klinischen Fallstudie stellten Singh et al. (2004) den Fall einer Patientin vor, die Achtsamkeit nutzte, um ihre Lebensqualität zu verbessern, indem sie ihre Zwangsstörung als Stärke betrachtete und sie in ihr tägliches Leben integrierte. Diese Patientin überwand erfolgreich ihre lähmende Zwangsstörung und setzte innerhalb von 6 Monaten nach der Intervention alle Medikamente ab. 3 Jahre später zeigte sich, dass es ihr gelungen war, sich gut anzupassen und ein erfülltes und gesundes Leben zu führen – und obwohl sie weiterhin einige Zwangsgedanken hatte, kontrollierten diese nicht ihr Verhalten.

Eine weitere Fallstudie, die die Wirksamkeit achtsamkeitsbasierter Interventionen belegt, betrifft eine Patientin mit Zwangsstörungen, die nach Ablehnung einer medikamentösen oder ERP-Behandlung mit einem angepassten MBSR-Programm behandelt wurde (Patel et al. 2007). Nach achtwöchiger Anwendung dieses angepassten Programms zeigte die Endauswertung eine klinisch signifikante Verringerung der Zwangsstörungssymptome und eine verbesserte Fähigkeit, einen Zustand der Achtsamkeit hervorzurufen.

Trotz der klaren Begründung für den Einsatz von Achtsamkeitstraining bei Zwangsstörungen und der Tatsache, dass die vorläufigen Ergebnisse ermutigend sind, besteht immer noch eine Forschungslücke zu achtsamkeitsbasierten Interventionen bei Zwangsstörungen (Hale et al. 2013). Weitere kontrollierte und randomisierte Studien mit großen Stichproben sind erforderlich, um die oben dargestellten Wirkungen und Mechanismen zu bestätigen und zu verstehen, inwiefern Achtsamkeitskomponenten die Therapieergebnisse tatsächlich beeinflussen und verbessern.

Neurobiologische Auswirkungen von Achtsamkeit auf Zwangsstörungen

Obwohl die Forschung zu klinischen Ergebnissen achtsamkeitsbasierter Interventionen bei Zwangsstörungen noch in den Kinderschuhen steckt, erscheinen die neurobiologischen Erkenntnisse über die Auswirkungen von Achtsamkeits- und Mitgefühlstraining auf die adaptive Beeinflussung der an Zwangsstörungen beteiligten neuronalen Strukturen und Funktionen eindeutiger und signifikanter. Wie im vorigen Kapitel erörtert, wissen wir, dass Erfahrungen physische Veränderungen im Gehirn auslösen und dass eine Konzentration auf Achtsamkeit und Aufmerksamkeit zur Entwicklung neuer geistiger Fähigkeiten führen kann. Die Erfahrung aktiviert das Feuern der Neuronen, was wiederum zur Synthese von Proteinen führt, die die Voraussetzungen für neue neuronale Verbindungen schaffen. Dieser Prozess wird *Neuroplastizität* genannt (Siegel 2010). Wir wissen auch, dass dieses Phänomen nicht auf eine bestimmte Phase der menschlichen Entwicklung, etwa das Säuglingsalter, beschränkt ist, sondern über die ganze Lebensspanne hinweg auftreten kann (Schwartz & Begley 2002).

Schwartz et al. (1996) setzten bildgebende Verfahren (Positronen-Emissions-Tomografie –PET) ein, um bei einer Gruppe von Patienten mit Zwangsstörungen die Auswirkungen einer kognitiven Verhaltensintervention mit achtsamkeitsbasierten Komponenten zu untersuchen. Die Ergebnisse dieser Studie zeigten eine signifikante strukturelle und funktionelle Veränderung der zerebralen Dysfunktionen in den Bereichen, die mit der Störung in Verbindung stehen (sogenannte *selbstgesteuerte Neuroplastizität*; Schwartz & Beyette 1997; Schwartz & Begley 2002; Schwartz et al. 2005). Andere neuroimaginative Forschungen zeigen, dass die Anwendung achtsamkeitsbasierter Methoden es Patienten mit Zwangsstörungen ermöglicht, die mit der Störung verbundenen neuronalen Schaltkreise zu »rekonstruieren« (Schwartz & Beyette 1997; Schwartz 1998). Diverse Studien (Graybiel 1998; Graybiel & Rauch 2000; Beauregard et al. 2001; Ochsner et al. 2002; Paquette et al. 2003; Schwartz 1999) haben gezeigt, dass eine zerebrale Reorganisation, die zu einer anpassungsfähigeren zerebralen und verhaltensbezogenen Funktionsweise führt, als Ergebnis einer bewusst gelenkten Aufmerksamkeit erfolgen kann. Es wurde die Hypothese aufgestellt, dass regelmäßige Achtsamkeitspraxis Schaltkreise in den *Basalganglien*, dem gewohnheitsbildenden Teil des Gehirns (Graybiel 1998), anlegen und das Gehirn in einer Weise neu zu verdrahten vermag, die den orbitofrontalen Cortex, den anterioren cingulären Gyrus und die Schaltkreise des Nucleus caudatus durch *selbstgesteuerte Neuroplastizität* beruhigt (Schwartz 1999). Mittels Achtsamkeitstraining können die präfrontalen cortikalen Mechanismen direkt beeinflusst und in höchst adaptiver Weise umstrukturiert werden (Beauregard et al. 2001; Ochsner et al. 2002; Paquette et al. 2003). Diese Studien, bei denen bildgebende Verfahren (z.B. PET, funktionelle Magnetresonanztomografie [fMRI]) zum Einsatz kamen, zeigen diverse Möglichkeiten auf, wie Achtsamkeit den Hirnstoffwechsel im orbitofrontalen Cortex erheblich beeinflussen kann (Schwartz & Begley 2002).

Eine Studie (Gard et al. 2015) mit einer nicht klinischen Stichprobe zeigte, dass Menschen, die meditieren, im Vergleich zu jenen, die das nicht tun, im Ruhezustand eine größere funktionelle Konnektivität zwischen dem Nucleus caudatus und einer Vielzahl von Hirnregionen aufweisen – einschließlich einer stärkeren funktionellen Konnektivität innerhalb der Basalganglien und der cortikal-thalamischen Feedbackschleifen. Andere Studien mit struktureller Bildgebung des Gehirns (Farb et al. 2012; Pickut et al. 2013) zeigen, dass die Patienten nach achtwöchigen achtsamkeitsbasierten Interventionen eine Zunahme des Volumens / der Dichte der grauen Substanz im Nukleus caudatus aufweisen. Diese Daten untermauern die Hypothese und die Befunde, dass Achtsamkeitstraining die dysfunktionale Aktivierung des Nucleus caudatus bei Personen mit Zwangsstörungen verbessern kann (Schwartz 1999; Graybiel 1998).

Darüber hinaus hat die Forschung gezeigt, dass die Auswirkungen der Achtsamkeitspraxis in engem Zusammenhang mit einer verringerten Aktivität im Default Mode Network (DMN) stehen, einer Gruppe von neuronalen Regionen, die im Ruhezustand oder bei internen kognitiven Aufgaben aktiv sind. Das DMN umfasst Regionen im medialen präfrontalen Cortex (mPFC), im medialen Temporallappen und im posterioren cingulären Cortex (Buckner et al. 2008). Eine verringerte DMN-Aktivität korreliert nachweislich mit einer geringeren Generierung von reizunabhängigen Gedanken (d.h. »geistiges Abschweifen; Brewer et al. 2011; Mason et al. 2007) und maladaptivem Grübeln (Hamilton et al. 2011). Beide Prozesse sind bei Zwangsstörungen klinisch überaktiv, und, wie in Kapitel 1 erwähnt, sind einige Schlüsselregionen des DMN an dieser Störung beteiligt.

Es wird angenommen, dass eine adaptive Regulierung dieses Netzwerks auch eine wichtige Rolle bei der Objektivierung der Erfahrung automatischer Gedanken und der Fähigkeit spielt, dysfunktionale Gedanken nur als harmlose mentale Ereignisse und nicht als Tatsachen zu betrachten (Marchand 2014). Diese objektive Wahrnehmung automatischer Gedanken wird als einer der wichtigsten Veränderungsmechanismen angesehen, durch die das Achtsamkeitstraining die Symptome von Depression und Angst beeinflusst (Marchand 2012).

Wie in Kapitel 1 erläutert, haben Neuroimaging-Studien eine abnorme Stoffwechselaktivität und eine übermäßige Grundaktivität im anterioren cingulären Cortex (ACC) von Patienten mit Zwangsstörungen gezeigt (Fitzgerald et al. 2005; Graybiel & Rauch 2000; Feygin et al. 2006). Während die Hyperaktivität des ACC zunimmt, wenn die Symptome provoziert werden (Adler et al. 2000; Breiter et al. 1996; McGuire et al. 1994; Rauch et al. 1994), normalisiert sie sich nach erfolgreicher Behandlung der Zwangsstörung (Perani et al. 1995). Diverse Studien haben gezeigt, dass Achtsamkeitstraining den ACC adaptiv beeinflussen kann (Brewer et al. 2011; Ives-Deliperi et al. 2011; Hölzel et al. 2007; Gard et al. 2012).

Eine Studie von Ives-Deliperi et al. (2011) mit fMRT belegte eine signifikante Abnahme der ACC-Aktivierung während der Achtsamkeitsmeditation in cortikalen Strukturen der Mittellinie, die mit der Interozeption in Verbindung stehen, einschließlich des linksventralen ACC und des rechten mPFC. Dieser Befund stimmt mit den Ergebnissen von Farb et al. (2007) überein, die die Rolle dieser Strukturen beim selbstreferenziellen Denken belegen. Es wird angenommen, dass der ACC an Schaltkreisen zur Aufmerksamkeitsregulierung bei der kognitiven Verarbeitung sowie bei der emotionalen Verarbeitung und Selbstkontrolle beteiligt ist. Eine verringerte ACC-Aktivität könnte die Tatsache widerspiegeln, dass eine offene, nicht wertende Ausrichtung auf Erfahrungen, wie sie in achtsamkeitsbasierten Ansätzen gelehrt wird, eingenommen wird. Diese Ergebnisse stützen die Theorie, dass die positiven Ergebnisse der Achtsamkeit zumindest teilweise das Ergebnis eines Disidentifikationsprozesses sind (Ives-Deliperi et al. 2011).

Die Neuroimaging-Forschung hat auch gezeigt, dass die Veränderung des wahrgenommenen Selbstgefühls, die während der Meditation erlebt wird, für die Wirksamkeit der Meditation von Bedeutung sein könnte. fMRI-Studien belegen, dass Menschen durch die Achtsamkeitspraxis besser zwischen zwei Formen der selbstbezogenen Erfahrung unterscheiden können: (1) momentane oder »erfahrungsbezogene« Selbstwahrnehmung, die sich auf die gegenwärtige und unmittelbare Erfahrung konzentriert (z.B. der Seins- oder Achtsamkeitsmodus); und (2) die erweiterte oder »narrative« Selbstreferenz, die dauerhafte, durchgängige und kohärente Selbstbilder widerspiegelt, unabhängig von Zeit und Situation (z.B. »Ich bin eine schwache Person«; »Ich bin im Allgemeinen gut gelaunt«; Farb et al. 2007). Mögliche therapeutische Wirkungen der Achtsamkeitsmeditation sind die Entkopplung der beiden normalerweise integrierten selbstbezogenen neuronalen Netze (d.h. die Entkopplung der gegenwärtigen Erfahrung vom langfristigen Sinn des narrativen Selbst) und die Stärkung des Erfahrungsnetzes. Forscher haben herausgefunden, dass es eine Beziehung zwischen dem narrativen Modus der Selbstreferenz und der Aktivität des DMN gibt, insbesondere des mPFC, der an der Aufrechterhaltung des Selbstgefühls im Laufe der Zeit, dem Vergleich mit anderen und der Aufrechterhaltung des Wissens über sich selbst beteiligt ist (Gilbert & Tirch 2009; Farb et al. 2007). Farb et al. (2007) untersuchten die beiden Aspekte des Selbstkonzepts mithilfe von fMRI bei Personen, die an einem achtwöchigen MBSR-Kurs teilgenommen hatten, und bei Personen, die kein Achtsamkeitstraining erhalten hatten. Während Letztere eine Verringerung der mPFC-Aktivität zeigten, während sie den Erfahrungsfokus beibehielten – was eine Verringerung der narrativen Selbstreferenz widerspiegeln könnte –, wiesen Erstere nicht nur eine stärkere Verringerung des mPFC, sondern auch erhöhte Aktivitäten in den rechten lateralen Cortexen auf. Erfahrenere Meditierende wiesen eine schwächere Kopplung zwischen dem mPFC und der rechten Insula auf, die an der Umsetzung viszeraler emotionaler Zustände in bewusste Gefühle beteiligt sein könnte. Diese schwächere Kopplung könnte eine kultivierte Fähigkeit dieser Personen widerspiegeln, die gewohnheitsmäßige Verbindung zwischen einem identifizierten Selbstgefühl und der Verarbeitung emotionaler Erinnerungen zu unterbrechen – was in den bereits beschriebenen positiven Aspekten der Achtsamkeitspraxis resultieren würde. Mit anderen Worten: Die Teilnehmer, die ein Achtsamkeitstraining absolviert hatten, waren eher in der Lage, einen objektiven Modus des Selbstbezugs einzunehmen, der sich auf die Gegenwart konzentriert und von der eigenen historischen Narration getrennt ist. Dieses Ergebnis spiegelt den Kern des Achtsamkeitstrainings wider, bei dem es darum geht, zu lernen, sich offen und akzeptierend auf die eigene gegenwärtige Erfahrung einzustellen, ohne elaborative Gedankenverarbeitung.

Bekanntermaßen liegt bei Zwangsstörungen eine abnorme Stoffwechselaktivität im mPFC vor. Er ist in einem dysfunktionalen Ausmaß aktiviert (Graybiel & Rauch 2000; Feygin et al. 2006). Wir wissen auch, dass Personen mit Zwangsstörungen in ihrer Beziehung zur täglichen Erfahrung und Realität ständig in eine narrative Selbstreferenz verwickelt sind (abhängig von den Aktivitäten des DMN). Sie beschäftigen sich häufig mit übermäßiger Gedankenverarbeitung und Grübeln, indem sie sich an die Vergangenheit erinnern oder die Zukunft auf negative Weise imaginieren (z. B. übertriebenes Verantwortungsbewusstsein, Perfektionismus, übermäßige Bedeutung von Gedanken und ein starkes Bedürfnis nach Gedankenkontrolle). Und dieser negative Erinnerungsprozess führt unweigerlich zur Zwangssymptomatik.

Das Selbstkonzept, das während der Achtsamkeitspraxis greift, ähnelt dem erfahrungsbezogenen Selbstbewusstsein, das entsteht, wenn die Aufmerksamkeit auf die unmittelbare Erfahrung gerichtet ist. Aus diesem Grund kann Achtsamkeitstraining Menschen mit Zwangsstörungen helfen, die beiden Arten der Selbstreferenz zu entkoppeln. Es kann sie auch dabei unterstützen, die Aktivierung des erfahrungsbezogenen Selbstbezugsmodus im Verhältnis zu ihren inneren und äußeren Erfahrungen zu stärken und diese von der Narration des Selbst zu trennen, die mit den dysfunktionalen Überzeugungen und kognitiven Verzerrungen ihrer Zwangsstörung verbunden ist. In der Tat haben Studien gezeigt, dass der narrative Fokus die Anfälligkeit für Krankheiten erhöht. Die Fähigkeit, lange Zeit gepflegte Narrative aufzulösen und eher gegenwärtige neurale Modi der Selbstfokussierung zu nutzen, kann bei der Behandlung von Stimmungs- und Angststörungen hingegen helfen (Segal et al. 2006; Farb et al. 2007).

Schließlich spielt, wie bereits in Kapitel 1 erörtert, die Amygdala eine wesentliche Rolle bei der Erkennung von Bedrohungen und der Vermeidung von Schäden (LeDoux 2002) sowie bei der Entwicklung von Angst und Erregung (Davis 1992). Die Hyperaktivierung der Amygdala als Reaktion auf eine wahrgenommene Bedrohung trägt bei Personen mit Zwangsstörungen vermutlich zu ihren übermäßigen emotionalen Reaktionen auf negative Reize bei (Mataix-Cols et al. 2003). Es gibt deutliche Hinweise darauf, dass Achtsamkeitstraining die Amygdala adaptiv beeinflusst – das zeigen Studien mit »normalen« Stichproben (Lutz et al. 2014; Lutz et al. 2013; Desbordes et al. 2012) und mit von Angststörungen betroffenen Menschen (Hölzel et al. 2013; Goldin & Gross 2010).

Studien, die viele verschiedene Arten von Analysen integrieren – von klinischen Ergebnisstudien bis hin zu Neuroimaging – haben die Wirksamkeit von achtsamkeitsbasiertem Training in Bezug auf die adaptive Veränderung der Beziehung zu den kognitiven, emotionalen und physischen Dimensionen ihres Erlebens aufgezeigt. Diese Veränderungen hängen vom spezifischen Zusammenspiel mehrerer neurophysiologischer Systeme ab (Gilbert & Tirch 2009). Obwohl es derzeit nur wenige Studien zu den neurobiologischen Auswirkungen des Achtsamkeitstrainings bei Menschen mit Zwangsstörungen gibt, scheinen die oben diskutierten Ergebnisse folgende Hypothese direkt oder indirekt zu stützen: Eine achtsamkeitsbasierte Praxis kann die an der Störung beteiligten neuronalen Bereiche auf adaptive und funktionelle Weise beeinflussen. Diese Ergebnisse stützen auch die kognitiv-evolutionäre Hypothese einer engen Beziehung zwischen achtsamkeitsbasierten Interventionen und adaptiven neurobiologischen Veränderungen in jenen Gehirnregionen und -kreisläufen, die mit den Emotionsregulationssystemen verbunden sind, deren Zusammenspiel bei Zwangsstörungen offenbar eine wichtige Rolle spielt.

Durch Achtsamkeitspraxis können Menschen mit Zwangsstörungen lernen, ihr Affektregulationssystem besser auszubalancieren. Diese Praxis scheint sich adaptiv auf die Gehirnregionen auszuwirken, die sowohl an der Zwangsstörung als auch an der Aktivierung des Bedrohungs-/Selbstschutzsystems, des Antriebs-/Such-/Belohnungssystems und des Zufriedenheits-/Beruhigungs- und Sicherheitssystems beteiligt sind – insbesondere auf den PFC, den ACC und die Amygdala (Gross 2002; Delgado et al. 2008; Hölzel et al. 2013). Eine funktionellere und anpassungsfähigere Aktivierung dieser neuronalen Strukturen steht im Zusammenhang mit einer erhöhten und stabileren Aktivierung des Zufriedenheits-/Beruhigungs- und Sicherheitssystems (das verbunden ist mit Gefühlen von Sicherheit, Zufriedenheit, Vertrauen, Ruhe) und einer gleichzeitigen Deaktivierung des Bedrohungs-/Selbstschutzsystems (das verbunden ist mit Gefühlen von Angst, Ekel, Wut, Scham; Gilbert & Tirch 2009; Lieberman 2007; Davidson et al. 2003).

Zusammenfassung der Auswirkungen des Achtsamkeitstrainings auf Zwangsstörungen

Aus einer achtsamkeitsbasierten Perspektive kann die Zwangsstörung als ein Zustand schwerer Gedankenlosigkeit begriffen werden (z. B. Aufmerksamkeitsverzerrungen, Grübeln, Gedanken-Handlungs-Fusion, übertriebenes Verantwortungsbewusstsein,

Entwertung von eigenen Sinneswahrnehmungserfahrungen und Selbstvertrauen). Ein achtsamkeitsbasierter Ansatz kann Patienten dabei helfen, grundlegende Achtsamkeitsfähigkeiten zu entwickeln, die als Mittel gegen Zwangssymptomatiken wirken können (Didonna 2009c). Zusammenfassend lässt sich sagen, dass ein achtsamkeitsbasiertes Training die folgenden Auswirkungen haben kann:

- Begünstigung und Verstärkung von Expositionserfahrungen, da Achtsamkeit Menschen lehrt, ihre inneren Zustände zu *erleben*, anstatt über sie zu *nachzudenken*. Somit hilft sie, eine anti-grüblerische und anti-vermeidende Haltung zu entwickeln (Segal et al. 2013). Achtsamkeit bietet mit der ERP-Intervention (»Achtsame Exposition«) eine wirksame und weniger beängstigende Integration, wodurch das Risiko eines Abbruchs verringert wird.
- Verbesserung der Selbstregulierung der Aufmerksamkeit (Lernen, achtsam zu beobachten; Bishop et al. 2004).
- Entwicklung von Akzeptanz und Zulassen von Haltungen (nicht reaktiver Modus in Bezug auf problematische Reize); Unterstützung von Menschen mit Zwangsstörungen bei der Erfahrung der *Vergänglichkeit* von Gedanken, Empfindungen und Gefühlen.
- Unterstützung von Menschen mit Zwangsstörungen bei der Validierung von Sinneswahrnehmungserfahrungen als Mittel gegen zwanghaftes Zweifeln.
- Entwicklung von Dezentrierungs-, Defusions- und Disidentifikationsprozessen und eines Gefühls der *Ungebundenheit*, frei von der Notwendigkeit, innere Erfahrungen zu kontrollieren oder auf sie zu reagieren, was zu einer Verbesserung der Einsicht führen kann (Shapiro et al. 2006; Segal et al. 2013).
- Metakognitive Entwicklung; Verhinderung von sekundärer elaborativer Verarbeitung oder Metaevaluierung von intrusiven Kognitionen und Wahrnehmungserfahrungen; und Verbesserung der Einsichtsfähigkeit, Realitätsüberprüfung und allgemeinen Funktionsfähigkeit der Patienten.
- Entwicklung eines gesünderen, funktionelleren und realistischeren Verantwortungsbewusstseins. Entwicklung eines tiefen und stabilen oder dauerhaften Gefühls des Selbstvertrauens.
- Hemmung oder deutliche Schwächung zwanghafter kognitiver Verzerrungen und dysfunktionaler Überzeugungen, wodurch die Aktivierung der metakognitiven Prozesse und der emotionalen und verhaltensbezogenen Reaktionen, die die Zwangsstörung charakterisieren und aufrechterhalten, verhindert oder »gelockert« wird.
- Verhinderung oder Schwächung der nutzlosen Aktivierung des Bedrohungs-/Selbstschutzsystems in harmlosen Situationen.
- Entwicklung von Gefühlen und Haltungen des Selbstmitgefühls und der Selbstvergebung, die das Zufriedenheits-/Beruhigungs- und Sicherheitssystem auf stabile und adaptive Weise aktivieren und eine funktionale Aktivierung des Bedrohungs-/Selbstschutzsystems sowie des Antriebs-/Such-/Belohnungssystems regulieren können.

In Verbindung mit einer kognitiven Therapie können achtsamkeitsbasierte Interventionen eine umfassendere Behandlung bieten als herkömmliche Verhaltenstechniken, da das Ziel nicht darin besteht, ein bestimmtes Symptom zu verändern. Vielmehr geht es darum, Menschen mit Zwangsstörungen dabei zu helfen, eine andere Haltung, einen anderen Denkstil und eine andere Art der Aufmerksamkeit im Hinblick auf ihre gesamte persönliche Erfahrung zu entwickeln. Diese Veränderung kann bei einer so heterogenen Störung, die auch eine hohe Komorbidität mit anderen psychiatrischen Erkrankungen aufweist, klinische Relevanz haben. Wie wir in den folgenden Kapiteln sehen werden, besteht das Ziel der MBCT für Zwangsstörungen nicht darin, dysfunktionale Überzeugungen, Fehlinterpretationen oder intrusive Gedanken (die kognitiven Inhalte der Zwangsstörung) direkt zu ändern oder infrage zu stellen. Vielmehr soll die Beziehung der Patienten zu ihnen verändert werden, um die Macht und Glaubwürdigkeit, die ihnen innewohnt, zu neutralisieren oder zu schwächen und den Patienten schließlich zu helfen, die wahre Natur und Funktion ihrer Gedanken zu verstehen und zu erfahren.

Ein solches mentales Training kann die Funktionsweise des Bedrohungs-/Selbstschutzsystems normalisieren und ausbalancieren, indem es auf eine nützlichere und realistischere Weise aktiviert wird. Gleichzeitig kann es die Aktivierung und Stabilisierung des Zufriedenheits-/Beruhigungs- und Sicherheitssystems in Bezug auf harmlose innere und äußere Erfahrungen erhöhen. Ein solches Training kann auch indirekt zu einigen Veränderungen der kognitiven Inhalte der Zwangsstörung führen, da die Entwicklung spezifischer Haltungen und Prozesse durch Achtsamkeitstraining – wie Dezentrierung (Segal et al. 2013), Defusion, Disidentifikation, Akzeptanz, Selbstmitgefühl, Loslassen, Nichturteilen und perzeptive Selbstvalidierung – dazu beiträgt, die Aktivierung des Bedrohungs-/Selbstschutzsystems in harmlosen Situationen zu verhindern und damit die Verstärkung zwanghafter kognitiver Inhalte zu vermeiden. Durch diesen Prozess wird es für Menschen mit Zwangsstörungen einfacher, zu erkennen, wie dysfunktional und unrealistisch ihre Kognitionen sind, sodass diese nach und nach geschwächt und neutralisiert werden können.

Zusammenfassend lässt sich sagen, dass die Forschung die Hypothese stützt, dass Achtsamkeitstraining in der Lage ist, mentale Zustände zu entwickeln und zu stabilisieren, die mit den bei Zwangsstörungen aktivierten mentalen Zuständen unvereinbar sind. Klinische Erfahrungen und Beobachtungen aus mehr als 15 Jahren Anwendung von MBCT bei Hunderten von Patienten mit Zwangsstörungen legen nahe, dass es im Allgemeinen keine Kontraindikationen für die Integration achtsamkeitsbasierter Interventionen in etablierte Protokolle für diese Störung gibt, selbst bei Personen mit schweren Problemen und verschiedenen Arten von Zwangsmustern (siehe auch Kapitel 3 und 4).

Ein Modell zu den Auswirkungen des Achtsamkeitstrainings auf Zwangsstörungen

Achtsamkeitstraining kann wirksam sein, wenn die Patienten in der Lage sind, alternative Sichtweisen auf ihre Probleme zu entwickeln, die mit ihren tatsächlichen Erfahrungen übereinstimmen. Nach Teasdale et al. (2003) ist es bei einer achtsamkeitsbasierten Intervention für Menschen mit bestimmten Störungen besonders hilfreich, wenn ihnen sowohl im Einzel- als auch im Gruppensetting ein klares Modell an die Hand gegeben wird, das ihnen die aktivierenden und aufrechterhaltenden Faktoren der Störung und damit die potenzielle Rolle des Achtsamkeitstrainings bei der Prävention und Neutralisierung dieser Faktoren verständlich macht. Das MBCT-Programm für Zwangsstörungen bietet ein Modell, das dieses Verständnis erleichtert und die Motivation und das Engagement der Patienten verbessert, indem es die Ziele der Intervention besser verdeutlicht.

Die meisten psychotherapeutischen Modelle stimmen darin überein, dass sich die Symptome psychiatrischer Störungen um Bedrohung sowie Abwehr- und Schutzmechanismen drehen (Gilbert 1993). Wie in Kapitel 1 erläutert, neigen Menschen mit Zwangsstörungen dazu, kontinuierlich eine Reihe von Mechanismen und Verhaltensweisen zu aktivieren, die die Störung aufrechterhalten und verstärken, einschließlich der Hyperaktivierung des Bedrohungs-/Selbstschutzsystems (siehe Abbildung 1.3 in Kapitel 1). Sicherheitsverhalten wird durch wahrgenommene kurzfristige Vorteile (z. B. Erleichterung, geringeres Verantwortungsbewusstsein) etabliert und verstärkt, die auch die dysfunktionalen Überzeugungen, die die Störung aufrechterhalten, zu verstärken vermögen (Salkovskis 1996). Sicherheitsverhalten und -strategien zielen darauf ab, sowohl externe als auch interne Bedrohungen zu vermeiden und sind daher wichtige Regulatoren des Bedrohungs-/Selbstschutzsystems.

Angststörungen wie auch Zwangsstörungen werden durch dysfunktionale, bedrohungsorientierte Metakognitionen über normale und harmlose mentale Ereignisse aktiviert und aufrechterhalten. Die klinische Relevanz des Achtsamkeitstrainings für die Behandlung verschiedener Pathologien, auch für Zwangsstörung, liegt darin, dass es – auf einer hierarchisch übergeordneten Ebene – in einem frühen Stadium in die Prozesse der Aktivierung und Aufrechterhaltung der Störung eingreift (Didonna 2009c). Das heißt, wenn wir das in Abbildung 1.3 beschriebene Modell betrachten, sehen wir, dass Achtsamkeit am Übergang zwischen den Triggerstimuli und den metakognitiven Prozessen des Individuums (dysfunktionale Überzeugungen, kognitive Verzerrungen, Selbstmisstrauen) eingreifen kann, die zu psychologischem Stress und Sicherheitsverhalten führen.

Um zu verstehen, wie Achtsamkeit Menschen mit Zwangsstörungen helfen kann, betrachten wir Abbildung 2.1. Wir sehen, dass die linke Seite die Funktionsweise der Zwangsstörung beschreibt und erklärt, wie metakognitive Prozesse die Teilnehmer dazu bringen, normale und harmlose Erfahrungen als gefährlich und bedrohlich zu interpretieren, was wiederum Sicherheitsverhalten und störende Emotionen auslöst. Gemäß dieser Erklärung (siehe Abbildung 1.3) können Zwangsstörungssymptome als

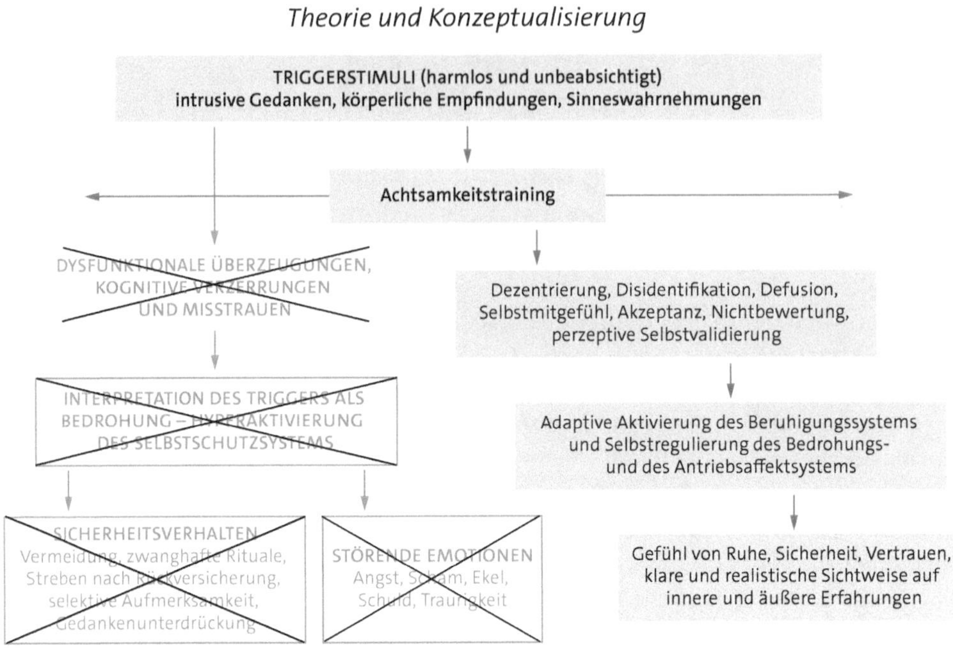

Abb. 2.1: Vermutete Auswirkungen von Achtsamkeitstraining zur Neutralisierung der kognitiven Verzerrungen und Mechanismen sowie zur adaptiven Veränderung der Affektregulationssysteme bei Zwangsstörungen.

normale Abwehrmechanismen und Reaktionen betrachtet werden, wenn Menschen sich selbst als bedroht empfinden und das Bedrohungs-/Selbstschutzsystem immer wieder aktivieren.

Wenn ein achtsamer Modus kultiviert und im Laufe der Zeit durch regelmäßiges Üben aufrechterhalten wird, kann er zu einer fortschreitenden Hemmung oder Schwächung der kognitiven Verzerrungen und dysfunktionalen Überzeugungen im Zuge der Zwangsstörung führen, die folglich ihre aktivierende Kraft verlieren. Dies wiederum verhindert die negativen Meta-Bewertungen oder Interpretationen, die das Bedrohungs-/Selbstschutzsystem aktivieren – und folglich die Verhaltensweisen (Sicherheitsverhalten) und emotionalen Reaktionen, die die Zwangsstörung auslösen und aufrechterhalten.

Achtsamkeit, die ein *Erfahrungs-* und *Seinsmodus* ist, kann kultiviert werden, um jene metakognitiven Prozesse (den *konzeptuellen Modus*) zu hemmen, zu verhindern oder zu deaktivieren, die Patienten in die repetitiven Teufelskreise ihrer Zwangsvorstellungen und zu den damit verbundenen kontraproduktiven Verhaltensweisen führen (Didonna 2009c). In diesem therapeutischen Prozess zielt Achtsamkeit darauf ab, den beobachtenden, losgelösten Modus des Geistes auf kognitiver Ebene zu kultivieren und zu entwickeln. Selbstmitgefühl (explizit oder implizit in der Achtsamkeitspraxis enthalten) zielt in diesem Kontext speziell darauf ab, das Zufriedenheits-/Beruhigungs- und Sicherheitssystem auf emotionaler Ebene zu aktivieren und Gefühle der

Selbstfürsorge und des Selbstvertrauens zu stimulieren (Gilbert 2010; Gilbert & Tirch 2009).

Laut Siegel & Germer (2012) sind viele Reaktionen impulsiver Art, wenn sich Menschen nicht in einem achtsamen Zustand befinden. Diese Reaktionen sind entweder instinktiv oder durch Belohnung und Bestrafung und/oder Modellierung konditioniert. Mittels Achtsamkeitstraining können Menschen lernen, die Details ihrer automatischen Reiz-Reaktions-Prozesse aus einer übergeordneten Perspektive zu beobachten: Sie können Gefühle, Gedanken oder Emotionen wahrnehmen, wenn sie aufkommen, und dann den Drang beobachten, reaktiv darauf zu handeln, sowie das offene oder verdeckte Verhalten, das daraus folgt. Sobald sie dazu in der Lage sind, können sie mit etwas Übung die Fähigkeit entwickeln, innezuhalten, durchzuatmen und zu bewerten, ob die Handlung tatsächlich zu wünschenswerten Ergebnissen führen würde (Siegel & Germer 2012).

Zusammenfassend lässt sich sagen, dass Achtsamkeitspraxis Menschen mit Zwangsstörungen in direkten Kontakt mit der Realität bringt und so auf natürliche Weise dysfunktionale Interpretationen und Überzeugungen korrigieren kann. Sobald sie sich normaler interner auslösender Erfahrungen (Gedanken, Triebe, Impulse, Empfindungen) bewusst werden, nehmen sie ihnen gegenüber sukzessive eine andere Einstellung und Perspektive ein – eine Mischung aus nicht wertender Akzeptanz und Selbstvalidierung. Regelmäßig praktiziert, hilft Achtsamkeit von Zwangsstörungen betroffenen Menschen, eine neue mentale Gewohnheit zu entwickeln: Sie setzen die Beurteilung oder Bedeutung, die sie dem Auslöser der Zwangsstörung normalerweise zuschreiben, aus. Sie lernen, innere Erfahrungen zu beobachten, ohne darauf zu reagieren oder sie zu interpretieren; und sie als das zu akzeptieren, was sie wirklich sind: eine Reihe harmloser und unbeständiger Ereignisse, die einfach verschwinden, wenn sie nicht genährt oder befeuert werden.

3 Das MBCT-Programm für Zwangsstörungen: Kerngedanke, Struktur und Grundprinzipien

> Wenn wir nicht mehr in der Lage sind, eine Situation zu ändern, sind wir gefordert, uns selbst zu ändern.
>
> *Viktor E. Frankl*

Wie in der Einleitung erwähnt, ist dieses Handbuch das Ergebnis von 20 Jahren Arbeit mit Hunderten von Menschen, die von Zwangsstörungen betroffen sind, von etwa zwei Jahrzehnten Meditationspraxis und -unterricht, insbesondere achtsamkeitsbasierter kognitiver Therapie (Mindfulness-based Cognitive Therapy – MBCT), und von vielen Gesprächen mit einer Reihe von führenden Experten auf dem Gebiet der Achtsamkeit und Kognitiver Verhaltenstherapie (KVT). Bei der Entwicklung dieses Programms habe ich im Laufe der Jahre versucht zu verstehen, was bei der MBCT-Behandlung von Menschen mit Zwangsstörungen am effektivsten und was am wenigsten nützlich ist. In einem Prozess der Anwendung von Achtsamkeit in Einzel- und Gruppensettings habe ich zu evaluieren versucht, was im Hinblick auf die Art der Praktiken oder Übungen, die psychoedukativen Informationen, den Führungsstil des Trainers, den theoretischen Rahmen usw. am hilfreichsten für einen effektiven Umgang mit den komplexen Mechanismen dieser herausfordernden Störung sein könnte. Mit der unschätzbaren Hilfe von Patienten und meinen Assistenten und Kollegen habe ich das Grundprinzip, den Inhalt und das Material der Sitzungen viele Male analysiert und überarbeitet, um ein Format zu schaffen, das für die meisten Menschen mit dieser Störung geeignet und so hilfreich wie möglich sein kann. Eine der wichtigsten Punkte, die ich bei der Entwicklung des Programms verstehen musste, war, was Patienten mit Zwangsstörungen trotz ihrer unterschiedlichen Symptomatik und Phänomenologie gemeinsam haben (siehe Kapitel 1 und 2). Für die Patienten ist es wichtig zu verstehen, dass die Ursprünge ihrer zwanghaften Verhaltensweisen tatsächlich sehr ähnlich sind (z.B. Misstrauen gegenüber sich selbst; dysfunktionale Beziehung zu Gedanken; gewisse Tendenz, auf persönliche Erfahrungen zu reagieren; Schwierigkeiten, normale und harmlose innere Zustände zu akzeptieren).

Das MBCT-Programm für Zwangsstörungen ist eindeutig von der MBCT für Depressionen abgeleitet und inspiriert, insbesondere im Hinblick auf den Rahmen, den Umfang und einige Übungen. Sie kann daher als ein Abkömmling des Modells betrachtet werden. Dennoch hat die MBCT für Zwangsstörungen ein anderes Grundprinzip als die MBCT für Depressionen. Viele Praktiken, Übungen, Themen und Materialien wurden für die Arbeit mit dieser speziellen klinischen Population modifiziert oder hinzugefügt. So ist beispielsweise die Verhaltenskomponente (z.B. achtsame Exposition oder achtsamkeitsbasierte Expositions- und Reaktionsprävention [ERP]) ein wesentlicher Aspekt der KVT bei Zwangsstörungen, der in einem umfassenden und wirksamen Behandlungsprogramm für diese Art von Störung nicht fehlen darf. Die Komponente des Selbstmitgefühls ist sowohl in MBSR- als auch in MBCT-Programmen implizit vorhanden und wird kultiviert – in der MBCT für Zwangsstörungen wird sie jedoch ausdrücklich als formale Praxis vorgeschlagen und während des Kurses mindestens 3 Wochen lang regelmäßig gelehrt und praktiziert. Im Laufe der Zeit und durch intensives Üben in den Sitzungen und zu Hause hilft dieses standardisierte therapeutische Programm Menschen mit Zwangsstörungen, Schritt für Schritt jene Vorurteile und dysfunktionalen Mechanismen, die ihre Störung aktivieren und aufrechterhalten, zu erkennen und zu überwinden; neue, wirksame Strategien zu erlernen, um diese Mechanismen zu neutralisieren; und stabile und gesunde Wege zu entwickeln, um mit ihrer inneren Erfahrung umzugehen.

Anzahl und Dauer der Sitzungen

MBCT für Depressionen wurde für Menschen entwickelt, die sich nach einer depressiven Episode in Remission befinden, während das MBCT für Zwangsstörungen ein Programm ist, das für Patienten entwickelt wurde, die sich in einer akuten Phase ihrer Störung befinden und folglich schwierigere Merkmale und Bedingungen aufweisen. Daher war es notwendig, die Anzahl und Dauer der Sitzungen im Vergleich zu den achtwöchigen MBCT- und MBSR-Standardprotokollen zu erhöhen. Um mehr Training zu bieten und alle notwendigen Themen abzudecken, besteht die MBCT für Zwangsstörungen folglich aus elf Gruppensitzungen, die jeweils 3 Stunden dauern – mit Ausnahme von Sitzung 3, die mit Familienmitgliedern und/oder Partnern stattfindet und 1,5 Stunden dauert, und Sitzung 11, die eine eintägige Sitzung mit intensiver Übung und Wiederholung ist.

In unseren kontrollierten Studien haben wir die Gruppensitzungen streng reguliert und auf 2,5 Stunden begrenzt. Wir haben jedoch festgestellt – und andere Praktiker haben dies bestätigt –, dass es im Allgemeinen sinnvoller und effizienter ist, die Sitzungen länger zu planen. Bei all dem, was Gruppenleiter und ihre Klienten in jeder Sitzung zu tun und zu besprechen haben, empfehlen wir den Gruppenleitern, die Sitzungen mit 3 Stunden einzuplanen. Die Gruppenleiter sollten nach ihrem klinischen Ermessen entscheiden, wie viel Zeit sie in der jeweiligen Sitzung einem bestimmten Thema der Tagesordnung widmen wollen und flexibel bleiben, damit sie im konkreten Moment auf das reagieren können, was in der Gruppe passiert.

Schlüsselelemente des MBCT-Programms für Zwangsstörungen

> Unsere Patienten verzweifeln nie wirklich an einem Leiden an sich! Stattdessen rührt ihre Verzweiflung in jedem Fall von einem Zweifel her, ob das Leiden sinnvoll ist. Der Mensch ist bereit und willens, jedes Leid zu ertragen, sobald und solange er darin einen Sinn sieht.
>
> *Viktor E. Frankl*

Das MBCT-Programm für Zwangsstörungen basiert hauptsächlich auf sieben Schlüsselelementen (Abbildung 3.1, S. 136), welche das Grundprinzip unterstützen und das Programm einzigartig machen. Diese Komponenten sind bei der Durchführung jeder Sitzung zu berücksichtigen.

Verständnis entwickeln

In jeder Sitzung helfen die Gruppe und der Kursleiter den Teilnehmern, allmählich ein tieferes und klareres Verständnis für die Funktionsweise der Zwangsstörung (z. B. für die ursächlichen, aktivierenden und aufrechterhaltenden Faktoren und Mechanismen) zu entwickeln und dafür, wie Achtsamkeitstraining wirksam eingreifen kann, um diese Faktoren und Mechanismen durch neue, gesunde und adaptive Verhaltensweisen zu ersetzen – das heißt durch Denkweisen und Zustände, die mit den kognitiven und emotionalen Mechanismen und Vorurteilen der Zwangsstörung unvereinbar sind. Ich sage den Teilnehmern oft: »Verstehen ist der erste Schritt zur Heilung.« Die Mitglieder der Gruppe erkennen, dass die meisten der »Lösungen«, auf die sie immer wieder zurückgegriffen haben, um mit ihren unangenehmen inneren Erfahrungen umzugehen, zur Störung beitragen – die *vermeintliche Lösung des Problems ist zum eigentlichen Problem geworden*. Sie sind dann eher in der Lage und stärker motiviert, achtsamkeitsbasierte Lehren, Prinzipien und Übungen anzuwenden und zu praktizieren, die als Gegenmittel zu den oben genannten »Lösungen« und als wirksame Wege aus dem Zwangstunnel heraus betrachtet werden können.

Die ersten drei Sitzungen des Programms zielen in erster Linie darauf ab, den Patienten ein Verständnis für die grundlegenden Prozesse der Zwangsstörung zu vermitteln – unter Einbezug psychoedukativer Materialien und Inhalte, der Problemformulierung (Sitzung 2) sowie gemeinsamer Reflexionsphasen. Einige der fruchtbarsten Erkenntnismomente ergeben sich spontan, wenn die Patienten zu Hause oder während der Gruppensitzungen Achtsamkeit praktizieren; das erworbene Verständnis wird im Zuge der Gruppenpraxis und der Nachbesprechung der Hausaufgaben mit anderen geteilt.

Normalisierung zwanghafter Erfahrungen

Eines der wichtigsten Ziele und Effekte sowohl der kognitiven Therapie als auch der achtsamkeitsbasierten Interventionen besteht darin, dass sie die Probleme von Menschen mit psychischen Störungen normalisieren. Betroffene beginnen das Programm häufig mit einer übermäßig pathologisierten Sicht auf ihr Problem – und mit dem Gefühl, dass es ihnen nie besser gehen wird. Das kann zu einem Gefühl der Ohnmacht führen, das wiederum in einer Depression als sekundärem Problem resultieren kann.

Durch den Prozess der Normalisierung erkennen die Teilnehmer, dass ihre Reaktionen nicht so ungewöhnlich, seltsam oder verrückt sind, wie sie zuvor dachten (Salkovskis 1999). Wenn sich Verhaltensweisen, Ideen und Überzeugungen, die für die meisten Menschen als normal gelten, extrem häufen und intensiv werden, ist eines der möglichen Ergebnisse die Entwicklung einer Zwangsstörung (einige nützliche Beispiele, Anekdoten, Geschichten und Metaphern werden zu diesem Zweck für die Sitzungen vorgeschlagen). Normalisieren bedeutet, dem Programmteilnehmer zu der Erkenntnis zu verhelfen, dass eine Person, die dieselben Lebenserfahrungen gemacht und dieselben schützenden, sicherheitsorientierten Verhaltensweisen an den Tag gelegt hätte, wahrscheinlich ebenfalls ein Zwangsproblem entwickelt hätte.

Eine der nützlichsten Strategien bei der Behandlung von Zwangsstörungen besteht darin, den Betroffenen dabei zu helfen, eine alternative, nicht bedrohliche Erklärung für ihr Problem zu finden; und zu verstehen, dass sie aus triftigen Gründen empfindlich auf Sorgen in Bezug auf ein bestimmtes gefährliches oder schädliches Ereignis reagieren.

Die Betroffenen reagieren auf diese Sorgen jedoch in einer Weise, welche die Häufigkeit der intrusiven (aufdringlichen) Gedanken, ihren Leidensdruck und den Drang, ihre Gedanken zu neutralisieren (z. B. durch übermäßiges Überprüfen oder Waschen), eher verstärkt als reguliert, was sich negativ auf ihre Lebensqualität auswirkt (Salkovskis et al. 1998, 2007; Veale 2007).

Ziel ist es, den Teilnehmern dabei zu helfen, von der Vorstellung, dass tatsächlich ein Schadensrisiko besteht, zu jener zu gelangen, dass das eigentliche Problem in der übermäßigen Sorge um einen möglichen Schaden besteht; und dass die Sorge durch störende Emotionen wie Angst, Ekel, Scham usw. aufrechterhalten und sogar verstärkt wird. Das Programm zielt auch darauf ab, den Teilnehmern zu vermitteln, dass ihre Sorgen ein kognitiver Faktor sind und keinen direkten Bezug zu den befürchteten Ereignissen und Handlungen haben (siehe den Abschnitt über die Gedanken-Handlungs-Fusion in Kapitel 1).

Eine der wirksamsten Methoden zur Förderung des Normalisierungsprozesses ist wiederum die Wiederholung des Modells / der Problemformulierung (siehe Kapitel 1, 2 und 6). Durch angeleitete »Erkundungsreisen« und den Einsatz von psychoedukativem Material entwickeln die Teilnehmer ein Verständnis dafür, wie sich ihr Problem im Laufe der Zeit entwickelt hat und welche Faktoren es bis zu diesem Zeitpunkt aktiviert und aufrechterhalten haben. Sie erkennen, dass die Aktivierung von Sicherheitsverhalten, Zwängen und herausfordernden Emotionen normal und logisch sein kann, wenn

Menschen kontinuierlich ihr Bedrohungs-/Selbstschutzsystem im Gehirn aktivieren. Sie lernen, dass dieses System durch die dysfunktionalen Überzeugungen aktiviert wird, durch die sie normale und harmlose Reize und Ereignisse (intrusive Gedanken, körperliche Empfindungen, Wahrnehmungen) als gefährlich und bedrohlich interpretieren (siehe Kapitel 6, Sitzung 2, Handouts 5A und 5B).

Durch die Prozesse der Dezentrierung, Disidentifikation, Defusion, Balance, Akzeptanz und Aufmerksamkeit für die Sinne kann die Achtsamkeitspraxis als mächtiges Werkzeug im Prozess der Normalisierung dienen. Denn sie ermöglicht es den Teilnehmern, die Realität so zu sehen, wie sie ist; und zu begreifen, wie der Verstand sie auf eine Art und Weise verzerrt, die sie letztendlich dazu bringt, nutzlose und kontraproduktive Strategien und Verhaltensweisen anzunehmen.

Entwicklung von Vertrauen und Selbstvalidierung

Wie in mehreren Kapiteln dieses Buches ausführlich dargelegt, kann Misstrauen als grundlegender Bestandteil von Zwangsstörungen angesehen werden, der die meisten Zwangssymptome aktiviert und aufrechterhält. Eine der wirkungsvollsten Maßnahmen bei der Behandlung dieser Art von Störung besteht also darin, den Teilnehmern dabei zu helfen, ein echtes und reifes Selbstvertrauen zu entwickeln. Das hilft ihnen insbesondere in Bezug auf ihr Gedächtnis und ihre Wahrnehmungserfahrung, sowie hinsichtlich der Validierung ihrer inneren Empfindung und ihrer Sinne. Dieser Aspekt wird im Laufe des Programms weiterentwickelt, insbesondere in den Sitzungen 4 und 5. Ziel ist es, den Teilnehmern zu einem Verständnis dafür zu verhelfen, welche Faktoren die Entwicklung ihres Misstrauens begünstigt haben; und neue Wege zu erlernen, um ein echtes Gefühl des Vertrauens zu entwickeln. Für Patienten ist Vertrauen zudem ein wichtiger Faktor, um zu lernen, sich zwanghaften Reizen auszusetzen, ohne in kontraproduktive Schutzmechanismen (z. B. zwanghafte Rituale) zu verfallen, und eine Haltung der Akzeptanz gegenüber ihren herausfordernden und unangenehmen Erfahrungen zu entwickeln.

Kognitive Intervention

Wie im Falle der MBCT-Therapie für Depressionen ist die kognitive Intervention ein Kernbestandteil dieses Programms, und es werden eine Reihe von Übungen aus der kognitiven Therapie vorgeschlagen. Diese Übungen sind wichtig, weil sie den Teilnehmern die Zusammenhänge zwischen Denken und Fühlen aufzeigen und ihnen zu der Erkenntnis verhelfen, in welchem »Denkmodus« sie sich befinden. Sie können dann wählen, ob sie von einem konzeptuellen, narrativen oder überdenkenden Modus in einen direkteren, sensorischen oder erfahrungsbezogenen Modus wechseln möchten.

Im Gegensatz zur standardisierten kognitiven Therapie besteht das Ziel von MBCT für Zwangsstörungen nicht darin, den Inhalt der Gedanken zu ändern. Vielmehr wird den Teilnehmern dabei geholfen, die Beziehung zu ihren eigenen Gedanken, Emotionen und körperlichen Empfindungen zu verändern. Durch diese Verschiebung der Perspektive erkennen die Patienten, dass Gedanken, unabhängig von ihrem Inhalt, vergängliche und harmlose mentale Ereignisse sind, die nicht verändert, repariert, bekämpft oder vermieden werden müssen. Stattdessen können sie einfach aus einer dezentrierten und disidentifizierten Position heraus beobachtet werden, um zu erkennen, welche Gedanken für die Patienten mehr oder weniger nützlich sind, um ihre gesunden Ziele zu erreichen oder ihre gesunden Bedürfnisse zu erfüllen.

Darüber hinaus hilft MBCT für Zwangsstörungen den Teilnehmern durch Psychoedukation und kognitive Übungen, die Muster ihres Geistes besser zu verstehen – insbesondere die dysfunktionalen Überzeugungen und kognitiven Verzerrungen, die die Störung aktivieren und aufrechterhalten. Sie können Moment für Moment erkennen, wann diese kognitiven Prozesse aktiv sind. Auf diese Weise können sich die Teilnehmer von ihnen lösen, durch die Atmung oder ein anderes fokussiertes Aufmerksamkeitszentrum ins Hier und Jetzt zurückkehren und die Realität aus einer anderen Perspektive betrachten.

Intensives Training von Achtsamkeit und Selbstmitgefühl

Eine regelmäßige Achtsamkeitspraxis ist unerlässlich, damit die Teilnehmer neue mentale Gewohnheiten, Einstellungen und Zustände entwickeln können, die ihnen helfen, (1) effektiv, direkt und indirekt mit ihren zwanghaften Mechanismen und Vorurteilen umzugehen und (2) jegliche Beurteilung oder Bedeutung, die sie normalerweise den Triggerreizen zuschreiben würden, zu vermeiden oder auszusetzen. Sie lernen, Gedanken, Zweifel, Impulse und Dränge zu beobachten, ohne auf sie zu reagieren oder sie zu interpretieren; und sie stattdessen als das zu akzeptieren, was sie wirklich sind – nämlich harmlose und vergängliche Ereignisse, die verschwinden, wenn die Patienten nichts tun, um sie zu nähren. Dezentrierung und Akzeptanz helfen auch dabei, eine nicht bedrohliche und realistischere sowie ausgewogenere Wahrnehmung der inneren Erfahrung zu entwickeln.

Regelmäßiges Training von Selbstmitgefühl und Selbstvergebung ist wichtig, um die pathologische Überaktivierung von Selbstvorwürfen, Schuldgefühlen, Perfektionismus und einem übersteigerten Verantwortungsbewusstsein, die bei Menschen mit Zwangsstörungen häufig gegeben ist, schrittweise zu neutralisieren oder zumindest zu reduzieren. In diesem Prozess lernen sie, auf gesunde und realistische Weise die volle Verantwortung für ihr eigenes Leben zu übernehmen. Achtsamkeits- und Mitgefühlstraining helfen Patienten, einen stabilen mentalen Zustand zu entwickeln, der die unnötige Mobilisierung des Bedrohungs-/Selbstschutzsystems verhindern oder deaktivieren kann (d. h. bei einer wahrgenommenen Gefahr, die nicht real ist) und eine stabilere Aktivierung des Zufriedenheits-/Beruhigungs- und Sicherheitssystems fördert (Gilbert 2010; Gilbert & Tirch 2009).

Achtsame Exposition

Die Achtsamkeitspraxis ist eine effektive direkte und indirekte Form der Konfrontation mit inneren und äußeren Erfahrungen (Didonna 2009c), da sie implizit anweist, nicht auf diese zu reagieren. So werden die Teilnehmer im Laufe des Programms schrittweise darin geschult, sich dem auszusetzen und mit dem in Kontakt zu bleiben, was sie normalerweise vermeiden, bekämpfen oder zu neutralisieren versuchen. Um die Wirkung einer derartigen Exposition zu verstärken und die Aktivierung negativer Emotionen zu reduzieren, wird in diesem Programm eine spezifische Integration von Achtsamkeit und ERP angeboten (siehe Kapitel 12). Mithilfe dieser Praxis wird den Teilnehmern ermöglicht, sich direkt herausfordernden Reizen in einem achtsamen Zustand auszusetzen, sodass sie die Realität so sehen können, wie sie ist, ohne intrusive Gedanken oder andere auslösende Reize zu interpretieren oder zu beurteilen. Sie lernen, ihre Sinne so gut wie möglich zu nutzen, wenn sie auf eine schwierige äußere Erfahrung stoßen, um nutzlose und kontraproduktive Reaktionen auf diese Reize zu vermeiden (siehe die Ausführungen zu Sicherheitsverhalten in Kapitel 1).

Austausch

Menschen, die an einer Zwangsstörung leiden, schämen sich häufig für ihr Problem oder erkennen ihre Symptome nicht als pathologisch oder beeinträchtigend an. In beiden Fällen neigen sie oft dazu, ihr Problem vor anderen Menschen zu verbergen, vielfach über Jahre hinweg, manchmal sogar vor ihren Familien und engen Freunden. In einer MBCT-Gruppe für Menschen mit Zwangsstörungen finden sich die Teilnehmer zum ersten Mal in einer Situation wieder, in der sie ihr Problem mit anderen Menschen teilen können, die an derselben Störung leiden – und allein das kann schon therapeutisch wirken. In einer Gruppe für Menschen mit Zwangsstörungen können die Teilnehmer erkennen, dass sie mit diesem seltsamen und einschränkenden Problem nicht allein sind. Eine solche Gruppe kann in schwierigen Momenten Unterstützung bieten, andere Sichtweisen auf Dinge eröffnen, Verständnis vermitteln und nützliche Ratschläge seitens derjenigen einbringen, die die größten Fortschritte gemacht haben. Die Gruppenmitglieder können sich auch gegenseitig unterstützen und sich innerhalb und außerhalb der Gruppensitzungen austauschen.

Grundlagen, Ziele und Themen des elfteiligen Programms

Wie bei der MBCT für Depressionen ist jede Sitzung dieses Programms einem bestimmten Thema gewidmet, das als maßgeblich für die Entwicklung von Achtsamkeitsfähigkeiten und die Überwindung von Zwangsproblemen gilt. Die Sitzungen und Inhalte wurden so angeordnet, dass sie schrittweise und logisch von einer Anfangsphase – in der eines der Hauptziele darin besteht, die wesentlichen Aspekte von Achtsamkeit und Zwangsstörungen zu verstehen – zu einer praktischeren Phase übergehen. Letztere zielt darauf ab, jene Achtsamkeitsfähigkeiten zu entwickeln, die für den Umgang mit den primären Problemen im Kontext der Zwangsstörung auf effektive und durchdachte Weise nützlich sind. In den folgenden Abschnitten werden die Grundprinzipien, Ziele und Hauptthemen jeder Sitzung vorgestellt.

Sitzung 1: Verstehen, was Achtsamkeit ist

Das Format und die Inhalte dieser Sitzung folgen im Wesentlichen dem Aufbau von Sitzung 1 in der MBCT für Depression (Segal et al. 2013) und MBSR (Kabat-Zinn 1990). Der Schwerpunkt liegt auf der Vermittlung, worum es sich bei Achtsamkeit handelt – insbesondere durch Kernpraktiken wie die »Rosinenübung« und den »Body Scan« sowie eine Definition von Achtsamkeit und ihren Kernkomponenten. Diese Sitzung hebt eines der Hauptziele des Programms hervor: die Unterstützung der Gruppenmitglieder beim Ausbau ihrer Achtsamkeit, um entscheiden zu können, wie sie auf Ereignisse reagieren, anstatt dies automatisch zu tun (z. B. durch Rituale). Sie werden lernen, dies zu tun, indem sie sich mehr und mehr bewusst machen, wie und worauf sie ihre Aufmerksamkeit lenken, wie sie ihre einzigartige Beziehung zu ihrem Körper und Geist wahrnehmen und ihre Aufmerksamkeit bewusst wieder auf das Hier und Jetzt lenken.

Diese Sitzung bietet den Teilnehmern die erste von vielen Gelegenheiten, darüber zu diskutieren, inwiefern Achtsamkeit ein »Gegenmittel« zu Zwangsstörungen, zu den zwanghaften Mechanismen (Rituale, Sicherheitsverhalten) und Reaktionen im Autopilotmodus sein kann. Ohne dass dies klar zum Ausdruck gebracht wird, beginnen die Teilnehmer möglicherweise zu erkennen, dass die zwanghaften Gewohnheiten ihres Verstandes eine Art häufig zum Zuge kommender intensiver Autopilotmodus sind; und dass die Aufmerksamkeitslenkung auf ihre Sinne und ihren Körper mittels Achtsamkeit ein wirksames Mittel sein kann, um sicher ins Hier und Jetzt zurückzukehren und sich der Realität bewusst zu werden, *wie sie ist*. Diese Sitzung hat auch ein wichtiges Motivationsziel: Die Teilnehmer müssen verstehen, dass die Wirksamkeit des Programms von der regelmäßigen Teilnahme an Gruppensitzungen und der täglichen Achtsamkeitspraxis zu Hause über die gesamte Dauer des Programms abhängt.

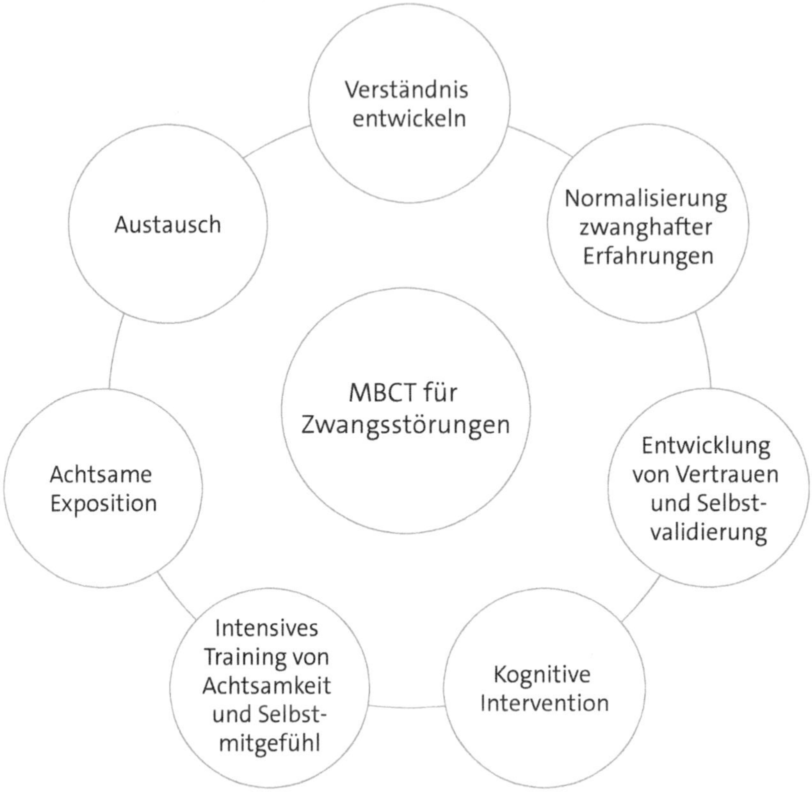
Verständnis entwickeln
Normalisierung zwanghafter Erfahrungen
Entwicklung von Vertrauen und Selbst-validierung
Kognitive Intervention
Intensives Training von Achtsamkeit und Selbst-mitgefühl
Achtsame Exposition
Austausch
MBCT für Zwangsstörungen

Abb. 3.1: Schlüsselelemente der MBCT für Zwangsstörungen.

Sitzung 2: Zwangsstörungen verstehen und wie Achtsamkeit bei der Bewältigung helfen kann

In dieser Sitzung liegt der Schwerpunkt auf der Diskussion und dem Verständnis der Beziehung zwischen Achtsamkeit und Zwangsstörung: Vereinfacht ausgedrückt können Zwangsstörungen als schwerwiegender Mangel an Fähigkeiten zur Achtsamkeit (kognitive Verzerrungen, Gedanken-Handlungs-Fusion, Grübeln, Fehlinterpretationen, Nichtakzeptanz) definiert werden. Durch Achtsamkeitspraxis und Psychoedukation beginnen Patienten, die kognitiven Mechanismen zu verstehen, die ihr Zwangsproblem aktivieren und aufrechterhalten (Problemmodell), und wie die Achtsamkeitspraxis eine Rolle bei der effektiven Veränderung dieser Mechanismen spielen kann.

Das in dieser Sitzung vorgestellte Problemmodell vereint die kognitive Theorie emotionaler Probleme und die kognitiv-evolutionären und neurobiologischen Erklärungen von Zwangsstörungen auf eine für die Teilnehmer verständliche Weise. Dies geschieht, um die zwanghafte Erfahrung zu normalisieren. Das hilft den Teilnehmern zu verstehen, dass Sicherheitsverhalten und herausfordernde Emotionen logische, ja sogar erwartbare Reaktionen sein können, wenn man ständig das Bedrohungs-/Selbstschutzsystem aktiviert.

In dieser Sitzung werden Symptome, Merkmale und typische dysfunktionale Überzeugungen im Kontext der Zwangsstörungen von den Teilnehmern geteilt und erkannt – mit dem Ziel, ein besseres Verständnis dafür zu entwickeln, welche Bereiche durch dieses Programm gezielt optimiert werden können. Zu Beginn dieser Sitzung lernen die Teilnehmer auch, wie wichtig die Körperhaltung für die eigene Gemütsverfassung ist, wie sie Körper und Geist auf die Meditation einstimmen und wie ausgleichend, stabilisierend und beruhigend sie wirkt. Es werden ihnen verschiedene Meditationshaltungen gezeigt, durch die der Geist in einen Zustand der Ruhe und Präsenz gelangen kann, um einen achtsamen Zustand und ein Gefühl des Vertrauens und der Erdung im Hier und Jetzt zu erreichen.

Sitzung 3: Hilfe für Angehörige und Partner bei der Unterstützung von Patienten mit Zwangsstörungen

Zwangsstörungen sind psychische Probleme, die durch Symptome und Verhaltensweisen gekennzeichnet sind, die sich direkt oder indirekt auf die gesamte Familie des Patienten auswirken können. Besonders in schweren Fällen tragen Familienmitglieder und Partner oftmals eine emotionale und finanzielle Last, die auf Dauer nur schwer zu bewältigen ist und zu Gefühlen wie Frustration, Wut, Erschöpfung und Hilflosigkeit führt. Früher oder später kann der Umgang mit diesem Stress zu einer unbeabsichtigten Komplizenschaft mit dem Verhalten des Patienten oder, im anderen Extremfall, zu kontraproduktiven kritischen und feindseligen Reaktionen führen, die das Misstrauen erhöhen und die Störung verstärken oder verschlimmern können.

Aus diesen Gründen ist es für die Teilnehmer nützlich, wenn mehrere Familienmitglieder oder der Partner in das Programm einbezogen werden. Zum einen müssen diese lernen, wie sie ihre Reaktion auf Zwangssymptome allmählich so verändern können, dass die von Zwangsstörungen direkt betroffene Person die Notwendigkeit dieser Veränderungen auch außerhalb der Programmsitzungen erkennt und akzeptiert. Diese psychoedukative Sitzung mit den Teilnehmern und ihren Familienmitgliedern und/oder Partnern soll beiden Seiten helfen, sogenannte »Umwelthindernisse« zu verstehen und zu vermeiden (d. h. Verhaltensweisen von Familienmitgliedern/Partnern, welche die Störung tendenziell verstärken und aufrechterhalten).

In dieser Sitzung vermittelt der Kursleiter grundlegende Informationen zu Zwangsstörungen, erklärt die Grundprinzipien des Programms und die kognitiven Aktivierungs- und Aufrechterhaltungsmechanismen von Zwangsproblemen (Problemmodell), die oft unfreiwillig von Familienmitgliedern genährt und verstärkt werden (z. B. durch Beruhigung, Teilnahme an zwanghaftem Verhalten, übertriebene Kritik). In der Sitzung wird dann erklärt, wie regelmäßige Achtsamkeitsübungen dazu beitragen können, diese Mechanismen zu verändern, und so zu einer klinischen Verbesserung führen. Dieser Punkt kann auch vermittelt werden, indem einige Achtsamkeitsübungen mit allen Teilnehmern durchgeführt werden. Schließlich lernen die Teilnehmer und ihre Angehörigen, was im Umgang mit Menschen, die von Zwangsstörungen betroffen sind, nützlich ist und was nicht.

Sitzung 4: Das eigene Misstrauen verstehen und echtes Vertrauen entwickeln

In dieser Sitzung erforschen und vertiefen die Teilnehmer das Verständnis für ihr eigenes Misstrauen und dessen Rolle bei Zwangsstörungen. Sie lernen anschließend einige Strategien zur Entwicklung von gesundem und echtem Vertrauen kennen. Wie im ersten Kapitel erläutert, kann eine Zwangsstörung als eine Vertrauensstörung verstanden werden. Aus dieser Perspektive erscheint Selbstvertrauen als eines der besten Mittel gegen zwanghafte Zweifel und Sorgen. Mit dieser Art von innerem Vertrauen können die Teilnehmer beginnen, ein reiferes und realistischeres Verantwortungsbewusstsein zu entwickeln, um die Risiken, die das Leben mit sich bringt, sicherer handhaben zu können – und ein erfülltes Leben frei von unnötigen Ängsten und Sorgen zu führen.

Ein erster Schritt zur Überwindung von Misstrauen besteht darin, das Verständnis der Teilnehmer für die möglichen Ursachen zu fördern. Sie können sich dann mit Mitgefühl und Akzeptanz den vergangenen Verlusten, negativen Konditionierungen oder unerfüllten Bedürfnissen stellen, die vermutlich den Großteil dieses Misstrauens verursacht haben. Im Rahmen dieses Prozesses analysieren sie auch ihre Antworten auf den Fragebogen »Ursachen des Misstrauens«, der vor Beginn des Programms ausgefüllt wurde (siehe Kapitel 4). Ein weiterer Schritt besteht in der Unterstützung der Teilnehmer bei der bewussten Entscheidung, sich nicht mehr auf Gewohnheiten, Verhaltensweisen oder Mechanismen einzulassen, die derzeit Misstrauen und mangelndes Vertrauen verstärken und aufrechterhalten. Als hilfreiche Übung zur Entwicklung von Vertrauen in die innere Erfahrung wird die Sitzmeditation zur achtsamen Konzentration auf die Sinne, den Atem, den Körper, Geräusche, Emotionen und Gedanken eingeführt. Sie hilft den Teilnehmern auch, mit herausfordernden Reizen umzugehen, ohne in nutzlose Reaktionen zu verfallen.

Sitzung 5: Über die Sinne Vertrauen entwickeln

Menschen mit Zwangsstörungen haben oft wenig Vertrauen in ihre eigenen Sinne und schenken ihnen wenig Aufmerksamkeit. Wenn sie also versuchen, die Realität zu verstehen, können sie vielfach nur auf ihre oft verzerrten Gedanken und Überzeugungen bauen. An diesem Punkt des Programms lernen die Teilnehmer, wie sie ein Gefühl des Vertrauens in sich selbst und, was noch wichtiger ist, in ihre Sinneserfahrungen, ihr Gedächtnis, ihre körperlichen Empfindungen und ihre Absichten entwickeln können.

Diese Sitzung konzentriert sich auf die Sinneserfahrung und die Entwicklung einer neuen Beziehung zu den eigenen Sinnen, durch deren Bestätigung und Nutzung, um eine tiefgreifende, klare und wahre Sicht auf die Realität zu erlangen. Diese neue Beziehung hilft, dysfunktionale kognitive Mechanismen zu verhindern, die Menschen unweigerlich dazu bringen, zwanghafte Strategien zu entwickeln, um mit Stress und Angst umzugehen. Die erste Übung in dieser Sitzung ist die »Achtsame Wahrnehmung«, bei der die Teilnehmer angeleitet werden, sensorische Erfahrungen (insbesondere Sehen, Berühren und Hören) aufmerksam zu beobachten und die Welt so zu betrachten, wie es ein kleines Kind tun würde – frei von Konditionierung und Vorurteilen. Zudem wird auch eine neue achtsamkeitsbasierte kognitive Technik vorgestellt, die »Validierung der Wahrnehmungserfahrung«. Sie soll den Teilnehmern helfen, den Fokus bewusst auf die Sinne und das, was sie kommunizieren, zu legen – und sie prioritär zu behandeln, und zwar von Augenblick zu Augenblick, insbesondere in Situationen, die mit Zwangsstörungen zusammenhängen. Dies kann dazu führen, dass eine bessere Beziehung zur Realität entwickelt wird und zwanghafte Zweifel neutralisiert werden. Das Ziel dieser Übung ist es, Personen mit Zwangsstörungen darin zu schulen, achtsam in Bezug auf ihre Wahrnehmungserfahrung zu sein und das Gedächtnis und das Bewusstsein in Bezug auf diese Wahrnehmungserfahrung so weit wie möglich zu validieren. Sensorische Informationen werde dabei als Mittel gegen die Aktivierung zwanghafter Zweifel eingesetzt. Die Kernbotschaft für die Teilnehmer dieser Sitzung lautet, dass *die Sinne das beste Mittel gegen Zweifel sind.*

Die in dieser Sitzung vorgestellte Sitzmeditation lädt die Teilnehmer zur bewussten Aktivierung und Konfrontation mit einem schwierigen Zustand (einer störenden Empfindung, einem Gedanken oder einer Emotion) ein. Dies ist ein weiterer Schritt in Richtung einer immer tiefergehenden und direkteren Konfrontation mit herausfordernden Reizen.

Sitzung 6: Eine gesunde Beziehung zu den eigenen Gedanken aufbauen

In dieser Sitzung werden die Teilnehmer direkter und gezielter zu einer tiefergehenden Erkundung der Funktionsweise ihres Geistes und der Rolle von Gedanken bei ihrer Störung geführt. *Denken* ist die gängige Funktion des Geistes, und Gedanken sind sein normales (und potenziell nützliches) Produkt; daher sind sie an und für sich kein Problem. Das eigentliche Problem besteht in der einzigartigen Beziehung, die Menschen (insbesondere diejenigen, die an einer Zwangsstörung leiden) zu ihrem Geist und ihren Gedanken aufbauen. Menschen, die von Zwangsstörungen betroffen sind, haben normalerweise eine schwierige und gestörte Beziehung zu ihren Gedanken. Eine der Auswirkungen des Achtsamkeitstrainings besteht darin, die kognitive Anfälligkeit für jene *reaktiven Denkmodi* (z. B. Grübeln, Zwangsgedanken) zu verringern, die den Grad der Belastung und Angst eines Menschen aktivieren und verstärken und so die Störung durch Sicherheitsverhalten aufrechterhalten können.

Eine der wirksamsten Maßnahmen, die Menschen mit Zwangsstörungen ergreifen können, um ihre Störung zu überwinden, ist die Entwicklung eines progressiven und radikalen Perspektivwechsels – mit einer Veränderung ihrer Beziehung zu kognitiven Inhalten und dem Geist als Ganzes. Durch Achtsamkeitspraxis erkennen die Teilnehmer nach und nach, dass sich eine radikale Veränderung in der Art und Weise herbeiführen lässt, wie sie mit Gedanken, Gefühlen und Empfindungen umgehen, und sie im Allgemeinen eine gesunde und funktionierende Beziehung zu ihrem eigenen Geist entwickeln können. Sie werden dabei unterstützt, eine bestmögliche Übereinstimmung zu erreichen zwischen dem, was ihre Sinne kommunizieren, und der Art und Weise, wie ihre kognitiven Prozesse sensorische Eingaben verarbeiten und interpretieren – um so die bestmögliche Beziehung zur Realität zu entwickeln.

Der Schwerpunkt dieser Sitzung liegt darauf, den Teilnehmern zu helfen, ihre einzigartige Beziehung zu ihren eigenen Gedanken besser zu verstehen (z. B. Identifikation, Gedanken-Handlungs-Fusion, Grübeln, Bewertungen); und einen anderen *mentalen Stil* in Bezug zu und eine *metakognitive Haltung* gegenüber »problematischen« und störenden Wahrnehmungen, emotionalen Zuständen und Empfindungen zu entwickeln. Dies geschieht durch nicht wertende Beobachtung, Akzeptanz und Dezentrierung. Diese neue Einstellung ist unvereinbar mit dem fehlangepassten Verhalten (Zwänge, Neutralisierungen usw.) und der Erfahrungsvermeidung (Streben nach Rückversicherung, Vermeidung usw.), mit denen die Teilnehmer normalerweise auf diese Wahrnehmungen und Zustände reagieren.

In dieser Sitzung wird die Meditation »Der beobachtende Geist« eingeführt, um die Teilnehmer bei der Dezentrierung von und Disidentifikation mit inneren Zuständen, insbesondere auch Gedanken, zu unterstützen. Durch Metaphern und Bilder eröffnet diese Achtsamkeitsübung den Raum für ein mentales Training und einen Prozess der neutralen Beobachtung, der frei von Urteilen über Gedanken ist. Sie stärkt auch die *beobachtende Komponente* des Geistes und schwächt so die Stärke und Macht der *denkenden Komponente*, die normalerweise bei allen Menschen eine dominante Rolle spielt, insbesondere aber bei Menschen mit Zwangsstörungen.

Sitzung 7: Entwicklung von Akzeptanz als maßgeblicher Schritt zur Veränderung

Akzeptanz ist ein zentrales Thema für Menschen mit Zwangsstörungen: Es ist für sie äußerst schwierig, wenn nicht sogar oft unmöglich, Erfahrungen zu akzeptieren, die mit ihrem Problem zusammenhängen, zum Beispiel: intrusive oder zwanghafte Gedanken; imaginierte und befürchtete Konsequenzen, wenn sie es versäumen, Schaden zu verhindern; Fehler zu machen; störende Emotionen und bestimmte körperliche Empfindungen. Daher sind Menschen mit Zwangsstörungen nicht in der Lage, potenziell normale, harmlose und vorübergehende Erfahrungen zu akzeptieren. Diese wahrgenommene Verwundbarkeit führt dazu, dass sie sich repetitive sicherheitsorientierte Verhaltensweisen aneignen, die die beeinträchtigenden Symptome ihrer herausfordernden Störung bilden.

Eine wichtige Botschaft dieser Sitzung ist, dass wir innere Unannehmlichkeiten dramatisch verstärken und dadurch Leiden verursachen, wenn wir uns ihnen widersetzen, sie vermeiden oder ablehnen. Zwangsstörungen sind eine besondere Form des Leidens, bei der Menschen versuchen, störenden Gedanken oder emotionalem Stress zu widerstehen, und das Problem dadurch exponentiell verschlimmern, anstatt sich davon zu befreien. Durch die Förderung der Akzeptanz lernen Menschen mit Zwangsstörungen, innere Ereignisse wahrzunehmen, sobald sie auftreten, und sie so zu *akzeptieren*, wie sie sind. Gleichzeitig verzichten sie bewusst und absichtlich auf jeden Versuch, darauf zu reagieren, diese Ereignisse zu vermeiden oder sie zu ändern, unabhängig von ihrem Inhalt; sie weisen ihnen keine Bedeutung, Interpretation oder Beurteilung zu und unterbinden jegliches Verhalten, das der Vermeidung von Erfahrungen dient. Diese Haltung der Akzeptanz ist ein wesentlicher Bestandteil der Selbstfürsorge und hilft dabei, klarer zu erkennen, was – wenn überhaupt – geändert werden muss.

In dieser Sitzung werden die Teilnehmer an ein Verständnis dessen herangeführt, was Akzeptanz wirklich ist; dass es eine der Hauptschwierigkeiten bei Zwangsstörungen darstellt, die Akzeptanz von harmlosen und unbeständigen inneren Ereignissen zu erlernen; und dass Akzeptanz der erste Schritt zu einer effektiven und stabilen Veränderung sein kann. Um die Teilnehmer bei der Entwicklung und Kultivierung von Akzeptanz zu unterstützen, wird in dieser Sitzung eine neue Schlüsselpraxis namens »R.E.A.L.« (ein Akronym für Realisieren, Erkunden, Akzeptieren und Loslassen) eingeführt. Mit dieser vierstufigen Übung machen sich die Teilnehmer zu einer tiefergehenden Erkundung ihrer herausfordernden persönlichen Erfahrungen auf. Ziel ist die schrittweise Entwicklung einer umfassenden Akzeptanz jener inneren Zustände, die das Problem auslösen und aufrechterhalten. Durch diese Art der formellen Meditation setzen sich die Teilnehmer direkt und ausführlich mit ihren eigenen störenden inneren Erfahrungen auseinander und lernen, reaktiven Verhaltensweisen, die sie normalerweise aktivieren und die ihr Problem aufrechterhalten, vorzubeugen.

Sitzung 8: Achtsames Handeln und achtsame Exposition

Bei Patienten mit Zwangsstörungen konzentriert sich der *Handlungsmodus* oft, wenn nicht sogar immer, auf die Vermeidung von Schaden und zielt darauf ab, ein übersteigertes Verantwortungsbewusstsein und emotionale Belastung zu reduzieren (durch Neutralisierung, Rituale, Streben nach Rückversicherung, Grübeln und Sicherheitsverhalten). Aufmerksamkeitsverzerrungen führen außerdem dazu, dass Zwänge als sinnlose Verhaltensweisen erscheinen, bei denen die Aufmerksamkeit eher auf die rituellen Handlungen als auf die Wahrnehmungen und Ergebnisse der Rituale oder auf das, was der Einzelne durch das Verhalten lernt, gerichtet ist. Durch die Erlangung eines achtsamen Zustands – das heißt durch die Aufmerksamkeit auf den gegenwärtigen Moment, ohne Bewertung – sind Patienten zunehmend in der Lage, ihre eigene Beteiligung an der problematischen Situation und die tatsächlichen Auswirkungen und Funktionen ihres eigenen Verhaltens klar zu sehen.

Diese Sitzung soll den Teilnehmern näherbringen, wie sie durch Achtsamkeitspraxis einen funktionaleren *Handlungsmodus* (*achtsames Handeln*) und ein realistischeres Verantwortungsbewusstsein entwickeln können. Durch Achtsamkeitspraxis lernen sie, eine gesunde Beziehung zwischen ihren Absichten und Handlungen herzustellen; sie lernen, aus den typischen gedankenlosen Handlungen und Ritualen (Zwängen), die ihre Störung charakterisieren, auszusteigen und ein angemesseneres und reiferes Verantwortungsbewusstsein zu entwickeln.

Absicht ist ein wichtiges Thema, das in dieser Sitzung besprochen wird. Die Ängste, die für Zwangsstörungen charakteristisch sind, umfassen oft die Sorge, Dinge zu tun, die das genaue Gegenteil der tatsächlichen und bewussten Absichten, Wünsche und Sehnsüchte bedeuten, insbesondere bei Patienten, die befürchten, andere oder sich selbst zu verletzen. Diese Angst impliziert, dass Menschen mit Zwangsstörungen sich dessen nicht bewusst sind, dass das, was sie tun oder in Zukunft oder zu einem beliebigen Zeitpunkt ihres Lebens tun könnten, tatsächlich von ihren *Absichten* und nicht von ihren Ängsten abhängt. Aus diesem Grund werden die Teilnehmer in dieser Sitzung angeleitet, über ihre Absichten nachzudenken und sich zu fragen, ob sie sich vorstellen können, dass sie etwas tun, das das genaue Gegenteil ihrer tatsächlichen und bewussten Absichten, Wünsche und Sehnsüchte darstellt.

Die Übung »Gesunde Absichten« ist Teil dieser Sitzung und wird als Hausaufgabe erteilt. Sie dient den Teilnehmern dazu, sich ihrer tatsächlichen Absichten Tag für Tag bewusster zu werden, ihren *Handlungsmodus* stärker zu beeinflussen und Vorsätze zu entwickeln, die mit der Art und Weise übereinstimmen, wie sie handeln, denken, sprechen und fühlen möchten. Außerdem lernen die Teilnehmer, welche Maßnahmen sie ergreifen können, um ihre Absichten täglich in die Tat umzusetzen. Die Diskrepanz-Technik, eine weitere nützliche Praxis, die während der Sitzung besprochen und als Hausaufgabe zugewiesen wird, hilft den Teilnehmern, sich ihrer Absichten bewusster zu werden und dadurch Vertrauen und ein ausgeglicheneres Verantwortungsbewusstsein zu entwickeln.

An diesem Punkt des Programms sind die Teilnehmer eher bereit und in der Lage, sich den herausfordernden zwanghaften Reizen und gefürchteten Situationen ihres Alltags direkt zu stellen. Daher wird in dieser Sitzung »Achtsame Exposition« (siehe Kapitel 2 und 12), eine zentrale therapeutische Praxis der MBCT für Zwangsstörungen, eingeführt und als Hausaufgabe erteilt. Mit dieser Übung werden die Teilnehmer in die Lage versetzt, problematischen Reizen und Situationen in einem achtsamen Zustand zu begegnen, klar zu erkennen, was in den problematischen Situationen wirklich geschieht, und jegliches rituelle oder sicherheitsorientierte Verhalten zu verhindern.

Sie können das bisher Gelernte nutzen, um darauf zu achten, was ihre Sinne im Hier und Jetzt wirklich kommunizieren, ohne den verzerrten Botschaften ihres Verstandes zu folgen und an sie zu glauben. Auf diese Weise distanzieren sie sich von intrusiven Gedanken, die ihre reale Erfahrung sabotieren könnten, und lassen sie los.

In dieser Sitzung wird zudem die Übung »Achtsames Gehen mit verbalen Ankern« vorgestellt, eine nützliche Integration der klassischen Gehmeditation (siehe Kapitel 8), bei der die Teilnehmer aufgefordert werden, sich mental mit bestimmten Wörtern oder Sätzen (Ankern oder Gathas in Sanskrit) zu verbinden und diese mit dem Erlebnis des Gehens und Atmens zu synchronisieren. Diese Übung kann den Teilnehmern helfen, sich im Hier und Jetzt stabiler, geerdeter und ausgeglichener zu fühlen.

Sitzung 9: Entwicklung von Selbstmitgefühl und Selbstvergebung

Eine der Kernkomponenten jeder achtsamkeitsbasierten Intervention ist Mitgefühl (Gilbert & Tirch 2009; Germer 2009; Neff 2011). Um den Teilnehmern zu helfen, eine andere Herangehensweise an das Leiden zu entwickeln und zu lernen, aktiv für sich selbst zu sorgen, werden Selbstmitgefühl und Selbstvergebung während dieser Sitzung als formelle Meditationen gelehrt. Durch die Einstellung und die von Freundlichkeit, Wärme und Fürsorge geprägte Art und Weise, wie der Kursleiter mit den Teilnehmern interagiert, werden diese Konzepte auch indirekt während des gesamten Programms vermittelt. Wie bereits von Segal et al. (2013) beschrieben, ist Mitgefühl eine Einstellung und ein Gefühl, das bereits indirekt vorhanden ist. Während des Achtsamkeitstrainings werden diese Einstellung und dieses Gefühl durch die Art und Weise kultiviert, wie der Kursleiter das Konzept verkörpert und es an die Gruppe weitergibt, indem er die Meditation leitet und in jedem Moment mit den Teilnehmern in Beziehung tritt.

Meine eigene Erfahrung in der Arbeit mit Personen, die an Zwangsstörungen leiden, hat gezeigt, dass die persönliche Wärme und mitfühlende Haltung eines Kursleiters zwar notwendig, aber nicht immer ausreichend sind, um die grundlegenden Komponenten dieses Programms zu vermitteln und mit den dysfunktionalen Gedanken und Überzeugungen der Teilnehmer umzugehen, die oft das Gegenteil von Selbstmitgefühl sind (z. B. Selbstvorwürfe, Selbstkritik, Perfektionismus, übersteigertes Verantwortungsbewusstsein). Deshalb ist es wichtig, den Teilnehmern zu ermöglichen, (1) Selbstmitgefühl und Selbstvergebung direkter zu erfahren, und zwar durch spezifische formale Übungen und Praktiken, die ihnen schrittweise dabei helfen können, eine sanftere, weichere, nachgiebigere, flexiblere und mitfühlendere Einstellung und Beziehung zu sich selbst zu entwickeln; und (2) ein tiefes und stabiles Gefühl der Akzeptanz gegenüber ihrer unvollkommenen und fehlbaren Natur als Menschen zu entwickeln.

Wie bereits in Kapitel 2 ausgeführt, stimmen diverse Autoren (Depue & Morrone-Strupinsky 2005; Liotti & Gilbert 2011; Gilbert 2009b) darin überein, dass Selbstmitgefühl und Selbstvergebung mentale Zustände und Gewohnheiten sind, die das Bedrohungs-/Selbstschutzsystem im Gehirn deaktivieren und außer Kraft setzen können. Bei Zwangsstörungen ist es in harmlosen Situationen oft nutzlos überaktiviert, insbesondere in Bezug auf Gefühle wie Angst, Ekel, Wut, Schuld oder Misstrauen. Gleichzeitig kann Selbstmitgefühl die Aktivierung und Stabilisierung des Zufriedenheits-/Beruhigungs- und Sicherheitssystems anregen, das mit einem Gefühl der Ruhe, Sicherheit, Beruhigung und des Vertrauens verbunden ist (Gilbert & Tirch 2009).

Durch die Meditation »Selbstmitgefühl« lernen die Teilnehmer die Bedeutung der grundlegenden Komponenten des Mitgefühls für ihr eigenes Wohlbefinden kennen und werde ermutigt, aktiv eine sanfte Beziehung zu sich selbst zu pflegen, indem sie Sätze im Geiste wiederholen, in denen sie sich selbst aufrichtig Gutes wünschen. »Selbstvergebung« ist sowohl eine wichtige Achtsamkeitsübung als auch ein mentaler Zustand und eine Haltung, die mit Selbstmitgefühl zusammenhängt und ein wirksames Mittel gegen mehrere Zwangsmechanismen sein kann. Sie soll den Teilnehmern helfen, ihr pathologisches und oft chronisches sowie bedingungsloses Gefühl von Schuld, Perfektionismus und Selbstkritik zu normalisieren oder zu reduzieren. Die Erfahrung hat gezeigt, dass die Teilnehmer eher bereit sind, die Haltungen Selbstmitgefühl und Selbstvergebung in ihre Achtsamkeitspraxis und in ihren Alltag zu integrieren, wenn sie diesen Punkt im Programm erreicht haben als zu Beginn.

Sitzung 10: Lernen, Risiken einzugehen

In dieser vorletzten Sitzung werden die Teilnehmer dabei unterstützt, weitere Schritte zur Entwicklung von Vertrauen zu unternehmen, ein reifes Verantwortungsbewusstsein zu entwickeln und sich achtsam mit bedrohlichen Reizen und Situationen auseinanderzusetzen. Gleichzeitig stärken sie weiterhin die Achtsamkeitsfähigkeiten und -einstellungen, die sie in den vergangenen Wochen entwickelt haben.

Im Laufe der Jahre haben Menschen mit Zwangsstörungen aufgrund der spezifischen Natur ihrer Probleme verschiedene Bereiche ihres Lebens vernachlässigt, insbesondere diejenigen mit schwereren Symptomen. Wenn sie lernen, diese mit ihrer Störung verbundenen Probleme zu überwinden, müssen sie sich daher stärker in die wichtigen vernachlässigten Bereiche ihres Lebens einbringen und sich selbst herausfordern, indem sie Risiken eingehen. Ziel ist es, ein erfülltes Leben zu führen und das Eindringen eines potenziell gefährlichen Gefühls der Leere zu verhindern, das zu depressiven Zuständen führen könnte. Zu diesem Zweck werden die Teilnehmer gebeten, spezifische »riskante« Entscheidungen in verschiedenen Bereichen ihres Lebens zu planen und umzusetzen, die sie bis zu diesem Zeitpunkt vermieden haben.

Eine der besten Möglichkeiten für die Teilnehmer, ein angemessenes Verantwortungsbewusstsein zu entwickeln und echtes Vertrauen zu erlangen, ist das Eingehen nützlicher, konstruktiver Risiken in ihrem Alltag. Dazu gehören Risiken, die nicht mit spezifischen zwanghaften Problemen verbunden sind. Die Teilnehmer identifizieren

Handlungen und Entscheidungen, die sie aus Angst und Sorge vermieden haben, die sie aber ändern möchten, um ihre Probleme zu bewältigen und ihre Lebensqualität zu verbessern. Diese Art des achtsamen Risikoverhaltens kann die Teilnehmer stärken und ist auch nützlich, um erfahrungsbedingte Vermeidung sowie Sicherheitsstrategien und -verhalten zu verhindern. Das Eingehen achtsamer Risiken hilft den Teilnehmern auch, das Problem der Überschätzung von Bedrohungen zu überwinden, das bei Zwangsstörungen häufig auftritt (siehe Kapitel 1).

Rituale sind ein normaler und nützlicher Bestandteil des menschlichen Verhaltens während unseres gesamten Lebens; wir setzen sie ein, um die Bedeutung eines Ereignisses oder einer Leistung hervorzuheben, eine bedeutende Veränderung im Leben einer Person oder Gruppe zu feiern, Ordnung und Organisation in den Alltag zu bringen, religiöse Figuren oder Gottheiten zu ehren etc. Leider sind Rituale für die meisten Menschen mit Zwangsstörungen zu einem entwertenden und störenden Problem und zu einem der Hauptmerkmale ihrer Störung geworden.

Eine scheinbar paradoxe Praxis, die aus Loslass-Ritualen besteht, dient als eine Art Gegenmittel zu Zwangsritualen. Sie wird in diesem letzten Teil des Programms veranschaulicht und als Hausaufgabe aufgegeben. Die Praxis dient vier Zwecken: Sie soll den Teilnehmern (1) helfen, die Normalität und Nützlichkeit ritueller Verhaltensweisen in allen menschlichen Kulturen und Gesellschaften zu verstehen; (2) von schlechten Gewohnheiten abzulassen, die ihre Störung verstärken und aufrechterhalten; (3) die vorgenommenen Veränderungen auf gesunde Weise zu festigen und (4) ihre Motivation zu stärken, sich zu weiteren Veränderungen und regelmäßiger Meditationspraxis zu verpflichten.

Sitzung 11: Dem Leben vertrauensvoll begegnen und Hindernisse effektiv überwinden – Eine eintägige Sitzung mit Achtsamkeitsübungen und Rückblick auf den Kurs

In dieser letzten Sitzung, die sich über einen ganzen Tag erstreckt, werden die Gruppenmitglieder durch intensive Achtsamkeitsübungen geführt, um das im Rahmen des Programms Gelernte aufzufrischen, zusammenzufassen und zu festigen. Die Teilnehmer berichten über erzielte Verbesserungen, aufgetretene Schwierigkeiten und die Art und Weise, wie sie in den vergangenen Wochen mit Hindernissen und Herausforderungen zurechtgekommen sind. Sie werden auch dazu ermutigt, über Möglichkeiten nachzudenken, sich besser auf den Umgang mit dem Leben vorzubereiten, indem sie ein Gefühl von Vertrauen, Selbstvertrauen und Freiheit entwickeln. In der Diskussion wird besonders darauf hingewiesen, wie wichtig regelmäßige Achtsamkeitspraxis ist, um die erzielten Veränderungen aufrechtzuerhalten, sich weiter zu verbessern und Rückfälle zu verhindern.

Die Sitzung ist als eine Art kurzes Achtsamkeitsretreat organisiert, bei dem die Teilnehmer überprüfen, woran sie während des Programms gearbeitet haben und was sich für sie in den letzten 2,5 Monaten geändert hat. Sie reflektieren und diskutieren auch darüber, wie die Achtsamkeitspraktiken ihnen geholfen haben, mit ihren zwanghaften Problemen umzugehen, sie zu überwinden oder vorzubeugen. Die Teilnehmer erhalten viel Raum, Zeit und Gelegenheit, sich darüber auszutauschen, was sie über die früheren Sitzungen hinaus sonst noch mitteilen oder besser verstehen möchten. Diese Sitzung bietet auch die einzigartige Gelegenheit, Phasen der Stille zu ermöglichen, in denen die Teilnehmer aufgefordert werden, nicht zu sprechen oder auf irgendeine Weise miteinander zu kommunizieren. Diese Momente erlauben es ihnen, ihre Aufmerksamkeit und Energie auf die eigenen Erfahrungen im Hier und Jetzt zu richten, während sie mit den eventuell noch vorhandenen Schwierigkeiten in Kontakt bleiben. Zum ersten Mal im Rahmen des Programms können die Teilnehmer auch eine kurze

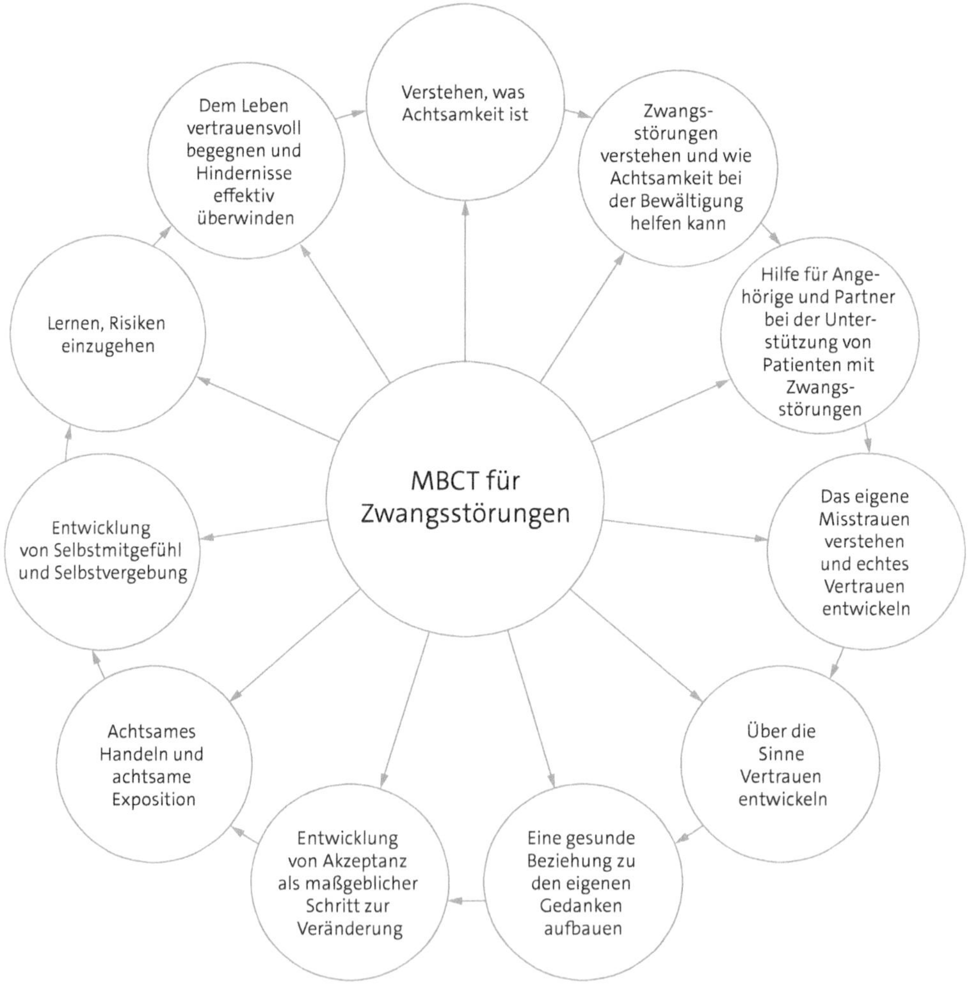

Abb. 3.2: Grundlegende Themen und Inhalte des MBCT-Programms für Zwangsstörungen.

Einzelberatung beantragen, wenn sie dem Kursleiter etwas Privates mitteilen möchten.

Während der Sitzung kommen mehrere Kernübungen des Programms zum Einsatz, um das Verständnis der Teilnehmer für diese aufzufrischen und ihre Bedeutung hervorzuheben. Dabei wechseln sich statische oder sitzende Meditationen mit Praktiken in Bewegung ab. Es werden auch neue Meditationen vorgeschlagen, die den Teilnehmern möglicherweise helfen, das, was in den letzten 10 Wochen gelehrt, gelernt und geteilt wurde, besser zu verstehen. Die Übung »Busfahrer« ist eine geführte Bildererfahrung, die auf einer vom ACT-Ansatz (Hayes et al. 2012b) inspirierten Metapher basiert. Sie bietet eine nützliche Zusammenfassung verschiedener Kernthemen (siehe Abbildung 3.2) und Lehren dieses Programms und ermöglicht hilfreiche Einblicke in die realen Hindernisse im Leben der Teilnehmer und potenzielle gute Wege, mit ihnen umzugehen. Bei der Übung »Mitfühlende Achtsamkeit in Beziehung« führen die Teilnehmer zum ersten Mal eine gemeinsame Aktivität aus, bei der sie sich paarweise gegenübersitzen, abwechselnd über ihren Atem miteinander in Kontakt treten und sich aufeinander einstimmen, um Freundlichkeit und Mitgefühl gegenüber anderen zu entwickeln. Zum Kursabschluss findet eine Meditation statt, die eine Art Loslass-Ritual ist – um das Ende dieser therapeutischen Reise zu feiern und die Motivation zu stärken, die Praxis auch nach dem Programm als Lebensweise beizubehalten.

Sitzungsaufbau

Normalerweise folgt jede Sitzung des Programms einem Standardaufbau und -zeitplan, die sich bewährt haben, um die verfügbare Zeit optimal zu nutzen und die Inhalte bestmöglich zu vermitteln. Im Folgenden wird der typische Sitzungsaufbau beschrieben (gelegentlich gibt es geringfügige Änderungen in der Reihenfolge der Aktivitäten und Inhalte):

- Statische/ruhende Übungen (Meditation im Sitzen oder Liegen): Dies ist die beste Möglichkeit, die Aufmerksamkeit der Teilnehmer gleich zu Beginn der Sitzung auf das Hier und Jetzt zu lenken
- Diskussion der Übungen und Austausch über Schwierigkeiten und Nutzen
- Nachbesprechung der Hausaufgaben (einer der wichtigsten Teile der Sitzung), um die Teilnehmer zum täglichen Üben zu motivieren, ihnen bei der Überwindung etwaiger Schwierigkeiten zu helfen und vom Nutzen zu berichten, den sie durch die Hausaufgaben erfahren haben
- Zehnminütige Pause
- Dynamische Übungen oder aktive Meditation, die die Integration von Körper und Geist fördern, indem sie den Teilnehmern ermöglichen, sich ihrer körperlichen Empfindungen bewusst zu werden und die Spannungen, die sich während der statischen Meditation aufgebaut haben könnten, zu reaktivieren, zu dehnen und zu lösen

- Lesen des schriftlichen Materials und Austausch darüber, um die in der Sitzung vorgestellten Inhalte zu vertiefen und besser zu verstehen
- Lesen der auf die Inhalte und das Thema der Sitzung abgestimmten Zitate und Austausch dazu, um die metakognitiven Prozesse der Teilnehmer anzuregen und das Verständnis für die Inhalte und Ziele der Sitzung zu fördern
- Verteilung der restlichen Handouts und Materialien
- Ausgabe der Hausaufgabe, wobei der Kursleiter (1) die Übungen und Aktivitäten veranschaulicht, die die Teilnehmer in der folgenden Woche täglich durchführen sollen, und (2) sie dazu ermutigt, ihre Erfahrungen bei der Durchführung der Übungen zu dokumentieren und kommentieren
- Abschließende Meditation, um der Gruppe zu ermöglichen, alles, was im Zuge der Sitzung behandelt wurde, in einem Moment der Einheit, Verbundenheit und gemeinsamen Stille zu verarbeiten

Folgetreffen

Wie bei MBSR und MBCT für Depressionen wird den Kursleitern nach Abschluss dieses Programms dringend empfohlen, einige Folgetreffen anzubieten, möglicherweise in regelmäßigen Abständen. Diese können den Teilnehmern helfen, die Achtsamkeitspraxis aufrechtzuerhalten und sich wieder mit dem motivierenden Umfeld der Gruppe zu verbinden. Diese Sitzungen sind auch nützlich, um Probleme zu bewältigen, die nach Abschluss des Programms noch bestehen. Diese Gruppe kann für Teilnehmer aller früheren MBCT-Kurse für Zwangsstörungen offen sein.

In unserem Zentrum »MBCT for OCD« in Vicenza, Italien, bieten wir in der Regel monatlich stattfindende Treffen an. Das jeweils zweistündige Format legt den Schwerpunkt sowohl auf die Praxis als auch auf die Diskussion. Die Sitzung folgt in der Regel folgendem Schema:

Begrüßung der Teilnehmer
Sitzmeditation (z. B. »Der beobachtende Geist«, »R.E.A.L.«, »Selbstmitgefühl«)
Diskussion der Übung
Besprechung der zu Hause durchgeführten Praxis
Meditation in Aktion/Bewegung (z. B. »Aufladen und Entladen«, »Achtsames Gehen«, »Achtsame Handkreise«)
Pause
Sitzmeditation
Diskussion der Übung
Achtsames Atmen im abschließenden Achtsamkeitskreis

Wer ist für die Leitung einer MBCT für Zwangsstörungen geeignet?

Die Arbeit mit Zwangsstörungen unter Verwendung eines achtsamkeitsbasierten Ansatzes kann eine anspruchsvolle Aufgabe sein und erfordert klinische Erfahrung mit dieser Art von Störung, eine Ausbildung sowie Erfahrung in der Leitung von Achtsamkeitsgruppen und regelmäßige persönliche Meditationspraxis. Aus diesem Grund sollten Fachkräfte für psychische Gesundheit, die eine Ausbildung in MBCT für Zwangsstörungen absolvieren und diese anbieten möchten, vorzugsweise die folgenden Eigenschaften aufweisen:

- Sie sollten eine Ausbildung und Zertifizierung im Bereich der psychischen Gesundheit haben, zum Beispiel klinische Psychologen, Therapeuten und Psychiater sein, und Erfahrung in der Behandlung von Personen mit Zwangsstörungen haben oder in der Anwendung eines wirksamen Behandlungsmodells, vorzugsweise der KVT, geschult sein, um Menschen mit dieser Art von Störung zu helfen.
- Sie sollten erfahrene Achtsamkeitstrainer sein.

Um zu lernen, wie man MBCT bei Zwangsstörungen einsetzt und das Programm effektiv in einer Gruppe oder im Einzelsetting umsetzt, ist es wichtig, dass zukünftige Trainer:

- an einem formellen professionellen Schulungsprogramm für MBCT bei Zwangsstörungen mit zertifizierten Lehrern teilnehmen;
- regelmäßig Achtsamkeit praktizieren;
- selbst an einer elfteiligen MBCT-Gruppe für Zwangsstörungen (oder alternativ an einer MBCT- oder MBSR-Gruppe) teilnehmen;
- wann immer möglich einen zertifizierten MBCT-Supervisor für Zwangsstörungen aufsuchen und sich von diesem beraten lassen, entweder persönlich oder per Live-Video beziehungsweise per Videoaufzeichnung, wenn nicht anders möglich.

Weitere Informationen zur Ausbildung in MBCT für Zwangsstörungen finden Sie im Anhang und unter www.mbctforocd.com.

Zum Unterrichtsstil und der therapeutischen Beziehung bei einer Durchführung von MBCT für Zwangsstörungen

> Der personenzentrierte Ansatz [...] beruht auf der Verwirklichungstendenz, die in jedem lebenden Organismus vorhanden ist – der Tendenz zu wachsen, sich zu entwickeln und sein volles Potenzial auszuschöpfen. Diese Art des Seins vertraut auf den konstruktiven, zielgerichteten Fluss des Menschen hin zu einer vollständigeren Entwicklung. Diesen zielgerichteten Fluss wollen wir freisetzen.
>
> *Carl R. Rogers*

Eines der wichtigsten und wirksamsten therapeutischen Mittel bei der Behandlung von Personen mit Zwangsstörungen, insbesondere in schwereren Fällen, ist von Anfang an der Aufbau einer guten Beziehung zwischen Therapeut und Teilnehmern. Die Etablierung eines »kollaborativen Empirismus« (Beck et al. 1987) ermöglicht es den Teilnehmern, dem Therapeuten zu vertrauen und mit ihm zusammenzuarbeiten, selbst in den schwierigsten Momenten. Das mindert die Gefahr, dass Teilnehmer bei der ersten Hürde aufgeben. Dieser Aspekt ist wichtig, da Patienten mit Zwangsstörungen häufig die Behandlung abbrechen. Diese Art der Beziehung trägt auch dazu bei, (1) Vertrauen in das therapeutische Potenzial des Programms zu entwickeln und (2) die Schwierigkeiten zu akzeptieren, die mit dem therapeutischen Prozess einhergehen – was für die Teilnehmer manchmal belastend sein kann.

Die wichtigste Eigenschaft, die ein Kursleiter haben sollte, der sich mit achtsamkeitsbasierten Interventionen befasst, ist die Verkörperung der Qualitäten, des Spirits, der Prinzipien und der Einstellungen, welche die durch meditative Praxis vermittelten Lehren definieren. Diese Verkörperung kann während der Sitzungen durch die Präsenz, Ruhe, Ausgeglichenheit und das Mitgefühl erfolgen, die der Kursleiter im Umgang mit den Gruppenmitgliedern sowie durch sein Zuhören zum Ausdruck bringen kann. Der Kursleiter muss aufmerksam zuhören, was sich durch warmherziges Interesse und Aufmerksamkeit, Freundlichkeit, Empathie, Neugier, Bestätigung, Flexibilität, Geduld, Bescheidenheit und die Fähigkeit, Vertrauen und Selbstvertrauen zu wecken, äußert.

Die meisten dieser Eigenschaften stehen in direktem Gegensatz zu der Art und Weise, wie Menschen, die an einer Zwangsstörung leiden, mit ihren eigenen Problemen und der Welt um sie herum umgehen. Diese Eigenschaften können nur erlernt und an andere weitergegeben werden, wenn der Kursleiter regelmäßig meditiert und in der Lage ist, sein eigenes Leben gemäß genau jenen Prinzipien und Grundhaltungen zu führen, die das Programm den Teilnehmern vermittelt.

Wenn der Kursleiter in der Lage ist, auf achtsame Weise mit der Gruppe in Beziehung zu treten, schafft er eine wertschätzende und nicht bedrohliche Umgebung und eine sichere Basis, von der aus sich die Teilnehmer selbst erlauben können, ihre inneren Erfahrungen und Probleme zu beleuchten und sich ihnen bewusst auszusetzen. Auf diese Weise können die Teilnehmer eine Art von Beziehung erleben, die sich oft qualitativ von früheren Beziehungen unterscheidet, die möglicherweise zu ihren Problemen geführt oder diese verschlimmert haben (Henry & Strupp 1994, zitiert in Howe

1999). Zusammenfassend lässt sich sagen, dass der Unterrichtstil des Kursleiters und seine Beziehung zu den Teilnehmern den notwendigen Kontext und jene Art zwischenmenschlicher Beziehung bieten sollten, die Veränderungen ermöglichen.

Vermeidung von Auseinandersetzungen mit Teilnehmern

Wie Salkovskis (1989) beobachtet hat, können zwanghafte Patienten während der Sitzungen manchmal streitsüchtig oder konfrontativ werden, insbesondere wenn sie sich beim Therapeuten rückversichern möchten. Wenn dies geschieht, kann die Intervention selten auf produktive Weise fortgesetzt werden, insbesondere weil der Patient zu diesem Zeitpunkt aufhört, die Informationen des Therapeuten zu verarbeiten, und beginnt, nach Fehlern und Mängeln in den bereitgestellten Informationen zu suchen. Um diese Art von Reaktion zu verhindern, sollten die Kursleiter so weit wie möglich versuchen, nicht als Lehrer aufzutreten, sondern einen sokratischen Dialogansatz verfolgen, bei dem überwiegend Fragen statt Aussagen verwendet werden. Auf diese Weise kommen die Informationen direkt von den Teilnehmern – durch ihre Antworten auf die vom Ausbilder gestellten Fragen.

Sobald die Gefahr besteht, dass eine Sitzung einen antagonistischen Charakter annimmt (z. B. wenn ein Patient und der Kursleiter in Konflikt geraten), sollte der Kursleiter den bis zu diesem Zeitpunkt in der Sitzung besprochenen Inhalt zusammenfassen und dann sagen, dass der Patient recht haben könnte und dass das Ziel des Programms darin besteht, gemeinsam herauszufinden, wie die Dinge wirklich sind, anstatt nur zuzugeben, dass die eine oder andere Person recht hat. Wenn ein Patient beispielsweise fest davon überzeugt ist, dass eine erneute Überprüfung von etwas – zum Beispiel einer Tür oder des Gashahns – einen Unterschied machen würde, muss diese Überzeugung als reale Möglichkeit ernst genommen werden. Einige Fragen in diesem Fall könnten lauten: »Welche Beweise haben wir im Vergleich zu Ihren früheren Erfahrungen?«; »Haben Sie jemals daran geglaubt, bevor Ihre Zwangsstörung einsetzte, oder all die Male, als Sie versagt oder den Ritualen nachgegeben haben?«; »Wie können wir herausfinden, ob all das in diesem Fall wahr ist?« Sowohl bei der KVT als auch bei der MBCT nutzen der Therapeut und die Patienten von Zeit zu Zeit die Methode der Untersuchung und Zusammenfassung, um Inhalte zu klären und gemeinsam endgültig zu bestimmen, was Realität ist. Durch diesen Prozess der angeleiteten Selbsterkenntnis hilft der Therapeut den Teilnehmern, die während oder außerhalb der Sitzungen gemachten Erfahrungen in einem neuen Licht und auf eine Weise zu sehen, die ihre pathologischen Mechanismen deaktivieren und ihre Gefühle von Vertrauen und Sicherheit stärken. Segal et al. (2013: 254) stellten treffend fest: »Das Kernziel des Untersuchungsprozesses liegt in der Möglichkeit, neue Wege des Verstehens und des Erlebens zu erlernen, die Art und Weise, wie wir Leiden schaffen, und die Art und Weise, wie wir uns von diesem Leiden befreien können.«

Es gibt jedoch bestimmte Fälle, in denen es für den Kursleiter sinnvoller sein kann,

Informationen oder Meinungen klarer und direkter oder mit einem psychoedukativen Ansatz zu vermitteln. Der Kursleiter kann auf seine eigenen Erfahrungen und Kenntnisse zurückgreifen, um Dinge zu besprechen, mit denen die Patienten möglicherweise nicht vertraut sind, etwa wie kognitive, emotionale, sensorische oder neurophysiologische Prozesse funktionieren oder welche tatsächlichen Auswirkungen zwanghafte Rituale und Sicherheitsverhalten haben. Dieser Ansatz ist besonders nützlich, wenn einige Teilnehmer, manchmal gerade aufgrund ihres Problems, Schwierigkeiten zu haben scheinen, die in der Gruppe entwickelten Überlegungen zu verstehen oder ihnen zu folgen.

Achtsames Zuhören versus direkte und autoritäre Begleitung

Die Arbeit mit von Zwangsstörungen Betroffenen bedeutet, Menschen zu helfen, die oft in ihren rastlosen Gedanken gefangen sind und in ihren chronischen mentalen Bewältigungsmechanismen feststecken. Das Ziel des Kursleiters ist es, diesen Menschen zu helfen, so weit wie möglich in Kontakt zu bleiben mit dem gegenwärtigen Moment, so wie er wirklich ist.

Das ist nicht immer einfach. Um dies zu erreichen, muss der Kursleiter zwei scheinbar gegensätzliche Ansätze verfolgen. Einerseits muss er die Sitzung und den Dialog mit den Teilnehmern aus einer Haltung der Freundlichkeit, des Mitgefühls und des Respekts heraus leiten und ihnen durch offene Fragen ermöglichen, zu ihren eigenen Antworten und ihrem eigenen Verständnis zu gelangen. Andererseits muss er direktiv und bestimmt sein, um den Teilnehmern die Funktionsweise ihres Problems zu verdeutlichen und ihnen zu zeigen, wie sie eine neue Art des Seins entwickeln können, die ihnen bei der Überwindung dieses Problems helfen kann. Diese entschlossenere Haltung ist notwendig, denn Patienten neigen dazu, von dem, was in ihrem Kopf vorgeht, überwältigt zu werden, wenn sie ihre eigenen Erfahrungen teilen: Sie beschreiben Dinge möglicherweise unnötig detailliert, versuchen, etwas auf »perfekte Weise« zu erklären, oder haben das Gefühl, dass sie mehr Antworten benötigen als tatsächlich erforderlich.

Der Kursleiter muss lernen, die Teilnehmer freundlich zu unterbrechen, wenn deutlich wird, dass sie ihre zwanghaften Mechanismen aktivieren, die sich auf sie selbst, den Kursleiter oder die Gruppe beziehen. Der Kursleiter muss ihnen dann helfen, zu verstehen, was passiert, und sie so oft wie nötig ins Hier und Jetzt zurückholen. Im Gegensatz zur Behandlung anderer psychischer Störungen gilt daher: Je schwerer die Symptome des Patienten mit Zwangsstörung sind, desto mehr sollte der Kursleiter Anweisungen geben und dabei eine warme und einfühlsame Haltung bewahren. Insbesondere zu Beginn des Programms oder in Krisensituationen (die bei Gruppensitzungen sehr selten sind) müssen die Teilnehmer eine Bezugsperson haben, die sowohl freundlich und einfühlsam als auch autoritär und direktiv ist. Sie brauchen jemanden, der ihnen dabei helfen kann, eine zwanghafte Erfahrung, die in ihrem Leben zu

Ungleichgewicht und Desorganisation führt, zu organisieren und auszugleichen. Während der Sitzungen versuchen die Teilnehmer möglicherweise, ihre zwanghaften Bedürfnisse oder Impulse zu befriedigen und den Kursleiter dazu zu bringen, sich mit ihrem Problem zu verbünden, indem sie sich bei ihm rückversichern wollen oder ihn sogar um teilweise und indirekte Zustimmung ersuchen. In diesen Fällen ist es die Aufgabe des Kursleiters, klar und direkt darauf hinzuweisen, was vor sich geht. Dies geschieht am besten, indem man, wenn möglich, humorvoll ist und dem Patienten zu verstehen gibt, wie nutzlos und kontraproduktiv solche Versuche sind; wie sie das Problem verstärken und verschlimmern; und welche Verhaltensweisen gesünder wären. Insbesondere wenn sich Patienten im Zuge der Diskussionen und der Nachbesprechung der Hausaufgaben mit akribischen Details aufhalten, kann der Kursleiter einen direkten, aber auch bestätigenden Ansatz anwenden und ihnen zu verstehen geben, dass sie nicht alles sagen müssen, was sie sagen möchten; oder alles wissen müssen, was sie wissen möchten – und dass ihre Botschaft klar genug war. Der Kursleiter kann erklären, dass es nützlich ist zu lernen, mit Ungewissheit zurechtzukommen, da bekanntlich nicht alles im Leben immer vollständig geklärt werden kann. Eine der wichtigsten Botschaften, die im Laufe des Programms nach und nach entwickelt wird, ist, dass *es nicht notwendig ist, dem zu entkommen, was zweifellos harmlos ist* (d.h. Gedanken, Emotionen und Empfindungen).

Kursmaterialien

In jeder Sitzung erhalten die Teilnehmer Handouts, die ihnen helfen sollen, den Inhalt des Kurses besser zu verstehen und die Prinzipien und Übungen anzuwenden, die während der Sitzungen vermittelt werden. Ein Teil dieses Materials wurde vom ursprünglichen MBCT-Programm für Depressionen inspiriert, übernommen oder angepasst für Menschen, die von Zwangsstörungen betroffen sind. Viele andere Handouts wurden jedoch gezielt für dieses Programm entwickelt.

Wie auf Seite 25 beschrieben, umfasst das Material auch eine Reihe von Audiodateien zu den Achtsamkeitsmeditationen des Programms, damit die Teilnehmer zwischen den Sitzungen zu Hause üben können. Vor allem in den ersten Wochen des Programms kann es für die Teilnehmer schwierig sein, die Meditationen allein durchzuführen – ohne eine Stimme, die ihnen klare Anweisungen gibt. Sie geraten leicht von einem Gedanken zum nächsten und können sich in ihrem abschweifenden Geist verlieren. Audiodateien können ein Anker sein, der den Teilnehmern hilft, im Hier und Jetzt zu bleiben und, falls sie abschweifen, in den gegenwärtigen Moment zurückzukehren. Eine Liste der online verfügbaren Audiodateien finden Sie auf Seite 559.

Hausaufgaben

Es ist mittlerweile allgemein bekannt, dass es einen signifikanten Zusammenhang gibt zwischen der Zeit, die für formelle Übungen zu Hause aufgewendet wird, und Veränderungen in der Achtsamkeit und der seelischen Gesundheit (Carmody & Baer 2008). Das bedeutet, dass die Teilnehmer motiviert und bereit sein müssen, sich zu Hause mindestens 1 Stunde pro Tag für Achtsamkeitsübungen Zeit zu nehmen, und zwar mindestens für die Dauer des Programms. Die Kursleiter müssen die Teilnehmer auch regelmäßig dazu ermutigen, zu Hause zu praktizieren, und ihnen immer wieder vor Augen führen, wie wichtig dies für die Verbesserung ihrer klinischen Situation und ihrer Lebensqualität ist. Ein erheblicher Anteil der Diskussionen und des Austauschs in der Sitzung sollte den Problemen und Schwierigkeiten gewidmet werden, auf welche die Teilnehmer beim Üben zu Hause gestoßen sind. Und es sollte besprochen werden, welche Lösungen ihnen helfen können, diese Herausforderungen zu meistern. Wenn diesen Diskussionen in den Sitzungen nicht genügend Zeit und Bedeutung eingeräumt wird, verlieren die Teilnehmer früher oder später die Motivation zum Üben, was unweigerlich negative Auswirkungen auf das Ergebnis des Programms haben kann. Aus diesem Grund ist es besonders wichtig, den Teilnehmern, die täglich regelmäßig üben, in jeder Sitzung Raum zu geben, um ihre Erfahrungen und die Auswirkungen, die dies auf ihr Leben hat, zu teilen. Es ist auch nützlich, den Teilnehmern Möglichkeiten vorzuschlagen, wie sie ihre Zeit im Tagesverlauf besser organisieren können und wie sie Aktivitäten ersetzen können, die nicht notwendig oder sogar kontraproduktiv für die Achtsamkeitspraxis sind. Es lohnt sich, die Teilnehmer daran zu erinnern, dass Menschen mit Zwangsstörungen in der Regel zwischen 2 und 16 Stunden am Tag damit verbringen, sich auf ihre Zwangsgedanken oder zwanghaften Rituale zu konzentrieren, sodass der Zeitraum, den sie für die Praxis zu Hause aufwenden, immer deutlich kürzer ist als jener, den sie ihrem Problem widmen.

Familienmitgliedern und Partnern helfen, unterstützend zu sein

Wie bereits erwähnt, betrifft eine Zwangsstörung oft die ganze Familie. Besonders in schweren Fällen beteiligen sich Familienmitglieder oft am zwanghaften Verhalten, weil sie glauben, dass es hilfreich ist, oder weil sie verzweifelt sind beziehungsweise sich vor der Angst und Wut ihrer Angehörigen fürchten. Die klinische Praxis hat allzu oft gezeigt, wie die Wirksamkeit von Interventionen während der Sitzungen beeinträchtigt wird durch kontraproduktives Ermutigen zu Hause oder überkritische, entwertende Botschaften von Familienmitgliedern. Dieses kompromittierende Verhalten führt zum sogenannten *Penelope-Effekt*. In dem griechischen Epos *Odyssee* wartet Penelope, die Frau des Odysseus, über 20 Jahre auf seine Rückkehr. Um ihrem Ehemann treu zu bleiben, ersinnt sie Tricks, um die vielen anderen Freier, die sie besuchen, hinzuhalten. Einer davon ist, so zu tun, als würde sie ein Leichentuch weben, und zu behaupten, dass sie sich für einen Verehrer entscheiden werde, wenn sie fertig ist. Jede Nacht löst sie einen Teil des Leichentuchs, das sie tagsüber gewebt hat. In gleicher Weise werden in der Psychotherapie neue, während der Sitzungen erlernte Verhaltensweisen zu Hause oft wieder verworfen aufgrund von abgestimmtem Verhalten und Haltungen in der Familie. Zum Beispiel kann eine Mutter oder ein Ehepartner die Regelmäßigkeit oder Genauigkeit eines Verhaltens überprüfen, dabei helfen, eine Handlung auf die richtige Weise auszuführen, sich bereit erklären, einige Gegenstände oder Räume zu reinigen, oder immer wieder das Gas oder die Schlösser überprüfen. Sehr oft bitten Menschen mit Zwangsstörungen Familienmitglieder, ihnen zu helfen, Situationen zu verhindern oder angstauslösende Dinge zu vermeiden beziehungsweise sie ständig zu beruhigen.

Es ist bekannt, dass diese unfreiwillige Verstrickung und Komplizenschaft mit dem zwanghaften Verhalten eines Patienten die Störung verschlimmert, indem sie die zwanghaften Ängste verstärkt und Personen mit Zwangsstörungen davon abhält, sich störenden Situationen auszusetzen. Diese Art von komplizenhaftem Verhalten innerhalb der Familie kann das Engagement eines Patienten in Bezug auf die Teilnahme am Therapieprogramm einschränken. Familienmitglieder können auch kontraproduktive Reaktionen zeigen, wie übertriebene Kritik, Gereiztheit und feindselige Reaktionen auf das Verhalten der Zwangsstörung, was zu Stress und einer Zunahme von Selbstvorwürfen, Misstrauen und Schuldgefühlen führen kann – was wiederum die Symptome der Zwangsstörung verschlimmert. Kurz gesagt kann das Verhalten der Menschen, die einem Patienten nahestehen, eine entscheidende Rolle bei der Aufrechterhaltung oder Verschlimmerung der Pathologie spielen und unbeabsichtigt das Ergebnis des Therapieprogramms sabotieren. Gleichzeitig können Familienmitglieder und Partner, wenn sie entsprechend geschult werden und sich mit dem Programm vertraut machen, während des Therapieprozesses Hilfe, Ermutigung und Unterstützung bieten.

Es ist daher wichtig, von Anfang an diejenigen Personen im Leben eines Teilnehmers zu identifizieren, insbesondere Familienmitglieder und Partner (manchmal können es aber auch gute Freunde sein), die ihm in schwierigen Momenten und bei der Umsetzung der im Programm vermittelten Praktiken und Übungen wirklich unterstützen können. Die aktive Einbeziehung dieser Personen in das Therapieprogramm kann sich als wesentlicher Bestandteil erweisen, insbesondere bei schwer beeinträchtigten Patienten. Es kann sein, dass die Teilnehmer während der Sitzung scheinbar verstanden und gelernt haben, wie man bestimmte Techniken anwendet, aber außerhalb der Gruppe Schwierigkeiten haben, sie effektiv umzusetzen. Tatsächlich zeigen diese Patienten während der Sitzungen aufgrund der beruhigenden Wirkung des therapeutischen Umfelds oft nur wenige oder gar keine Zwangssymptome.

Aus all diesen Gründen ist es sinnvoll, Personen, die dem Teilnehmer helfen können, zum Vorgespräch mit dem Patienten und zu Sitzung 3 einzuladen, an denen auch Familienmitglieder und Partner teilnehmen können. Bei Bedarf können zusätzliche Familiengespräche stattfinden.

4 Vorbereitung auf die Durchführung von MBCT bei Zwangsstörungen und Assessment der Teilnehmer

Sie müssen wissen, dass es nicht einfach ist, ein Prinzip zu verinnerlichen, es sei denn, man pflegt es jeden Tag und hört, wie es gepflegt wird, und wendet es im Leben an.

Epiktet

Vorbereitung auf die Gruppe

Setting

Sobald ein MBCT-Kurs für Zwangsstörungen geplant wurde, ist es sinnvoll, einen informellen Rahmen für die Durchführung der Gruppe zu schaffen. Diese Art von Rahmen hilft, die oft starren, unflexiblen und perfektionistischen Tendenzen der Teilnehmer zu mildern. Um diesen Tendenzen weiter entgegenzuwirken, können der Kursleiter und die Teilnehmer wunschweise von Sitzung zu Sitzung ihre Plätze wechseln und verschiedenfarbige Kissen und Matten verwenden. Auch die Anordnung der Gegenstände im Raum kann im Laufe der Zeit variieren. Solche Veränderungen können den Patienten helfen, sich wohlzufühlen und effektiv zu arbeiten, ohne dass sie bei ihren Versuchen, Regelmäßigkeit und Vorhersehbarkeit durchzusetzen, die totale Kontrolle ausüben.

Die Anwesenheit eines Co-Trainers oder von Assistenten während der Sitzungen wird empfohlen, um den Teilnehmern bei Schwierigkeiten zusätzliche Hilfe und therapeutische Unterstützung zu bieten. Das Hinzuziehen qualifizierter Assistenten hilft auch, der Überzeugung der Teilnehmer entgegenzuwirken, dass Verbesserungen auf das zurückzuführen sind, was der Kursleiter tut oder sagt, und nicht auf ihre eigenen Anstrengungen. Die Botschaft lautet, dass die Verantwortung für Veränderungen letztendlich bei den Teilnehmern liegt – basierend auf ihren eigenen Bemühungen und ihrem Engagement innerhalb und außerhalb der Sitzungen.

Bei den schwersten Fällen von Zwangsstörungen hat die klinische Erfahrung ge zeigt, dass es von Vorteil ist, während des gesamten Programms mit den weiteren Therapeuten der Teilnehmer (z. B. einem individuellen Psychotherapeuten oder Psychiater) zusammenzuarbeiten. Solche Fachkräfte können dazu beitragen, die Wirksamkeit der Intervention zu erhöhen und das Risiko eines Abbruchs zu minimieren, da die Schwierigkeiten, mit denen die Teilnehmer in der Gruppe oder beim Üben zu Hause konfrontiert sind, in einem externen Einzelsetting mehr Raum bekommen, um verarbeitet zu werden, als in den Gruppensitzungen.

In manchen Fällen bietet der Therapeut bei Bedarf auch Zeit außerhalb des Gruppentrainings an. Allerdings treten bei Patienten mit Zwangsstörungen Symptome hauptsächlich, wenn nicht sogar ausschließlich, in Situationen auf, in denen sie eine potenzielle Gefahr für sich selbst oder andere wahrnehmen, etwa zu Hause oder bei der Arbeit. Diese Situationen treten in therapeutischen Umgebungen, die oft als geschützt und beruhigend empfunden werden, selten auf. Aus diesem Grund unterscheidet sich die Fähigkeit der Patienten, Techniken, therapeutische Haltungen und Prinzipien während der Sitzungen anzuwenden, stark von ihrer Fähigkeit, sie in externen Situationen anzuwenden.

Gruppengröße

Die empfohlene Gruppengröße reicht von mindestens vier Personen (für Kursleiter, die erstmals eine MBCT-Gruppe für Zwangsstörungen leiten, oder eine Gruppe von Patienten mit schweren Symptomen) bis maximal zwölf Personen (nur empfohlen für erfahrene Therapeuten und Gruppen ohne Patienten mit schweren Symptomen).

Die Gruppe sollte nicht zu klein sein, da sie dann leicht in den *Therapiemodus* zurückfällt und nicht in den gewünschten *Kursmodus* aufweist, wie Segal et al. (2013) und viele MBSR-Ausbilder anmerken. Andererseits kann eine große Gruppe eine Herausforderung darstellen und manchmal schwierig zu handhaben sein, wenn man mit Menschen arbeitet, die an einer schweren und chronischen Zwangsstörung leiden. Die Teilnehmer könnten sich außerdem gehemmter fühlen, in großen Gruppen zu sprechen und sich mitzuteilen. Die optimale Teilnehmerzahl liegt daher zwischen sechs und acht Personen pro Kurs. Bei dieser Größe sind die Sitzungen interaktiver und ansprechender; und der Therapeut kann sicher sein, dass alle Gruppenmitglieder aktiv teilnehmen und die bestmögliche Lernumgebung vorfinden, die ein Kursleiter bieten kann. Wie wir im nächsten großen Abschnitt sehen werden, kann dieses Programm auch effektiv im Einzelsetting durchgeführt werden, wenn eine Person nicht an Gruppensitzungen teilnehmen kann oder möchte.

Materialien für Kursleiter und Teilnehmer

Für jede der in Teil II vorgestellten Sitzungen gibt es eine Tagesordnung, Vorlagen für den Kursleiter und Handouts für die Teilnehmer. Vor jeder Sitzung muss der Kursleiter die Tagesordnung durchgehen, Kopien der Handouts für die Teilnehmer vorbereiten und die aufgezeichneten Meditationen zugänglich machen (siehe Einleitung, S. 25). Der Kursleiter sollte zudem eine kleine Klangschale, Zimbeln oder ein Gong mitbringen, um jeweils den Beginn und das Ende einer Übung zu signalisieren.

Meditationskissen und -matten sollten im Raum vorhanden sein. Die Teilnehmer können sich jedoch auch vor Beginn des Kurses eigene besorgen, um diese auch zu Hause zur Hand zu haben. Bequeme Stühle sind für diejenigen erforderlich, die Schwierigkeiten haben, auf einem Kissen auf dem Boden zu sitzen, beziehungsweise einen Stuhl vorziehen.

Kriterien für eine Durchführung des MBCT-Programms für Zwangsstörungen im Einzelsetting

Das MBCT-Programm für Zwangsstörungen wurde hauptsächlich für die Anwendung in Gruppen entwickelt und getestet. Es kann jedoch auch effektiv im Einzelsetting durchgeführt werden, insbesondere wenn die folgenden Bedingungen vorliegen.

Wann sollten Patienten im Einzelsetting behandelt werden?

- Die Person hat Schwierigkeiten, den Zeitplan der Gruppe einzuhalten (z. B. aufgrund von arbeitsbedingten Problemen). Einzelsitzungen können flexibler geplant werden.
- Der Patient ist durch die Gruppe so gehemmt, dass er sich nicht einbringen, während der Sitzungen keine Erfahrungen austauschen kann und nicht bereit ist, dieses Hindernis zu überwinden, zum Beispiel aufgrund traumatischer Erfahrungen oder Sozialphobie.
- Der Patient benötigt aufgrund der Schwere seines Problems oder vieler persönlicher Probleme, die mit dem Therapeuten besprochen und geteilt werden müssen, mehr individuelle Zeit mit dem Therapeuten, als die Gruppe ermöglichen kann.
- Der Patient hat aufgrund der Entfernung oder aufgrund von Verkehrsproblemen Schwierigkeiten, den Kursort zu erreichen.
- Der Patient ist nicht bereit oder motiviert, in einer Gruppe zu arbeiten.

Wenn sich eine der oben genannten Bedingungen positiv verändert, kann der Patient in das MBCT-Programm für Zwangsstörungen aufgenommen werden. Personen, die weit vom Veranstaltungsort entfernt wohnen, könnte die Möglichkeit geboten werden, per Videokonferenz an der Gruppe teilzunehmen (siehe auch Segal et al. 2013). Tabelle 4.1 listet die Vor- und Nachteile von Gruppen- und Einzelsettings für das MBCT-Programm für Zwangsstörungen auf.

Einzelsetting		**Gruppensetting**	
Vorteile	***Nachteile***	***Vorteile***	***Nachteile***
Mehr Zeit, um sich mit Patienten auszutauschen	Größerer finanzieller Aufwand für die Behandlung	Geringerer finanzieller Aufwand für die Behandlung	Begrenzte Zeit, um sich den Teilnehmern zu widmen
Tiefergehende Analyse der persönlichen Probleme des Patienten (z. B. Problemformulierung)	Keine Möglichkeit zum Austausch mit anderen Patienten mit Zwangsstörungen	Austausch mit anderen Patienten mit Zwangsstörungen	Die Gruppe kann keine tiefergehende Analyse individueller Bedürfnisse leisten
Mehr Unterstützung durch den Therapeuten, um an individuellen Schwierigkeiten zu arbeiten	Fehlender Motivationsfaktor, den die Gruppe bietet	Motivation, die durch die Gruppe bereitgestellt wird	Geringeres Maß an Unterstützung durch den Therapeuten im Falle von Schwierigkeiten
Nutzen und Begründung der Übungen können eingehender vermittelt werden	Keine Unterstützung und Hilfe durch die Gruppe	Unterstützung und Hilfe durch die Gruppe	Nutzen und Begründung der Übungen können weniger eingehend vermittelt werden
Weniger einschränkende Faktoren (z. B. flexible Terminplanung; Setting ist weniger hemmend)	Bestimmte Übungen können im Praxisraum des Therapeuten schwer durchführbar sein (z. B. Gehmeditation) oder sind ohne Gruppe weniger effektiv (z. B. Übung zu Gedanken und Gefühlen)	Die Gruppe bietet einen geeigneteren Rahmen für Achtsamkeitsübungen	Mehr einschränkende Faktoren (Zeitplan lässt sich nicht anpassen; das Gruppensetting kann für einige Personen hemmend wirken etc.)

Tab. 4.1: Faktoren, die für oder gegen die Durchführung des MBCT-Programms bei Zwangsstörungen im Einzel- oder Gruppensetting sprechen.

Umsetzung des Programms im Einzelsetting

Die Inhalte des Gruppenformats können größtenteils auch in einem individuellen Setting vermittelt werden. Eine Übung – die Übung zu Gedanken und Gefühlen in Sitzung 2 – erfordert jedoch den Austausch mit anderen und kann daher nicht im Einzelsetting durchgeführt werden. Diese Übung kann ausgelassen oder zu Illustrationszwecken beschrieben werden.

Für eine Einzelperson sind normalerweise zwei 50-minütige Sitzungen (oder eine einzige Sitzung von 100 Minuten) erforderlich, um die Inhalte und Übungen jeder der dreistündigen Gruppensitzung abzudecken.

Wie bei einer Gruppe ist es auch hier wichtig, dass der Kursleiter genügend Platz zum Durchführen der Übungen zur Verfügung stellt, unabhängig davon, ob diese auf dem Boden durchgeführt werden (z.B. »Body Scan«, »Aufladen und Entladen«) oder mit Bewegung einhergehen (z.B. »Achtsames Gehen«, »Achtsame Bewegungen und Dehnung«). Ein Kissen und eine Matte sind ebenfalls unerlässlich, falls der Teilnehmer keine besitzt.

Die letzte ganztägige Sitzung im Gruppenformat lässt sich im Einzelformat auf eine vierstündige Sitzung (mit einer Pause nach 2 Stunden) verkürzen, in der alle auf der Tagesordnung stehenden Übungen und Praktiken durchgeführt werden können. Die Übung »Mitfühlende Achtsamkeit in Beziehung«, die im Gruppenformat paarweise durchgeführt wird, wird vom Teilnehmer mit dem Kursleiter umgesetzt.

Assessment vor Beginn des Kurses

Wie von Jon Kabat-Zinn (1990) im MBSR-Programm und von Segal et al. (2013) in ihrem MBCT-Modell vorgeschlagen, ist es wichtig, die Eignung der Patienten für das Gruppenprogramm festzustellen und sie zu motivieren, sich darauf einzulassen und durchzuhalten. Jeder Kandidat erhält eine 90-minütige Einzelsitzung vorab. Um die Gesprächszeit optimal zu nutzen, ist es sinnvoll, potenziellen Patienten im Vorfeld eine Beschreibung des MBCT-Programms für Zwangsstörungen zuzusenden (siehe Einführungshandout am Ende dieses Kapitels). Das Handout umfasst eine Erklärung zu Zwangsstörungen, die Begründung und den Inhalt des MBCT-Programms für Zwangsstörungen sowie wichtige Informationen darüber, wie und warum es bei Zwangsstörungen helfen kann.

Das Vorgespräch sollte von einem zugelassenen professionellen Psychotherapeuten durchgeführt werden, der diverse Faktoren, welche die Eignung des Patienten für eine Teilnahme am Gruppenprogramm beeinflussen, angemessen beurteilen kann: die Existenz und den Schweregrad der Zwangsstörung, potenzielle komorbide Störungen und Persönlichkeitsmerkmale.

Obwohl in der Literatur keine validierten Ausschlusskriterien genannt werden

(Dobkin et al. 2012), müssen Patienten, die extrem verzweifelt sind, sorgfältig evaluiert werden. In der Praxis angewandte gängige Ausschlusskriterien sind in Tabelle 4.2 aufgeführt (Didonna & Bhattacherjee 2014; Didonna 2009d). Befindet sich ein Patient in Einzeltherapie, ist es äußerst nützlich, dessen Zustimmung einzuholen, um seinen Therapeuten bezüglich seines Problems und seiner Eignung für die Teilnahme an diesem Programm zu kontaktieren.

- Intoxikation durch Substanzen und andere akute Verwirrtheitszustände
- Schwere kognitive Defizite oder Beeinträchtigungen
- Aktive akute psychotische Symptome oder umfangreiche und stabile Wahnvorstellungen
- Schwere psychomotorische Retardierung oder Unruhe
- Euphorie und Hyperaktivität bei bipolarer affektiver Störung
- Akute depressive Episode mit Unfähigkeit, eine Beziehung zu einem Therapeuten oder einer Gruppe aufzubauen
- Schwere oder häufige dissoziative Krisen
- Geringe Einsicht in die Notwendigkeit einer Behandlung
- Geringe Motivation
- Übermäßig kritische, feindselige oder andere negative Einstellungen, die die Fähigkeit zur Zusammenarbeit in Gruppenprozessen untergraben würden

Tab. 4.2: Ausschlusskriterien für das MBCT-Programm im Gruppensetting (nach Didonna & Bhattacherjee 2014; © 2014 Cambridge University Press).

Standardisiertes Assessment der Symptome des Teilnehmers

Eine gründliche Einschätzung der Symptome des Patienten beginnt mit validierten standardisierten Tests. Es gibt eine Reihe solcher Tests zur Bewertung der wichtigsten klinischen Merkmale und Symptome von Zwangsstörungen und möglicher Komorbidität, wobei jedes Instrument einen etwas anderen Schwerpunkt und Untersuchungsbereich aufweist. Im Folgenden werden nur einige der vielen gültigen Tests aufgeführt, die normalerweise in der klinischen Bewertung Anwendung finden. Diese Liste erhebt keinen Anspruch auf Vollständigkeit und der Kursleiter kann je nach Kontext ein oder mehrere Verfahren auswählen.

- Yale-Brown Obsessive Compulsive Scale (Y-BOCS; Goodman et al. 1989): Hierbei handelt es sich um ein halbstrukturiertes Interview, das mittlerweile als Standardverfahren für die Messung der Schwere von Zwangsstörungen gilt. Es gibt zwei Arten von Y-BOCS-Formularen: die Symptom-Checkliste (ein Interview bei dem aktuelle und in der Vergangenheit aufgetretene Arten von Zwangsgedanken und -handlungen ermittelt werden) und die Symptomschweregrad-Skala (zur Beurteilung der Intensität der Symptome). Es gibt auch eine Selbstberichtsversion der Y-BOCS, die gute psychometrische Eigenschaften aufweist.
- Symptom-Checkliste-90-Revised (SCL-90-R; Derogatis 1994): Dieses Instrument wird zur Bewertung allgemeiner psychiatrischer Symptome und psychopathologi-

scher Dimensionen (z.B. Depression, psychotische Symptome, Angstsymptome) verwendet.
- SCID-II-Persönlichkeitsfragebogen (SCID-II/PQ): Dieses Instrument wird zur Evaluierung möglicher Komorbidität mit Persönlichkeitsstörungen verwendet (American Psychiatric Association 1994).

Um bei dieser Sitzung Zeit zu sparen, können diese Messungen auch mithilfe der Selbstbeurteilungsfragebögen erfolgen und ausgewertet werden, bevor der Patient in die Sitzung kommt. Die Ergebnisse werden dann in der Sitzung mit ihm besprochen. Für potenzielle Teilnehmer ist es auch wichtig, den Fragebogen »Ursachen des Misstrauens« (Causes of Mistrust Questionnaire – CMQ) auszufüllen (siehe Formular 4.1 am Ende dieses Kapitels). Die Messungen sollten vor Beginn dieser ersten Einzelsitzung durchgeführt und ausgewertet werden. Der CMQ listet 66 verschiedene Situationen sowie psychologische und soziale Bedingungen auf, die die Person möglicherweise in ihrer Kindheit oder Jugend erlebt hat und die direkt oder indirekt mit einem Gefühl des Misstrauens im Erwachsenenalter zusammenhängen könnten. Diese sind auf einer 5-Punkte-Likert-Skala zu messen. Der Fragebogen basiert auf der Analyse der Berichte mehrerer Hundert psychiatrischer Patienten, die die subjektiv wahrgenommenen Ursachen ihres eigenen Misstrauens identifizierten. Der Schwerpunkt der Sitzung liegt darauf, dem Teilnehmer dabei zu helfen, über die Situationen im Fragebogen mit höheren Punktzahlen (4 oder 5) nachzudenken. Diese könnten mit ihren eigenen potenziellen Misstrauensursachen zusammenhängen. Die Fragebögen werden den Teilnehmern in Sitzung 3 zurückgegeben und dienen dazu, ihre eigenen möglichen Ursachen für Misstrauen zu verstehen und zu reflektieren.

Informationen, die während des Vorgesprächs eingeholt werden sollten

- **Was hat den Patienten dazu gebracht, jetzt um Hilfe zu bitten? Warum dieses Programm?** Die Antworten auf diese einleitenden Fragen, die auch von Segal et al. (2013) vorgeschlagen wurden, helfen dem Kursleiter, die Motivation der Person zu verstehen, diese Art von Behandlung in diesem speziellen Moment in Anspruch zu nehmen. Nützlich ist auch die Frage, ob es Druck von anderen gab, dies zu tun – zum Beispiel seitens eines Psychiaters, eines Therapeuten, eines Arztes oder Familienmitgliedern.
- **Evaluierung der Probleme des Patienten:** Bitten Sie um eine Beschreibung der aktuellen Symptome und eines kürzlichen Zwangsanfalls.
- **Vorgeschichte der Störung:** Rekonstruieren Sie gemeinsam mit dem Patienten den Beginn der Störung (allmählich oder episodisch) und die Art und Weise, wie sie sich im Laufe der Zeit entwickelt und/oder verändert hat; analysieren Sie auch die möglichen Trigger und aktuellen aufrechterhaltenden Faktoren.

- **Beurteilung des Grads der Einsicht des Patienten:** Ist sie hoch, niedrig oder nicht vorhanden in Bezug auf die Zwangsgedanken und -rituale? Mit anderen Worten: Wie bewusst ist sich der Patient des Schweregrads des Problems und wie beeinträchtigt es sein Leben? Eine sehr geringe oder nicht vorhandene (wahnhafte) Einsicht – ein Ausschlusskriterium (wie in Tabelle 4.2 dargestellt) – deutet darauf hin, dass die Person kein guter Kandidat für das Programm ist.
- **Frühere und aktuelle psychologische und medizinische Behandlungen:** Befindet sich der Patient derzeit in psychotherapeutischer Behandlung oder nimmt er Medikamente? Wenn der Patient Medikamente einnimmt, fragen Sie nach Art und Dosierung, um mögliche Auswirkungen auf die Fähigkeit des Patienten, in der Gruppe zu bleiben und die Übungen durchzuführen, zu eruieren. Wenn der Patient in der Vergangenheit eine psychologische Behandlung versucht hat, finden Sie heraus, warum die Therapie abgebrochen wurde (geringe Motivation, Behandlungsresistenz, schlechte Passung mit dem psychologischen Fachpersonal, wirtschaftliche oder familiäre Hindernisse) und wie das Ergebnis war.
- **Komorbidität bewerten:** Wie in Kapitel 2 hervorgehoben, weisen zwei Drittel der Patienten mit Zwangsstörungen, insbesondere diejenigen mit schweren Symptomen, irgendeine Form von Komorbidität auf. Bestimmte Störungen, die mit Zwangsstörungen in Verbindung gebracht werden, können die Wirksamkeit des Programms erheblich beeinträchtigen. Dies gilt für schwere Depressionen, die vor der Arbeit an der Zwangsstörung behandelt werden müssen, und bestimmte Persönlichkeitsstörungen (z. B. Borderline-Persönlichkeitsstörung, antisoziale Persönlichkeitsstörung), die möglicherweise andere Behandlungsformen erfordern.
- **Teilen Sie dem Patienten die Ergebnisse der zuvor durchgeführten Tests mit:** Die Ergebnisse werden zusammen mit den oben besprochenen Interviewfragen zu einem besseren Verständnis der psychischen Probleme des Patienten beitragen, einschließlich des Schweregrads und der Chronizität der Störung sowie etwaiger Komorbiditäten.
- **Familienbeziehungen:** Untersuchen Sie, ob es familiäre Probleme gibt, die als Hauptfaktoren für die Störung oder als Hindernisse für die Teilnahme des Patienten oder die Effektivität des Programms wirken. Gibt es Familienmitglieder oder enge Verwandte, die direkt oder indirekt in das Programm einbezogen werden können? Wie bereits erwähnt, ist ein Merkmal des Programms die Einbeziehung von Familienmitgliedern, häufig Eltern oder Partnern; Sitzung 3 ist Familienmitgliedern gewidmet. Bei jungen Patienten oder solchen mit extrem schwerer Zwangsstörung kann es sinnvoll sein, das Vorgespräch (nach Einholung einer Zustimmung) mit Familienmitgliedern oder engen Verwandten zu führen.

Auch das mögliche Vorhandensein eines sekundären Krankheitsgewinns für den Patienten als Folge der Störung sollte beurteilt werden.

Weitere Themen des Vorgesprächs

- **Erläuterung der Ziele, Begründung und Wirksamkeit des Behandlungsprogramms:** Achtsamkeitstraining kann den Symptomen einer Zwangsstörung entgegenwirken, indem es den Patienten dabei hilft, achtsame Aufmerksamkeit, Akzeptanz, eine Selbstvalidierung der Sinne, Selbstmitgefühl und ein realistisches Verantwortungsbewusstsein und Selbstvertrauen zu entwickeln. Wissenschaftliche Untersuchungen haben gezeigt, dass Achtsamkeit in Kombination mit KVT bei Zwangsstörungen wirksam sein kann (Didonna et al. 2019a, 2019b; Bluett et al. 2014; Hale et al. 2013; Hanstede et al. 2008).
- **Förderung der Motivation und realistischen Erwartungen an das Programm:** Realistische Erwartungen sind wichtige Faktoren für den Erfolg des Programms. Der Patient sollte sich verpflichten, an allen elf Sitzungen teilzunehmen und die Hausaufgaben täglich etwa 1 Stunde lang zu machen. Um Abbrüche zu verhindern, muss die tatsächliche Motivation und Fähigkeit des Patienten, sich auf das Programm einzulassen, abgesichert werden.
  MBCT für Zwangsstörungen ist ein sehr intensives Programm. Es muss Teilnehmer, die an einer invalidierenden Störung leiden, dazu bringen, täglich mehrere Übungen durchzuführen, um eine Linderung ihrer Probleme zu erhalten. Es sollte nicht davon ausgegangen werden, dass alle Patienten mit Zwangsstörungen dazu bereit sind. Patienten können gegen ihren Willen zum Gespräch erschienen sein, weil sie von ihren Psychiatern, Hausärzten oder von Familienmitgliedern, die von der Zwangsstörung erschöpft sind, dazu gedrängt wurden. Die Teilnehmer können auch unrealistische oder inkongruente Erwartungen haben; zum Beispiel möchten sie vielleicht nur einige Rituale reduzieren und andere oder deren Häufigkeit nicht. Um die Motivation des Patienten zu beurteilen, kann es nützlich sein, einige der anzuwendenden Interventionsverfahren (z.B. »Achtsame Konfrontation«) zu beschreiben und zu erklären, dass das, was vorgeschlagen wird, nie etwas ist, wozu der Patient nicht in der Lage ist; und dass jedes Verfahren schrittweise umgesetzt wird. Aufgrund des erheblichen erforderlichen Engagements kann ein Mangel an Motivation leicht zu einem Abbruch oder einem Misserfolg der Behandlung führen. Eine geringe Motivation, die nicht verbessert werden kann, ist ein Ausschlusskriterium für das Programm.
  Eine vorbereitende Intervention zur Motivation ist von entscheidender Bedeutung, damit der Patient die Störung zunehmend versteht und die Idee entwickelt, dass eine Veränderung ein realistisch erreichbares Ziel ist. Dies kann gelingen, indem Vertrauen in die therapeutischen Verfahren des Programms vermittelt wird, zum Beispiel durch Erkenntnisse aus der klinischen Forschung, und indem erklärt wird, dass eine Besserung unabhängig vom Schweregrad des Problems immer möglich ist.
  Man kann den Patienten auch darauf hinweisen, dass die Kosten für das Leben mit einer unbehandelten Zwangsstörung und die Zeit, die sie täglich mit ihren Zwangsgedanken und -handlungen verbringen, viel umfangreicher sind im Vergleich zu

dem, was das Programm ihnen abverlangt. Eine Zwangsstörung belastet mehrere Lebensbereiche des Patienten erheblich: Sie raubt Zeit und Energie, beeinträchtigt den schulischen oder beruflichen Erfolg und fordert einen hohen Tribut in Bezug auf Beziehungen und Wohlbefinden. Die psychologischen Kosten und die Zeit, die für das Programm aufgewendet werden, sind im Vergleich dazu verschwindend gering. Die Teilnehmer werden gebeten, 3 Stunden pro Woche für die Sitzungen und durchschnittlich 1 Stunde pro Tag für Hausaufgaben aufzuwenden.

- **Beurteilung der Bereitschaft des Patienten, seine Ansichten und Gefühle in der Gruppe zu teilen**: Die Diskussion und der Austausch unter den Teilnehmern nach den Übungen ist eines der wichtigsten Merkmale von Gruppensitzungen. Das ist nicht immer einfach für Patienten, die innere Erfahrungen tendenziell meiden und die nicht daran gewöhnt sind, ihre Probleme mit anderen zu teilen. Obwohl mangelnde Teilnahme an Gruppendiskussionen kein Ausschlusskriterium ist, stellt es sich für den Kursleiter und die anderen Teilnehmer als schwierig dar, Menschen zu helfen, die ihre Gefühle während der Sitzungen und in Bezug auf die Hausaufgaben nicht mitteilen. Das führt auch zu Schwierigkeiten, die die Person daran hindern, durch die Gruppe und die Übungen zu Hause Erleichterung zu finden.

Wenn der Patient für die Gruppe als geeignet befunden wird, versucht der Kursleiter während des Gesprächs und in jeder Sitzung wiederholt, die Teilnehmer zu motivieren, sich zu engagieren und sich dem Programm zu verpflichten. Er erinnert die Gruppenmitglieder immer wieder daran, dass hervorragende Ergebnisse und Erfolge im Leben nicht durch bloße Kraftanstrengung, sondern durch Ausdauer erreicht werden.

Sobald der Patient als für das Programm geeignet eingestuft wurde, kann es nützlich sein, eine kognitive Formulierung der Zwangsstörung zusammenzufassen und zu teilen, die die verursachenden, aktivierenden und aufrechterhaltenden Faktoren der Störung hervorhebt; und zeigt, wie Achtsamkeit helfen kann, um diese Faktoren zu neutralisieren (siehe Kapitel 2 und 6).

Wird ein Patient als ungeeignet für das Gruppenprogramm eingeschätzt, können Einzelsitzungen vorgeschlagen werden, um die Fähigkeit oder Motivation des Patienten zu verbessern, am Gruppenprogramm teilzunehmen und davon zu profitieren. Alternativ kann es sinnvoller sein, das elfteilige Programm in einem Einzelsetting statt in der Gruppe anzubieten. Siehe dazu die obigen Ausführungen zu MBCT für Zwangsstörungen im Einzelsetting.

Wenn dem Patienten noch keine Medikamente verschrieben wurden, kann eine geeignete Pharmakotherapie gegebenenfalls Symptome lindern, die einer Aufnahme in das MBCT-Programm im Wege stehen. Das kann bei einer extrem schweren Zwangsstörung mit sehr beeinträchtigenden Symptomen und einer relevanten Komorbidität der Fall sein. Es kommt nicht selten vor, dass ein Patient in einer schweren akuten Krise nicht an den Sitzungen teilnimmt oder sich, trotz Anwesenheit, nicht auf den Inhalt der Sitzung konzentrieren und daraus keinen Nutzen ziehen kann beziehungsweise Schwierigkeiten hat, die erforderlichen Hausaufgaben und meditativen Übungen durchzuführen.

Patienten, die ausgeschlossen wurden, können sich bei einer Verbesserung ihres Zustands doch noch qualifizieren oder für andere MBCT-Behandlungsformen bei Zwangsstörungen geeignet sein.

EINFÜHRUNGSHANDOUT
MBCT bei Zwangsstörungen: Ein intensives elfteiliges Therapieprogramm

Bitte lesen Sie dieses Handout vor Ihrem Vorgespräch.

Menschen mit Zwangsstörungen (Obsessive Compulsive Disorder – OCD) haben unangenehme Gedanken, Bilder oder zwanghafte Impulse, die sich ständig wiederholen. Diese werden als Obsessionen oder Zwangsgedanken bezeichnet. Sie erzeugen ein oft unrealistisches Gefühl der Bedrohung, das störende Emotionen wie Angst, Ekel, Schuld und Scham auslöst. Solche Emotionen können dann zu einer unnötigen Wiederholung von Verhaltensweisen führen, die als *Zwangshandlungen* oder *Rituale* bezeichnet werden. Diese sollen verhindern, dass die Person oder andere Schaden nehmen, und die Intensität dieser störenden Emotionen verringern. Derartige zwanghafte Verhaltensweisen können zu ernsthaften Problemen bei der Arbeit und in familiären Beziehungen führen. Sie verursachen bei den Betroffenen nahestehenden Menschen Leid.

Etwa 2–3 Prozent der Bevölkerung leiden an einer Zwangsstörung. Sie tritt oft erstmals in der Pubertät und im frühen Erwachsenenalter auf. Intrusive (aufdringliche) Gedanken, Grübeleien und Zwangsgedanken sind häufig, aber nicht immer die Hauptmerkmale einer Zwangsstörung. Die meisten Menschen mit dieser Störung haben auch ein gestörtes Verhältnis zu all ihren inneren Erfahrungen: Erinnerungen, Aufmerksamkeit, Sinneswahrnehmungen, Emotionen und körperliche Empfindungen. Dieses gestörte Verhältnis spielt eine wichtige Rolle bei der Aufrechterhaltung der Störung. Ein Merkmal, das vielfach bei Zwangsstörungen auftritt, ist ein tiefes, weit verbreitetes **Misstrauen**, insbesondere gegenüber dem eigenen Gedächtnis, den eigenen Absichten, Handlungen und Empfindungen. Dieses Misstrauen schürt zwanghafte Zweifel und rechtfertigt Rituale, die dazu dienen, Schaden zu beheben oder zu verhindern. Mit der Zeit werden zwanghafte Rituale automatisch, und die Person ist sich ihrer tatsächlichen Folgen und Bedeutung nicht mehr bewusst.

Achtsamkeit ist die Fähigkeit, die Aufmerksamkeit bei jeder Erfahrung, sowohl innerlich als auch äußerlich, auf die Gegenwart zu richten. Sie beinhaltet, das Beobachtete nicht zu beurteilen und nicht darauf zu reagieren. Achtsamkeit ist das Gegenteil vieler Zwangssymptome. Ein zwanghaftes Problem kann als ein *Zustand schwerer Gedankenlosigkeit* definiert werden – das heißt als ein Mangel an Bewusstsein, das Gegenteil von Achtsamkeit.

Das vorliegende therapeutische Programm kombiniert Kognitive Verhaltenstherapie (KVT) mit weltlicher Achtsamkeitspraxis. KVT gilt als die wirksamste Behandlung von zwanghaften Problemen. Das belegen wissenschaftliche Untersuchungen.

Achtsamkeitsübungen können Ihnen helfen, Ihre Beziehung zu Ihren Gedanken, Emotionen und körperlichen Empfindungen radikal zu verbessern. So wie Menschen durch regelmäßige körperliche Übungen physisch fit werden können, können Sie durch regelmäßige Achtsamkeitsübungen psychisch fit werden. Achtsamkeit wird durch Meditationsübungen entwickelt, die die Aufmerksamkeit und viele andere therapeutische Einstellungen und Fähigkeiten trainieren.

Menschen, die Achtsamkeit praktizieren, lernen, die Realität so zu sehen, wie sie ist – auf unverzerrte Weise. Sich einfach dessen bewusst zu werden, was in und außerhalb von einem selbst geschieht, ist der erste Schritt, um sich von mentalen Sorgen und schwer handhabbaren Emotionen zu befreien.

Wie kann Ihnen dieses Programm helfen?

Es kann Ihnen helfen ...

- Zwangsstörungen zu verstehen. Lernen Sie, was sie auslöst und anregt. Verstehen Sie, inwiefern Zwänge Leid verursachen und wie Versuche, das Leid zu verringern, die Symptome verstärken und so einen Teufelskreis erzeugen.
- mentale Gewohnheiten zu verändern, die zu Ihren zwanghaften Problemen geführt haben.
- zu lernen, in der Gegenwart zu verweilen und mit der Realität in Kontakt zu bleiben, indem Sie sich bewusst machen, was real ist und was Ihr Verstand verzerrt.
- die Fähigkeit zu entwickeln, unangenehme Gedanken, Gefühle und Empfindungen zu erkennen und zu akzeptieren, ohne auf die übliche Weise zu reagieren. Zwangsgedanken und -handlungen verstärken die Symptome nur.
- Ihre inneren und äußeren Erfahrungen zu beobachten, ohne sie zu beurteilen.
- eine gesunde Beziehung zu Ihren Gedanken aufzubauen, damit sie zu einem nützlichen Werkzeug für Ihr Leben werden und nicht zu Ihrem Feind.
- echtes Vertrauen zu entwickeln – das wirksamste Mittel gegen zwanghafte Zweifel.
- sich schrittweise bewusst gefürchteten Situationen zu stellen, ohne jegliche Art von Ritualen oder Vermeidung. Sie können dies durch achtsame Exposition lernen. Dies ist ein wirksames therapeutisches Verfahren, um Ihre Ängste dauerhaft zu überwinden.
- ein größeres Bewusstsein für Ihre Handlungen und Absichten zu entwickeln, was zu einem realistischeren und reiferen Verantwortungsbewusstsein führt.
- auf therapeutische Weise mit Ihrem eigenen Leiden umzugehen und sich von Schuldgefühlen zu befreien. Akzeptieren Sie Ihre Grenzen als Mensch.

Verpflichtung zum Programm

Es ist nicht einfach, mentale Gewohnheiten und Verhaltensweisen zu ändern. Es erfordert Zeit, Motivation und kontinuierliche Anstrengung. Um in diesem Programm erfolgreich zu sein, verpflichten Sie sich von Anfang an, an allen Sitzungen teilzunehmen und regelmäßig zu Hause zu üben.

Das Programm besteht aus elf wöchentlich stattfindenden Sitzungen. Die Sitzungen 1, 2 und 4–10 dauern jeweils 3 Stunden. Sitzung 3, in der Familienmitglieder und Partner mit den Teilnehmern zusammentreffen, dauert 1,5 Stunden. Sitzung 11 dauert einen ganzen Tag, also 8,5 Stunden.

Die Übungen zu Hause nehmen etwa 1 Stunde pro Tag in Anspruch, an 7 Tagen die Woche.

In der dritten Sitzung treffen sich die Kursteilnehmer mit den Familienmitgliedern, die ihnen helfen möchten. Ziel der Sitzung ist es, den Familienmitgliedern ein besseres Verständnis der Zwangsstörung zu vermitteln und Wege aufzuzeigen, wie sie die Teilnehmer des Therapieprogramms unterstützen können.

Informationen zum Programm

Kursleiter: ______________________________

Anzahl der Teilnehmer (max. 12): ______________________________

Veranstaltungsort: ______________________________

Tag und Uhrzeit: ______________________________

Materialien: Sie erhalten Handouts zum Lesen und für die Übungen zu Hause sowie Audiodateien, die Sie durch die Übungen führen. Der Kursleiter wird Ihnen genaue Anweisungen geben, wie Sie an diese Aufnahmen kommen.

Sie sollten zu den Sitzungen in bequemer Kleidung erscheinen, eine Matte und ein festes Kissen mitbringen, die Sie auch für Ihre täglichen Übungen zu Hause verwenden können.

FORMULAR 4.1
Fragebogen »Ursachen des Misstrauens (Causes of Mistrust Questionnaire – CMQ)«

Name: ______________________________ **Datum:** ________________

Anleitung: Bitte prüfen Sie alle unten aufgeführten Aussagen (Erfahrungen, Ereignisse, Haltungen, Verhaltensweisen, Gefühle usw.), inwiefern sie auf Sie **während Ihrer Kindheit und Jugend** (im Alter von 0–18 Jahren) zutrafen und bewerten Sie, wie sehr Sie der jeweiligen Aussage zustimmen, indem Sie ein Häkchen in das entsprechende Kästchen setzen – von 1 (»stimme überhaupt nicht zu«) bis 5 (»stimme voll und ganz zu«).

	stimme überhaupt nicht zu	**stimme nicht zu**	**neutral**	**stimme zu**	**stimme voll und ganz zu**
1. Andere Menschen glaubten mir nicht.	1	2	3	4	5
2. Ich durfte keine eigenen Fehler machen oder eigene Entscheidungen treffen.	1	2	3	4	5
3. Ich erhielt wenig Schutz von Familienmitgliedern oder Bezugspersonen.	1	2	3	4	5
4. Wenn ich anderen von meinen Gedanken und Gefühlen erzählte, glaubten sie mir nicht.	1	2	3	4	5
5. Mir wurde zu viel Verantwortung übertragen (z. B. für die Betreuung von Eltern oder Geschwistern).	1	2	3	4	5
6. Ich verließ mich darauf, dass andere Menschen meine Entscheidungen für mich treffen.	1	2	3	4	5
7. Ich wurde körperlich misshandelt.	1	2	3	4	5
8. Wichtige Menschen in meinem Leben machten mir Versprechen, die sie nicht hielten.	1	2	3	4	5
9. Ich wurde verbal misshandelt.	1	2	3	4	5

	stimme überhaupt nicht zu	stimme nicht zu	neutral	stimme zu	stimme voll und ganz zu
10. Ich erlebte bedeutende Verluste, wie den Tod oder die Scheidung meiner Eltern oder den Verlust einer anderen wichtigen Person.	1	2	3	4	5
11. Ich wurde von einer mir wichtigen Person verraten.	1	2	3	4	5
12. Meine Eltern (oder andere Bezugspersonen) logen.	1	2	3	4	5
13. Als Kind wurde zu viel von mir verlangt.	1	2	3	4	5
14. Ich verlangte zu viel von mir selbst.	1	2	3	4	5
15. Ich wurde anders behandelt als andere in meiner Familie.	1	2	3	4	5
16. Ich hatte keine guten Vorbilder.	1	2	3	4	5
17. Ich wurde nicht für das geschätzt, was ich tat.	1	2	3	4	5
18. Ich wurde nicht so akzeptiert, wie ich war.	1	2	3	4	5
19. Ich wurde von einer mir wichtigen Person im Stich gelassen.	1	2	3	4	5
20. Ich hatte viele Erfahrungen des Scheiterns oder mangelnden Erfolgs.	1	2	3	4	5
21. Ich hatte Schwierigkeiten in meinen ersten intimen Beziehungen.	1	2	3	4	5
22. Ich wurde abwertend mit anderen verglichen (z. B. Geschwistern, Gleichaltrigen).	1	2	3	4	5
23. Ich fühlte mich von wichtigen Personen in meinem Leben nicht unterstützt.	1	2	3	4	5
24. Ich wurde von Menschen enttäuscht, die mir wichtig waren.	1	2	3	4	5

	stimme überhaupt nicht zu	**stimme nicht zu**	**neutral**	**stimme zu**	**stimme voll und ganz zu**
25. Ich hatte traumatische Erlebnisse.	1	2	3	4	5
26. Ich war Zeuge von traumatischen Erlebnissen, die anderen Menschen widerfuhren.	1	2	3	4	5
27. Ich wurde von anderen abgelehnt oder ausgeschlossen.	1	2	3	4	5
28. Ich wurde für Dinge verantwortlich gemacht, die ich nicht getan habe.	1	2	3	4	5
29. Ich wurde gedemütigt oder lächerlich gemacht.	1	2	3	4	5
30. Ich wurde von Gleichaltrigen gemobbt.	1	2	3	4	5
31. Ich fühlte mich von einer mir wichtigen Person verlassen.	1	2	3	4	5
32. Ich wurde häufig kritisiert.	1	2	3	4	5
33. Ich fühlte mich missverstanden.	1	2	3	4	5
34. Ich fühlte mich schuldig, anderen ernsthaften Schaden zugefügt zu haben.	1	2	3	4	5
35. Ich fühlte mich nicht geliebt.	1	2	3	4	5
36. Ich wurde auf ungerechte oder unbegründete Weise bestraft.	1	2	3	4	5
37. Ich wurde emotional misshandelt (einschließlich Beleidigungen oder Drohungen).	1	2	3	4	5
38. Ich fühlte mich nicht gehört.	1	2	3	4	5
39. Ich erhielt negative oder kritische Botschaften von mir wichtigen Personen.	1	2	3	4	5
40. Ich fühlte mich ignoriert.	1	2	3	4	5
41. In meiner häuslichen Umgebung fehlte es an liebevoller körperlicher Fürsorge.	1	2	3	4	5

	stimme überhaupt nicht zu	stimme nicht zu	neutral	stimme zu	stimme voll und ganz zu
42. Ich hatte körperliche Defekte oder Behinderungen.	1	2	3	4	5
43. Meine Eltern waren unsicher, ängstlich oder besorgt.	1	2	3	4	5
44. Ich wurde vor dem 13. Lebensjahr über längere Zeiträume hinweg allein gelassen.	1	2	3	4	5
45. Ich erhielt widersprüchliche Botschaften von Menschen, die mir wichtig waren.	1	2	3	4	5
46. Ich erlebte Trennungen oder ständige Trennungsdrohungen seitens meiner Eltern.	1	2	3	4	5
47. Menschen glaubten mir nicht, wenn ich die Wahrheit sagte.	1	2	3	4	5
48. Meine Eltern (oder andere Bezugspersonen) sagten mir, dass meine Gedanken, Gefühle oder Empfindungen falsch, schlecht oder unangebracht seien.	1	2	3	4	5
49. Ich habe anderen ernsthaften Schaden zugefügt.	1	2	3	4	5
50. Ich fühlte mich von Menschen, die mir wichtig waren, unerwünscht.	1	2	3	4	5
51. Meine Eltern waren überfürsorglich.	1	2	3	4	5
52. Ich fühlte mich von Menschen, die mir wichtig waren, getäuscht.	1	2	3	4	5
53. In meiner Familie wurde ich immer so behandelt, als wäre ich jünger als ich tatsächlich war.	1	2	3	4	5
54. Ich fühlte mich nicht respektiert.	1	2	3	4	5

	stimme überhaupt nicht zu	**stimme nicht zu**	**neutral**	**stimme zu**	**stimme voll und ganz zu**
55. Mir wurden keine klaren Regeln gegeben und Grenzen gesetzt.	1	2	3	4	5
56. Ich wurde nicht ermutigt, meine Talente zu entfalten.	1	2	3	4	5
57. In meiner Familie mangelte es an verbalen Zuneigungsbekundungen.	1	2	3	4	5
58. Wenn ich meine Vorlieben und Meinung äußerte, wurden diese nicht berücksichtigt.	1	2	3	4	5
59. Ich war Zeuge vieler Streitereien und familiärer Gewalt.	1	2	3	4	5
60. Ich war vor dem 13. Lebensjahr über lange Zeiträume von meinen Eltern getrennt.	1	2	3	4	5
61. Ich wurde von meiner Familie ständig beschuldigt.	1	2	3	4	5
62. Menschen, die mir wichtig waren, vertrauten mir nicht.	1	2	3	4	5
63. In meiner Familie gibt es viele Geheimnisse oder wichtige Dinge, die nicht ausgesprochen wurden.	1	2	3	4	5
64. Ich wurde von Gleichaltrigen isoliert.	1	2	3	4	5
65. Ich litt in meiner Kindheit und Jugend unter langanhaltenden Krankheiten.	1	2	3	4	5
66. Einer oder beide meiner Elternteile litten während meiner Kindheit oder Jugend an schweren langandauernden Krankheiten.	1	2	3	4	5

Teil II

Das MBCT-Programm für Zwangsstörungen

5 Sitzung 1: Verstehen, was Achtsamkeit ist – Im gegenwärtigen Moment präsent bleiben als erster Schritt in Richtung Freiheit

Die wahre Entdeckungsreise besteht nicht darin, neue Landschaften zu suchen, sondern darin, mit neuen Augen zu sehen.
Marcel Proust

Über diese Sitzung

In Sitzung 1 der achtsamkeitsbasierten kognitiven Therapie (Mindfulness-based Cognitive Therapy – MBCT) für Zwangsstörungen trifft sich die Gruppe zum ersten Mal. Das Hauptziel dieser Sitzung besteht darin, den Teilnehmern zu vermitteln, was Achtsamkeit ist, und sie dazu zu ermutigen, die Auswirkungen der Achtsamkeit nicht nur auf die Zwangsstörung, sondern auch auf ihre Beziehung zu inneren und äußeren Erfahrungen zu erkunden (siehe Sitzung 1 – Handout 1). Der Kursleiter soll eine freundliche und motivierende Umgebung schaffen, in der die Gruppe Kommentare, Zweifel, Schwierigkeiten, Emotionen und andere Empfindungen austauschen kann. Es ist sinnvoll, die Teilnehmer zu bitten, ausreichend vor dem geplanten Beginn zu erscheinen, damit sie sich mit der Umgebung und den Menschen vertraut machen können, mit denen sie diesen zehnwöchigen Kurs absolvieren werden.

Einführung in das Programm

Der Kursleiter beginnt damit, das Programm als eine Reise vorzustellen, auf die sich die Teilnehmer begeben, um die Probleme zu verstehen, die sie plagen; um zu entdecken, wie Körper und Geist funktionieren; und um neue Wege zur Überwindung ihrer schwierigen Situation zu erkunden und zu begehen. Dieses Verständnis ist der erste

Schritt zur Entwicklung eines stabilen und dauerhaften Wohlbefindens. Wenngleich der Kursleiter in diesem Programm als Reiseleiter fungiert, sollte von Anfang an betont werden, dass die Teilnehmer eigenverantwortlich sind für die Verbesserung ihrer Situation – was nur erreicht werden kann durch eine aktive Teilnahme an den Sitzungen und ein echtes Engagement in Bezug auf eine tägliche Praxis der Achtsamkeit.

Einführung der Teilnehmer in die Sitzung und Festlegung der Grundregeln

Der Kursleiter erklärt, dass das Ziel dieses Programms darin besteht, den Gruppenmitgliedern zu einem stärkeren Selbstbewusstsein zu verhelfen, damit sie selbst entscheiden können, wie sie auf Ereignisse reagieren wollen, anstatt dies automatisch zu tun (z. B. durch Rituale). Diese Entscheidungsfreiheit kann erreicht werden, indem man sich bewusst macht, wie und worauf die Aufmerksamkeit von Zeit zu Zeit gerichtet ist, und die Aufmerksamkeit bewusst wieder auf das Hier und Jetzt lenkt.

In der ersten Sitzung soll den Teilnehmern vor allem vermittelt werden, was Achtsamkeit bedeutet. Der Kursleiter erklärt, dass wir uns in einem achtsamen Zustand befinden, wenn wir verstehen, dass unser Geist dazu neigt, abzuschweifen und auf den Autopilotmodus zu schalten, und wir ihn immer wieder in den gegenwärtigen Moment zurückzubringen.

Die in dieser Sitzung durchgeführten Übungen sollen den Teilnehmern helfen, sich ihrer Beziehung zu den Signalen ihres Körpers und Geistes bewusst zu werden und neue Wege zu erlernen, um sicher in den gegenwärtigen Moment zurückzukehren. Durch diese Übungen werden die Teilnehmer allmählich erkennen, wie Achtsamkeit als Mittel gegen ihre Zwänge und Rituale dienen kann. Sie werden auch nach und nach die Beziehung zwischen Zwangsmechanismen (Rituale, Zwangshandlungen, Vermeidung) und der Gedankenlosigkeit des Autopilotmodus verstehen.

An diesem Punkt legt der Kursleiter die Grundregeln der Vertraulichkeit und des Datenschutzes fest (siehe Sitzung 1 – Handout 2).

TAGESORDNUNG SITZUNG 1: »Im gegenwärtigen Moment präsent bleiben als erster Schritt in Richtung Freiheit«

Zusammenfassung

Das Format dieser Sitzung folgt dem Ablauf der ersten Sitzung im Rahmen von MBCT für Depressionen (Segal et al. 2002) und MBSR (Mindfulness-based Stress Reduction; Kabat-Zinn 1990). Der Schwerpunkt liegt auf dem Verständnis dessen, was Achtsamkeit ist, dem einsetzenden Verständnis dafür, wie sie ein Mittel gegen Zwangsstörungen sein kann, und dem Verständnis der Beziehung zwischen zwanghaften Mechanismen (Rituale, Sicherheitsverhalten) und einem Funktionieren im Autopilotmodus.

Durch die Praxisübungen dieser Sitzung beginnen die Teilnehmer zu erkennen, dass ihr Geist dazu neigt, abzuschweifen; jeder Geist schweift ab. Achtsamkeit kann praktiziert werden, indem man sich immer wieder diese Momente des geistigen Abschweifens bewusst macht und ins Hier und Jetzt zurückkehrt.

Übersicht

- Einführung in das Programm
- Einführung der Teilnehmer in die Sitzung und Festlegung der Grundregeln
- Teilnehmer bilden Paare und stellen sich einander vor
- Rosinenübung
- Diskussion der Übung
- Achtsamkeit und Autopilotmodus
- Pause
- Body Scan
- Diskussion der Übung
- Lesen und Besprechen der Zitate zu Sitzung 1
- Achtsamkeit für den Atmen
- Verteilung der Handouts an die Teilnehmer und Ausgabe der Hausaufgaben für die folgende Woche:
  - »Body Scan« – an 6 von 7 Tagen
  - »Achtsamkeit für den Atmen« – an 6 von 7 Tagen
  - 1 achtsame Aktivität pro Tag
  - Handouts der ersten Sitzung lesen
- Abschluss im Achtsamkeitskreis mit Schwerpunkt auf der Atmung

Materialien und Ressourcen

- Eine Schüssel Rosinen und ein Löffel
- Audiodateien zur Einführung in das Programm (Track 1), zur Übung »Body Scan« (Track 2) und zur Meditation »Achtsamkeit für den Atmen« (Track 3)

Handouts für die Teilnehmer

Sitzung 1 – Handout 1: Zusammenfassung von Sitzung 1 (»Im gegenwärtigen Moment präsent bleiben als erster Schritt in Richtung Freiheit«)
Sitzung 1 – Handout 2: MBCT für Zwangsstörungen – Grundregeln für die Gruppe
Sitzung 1 – Handout 3: Eine Definition von Achtsamkeit
Sitzung 1 – Handout 4: Zitate zu Sitzung 1
Sitzung 1 – Handout 5: Hausaufgaben für die Woche nach Sitzung 1
Sitzung 1 – Handout 6: Protokoll der Hausaufgaben zu Sitzung 1

Teilnehmer bilden Paare und stellen sich einander vor

Der Kursleiter bittet die Teilnehmer, sich zu zweit zusammenzufinden und sich einander vorzustellen. Sie nennen ihre Vornamen, erklären, warum sie hier sind, und beschreiben, was sie sich von dem Kurs erhoffen. Anschließend kommen sie wieder in der Gruppe zusammen und beantworten folgende Fragen: »Warum bin ich hier?«; »Was erwarte oder erhoffe ich mir vom Kurs?« Diese zweite Frage wird in der letzten Sitzung des Programms erneut aufgegriffen, um den Teilnehmern ein Verständnis dafür zu vermitteln, was sie ihrer Meinung nach aus dem Kurs mitnehmen.

Rosinenübung

Die »Rosinenübung«, entwickelt von Jon Kabat-Zinn (1990), ist eine großartige Möglichkeit, um Achtsamkeit zu Beginn des Programms einzuführen. Sie ist nicht formell, dauert nicht lange und die Teilnehmer können erfahren, wie schwierig es ist, die Aufmerksamkeit auf ein Objekt zu richten, tendiert doch der Geist ständig dazu, abzuschweifen. Wenn unsere Gedanken in die Vergangenheit oder Zukunft wandern, ist es, als würden wir in den Autopilotmodus wechseln.

Die »Rosinenübung« bietet die Möglichkeit, den Zusammenhang zwischen diesem Autopilotmodus und den Mechanismen der Zwangsstörung zu erörtern. Die Teilnehmer verstehen so schrittweise, dass ihre zwanghaften Gewohnheiten eine Art intensiver Autopilotmodus sind, ohne dass dies ausdrücklich zum Ausdruck gebracht wird. Die Sinne zu schärfen, kann ein wirksames Mittel sein, um im Hier und Jetzt zu bleiben oder dorthin zurückzukehren – also in die Realität, wie sie ist.

Als erste Achtsamkeitspraxis des Programms hilft diese Übung, dass auch skeptische Teilnehmer den Nutzen und die Wirksamkeit von Meditation bei der Bewältigung ihrer Zwangsstörung erkennen: Meditation ist im Grunde eine gesunde Methode, um Aufmerksamkeit mittels Neugier und Freundlichkeit zu regulieren. Wie bei allen anderen Übungen in diesem Programm ist es auch bei dieser Essmeditation wichtig, dass der Kursleiter die Teilnehmer anleitet, indem er ein Gefühl der Wärme, Sanftheit und Freundlichkeit sowie eine authentische Neugierde gegenüber jedem Aspekt der inneren und äußeren Erfahrung verkörpert und vermittelt – von Moment zu Moment.

ESSMEDITATION »ROSINENÜBUNG«

Der Kursleiter geht mit einer Schale voller Rosinen durch den Raum und bietet allen Teilnehmern eine an. Mit einem Löffel legt er jedem eine Rosine in die Hand. Während der gesamten Übung sollte der Kursleiter die Rosine als »Objekt« bezeichnen, um zu vermeiden, dass bei den Teilnehmern Erfahrungserwartungen geweckt werden oder deren Wahrnehmung der Rosine beeinflusst wird. Der Kursleiter kann Folgendes sagen:

»Nun werde ich zu jedem von Ihnen kommen und ein Objekt auf Ihre Handfläche legen. Bitte versuchen Sie, so neugierig, so freundlich und naiv wie möglich zu sein, während Sie das Objekt beobachten und befühlen. Stellen Sie sich zum Beispiel vor, dass Sie gerade von einem anderen Planeten auf die Erde gekommen sind und noch nie ein Objekt wie dieses gesehen haben.«
Zwischen den folgenden Aufforderungen lässt der Kursleiter dann jeweils eine Pause von mindestens 10 Sekunden. Die Handlungen sind sehr pragmatisch und werden in einem langsamen, aber festen Rhythmus getätigt.

Halten
»Nehmen Sie das Objekt zunächst und halten Sie es in der Handfläche oder zwischen Daumen und Zeigefinger.«

Sehen
»Nehmen Sie sich jetzt Zeit, um es wirklich zu sehen. Betrachten Sie das Objekt sorgfältig, ganz aufmerksam. Lassen Sie Ihre Augen jeden Teil des Objekts erkunden; untersuchen Sie, wo das Licht hinfällt, wo dunklere Vertiefungen, Falten, Asymmetrien, einzigartige Merkmale zu erkennen sind.«

Berühren
»Drehen Sie das Objekt dann zu gegebener Zeit zwischen Ihren Fingern und erkunden Sie seine Textur – vielleicht mit geschlossenen Augen, wenn dies Ihren Tastsinn verstärkt. Fühlen Sie die Konsistenz, Glätte, Rauheit, Weichheit oder Härte.«

Denken
»Achten Sie auf alle Gedanken, die Ihnen zu diesem Objekt in den Sinn kommen, zum Beispiel ob Sie es mögen oder nicht; oder Gedanken darüber, was Sie in diesem Moment tun.«

Riechen
»Halten Sie das Objekt dann langsam unter Ihre Nase, wobei Sie zuerst ein Nasenloch wählen. Nehmen Sie bei jedem Einatmen Gerüche, Aromen oder Düfte wahr, und achten Sie dabei darauf, ob etwas Interessantes in Ihrem Mund oder Magen passiert. Sie können auch die Augen schließen, wenn dies Ihren Geruchssinn verstärkt. Halten Sie das Objekt nun unter das andere Nasenloch und achten Sie darauf, ob die Geruchsempfindung eine andere ist – weniger oder intensiver.«

Hören
»Wenn Sie bereit sind, können Sie das Objekt vorsichtig ganz nah an ein Ohr halten und dann mit den Fingerspitzen über die Oberfläche reiben. Achten Sie genau auf die Geräusche, die davon ausgehen.«

Platzieren

»Führen Sie das Objekt nun langsam an Ihre Lippen heran und achten Sie darauf, wie Ihre Hand und Ihr Arm genau wissen, wie und wo sie es positionieren müssen. Nehmen Sie das Objekt vorsichtig in den Mund, ohne darauf herumzukauen, und achten Sie drauf, wie es überhaupt in den Mund gelangt. Nehmen Sie sich einige Augenblicke Zeit, um die Empfindungen zu erforschen, die Sie im Mund spüren; und erforschen Sie das Objekt mit Ihrer Zunge.«

Schmecken

»Wenn Sie soweit sind, machen Sie sich bereit, das Objekt zu kauen; und achten Sie darauf, wo es sich dazu in Ihrem Mund befinden muss. Nehmen Sie dann ganz bewusst einen oder zwei Bissen und achten Sie darauf, was danach passiert. Nehmen Sie die Geschmackswellen wahr, die beim weiteren Kauen entstehen. Achten Sie darauf, wie sich Geschmack und Konsistenz im Mund verändern, wie sich das Objekt selbst verändert – ohne es zu schlucken.«

Schlucken

»Wenn Sie bereit sind, das Objekt zu schlucken, versuchen Sie zuerst, die Absicht, es zu schlucken, zu erkennen, sobald sie aufkommt – damit auch das bewusst wahrgenommen wird, bevor Sie das Objekt tatsächlich schlucken.«

Nachspüren

»Schließlich sollten Sie nachspüren, wie sich der Rest des Objekts nach unten zu Ihrem Magen bewegt, und wahrnehmen, wie sich Ihr Körper nach Abschluss dieser Übung des achtsamen Essens als Gesamtes anfühlt.

Nach Williams et al. 2007; © 2007 The Guilford Press. Mit Genehmigung angepasst.

Diskussion der Übung

Nach der Übung leitet der Kursleiter eine Diskussion in Bezug auf die Gefühle, Gedanken, Empfindungen, Impulse usw. ein, welche bei den Teilnehmern im Zuge der Übung aufgekommen sind. Er nimmt eine nicht wertende, gegenwartsbezogene Haltung ein und geht flexibel auf die Darstellungen der Teilnehmer ein. Der Kursleiter kann offene Fragen stellen oder nützliche Informationen geben und sollte echtes Interesse an allem zeigen, was mitgeteilt wird. Die Teilnehmer machen oft sehr unterschiedliche, aber auch vergleichbare Erfahrungen. Diese helfen der Gruppe, einige grundlegende Merkmale des Geistes und einige spezifische Tendenzen von Zwangsgedanken auszumachen. Im Folgenden sind einige Kommentare und Fragen von Teilnehmern einer MBCT-Gruppe für Zwangsstörungen wiedergegeben.

Kursleiter: Ich möchte Sie nun alle bitten, Ihre Eindrücke im Zuge dieser Erfahrung zu schildern. Möchte jemand etwas zu seiner Erfahrung sagen?

George: Ein kleines tägliches Ereignis wurde langsam und gründlich analysiert.

Alice: Ich habe mich darauf konzentriert, zu verstehen, was in meiner Hand war und was ich mit dem Objekt tun konnte. Ich kam an einen bestimmten Punkt, an dem ich es nicht schlucken konnte, weil der Gedanke daran mich aufgrund meiner vielen Lebensmittelphobien blockierte ... die Angst, nicht damit klarzukommen, wenn ich es schlucke.

Kursleiter: Es gab also Schwierigkeiten, Vertrauen zu fassen?

Alice: Ja, als ich nicht mehr kontrollieren konnte, was ich tat.

Edward: Ich habe sie probiert, und es hat gut geschmeckt. Als ich mir die Rosine näher ansah, sah ich einen Wolfskopf – ich war entschlossen, etwas darin zu sehen. Ich bemerkte, dass sie helle und dunkle Bereiche hatte, aber ich wollte Bilder darin sehen. Dann hatte ich einfach das Gefühl, dass sie gut zum Essen war, und das war's.

Kursleiter: Warum hatten Sie das starke Bedürfnis, etwas zu sehen?

Edward: Weil es sich beim Zerquetschen so angefühlt hat, als wäre da etwas drin.

Isabel: Als ich mich auf diese Rosine konzentrierte, konnte ich mich nicht mehr auf andere Gedanken konzentrieren.

Kursleiter: Konnten Sie Ihre Aufmerksamkeit die ganze Zeit auf das Objekt richten?

Isabel: Nein ... absolut nicht, sie drifteten oft ab.

Kursleiter: Was geschah, als Ihre Gedanken abschweiften?

Isabel: Ich habe meine Aufmerksamkeit wieder auf das Objekt gelenkt. Ich habe versucht, den Anweisungen zu folgen.

Kursleiter: Und haben Sie gemerkt, dass Ihre Gedanken abschweifen, als das passiert ist?

Isabel: Ja, aber nicht immer.

Julia: Nachdem ich sie nach diesen Schritten gegessen hatte, schmeckte sie meiner Meinung nach anders, als wenn ich sie auf die übliche Weise gegessen hätte. Der Geschmack war intensiver.

Kursleiter: Das ist interessant. In dem Moment, in dem Sie sich erlaubt haben, bei dem Objekt zu bleiben, haben Sie es intensiver wahrgenommen.

Nicole: Meine Gedanken wanderten immer wieder zu meinen Themen zurück, und ich habe bemerkt, wie wenig ich Dinge genieße. Ich habe versucht, mich wieder auf das Objekt zu konzentrieren, verlor mich aber nach einer Weile immer wieder.

Andrew: Als ich die Rosine in der Hand hielt, war ich zuerst in meinem Zwangsgedanken gefangen und dachte an den Schmutz, aber dann, als ich sie kaute, achtete ich auf das Kauen und das Gefühl in meinem Mund. Als sich das Objekt außerhalb befand, fiel es mir schwerer, mich zu konzentrieren. Ich sagte mir, dass meine Hand nicht schmutzig ist, aber der Gedanke daran lenkte mich immer wieder ab.

George: Ich war sehr neugierig, weil ich zunächst nicht verstand, worum es geht; es war wertfrei, weil ich nichts zum Vergleich hatte. Gleichzeitig gab es immer noch ein Element der Störung, nutzlose Gedanken oder so, die versuchten, mich abzulenken und zu beunruhigen – etwa: »Ich fühle mich unwohl, wenn ich so sitze.« Und ich sah diesen Gedanken als ein Hindernis für das, was ich zu tun hatte.

In der Diskussion berichteten die meisten Teilnehmer, dass sie die »Rosinenübung« als eine bereichernde Erfahrung empfanden. Sie bemerkten auch ihre Tendenz, in den Autopilotmodus zu wechseln und in zwanghaftes Denken zurückzuverfallen.

Dominic: Nun, was mir passiert ist, hatte ich noch nie zuvor bemerkt: Als ich die Rosine an meine Lippen führte, bemerkte ich, dass mein Speichelfluss zunahm, und das hat mich überrascht. Das war mir beim Essen noch nie aufgefallen, wahrscheinlich weil ich immer unbewusst gegessen und nicht darauf geachtet habe, was ich tue. Das ist das Wichtigste, was ich bemerkt habe.

Lewis: Das hat vielleicht nichts damit zu tun, aber als ich mit der Rosine meinen Mund berührte, dachte ich an meine 4 Monate alte Tochter zu Hause. Heute Morgen saßen wir zusammen und haben angefangen, ihr Obst zu geben; und so dachte ich an meine Tochter zu Hause. Was mir noch aufgefallen ist: Normalerweise benutzen wir beim Essen nicht alle unsere Sinne, aber das war anders.

Kursleiter: Der Geist stellt also spontan Assoziationen zur Vergangenheit, Zukunft oder anderen Bereichen her. Das ist ein weiterer wichtiger Punkt.

Lisa: Ich fand es etwas schwieriger, da ich diese Übung bereits gemacht hatte und wusste, worum es geht. Ich hatte zum Beispiel mit dem visuellen Aspekt zu kämpfen. Mir kam der Gedanke: »Das ist eine Rosine«, aber ich konnte die Details nicht erkennen. Also habe ich mich bemüht, Licht und Schatten auf dem Objekt zu sehen, als würde es leuchten ... Was ich damit sagen will, ist, dass es nicht einfach ist, sich auf das zu konzentrieren, was das Objekt wirklich ist, wenn man weiß, was es ist (eine Rosine). Also habe ich diesmal versucht, es so zu sehen, wie es ist, obwohl ich gemerkt habe, dass mein Verstand mir sagte, dass es eine Rosine ist. Selbst als ich sie geschluckt habe, habe ich versucht zu spüren, wie sie in meiner Kehle hinuntergleitet und wie süß sie ist. Ich habe auch meinen Speichelfluss und den Geschmack bemerkt – ich habe ihn wirklich gespürt. Interessant ist jedoch, dass wir es gewohnt sind, Dinge mit einem Namen, mit einem Etikett zu versehen, weil wir es so gelernt haben, anstatt die Helligkeit, Süße, Farben und Merkmale zu bemerken und diesen Aspekten einen Wert zuzumessen, und nicht der Erinnerung an das Objekt, auf das wir unsere Aufmerksamkeit richten.

Kursleiter: Was Sie sagen, ist sehr wichtig. Wie sehr sind wir wirklich mit einer Erfahrung im gegenwärtigen Moment verbunden oder wie sehr sind wir stattdessen mit unserem Verstand beschäftigt? Unser Verstand führt uns an Orte, die nichts mit der tatsächlichen Erfahrung im gegenwärtigen Moment zu tun haben. Es ist der Unterschied zwischen dem, was im gegenwärtigen Moment geschieht, und dem, was unser Verstand uns sagt, was geschieht.

Frederick: Ich habe die Schönheit der Rosine in meiner Hand bemerkt. Es war eine Ablenkung, aber ich glaube, es war eine positive, weil ich daran dachte, wie angenehm es ist, etwas zu bekommen, und all die Überlegungen über das Empfangen eines Geschenks usw. Es kann jedoch immer noch als Ablenkung angesehen werden. Also musste ich mit meinen Augen wieder zur Rosine zurückkehren, also führt uns der Geist vielleicht nicht immer zu etwas Negativem.

Kursleiter: Sehr oft machen wir aus dem Geist, einem nützlichen und mächtigen Werkzeug, ein Problem, einen Feind. Aber der Geist ist definitiv kein Feind, er ist ein Werkzeug, das uns zur Verfügung steht. Die Frage ist, wie wir unseren Geist nutzen. Der Geist ist wie ein wildes Pferd, das wir zähmen müssen, aber wir können das nicht tun, indem wir es auspeitschen. Wir müssen ihm mit großer Freundlichkeit und Respekt begegnen. Manchmal ist es sinnvoll, klare und bestimmte Anweisungen zu geben, aber vor allem müssen wir dafür sorgen, dass er sich ruhig und entspannt fühlt. Genau das wollen wir mit unserem Geist durch Achtsamkeitsübungen erreichen.

Denken Sie daran: Wenn Sie Ihren Gedanken, Gefühlen und körperlichen Empfindungen aggressiv oder bestrafend begegnen, werden diese stärker. Wenn Sie ihnen sanft und freundlich begegnen, verschwinden sie von selbst, oft sehr schnell.

Wie hat sich das Essen der Rosine von Ihrer üblichen Art zu essen unterschieden?

George: Wenn ich esse, bin ich mir kaum dessen bewusst, was ich esse. Meine Gedanken sind woanders. Ich rede vielleicht mit meinem Tischnachbarn, aber meistens sind meine Gedanken bei meinen Sorgen und Ängsten.

Laura: Wenn ein Tier mit einem ihm unbekannten Gegenstand in Kontakt kommt, reagiert es instinktiv: Es umkreist ihn, schnüffelt daran, berührt ihn, versucht, ihn zu schmecken. Warum erzähle ich das? Ich habe die Erfahrung gemacht, dass ich oft vor der Wahl stehe, etwas entweder instinktiv oder auf der Grundlage von Erfahrungen, Vorsichtsmaßnahmen, Erinnerungen, Ängsten usw. zu erkunden. Manchmal erschwert diese Wahl die Situation, weil etwas, das instinktiv und einfach ist, durch die Planung komplex wird. Auch wenn meine zwanghafte Planung manchmal eine Last sein kann – und so manches Mal war sie eine Last für mich –, so war sie doch manchmal auch eine Hilfe. Es ist schwer zu wissen, ob man auf bestimmte Gedanken hören sollte oder nicht, und das macht mir noch mehr Angst als mein Problem. Was ich sagen möchte, ist, dass ich, wenn ich mich entscheiden muss, ob ich etwas Unbekanntes essen soll, normalerweise lieber darauf verzichte – anstatt meinem Instinkt zu folgen und es einfach zu essen –, weil ich denke, dass es giftig sein könnte. In diesem Fall ist es das nicht. Es ist nur eine Rosine, aber das ist der Punkt, an dem ich ihr eine Bedeutung gebe. Dann gibt es noch eine zweite Sache: Man muss versuchen, bei der Sache zu bleiben und sich nicht ablenken zu lassen. Wenn man etwas aus den Augen verliert, versteht man nicht mehr, was zu tun oder was wichtig ist. Ich denke, daran muss ich noch arbeiten. Ich weiß, dass das nicht einfach ist, aber ich wollte es jetzt sagen, weil es vielleicht nützlich ist.

Kursleiter: Danke, Laura. Was Sie gesagt haben, ist wirklich wichtig. Darf ich Sie fragen, was Sie gefühlt haben, als ich Ihnen gesagt habe, dass Sie die Rosine in den Mund nehmen sollen?

Laura: Ich hatte das Gefühl, dass es nicht richtig ist, aber ich habe es auch getan, weil ich mir eines Gedankens bewusst wurde, den ich normalerweise habe.

Kursleiter: Ich möchte betonen, dass es bei diesen Übungen keine Verpflichtung gibt, aber es ist wichtig, dass Sie immer versuchen, sich bewusst zu werden, ob Sie etwas tun möchten oder nicht. Es wird nie etwas Falsches an dem sein, was wir hier in der Gruppe tun, denken oder fühlen; oder auch an den Übungen, die Sie zu Hause durchführen werden. Wichtig ist, dass wir uns darauf konzentrieren, was wir tun, welche Absicht uns leitet und welche Emotionen und körperlichen Empfindungen in diesem Moment in uns ausgelöst werden.
Wie kann diese Übung Ihrer Meinung nach bei Ihrem Problem helfen?

Robert: Da das Schlucken Teil meines Problems ist – in dem Sinne, dass ich jedes einzelne Teilchen der Nahrung wahrnehmen muss, das hinunterwandert, und ob es so hinunterwandert, wie ich es möchte –, kann ich die Dinge mit dieser Übung auf eine andere Art und Weise sehen. Ich kann den tatsächlichen Weg des Stückchens Nahrung selbst wahrnehmen und nicht meine Vorstellung davon.

Laura: Ich denke, wir sehen die Dinge oft nicht so, wie sie sind, sondern so, wie unsere Gedanken, Erinnerungen, Assoziationen oder Emotionen sie uns erscheinen lassen. Es kann Zeiten geben, in denen ich angespannt oder ängstlich bin, und dann neige ich dazu, beim Essen bestimmte Dinge zu bemerken – zum Beispiel, wie es gekocht wurde oder ob es mich an etwas aus der Vergangenheit erinnert. Manchmal, wenn es mir nicht gut geht, erinnere ich mich daran, was ich gegessen habe, als es mir nicht gut ging. Dasselbe gilt, wenn es mir gut geht; ich erinnere mich an andere Lebensmittel, die ich gegessen habe, als es mir gut ging. Manchmal möchte ich ein bestimmtes Lebensmittel nicht essen, weil es mir zwar nicht wegen des Geschmacks missfällt, aber wegen anderer Dinge, wie der Farbe, der Konsistenz, des Aussehens oder weil es mich an etwas Negatives in der Vergangenheit erinnert. Ich glaube nicht, dass wir Dinge normalerweise unabhängig von Gedanken, Erinnerungen oder Assoziationen tun oder erleben. Es hängt von der Situation und davon ab, wie wir die Dinge in diesem Moment wahrnehmen. Diese Übung könnte uns dabei helfen, die Art und Weise, wie wir die Realität sehen, zu ändern. In diesem Fall ging es um das Essen, aber ich denke, dass wir das Prinzip auch in gleicher Weise auf unsere Probleme anwenden können.

In diesem Teil der Diskussion ist klar, dass Laura den Gruppendialog dominiert. Auch wenn sie Gedanken äußert, die für die Diskussion relevant sind, muss der Kursleiter sie an dieser Stelle freundlich, aber bestimmt unterbrechen, insbesondere da sie möglicherweise in guter Absicht redet, ohne zu bemerken, dass sie die Diskussion dominiert. Wenn der Kursleiter nicht eingreift, fühlen sich andere Teilnehmer möglicherweise weniger motiviert, sich zu äußern, oder haben sogar das Gefühl, dass sie sich nicht äußern können, weil sie nicht in der Lage sind, sich selbst Gehör zu verschaffen. Wenn man zulässt, dass ein Teilnehmer das Gespräch dominiert, besteht außerdem die

Gefahr, dass die Zeitvorgaben für die Sitzung nicht eingehalten werden können. Um das Gleichgewicht in der Gruppe zu wahren, muss der Kursleiter so schnell wie möglich das Wort ergreifen, den Wert der Beiträge des Teilnehmers (in diesem Fall Laura) hervorheben und eine kurze Zusammenfassung geben, die auch die Beiträge der anderen Teilnehmer einschließt. Dabei sollte er betonen, wie hilfreich alle Beiträge für ein besseres Verständnis der wichtigen Aspekte waren, die aus der Diskussion hervorgehen sollten.

Kursleiter: Nochmals vielen Dank, Laura. Was Sie alles gesagt haben, ist wichtig. Sie sagen, dass unser Geist ständig Assoziationen herstellt und dem, was wir erleben, eine Bedeutung gibt. Durch eine Übung wie jene, die wir gerade durchgeführt haben, können wir uns dessen bewusst werden, was wirklich passiert, statt dessen, was unser Geist uns sagt, was passiert. Insgesamt geht aus Ihren Kommentaren hervor, dass unser Geist ständig von einer Art Autopilot gesteuert wird, das heißt von unwillkürlichen mentalen Mechanismen, die beeinflussen, wie wir die Dinge sehen, was wir fühlen und was wir tun. Es ist, als ob unser Körper hier wäre und unser Geist woanders. Wir alle verbringen die meiste Zeit damit, in Erinnerungen an die Vergangenheit oder in Sorgen und Plänen für die Zukunft zu schwelgen, was sich nicht so sehr von dem unterscheidet, was Ihnen passiert, wenn Sie zwanghafte oder aufdringliche Gedanken haben. Sich dieses Autopilotmodus bewusst zu werden, ist der erste Schritt, um zu lernen, sich von ihm zu distanzieren und sich von der Macht zu befreien, die er über Sie hat. Das ist einer der wichtigsten Punkte, die Sie in diesem Programm lernen werden.

Achtsamkeit und Autopilotmodus

Die »Rosinenübung« und die Diskussion darüber helfen den Teilnehmern, sich die Tendenz des Geistes bewusst zu machen, von einer Art Autopilot gesteuert zu werden. Das führt dazu, dass unsere Aufmerksamkeit ständig vom gegenwärtigen Moment und dem, worauf wir uns in diesem Moment konzentrieren wollen, abgelenkt wird. Dieser Autopilotmodus ist bei Menschen mit Zwangsstörungen stärker ausgeprägt und bestimmt ständig, wie sie die Realität erleben.

Ein weiterer wichtiger Punkt, der mit den Teilnehmern besprochen wird, ist, wie die »Rosinenübung« und Achtsamkeitspraxis im Allgemeinen Menschen dabei helfen, vom *Handlungsmodus* in den *Seinsmodus* zu wechseln. Normalerweise verbringen wir die meiste Zeit im Handlungsmodus, in dem wir uns auf Erfolge und Ergebnisse konzentrieren und versuchen, Diskrepanzen zwischen dem tatsächlichen und dem gewünschten Zustand zu verringern. Es handelt sich um einen zielorientierten Modus, in dem wir ständig denken, analysieren, uns erinnern, planen und vergleichen, ohne uns dessen bewusst zu sein, was um uns herum vor sich geht. Der Seinsmodus zeichnet sich durch eine direkte, unmittelbare, intensive Erfahrung der nicht zielorientierten Gegenwart aus, in der wir akzeptieren und zulassen, was ist (siehe Sitzung 1 – Handout 3; Segal et al. 2013). Der Seinsmodus befasst sich nicht mit dem letztendlichen Ziel oder Ergebnis. Er konzentriert sich auf den Prozess, nicht auf das Resultat.

An dieser Stelle ist es sinnvoll, eine Definition von Achtsamkeit einzuführen, die die meisten Kommentare der Teilnehmer zusammenfasst. Das soll ihnen helfen zu verstehen, was sie während der Übung erlebt haben und wie es mit Achtsamkeit zusammenhängt.

> »Achtsamkeit ist das Bewusstsein, das entsteht, wenn man absichtlich, im gegenwärtigen Moment und nicht wertend auf die Dinge achtet, wie sie sind.«
> *Williams et al. (2007: 47)*

Diese Definition von Achtsamkeit wird der Gruppe vorgestellt. Anschließend leitet der Kursleiter eine Diskussion darüber ein, wie sich diese Haltung, die Aufmerksamkeit – bewusst und ohne Bewertung der inneren und äußeren Erfahrungen – auf den gegenwärtigen Moment zu richten, von der typischen Art und Weise unterscheidet, wie Menschen mit Zwangsstörungen ihre Aufmerksamkeit lenken.

Kursleiter: Wie achten Sie normalerweise auf das, was Sie erleben? Unterscheidet sich das von dem, was in dieser Definition beschrieben wird?

Jane: Auf jeden Fall. Mir ist klar, dass ich nie wirklich im Hier und Jetzt bin; mein Verstand beurteilt immer wieder, was ich denke, was ich fühle, was ich wahrnehme ... Und das hat tatsächlich schwerwiegende Folgen für mein Leben.

Menschen mit Zwangsstörungen fällt es normalerweise **schwer, bewusst auf Reize oder Erfahrungen zu achten**, die nichts mit ihrem Problem zu tun haben und ihren Ängsten oder Zwangsvorstellungen entgegenwirken könnten. Sie haben auch **Schwierigkeiten, in der Gegenwart zu bleiben**, und machen sich sehr oft, wenn nicht sogar immer, Sorgen über die zukünftigen oder vergangenen Folgen ihres Verhaltens. Darüber hinaus **beurteilen Menschen mit Zwangsstörungen**, wie wir in Sitzung 2 noch genauer sehen werden, **ständig ihre inneren Erfahrungen** (Gedanken, Gefühle, körperliche Empfindungen). Und diese Beurteilung führt zu den kognitiven, emotionalen und verhaltensbezogenen Konsequenzen, die die Störung aufrechterhalten.

Pause

Die Teilnehmer machen an dieser Stelle der Sitzung eine kurze Pause von 10 Minuten. Die Gruppenmitglieder können sich jetzt unterhalten und Kontakte knüpfen. Wenn möglich, kann der Kursleiter Getränke bereitstellen.

Body Scan: Den Körper erforschen, den Geist verstehen

Wie in den MBSR- und MBCT-Programmen ist der »Body Scan« auch in diesem Kontext eine wichtige Übung, die in der ersten Sitzung praktiziert wird. Durch sie lernen die Teilnehmer, auf das zu hören, was der Körper wirklich kommuniziert, ohne die Verzerrungen des Geistes. Der Körper kann ein starker Anker sein, der die Aufmerksamkeit jedes Mal, wenn der Geist abschweift, wieder auf das Hier und Jetzt lenkt. Dies ist besonders für Menschen mit Zwangsstörungen relevant.

Diese Übung sollte auf 25–30 Minuten begrenzt werden. Für Menschen mit Zwangsstörungen kann es schwierig sein, ihren Körper zu beobachten und während der Sitzung oder zu Hause länger still zu verweilen. Der »Body Scan« kann den Teilnehmern wie folgt vorgestellt werden:

> »Die Meditationsübung ›Body Scan‹ ist eine Art Reise, eine Reise, die Sie unternehmen werden, um die Empfindungen in Ihrem Körper zu entdecken. Ich bitte Sie, die Empfindungen in jedem Teil Ihres Körpers wahrzunehmen. Tun Sie dies behutsam.
> Es ist wichtig, dass Sie versuchen, nicht einzuschlafen. Egal, wie sehr Sie sich entspannen, versuchen Sie, während der gesamten Übung wach zu bleiben. Um dies zu erreichen, kann es hilfreich sein, die Augen während der Übung offen zu halten oder zumindest in den Momenten, in denen Sie das Gefühl haben, kurz vor dem Einschlafen zu stehen. Wenn Sie Mühe haben, wach zu bleiben, können Sie die Position verändern und sich vielleicht aufsetzen.
> Machen Sie sich keine Gedanken darüber, dass Sie ein bestimmtes Ergebnis erzielen müssen. Sie müssen sich nicht entspannen oder ruhiger werden, auch wenn dies spontan passieren kann. Das Ziel der Übung besteht einfach darin, sich Zeit zu nehmen, um die Empfindungen in Ihrem Körper zu beobachten und auch, was von Moment zu Moment da ist, ohne zu erwarten, dass etwas passiert. Jede Erfahrung, die in diesem Moment auftaucht, ist willkommen. Es kann sich um eine Empfindung, einen Gedanken, eine Emotion oder ein Geräusch handeln. Was auch immer geschieht, was auch immer Sie wahrnehmen, versuchen Sie einfach, es ohne jegliche Bewertung willkommen zu heißen. Was Sie fühlen oder wahrnehmen, ist weder richtig noch falsch. Akzeptieren Sie es als das, was in diesem Moment geschieht. Dann kehren Sie zu dem zurück, was in dem Körperteil, den Sie beobachten, sonst noch vor sich geht. Bei dieser Übung ist Ihr Körper Ihr Bezugspunkt, Ihr Zentrum, Ihr kraftvoller Anker.
> Die Übung ›Body Scan‹ ist auch eine Einladung, aus dem gewohnten *Handlungsmodus*, der dazu führt, dass man das Gefühl hat, ein bestimmtes Ergebnis erzielen zu müssen, in einen *Seinsmodus* zu wechseln, in dem man beobachtet, was in einem vorgeht, ohne zu urteilen. Diese Übung bietet Ihnen die Möglichkeit, sich eine Zeit zu gönnen, in der Sie sich selbst nähren und dem, was Ihnen am wertvollsten ist, besondere Aufmerksamkeit widmen können: Ihrem Körper und Ihrer Atmung. Denken Sie immer daran, dass es bei dieser Übung

keine »richtige« Art und Weise gibt. Was auch immer Sie fühlen, es ist einfach Ihre Erfahrung in einem bestimmten Moment. Akzeptieren Sie es so, wie es ist, ohne zu reagieren. Und wiederholen Sie vielleicht im Stillen: ›Ich bin in Ordnung. Ich bin in Ordnung mit dem, was ich fühle.‹«

ÜBUNG »BODY SCAN«

Wählen Sie einen ruhigen Ort, an dem Sie nicht gestört werden. Versuchen Sie, bewusst und absichtlich jeglichen Kontakt zur Außenwelt zu unterbrechen, indem Sie beispielsweise Ihr Mobiltelefon lautlos schalten. Wenn Sie bereit sind, legen Sie sich hin und finden Sie eine bequeme Position, vorzugsweise auf dem Rücken liegend. Sie können sich auf das Bett, einen Teppich oder eine Matte legen. Versuchen Sie, Ihren ganzen Körper zu entspannen und vollständig mit der Oberfläche, den er berührt, in Kontakt zu sein.

Legen Sie Ihre Arme entspannt neben Ihren Körper; Sie können Ihre Beine ausgestreckt lassen oder Ihre Knie anwinkeln, sodass die Fußsohlen die Unterlage berühren, auf der Sie liegen. Falls es Ihnen angenehm ist, können Sie den Kopf direkt auf die Unterlage legen, sodass Ihr Körper vollkommen horizontal in Kontakt mit der Oberfläche ist. Wenn Sie sich bereit fühlen, können Sie Ihre Augen sanft schließen, um Ihre Aufmerksamkeit leichter auf das zu lenken, was Sie fühlen.

Nehmen Sie sich einen Moment Zeit, um wahrzunehmen, was Ihr Körper fühlt, und um den Kontakt Ihres Körpers mit der Unterlage, die ihn trägt, zu spüren. Nehmen Sie das Gefühl von Erdung und Druck wahr; die Schwerkraft, die Sie am Boden hält. Beobachten Sie, wie sich Ihr Körper anfühlt, während er ruhig ausgestreckt auf der Unterlage liegt.

Sobald Sie sich der Stabilität der Haltung und der allgemeinen Empfindungen Ihres Körpers bewusst geworden sind, lenken Sie Ihre Aufmerksamkeit sanft auf Ihre Atmung: Konzentrieren Sie sich darauf, was Sie in Ihrem Bauch fühlen, während Sie ein- und ausatmen, und nehmen Sie wahr, wie sich diese Empfindungen mit jedem Atemzug verändern. [10 Sekunden Pause] Ihr Bauch hebt sich sanft und dehnt sich beim Einatmen aus – senkt sich wieder sanft und entspannt beim Ausatmen. [10 Sekunden Pause] Bleiben Sie tief mit diesen beiden Phasen in Kontakt, die Sie im Hier und Jetzt, in diesem einzigartigen Moment, verankern. Nehmen Sie auch die Pause nach dem Einatmen und vor dem Ausatmen sowie die Pause nach dem Ausatmen und vor dem Einatmen wahr. [10 Sekunden Pause]

Es ist normal, dass Gedanken auftauchen und Sie von der Wahrnehmung Ihrer Empfindungen ablenken. Wenn dies geschieht, beobachten Sie einfach, was passiert, und sobald Sie dies bemerkt haben, bringen Sie Ihre Aufmerksamkeit wieder sanft zurück zu Ihrem Körper. [10 Sekunden Pause]

Bei dieser Übung geht es nicht darum, ein bestimmtes Ergebnis oder einen bestimmten Zustand zu erreichen. Sie müssen sich nicht entspannen oder ruhiger fühlen, auch wenn dies spontan geschehen kann. Ziel der Übung ist es, sich einfach die Zeit zu nehmen, ein Beobachter oder Zeuge der Empfindungen in Ihrem Körper zu sein, indem Sie wahrnehmen, was da ist, was von Moment zu Moment geschieht, ohne etwas zu erwarten; heißen sie stattdessen alles willkommen, was in diesem Moment auftaucht. Es könnte eine Empfindung sein, ein Gedanke, ein Gefühl oder ein Geräusch. Was auch immer passiert, was auch immer Sie bemerken, versuchen Sie einfach, es ohne Bewertung zu akzeptieren. Was Sie fühlen oder wahrnehmen, kann weder richtig noch falsch sein. Akzeptieren Sie es einfach als das, was in diesem Moment geschieht, und beobachten Sie es aus ein wenig Distanz. [5 Sekunden Pause] Kehren Sie dann zurück zu der Beobachtung, was in dem Teil des Körpers geschieht, den Sie gerade wahrnehmen. In dieser Übung ist Ihr Körper Ihr Bezugspunkt, Ihr Zentrum, Ihr starker Anker. [5 Sekunden Pause] Begegnen wir mit der gleichen freundlichen Neugier jeder Körperregion, in dem Bewusstsein, dass jeder Teil unseres Körpers wertvoll und auf unterschiedliche Weise für unser Leben unverzichtbar ist [5 Sekunden Pause]. Wir können den Atem nutzen, um die Wahrnehmung der Körperempfindungen zu verstärken, indem wir uns vorstellen, die Luft während des Einatmens in den Teil des Körpers zu lenken, den wir gerade beobachten. Es ist, als würden wir einen Scheinwerfer auf diesen Bereich richten, wenn die mit Sauerstoff angereicherte Luft dorthin gelangt.

Atmen Sie nun etwas tiefer ein und stellen Sie sich vor, wie die Luft in den unteren Teil Ihres Körpers fließt, hinunter zu Ihren Füßen. Lenken Sie Ihre Aufmerksamkeit und Ihren Atem auf Ihre Zehen und nehmen Sie die dort vorhandenen Empfindungen bewusst wahr. Versuchen Sie, diesen Empfindungen einen Namen zu geben. Spüren Sie die Berührung zwischen Ihren Zehen, während Sie den Atem dorthin lenken. [5 Sekunden Pause]

Von Ihren Zehen lenken Sie Ihre Aufmerksamkeit sanft zu Ihren Fußrücken [10 Sekunden Pause], dann zu den Fußsohlen, einem Bereich, der so reich an Nervenenden ist, dass er fast mit jedem Teil Ihres Körpers verbunden ist. Nehmen Sie wahr, ob es Unterschiede zwischen den diversen Bereichen ihrer Fußsohlen gibt. [10 Sekunden Pause]

Jetzt richten Sie Ihre Wahrnehmung auf Ihre Fersen und spüren vielleicht ein Gefühl von Kontakt mit oder Druck seitens der Unterlage, auf der Sie liegen. Stellen Sie sich vor, Sie würden diese Empfindungen zum ersten Mal in Ihrem Leben beobachten. [5 Sekunden Pause]

Lenken Sie nun Ihre Aufmerksamkeit auf Ihre Fußgelenke [10 Sekunden Pause], dann auf Ihre Waden, und spüren Sie, welche Empfindungen dort vielleicht vorhanden sind: Spannung, Kribbeln, Wärme, Entspannung – alles, was Sie fühlen. Versuchen Sie, jede Empfindung zu beschreiben. Es ist normal, dass Gedanken auftauchen, die uns von den Körperempfindungen ablenken. Wenn das passiert, nehmen wir die Gedanken einfach wahr und lenken sanft unsere Aufmerksamkeit zurück zu dem Bereich des Körpers, den wir gerade beobachten.

Von den Waden lenken Sie Ihre Wahrnehmung sanft in Richtung Ihrer Knie [10 Sekunden Pause] und dann hinauf zu Ihren Oberschenkeln. Atmen Sie bewusst in diese Bereiche hinein und nehmen Sie die unterschiedlichen Empfindungen wahr, die Sie in Ihrem Körper spüren. [10 Sekunden Pause]
Sie können einen Moment innehalten und ein Gefühl der Dankbarkeit für Ihre Füße und Beine entwickeln und für all das, was sie uns ermöglicht haben und ermöglichen: aufrecht zu stehen, Tausende von Kilometern zu gehen, Ihr Leben lang mobil zu sein. Das ist keineswegs selbstverständlich [30 Sekunden Pause].
Wandern Sie weiter zu Ihrem Beckenbereich und nehmen Sie die Empfindungen wahr, die in diesem Teil Ihres Körpers zu Ihrem Bewusstsein aufsteigen. [10 Sekunden Pause] Versuchen Sie, in Richtung Ihres Beckens zu atmen, in Richtung Ihres unteren Rückens, und achten Sie auf die Empfindungen von Kontakt und Druck, die Sie in diesem Körperbereich fühlen, wo er mit der Unterlage in Berührung steht. Lenken Sie Ihre Wahrnehmung dann weiter nach oben entlang Ihres Rückens und spüren Sie die Unterschiede in den Empfindungen zwischen den verschiedenen Bereichen. Lassen Sie sich einfach auf jede Empfindung ein, ohne sie zu bewerten, mit einer neugierigen Haltung, als wären Sie ein Entdecker, der eine Landschaft zum ersten Mal beobachtet. [10 Sekunden Pause]
Lenken Sie nun Ihre Aufmerksamkeit auf die Vorderseite Ihres Körpers, auf Ihren Bauch. Wie zuvor nehmen Sie wahr, wie sich die Empfindungen verändern, je nachdem, ob Sie ein- oder ausatmen. Stellen Sie sich vor, wie die Luft während des Einatmens in Ihren Bauch strömt und während des Ausatmens von Ihrem Bauch zu Ihren Nasenlöchern fließt. [10 Sekunden Pause]
Lenken Sie Ihre Wahrnehmung nach oben zu Ihrer Brust und spüren Sie, wie das Ein- und Ausatmen unterschiedliche Erfahrungen hervorruft. Ihre Brust dehnt sich beim Einatmen aus und zieht sich beim Ausatmen sanft zusammen. Sie können sich vorstellen, wie die Luft beim Einatmen durch Ihre Nasenlöcher einströmt, in Ihre Brust gelangt und beim Ausatmen den umgekehrten Weg zurück nimmt. [5 Sekunden Pause]
Erlauben Sie sich, Ihren Körper auf diese sanfte, neugierige und wertfreie Weise wahrzunehmen. [10 Sekunden Pause] Vielleicht möchten Sie sich auch bei allen lebenswichtigen Organen im Bauch und in der Brust bedanken. Ihre unermüdliche und synergetische Aktivität sichert Ihnen in jedem Moment das Leben. Und auch dies dürfen wir nicht als selbstverständlich betrachten [20 Sekunden Pause].
Lenken Sie Ihre Aufmerksamkeit nun hinunter zu Ihren Armen, zu Ihren Fingern, und spüren Sie den Kontakt zwischen Ihren Fingern und der Unterlage, die sie stützt. Nehmen Sie den Kontakt zwischen Ihren Fingern und alle anderen Empfindungen wahr, die in jedem einzelnen Finger vorhanden sind. Lenken Sie Ihre Wahrnehmung auf die Handflächen, dann auf den Handrücken und weiter zu Ihren Handgelenken, Ihren Unterarmen, Ellbogen und

Oberarmen, während Sie durch jeden dieser Bereiche atmen. [Für jeden dieser Bereiche mindestens 10 Sekunden pausieren]
Sie können auch Ihrem Körper für die Arme und Hände danken, indem Sie sich bewusst machen, welche Lasten sie getragen, welche feinen Bewegungen sie ausgeführt und welche Kreationen sie erschaffen haben. Denken Sie an die Seiten, die Sie geschrieben, die Grüße, die Sie gesendet, und die Umarmungen, die Sie geteilt haben. Für all das und mehr können Sie Ihren Armen und Händen dankbar sein. [20 Sekunden Pause]
Richten Sie nun Ihre Aufmerksamkeit auf Ihre Schultern und nehmen Sie die Empfindungen wahr – vielleicht Spannung oder Steifheit, vielleicht fühlen sich Ihre Schultern aber auch locker und entspannt an, oder Sie spüren ein Kribbeln. Nehmen wir diese Empfindungen einfach wahr. [10 Sekunden Pause]
Dann lenken Sie Ihre gesamte Aufmerksamkeit auf Ihren Nacken und spüren die Empfindungen Ihrer Haut. Beobachten Sie, wie die Luft in Ihrem Hals auf- und absteigt, Ihnen mit jedem Moment Energie und Leben spendet. Richten Sie Ihre Wahrnehmung auf die Empfindungen im hinteren Teil Ihres Nackens, der jetzt vielleicht sanft auf dem Boden oder dem Kissen ruht, und nehmen Sie den Kontakt und den Druck dort wahr. [10 Sekunden Pause]
Weiten Sie diese Wahrnehmung langsam auf Ihren gesamten Schädel und Ihre Kopfhaut aus [10 Sekunden Pause], bis zur höchsten Stelle des Kopfes und dann zu Ihrem Gesicht. Erkunden Sie die Empfindungen im Stirnbereich [10 Sekunden Pause] und lenken Sie Ihre Aufmerksamkeit von Ihrer Stirn zu Ihren Augen, beginnend mit den Augenlidern, die Ihre Augen schützend bedecken. Beobachten Sie dann die Empfindungen in Ihren Augäpfeln, im Inneren Ihrer Augen. [10 Sekunden Pause] Von Ihren Augen wandern Sie zu Ihren Wangen und Wangenknochen [10 Sekunden Pause] und dann zu Ihrer Nase. Spüren Sie die Empfindungen Ihrer Haut und auch die, die durch den Luftstrom entstehen, wenn er sauerstoffgesättigt durch Ihre Nasenlöcher einströmt und dann wieder ausströmt. [10 Sekunden Pause]
Lenken Sie Ihre Aufmerksamkeit jetzt auf Ihren Mund, beginnend mit Ihren Lippen, dann auf Ihren Kiefer, Ihren Kieferknochen, die Schleimhaut in Ihrem Mund, Ihre Zunge und Ihren Gaumen. [Für jeden dieser Bereiche mindestens 10 Sekunden pausieren] Richten Sie Ihre Aufmerksamkeit auf Ihre Ohren und nehmen Sie die Empfindungen wahr, die von diesem außergewöhnlichen Organ ausgehen, das Ihnen erlaubt, Klänge wahrzunehmen. [10 Sekunden Pause]
Nachdem Sie nun durch Ihren gesamten Körper »gereist« sind und die Empfindungen in jedem seiner Teile erkundet haben, versuchen Sie, ein Gefühl der globalen Wahrnehmung Ihres gesamten Körpers zu entwickeln. Seien Sie sich Ihres Körpers als Ganzes bewusst – vom Scheitel bis zu den Fußsohlen – und nehmen Sie gleichzeitig auch Ihren Atem wahr. Versuchen Sie, Harmonie zwischen Ihrem Atem und Ihrem Körper herzustellen – ein Atem, der

jetzt überall, durch Ihren gesamten Körper, hindurchgleitet. Während des Einatmens spüren Sie, wie die Luft in jeden Teil Ihres Körpers strömt und jede Zelle erreicht. Vielleicht fühlen Sie sogar, wie Ihr ganzer Körper atmet. [10 Sekunden Pause]
Seien Sie sanft zu sich selbst und akzeptieren Sie alle Empfindungen, Gefühle oder Gedanken, die in jedem Moment auftauchen. Sie können den Wunsch verspüren, ein Gefühl tiefer Dankbarkeit gegenüber jedem Teil Ihres Körpers auszudrücken, den Sie während dieser Erkundung beobachtet haben. Jeder Teil ist unverzichtbar für Ihr Leben, unabhängig von seiner Form oder äußeren Erscheinung, denn ohne diese Teile wäre Ihr Leben nicht dasselbe. [10 Sekunden Pause]
Denken Sie an all die Aspekte der Außenwelt, die Sie dank Ihrer außergewöhnlichen Organe entdecken und erkennen konnten. Nichts davon sollte als selbstverständlich betrachtet werden. [10 Sekunden Pause]
Während diese Übung ihrem natürlichen Ende entgegengeht, können Sie sich einen Moment Zeit nehmen, um sich selbst dafür zu beglückwünschen, dass Sie sich die Zeit genommen haben, sich auf diese Weise zu nähren. Vielleicht kann diese Übung Ihnen helfen, eine starke Absicht zu entwickeln, regelmäßig weiterzuüben – über die kommenden Tage und Monate hinweg. [5 Sekunden Pause]
Die während dieser Übung entwickelte Achtsamkeit kann über den zeitlichen Rahmen des »Body Scan« hinaus übertragen werden. Sie steht Ihnen jederzeit zur Verfügung: Sie können sie in jedem Moment Ihres Lebens wieder abrufen. [5 Sekunden Pause]
Bleiben Sie noch ein paar Momente ruhig und still liegen, und erlauben Sie den Dingen einfach zu sein, wie sie sind – Moment für Moment. Bleiben Sie vollständig wach, vollständig lebendig und in Kontakt mit Ihrem Atem.
Wenn Sie bereit sind, können Sie beginnen, Ihre Aufmerksamkeit wieder sanft auf die Außenwelt zu richten. Vielleicht möchten Sie langsam die Finger und Zehen bewegen, Ihre Hände und Füße ein wenig dehnen oder kreisen. Lassen Sie die Bewegungen klein und behutsam sein. [5 Sekunden Pause]
Nehmen Sie sich Zeit, um wieder vollständig in die Gegenwart zurückzukehren. Wenn Sie möchten, können Sie sich langsam aufsetzen, indem Sie sich auf eine Weise bewegen, die sich für Sie angenehm und sicher anfühlt. Nehmen Sie sich diesen Moment, um die Erfahrung des »Body Scan« zu reflektieren und zu bemerken, wie Sie sich jetzt in Ihrem Körper fühlen – im Vergleich zum Beginn der Übung.
Danken Sie sich selbst für diese achtsame Zeit, die Sie sich geschenkt haben. Und tragen Sie dieses Gefühl der Achtsamkeit und Verbindung mit Ihrem Körper in den Rest Ihres Tages hinein.

Nach Kabat-Zinn 1990 und Segal et al. 2013.

Diskussion der Übung

Der Kursleiter bittet die Teilnehmer, über die Übung zu sprechen, das heißt über ihre Erfahrungen und Beobachtungen im Zuge dessen.

Kursleiter: Ich bin neugierig zu erfahren, was Sie bei dieser Erfahrung bemerkt haben. Gibt es irgendwelche Kommentare?

Albert: Mir ist aufgefallen, dass die Luft kalt war, als sie durch meine Nase eintrat, und wärmer, als sie wieder herauskam. Das ist mir noch nie aufgefallen. Auch die Aufmerksamkeit, die ich den Empfindungen in jedem Teil meines Körpers schenkte, war unterschiedlich. Meine Gedanken schweiften nicht so sehr ab, da ich mich auf meine Empfindungen konzentrierte.

Joseph: Ich spürte eine Kraft, die von der Mitte meiner Brust bis zu den Fingerspitzen und Zehen ausstrahlte.

Serena: Meine Gedanken schweiften ein wenig ab, aber dann konzentrierte ich mich wieder. Ich versuchte, mich zu entspannen, obwohl ich immer sehr angespannt bin, wie ein Stück Holz. In diesem Fall fühlte ich mich vielleicht harmonischer als sonst.

Andrew: Ich war sehr von meinen Gedanken abgelenkt, aber jedes Mal, wenn ich abgelenkt wurde, versuchte ich, den Anweisungen zu folgen. Meine Aufmerksamkeit hielt ein wenig an, dann schweifte sie ab. Ich versuchte, mich nicht zu bewegen; zum Beispiel versuchte ich, mich nicht zu kratzen, wenn ich ein Jucken verspürte, wenn ich an diesen bestimmten Körperteil dachte.

Joseph: Ich hatte Schwierigkeiten mit meinen Beinen; es fühlte sich an, als würden Pfeile durch sie hindurchschießen. Normalerweise achte ich beim Training auf meinen Körper, aber nicht, wenn ich mich entspanne. Es war eine ganz andere Erfahrung als das, was ich gewohnt bin.

Kursleiter: Inwiefern war die Beziehung zu Ihrem Körper und Ihr körperliches Empfinden während dieser Übung anders als sonst?

Jennifer: Es war das erste Mal, dass ich meinen Körper beobachtet habe, ohne ihn zu beurteilen. Aus diesem Grund war es eine sehr seltsame, aber angenehme Erfahrung.

Sara: Mir wurde klar, wie sehr ich dazu neige, meinen Körper ständig zu beurteilen und den Empfindungen, die ich spüre, eine Bedeutung zu geben. Es war nicht einfach, immer wieder zu Ihren Anweisungen zurückzukehren.

Kursleiter: Was Sie sagen, ist wirklich interessant. Jeder hatte eine andere Erfahrung, weil jeder einen anderen Körper und einen anderen Geist hat. Es ist wichtig, zu erkennen, dass es absolut normal ist, dass unsere Gedanken abschweifen. Das Abschweifen ist an und für sich kein Problem; es ist das, was unser Geist tut. Zu Beginn dieses Trainings versuchen wir einfach zu beobachten, wie sich unser Geist verhält, und versuchen zu bemerken, wie oft wir unsere Erfahrungen beurteilen und wie sich diese ständige Beurteilung auf unsere Emotionen und unser Verhalten auswirkt.
Wie könnte Ihnen diese Übung Ihrer Meinung nach bei Ihren Problemen helfen?

Katy: Meinen Körper mehr wertschätzen zu lernen – etwas, das ich nicht tue. Normalerweise behandle ich ihn nicht sehr gut. Ich sollte ihn lieben und mich um ihn kümmern. Bei dieser Übung hatte ich das Gefühl, mich um das Wertvollste zu kümmern, das ich habe.

John: Als ich mich auf das Hier und Jetzt konzentrierte, hörte ich auf meinen Körper, ich konnte meinen Herzschlag spüren, ich hörte auf meinen Atem und blieb im gegenwärtigen Moment. Die Aufmerksamkeit, die ich auf meinen Körper richtete, erlaubte es mir, im gegenwärtigen Moment zu bleiben oder zu ihm zurückzukehren – jedes Mal, wenn meine Gedanken woanders hinwanderten. Und wenn meine Gedanken zu sehr wandern, fangen für mich die Probleme an.

Jessica: Ich glaube, der »Body Scan« könnte mir helfen, mich von meinen störenden Gedanken und ständigen Urteilen zu lösen und tief im gegenwärtigen Moment verankert zu bleiben. Zu lernen, wie ich mich in meinem Körper und meinem Atem verankern kann, könnte mir helfen, meine Aufmerksamkeit auf das zu richten, was ich gerade tu oder wahrnehme.

Kursleiter: Ihre Beobachtungen sind wirklich wichtig. In der kommenden Woche werden Sie alle die Möglichkeit haben, diese oder andere Auswirkungen der Achtsamkeit bei Ihren Übungen zu Hause zu bemerken.

Während der Diskussion hebt der Kursleiter hervor, dass sowohl der »Body Scan« als auch die »Rosinenübung« nützliche Methoden sind, um sich des Abschweifens des Geistes bewusst zu werden – und dass dies normal ist. Der Versuch, das, was normal und harmlos ist, loszuwerden, ist nicht hilfreich und sogar kontraproduktiv.

Unser Körper hält uns im gegenwärtigen Moment fest. Wenn unsere Gedanken in die Vergangenheit oder Zukunft schweifen, kann unser Körper als Anker dienen, der uns dabei hilft, ins Hier und Jetzt zurückzukehren – in die Realität, so wie sie ist.

Lesen und Besprechen der Zitate zu Sitzung 1

Gegen Ende jeder Sitzung liest der Kursleiter den Teilnehmern ausgewählte Zitate vor, die direkt oder indirekt mit dem Thema der Sitzung in Zusammenhang stehen (siehe Sitzung 1 – Handout 4).

Diese Zitate stammen in der Regel von Philosophen, Schriftstellern oder historischen Persönlichkeiten und können die besprochenen Themen zusammenfassen oder erläutern, inwiefern Achtsamkeit für Zwangsstörungen relevant ist. Die Zitate sind auch nützliche Hilfsmittel, um metakognitive Prozesse und Fähigkeiten der Teilnehmer zu verbessern. Und sie können den Teilnehmern helfen, sich die Lektionen der Sitzung für ihre tägliche Praxis zu merken.

Das vielleicht wichtigste Zitat, das in Sitzung 1 geteilt wird, stammt aus einem alten buddhistischen Text, *Anguttara Nikaya*:

> »Nicht durch Handlungen, nicht durch Worte werden wir frei von mentalen Verunreinigungen, sondern indem wir sie immer und immer wieder sehen und anerkennen.«

Dieses Zitat zeigt, wie die Teilnehmer ihre Zwangsgedanken überwinden können: nicht durch ihre üblichen, wenig hilfreichen Methoden (Rituale, Tendenz zu rückversicherndem oder sicherheitsorientiertem Verhalten), sondern indem sie einfach lernen, ihre inneren Erfahrungen immer wieder zu beobachten, ohne darauf zu reagieren oder sie zu beurteilen.

Achtsamkeit für den Atem: Eine kurze Sitzmeditation

Anhand dieser relativ kurzen Übung machen die Teilnehmer ihre ersten Erfahrungen mit einer Sitzmeditation. Da der Fokus dieser Übung auf der Atmung der Teilnehmer liegen sollte, ist es wichtig, die Übung in einer bequemen Sitzposition durchzuführen. Die Teilnehmer können auf einem Stuhl sitzen, wobei sie den Rücken gerade, aber nicht steif halten sollten, ohne sich anzulehnen. Die Hände sollten sie in den Schoß legen. Sie können sich auch dafür entscheiden, auf dem Boden zu sitzen. In diesem Fall ist es am besten, auf einem Kissen zu sitzen, den Rücken gerade, aber nicht steif zu halten und die Hände sanft im Schoß ruhen zu lassen. Sie sollen sich auf ihren Atem konzentrieren, der ihnen hilft, wieder ins Hier und Jetzt zurückzukehren, wenn ihre Gedanken abschweifen (siehe Übung unten). Der Kursleiter leitet anschließend eine kurze Diskussion zur Übung an, in der die Teilnehmer ihre Erfahrungen damit schildern.

SITZMEDITATION »ACHTSAMKEIT FÜR DEN ATEM«

Wählen Sie eine Haltung, die es Ihnen ermöglicht, sich präsent, geerdet und in Kontakt mit allem zu fühlen, was Ihren Körper stützt. Konzentrieren Sie sich eine Weile darauf, wie sich Ihr Körper im Kontakt mit dem fühlt, worauf Sie sitzen oder liegen. Und spüren Sie, wie die Schwerkraft Sie von Moment zu Moment erdet.

Bei dieser Übung gibt es, wie bei jeder Achtsamkeitserfahrung, keinen Zustand, der erreicht werden muss, kein Ziel, das es zu verfolgen gilt. Erlauben Sie sich einfach, jede Erfahrung, die Ihnen bewusst wird, Moment für Moment, mit einer Haltung der Akzeptanz, Freundlichkeit und sanften Neugierde willkommen zu heißen. Sobald Sie sich eingefunden haben, können Sie sich entscheiden, Ihre Aufmerksamkeit auf Ihre Atmung zu lenken, sodass Ihr Atem zu Ihrem Zentrum, Ihrem Hauptbezugspunkt, Ihrem Anker wird. [30 Sekunden Pause]

Sie müssen nicht auf eine bestimmte Art und Weise atmen, lassen Sie den Atem einfach fließen, so wie er es eigentlich immer tut und getan hat, vom

ersten Moment Ihres Lebens an. Achten Sie einfach auf Ihren Atem, ob er langsam oder schnell ist, während er weiter fließt. [30 Sekunden Pause]
Es können Gedanken auftauchen, die Ihre Aufmerksamkeit von der Wahrnehmung Ihres Atems und Ihres Körpers in diesem Moment ablenken. Wenn dies geschieht, nehmen Sie es einfach zur Kenntnis, nehmen Sie wahr, dass Gedanken vorbeiziehen, heißen Sie sie willkommen, aber versuchen Sie so schnell wie möglich, Ihre Aufmerksamkeit wieder auf Ihren Körper und Ihren Atem zu lenken – und Ihre Gedanken nur zu beobachten, während sie vorbeiziehen. Egal, wie oft Ihr Geist abschweift, kehren Sie jedes Mal ins Hier und Jetzt zurück, indem Sie sich auf Ihren Atem konzentrieren. [30 Sekunden Pause]
Um sich des eigenen Atems stärker bewusst zu werden, kann es hilfreich sein, die Gefühle, die das Atmen im Bauchraum hervorruft, genau zu beobachten und zu bemerken, wie sich der Bauchraum beim Ein- und Ausatmen bewegt. [30 Sekunden Pause]
Beim Einatmen hebt und dehnt sich Ihr Bauch; beim Ausatmen entweicht die Luft und er entspannt sich. Sie können auch die kurzen Pausen zwischen einem Einatmen und dem folgenden Ausatmen sowie zwischen jedem Ausatmen und dem folgenden Einatmen betrachten. Tauchen Sie tief in diesen kontinuierlichen, endlosen und unaufhaltsamen Fluss des Lebens ein. [1 Minute Pause]
Die Atmung kann wirklich zu Ihrem Anker werden, denn die Atmung ist das Realste, Konkreteste und Gegenwärtigste, das Sie haben. Sie ist immer da, Augenblick für Augenblick, immer verfügbar. Sie müssen nicht danach suchen, Sie müssen niemanden danach fragen. Werden Sie sich einfach Ihres Atems bewusst und verweilen Sie auf eine einladende, freundliche Weise bei ihm. Werden Sie Zeuge Ihres Atmens. [1 Minute Pause]
Sie können sich auch vorstellen, die sauerstoffreiche Luft zu sehen oder tatsächlich zu spüren, wie sie durch Ihre Nase oder Ihren Mund einströmt und in den unteren Teil Ihres Bauches fließt; und wie sie dann beim Ausatmen den umgekehrten Weg von Ihrem Bauch zu Ihrer Nase oder Ihrem Mund nimmt. Beobachten Sie beim Ein- und Ausströmen der Luft kontinuierlich, was auch immer in Ihrem Geist und Körper auftaucht, ohne es zu beurteilen oder sich darin zu verstricken. Heißen Sie es willkommen und lassen sie es zu, was auch immer es ist. Wenn es für Sie einfacher ist, können Sie auch beobachten, wie Sie durch den Brustkorb atmen, und dabei bemerken, wie sich Ihr Brustkorb beim Einatmen sanft ausdehnt und beim Ausatmen sanft zusammenzieht. Oder Sie können sich darauf konzentrieren, Ihre Nasengänge wahrzunehmen und die Gefühle zu spüren, die die Luft erzeugt, wenn sie sauerstoffreich durch Ihre Nasenlöcher eintritt und dann sauerstoffarm wieder austritt. [1 Minute Pause]
Versuchen Sie nun, Ihre Wahrnehmung so zu erweitern, dass Sie Ihren Körper als Ganzes wahrnehmen. Nehmen Sie von den Fußsohlen bis zum Scheitel

dieses Gefühl der völligen Einheit wahr, spüren Sie, wie Ihr Atem durch Ihren gesamten Körper fließt, spüren Sie, wie sich jeder Teil Ihres Körpers bei jedem Atemzug mit Energie und Leben füllt, und fühlen Sie sich jetzt so, als würde Ihr ganzer Körper atmen.

Nach Segal et al. 2013.

Verteilung der Handouts an die Teilnehmer und Ausgabe der Hausaufgaben

Der Kursleiter verteilt als Nächstes die Handouts zur ersten Sitzung an die Teilnehmer und geht die Hausaufgaben (Sitzung 1 – Handout 5 und 6) durch. Ermutigen Sie die Teilnehmer nachdrücklich, alle in der Sitzung vorgestellten Übungen regelmäßig zu praktizieren, und helfen Sie ihnen, vermeintliche Schwierigkeiten oder Hindernisse regelmäßiger Praxis zu besprechen. Erklären Sie, dass es schwierig ist, mentale Gewohnheiten zu ändern, die über viele Jahre hinweg wiederholt und verstärkt wurden. Solche Gewohnheiten können nur durch regelmäßige Praxis ersetzt werden.

Achtsamkeitskreis

Die erste Sitzung endet damit, dass die Gruppenmitglieder im Kreis sitzen. Wenn der Kursleiter es für angebracht hält und alle Teilnehmer einverstanden sind (was normalerweise bei allen Patienten der Fall ist), können sie sich an den Händen fassen, um besser zu spüren, dass sie auf diesem schwierigen Weg der Befreiung von ihren Problemen nicht allein sind. Der Kursleiter bittet die Teilnehmer dann, sich 3–4 Minuten lang auf ihre Atmung zu konzentrieren.

Diese abschließende Übung kann auch eine nützliche Pause sein, in der die vielen Themen, Ideen, Gefühle und Empfindungen, die in der Sitzung aufgekommen sind, *verdaut* und *verstoffwechselt* werden können; und um den Kurs mit einem Gefühl von Ausgeglichenheit und Ruhe zu beenden. Zu diesem Zweck kann der Kursleiter die Teilnehmer auffordern, über die Hauptthemen der Sitzung nachzudenken und sich zu fragen, was sie ihrer Meinung nach gelernt haben und/oder was hilfreich war.

Der Kursleiter kann auch eines oder mehrere der Zitate aus dieser Sitzung wiederholen.

Wenn es die Zeit erlaubt, kann jeder Gruppenteilnehmer ein paar Worte dazu sagen, wie er sich fühlt, ohne weitere Kommentare.

SITZUNG 1 – HANDOUT 1
Zusammenfassung von Sitzung 1: »Im gegenwärtigen Moment präsent bleiben als erster Schritt in Richtung Freiheit«

Was ist Achtsamkeit?

Wir alle verbringen die meiste Zeit damit, in Erinnerungen oder Sorgen und Plänen bezüglich der Zukunft zu versinken. Das unterscheidet sich nicht so sehr von dem, was passiert, wenn Sie zwanghafte oder aufdringliche Gedanken haben. Es ist, als wären wir im Autopilotmodus: Unsere Körper durchlaufen die täglichen Routinen, während unsere Gedanken woanders sind.

Achtsamkeit ist das Bewusstsein, das entsteht, wenn wir auf unsere Erfahrungen, ob intern oder extern, im gegenwärtigen Moment achten und das, was wir wahrnehmen, nicht beurteilen. Es ist eine mentale Einstellung, die Leiden verringern, das Wohlbefinden erhalten sowie fördern und zu einer positiven persönlichen Transformation führen kann. Sie kann die Art und Weise verändern, wie wir auf die unvermeidlichen Schwierigkeiten des Lebens reagieren – nicht nur auf die täglichen Herausforderungen, sondern auch auf schwerwiegendere Probleme wie Zwangsstörungen.

Genauso wie wir unser körperliches Wohlbefinden durch regelmäßige Bewegung verbessern können, kann Achtsamkeit unser geistiges Wohlbefinden durch regelmäßige mentale Übungen verbessern. Achtsamkeit wird durch meditative Praxis (d.h. mentales und Achtsamkeitstraining) gestärkt und entwickelt und kann positive Auswirkungen haben, wie wissenschaftliche Untersuchungen gezeigt haben.

Achtsamkeit ist ein von Natur aus kraftvoller Zustand, der es uns ermöglicht, die Realität so zu sehen, wie sie ist. Sich einfach dessen bewusst zu werden, was in uns und um uns herum geschieht, ist der erste Schritt, um uns von den Sorgen und Emotionen zu befreien, die unser Leben erschweren. Ziel dieser Gruppe ist es, Ihnen dabei zu helfen, sich bewusster zu machen, was wirklich geschieht, sodass Sie entscheiden können, wie Sie auf Situationen reagieren, anstatt dies automatisch zu tun – zum Beispiel mit Ritualen. Achtsamkeit erfordert Übung, aber sie hilft Ihnen, Ihre Aufmerksamkeit jederzeit zu fokussieren und sie dorthin zu lenken, wo Sie sie haben wollen.

Sie üben Achtsamkeit, wenn Sie erkennen, dass Ihr Geist in die Vergangenheit oder die Zukunft abgeschweift ist, und Sie ihn jedes Mal wieder ins Hier und Jetzt zurückbringen, in die Realität, wie sie gegenwärtig ist.

Der Schwerpunkt dieser Sitzung liegt darauf, zu erfahren, was Achtsamkeit ist, und zu erkennen, wie sie zu einem Mittel gegen Ihre Zwangsgedanken werden kann. Es besteht ein Zusammenhang zwischen zwanghaften Mechanismen wie Ritualen, Zwangshandlungen und Vermeidung sowie Gedankenlosigkeit und dem Leben im Autopilotmodus. Die Übungen dieser Sitzung werden Ihnen helfen, neue Wege zu erlernen, um sicher in den gegenwärtigen Moment zurückzukehren.

SITZUNG 1 – HANDOUT 2
MBCT für Zwangsstörungen – Grundregeln für die Gruppe

Vertraulichkeit und Datenschutz

1. Was in der Gruppe besprochen wird, bleibt in der Gruppe. Gruppenmitglieder und Kursleiter verpflichten sich, alles, was im Kurs gesagt wird, als privat / streng vertraulich zu behandeln.
2. Geben Sie die Identität von Gruppenmitgliedern nicht an Externe weiter.
3. Sprechen Sie nicht mit einem Teilnehmer der Gruppe über einen anderen Teilnehmer der Gruppe.

Teilnahme

4. Nehmen Sie an jeder Sitzung des Programms teil.
5. Kommen Sie pünktlich.
6. Bleiben Sie während der gesamten Dauer jeder Sitzung anwesend.
7. Informieren Sie den/die Kursleiter im Voraus, wenn Sie wissen, dass Sie eine Gruppensitzung verpassen oder zu spät kommen oder früher gehen werden.

Respekt

8. Seien Sie respektvoll und sensibel gegenüber anderen.
9. Unterbrechen Sie sich nicht gegenseitig. Sie können sich gegenseitig herausfordern, aber tun Sie dies respektvoll.
10. Kritisieren Sie Ideen, nicht Menschen. Vermeiden Sie Abwertungen (auch humorvolle).
11. Akzeptieren Sie einander, ohne zu urteilen. Vermeiden Sie beleidigende Sprache.
12. Versuchen Sie, andere Teilnehmer nicht abzulenken oder zu stören.
13. Respektieren Sie körperliche Einschränkungen und die Grenzen Ihres Körpers bei Bewegungsübungen.
14. Nehmen Sie nicht die gesamte Diskussion in Anspruch.
15. Geben Sie jedem die Möglichkeit, die Erfahrungen selbst zu entdecken.
16. Hören Sie einander aktiv und aufmerksam zu. Geben Sie jedem die Möglichkeit, sich mitzuteilen, und schenken Sie der Person, die das Wort ergreifen darf, Ihre ungeteilte Aufmerksamkeit.
17. Vermeiden Sie Unterbrechungen oder Nebengespräche.
18. Schalten Sie Handys, Tablets oder andere elektronische Geräte aus.

Rolle des/der Kursleiter(s) und der Teilnehmer

19. Die Aufgabe des/der Kursleiter(s) besteht darin, seine/ihre Ausbildung anzuwenden, um therapeutische Erfahrungen in der Gruppe zu ermöglichen. Dies kann die Anleitung der Übungen im Programm, das Teilen von Beobachtungen, das Geben von Feedback und Unterstützung, die Schaffung einer sicheren Atmosphäre und das Finden eines Gleichgewichts umfassen, damit alle Mitglieder die Möglichkeit haben, sich zu beteiligen.
20. Sie werden dazu angehalten:
    a) Fragen zu stellen oder um Klärung zu bitten, wenn Sie verwirrt sind oder während der Gruppensitzungen Hilfe benötigen;
    b) sich zu einer aktiven Teilnahme zu verpflichten; den/die Kursleiter (und die Gruppe) zu informieren, wenn etwas auftaucht, das zusätzliche Aufmerksamkeit für Sie erfordert; sich an Ihre Gruppenziele zu erinnern und daran zu arbeiten, und zwar in jeder Sitzung;
    c) Gefühle und Erfahrungen auszutauschen, aber davon abzusehen, anderen Teilnehmern Ratschläge zu erteilen;
    d) auf die Kommentare der anderen einzugehen;
    e) auf ein gemeinsames Verständnis hinzuarbeiten;
    f) aus Ihrer eigenen Erfahrung heraus zu sprechen, ohne zu verallgemeinern;
    g) freundlich zu anderen zu sein und eine positive Einstellung zu sich selbst und gegenüber anderen Teilnehmern zu haben;
    h) sich gegenseitig zu unterstützen und zu ermutigen;
    i) diese Richtlinien zu befolgen.

SITZUNG 1 – HANDOUT 3
Eine Definition von Achtsamkeit

Achtsamkeit ist das Bewusstsein, das entsteht,
wenn man gezielt,
im gegenwärtigen Moment
und ohne zu urteilen
auf die Dinge achtet,
wie sie sind.

Aus Williams et al. 2007;

SITZUNG 1 – HANDOUT 4
Zitate zu Sitzung 1

Nicht durch Handlungen,
nicht durch Worte
werden wir frei von mentalen Verunreinigungen,
sondern indem wir sie
immer und immer wieder sehen und anerkennen.
Anguttara Nikaya

Die wahre Entdeckungsreise
besteht nicht darin, neue Landschaften zu suchen,
sondern darin, mit neuen Augen zu sehen.
Marcel Proust

Genauso wie das Atmen in Phasen erfolgt, so auch mentale Zustände.
Jeder Atemzug hat einen Anfang, eine Mitte und ein Ende.
Jeder mentale Zustand hat eine Geburt, ein Wachstum und einen Verfall.
Sie sollten danach streben, diese Phasen klar zu erkennen.
Gunaratana

Lass das Gestern nicht zu viel vom Heute in Anspruch nehmen.
Cherokee-Sprichwort

Das Leben geht nicht durch den Tod verloren;
das Leben geht Minute für Minute verloren,
Tag für schleichenden Tag,
auf all die kleinen und gleichgültigen Arten.
Steven Vincent Benét

Das Geheimnis der Gesundheit für Körper und Geist
besteht nicht darin, der Vergangenheit nachzutrauern,
sich keine Sorgen um die Zukunft zu machen
oder Probleme nicht vorwegzunehmen,
sondern darin, weise und ernsthaft im gegenwärtigen Moment zu leben.
Gautama Buddha

Kinder haben weder Vergangenheit noch Zukunft;
sie genießen die Gegenwart,
was nur sehr wenige von uns tun.
Jean de la Bruyère

SITZUNG 1 – HANDOUT 5
Hausaufgaben für die Woche nach Sitzung 1

Wenn Sie die in diesem Handout beschriebenen Übungen durchführen, nehmen Sie sich die nötige Zeit. Wählen Sie einen warmen, sicheren, bequemen und ruhigen Ort, an dem Sie nicht gestört oder unterbrochen werden. Schalten Sie vor Beginn Ihr Mobiltelefon aus, um diesen Moment zu »schützen«, in dem Sie mit sich allein sein möchten. Nehmen Sie eine bequeme Position ein, ob stehend, sitzend oder liegend. Die Anweisungen sind nicht der wichtigste Aspekt dieser Übungen; es geht darum, dass Sie sich Ihrer einzigartigen Erfahrung bewusst werden, Moment für Moment, wie auch immer sie sein mag: angenehm, unangenehm oder neutral. Lernen Sie, sich mit angenehmen Erfahrungen zu bereichern und zu nähren, aber auch die unangenehmen Erfahrungen zu begrüßen und zu akzeptieren, um zu verhindern, dass sie Sie weiter verletzen. Bei diesen Übungen gibt es kein Ergebnis, das es zu erreichen gilt, kein Ziel, das es zu verfolgen gilt. Erlauben Sie sich einfach, jede Erfahrung, die sich Ihnen bietet, willkommen zu heißen, Moment für Moment, so wie sie ist, ohne sie ändern zu wollen und ohne zu versuchen, sie infrage zu stellen oder zu vermeiden. Werden Sie stattdessen zum Zeugen und Beobachter.

1. Führen Sie vor der nächsten Sitzung an 6 von 7 Tagen die Übung »Body Scan« durch, indem Sie sich die Audiodatei (Track 2) anhören. Erwarten Sie nicht, während oder nach der Übung etwas Besonderes zu fühlen. Es ist wichtig, dass Sie alle Erwartungen, die Sie in Bezug auf diese Übung haben könnten, aufgeben. Erlauben Sie sich, einfach auf Ihre körperlichen Empfindungen zu hören, ohne das zu beurteilen, was Sie beobachten. Sie werden allmählich erkennen, dass Ihr Körper ein zuverlässiges Werkzeug sein kann, um über Ihre Gedanken hinaus mit der Realität in Kontakt zu bleiben.
2. Führen Sie die Übung »Achtsamkeit für den Atem« (Track 3) an 6 von 7 Tagen durch.
3. Füllen Sie das Protokoll der Hausaufgaben (Sitzung 1 – Handout 6) jedes Mal aus, wenn Sie eine dieser Übungen durchführen. Halten Sie alles fest, was Ihnen während der Übung aufgefallen ist, damit es in der nächsten Sitzung besprochen werden kann.
4. Wählen Sie eine Routineaktivität in Ihrem täglichen Leben aus und bemühen Sie sich jedes Mal, sich dieser Aktivität – Moment für Moment – bewusst zu sein, genau wie bei der »Rosinenübung«. Sie können beispielsweise die Straße entlanggehen, sich die Zähne putzen, duschen, sich abtrocknen, sich anziehen, essen, Auto fahren oder mit jemandem sprechen.
5. Nehmen Sie *mindestens eine Mahlzeit achtsam* (d. h. aufmerksam) zu sich, so wie Sie die Rosine gegessen haben. Achten Sie jedes Mal darauf, dass Sie auf die gleiche Weise essen wie bei der »Rosinenübung«.
6. Wenn Sie ein Problem mit zwanghaften Ritualen haben, achten Sie darauf, wie *aufmerksam* Sie tatsächlich für das sind, was während und nach der Ausführung dieser Rituale geschieht.

7. Lesen Sie das in dieser Sitzung bereitgestellte Material mindestens einmal sorgfältig durch. Die Handouts sind eine wichtige Quelle der Unterstützung in diesem therapeutischen Programm.

Aus Segal et al. 2013; © 2013 The Guilford Press. Mit Genehmigung angepasst.

SITZUNG 1 – HANDOUT 6
Protokoll der Hausaufgaben zu Sitzung 1

Name: ______________________________

Füllen Sie dieses Formular jedes Mal aus, wenn Sie üben. Notieren Sie alles, was während der jeweiligen Übung anfällt, damit wir in der nächsten Sitzung darüber sprechen können.

Tag/Datum	Übung	Anmerkungen
Donnerstag, der ________	Body Scan Achtsamkeit für den Atem Informelle Praxis	
Freitag, der ________	Body Scan Achtsamkeit für den Atem Informelle Praxis	
Samstag, der ________	Body Scan Achtsamkeit für den Atem Informelle Praxis	
Sonntag, der ________	Body Scan Achtsamkeit für den Atem Informelle Praxis	
Montag, der ________	Body Scan Achtsamkeit für den Atem Informelle Praxis	
Dienstag, der ________	Body Scan Achtsamkeit für den Atem Informelle Praxis	
Mittwoch, der ________	Body Scan Achtsamkeit für den Atem Informelle Praxis	

6 Sitzung 2: Zwangsstörungen verstehen und wie Achtsamkeit bei der Bewältigung helfen kann

Der Mensch wird nicht durch das Leiden zerstört,
sondern durch das Leiden ohne Sinn.

Viktor E. Frankl

Über diese Sitzung

In Sitzung 1 wurden die Teilnehmer in die Erfahrung der Achtsamkeit und ihre möglichen Auswirkungen auf Körper und Geist eingeführt. In Sitzung 2 wird erörtert, wie Achtsamkeitspraxis therapeutisch wirken kann, um die Mechanismen der Zwangsstörung zu verändern (siehe Sitzung 2 – Handout 1). Die kognitiven Mechanismen, die Zwangsstörungen aktivieren, aufrechterhalten und verstärken, werden in einer Reihe von psychoedukativen Handouts beschrieben, die mit den Teilnehmern besprochen werden. Die Informationen umfassen typische Symptome von Zwangsstörungen, typische verzerrte Überzeugungen, ein kognitives Modell der Funktionsweise von Zwangsstörungen und die Art und Weise, wie Achtsamkeit diese Mechanismen beeinflussen kann. Der Kursleiter sollte die Informationen an einem Whiteboard oder mittels PowerPoint-Folien präsentieren und die Teilnehmer in die Diskussion einbeziehen. Zur Gliederung der Sitzung siehe die folgende Tagesordnung.

Die Teilnehmer kommen nach einer Woche intensiver Achtsamkeitspraxis zu Sitzung 2. Sie haben vielleicht bereits die Vorteile dieser Praxis erlebt, was sie aber normalerweise beschreiben, sind Schwierigkeiten, im gegenwärtigen Moment zu bleiben, und die Frustration, dass ihr Autopilot ständig die Kontrolle übernimmt.

TAGESORDNUNG SITZUNG 2: »Zwangsstörungen verstehen und wie Achtsamkeit bei der Bewältigung helfen kann«

Zusammenfassung

Diese Sitzung soll den Teilnehmern helfen, die Beziehung zwischen Achtsamkeit und Zwangsstörungen zu verstehen: das heißt, dass Zwangsstörungen als ein Mangel an grundlegenden Achtsamkeitsfähigkeiten (Aufmerksamkeitsverzerrung, Gedanken-Handlungs-Fusion, Grübeln, Überinterpretation usw.) definiert werden können. Durch Achtsamkeitspraxis und psychoedukative Erklärungen beginnen Patienten, die aktivierenden und aufrechterhaltenden kognitiven Mechanismen eines Zwangsstörungsproblems (Problemformulierung) zu verstehen; und erfahren, wie Achtsamkeitspraxis bei der Veränderung dieser Mechanismen eine Rolle spielen kann. Die Konzentration auf den Atem und den Körper hilft den Teilnehmern, sich des abschweifenden Geistes (intrusive Gedanken, Zwangsgedanken) und ihrer Tendenz, Reaktionen auf alltägliche Ereignisse (z. B. Rituale und Zwänge) zu kontrollieren, deutlicher bewusst zu werden.

Übersicht

- Zur Körperhaltung
- Achtsamkeit für Atem und Körper
- Diskussion der Übung
- Nachbesprechung der Hausaufgaben
- Symptome einer Zwangsstörung und verzerrte Überzeugungen
- Übung zu Gedanken und Gefühlen
- Diskussion der Übung
- Verstehen, wie Zwangsstörungen funktionieren und wie Achtsamkeit hilft
- Pause
- Bericht einer Patientin und Diskussion
- Die drei Ursachen des Leidens
- Lesen und Besprechen der Zitate zu Sitzung 2
- Verteilung der Handouts an die Teilnehmer und Ausgabe der Hausaufgaben zu Sitzung 2:
  - 30 Minuten »Body Scan« – an 6 von 7 Tagen
  - 15 Minuten Sitzmeditation »Achtsamkeit für Atem und Körper« – an 6 von 7 Tagen
  - Achtsamkeit bei einer Routinetätigkeit
- Abschluss im Achtsamkeitskreis mit Schwerpunkt auf der Atmung

Materialien und Ressourcen

- Klangschale, Gong oder Zimbeln
- Audiodatei zur Übung »Achtsamkeit für Atem und Körper« (Track 4)
- Whiteboard und Marker

Handouts für die Teilnehmer

Sitzung 2 – Handout 1: Zusammenfassung von Sitzung 2 (»Zwangsstörungen verstehen und wie Achtsamkeit bei der Bewältigung helfen kann«)
Sitzung 2 – Handout 2: Praktische Anweisungen zur Körperhaltung
Sitzung 2 – Handout 3: Typische Symptome von Zwangsstörungen

Sitzung 2 – Handout 4: Arten verzerrter Überzeugung bei Zwangsstörungen
Sitzung 2 – Handout 5A: Wie Zwangsstörungen funktionieren und wie Achtsamkeit helfen kann
Sitzung 2 – Handout 5B: Wie Zwangsstörungen funktionieren (Abbildung)
Sitzung 2 – Handout 5C: Wie Achtsamkeit bei meiner Zwangsstörung helfen kann (Abbildung)
Sitzung 2 – Handout 6: Bericht einer Patientin – »Achtsamkeit als Heilmittel für meine Zwangsstörung«
Sitzung 2 – Handout 7: Die Ursachen des Leidens
Sitzung 2 – Handout 8: Zitate zu Sitzung 2
Sitzung 2 – Handout 9: Hausaufgaben für die Woche nach Sitzung 2
Sitzung 2 – Handout 10: Protokoll der Hausaufgaben zu Sitzung 2
Sitzung 2 – Handout 11: Informationen für Familienmitglieder und Partner

Zur Körperhaltung

> Der grundlegende Ansatz zum Verständnis des Geistes ist ein Prozess der allmählichen Anfreundung mit sich selbst.
> *Chögyam Trungpa*

Sitzung 2 beginnt damit, dass der Kursleiter das obige Zitat vorliest, um die Bedeutung von Meditationshaltungen bei der Vorbereitung des Körpers auf die Meditation und für das Ausbalancieren, Stabilisieren und Beruhigen von Körper und Geist zu erläutern (siehe Sitzung 2 – Handout 2). Der Kursleiter erklärt, dass das Finden einer bequemen und stabilen Körperhaltung (der erste Schritt in der Meditation) eine Möglichkeit darstellt, liebenswürdig und freundlich mit dem Körper und damit mit sich selbst umzugehen. Darüber hinaus wird das, was wir in unserem Geist spüren, durch unseren Körper ausgedrückt: Wenn wir beispielsweise angespannt sind, versteifen wir unsere Schultern und ziehen sie hoch. Die Körperhaltung hat eine direkte und starke Wirkung auf unseren Gemütszustand. Wir wissen, dass Körper und Geist miteinander verbunden sind: Der Geist beeinflusst den Körper und der Körper beeinflusst den Geist in einer wechselseitigen Beziehung. Aus diesem Grund entsteht ein achtsamer Zustand spontan, wenn sich Körperhaltung und geistige Einstellung gegenseitig unterstützen. Den Körper in eine symmetrische, ausbalancierte Position zu bringen, fördert ein Gleichgewicht des Geistes: Wenn wir den Körper beruhigen, helfen wir unserem Geist, sich zu beruhigen. Eine bequeme aufrechte Haltung hilft dem Geist, in einem Zustand der Ruhe und Präsenz zu kommen (Bien & Didonna 2009).

Durch die Körperhaltung bereiten wir unseren Körper auf die Meditation vor. Laut Jon Kabat-Zinn (1994: 46) ist »eine würdevolle Sitzhaltung an sich schon eine Bekräftigung der Freiheit und der Harmonie, Schönheit und Fülle des Lebens, und die Körperhaltung selbst ist die Meditation«. Mittels der Körperhaltung können wir nicht nur kommunizieren, wie wir uns fühlen, sondern auch, welche Zustände wir kultivieren und entwickeln wollen. Ängstliche Menschen neigen beispielsweise oft dazu, eine Körperhaltung einzunehmen, bei der die Schultern angespannt und nach vorne gebeugt sind; der Rücken ist krumm, der Kopf hängt nach unten und die Arme sind verschränkt, was eine verschlossene Haltung signalisiert, um sich vor der Außenwelt zu schützen. Die Körperhaltung, die während der Meditation eingenommen wird, kann uns stattdessen ein Gefühl von Offenheit, Vertrauen, Ausdauer, Ruhe und Sicherheit vermitteln. Die Einnahme einer bestimmten Körperhaltung stellt auch eine Form der Disziplin dar, genauer gesagt eine Mischung aus Disziplin und Entspannung – sie erfordert eine kontinuierliche Anstrengung, die darauf abzielt, Körper und Geist zu beruhigen, und zwar nicht nur während der formellen Übung, sondern auch im Alltag.

Eine meditative *Stütze* ist etwas in unserer inneren oder äußeren Erfahrung, auf das wir unsere Aufmerksamkeit richten können. Dieser Bezugspunkt oder Anker für den Geist reduziert Ablenkungen und hilft, die Aufmerksamkeit auf das Hier und Jetzt zu lenken. Beispiele für Hilfsmittel, die bei der Meditation eingesetzt werden, sind Körperhaltung und -empfindungen, Atem, Geräusche oder jede andere Form von Sinneserfahrung, die wir in einem bestimmten Moment wahrnehmen. Ein Hilfsmittel ist nützlich, weil es real, konkret ist – im gegenwärtigen Moment verfügbar.

Achtsamkeit für Atem und Körper

Nach der Erläuterung der Körperhaltung leitet der Kursleiter die Teilnehmer durch eine Sitzmeditation, die sich auf den Atem und den Körper konzentriert. Dies ist eine Erweiterung der Übung »Achtsamkeit für den Atem« aus Sitzung 1. Nachdem Körper und Geist durch die Achtsamkeit für den Atem stabilisiert wurden, werden die Teilnehmer aufgefordert, alle Empfindungen, die in ihrem Körper auftreten, auf eine sanfte, neugierige, akzeptierende und nicht urteilende Art und Weise zu erforschen.

SITZMEDITATION »ACHTSAMKEIT FÜR ATEM UND KÖRPER«

Nehmen Sie eine bequeme Sitzhaltung auf einem Stuhl, auf einem Meditationskissen, einem Zafu oder einer Meditationsbank ein. Halten Sie den Rücken gerade, aber nicht steif; Brustkorb und Schultern sind entspannt und der Kopf ist in einer Linie mit dem Rücken. Die Hände ruhen entspannt auf den Knien, auf den Oberschenkeln oder in Ihrem Schoß. Die Handfläche der linken Hand kann sanft den Handrücken der rechten Hand begrüßen, wobei sich die Daumenspitzen berühren. Falls Sie einen Stuhl benutzen, lehnen Sie sich nicht an. Die Füße stehen parallel zueinander und flach auf dem Boden. Falls Sie auf dem Boden sitzen, legen Sie ein dickes Kissen unter Ihr Becken, um Ihren Körper etwa 8–10 Zentimeter vom Boden anzuheben.

Wählen Sie eine Haltung, die es Ihnen ermöglicht, sich präsent, geerdet und in Kontakt mit allem zu fühlen, was Sie trägt. Wählen Sie eine Haltung, die Ihnen ein Gefühl der Ruhe und Gelassenheit, ein Gefühl der Verbundenheit mit sich selbst verleiht. Wählen Sie eine Haltung, die Ihnen ein tiefes Gefühl der Würde vermittelt.

Bringen Sie nun Ihre Aufmerksamkeit zu den Körperempfindungen. Spüren Sie, wie sich Ihr Körper im Kontakt, in der Berührung mit der Unterlage oder dem Boden, auf dem Sie sitzen, anfühlt. Spüren Sie die Schwerkraft, die Sie Moment für Moment auf dem Boden hält.

Wie bei jeder Achtsamkeitspraxis gibt es keinen Zustand, den man erreichen, kein Ziel, das man anstreben muss. Erlauben Sie sich einfach, jede Erfahrung, die Ihnen bewusst wird, Moment für Moment mit einem Gefühl der Akzeptanz, des Mitgefühls und der sanften Neugierde willkommen zu heißen.

Sobald Sie sich Ihrer Körperhaltung bewusst geworden sind und sich eingefunden haben, können Sie sich entscheiden, Ihre Aufmerksamkeit auf Ihre Atmung zu lenken, sodass Ihr Atem zu Ihrem Zentrum, Ihrem Bezugspunkt, Ihrem Anker wird. [30 Sekunden Pause]

Sie müssen nicht auf eine bestimmte Art und Weise atmen, lassen Sie den Atem einfach fließen, so wie er es immer tut und getan hat, seit Ihrem ersten Atemzug. Hören Sie einfach auf Ihren Atem. Er kann langsam oder schnell sein, während er weiter fließt. [30 Sekunden Pause]

Es können jederzeit Gedanken auftauchen, die Ihre Aufmerksamkeit von Ihrem Atem und Körper ablenken. Wenn dies geschieht, nehmen Sie es einfach zur Kenntnis. Nehmen Sie zur Kenntnis, dass Gedanken vorbeiziehen, beobachten Sie sie dabei und heißen Sie sie willkommen. Versuchen Sie dann so bald als möglich, Ihre Aufmerksamkeit wieder auf Ihren Körper und Atem zu lenken. Egal, wie oft Ihre Gedanken abschweifen, kehren Sie jedes Mal mit Ihrem Atem ins Hier und Jetzt zurück. [1 Minute Pause]

Vielleicht bemerken Sie auch die kurzen Pausen zwischen dem Einatmen und dem darauffolgenden Ausatmen, sowie zwischen jedem Ausatmen und dem darauffolgenden Einatmen. Lauschen Sie tief diesem endlosen und unaufhaltsamen Fluss des Lebens. Die Atmung kann zu Ihrem Anker werden, denn sie ist das Realste, Greifbarste und Gegenwärtigste, was Sie haben. Sie ist immer da, von Augenblick zu Augenblick, immer verfügbar. Sie müssen nicht danach suchen und Sie müssen niemanden danach fragen. Werden Sie sich einfach Ihres Atems bewusst und seien Sie mit ihm, auf eine einladende, freundliche Art und Weise. Werden Sie Zeuge Ihrer Atmung.

Spüren Sie, wie die sauerstoffreiche Luft durch Ihre Nasenlöcher einströmt und in den unteren Teil Ihres Bauches fließt, um dann beim Ausatmen den umgekehrten Weg von Ihrem Bauch zu Ihren Nasenlöchern zu nehmen. Luft strömt ein und Luft strömt aus. [1 Minute Pause]

Begrüßen Sie jedes Gefühl oder jede Erfahrung, die Sie beobachten. Vielleicht fällt es Ihnen leichter, Ihre Atmung in der Gegend des Brutkorbs zu

beobachten und zu bemerken, wie sich Ihre Brust beim Einatmen sanft ausdehnt und beim Ausatmen sanft zusammenzieht.
Es kann auch sein, dass Sie sich auf Ihre Nasengänge konzentrieren und die Empfindungen wahrnehmen, die die Luft erzeugt, wenn sie sauerstoffreich durch Ihre Nasenlöcher einströmt und sauerstoffarm wieder ausströmt. [1 Minute Pause]
Ohne den Kontakt zu Ihrer Atmung vollständig zu verlieren, versuchen Sie, Ihre Aufmerksamkeit auf Ihren Körper zu lenken, auf die Empfindungen, die in diesem Moment in Ihrem Körper vorhanden sind. Achten Sie auf eine bestimmte Empfindung, die in diesem Moment vorhanden ist, und nehmen Sie wahr, wo Sie sie spüren und wo sie sich am intensivsten anfühlt.
Versuchen Sie, Ihre Aufmerksamkeit mit liebevoller Neugier zu lenken, und heißen Sie jedes Gefühl willkommen, das auftauchen möchte. Lassen Sie ein Gefühl tiefer Akzeptanz zu für unangenehme Empfindungen, die Sie möglicherweise verspüren. Stellen Sie sich vor, wie Sie die Luft auf den Teil Ihres Körpers richten, in dem die Empfindung am intensivsten ist. Das Einatmen ist wie das Richten eines starken Lichtstrahls auf diesen Teil Ihres Körpers; atmen Sie dann die intensive Empfindung aus und lassen Sie sie los.
Sie können Ihre Aufmerksamkeit nun auf einen anderen Teil Ihres Körpers richten, auf eine andere Empfindung, welche in diesem Moment vorhanden ist. Atmen Sie zu der Empfindung und in diesen Teil Ihres Körpers hinein. [1 Minute Pause]
Versuchen Sie, jedes Gefühl, das aufkommen möchte, willkommen zu heißen, selbst wenn es unangenehm ist. Bemühen Sie sich, bei dem Gefühl zu verweilen, und beobachten Sie, wie lange Sie bei ihm bleiben können, bevor Sie entscheiden, etwas zu tun, um das unangenehme Gefühl loszuwerden. Versuchen Sie, einfach zu beobachten, was geschieht, Moment für Moment, anstatt auf das zu reagieren, was Ihnen nicht gefällt.
Versuchen Sie, sich von jeglicher Bewertung Ihrer Erfahrung zu befreien: Es gibt keine richtigen oder falschen Empfindungen. Was Sie fühlen, ist einfach das, was in diesem Moment geschieht. Was Sie fühlen, kann angenehm oder unangenehm sein. So ist das Leben: eine Mischung aus angenehmen, unangenehmen und neutralen Ereignissen. Begrüßen Sie jedes Ereignis mit dem gleichen Maß an Aufmerksamkeit und Akzeptanz und lassen Sie es zu, anstatt darauf zu reagieren. [1 Minute Pause]
Versuchen Sie nun, Ihre Wahrnehmung so zu erweitern, dass Sie Ihren Körper als Ganzes spüren, von den Fußsohlen bis zum Scheitel. Werden Sie sich dieses Gefühls der totalen Einheit bewusst. Spüren Sie, wie Ihr Atem durch Ihren gesamten Körper fließt, und fühlen Sie, wie sich jeder Teil Ihres Körpers bei jedem Atemzug mit Energie und Leben füllt. Spüren Sie jetzt, wie Ihr ganzer Körper atmet.

Nach Segal et al. 2013.

Diskussion der Übung

Kursleiter: Ich bin wirklich neugierig auf Ihre Kommentare zu dieser Übung. Möchte jemand etwas sagen?

Lucas: Sehr entspannend. Ich habe wirklich gespürt, wie die Energie und Anspannung verschwanden.

Daniel: Ich konnte nicht die richtige Position finden. Vielleicht wäre es einfacher gewesen, wenn ich auf einem Stuhl gesessen hätte. Ich konnte mich konzentrieren, aber nicht vollständig, weil ich das Gefühl hatte, dass mein Rücken nicht gerade war.

Kursleiter: Ich möchte vorschlagen, dass Sie, wenn Sie während einer Meditation eine Position als unbequem erleben, versuchen, diese Empfindung als Chance zu betrachten. Ich meine, versuchen Sie, sich bewusst auf diese Empfindung einzulassen, indem Sie mit ihr in Kontakt bleiben, aber nicht impulsiv darauf reagieren. Es geht nicht darum, zu leiden. Wenn die Position zu unbequem ist, ändern Sie sie. Aber bevor Sie reagieren, versuchen Sie, die Reaktion zumindest für ein paar Sekunden hinauszuzögern, um zu sehen, was passiert, wenn Sie bei dieser Empfindung verweilen. Wir neigen dazu, jede Form von Unbehagen so schnell wie möglich zu lindern. Es ist wichtig, zu lernen, nicht sofort auf etwas zu reagieren, das man als unangenehm empfindet. Es wird schnell klar, wie stark sich diese Haltung auf die Behandlung der Zwangsstörungssymptome auswirkt.

Katy: Ich habe die richtige Position auf dem Stuhl gefunden und die Übung lief gut. Mir ist aufgefallen, dass die Körperhaltung für eine gute Konzentration von grundlegender Bedeutung ist. Ich fühlte mich ruhig und in der richtigen Position, meine Gedanken schweiften nicht ab und ich blieb im gegenwärtigen Moment. Diese Übung ist gut gelaufen, ich war ruhig und es lief gut.

Kursleiter: Eine bequeme Körperhaltung hat Ihnen also geholfen. Ich möchte Sie bitten, die Meditation nicht als etwas zu betrachten, das richtig oder falsch sein kann. Es ist nie eine Leistung, die erfolgt oder nicht. Eine Übung läuft nie »schlecht«: Was auch immer passiert, ist einfach unsere Erfahrung in diesem Moment. Meditation zielt nicht auf ein bestimmtes Ergebnis ab; sie besteht einfach darin, im gegenwärtigen Moment voll und ganz präsent zu sein, was auch immer geschieht. Versuchen wir, uns jetzt von den Erwartungen und Zielen zu befreien, die wir während des Trainings erreichen wollen, denn diese sind sicherlich ein Hindernis.

Dominic: Was das Konzept betrifft, dass es wichtig ist, unser Bestes zu geben, und dass die Übung keine Leistung ist und wir einfach akzeptieren sollten, was auch immer kommt – ich finde, dass es Zeiten gibt, in denen es besser gelingt als in anderen. Ich merke, dass ich die Dinge nicht einfach nur beobachten kann; ich lasse mich darauf ein. Wenn immer wieder Gedanken auftauchen, verliere ich mich in ihnen und dann kehre ich plötzlich zu meinem Atem zurück. An manchen Tagen sind diese gedanklichen Ausflüge häufiger, und dann neige ich zu der Annahme, dass ich es nicht richtig mache.

Kursleiter: Die Tendenz zum Abschweifen ist eine normale Eigenschaft des menschlichen Geistes und kein Problem. Es liegt in der Natur unseres Geistes, den gewünschten Fokus zu verlieren. Es ist wie bei einem Boot ohne Anker: Zu einem bestimmten Punkt treibt es ab, vom Wind oder den Gezeiten mitgerissen. Es ist nicht sinnvoll, dieses Abschweifen zu beurteilen oder dagegen anzukämpfen. Eine der grundlegenden Lektionen, die uns diese Übungen lehren, ist, die Gewohnheit, das *Urteilen auszusetzen*. Zu denken, dass die Übung schlecht verlaufen ist, ist ein Urteil. Wir brauchen Urteile kaum, vor allem nicht die wirklich negativen, die wir uns selbst gegenüber treffen in Bezug auf das, was wir fühlen oder denken. Um dem entgegenzuwirken, können wir zunächst einfach feststellen, wie oft wir unsere Erfahrungen beurteilen – vielleicht indem wir die Anzahl der Urteile, die wir täglich fällen, in einem Notizbuch notieren und sie uns auf distanzierte Weise ansehen. Auf diese Weise können wir Urteile verringern, bis sie schließlich verschwinden.

Dennis: Aber wenn man sein Urteilsvermögen verliert, verliert man auch seine persönlichen Werte.

Kursleiter: Das ist interessant! Was glauben Sie, was Sie beurteilen müssen?

Dennis: Zum Beispiel ist die Aussage »Ich mag diese Farbe nicht« ein Urteil, das in einer bestimmten Situation notwendig sein könnte.

Kursleiter: Ja, da haben Sie recht! Manchmal kann es nützlich sein, zu urteilen. Urteile haben sicherlich eine Funktion in unserem täglichen Leben. Aber wie setzen wir sie ein? Um dem Leben einen Sinn zu geben und unsere Prioritäten festzulegen oder um uns selbst negativ zu sehen? Ich beziehe mich insbesondere auf jene Urteile, die jedem von Ihnen Probleme bereiten.

Elizabeth: Während der Übung habe ich mir gesagt, ich solle geduldig sein und die Gedanken vorbeiziehen lassen. Ich habe mich auf meinen Atem und meine Empfindungen konzentriert und mir gesagt: »Wie seltsam, ich bewege mich nicht.«

Lisa: Ich fand es sehr schwer, mich auf das Atmen zu konzentrieren. Es war ein Problem, zum Atem zurückzukehren, weil ich ihn nicht spüren konnte.

Kursleiter: Wurden Sie durch etwas abgelenkt?

Lisa: Vielleicht die Sitzhaltung. Im Liegen konnte ich die Bewegungen meines Bauches besser spüren. Ich spürte ein Jucken in meinem Fuß und wurde unruhig, und es fiel mir schwer, mich wieder auf den Atem zu konzentrieren.

Kursleiter: Was war mit dem Jucken, das Sie unruhig machte?

Lisa: Ich weiß es nicht genau, weil ich versucht habe, nichts zu tun. Selbst zu Hause – wenn ich ein Jucken in meiner Hand verspürte, habe ich nichts getan und nach einer Weile ging es vorbei. Aber in meinem Fuß ging es nicht vorbei und ich wurde immer unruhiger, obwohl das Jucken anhielt. Also begann ich, mich zu bewegen, um zu sehen, ob es verschwindet.

Kursleiter: Was war falsch daran, dass das Jucken anhielt?

Lisa: Es hat mich genervt und abgelenkt. Ich hatte nichts, woran ich mich festhalten konnte, weil ich meinen Atem nicht richtig spüren konnte.

Kursleiter: Wenn so etwas das nächste Mal passiert, versuchen Sie, sich dem Juckreiz auf sanfte Weise neugierig zu nähern, anstatt sich aufzuregen: Nehmen Sie seine Intensität und seine Position wahr, betrachten Sie ihn aus der Ferne; es ist nur eine

Empfindung, nicht einmal eine schmerzhafte. Bewerten Sie Ihre Fähigkeit, bei dieser Empfindung zu bleiben, anstatt zu versuchen, sie zu beseitigen. Der Versuch, sie zu beseitigen, ist eine Reaktion, die allen Menschen gemeinsam ist; wenn etwas nicht stimmt, wollen wir es beseitigen. Stattdessen ist die Grundidee hier: Wenn es etwas gibt, das uns nicht gefällt, versuchen wir, damit zu leben. Als Menschen reagieren wir ständig auf Ereignisse, insbesondere auf innere Ereignisse, die eigentlich harmlos und oft nützlich sind.

Denken Sie daran, dass es im Leben nur wenige Gewissheiten gibt. Eine ist der Schmerz, die andere ist der Atem, der uns vom ersten bis zum letzten Moment des Lebens begleitet. Die zweite Gewissheit ist das mächtigste Werkzeug, um erstere zu überwinden.

Nachbesprechung der Hausaufgaben

Die Teilnehmer geben zum ersten Mal Feedback, wie die Praxis der letzten Woche zu Hause verlaufen ist. Sie teilen ihre Erfahrungen mit der Gruppe und beschreiben, was während und zwischen den täglichen Übungen passiert ist und was sie gelernt haben. Normalerweise berichten sie von Schwierigkeiten und Hindernissen, aber manchmal gab es auch interessante Ergebnisse und Erkenntnisse. Es folgt ein Auszug aus einer Nachbesprechung der Hausaufgaben.

Kursleiter: Möchte jemand etwas über seine Erfahrungen mit den Übungen der Woche sagen?

Daniel: Ich habe versucht, die Übungen morgens und nachmittags zu machen, und ich habe festgestellt, dass ich mich morgens besser konzentrieren kann.

Dominic: Ich übe morgens, und wenn ich mich nach dem Meditieren gut fühle, fällt es mir leichter, im gegenwärtigen Moment zu bleiben. Es ist, als gäbe es einen Mechanismus, durch den alles einfacher wird. Und ich habe festgestellt, dass sich das im Laufe des Tages ein wenig verliert. Außerdem neige ich dazu, wenn mir durch eine Erfahrung etwas klar wird, dies auf eine konzeptionelle Ebene zu übertragen, und es wird zu einem Gedanken. Ich kann mich nicht damit zufriedengeben, Dinge nur zu fühlen, ich muss sie verstehen. Mein Kopf sagt mir, dass ich es verstehen muss, und es fällt mir schwer, diesem Gedanken nicht zu glauben. Deshalb neige ich dazu, nachzudenken und zu glauben, dass bestimmte Zwangsgedanken mich Dinge verstehen lassen, die mir ein gutes Gefühl geben – aber dann drehe ich durch.

Kursleiter: Nach dem, was Sie sagen, scheint es ein starkes Bedürfnis zu geben, ein konzeptionelles Verständnis zu erlangen, wie Sie es nennen. Die Art von Meditation, die wir praktizieren, geht eigentlich in die entgegengesetzte Richtung: Wir versuchen zu sein, nicht zu verstehen, während wir meditieren. Wir versuchen zu *fühlen*, was geschieht, nicht darüber nachzudenken, was geschieht. Wir versuchen, auf der

Erfahrungsebene zu leben. Die Erfahrung der Realität in der Achtsamkeitsmeditation erfolgt ohne Wechsel in einen konzeptionellen Modus, ganz im Gegenteil: Oft sind wir in der Lage, die Realität präzise zu erleben, weil wir nicht in diesen konzeptuellen Modus eintreten.

Frederick: Ich denke, es ist zu einfach, bei der Gefühlsebene zu verbleiben. Ich muss etwas Eigenes hinzufügen. Es ist, als müsste ich meine Gedanken zu einer einfachen Beobachtung hinzufügen.

Kursleiter: Es ist natürlich und oft nützlich, während der Meditationspraxis und auch außerhalb davon innezuhalten und nachzudenken. Aber ist dieser Denkmodus immer nützlich oder führt er oft zu Zwangsgedanken, von denen man nicht mehr loskommt? Der Verstand ist zweifellos ein nützliches Werkzeug – sonst hätte er sich beim Menschen nicht bis zu diesem Niveau entwickelt –, aber wir müssen verstehen, wie wir ihn am besten nutzen können. Bei Zwangsstörungen wird der Verstand oft auf eine Weise genutzt, die nicht nützlich ist. Er kann sogar gegen uns arbeiten. Wir möchten, dass er wieder zu einem Werkzeug wird, das uns dient. Es ist wie mit dem Hammer in der Hand: Er ist ein nützliches Werkzeug, wenn ich damit einen Nagel in die Wand schlagen will; aber er kann mir ernsthaften Schaden zufügen, wenn ich ihn benutze, um mir selbst auf den Kopf zu schlagen. Die Praxis der Achtsamkeit hindert uns nicht am Denken. Tatsächlich hilft sie uns zu erkennen, wann es sinnvoll ist, auf der Erfahrungsebene zu verbleiben; wann es sinnvoll ist, über die Erfahrung nachzudenken; und zu wissen, bei welchen Gedanken es sinnvoll ist, zu verweilen. Denken zeichnet uns als Menschen aus und ist nützlich, aber wie hilft es bei Ihrem Problem? Das ist es, was wir bedenken und besprechen müssen.

Gina: Es war keine leichte Woche für mich. Ich habe die Übungen gemacht, aber ich hatte Schwierigkeiten mit den Empfindungen: Mir war kalt und ich wollte, dass die Übung endet. Dann war da noch etwas Merkwürdiges: Ich begann die Übung mit einem lästigen Jucken in meinem Fuß und zum ersten Mal konnte ich den Unterschied zwischen Körper und Geist erkennen. Mein körperliches Jucken war lästig; mein Geist verstärkte das Jucken, und ich hatte das Gefühl, dass ich da nicht rauskommen kann – mein Geist drang in meine körperliche Empfindung und damit in mein Wesen ein. So wurde mir klar, dass dies eine Tendenz von mir ist. Mir wurde klar, dass ich in einer unangenehmen Situation dazu neige, sie zu verstärken. Aber wie sehr wird sie durch meine Gedanken negativ beeinflusst? Wenn ich eine Empfindung an sich betrachte, ist sie vielleicht nicht so negativ. Ich weiß, dass man manchmal durch Meditation, manchmal durch Entspannung und manchmal durch gar nichts großartige Entdeckungen machen kann.

Kursleiter: Ja! Das ist wirklich wichtig.

Frederick: Ich hatte große Schwierigkeiten, den »Body Scan« zu praktizieren. Ich habe den Wecker früh gestellt und es geschafft, die Atemübung ohne Audioanleitung zu machen. Ich habe versucht, diese Übung auch auf Emotionen anzuwenden und meine Schwierigkeiten zu verstehen, indem ich meine Emotionen distanziert beobachtet habe, um über die Empfindungen hinauszugehen.

Tracy: Ich fand es schwierig: Ich hatte Schwierigkeiten, die Übungen alleine durchzuführen, ohne in Panik zu geraten. Ich habe Angst, dass ich sie nicht richtig mache und dass ich sie nicht so machen kann, wie ich es hier in der Gruppe tun würde. Also denke ich, dass ich es nicht richtig mache und keine Ergebnisse erziele.

Dominic: Das ist nicht wichtig. Wir müssen davon ausgehen, dass wir unser Bestes geben, und dürfen nicht beurteilen, ob es richtig oder falsch ist.

Louis: Am Ende der Übung sollten man sich nicht fragen, ob man es richtig gemacht hat. Man muss kein Ergebnis erzielen; wichtig ist nur, dass man es tut.

Kursleiter: Das ist richtig! Wie ich vor der Meditation erwähnt habe, geht es nie um Leistung. Es ist einfach ein Moment, in dem wir bei uns selbst sind und uns selbst beobachten, ohne etwas zu erwarten. Daher ist alles in Ordnung, was auch immer passiert, denn das ist einfach unsere Erfahrung in diesem Moment.

Mary: Beim ersten Mal war es schwer, die ganze Zeit dort zu bleiben, aber dann wurde es immer weniger schwierig. In bestimmten Momenten gelang es mir, ein Gefühl der Akzeptanz für meine unangenehmen emotionalen Zustände zu entwickeln, indem ich sie als innere Ereignisse betrachtete, auf die ich nicht reagieren oder über die ich mir keine großen Sorgen machen musste. An den Tagen, an denen ich übte, erlebte ich während Aktivitäten, die ich normalerweise automatisch ausführe, Bewusstseinsblitze; und in diesen Momenten erlebte ich Farben, Gerüche und Düfte als sehr real. Mir wurde klar, dass ich oft lebe, ohne diese Empfindungen zu erleben. Stattdessen scheint es, als würden nur meine Ängste und Sorgen meine Aufmerksamkeit verdienen. Während ich zum Beispiel aß, hielt ich inne und fragte mich, was ich in diesem Moment eigentlich esse, und ich konnte den Geschmack wahrnehmen. Das hatte ich noch nie zuvor getan.

Kursleiter: Haben Sie das mehrmals gemacht?

Mary: Ja, aber an den Tagen, an denen ich die Übungen gemacht hatte, konnte ich es besser.

Claudia: Ich war oft abgelenkt und fand es schwierig, mich auf meinen Atem zu konzentrieren. Ich spürte meinen Herzschlag überall und war unruhig. Ich konnte schlicht nicht stillhalten und spürte ein schweres Gewicht auf meiner Brust. Das lenkte mich sehr ab. Beim zweiten Mal fiel es mir schwer, mich von meinen Gedanken zu distanzieren, insbesondere während der langen Pausen in der Audioaufnahme, die ich mir anhörte. Wenn ich mir meines Körpers in seiner Ganzheit bewusst sein musste, wurde ich nicht von meinen Gedanken abgelenkt, weil es mir so vorkam, als wäre ich eine einzige Sache. Das war das einzige Mal, dass ich mich nicht von meinen Gedanken ablenken ließ. Ich habe gestern geübt, bevor ich eine Besorgung machen musste, und diese anstehende Besorgung hat mich sehr abgelenkt, weil ich immer wieder daran dachte, wohin ich gehen muss.

Jennifer: Ich habe dreimal geübt, aber es fiel mir schwer, das Konzept der Übung in meinen Kopf zu bekommen. Ich konnte die Position nicht halten. Ich habe mich viel bewegt; ich konnte einfach nicht stillhalten.

Kursleiter: Was hat Sie gestört?

Jennifer: Ich fühlte mich gezwungen, in dieser Position zu bleiben, während ich mir die Audioaufnahme anhörte; dann beschloss ich abzubrechen. Ich fühlte mich präsenter, als ich es auf dem Boden liegend versuchte, und schaffte es, die Übung zu beenden. Manchmal habe ich die Übungen ausgelassen, obwohl ich Zeit hatte, weil ich mich nicht dazu motivieren konnte.

Kursleiter: Es ist sehr wichtig, jeden Tag ein regelmäßiges Zeitfenster zu finden, um die Übungen zu machen. Ich weiß, dass es schwierig sein kann, diese Übungen in bereits volle Tage einzubauen. Allerdings füllen wir unsere Tage oft mit Dingen, die nicht wirklich wichtig sind oder sogar schädlich sein können. Wenn wir versuchen, diese zu streichen oder weniger Zeit damit zu verbringen, können wir wertvolle Zeit gewinnen, um Achtsamkeit zu praktizieren. Es kann nützlich sein, in Ihrem Kalender einen Termin mit sich selbst zu vereinbaren, um die Übungen jeden Tag zur gleichen Zeit zu machen – so, als hätten Sie einen Termin mit jemand anderem. Wählen Sie eine Zeit, zu der es einfacher oder hilfreicher ist, die Übungen durchzuführen. Oft ist es sinnvoll, die Übungen morgens direkt nach dem Aufwachen zu machen, weil es gut ist, den Tag bewusst zu starten. Wenn Sie abends müde sind, können die Übungen Sie zum Einschlafen bringen. Das ist das Gegenteil von Präsenz.

George: Ich habe versucht, die Übungen morgens zu machen, und hatte das Gefühl, dass ich nicht viele Gedanken hatte. Am nächsten Tag habe ich es abends versucht, um zu sehen, ob sich etwas ändert. Tagsüber war viel passiert, und während der Übung habe ich darüber nachgedacht und konnte mich nicht sehr konzentrieren. Ich hatte viel im Kopf.

Kursleiter: Das ist ein wichtiger Punkt. Die Tatsache, dass Sie viele Dinge im Kopf hatten, ist kein Hindernis und sollte nicht als etwas Negatives angesehen werden. Wir können einen bewölkten oder wolkenlosen Himmel beobachten und einfach feststellen, wie er in diesem Moment aussieht. Dasselbe können wir mit Gedanken tun: Wir stellen fest, dass sie da sind. Wir üben, zu beobachten, was da ist. Wir praktizieren nicht in der Hoffnung, dass unser Geist leer sein wird. Wichtig ist nicht, wie viele oder welche Gedanken wir haben, sondern wie wir mit ihnen umgehen.

Louis: Ich habe nachmittags geübt, weil ich vorher meinen Ritualen nachgehen muss. Ich meine, normalerweise muss ich in den ersten 2 Stunden nach dem Aufwachen meine Rituale ausführen.

Kursleiter: Aus Gewohnheit?

Louis: Ja.

Kursleiter: Versuchen Sie, diese Übung nach und nach in den Teil des Tages zu integrieren, den Sie bislang Ihren Ritualen widmen. Es gibt nichts in Ihrem Leben, das Sie zwingt, diese Rituale genau dann zu machen; und so können Sie versuchen, eine neue gesunde Gewohnheit zu integrieren. Versuchen Sie vielleicht, die Übungen vor Ihren Ritualen zu machen, und dann sehen Sie, ob der durch die Übungen erzeugte Geisteszustand Ihre Sicht auf die Rituale verändert.

Louis: Okay, ich werde es versuchen. Manchmal war ich sehr müde, wenn ich die Übungen machte, vielleicht wegen der Körperhaltung. Es gab auch Zeiten, in denen ich meine Hände nicht spüren konnte. Ich habe die Übungen im Sitzen gemacht, weil ich im Liegen einige Regeln meiner Rituale nicht einhalten könnte.

Kursleiter: Denken Sie daran, dass eine der Ideen, die wir in diesem Programm entwickeln werden, darin besteht, die Regeln zu brechen. Ich beziehe mich auf die Regeln, die Ihre Zwangsstörung charakterisieren. Sie haben sie im Laufe der Jahre aufgebaut, und sie müssen in Stücke gehauen werden.

Symptome einer Zwangsstörung und verzerrte Überzeugungen

Der Kursleiter verteilt nun das Handout 3 zur zweiten Sitzung, das die Symptome auflistet, die bei Menschen mit einer Zwangsstörung normalerweise auftreten. Es ist wichtig, dass sich die Teilnehmer ihrer eigenen zwangsspezifischen Symptome deutlicher bewusst werden. Der Kursleiter geht die Liste auf dem Handout durch und bespricht den Inhalt, um das Bewusstsein der Teilnehmer für die klinischen Aspekte zu schärfen, die durch dieses Programm gezielt angegangen und verbessert werden können. Es ist hilfreich, den Teilnehmern Zeit zu geben, die Liste kurz durchzusehen und über Symptome nachzudenken, die sie möglicherweise haben, und dann alle in eine aktive Diskussion einzubeziehen.

Zwangsstörungen sind eine äußerst heterogene Störung, sodass die Symptome der Teilnehmer sehr unterschiedlich sein können. Aus diesem Grund ist es sinnvoll, dass sich jeder Teilnehmer einen Moment lang eingehend mit den spezifischen Symptomen befasst, auf die in diesem Teil des Programms eingegangen werden soll. Es ist auch hilfreich, die Teilnehmer auf diese Heterogenität hinzuweisen und zu besprechen, dass unabhängig von den verschiedenen Formen, in denen sich Zwangsstörungen manifestieren können, alle Symptome durch einige grundlegende gemeinsame Komponenten gekennzeichnet sind (z. B. dysfunktionale Überzeugungen, Selbstmisstrauen, Hyperaktivierung des Bedrohungssystems im Gehirn). Es ist auch eine Gelegenheit, darüber zu sprechen, wie die im Programm gelehrten Übungen oder Techniken am besten auf die spezifischen Symptome der Teilnehmer angewendet werden können (siehe Sitzung 2 – Handout 3).

Verzerrte Überzeugungen im Kontext der Zwangsstörung

Wie in Kapitel 1 beschrieben, haben Menschen, die von einer Zwangsstörung betroffen sind, im Laufe der Jahre eine Reihe verzerrter Überzeugungen entwickelt. Erklären Sie der Gruppe, dass diese Überzeugungen als »Filter« dienen, also beeinflussen, wie Menschen mit einer Zwangsstörung ihre inneren und äußeren Erfahrungen interpretieren. Der Kursleiter sollte das Handout 4 zu Sitzung 2 verteilen, auf dem die Arten verzerrter Überzeugungen bei Zwangsstörungen aufgeführt sind, und die Teilnehmer bitten, kurz (2–3 Minuten) darüber nachzudenken, welche Überzeugungen auf der Liste ihrer Art und Weise entsprechen, Erfahrungen zu interpretieren.

Übung zu Gedanken und Gefühlen

Die nächste Praxisanwendung zeigt den Gruppenmitgliedern, wie verzerrte Überzeugungen zu einem verzerrten Realitätsempfinden führen und Zwangssymptome auslösen können. Die Übung zu Gedanken und Gefühlen hilft den Teilnehmern, die Beziehung zwischen Ereignissen, Gedanken und Emotionen zu erkennen. Dabei wird das grundlegende kognitive ABC-Modell der emotionalen Belastung verwendet, um den Teilnehmern zu zeigen, wie die Interpretation eines Ereignisses die Stimmung, Gefühle, Reaktionen und körperlichen Empfindungen beeinflusst.

Die Teilnehmer werden zunächst gebeten, ihre ersten Reaktionen auf ein zweideutiges Ereignis zu beobachten. Anschließend sollen sie die resultierenden Gefühle, Gedanken, körperlichen Empfindungen und Impulse identifizieren und unterscheiden. Wie von Bowen et al. (2011) vorgeschlagen, sollte der Schlüsselreiz zweideutig gehalten werden, das heißt, das vorgestellte Szenario sollte in einem neutralen Tonfall präsentiert werden, der dem Verhalten keine Bedeutung zuweist. Diese Neutralität ermöglicht es dem Zuhörer, seine eigene Geschichte und seine eigenen Muster auf die Situation zu projizieren. Die Übung zu Gedanken und Gefühlen kann den Teilnehmern wie folgt vorgestellt werden:

> »Die Art und Weise, wie Sie ein Ereignis interpretieren, hat einen starken Einfluss auf Ihre Emotionen und Ihre Stimmung. Diese Übung bietet ein Beispiel, das Ihnen helfen wird, die Beziehung zwischen Ihren Gedanken und Gefühlen besser zu verstehen. Versuchen Sie, sich auf das Beispiel zu konzentrieren, das ich Ihnen gleich geben werde; und stellen Sie sich vor, Sie würden die Situation, die ich gleich beschreiben werde, tatsächlich erleben.
> Setzen Sie sich bequem hin und schließen Sie die Augen. Stellen Sie sich nun folgendes Szenario vor:
> **Sie gehen die Straße entlang ... und an einem bestimmten Punkt sehen Sie jemanden, den Sie kennen, auf der anderen Straßenseite in die entgegengesetzte Richtung gehen ... Das ist jemand, über dessen Anblick Sie sich freuen, und Sie lächeln und winken ... Die Person reagiert nicht auf Ihre Begrüßung und geht weiter ... Wie fühlen Sie sich? ... Welche Gedanken gehen Ihnen gerade durch den Kopf? Was würden Sie am liebsten tun? Haben Sie irgendwelche Körperempfindungen?«**

Wenn die Teilnehmer ihre Augen öffnen, fordert der Kursleiter sie auf, alle Gefühle oder Körperempfindungen, die sie erlebt haben, sowie alle Gedanken oder Bilder, die ihnen durch den Kopf gegangen sind, zu beschreiben.

Der Kursleiter listet diese Reaktionen an einem Whiteboard in drei Spalten auf, die mit *Situation*, *Gedanke* und *Gefühl* überschrieben sind.

Diskussion der Übung

Bei der Besprechung der Beiträge der Teilnehmer sollte deutlich werden, dass ihre Gefühle von der jeweiligen Vorstellung darüber, was im Szenario passiert ist, abhängen – und dies wirkt sich direkt auf ihre Reaktion aus. Das Gegenteil kann auch der Fall sein: Eine bereits vorhandene Emotion kann die Gedanken beeinflussen. Wenn wir bereits Scham oder Angst empfinden, interpretieren wir ein Ereignis möglicherweise entsprechend unseren Gefühlen. Der Kursleiter sollte die normale Angewohnheit hervorheben, Gedanken und Gefühle als Fakten und nicht als subjektive Erfahrungen zu betrachten. Es ist auch nützlich, zu untersuchen, ob die Reaktionen der Teilnehmer bekannte Denk- und Reaktionsmuster sind. Sind sie eine typische Reaktion eines Teilnehmers auf eine mehrdeutige Situation? Dies ist einer der Ausgangspunkte für Zwangsstörungen. Die folgenden Auszüge aus einer solchen Diskussion sollen verdeutlichen, wie nützlich diese Übung ist.

John: Ich war mir sicher, dass ich dieser Person etwas angetan hatte. Ich fühle mich oft verantwortlich, wenn etwas schiefgeht, wenn etwas Schlimmes passiert oder wenn mich jemand nicht bemerkt.

Kursleiter: Und wie haben Sie sich gefühlt, als diese Person nicht auf Ihre Geste reagiert hat?

John: Ich fühlte mich schuldig.

Jennifer: Ich hatte ähnliche Gedanken, dass ich irgendwann etwas falsch gemacht haben muss – und fühlte mich daher schuldig. Aber ich hatte auch Angst, weil ich nicht in der Lage war, mit der Person in Kontakt zu treten. Ich dachte, ich hätte es verdient, dass die Person sich weigert, mit mir zu interagieren. Gleichzeitig hätte ich die Dinge gerne geklärt und mit dieser Person in Ordnung gebracht.

Sarah: Ich habe mich geschämt. Ich fühlte mich ausgeschlossen und im Stich gelassen – was für mich inakzeptabel war.

Kursleiter: Haben Sie festgestellt, dass Ihnen die Art und Weise, wie Sie das Verhalten der anderen Person interpretiert haben, bekannt vorkam, dass Sie oft so reagieren?

[Viele Teilnehmer antworten mit »Ja«]

Kursleiter: Diese Übung ist sehr interessant, weil sie uns hilft, zu verstehen, dass unsere Reaktionen und Gefühle in bestimmten Situationen oft nicht davon abhängen, was wirklich um uns herum geschieht oder was andere Menschen tun, sondern vielmehr von den Vorstellungen, die wir von uns selbst haben, davon, wer wir sind, was wir sind oder wie wir sein oder uns verhalten sollten. Hat jemand von Ihnen in dieser Situation eine oder mehrere der verzerrten Überzeugungen erkannt, über die wir vorhin gesprochen haben?

Jennifer: Ja, das übertriebene Verantwortungsbewusstsein.

Andrew: Ich habe meine Tendenz erkannt, einer möglichen Gefahr zu viel Bedeutung beizumessen.

Sarah: Es hat mich an meine Intoleranz gegenüber Ungewissheit erinnert. Ich konnte es nicht ertragen, nicht zu wissen, was in der Situation wirklich passiert ist.

Implikationen für Zwangsstörungen

Die wichtigste Lektion, die die Teilnehmer aus der Übung zu Gedanken und Gefühlen mitnehmen, ist, dass unsere Gefühle und Verhaltensweisen das Resultat eines Ereignisses *plus einer Interpretation* dessen sind. Menschen, die von Zwangsstörungen betroffen sind, neigen dazu, normale, harmlose und mehrdeutige Reize als hochgefährlich zu interpretieren – mit bedrohlichen Folgen, für die sie möglicherweise verantwortlich sind. Nach der Übung ist den Gruppenmitgliedern bewusster, wie Zwangsstörungen funktionieren und inwiefern Achtsamkeit einen therapeutischen Einfluss auf ihr Problem haben kann.

Verstehen, wie Zwangsstörungen funktionieren und wie Achtsamkeit hilft

Um zu verstehen, wie Zwangsstörungen funktionieren, muss man die Faktoren verstehen, die die Zwangsstörungen der Teilnehmer triggern, verstärken und aufrechterhalten. Sobald die Teilnehmer diesen Prozess verstanden haben, können sie erkennen, warum und wie Achtsamkeitsübungen ihre Symptome zu beeinflussen vermögen. Es sollte helfen, regelmäßig zu üben, um diese Symptome zu verändern. Zu Beginn dieser Sitzung sagt der Kursleiter unter anderem: »Der erste Schritt zur Heilung ist das Verstehen.«

Geben Sie den Teilnehmern die Handouts 5A, 5B und 5C zu Sitzung 2.

In diesen Handouts wird eine kognitive Problemformulierung verwendet, um die zwanghafte Erfahrung zu normalisieren. Um sicherzustellen, dass die Teilnehmer den Inhalt dieser Problemformulierung vollständig verstehen, sollte der Kursleiter ein Whiteboard verwenden und die Formulierung gemeinsam mit ihnen in den folgenden Schritten erarbeiten.

Erklären Sie zunächst, wie verzerrte Überzeugungen dazu führen, dass die Teilnehmer normale und harmlose Erfahrungen (z. B. intrusive Gedanken) als gefährlich und bedrohlich interpretieren, was wiederum Sicherheitsverhalten, Zwangshandlungen und herausfordernde Emotionen auslöst (siehe Sitzung 2 – Handout 5B). Diese Zwangssymptome können als normal angesehen werden, wenn Menschen ständig das Bedrohungs-/Selbstschutzsystem des Gehirns aktivieren (d. h. die Kampf-, Flucht- oder Erstarrungsreaktion).

Erklären Sie dann, dass es zwei Möglichkeiten gibt, wie Achtsamkeit bei der Bekämpfung von Zwangsstörungen helfen kann (siehe Sitzung 2 – Handout 5C). Erstens bringt die Achtsamkeitspraxis die Teilnehmer in direkten Kontakt mit der Realität als korrigierende Reaktion auf verzerrte Gedanken und Überzeugungen. Bei regelmäßiger Anwendung kann Achtsamkeit den Teilnehmern helfen, jedes Urteil auszusetzen, das sie normalerweise den Triggern von Zwangsstörungen zuschreiben. Sie lernen, Gedanken, Zweifel, Impulse und Antriebe zu beobachten, ohne auf sie zu reagieren oder sie zu interpretieren, sondern sie als das zu akzeptieren, was sie wirklich sind: harmlose und unbeständige Erfahrungen, die verschwinden, wenn ihnen keine Energie zuteil wird. Diese Akzeptanz hilft, eine unnötige Aktivierung des Bedrohungs-/Selbstschutzsystems zu verhindern (d. h. unter Bedingungen, in denen die Gefahr nicht real ist). Zweitens kann Achtsamkeit die Aktivierung des Zufriedenheits-/Beruhigungs- und Sicherheitssystems des Gehirns begünstigen, das Gefühle von Ruhe, Sicherheit und Vertrauen fördert (siehe Sitzung 2 – Handout 5C).

Der Kursleiter bittet die Teilnehmer, zu besprechen, mit welchen Aspekten des Diagramms in Handout 5B sie sich identifizieren.

Kursleiter: Gibt es Kommentare oder Fragen? Welche Aspekte Ihres Problems erkennen Sie in dieser Problemformulierung wieder?

George: Ich kann mich mit fast allem identifizieren. Jetzt ist mir klar, warum ich immer wieder Dinge tu, von denen ich weiß, dass sie keinen Sinn ergeben; aber solange ich diesen Dingen weiterhin eine Bedeutung zumesse, ergeben sie in gewisser Weise einen Sinn.

Lara: Tatsächlich habe ich das bereits durch die Übungen verstanden, die ich in der vergangenen Woche gemacht habe. Ich neigte dazu, meinen störenden Gedanken weniger Bedeutung beizumessen, wenn sie auftauchten, und ich neigte dann dazu, weniger zu reagieren.

Kursleiter: Wenn Sie regelmäßig Achtsamkeit praktizieren, beginnen Sie, eine Reihe von mentalen Gewohnheiten zu durchbrechen, die sich bei einigen von Ihnen über viele Jahre verfestigt haben; und Sie schaffen eine neue mentale Gewohnheit. Ein neuer mentaler Modus ermöglicht es Ihnen, alle Urteile und Bewertungen dessen, was in Ihnen vorgeht (z. B. Gedanken, Gefühle, Empfindungen), auszusetzen, es zu begrüßen, ohne auf es zu reagieren, es aus der Distanz zu beobachten und als das zu erkennen, was es ist: einfache, harmlose, unbeständige mentale Ereignisse. Damit dieser neue mentale Modus jedoch zu Ihrem eigenen wird, ein Teil von Ihnen, damit er stabil und dauerhaft wird, müssen Sie täglich Achtsamkeit praktizieren, zumindest für ein paar Monate. Wenn Sie dies nicht tun, werden sich Ihre alten mentalen

Gewohnheiten tendenziell wieder in Ihren Geist einschleichen. Aus diesem Grund lade ich Sie herzlich ein, sich in den nächsten Wochen den Hausaufgaben zu widmen und die Übungen ernst zu nehmen.

Pause

Die Teilnehmer legen an dieser Stelle der Sitzung eine kurze Pause von 10 Minuten ein.

Bericht einer Patientin und Diskussion

Der Kursleiter kann das Verständnis der Teilnehmer für die zentralen Konzepte zu Zwangsstörungen und Achtsamkeit fördern, indem er einen Bericht (siehe Sitzung 2 – Handout 6) vorliest und bespricht. Darin beschreibt eine Patientin ihre Erfahrungen in der Gruppe und wie und warum es hilfreich war, ihre Zwangsstörung zu verstehen und sie durch Achtsamkeitspraxis zu überwinden.

Die drei Ursachen des Leidens

Der Kursleiter stellt als Nächstes die drei Hauptursachen menschlichen Leidens vor, die in der buddhistischen Psychologie identifiziert wurden – Anhaftung oder Gier, Abneigung und Illusion sowie Unwissenheit oder Verzerrung –, und hilft den Teilnehmern, Verbindungen und Beziehungen zwischen Zwangsstörungen und jedem dieser drei Faktoren zu finden. Beispielsweise sind Zwangsmechanismen und -symptome eine Form der *Anhaftung* an bestimmte Gedanken, Überzeugungen, Verhaltensweisen (z. B. Rituale) und/oder Objekte (z. B. Horten). Der Kursleiter könnte die Teilnehmer also dazu anregen, über ihre Anhaftungen nachzudenken. Wenn ihnen nichts einfällt, kann der Kursleiter die Teilnehmer bitten, darüber nachzudenken, ob es Rituale gibt, die sie unbedingt ausführen müssen. Zwangshandlungen sind eine Art *Abneigung* gegen bestimmte Gefühle (z. B. Angst, Scham, Ekel), (Zwangs-)Gedanken, körperliche Empfindungen oder Objekte. Um das Thema Abneigung zu besprechen, bittet der Kursleiter die Teilnehmer, darüber nachzudenken, ob es Gedanken, Gefühle oder Dinge gibt, die sie stark ablehnen und zu vermeiden versuchen, und bietet Beispiele an, wenn sie Schwierigkeiten haben, selbst welche zu finden. Dysfunktionale Überzeugungen, magisches Denken und Gedanken-Handlungs-Fusionen sind Formen von Realitätsverzerrungen. Auf der Grundlage dessen, was bisher im Programm besprochen wurde, werden die Teilnehmer gefragt, ob ihnen Situationen einfallen, in denen sie merkten, dass sie eine verzerrte Sicht auf das hatten, was sie fühlten, was um sie herum geschah und was wirklich vor sich ging.

Sobald zumindest einige Teilnehmer in der Lage sind, die drei Ursachen des Leidens mit ihrer eigenen Zwangsstörung in Verbindung zu bringen, bespricht der Kursleiter mit den Gruppenmitgliedern, inwiefern Achtsamkeitspraktiken besonders wirksam sind, um die drei Geisteshaltungen, die Leiden verursachen, zu verhindern oder abzuschwächen und sie durch gesündere Haltungen zu ersetzen.

Als Teil der Hausaufgaben sollten die Teilnehmer Handout 7 zu Sitzung 2 sorgfältig durchgehen, um diese Themen besser zu verstehen und darüber nachzudenken.

Lesen und Besprechen der Zitate zu Sitzung 2

Wie in Sitzung 1 und in den folgenden Sitzungen gibt der Kursleiter eine Reihe von Zitaten (Sitzung 2 – Handout 8) aus und bittet die Teilnehmer, darüber nachzudenken sowie mitzuteilen, inwieweit sie sich mit dem, was in der Sitzung besprochen wurde, decken könnten.

Verteilung der Handouts an die Teilnehmer und Ausgabe der Hausaufgaben

Der Kursleiter verteilt die Handouts, die den Teilnehmern während der Sitzung noch nicht ausgehändigt wurden, beginnend mit Handout 1, das die grundlegenden Inhalte und Ziele dieser Sitzung zusammenfasst und das die Teilnehmer zu Hause lesen müssen. Dann sollte der Kursleiter besonders auf Handout 9 (Hausaufgaben für die Woche) und Handout 10 (Protokoll der Hausaufgaben) hinweisen. Die Teilnehmer werden gebeten, die Übungen »Body Scan« und »Achtsamkeit für Atem und Körper« jeweils an 6 von 7 Tagen zu praktizieren. Sie werden zudem gebeten, Achtsamkeit auf eine Routinetätigkeit anzuwenden (informelle Praxis) und ihre Meditationspraxis im Protokoll der Hausaufgaben zu Sitzung 2 (Handout 10) zu dokumentieren. Die Teilnehmer sollen außerdem die in der Sitzung bereitgestellten Handouts mindestens einmal im Laufe der Woche sorgfältig durchlesen und darüber nachdenken, wie die Informationen für das Verständnis ihrer aktuellen Probleme und den Umgang damit hilfreich sein können.

Der Kursleiter gibt den Teilnehmern auch das Handout 11 zu Sitzung 2, das sie an enge Verwandte, Partner oder Freunde weitergeben können, die in der Lage und bereit sind, den therapeutischen Prozess zu unterstützen. Handout 11 ist individualisiert und wird in Briefform präsentiert, wobei jeder Brief mit dem Namen des jeweiligen Teilnehmers versehen ist. Ziel dieses Handouts ist es, den dem Teilnehmer nahestehenden Personen eine Reihe von Leitlinien, Empfehlungen, Tipps und Informationen zu den Gründen, Zielen und Grundprinzipien des MBCT-Programms für Zwangsstörungen zu geben. Für die Teilnehmer, die ihre Angehörigen zu Sitzung 3 mitbringen, dient der Brief als Vorbereitung auf die Fragerunde, die in dem Rahmen dann stattfinden wird (siehe Kapitel 7).

Achtsamkeitskreis

Wie die vorherige Sitzung endet auch Sitzung 2 damit, dass sich die Gruppenmitglieder zu einem Kreis zusammenschließen. Der Kursleiter schlägt die Klangschale an, um eine stille Meditation zu beginnen, bei der man sich 3–4 Minuten lang auf den Atem konzentriert. Am Ende kann der Kursleiter eines oder mehrere der Zitate aus dieser Sitzung wiederholen und jedes Mitglied nacheinander auffordern, in wenigen Worten seine gegenwärtige Erfahrung zu teilen, ohne weitere Kommentare abzugeben.

SITZUNG 2 – HANDOUT 1
Zusammenfassung von Sitzung 2: »Zwangsstörungen verstehen und wie Achtsamkeit bei der Bewältigung helfen kann«

Zwangsstörungen sind durch wiederkehrende intrusive und quälende Gedanken, Bilder oder Impulse (Zwangsgedanken) sowie repetitive Handlungen (Zwangshandlungen oder Rituale) gekennzeichnet. Die Patienten glauben, dass diese repetitiven Handlungen zu einer Verringerung der durch die Zwangsgedanken verursachten Beschwerden und Ängste führen und alle als schädlich empfundenen Folgen verhindern. Etwa 2–3 Prozent der Weltbevölkerung leiden an Zwangsstörungen. Die meisten Menschen, die von dieser Störung betroffen sind, haben nicht nur ein problematisches Verhältnis zu ihren Gedanken, sondern auch zu allen inneren Erfahrungen (sensorische Wahrnehmungen, Emotionen und körperliche Empfindungen). Dieses gestörte Verhältnis kann eine wichtige Rolle bei der Aufrechterhaltung der Störung spielen.

Achtsamkeit kann als das Gegenteil vieler zwanghafter Mechanismen und Symptome betrachtet werden. Zwanghafte Symptome lassen sich als ein Zustand schwerer *Gedankenlosigkeit* oder mangelnden Bewusstseins definieren. Mit der Zeit unterliegen zwanghafte Rituale einem Automatismus, und die Person ist sich ihrer tatsächlichen Folgen und Bedeutung nicht mehr bewusst. Die Praxis der Achtsamkeit unterstützt Sie bei der Entwicklung der **Fähigkeit, unerwünschte Gedanken, Emotionen und Empfindungen zu erkennen und bewusst *nicht* darauf zu reagieren. Gewohnheitsmäßige und automatische Reaktionsweisen (Zwangsgedanken und -handlungen) verstärken lediglich die Symptome der Störung** (siehe Handouts 5A, 5B, 5C und 6 zu Sitzung 2).

Achtsamkeit zu kultivieren, bedeutet zu lernen, **in der Gegenwart verwurzelt** zu bleiben, **in Kontakt mit der Realität**, wie sie tatsächlich ist, und nicht wie sie vom Geist verfälscht wird. Sie lehrt uns, **unsere eigene Erfahrung zu beobachten, ohne sie zu beurteilen**. Die Achtsamkeitspraxis und alle Übungen in diesem Kurs können die Beziehung zu Ihren inneren Zuständen, seien es Gedanken, Emotionen oder körperliche Empfindungen, radikal verbessern und Ihnen so helfen, sich allmählich von zwanghaften Gewohnheiten und Gefühlen zu befreien.

SITZUNG 2 – HANDOUT 2
Praktische Anweisungen zur Körperhaltung

Die beste Meditationshaltung ist eine, in der Sie sich gleichzeitig wohl, wach, stabil und zentriert fühlen; und die Sie eine Weile lang bequem beibehalten können. Diese Art von Haltung ermöglicht es Ihnen, die Übung mit weniger Ablenkungen oder Hürden, die durch körperliche Beschwerden, Schläfrigkeit und abschweifende Gedanken entstehen können, durchzuführen. Sie ermöglicht es dem Körper, ausgeglichen, ruhig und wach zu sein. Das erreichen Sie, wenn der Körper zu seiner Balance, Gelassenheit, Stabilität und Wachheit findet.

Wenn Sie praktizieren, sei es eine Sitzmeditation, beim Yoga oder anderweitig, ist es eine gute Idee, lockere Kleidung zu tragen, nichts, was eng um die Taille sitzt, und barfuß zu sein.

Bei den meisten Meditationsübungen in diesem Buch können Sie auf einem Stuhl mit gerader Rückenlehne oder auf dem Boden sitzen und ein Kissen (z. B. ein Zafu) oder eine Kniebank verwenden, um Ihr Gesäß zu stützen. Halten Sie Ihren Rücken gerade, aber nicht steif, wobei der Nacken mit der Wirbelsäule ausgerichtet sein sollte.

Nehmen Sie eine aufrechte Haltung ein. Stellen Sie sich vor, wie Ihr Körper von einer Schnur, die an Ihrem Scheitel befestigt ist, nach oben gezogen wird. Wenn Sie auf einem Stuhl sitzen, können Sie sich auf die Kante setzen, sodass Sie sich nicht anlehnen. Stellen Sie Ihre Füße flach auf den Boden. Übrigens ist es nicht zwangsläufig besser auf dem Boden, anstatt auf einem Stuhl zu sitzen. Die Verwendung eines Stuhls ist gerade auch für Menschen mit körperlichen Problemen oder besonders steifen Gelenken äußerst nützlich.

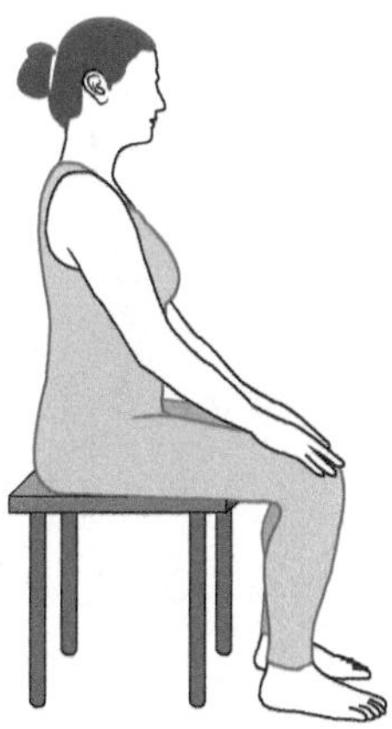

Eine übliche Meditationshaltung auf dem Boden, insbesondere für Anfänger, ist der Burmesische Sitz.

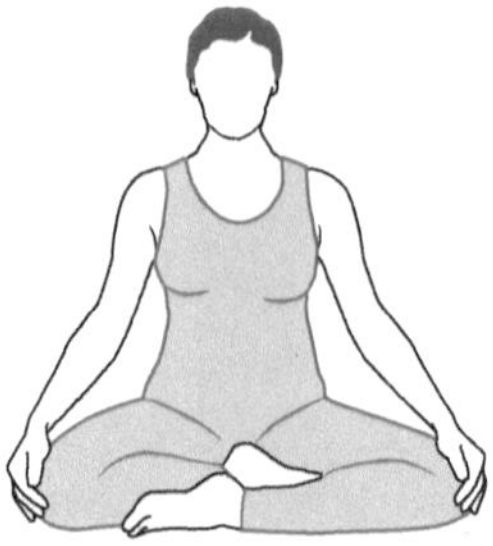

Hierbei sitzt man mit überkreuzten Beinen auf dem Boden. Die Knie sollten möglichst den Boden berühren, das hängt aber von der individuellen Muskelflexibilität ab und ist keine Voraussetzung. Es kann hilfreich sein, ein Kissen unter die Knie zu legen.

Alternativ kann man auch kniend auf einer Bank oder einem Kissen sitzen, wobei die Knie auf dem Boden und die Arme und Hände auf den Oberschenkeln ruhen.

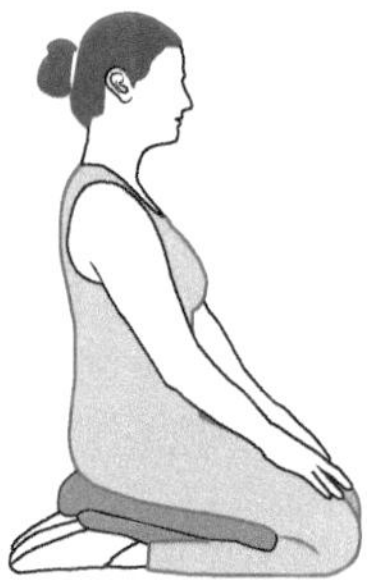

Wie auch immer Sie sitzen, finden Sie eine möglichst ausgewogene, entspannte und stabile Position, die es Ihnen ermöglicht, sich ganz auf den Meditationsprozess einzulassen. Gehen Sie behutsam mit sich um.

Lassen Sie Ihre Hände auf den Knien ruhen oder legen Sie eine Hand in die andere, die Handflächen nach oben, sodass sich die Daumen auf Höhe des Bauchnabels leicht berühren.

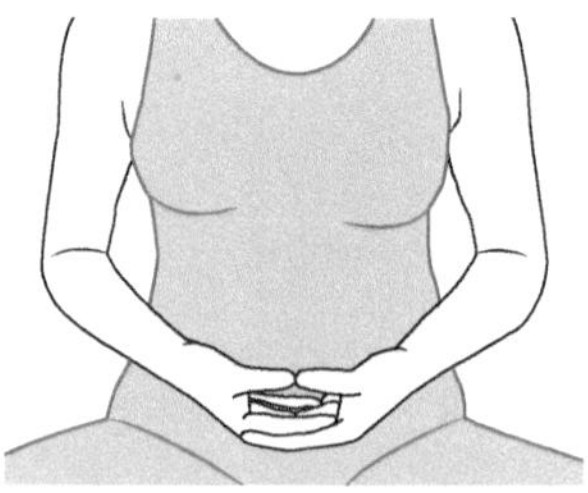

Entspannen Sie Ihre Schultern. Sie können die Augen offenlassen oder schließen, um Ablenkungen von außen zu vermeiden.

Nach Bein & Didonna 2009.

SITZUNG 2 – HANDOUT 3
Typische Symptome einer Zwangsstörung

Welche der unten aufgeführten Symptome und Merkmale treffen auf Sie zu? Welche Merkmale bereiten Ihnen die meisten Schwierigkeiten? Diese Symptome können durch dieses Programm verbessert werden.

Zwangsgedanken sind wiederkehrende, anhaltende unerwünschte und intrusive Gedanken, Bilder, Szenen, Impulse und Zweifel, die Angst, Verzweiflung oder andere negative Gefühle verursachen. Die betroffene Person versucht, diese Gefühle loszuwerden oder sie durch eine rituelle Handlung zu neutralisieren.

Typische Themen von Zwangsgedanken sind:

- Angst, durch Infektionen oder ekelhafte Substanzen beziehungsweise Gegenstände kontaminiert zu werden oder andere zu kontaminieren
- Angst, sich selbst oder anderen Schaden zuzufügen
- Übermäßige Beschäftigung mit moralischen oder religiösen Weltanschauungen
- Unangenehme sexuelle oder gewalttätige Gedanken
- Bedürfnis nach Ordnung und Symmetrie
- Zweifel, ob man die Tür oder die Fenster geschlossen beziehungsweise ob man das Gas, die Wasserhähne oder das Licht ausgeschaltet hat
- Angst vor beschämendem Fehlverhalten oder unangemessenem Verhalten
- Magisches Denken und abergläubische Überzeugungen (z. B. »Wenn ich nicht bis 87 zähle, während ich die Straße entlanggehe, wird meinem Liebsten etwas Schreckliches zustoßen«; »Ich habe Angst vor der Zahl 6 und muss sie meiden, weil die Zahl 666 dem Teufel zugeschrieben wird«).

Zwangshandlungen sind Verhaltensweisen oder Rituale, die eine Person immer wieder ausführen muss. Diese Verhaltensweisen sollen den Stress von Zwangsgedanken verhindern, verringern oder verschwinden lassen.

Diese Verhaltensweisen sind jedoch übertrieben oder können das befürchtete Ereignis realistischerweise nicht verhindern. Sie bieten normalerweise nur eine vorübergehende Linderung. Die Zwangsgedanken kommen in der Regel stärker zurück. Darüber hinaus führen diese Rituale oft selbst zu Stress, da sie immer anspruchsvoller und zeitaufwendiger werden.

Zwangshandlungen können entweder **offen** sein, also für andere sichtbar (z. B. Waschen, Überprüfen), oder **verdeckt**, also nicht sichtbare mentale Handlungen (z. B. stilles Zählen oder wiederholtes Aussprechen von Wörtern, Phrasen oder Gebeten im Kopf).

Beispiele für typische Zwangshandlungen und andere sicherheitsorientierte Verhaltensweisen sind:

- Waschen (Hände, Körper) und Putzen (Haushalt, Kleidung, Gegenstände)
- Kontrollieren (Türen sind verschlossen; Gas, Licht oder Wasserhahn sind aus; Fahrstrecke zurückverfolgen, um sicherzugehen, dass man niemanden überfahren hat)

- Zählen in bestimmten Mustern
- Ständiges Bitten um Rückversicherung
- Ordnen und Anordnen von Dingen, Perfektionismus
- Stilles Wiederholen von Wörtern oder Phrasen
- Übermäßiges Beten oder Ausüben von Verhaltensweisen, die durch religiöse Überzeugungen oder Angst ausgelöst werden
- Übermäßige Langsamkeit bei der Erledigung von Aufgaben und daraus resultierende Verzögerungen
- Übermäßige Wiederholung von Tätigkeiten
- Ständiges Produzieren »neutralisierender« Gedanken, um zwanghaften Gedanken entgegenzuwirken
- Jemandem nicht erlauben, das eigene Zuhause zu betreten (z. B. aus Angst vor Kontamination)
- Meidung von Orten, Situationen, Menschen oder Aktivitäten, die zwanghafte Gedanken auslösen könnten

Die meisten Menschen mit Zwangsstörungen leiden sowohl unter Zwangsgedanken als auch unter Zwangshandlungen, manche weisen aber nur das eine oder das andere auf.

Die Symptome verschlimmern sich in der Regel, wenn die Person zunehmendem Stress ausgesetzt ist.

Die meisten Menschen mit Zwangsstörungen erkennen, dass ihre Zwangsgedanken und -handlungen irrational und unrealistisch sind, fühlen sich aber unfähig, ihnen zu widerstehen und sich davon zu befreien.

Bei Personen mit Zwangsstörungen verursachen diese Gedanken und Verhaltensweisen extreme Belastung, nehmen viel Zeit in Anspruch und beeinträchtigen ihren Alltag, ihre Arbeit und Beziehungen.

SITZUNG 2 – HANDOUT 4
Arten verzerrter Überzeugungen bei Zwangsstörungen

Viele Menschen, die an Zwangsstörungen leiden, entwickeln bereits in der Kindheit verzerrte oder unrealistische Überzeugungen. Diese beeinflussen ihre Interpretation von Lebenserfahrungen auf problematische Weise. Sie wirken wie »Filter«, die inneren und äußeren Erfahrungen bestimmte Bedeutungen verleihen. Diese Überzeugungen lösen Zwangsgedanken, Grübeln und folglich zwanghafte Rituale aus.

Versuchen Sie, in der folgenden Liste von Überzeugungsarten oder -kategorien diejenigen zu identifizieren, die Sie entwickelt haben.

1. **Perfektionismus:** unrealistische Überzeugung, dass man alles perfekt machen muss, koste es, was es wolle. Diese Überzeugung führt oft zu Grübeln, Zwangsgedanken, Horten und Ritualen der Kontrolle, Ordnung, Präzision und Symmetrie.
2. **Übertriebenes Verantwortungsbewusstsein in Bezug auf potenzielle Schadensverursachung und/oder Unterlassung:** Fehlannahme, dass man die alleinige Verantwortung für ein schwerwiegendes schädliches Ereignis trägt, wenn es eintritt oder eingetreten ist. Man muss daher alles in seiner Macht Stehende tun, um zu verhindern, dass es erneut passiert, oder um herauszufinden, warum es passiert ist. Möglicherweise glaubt man auch, dass man nicht genug getan hat oder es vermieden hat, das Notwendige zu tun, um größeren Schaden zu verhindern. Diese Überzeugung löst oft Zwangsgedanken, Kontroll- beziehungsweise Reinigungsrituale und Grübeln aus.
3. **Gedankenkontrolle:** unrealistische Überzeugung, dass man Gedanken kontrollieren können muss und sollte – etwa das Auftauchen von unerwünschten Gedanken verhindern oder sie loswerden kann. Oft führt diese Überzeugung zu Ordnungs- und Symmetrieritualen, Horten, mentalen Ritualen, Grübeln und Zwangsgedanken.
4. **Gedanken zu viel Bedeutung beimessen:** Irrglaube, dass Gedanken einen direkten Einfluss auf das eigene Leben haben und etwas Reales über die Person auszusagen vermögen. Dies kann den Glauben einschließen, dass Gedanken tatsächlich die Macht haben, das Wohlbefinden und die Handlungen einer Person zu bestimmen. Dieser Glaube kann zu Grübeln und Zwangsgedanken, Ritualen der Kontrolle, Ordnung und Symmetrie sowie zu Horten führen.
5. **Übermäßige Gewichtung von wahrgenommenen Bedrohungen und Gefahren:** Überzeugung, dass ein schädliches Ereignis mit höherer Wahrscheinlichkeit einem selbst als anderen widerfährt oder schwerwiegendere Folgen haben könnte, als dies tatsächlich der Fall ist. Diese Überzeugung führt oft zu Grübeln und Kontrollritualen.
6. **Intoleranz gegenüber Ungewissheit:** erhebliche Schwierigkeiten, unvorhersehbare oder ungewisse Situationen zu akzeptieren und in ihnen zu verweilen. Dies kann den unrealistischen Glauben einschließen, dass man immer in der Lage sein wird, Gewissheit über ein Geschehen zu erlangen. Ein solcher Glaube führt oft zu Grübeln/Zwangsgedanken und Ritualen der Kontrolle, Ordnung und Präzision.

Nach OCCWG 1997.

SITZUNG 2 – HANDOUT 5A
Wie Zwangsstörungen funktionieren und wie Achtsamkeit helfen kann

Wenn Sie Ihre Zwangsstörung sorgfältig beobachten, werden Sie feststellen, dass es bestimmte Mechanismen gibt, die Ihre Probleme aktivieren und über einen längeren Zeitraum aufrechterhalten. Diese Mechanismen zu verstehen, kann Ihnen helfen, sie zu ändern.

Zwangsstörungen beginnen mit einem Erlebnis, das die meisten Menschen als harmlos betrachten. Das kann ein **Gedanke** in Form eines *Zweifels* sein (z. B. »Habe ich die Haustür abgeschlossen?«; »Habe ich meine Hände richtig gewaschen?«) beziehungsweise ein *Bild* oder eine *Szene* (z. B. die Erinnerung an etwas, das man getan oder nicht getan hat, oder an etwas, das man fürchtet), es können **körperliche Empfindungen** sein (z. B. »Mein Rücken juckt«) oder **Wahrnehmungen** unter anderem visueller, akustischer, taktiler Art (z. B. »Ich habe einen Fleck auf dem Boden gesehen«; »Ich habe ein Geräusch gehört«; siehe Sitzung 2 – Handout 5B). Bei Menschen mit Zwangsstörungen lösen diese Erfahrungen eine Kaskade von Ereignissen aus. Zunächst wird der Zweifel, das Bild oder die Wahrnehmung durch den Filter **verzerrter oder irrationaler Überzeugungen**, die früher im Leben entwickelt wurden, interpretiert (*Beurteilungsmodus*; siehe Sitzung 2 – Handout 4). Die Interpretation löst dann Ängste aus, dass die Situation sehr gefährlich sein könnte.

Wenn diese Trigger als gefährlich beurteilt werden und man den inneren Erfahrungen (insbesondere dem Gedächtnis und der Wahrnehmung) **misstraut**, werden im Gehirn und Körper die Kampf-, Flucht- oder Erstarrungsreaktion aktiviert. Sie sind Teil des **Bedrohungs-/Selbstschutzsystems**, das diverse Areale und Strukturen im Gehirn betrifft. Dieses System bereitet den Körper darauf vor, bei einer echten Gefahr Abwehrmaßnahmen zu ergreifen. Das kann Ihr Leben retten, wenn Sie sich wirklich in einer gefährlichen Situation befinden. Das System kann jedoch auch durch einen ungefährlichen Trigger aktiviert werden, wenn Sie glauben, dass die Gefahr real ist. Eine häufige Aktivierung des Systems ist stressig, da es **belastende Emotionen** (Angst, Ekel, Schuldgefühle, Scham usw.) erzeugt, die dazu führen, dass Sie versuchen, sich vor der befürchteten Gefahr zu schützen. Sie zeigen **selbstschützende oder sicherheitsorientierte Verhaltensweisen**, wie das Bitten um Rückversicherung oder das Ausführen zwanghafter Rituale (Überprüfen, Waschen). Sie könnten auch Situationen meiden oder ständig nach Gefahren Ausschau halten, ohne zu realisieren, dass an sich keine Gefahr besteht.

Einmal aktiviert, begünstigen belastende Emotionen und Schutzverhalten die Interpretation von harmlosen Gedanken als Gefahr. Diese Gedanken treten dann immer häufiger auf und werden schnell zu einem **Zwangsgedanken** (d. h. zu einem dauerhaften störenden Gedanken), und Sie verspüren das Bedürfnis, Abwehrmaßnahmen zu ergreifen. Es entsteht ein Teufelskreis der andauernden Aktivierung und Aufrechterhaltung der zwanghaften Problematik.

Achtsamkeit hilft, eine unnötige Aktivierung des Bedrohungs-/Selbstschutzsystems zu verhindern (siehe Sitzung 2 – Handout 5C). Wenn Achtsamkeit regelmäßig täglich praktiziert wird, kann sie Ihnen helfen, das **Urteil auszusetzen**, das Sie über einen Trigger fällen könnten. Sie werden lernen, den Trigger zu beobachten, ohne ihn zu interpretieren oder darauf zu reagieren, und ihn als das zu akzeptieren, was er ist – ein harmloses Ereignis, das einfach verschwindet, wenn Sie nichts tun, um es zu nähren. Achtsamkeit aktiviert auch **das Zufriedenheits-/Beruhigungs- und Sicherheitssystem** des Gehirns, das entspannt und ein Gefühl von Sicherheit und Vertrauen fördert.

Achtsamkeit hilft Ihnen, die Symptome einer Zwangsstörung (Sicherheitsverhalten und belastende Gedanken, Emotionen und Empfindungen) zu reduzieren und ein Gefühl der Ruhe, Stabilität und Ausgeglichenheit zu entwickeln.

SITZUNG 2 – HANDOUT 5B
Wie Zwangsstörungen funktionieren

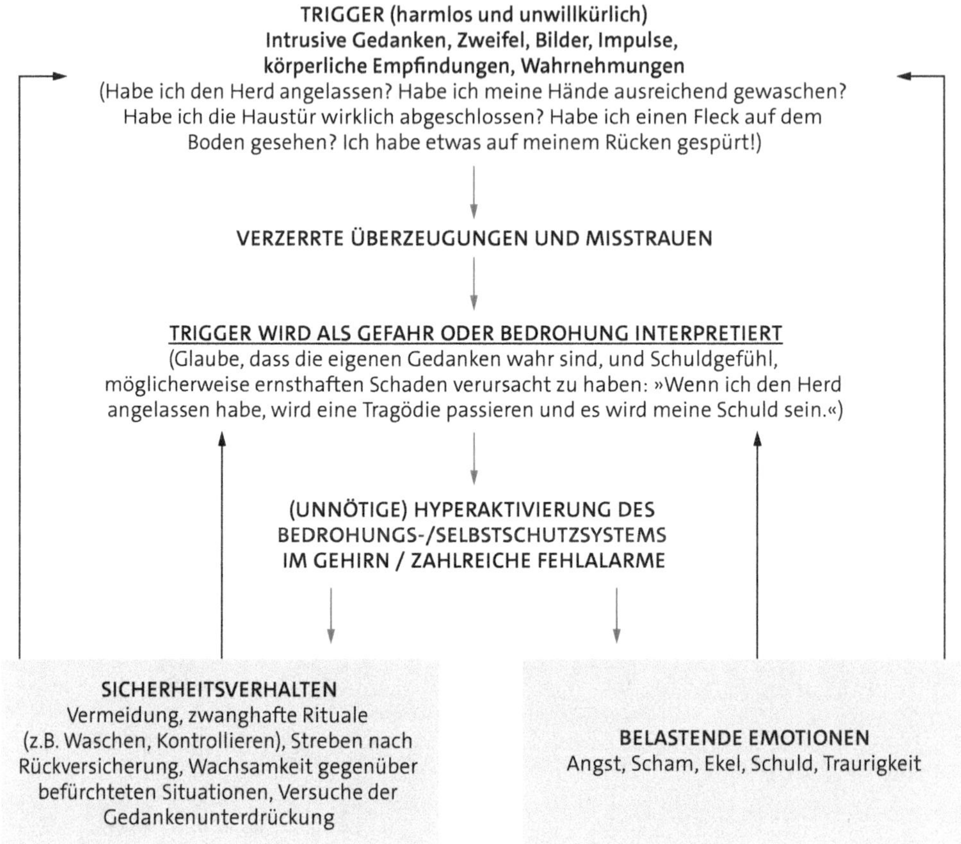

SITZUNG 2 – HANDOUT 5C
Wie Achtsamkeit bei meiner Zwangsstörung helfen kann

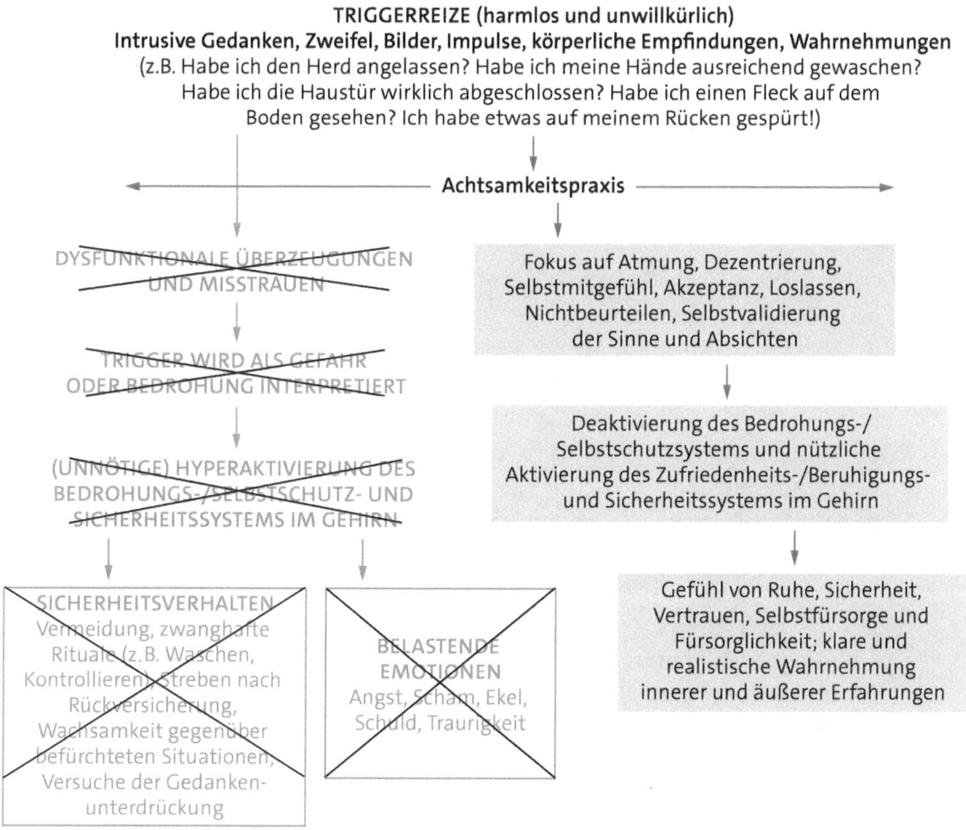

SITZUNG 2 – HANDOUT 6
Bericht einer Patientin: »Achtsamkeit als Heilmittel für meine Zwangsstörung«

Die Achtsamkeitspraxis hat mir wirklich geholfen, anders mit meinen intrusiven Gedanken, Zweifeln, Zwangsgedanken und Bildern umzugehen. Normalerweise reagiere ich auf meine Zwangsgedanken, als wären sie echte, dringliche Befehle, denen ich mich nicht entziehen kann. Ich handle sofort, wenn sie aufkommen, weil es sich so anfühlt, als wäre es zu riskant, nicht danach zu handeln, als würde etwas Schlimmes passieren und es wäre dann meine Schuld.

Achtsamkeit ermöglicht es mir, die Entwicklung von intrusiven Gedanken zu wertenden Gedanken zu stoppen – dass, wenn ich mein Ritual nicht durchführe, etwas Schlimmes passieren wird. Wenn ich jetzt aufdringliche Gedanken habe, ist es, als könnte ich sie aus der Distanz betrachten und sie als das sehen, was sie sind – einfach Gedanken. Ich kann mir auch bewusst machen, was wirklich passiert, und da es fast nie wirklich gefährlich ist, muss ich nicht mehr reagieren.

Diese Fähigkeit, nicht zu reagieren, hat mir klar gemacht, dass ich meine Rituale nicht mehr durchführen muss. Ich glaube nicht mehr an die Bedeutung von Gedanken, die mir sagen: »Du musst dreimal nachsehen oder du musst zehnmal nachsehen.« Ich weiß, dass es nur Gedanken sind, und so lasse ich sie zu, bis sie verschwinden, wie Wolken, die am Himmel vorbeiziehen. Die Fähigkeit, meine Gedanken zu beobachten, ohne etwas zu tun – ohne zu urteilen, ohne zu reagieren – ermöglicht es mir, die Mechanismen zu unterbrechen, die immer zu meinen Ritualen geführt haben.

Sara (eine junge Frau, die von Zwangsstörungen betroffen ist)

SITZUNG 2 – HANDOUT 7
Die Ursachen des Leidens

Schmerz ist ein normaler Zustand im Leben eines jeden Menschen. Bei der Geburt erleben wir große Schmerzen, wenn wir uns aus der Geborgenheit des Mutterleibs in die Welt begeben – ein Übergang, der uns von der Natur auferlegt wird. Verlust, Krankheit, Unfälle und enttäuschte Erwartungen führen zu verschiedenen Formen des Leidens. Glücklicherweise kann das Leben auch viele Momente der Freude und lange Phasen der Gelassenheit und des Friedens bieten. Alles, was wir als Menschen tun können, ist, die bestmögliche Beziehung zum Schmerz herzustellen, wenn er auftritt; zu versuchen, ihn daran zu hindern, sich zu verstärken; und alles zu geben, um ihn schließlich verschwinden zu lassen. Schmerz ist, wie alles andere im Leben, nicht von Dauer. Die Entwicklung des Bewusstseins ermöglicht es, unsere üblichen automatischen **Reaktionsweisen** zu erkennen und zu verhindern; und achtsamer und effektiver zu reagieren. Bei allen Menschen, insbesondere aber bei Betroffenen von Zwangsstörungen, wird Leiden dadurch erzeugt oder verstärkt, dass sie im Falle schmerzhafter oder beunruhigender Erfahrungen auf eine oder mehrere der folgenden drei Arten reagieren:

1. **Anhaftung/Festhalten:** Tendenz, einige Elemente oder Erfahrungen (Menschen, Objekte oder Situationen) als »wesentlich« für unser Leben zu betrachten – und dabei an etwas (selbst Gedanken oder Überzeugungen) oder jemandem festzuhalten, in der Hoffnung, das Leben auf eine Weise zu erleben, die sich von dem unterscheidet, wie wir es im gegenwärtigen Moment tun; ständig das zu wollen, was wir nicht haben; und von angenehmen Erfahrungen nicht abzulassen, wenn wir sie loslassen müssen. Dieses Festhalten bildet die Grundlage aller Süchte und kann Angst erzeugen vor dem Verlust von etwas oder dem Nichterhalten von etwas, das man für wesentlich hält. Diese Angst kann wiederum zwanghafte Rituale oder das Streben nach Rückversicherung hervorrufen; sie kann zu Wut, Traurigkeit oder Verzweiflung führen, wenn wir dieses Etwas verloren haben. Ein buddhistisches Sprichwort besagt: »Im Leben ist alles, was du wirklich brauchst, bereits da.«
2. **Abneigung**: Tendenz, sich gegen etwas zu wehren, dagegen zu kämpfen, es zu leugnen, sich ihm zu widersetzen und unangenehme Erfahrungen zu vermeiden, selbst wenn es sich um normale, unvermeidbare Erfahrungen handelt. Abneigung tritt immer dann auf, wenn wir Dinge nicht akzeptieren, weil sie nicht so sind, wie wir sie gerne hätten, einschließlich unserer eigenen Gedanken, Emotionen oder Empfindungen. Wir versuchen, etwas zu ändern oder zu verhindern, was in Wirklichkeit nicht geändert oder verhindert werden kann. All dies führt zu einer enormen und unnötigen Energieverschwendung, die Gefühle von Wut, Groll, Scham, Angst, Schuld oder anhaltenden Stress auslösen und zwanghafte Rituale als Reaktion auf diese unerwünschten Gefühle verursachen kann.
3. **Illusion oder Verzerrung:** Tendenz, den Bezug zur Realität zu verlieren oder sie durch Fantasiegebilde zu verzerren, indem man Dinge sieht (oder fürchtet), die nicht da sind; und andere nicht sieht, die da sind. Wenn man nicht im gegenwärtigen

Moment lebt, kann man in Erinnerungen an die Vergangenheit oder Sorgen in Bezug auf die Zukunft gefangen sein, die es einem nicht erlauben, die Dinge objektiv und realistisch zu sehen. Dieser Zustand kann Emotionen hervorrufen, mit denen sich nur sehr schwer umgehen lässt, und ist eine der Ursachen für Zwangsstörungen.

Jede dieser drei Reaktionsweisen verursacht, verstärkt und erhält Leiden sowie die meisten psychischen Störungen aufrecht. Durch die Praxis der Achtsamkeit sind wir zunehmend in der Lage zu erkennen, wann eine dieser drei Tendenzen in unserem Geist aktiviert wurde. Wir können dann versuchen, sie zu unterbrechen oder zumindest ihre Intensität und Frequenz zu reduzieren, um sie schließlich zukünftig daran zu hindern, aufzutreten.

SITZUNG 2 – HANDOUT 8
Zitate zu Sitzung 2

Der grundlegende Ansatz zum Verständnis des Geistes
ist ein Prozess der allmählichen Anfreundung mit sich selbst.
Chögyam Trungpa

Wir sehen die Dinge nicht so, wie sie sind;
wir sehen sie so, wie wir sind.
Talmud

Zwischen Reiz und Reaktion liegt ein Raum.
In diesem Raum liegt unsere Macht zur Wahl unserer Reaktion.
In unserer Reaktion liegt unsere Entwicklung und unsere Freiheit.
Viktor E. Frankl

Ich bin ein alter Mann und habe viele Probleme gekannt,
doch die meisten davon traten nie ein.
Mark Twain

In der Stille, bevor unsere Gewohnheiten entstehen,
werden wir frei.
Jack Kornfield

Es ist schwer, einen Feind zu bekämpfen,
der Außenposten in deinem Kopf hat.
Sally Kempton

Ein Glaube ist nicht nur eine Idee, die der Verstand besitzt.
Es ist eine Idee, die den Verstand besitzt.
Robert Oxton Bolton

Menschen sind keine Gefangenen des Schicksals,
sondern nur Gefangene ihres eigenen Verstandes.
Franklin Delano Roosevelt

Wenn Sie sich Sorgen darüber machen, was sein könnte,
und sich fragen, was hätte sein können,
werden Sie ignorieren, was ist.
Autor unbekannt

SITZUNG 2 – HANDOUT 9
Hausaufgaben für die Woche nach Sitzung 2

1. Führen Sie die Übung »Body Scan« (Track 2) an 6 von 7 Tagen durch und notieren Sie Ihre Eindrücke und Beobachtungen im Protokoll der Hausaufgaben zu Sitzung 2 (Sitzung 2 – Handout 10).
2. Führen Sie die Übung »Achtsamkeit für Atem und Körper« (Track 4) täglich zu unterschiedlichen Zeiten durch, an 6 von 7 Tagen. Wenn Sie jeden Tag mit Ihrem Atem in Kontakt bleiben, können Sie sich bewusst machen, was Sie fühlen, wenn Sie mit dem gegenwärtigen Moment in Kontakt sind.
3. Jedes Mal, wenn Sie eine Übung dieser Sitzung durchgeführt haben, berichten Sie von Ihren Erfahrungen im Protokoll der Hausaufgaben zu Sitzung 2 (Handout 10). Halten Sie alle Kommentare, Eindrücke oder Schwierigkeiten fest, die möglicherweise aufgekommen sind.
4. Lesen Sie die Handouts mindestens einmal sorgfältig durch und denken Sie über die darin vermittelten Ideen nach. Versuchen Sie, sie sich zu eigen zu machen und sie täglich zu nutzen, um eine neue Beziehung zu Ihren Gedanken, Gefühlen und körperlichen Empfindungen zu entwickeln.
5. Wählen Sie eine alltägliche Routinetätigkeit, derer Sie sich besonders bewusst werden können (z. B. Zähneputzen, Duschen, Geschirr spülen, Müll rausbringen, Lesen, Einkaufen, Essen)

Wenn Sie die Übungen durchführen, versuchen Sie, keine bestimmten Erwartungen zu haben, was währenddessen passieren wird. Wenn Sie Achtsamkeit üben, stellen Sie sich als einen guten Landwirt vor, der sein Land vorbereitet und bestellt und darauf vertraut, dass er die Früchte dieser Arbeit nach einigen Monaten gedeihen und blühen sieht. Versuchen Sie, die Übungen *nicht* als lästige Pflicht zu betrachten, sondern als gesunde Gewohnheit, die Sie in Ihr Leben integrieren möchten.

Denken Sie immer daran, dass das Engagement, das Sie diesem Training widmen, Ihnen langfristig zu bedeutenden Ergebnissen verhelfen wird; und mit der Zeit kann Achtsamkeit zu einer Lebensentscheidung und einer Seinsweise in der Welt avancieren.

SITZUNG 2 – HANDOUT 10
Protokoll der Hausaufgaben zu Sitzung 2

Name: ______________________________

Füllen Sie dieses Formular jedes Mal aus, wenn Sie Übungen durchführen. Notieren Sie alles, was während der jeweiligen Übung anfällt, damit wir in der nächsten Sitzung darüber sprechen können.

Tag/Datum	Übung	Anmerkungen
Donnerstag, der ________	Body Scan Achtsamkeit für Atem und Körper Routinetätigkeit	
Freitag, der ________	Body Scan Achtsamkeit für Atem und Körper Routinetätigkeit	
Samstag, der ________	Body Scan Achtsamkeit für Atem und Körper Routinetätigkeit	
Sonntag, der ________	Body Scan Achtsamkeit für Atem und Körper Routinetätigkeit	
Montag, der ________	Body Scan Achtsamkeit für Atem und Körper Routinetätigkeit	
Dienstag, der ________	Body Scan Achtsamkeit für Atem und Körper Routinetätigkeit	
Mittwoch, der ________	Body Scan Achtsamkeit für Atem und Körper Routinetätigkeit	

SITZUNG 2 – HANDOUT 11
Informationen für Familienmitglieder und Partner

Sehr geehrter Angehöriger oder Partner von ________________________________

Ich möchte Ihnen Informationen über den therapeutischen Prozess geben, den Ihr Angehöriger im Rahmen dieses Programms durchläuft, und erklären, was bei den Problemen Ihres Angehörigen hilft und was nicht.

Eine Zwangsstörung ist in dem Sinne eine Vertrauensstörung, als die Betroffenen dem, was sie tun, wahrnehmen oder woran sie sich erinnern, nicht trauen können. Menschen mit Zwangsstörungen vertrauen nicht auf ihre Aufmerksamkeit, ihr Gedächtnis oder ihre Sinne, insbesondere in angstauslösenden Situationen. Sie neigen dazu, Situationen als gefährlich oder bedrohlich zu interpretieren. Sie denken, sie müssten etwas tun, zum Beispiel um Rückversicherung bitten oder zwanghafte Rituale durchführen, um befürchtete Konsequenzen zu verhindern. Die Rückversicherung und die Rituale verringern zwar die starke Angst der Person, wirken aber nicht auf die Wurzel des Problems.

Menschen mit Zwangsstörungen bitten Familienangehörige oder Freunde oft um Rückversicherung; dadurch wird die Verantwortung für das, was befürchtet wird, an jene Person delegiert, die sie beruhigt. Und die Wirkung der Rückversicherung besteht darin, dass sie das zwanghafte Problem tatsächlich nährt und verstärkt. Sie verstärkt das Misstrauen der Person gegenüber sich selbst.

In diesem elfteiligen Kurs erlernt Ihr Angehöriger eine neue Art, mit seinen Gedanken, Empfindungen und Emotionen umzugehen. Er lernt, diese inneren Zustände zu beobachten, ohne darauf mit zwanghaften Ritualen reagieren zu müssen. Er erkennt Gedanken, Emotionen und körperliche Empfindungen als einfache, harmlose, vorübergehende Ereignisse, ohne ihnen eine Bedeutung zu geben.

Achtsamkeitsübungen helfen Menschen mit Zwangsstörungen, eine neue Beziehung zu inneren und äußeren Erfahrungen zu entwickeln. Sie entwickeln eine neue Beziehung zu ihren Sinnen (Sehen, Hören, Fühlen, Schmecken und Riechen), die ihr Selbstvertrauen stärkt, was ein wesentliches Mittel gegen Zwangsstörungen ist.

Um Ihrem Angehörigen besser helfen zu können und die Wirkung des Therapieprogramms zu verstärken, befolgen Sie bitte diese Richtlinien:

1. *Lesen Sie alle Unterlagen*, die Ihr Angehöriger von den Sitzungen mit nach Hause bringt. Denken Sie gemeinsam darüber nach und versuchen Sie zu verstehen, wie Sie sie am besten im Alltag und in schwierigen Situationen anwenden können.
2. *Beruhigen Sie niemals.* Rückversicherungen erhöhen die Unsicherheit Ihres Angehörigen und nähren die Störung.
3. *Vermitteln Sie Ihrem Angehörigen Botschaften des Vertrauens*, in denen Sie ihm mitteilen, dass Sie ihm und in das, was er denkt, fühlt, will, hört und sich merkt, vertrauen; und darauf, dass er in der Lage sein wird, seine Zwangsstörung zu lindern oder zu überwinden.

4. *Unterstützen Sie Ihren Angehörigen niemals bei Ritualen.* Helfen Sie beispielsweise nicht beim Duschen oder Waschen, achten Sie nicht darauf, dass etwas an seinem Platz ist und ordnen Sie keine Gegenstände. Diese Art der Hilfe verstärkt und vergrößert das Problem nur. Erinnern Sie die Person stattdessen daran, die Ideen, Prinzipien und Werkzeuge zu nutzen, die von der Achtsamkeitsgruppe bereitgestellt werden. Fragen Sie beispielsweise: »Was hast du in der Gruppe gelernt, das dir in dieser Situation helfen könnte?« oder »Mit welcher Übung oder Einstellung könntest du diese Schwierigkeit überwinden?«
5. *Ermutigen, motivieren, unterstützen und erinnern Sie Ihren Angehörigen bei Bedarf an die täglichen Übungen,* die in der jeweiligen Sitzung aufgegeben wurden. Sie können die Übungen auch mit ihm durchführen und gemeinsam die Audioaufnahmen zu den Achtsamkeitsübungen anhören. Die Wirksamkeit dieses Programms hängt weitgehend von der regelmäßigen Durchführung der Hausaufgaben ab.
6. *Helfen Sie Ihrem Angehörigen, unabhängig zu werden* und Alltagsentscheidungen zu treffen, wobei er die volle Verantwortung für diese Entscheidungen übernimmt. Dies ist ein wesentliches Element der Behandlung von Zwangsstörungen, da es für Menschen mit Zwangsstörungen schwierig ist, die Verantwortung für ihre eigenen Handlungen und Entscheidungen zu übernehmen.
7. *Bieten Sie immer Unterstützung an und loben Sie,* wenn es Ihrem Angehörigen gelingt, etwas Schwieriges ohne Rituale und Rückversicherung allein zu bewältigen.
8. *Glauben Sie an die Fähigkeit Ihres Angehörigen, mit der Zwangsproblematik umzugehen und sie zu überwinden.* Helfen Sie ihm, Vertrauen in seine Fähigkeit zu entwickeln, sich zu ändern.

Ich hoffe, dass die hier bereitgestellten Informationen verständlich sind. Bei Fragen stehe ich zur Verfügung.

7 Sitzung 3: Hilfe für Angehörige und Partner bei der Unterstützung von Patienten mit Zwangsstörungen

Frieden kann nicht durch Gewalt aufrechterhalten werden;
er kann nur durch Verständnis erreicht werden.
Albert Einstein

Über diese Sitzung

Nach der zweiten Sitzung sollten die Teilnehmer mit dem Programm vertraut sein und sich darin eingebunden fühlen. An dieser Stelle ist es sinnvoll, Angehörige und Partner in den Prozess einzubeziehen. Auch sie haben mit Schwierigkeiten zu kämpfen, die durch die Zwangsstörung ihres Angehörigen verursacht werden, und möchten meist verstehen, was sie tun können, um ihrem Angehörigen bei diesem Therapieprogramm zum Erfolg zu verhelfen. Am Ende von Sitzung 2 haben die Teilnehmer einen Brief erhalten (Sitzung 2 – Handout 11), den sie ihren Familienmitgliedern, Partnern oder engen Freunden geben sollten und in dem erklärt wird, wie Zwangsstörungen funktionieren. Während dieser Sitzung besprechen nun der Therapeut und die den Teilnehmern nahestehenden Personen den Inhalt des Briefs und reflektieren ihn.

Eltern, Ehepartner, andere Familienmitglieder und Freunde werden häufig in die Rituale der Patienten einbezogen und verstricken sich so in deren Störung. Das kann beispielsweise passieren, wenn Menschen, die den Patienten nahestehen, ihnen ständig ihre Ängste nehmen oder sie direkt bei ihren Ritualen unterstützen. Sie können auch die Zwangshandlungen für die Patienten ausführen, wenn sie von den Betroffenen überzeugt werden – durch deren verzweifeltes Bitten oder nicht selten auch deren aggressives Verhalten, wenn sie sich dieser Bitte zunächst verweigern. Familienmitglieder, die als unfreiwillige Komplizen bei Zwangsstörungen agieren, schaffen einen Teufelskreis, der die Störung verstärkt und aufrechterhält.

Darüber hinaus manifestieren die meisten Menschen, die von Zwangsstörungen betroffen sind, ihre Probleme hauptsächlich zu Hause und nicht in einer therapeutischen Umgebung. Patienten, insbesondere diejenigen mit schwereren Zwangsstörungen, verbringen die meiste Zeit zu Hause, im Kontakt mit den Menschen, mit denen sie zusammenleben, sodass Familienmitglieder nicht neutral gegenüber den Zwangsstörungen der Patienten bleiben können. Aufgrund der typischerweise konspirativen Beziehung zwischen Patienten mit Zwangsstörungen und ihren Familien werden die mühsam in Therapiesitzungen erreichten Verbesserungen zu Hause oft wieder zunichte gemacht. Daher ist es wichtig, die dem Patienten nahestehenden Personen konstruktiv in das Programm einzubeziehen.

Im Vorgespräch fragt der Kursleiter, welche Familienmitglieder eines Teilnehmers daran interessiert sind, ihm beim Therapieprogramm zu helfen. Falls erforderlich, kann der Kursleiter vor Beginn des Programms Einzelsitzungen mit Familienmitgliedern anberaumen, um die Beziehung zwischen dem Patienten und seiner Familie besser zu verstehen. Es gibt jedoch Fälle, in denen es besser ist, Familienmitglieder nicht zu Sitzung 3 einzuladen: zum Beispiel bei Teilnehmern mit einem geringen oder mäßigen Schweregrad der Zwangsstörung; bei Familienmitgliedern, die nicht direkt in die Störung des Teilnehmers involviert sind; oder bei Teilnehmern, die ernsthafte Probleme in ihrer Beziehung zu Familienmitgliedern haben. Es liegt im Ermessen des Kursleiters, welche Angehörigen der Teilnehmer am besten zu dieser gemeinsamen Sitzung eingeladen werden sollten.

Ziel der Sitzung ist es, Familienangehörigen und Partnern zu vermitteln, wie Zwangsstörungen funktionieren, welche Faktoren sie aktivieren und aufrechterhalten, um familiäre Rückversicherung und andere Hindernisse zu vermeiden, die die Störung verstärken. Familienangehörigen wird dabei geholfen, von unfreiwilligen Komplizen der Zwangsstörung zu freiwilligen Co-Therapeuten zu werden. Die Familie kann dem Teilnehmer während des Programms und auch nach dessen Abschluss regelmäßig eine nützliche Hilfe und Unterstützung sein.

In der Sitzung erklärt der Kursleiter zunächst die Grundprinzipien des Programms, die kognitiven Aktivierungs- und Aufrechterhaltungsmechanismen von Zwangsstörungen (siehe Sitzung 2 – Handout 5B) und inwiefern Achtsamkeitsübungen eine wirksame Rolle bei der Veränderung dieser Mechanismen spielen können (siehe Sitzung 2 – Handout 5C). Eine Achtsamkeitsübung führt die Familienmitglieder in die Technik ein und wird mit einer Diskussion abgeschlossen. Der Kursleiter zeigt dann auf, wie Familienmitglieder den Patienten helfen können und was nicht hilfreich ist. Die Sitzung dauert 90 Minuten und ist damit kürzer als die anderen Sitzungen des Programms.

TAGESORDNUNG SITZUNG 3: »Hilfe für Angehörige und Partner bei der Unterstützung von Patienten mit Zwangsstörungen«

Zusammenfassung

Dies ist eine psychoedukative Gruppensitzung mit Patienten und ihren Familienmitgliedern oder ihnen nahestehenden Personen. Ziel ist es, eine wenig hilfreiche familiäre Anpassung an die Störung (z. B. Rückversicherung) zu verhindern und den Familienmitgliedern aufzuzeigen, was für ihre Angehörigen hilfreich ist. Während dieser Sitzung werden die Grundprinzipien des Programms sowie die kognitiven Aktivierungs- und Aufrechterhaltungsmechanismen eines Zwangsstörungsproblems (Problemformulierung) erläutert. Die Familienmitglieder lernen, wie Achtsamkeitsübungen dazu beitragen können, diese Mechanismen zu verändern und eine klinische Verbesserung zu erzielen.

Übersicht (Dauer der Sitzung: 1,5 Stunden)

- Begrüßung der Teilnehmer und deren Familienmitglieder
- Grundlegende Informationen zu Zwangsstörungen und Erläuterung des Programms
- Achtsamkeit für Atem und Körper
- Nachbereitung der Achtsamkeitsübung: Verstehen, inwiefern Achtsamkeit bei Zwangsstörungen eine Rolle spielen kann
- Was hilfreich ist und was nicht: Richtlinien für Familienmitglieder und Partner (verteilen Sie Handout 1 zu Sitzung 3)
- Fragerunde und Diskussion
- Verteilung der Handouts an die Teilnehmer und Ausgabe der Hausaufgaben für die folgende Woche
- Abschluss im Achtsamkeitskreis mit Schwerpunkt auf der Atmung

Materialien und Ressourcen

- Klangschale, Gong oder Zimbeln
- Whiteboard und Marker
- Video- oder Overheadprojektor (falls möglich)

Handouts für die Teilnehmer und ihre Angehörigen

- Einführungshandout: MBCT für Zwangsstörungen (Sitzung 1 – Handout 2)
- Sitzung 3 – Handout 1: Zwangsstörungen – Was zu tun, was zu unterlassen ist
- Zusammenfassungen der Sitzungen 1 bis 11:
  - Sitzung 1 – Handout 1
  - Sitzung 2 – Handout 1
  - Sitzung 3 – Handout 1
  - Sitzung 4 – Handout 1
  - Sitzung 5 – Handout 1
  - Sitzung 6 – Handout 1
  - Sitzung 7 – Handout 1
  - Sitzung 8 – Handout 1
  - Sitzung 9 – Handout 1
  - Sitzung 10 – Handout 1
  - Sitzung 11 – Handout 1
- Sitzung 2 – Handout 3: Typische Symptome von Zwangsstörungen
- Sitzung 2 – Handouts 5A, 5B und 5C: Funktionsweise einer Zwangsstörung

Begrüßung der Teilnehmer und deren Familienmitglieder

Der Kursleiter begrüßt die Teilnehmer und ihre Familienmitglieder und weist darauf hin, dass diese gemeinsame Sitzung darauf abzielt, ein besseres Verständnis dafür zu vermitteln, wie Zwangsstörungen funktionieren; wie Familienmitglieder den Teilnehmern helfen können, das Beste aus dem Programm herauszuholen; und wie sie in Zeiten der Not auf produktive Weise unterstützen können. Der Kursleiter beginnt diese Sitzung in der Regel wie folgt:

> »Vielen Dank, dass Sie heute hier sind. Der erste Schritt zur Heilung ist Verständnis. Diese Sitzung ist also sehr wichtig, weil wir die Gelegenheit haben werden, besser zu verstehen, wie Zwangsstörungen funktionieren und wie wir als Team zusammenarbeiten können, um das Beste aus diesem Programm herauszuholen und alle Verhaltensweisen zu vermeiden, die positive Ergebnisse gefährden und die Störung verstärken könnten.«

Grundlegende Informationen zu Zwangsstörungen und Erläuterung des Programms

Der Kursleiter erklärt dann den Familienmitgliedern und Partnern die Auswirkungen und die Grundlagen des MBCT-Programms für Zwangsstörungen. Dies umfasst den Inhalt des Briefs, der ihnen nach Sitzung 2 gegeben wurde, sowie jenen des Handouts 6 zu Sitzung 2. Der Kursleiter könnte beispielsweise Folgendes sagen:

> »Zwangsstörungen sind im Grunde Vertrauensstörungen, da die Betroffenen dem, was sie tun, was ihre Sinne ihnen mitteilen oder woran sie sich erinnern, nicht trauen können. Wenn Menschen mit Zwangsstörungen einen Triggerreiz erleben, selbst wenn dieser nur in ihrer Vorstellung existiert und mit einer zwanghaften Bedeutung verknüpft ist, schalten sie sozusagen in den ›Autopilotmodus‹. Sie interpretieren das auslösende Ereignis oder den auslösenden Gedanken als gefährlich und bedrohlich und reagieren mit dem Gefühl, etwas tun zu müssen, zum Beispiel zwanghafte Rituale auszuführen, um die befürchteten Folgen zu verhindern und ihre intensive Angst zu reduzieren. Sie missverstehen ihre Erinnerungen an das, was tatsächlich passiert ist oder was sie tatsächlich mit ihren Sinnen wahrgenommen haben, beziehungsweise misstrauen ihrer Erfahrung. Stattdessen glauben sie blind ihren zwanghaften Gedanken und verzerrten Überzeugungen.
> Menschen mit Zwangsstörungen ersuchen oft Familie oder Freunde um Rückversicherung. Dadurch wird die Verantwortung für das, was befürchtet wird, an die Person delegiert, die sie beruhigt. Aber die Wirkung der Rückversiche-

rung besteht darin, die zwanghaften Probleme zu nähren und zu verstärken, weil sie die Unsicherheit und das Misstrauen der Patienten gegenüber sich selbst erhöht.

In diesem elfteiligen Programm erlernen die Teilnehmer eine neue Art, mit ihren Gedanken, Empfindungen und Emotionen umzugehen. Sie lernen, ihre Gedanken oder Emotionen zu beobachten, ohne mit zwanghaften Ritualen auf sie zu reagieren. Sie werden diese inneren Zustände als harmlose, vorübergehende Ereignisse erkennen, ohne ihnen eine Bedeutung zuzumessen (›Nur weil ich diesen Gedanken habe, heißt das nicht, dass ich jemandem wehtun werde‹). Achtsamkeitsübungen helfen Menschen mit Zwangsstörungen, eine neue Beziehung zu inneren und äußeren Erfahrungen zu entwickeln. Sie helfen ihnen, eine Beziehung zu ihren eigenen Sinnen, Gedanken und Emotionen zu pflegen, die das Selbstvertrauen fördert – ein fundamentales Mittel gegen Zwangsgedanken.

Mit dem MBCT-Programm für Zwangsstörungen helfen wir Menschen, die an Zwangsstörungen leiden, neue gesunde mentale Gewohnheiten zu entwickeln, um die alten zwanghaften Gewohnheiten und Handlungen zu ersetzen. Um dieses Ziel zu erreichen, müssen die Übungen des Programms täglich durchgeführt werden. Als Familienmitglied oder Partner können Sie Ihre Angehörigen sehr hilfreich unterstützen, indem Sie:

- die besten Bedingungen für die Durchführung von Achtsamkeitsübungen schaffen (manchmal sogar gemeinsam);
- die betroffene Person an die Bedeutung und den Zweck des Programms erinnern;
- sie motivieren und ermutigen, das im Kurs Gelernte auch in den schwierigsten Momenten anzuwenden;
- nicht mehr beruhigen oder bei Zwangshandlungen helfen.«

An dieser Stelle ist es wichtig, dass der Kursleiter Raum für Diskussionen lässt. Selbst wenn die Teilnehmer und ihre Familienmitglieder das Material bereits zu Hause gelesen haben sollten, können Fragen oder Zweifel aufkommen – zum Beispiel wie sie es vermeiden können, ihren Angehörigen bei Zwangshandlungen zu helfen, wenn diese wütend oder aggressiv sind. Wenn die Anwesenden zögern, sich zu äußern, sollte der Kursleiter Fragen bereithalten, um eine Diskussion über die häufigsten Bedenken der Teilnehmer anzuregen. Beispielsweise können Beiträge von Familienmitgliedern durch Fragen angeregt werden, etwa inwiefern sie sich mit dem Gesagten identifizieren, was die Rückversicherung betrifft; ob sie sich wohl dabei fühlen, die empfohlene Unterstützung zu leisten; und wenn nicht, warum nicht. Familienmitglieder sind sich möglicherweise auch noch nicht im Klaren darüber, was Achtsamkeit eigentlich bedeutet. Deshalb wird im Folgenden gemeinsam eine Achtsamkeitsübung durchgeführt.

Achtsamkeit für Atem und Körper

Um den Familienmitgliedern und Partnern zu helfen, die Auswirkungen der Achtsamkeitspraxis zu verstehen, lädt der Kursleiter sie ein, eine angeleitete Sitzmeditation zu praktizieren, die sich auf den Atem und Körper konzentriert (siehe Übung S. 211). Wenn die Familienmitglieder diese Meditation zusammen mit den Betroffenen durchführen, werden sie sich der potenziellen Vorteile der Praxis sowie der eventuellen Herausforderungen möglicherweise bewusster. Der Kursleiter sollte eine Diskussion nach der Meditation anleiten, um beide Aspekte herauszuarbeiten, indem er die Familienmitglieder dazu auffordert, zu berichten, wie sie die Achtsamkeitsübung erlebt haben.

Nachbereitung der Achtsamkeitsübung: Verstehen, inwiefern Achtsamkeit bei Zwangsstörungen eine Rolle spielen kann

Kursleiter: Möchten Sie der Gruppe etwas über Ihre Erfahrungen im Zuge der Übung mitteilen? Was ist Ihnen aufgefallen?

Familienmitglied von Gloria (weiblich): Ich verspürte ein Gefühl der Ruhe, des Loslassens, der Entspannung, obwohl Bilder, die mit äußeren und inneren Geräuschen verbunden waren, in meinem Kopf auftauchten und mir andere Dinge in den Sinn kamen. Ein Gefühl des Wohlbefindens. Ich versuchte, die Bilder wahrzunehmen und sie loszulassen, um dieses Gefühl des Wohlbefindens weiterhin zu spüren.

Familienmitglied von Jack (männlich): Ich fühlte mich auch wohl. Meine Gedanken waren sehr leicht.

Kursleiter: Das ist ein interessanter Punkt. Eigentlich sind alle Gedanken leicht, wenn sie entstehen, und sie bleiben es, wenn wir einfach nichts mit ihnen anfangen. Aber wenn wir sie beurteilen oder als Fakten betrachten, gewinnen sie an Gewicht und Stärke, was dazu führt, dass sie zu einem Problem oder sogar zu einem Zwangsgedanken werden.

Familienmitglied von Jennifer (weiblich): Ich hatte auch schon einmal versucht, diese Übung zu Hause zu machen, aber heute bin ich ein wenig aus dem Konzept gekommen. Das Schließen der Augen half mir, mich zu konzentrieren.

Familienmitglied von Dennis (männlich): Ich habe vor Kurzem auch ähnliche Übungen gemacht. Mir ist vor allem aufgefallen, dass ich mir selbst zugehört habe. Und etwas, das Sie erwähnt haben, ist auch wichtig, nämlich, dass ich mich von den Gedanken distanzieren und sie wie von außen betrachten soll.

Kursleiter: Ja, das ist wichtig. Im Grunde helfen uns diese Übungen, die Realität so zu sehen, wie sie im gegenwärtigen Augenblick ist, Moment für Moment: sowohl unsere innere Erfahrung – Gedanken, Emotionen und körperliche Empfindungen – als auch das Außen, das, was um uns herum geschieht. Die vom Verstand geschaffene Realität ist manchmal unwirklich und verzerrt, insbesondere bei Menschen, die an einer Zwangsstörung leiden, und daher ist es schwierig, damit umzugehen. Wenn wir in direktem Kontakt mit der Realität stehen – zum Beispiel mit dem, was uns unsere Sinne vermitteln –, sind wir eher in der Lage, mit den Schwierigkeiten umzugehen, denen wir in unserem Leben begegnen.

Im Anschluss an diese Diskussion lohnt es sich, ein wenig darüber zu sprechen, welche potenziellen Herausforderungen auf Familienmitglieder zukommen, die versuchen, ihre Angehörigen dabei zu unterstützen, Achtsamkeit regelmäßig zu praktizieren. Der Kursleiter fordert dazu auf, alle Bedenken oder Zweifel zu äußern, die aufkommen.

Was ist hilfreich und was nicht: Richtlinien für Familienmitglieder und Partner

Der Kursleiter verteilt das Handout 1 zu Sitzung 3 und verwendet es als Leitfaden, um mit Familienmitgliedern und Partnern zu besprechen, was zu tun und was zu unterlassen ist, um bei den schwierigen Problemen zu helfen, die für Patienten im Kontext ihrer Zwangsstörungen entstehen. Zu den wichtigsten Punkten zählen folgende:

- Beruhigen Sie niemals (im Sinne von Rückversicherung).
- Helfen Sie niemals bei Ritualen.
- Machen Sie keine Kompromisse und schränken Sie Ihr Leben nicht aufgrund der Zwangsstörungen Ihres Angehörigen ein.
- Kritisieren Sie Ihren Angehörigen niemals für seine Zwangsstörung.
- Lassen Sie sich nicht entmutigen, wenn es nach einer Phase der Besserung zu Rückfällen kommt.
- Lesen Sie alle Programmmaterialien gemeinsam mit Ihrem Angehörigen durch.
- Vermitteln Sie Ihrem Angehörigen Vertrauen und Zuversicht in seine Genesung.
- Machen Sie die Achtsamkeitsübungen selbst und, wenn möglich, mit Ihrem Angehörigen.
- Helfen Sie Ihrem Angehörigen, unabhängig zu werden.
- Schenken Sie Ihrem Angehörigen Aufmerksamkeit, Anerkennung und Lob für kleine Verbesserungen.
- Glauben Sie an die Fähigkeit Ihres Angehörigen, mit der Zwangsstörung umzugehen und sie zu überwinden.
- Seien Sie humorvoll.
- Versuchen Sie, Anzeichen dafür zu erkennen, dass die Zwangsstörung Ihres Angehörigen akut sein könnte.

Fragerunde und Diskussion

Die Diskussion über die gerade genannten Punkte führt in der Regel dazu, dass Familienmitglieder von den zahlreichen und manchmal dramatischen Herausforderungen berichten, die sie erlebt haben, als sie versuchten, mit der Zwangsstörung ihres Angehörigen umzugehen. Diese Sitzung ist oft die erste Gelegenheit, bei der sie dies mit anderen Betroffenen besprechen können. Wenn mehrere Familienmitglieder das Gefühl haben, dass sie dauerhaft zusätzliche Hilfe oder Unterstützung benötigen, kann der Kursleiter anbieten, nach Abschluss des Programms monatliche Treffen mit den Teilnehmern und ihren Familienmitgliedern zu organisieren oder bei Bedarf Einzelsitzungen durchzuführen.

In der folgenden Diskussion werden einige Beispiele für Schwierigkeiten genannt, mit denen Familienmitglieder konfrontiert sind. Sie zeigt zudem auf, wie der Kursleiter ihnen Hilfe und Unterstützung anbieten kann.

Familienmitglied von Laura (weiblich): Gilt es als Beruhigung, wenn ich eine Situation vermeide, von der ich weiß, dass sie Lauras seltsame Gedanken wecken oder ihr Leiden verursachen kann?

Kursleiter: Vermeidungsverhalten hat denselben Effekt wie Beschwichtigung und hilft leider nicht. Ich verstehe, dass es manchmal einfacher ist, etwas zu vermeiden, als Zwangsgedanken und Rituale auszulösen, aber dadurch werden die Ängste Ihrer Angehörigen bestätigt. Sie vermitteln die Botschaft, dass Sie etwas vermeiden, weil es etwas Schlimmes verursachen könnte. Denken Sie immer daran, dass der beste Weg, um Ängste zu überwinden, darin besteht, sich ihnen direkt zu stellen. Wir können unseren Angehörigen helfen, angsteinflößenden Situationen achtsam zu begegnen, indem wir die Strategien und Richtlinien anwenden, die in diesem Programm vermittelt werden. Der Fachbegriff, den wir für die Konfrontation mit Ängsten verwenden, lautet »Exposition«, und wir werden die Gruppenmitglieder später im Programm bitten, einige Expositionsübungen durchzuführen. Wenn wir dies im Rahmen des Programms tun, wird Ihr Angehöriger die Erfahrungen und das Material mit Ihnen teilen, damit Sie besser verstehen, was er lernt und wie Sie ihn beim Lernen und beim Umgang mit seinen Ängsten unterstützen können.

Jennifer (Teilnehmerin): Ich glaube, wenn ich mich einer schwierigen Situation stelle, muss meine Familie mir auf halbem Weg entgegenkommen. Wenn ich etwas tue, das meine Angst oder meinen Kummer auslöst, kann meine Familie nicht einfach sagen: »Du musst dich dem Problem stellen, auch wenn es für dich unangenehm ist. Das ist nicht mein Problem, es liegt an dir, dich dem zu stellen.« Das ist, als würde man mir die Schuld geben. Stattdessen fühle ich mich besser, wenn mir Mitgefühl, Respekt und Verständnis entgegengebracht wird, und ich spüre, dass sie mir helfen wollen.

Kursleiter: Das ist ein guter Punkt. Einem Familienmitglied mit Zwangsstörung zu helfen, schwierige Situationen zu bewältigen, ist eine der förderlichsten und schwierigsten Aufgaben, die eine Familie übernehmen kann. Das bedeutet nicht, dass jemand belastende Situationen hervorrufen und Sie dann sich selbst überlassen sollte. Wenn Sie jedoch mit einer schwierigen Situation konfrontiert sind, kann Ihre Familie helfen, indem sie Sie an die Werkzeuge erinnert, die Sie in diesem Programm kennengelernt haben; und Ihnen das Gefühl gibt, dass Sie mit Ihren Schwierigkeiten nicht allein sind. Gleichzeitig sollte das Familienmitglied jedoch jegliche Art von Rückversicherung vermeiden. Die Idee ist, dass Sie, die Familienmitglieder, Ihren Liebsten beistehen und ihnen vermitteln, dass Sie darauf vertrauen, dass sie schwierige Situationen bewältigen können.

Familienmitglied von Thomas (männlich): Es geht also darum, Thomas entgegenzukommen, weil er ein Problem hat. Leider fühle ich mich aufgrund seiner Störung oft in meinem eigenen Zuhause gefangen. Ich ertappe mich dabei, dass ich die gleichen Dinge tue wie er, um ihm keinen Kummer zu bereiten. Zum Beispiel möchte er, dass das Badezimmer auf eine bestimmte Art und Weise aussieht, die Handtücher in einer bestimmten Reihenfolge liegen, das Waschbecken immer trocken ist usw.

Thomas (Teilnehmer): Auf eine »bestimmte Art und Weise« oder auf eine ziemlich ausgeglichene Art und Weise?

Familienmitglied von Thomas (männlich): Ich meine: Wenn zum Beispiel das Waschbecken einen Fleck hat, ist das ein Problem für Thomas; wenn das Handtuch einmal benutzt wurde, muss es gewechselt werden.

Thomas (Teilnehmer): Aber wenn die Handtücher schmutzig sind, ist das für mich nicht in Ordnung, und es bringt nichts, wenn du sagst, dass du gerade neue hingelegt hast, wenn ich weiß, dass das nicht stimmt, oder dass ich mein eigenes Handtuch benutzen muss. Ich sollte mir nicht die Mühe machen müssen, mich zu fragen, ob du das Handtuch benutzt hast oder nicht, denn du weißt, dass ich es ekelhaft finde, wenn du es getan hast!

Kursleiter: Einen Moment mal. Hier geht es nicht darum, zu entscheiden, wer recht oder unrecht hat, sondern zu erkennen, dass es ein Problem namens *Zwangsstörung* gibt. Das Ziel ist, zu verstehen, wie wir alle hilfreich sein können, indem wir uns in die gleiche Richtung bewegen. Wir sind hier, weil einige von Ihnen an einer Zwangsstörung leiden. Und wir müssen verstehen, welche Verhaltensweisen in den Normbereich menschlichen Verhaltens fallen und welche problematisch sind. Dieses Programm wird Ihnen allen helfen, diesen Unterschied zu verstehen. In einem Fall wie diesem besteht das Problem für Sie, Thomas, darin, dass Sie ein Handtuch benutzen, das bereits verwendet wurde. Die Verwendung eines Handtuchs, das jemand in Ihrer Familie, in Ihrem Haus, bereits benutzt hat, um sich beispielsweise die Hände zu trocknen, fällt unter das normale Verhalten einer Familie. Und das Nützlichste, was Ihre Familie tun könnte, ist, das Handtuch beispielsweise nicht zu wechseln und liebevoll zu sagen: »Hör mal, Thomas, ich verstehe deine Angst, aber da wir wissen, dass dies Teil deines Problems ist, wie uns in den Gruppensitzungen gesagt wurde, würde ich dir nicht helfen, wenn ich deiner Bitte nachkäme. Wie wäre es, wenn du versuchst, dieses Handtuch so zu lassen, wie es ist, und es so zu akzeptieren, wie es ist, ohne es zu ändern? Warum machen wir nicht gemeinsam eine Achtsamkeitsübung und versuchen dann, in dieser Situation zu bleiben und unsere

Sinne zu nutzen, um zu verstehen, was wirklich passiert? Lass uns alle im Programm bereitgestellten Hilfsmittel nutzen, um das durchzustehen.«

Genauso wie die Familie sich verpflichtet, nicht an den Zwangsgedanken, Ritualen und Zwangshandlungen ihres geliebten Menschen teilzuhaben, muss jeder Teilnehmer dieses Programms lernen, nicht zu erwarten, dass die Familie Dinge bedient oder nicht bedient, die Teil Ihres Zwangsstörungsproblems sind. Wenn Sie ihnen nicht erlauben, den Anweisungen zu folgen, die wir in dieser Sitzung geben, werden sie Ihre Störung weiter verstärken und möglicherweise sogar verschlimmern.

Thomas (Teilnehmer): Ich stimme zu, aber ich kann das nicht akzeptieren, weil ich ein Problem habe und nicht das tun möchte, was sie von mir verlangen ...

Kursleiter: Okay, Thomas, es geht hier nicht darum, sich so zu verhalten, wie es Ihre Familienmitglieder wollen, sondern so, wie es die meisten gesunden Menschen tun würden. Die Idee ist, Ihr Leben zu »normalisieren«, nicht sich den Wünschen Ihrer Familie unterzuordnen. Diejenigen, die an dieser Gruppe teilnehmen, müssen sich verpflichten, von ihren Familienmitgliedern keine Dinge zu erwarten, die durch ihre Störung verursacht werden, und diese nähren. Die Familienmitglieder müssen sich verpflichten, nicht zu beruhigen, und, wenn möglich, ihrem Familienmitglied bei der Bewältigung schwieriger Situationen zu helfen.

Familienmitglied von George (weiblich): Dank dieses Treffens ist mir klar geworden, dass ich mich geirrt habe; ich habe mich sehr geirrt, weil ich meinem Sohn immer wieder versichert habe, dass alles in Ordnung ist, oder seine Ängste geteilt habe. Ich habe zum Beispiel nie das Fenster geöffnet, weil ihn das ängstlich gemacht hat. Ich habe das getan, weil er sonst stundenlang seine Rituale durchgeführt hätte ...

Kursleiter: Was Sie sagen, ist wichtig und gibt mir die Möglichkeit, allen Familienmitgliedern hier zu sagen, dass Sie sich nicht schuldig fühlen sollten für das, was Sie bisher getan haben. Sie tragen keine Schuld. In manchen Situationen ist die Störung so stark, dass Sie sich ihr zuliebe angepasst haben, um Ruhe zu haben – weil Sie dachten, dass es das kleinere Übel ist, oder um vorübergehende Linderung zu verschaffen, und nicht, weil Sie die Situation verschlimmern wollten. Wir können jetzt alles zurücksetzen und noch einmal ganz anders anfangen. Verhalten Sie sich auf eine Weise, die normal ist und von den meisten Menschen geteilt wird; nehmen Sie eine liebevolle, unkritische Haltung ein, mit einem Bewusstsein dafür, was nützlich ist und was nicht, um Ihrem Angehörigen zu helfen, dieses Problem zu überwinden.

Familienmitglied von Laura (weiblich): Ich denke, dass sich alle Menschen in diesem Raum in einer schwierigen und sehr belastenden Situation befinden. Wir greifen zu Beruhigungsmitteln und vermeiden Situationen, auch zu unserem eigenen Vorteil, denn sonst würden wir uns fühlen, als würden wir auch verrückt werden.

Kursleiter: Sicher, das verstehe ich. Aber wenn man so weitermacht, ist das so, als würde man schneller graben oder eine größere Schaufel suchen, um aus einem Loch herauszukommen. Man merkt nicht, dass man immer tiefer in den Abgrund gerät.

Verteilung der Handouts an die Teilnehmer und Ausgabe der Hausaufgaben

Der Kursleiter verteilt als Nächstes eine Reihe von Handouts, die den Teilnehmern in früheren Sitzungen ausgehändigt wurden, um sie in der Gruppe aus Teilnehmern und Familienmitgliedern zu besprechen. Dazu gehören: das Einführungshandout, in dem das Programm erklärt wird (siehe Kapitel 4); Handouts, die erklären, wie Zwangsstörungen funktionieren und wie Achtsamkeit helfen kann (Sitzung 2 – Handouts 5A, 5B und 5C); sowie ein Handout, das eine Beschreibung der typischen Symptome von Zwangsstörungen aufführt (Sitzung 2 – Handout 3). Zudem werden zu allen Sitzungen die zusammenfassenden Handouts verteilt (das erste Handout jeder Sitzung). Als Hausaufgabe bekommen die Familienmitglieder und Partner, all diese Materialien sorgfältig zu lesen und mit dem Betroffenen (dem Teilnehmer des Programms) die in jeder Sitzung vermittelten Materialien zu besprechen sowie ihr Bestes zu tun, um ihn beim therapeutischen Programm zu unterstützen.

Es wird einige Zeit darauf verwendet, die grundlegenden Richtlinien und die Bedeutung achtsamer Exposition zu erklären (ein Hauptthema in Kapitel 12, Sitzung 8). Eine der besten Möglichkeiten, wie Familienmitglieder ihren Angehörigen helfen können, ist, sie zu ermutigen, sich in kritischen Situationen auf diese Praxis einzulassen, ohne sie in irgendeiner Weise zu beruhigen. Die Teilnehmer werden zudem die Handouts zur achtsamen Exposition, die sie in Sitzung 8 erhalten, mit ihren Familienmitgliedern teilen – diese Handouts werden nicht vorher ausgegeben, um das Risiko zu vermeiden, dass Familienmitglieder ihre Angehörigen bitten, sich der achtsamen Exposition zu unterziehen, bevor sie dazu bereit sind.

Achtsamkeitskreis

Wie in allen anderen Sitzungen des Programms endet der Kurs damit, dass der Kursleiter die Teilnehmer durch eine drei- bis vierminütige Sitzmeditation mit Schwerpunkt auf der Atmung führt. Der Abschluss der Sitzung mit einer Achtsamkeitsübung gibt den Familienmitgliedern nicht nur eine weitere Gelegenheit, eine Meditation zu praktizieren, sondern ermöglicht ihnen auch, diese mit ihren Angehörigen durchzuführen und die Sitzung mit größerem Vertrauen zu verlassen, dass sie in der Lage sein werden, ihre Angehörigen beim Programm zu unterstützen. Dieser Moment kann auch vermitteln, dass Familienmitglieder und Teilnehmer Zwangsstörungen nur überwinden können, wenn sie sich gemeinsam als Team engagieren.

SITZUNG 3 – HANDOUT 1
Zwangsstörungen – Was zu tun, was zu unterlassen ist

Was ist nicht hilfreich?

1. **Beruhigen Sie niemals.** Beruhigungen (im Sinne von Rückversicherungen) verstärken die Unsicherheit der Person und nähren die Störung. Tatsächlich ist Beruhigung einer der stärksten Faktoren, die eine Zwangsstörung aufrechterhalten. Wenn Ihr Angehöriger von Ihnen Rückversicherung erhalten möchte, können Sie ihn daran erinnern, dass Ihre Beruhigungen in der Vergangenheit wenig geholfen haben und die Angst nur für ein paar Minuten lindern. Wenn Ihr Angehöriger sich stattdessen erlaubt, Angst zu empfinden, wird er oder sie feststellen, dass diese mit der Zeit von selbst verschwindet. Wenn Sie nicht beruhigen, vermitteln Sie außerdem die Botschaft, dass Ihr Angehöriger – nicht Sie – die beste Antwort auf seine Zweifel hat. Durch die Anwendung der Techniken und Übungen aus dem Programm lernen die Teilnehmer, sich selbst immer mehr zu vertrauen.
2. **Unterstützen Sie Ihren Angehörigen niemals bei Ritualen.** Helfen Sie beispielsweise nicht beim Duschen oder Waschen, beim Sicherstellen, dass etwas an seinem Platz ist, oder beim Ordnen von Gegenständen. Dies verstärkt und vergrößert das Problem nur, steigert die zwanghaften Ängste und hindert Ihren Angehörigen daran, die tatsächlichen Folgen des Ablassens von Zwangshandlungen zu erleben. Erinnern Sie Ihren Angehörigen daran, die Ideen und Hilfsmittel des MBCT-Programms für Zwangsstörungen zu nutzen. Fragen Sie beispielsweise: »Was hast du in der Gruppe gelernt, das dir in dieser Situation helfen kann?« oder »Mit welcher Übung oder Strategie könntest du diese Schwierigkeit überwinden?«
3. **Lassen Sie nicht zu, dass Ihr Angehöriger Ihr Leben beeinträchtigt und einschränkt,** insbesondere das Leben minderjähriger Familienmitglieder. Denken Sie daran, auf sich selbst zu achten und holen Sie sich bei Bedarf Unterstützung oder psychologische Hilfe.
4. **Kritisieren Sie Ihren Angehörigen niemals für sein Problem.** Zwangsstörungen sind nicht seine Schuld. Ihr Angehöriger ist ein Opfer der Störung und braucht schlicht Hilfe. Betrachten Sie das zwanghafte Verhalten Ihres Angehörigen als Störungssymptomatik und nicht als Charakterfehler. Denken Sie daran, Ihren Verwandten oder Freund als ein Individuum zu betrachten, das mehr ist als seine Störung, das gesund und auf viele andere Arten fähig ist. Betrachten Sie diesen geliebten Menschen in seiner Gänze.
5. **Lassen Sie sich nicht entmutigen oder verärgern, wenn Ihr Angehöriger nach einer Phase der Besserung einen Rückfall erleidet.** Das ist normal, insbesondere in stressigen Phasen oder Situationen. Der Weg zur Genesung ist manchmal lang. Selbst wenn es Ihrem Angehörigen besser geht oder er sich erholt zu haben scheint, muss er regelmäßig die Übungen des Programms durchführen.

Was ist hilfreich?

1. **Lesen Sie alle** in diesem Programm **bereitgestellten Materialien durch.** Denken Sie gemeinsam darüber nach und versuchen Sie zu verstehen, wie Sie sie am besten im Alltag und in schwierigen Situationen einsetzen können.
2. Vermitteln Sie Ihrem Angehörigen Botschaften des Vertrauens. Teilen Sie ihm mit, dass Sie dem, was er denkt, fühlt, will, hört und erinnert, vertrauen und dass Sie daran glauben, dass Ihr Angehöriger seine Zwangsstörung überwinden wird.
3. Machen Sie selbst Achtsamkeitsübungen, um ruhig und ausgeglichen zu bleiben.
4. Ermutigen, motivieren und unterstützen Sie Ihren Angehörigen dabei, die in jeder Sitzung zugewiesenen Übungen täglich durchzuführen. Manchmal kann es hilfreich sein, die Übungen gemeinsam durchzuführen, zum Beispiel indem Sie sich die Audioaufnahmen dazu anhören. Die Wirksamkeit dieses Programms hängt weitgehend davon ab, wie viel praktiziert und trainiert wird.
5. Helfen Sie Ihrem Angehörigen, unabhängig zu werden, indem er täglich Entscheidungen über sein Leben und das Leben anderer trifft und die volle Verantwortung für diese Entscheidungen übernimmt. Dies ist ein grundlegendes Element der Behandlung von Zwangsstörungen, da Menschen, die an Zwangsstörungen leiden, in der Regel Schwierigkeiten haben, Verantwortung für ihre eigenen Handlungen und Entscheidungen zu übernehmen.
6. Erkennen, ermutigen und beglückwünschen Sie selbst »kleine« Verbesserungen und Fortschritte, wie die Verkürzung eines Rituals um ein paar Minuten oder den Widerstand gegen den Drang, noch einmal um Rückversicherung zu bitten. Auch wenn diese Verbesserungen für Familienmitglieder nicht signifikant erscheinen mögen, können sie für Ihren Angehörigen schwierige Schritte sein. Die Anerkennung dieser wichtigen Schritte in Richtung Besserung kann ein starker Motivator sein.
7. Unterstützen und loben Sie Ihren Angehörigen immer dann, wenn er es schafft, etwas zu tun, das normalerweise Zwangsgedanken auslöst, und dann auf Rituale und das Verlangen nach Rückversicherung verzichtet.
8. Glauben Sie an die Fähigkeit Ihres Angehörigen, mit der Zwangsstörung umzugehen und sie zu überwinden. Das ist ein wichtiger Baustein, um der Person zu helfen, Vertrauen in die Fähigkeit zu entwickeln, sich sukzessive zu verändern.
9. Seien Sie humorvoll, wenn Sie sich um Ihren Angehörigen kümmern oder ihm helfen. Humor kann Ihrem Angehörigen oder Partner helfen, die Symptome aus einer eher dezentrierten Perspektive zu betrachten und sie nicht zu ernst zu nehmen.
10. Achten Sie auf Anzeichen, dass die Zwangsstörung Ihres Angehörigen aktiv ist. Zu den deutlichsten Anzeichen gehören: übermäßiges Waschen oder Kontrollieren; wiederholtes Rückversichern; übermäßige Langsamkeit bei der Erledigung von Aufgaben und infolgedessen häufiges Zuspätkommen; Verwehren des Zutritts zum Zuhause (z. B. aus Angst vor Kontamination); Meiden bestimmter Personen, Aktivitäten oder Orte; übersteigertes Verantwortungsbewusstsein in Bezug auf Selbst- oder Fremdgefährdung; ständiges Wiederholen von Tätigkeiten.

8 Sitzung 4: Das eigene Misstrauen verstehen und echtes Vertrauen entwickeln

Man kann getäuscht werden, wenn man zu viel vertraut, aber man wird in Qualen leben, wenn man nicht genug vertraut.

Frank Crane

Über diese Sitzung

Wie bereits in diesem Buch beschrieben, ist eines der Hauptprobleme von Menschen, die von Zwangsstörungen betroffen sind, ein Gefühl des Misstrauens, dass entweder allgegenwärtig oder spezifisch sein kann. Misstrauen bringt diese Personen dazu, wiederholt etwas zu überprüfen, sich immer wieder zu waschen oder ständig Ereignisse zu überprüfen, von denen sehr oft nur sie selbst etwas wissen. Aus diesen Gründen kann die Zwangsstörung als eine *Vertrauensstörung* betrachtet werden. Menschen mit Zwangsstörungen haben kein Vertrauen in ihre eigenen Erfahrungen, insbesondere in ihr Gedächtnis und ihre Wahrnehmung. Während sie Gedanken, die mit dem Gedächtnis oder der Sinneserfahrung zusammenhängen, misstrauen, glauben sie blind ihren zwanghaften Gedanken und verzerrten Überzeugungen, durch die sie Erfahrungen als gefährlich interpretieren. Sie führen daher wiederholt bestimmte Handlungen aus, um ein befürchtetes Ergebnis zu verhindern. Diese besondere Art des Umgangs mit inneren Zuständen bei Zwangsstörungen kann als schwerwiegender Mangel an Achtsamkeitsfähigkeiten angesehen werden.

Ziel von Sitzung 4 ist es, den Teilnehmern zu helfen, die möglichen Ursachen ihres Misstrauens zu verstehen, potenzielle Faktoren zu identifizieren, die zu seiner Entwicklung im Laufe der Jahre geführt haben, und zu begreifen, wie echtes Vertrauen aufgebaut werden kann.

Vertrauen in die eigene Wahrnehmung zu entwickeln, ist das beste Mittel gegen zwanghafte Zweifel und Sorgen. Die bewusste Konzentration auf den Atem, die Sinne, den Körper, die Emotionen und die Gedanken ist ein wichtiger Schritt, um dies zu erreichen und im Hier und Jetzt präsenter zu sein.

TAGESORDNUNG SITZUNG 4: »Das eigene Misstrauen verstehen und echtes Vertrauen entwickeln«

Zusammenfassung

Zwangsstörungen können als *Vertrauensstörung* aufgefasst werden. Menschen mit Zwangsstörungen neigen dazu, kein Vertrauen in ihre eigenen Erfahrungen zu haben, ihnen zu misstrauen. Diese spezifische Art des Umgangs mit inneren Zuständen lässt sich als ein Mangel an Achtsamkeitsfähigkeiten betrachten. Der erste Schritt auf dem Weg zu mehr Selbstvertrauen besteht darin, das Bewusstsein für die eigenen inneren Erfahrungen achtsam zu kultivieren.

In dieser Sitzung werden die Teilnehmer die verschiedenen Facetten ihres Misstrauens und seine Rolle bei Zwangsstörungen erforschen und verstehen sowie beginnen, gesundes Vertrauen zu entwickeln. Im Zuge dieses Prozesses setzen sie sich auch mit ihren Antworten zum Fragebogen »Ursachen des Misstrauens«, den sie vor Programmbeginn ausgefüllt haben, auseinander.

Übersicht

- Achtsamkeit für Atem, Körper, Geräusche, Emotionen und Gedanken
- Diskussion der Übung
- Nachbesprechung der Hausaufgaben
- Diskussion zu Misstrauen bei Zwangsstörungen und seinen Ursachen (Sitzung 4 – Handouts 1 bis 4)
- Diskussion zu Misstrauen im Kontext einer Zwangsstörung und möglichen Ursachen
- Atempause
- Diskussion der Übung
- Pause
- Lesen und Besprechen der Zitate zu Sitzung 4
- Achtsames Gehen
- Diskussion der Übung
- Verteilung der restlichen Handouts an die Teilnehmer und Ausgabe der Hausaufgaben für die folgende Woche:
  - Sitzmeditation – täglich
  - »Achtsames Gehen« – täglich
  - »Atempause« – dreimal täglich
  - Machen Sie täglich einen Schritt in Richtung mehr Vertrauen
  - Handouts dieser Sitzung lesen
- Abschluss im Achtsamkeitskreis mit Schwerpunkt auf der Atmung

Materialien und Ressourcen

- Klangschale, Gong oder Zimbeln
- Audiodateien zu »Atempause« (Track 5), zur Sitzmeditation (Track 6) und zu »Achtsames Gehen« (Track 7)

- Vorab von jedem Teilnehmer ausgefüllter Fragebogen »Ursachen des Misstrauens« (Formular 4.1)

Handouts für die Teilnehmer

Sitzung 4 – Handout 1: Zusammenfassung von Sitzung 4 (»Das eigene Misstrauen verstehen und echtes Vertrauen entwickeln«)
Sitzung 4 – Handout 2: Die Ursachen des Misstrauens erkennen
Sitzung 4 – Handout 3: Was ist echtes Vertrauen?
Sitzung 4 – Handout 4: Wie man Vertrauen entwickelt
Sitzung 4 – Handout 5: Zitate zu Sitzung 4
Sitzung 4 – Handout 6: Hausaufgaben für die Woche nach Sitzung 4
Sitzung 4 – Handout 7: Protokoll der Hausaufgaben zu Sitzung 4

Achtsamkeit für Atem, Körper, Geräusche, Emotionen und Gedanken

Die Sitzmeditation, mit der diese Sitzung beginnt, basiert auf der Übung »Achtsamkeit für Atem und Körper« aus der zweiten Woche. Ihr werden drei weitere Elemente hinzugefügt: Achtsamkeit für Sinneserfahrungen (Geräusche), Emotionen und Wahrnehmungen, unabhängig von Form und Inhalt. Die Beziehung der Teilnehmer zu diesen Arten von Erfahrungen ist entscheidend im Hinblick auf das Entstehen oder besser die Verhinderung jener Mechanismen, die zu zwanghaften Problemen führen.

Im Gegensatz zur klassischen Sitzmeditation in den MBSR- und MBCT-Programmen kommt in dieser Version im Zuge der Phase des Hörens von Geräuschen ein Musikstück zum Einsatz. Vorzugsweise wird klassische Musik (z. B. Tschaikowskys *Schwanensee*) verwendet, da sie eine Reihe emotional bewegender Variationen und Töne umfasst.

Die Teilnehmer werden gebeten, der Musik aufmerksam zu lauschen und sich dabei so gut wie möglich auf die Klänge zu konzentrieren, ohne sich von Bildern oder Szenen, die durch die Musik hervorgerufen werden könnten, ablenken zu lassen. Die Verwendung emotional bewegender Musik stellt einen ersten Schritt in Richtung eines achtsamen Umgangs mit Emotionen und Empfindungen dar.

SITZMEDITATION »ACHTSAMKEIT FÜR ATEM, KÖRPER, GERÄUSCHE, EMOTIONEN UND GEDANKEN«

Nehmen Sie eine bequeme Sitzhaltung ein. Wenn Sie auf einem Stuhl sitzen, achten Sie darauf, die Wirbelsäule aufrecht, aber entspannt zu halten, und positionieren Sie Ihre Füße parallel mit den Fußsohlen fest auf dem Boden. Alternativ können Sie auf einer weichen Unterlage auf dem Boden sitzen und ein dickes Kissen unter ihr Becken legen, sodass Sie etwa 8–10 Zentime-

ter erhöht sitzen. Eine weitere Option ist die Nutzung einer Meditationsbank.
Die Wirbelsäule sollte gerade, die Schultern und der Brustbereich sollten entspannt und der Kopf sollte in einer Linie mit der Wirbelsäule ausgerichtet sein. Ihre Hände können entspannt auf den Knien oder Oberschenkeln ruhen, oder die linke Handfläche nimmt sanft den rechten Handrücken auf und die Daumenspitzen berühren sich leicht.
Wählen Sie eine Haltung, die Ihnen das Gefühl von Präsenz und Stabilität gibt – Ruhe, Ausgeglichenheit und Würde ausstrahlt. Sie sollte stabil und sicher sein, aber flexibel genug, um sie bei Bedarf verändern zu können.
Richten Sie für einen Moment Ihre Aufmerksamkeit auf die Empfindungen in den Bereichen Ihres Körpers, die mit dem Boden in Kontakt sind. Spüren Sie, wie die Schwerkraft Sie sanft und stetig hält – von Moment zu Moment. [20 Sekunden Pause]
Bei dieser Übung gibt es – wie bei jeder Meditation oder Achtsamkeitspraxis – keinen Zustand, den Sie erreichen oder herbeiführen müssen, und kein Ziel, das es zu verfolgen gilt. Erlauben Sie sich einfach, jene Erfahrungen zu beobachten und anzunehmen, die in Ihrem Bewusstsein auftauchen – von Moment zu Moment –, in einer Haltung der Akzeptanz, Freundlichkeit und aufrichtigen Neugier.
Nachdem Sie sich bequem positioniert haben, richten Sie Ihre volle Aufmerksamkeit auf Ihren Atem. Lassen Sie ihn zu Ihrem Anker werden, der Sie sanft ins Hier und Jetzt zurückbringt, wenn Ihre Gedanken abschweifen. Es ist nicht nötig, den Atem zu kontrollieren – lassen Sie ihn einfach natürlich fließen, so wie er es schon immer getan hat. Beobachten Sie ihn, ob er ruhig oder lebhaft ist – er fließt von selbst weiter.
Es kann sein, dass Gedanken auftauchen und Sie von der Achtsamkeit für den Atem und den Körper ablenken. Wenn das geschieht, nehmen Sie es einfach wahr. Bemerken Sie, dass Gedanken da sind, beobachten Sie, wie sie vorüberziehen, und lenken Sie Ihre Aufmerksamkeit so bald wie möglich wieder sanft auf den Atem und den Körper. Es spielt keine Rolle, wie oft Ihre Gedanken abschweifen – kehren Sie immer wieder bewusst mit Ihrem Atem in den gegenwärtigen Moment zurück. [30 Sekunden Pause]
Beobachten Sie auch die kurzen Pausen zwischen dem Ein- und Ausatmen sowie zwischen Aus- und Einatmen. Spüren Sie den steten, unaufhörlichen Fluss des Lebens, der sich in Ihrem Atem ausdrückt. Ihr Atem kann ein kraftvoller Anker sein, denn er ist das Greifbarste, Gegenwärtigste und Verlässlichste, das Sie besitzen – er ist immer da, immer verfügbar. Sie müssen ihn nicht suchen, sondern können sich ihm einfach öffnen, ihn willkommen heißen und beobachten, während Sie Zeuge Ihres eigenen Atems werden.
Stellen Sie sich vor, wie die Luft durch Ihre Nasenlöcher einströmt, bis hinunter in den Bauch, und den umgekehrten Weg wieder hinaus nimmt. Die Luft strömt ein und aus – unaufhörlich. [30 Sekunden Pause]

Vielleicht ist es für Sie angenehmer, den Atem in der Brust wahrzunehmen. Beobachten Sie, wie sich die Brust beim Einatmen sanft hebt und beim Ausatmen wieder senkt. Alternativ können Sie Ihre Aufmerksamkeit auf die Empfindungen in den Nasengängen richten und beobachten, wie die kühle Luft beim Einatmen einströmt und die warme Luft beim Ausatmen hinausströmt. [30 Sekunden Pause]

Während der Atem im Hintergrund bleibt, wie ein starker Anker, richten Sie Ihr Bewusstsein nun auf den Körper und seine Empfindungen. Konzentrieren Sie sich auf eine bestimmte Empfindung, die in diesem Moment präsent ist, und bemerken Sie, wo sie im Körper am intensivsten spürbar ist. Beobachten Sie diese Empfindung mit sanfter Neugier, heißen Sie sie willkommen – auch wenn sie unangenehm ist – und betrachten Sie sie ohne den Impuls, sie sofort zu verändern oder zu lindern.

Nutzen Sie den Atem, um Ihre Aufmerksamkeit auf diese Empfindung zu lenken, indem Sie sich vorstellen, die Luft fließe bei der Einatmung gezielt in diesen Bereich – wie ein heller Scheinwerfer, der diese Stelle erleuchtet. Mit der Ausatmung lassen Sie die Aufmerksamkeit wieder los. Sobald Sie eine Empfindung vollständig wahrgenommen haben, können Sie Ihre Aufmerksamkeit auf eine andere Körperstelle oder Empfindung lenken.

Begrüßen Sie jede Empfindung, auch wenn sie unangenehm ist, und nehmen Sie wahr, wie lange Sie mit ihr sein können, bevor Sie etwas unternehmen, um sie zu verändern. Verweilen Sie im Zustand des Seins, indem Sie aufmerksam beobachten, was in jedem Moment geschieht, ohne es zu bewerten oder darauf zu reagieren.

Versuchen Sie, Ihre Erfahrung nicht zu beurteilen – es gibt keine richtigen oder falschen Empfindungen. Es ist einfach das, was Sie in diesem Moment wahrnehmen. Was Sie spüren, kann angenehm, unangenehm oder neutral sein – genau wie das Leben selbst, das aus einer Mischung von Momenten besteht. Nehmen Sie jede Erfahrung bewusst und akzeptierend an und lassen Sie sie geschehen, ohne ständig darauf zu reagieren.

Richten Sie Ihre Aufmerksamkeit nun auf das Hören. Nehmen Sie die Geräusche wahr, die von Moment zu Moment auftauchen, und unterlassen Sie jedes Urteil darüber. [10 Sekunden Pause]

Versuchen Sie, jedes Geräusch wahrzunehmen, ohne den Ursprung oder die Quelle zu benennen, sondern erkennen und beschreiben Sie seine physikalischen Merkmale: nahe oder entfernte Geräusche; Geräusche, die aus einer bestimmten Richtung kommen; laute und leise Geräusche; hohe und tiefe Töne; kontinuierliche und nicht kontinuierliche Geräusche. Öffnen Sie sich für die Vielfalt der Geräusche um Sie herum. Werden Sie sich der deutlicheren und klareren Geräusche sowie der subtileren bewusst. [10 Sekunden Pause] Nehmen Sie den Raum zwischen den Geräuschen wahr. [10 Sekunden Pause] Machen Sie sich die Stille bewusst. [20 Sekunden Pause]

Sobald Sie erkennen, dass Sie über die Geräusche nachdenken, kehren Sie bestmöglich zu einer direkten Achtsamkeit für ihre sensorischen Eigenschaften zurück, wie Tonhöhe, Lautstärke oder Dauer. Vermeiden Sie es, die Geräusche zu bewerten oder mit irgendwelchen Erinnerungen zu verknüpfen. [10 Sekunden Pause]

Immer wenn Sie bemerken, dass Ihre Aufmerksamkeit nicht mehr auf die Geräusche im Moment gerichtet ist, nehmen Sie sanft wahr, wohin Ihr Geist abgeschweift ist, und lenken Sie dann Ihre Aufmerksamkeit wieder auf die Geräusche um Sie herum. Werden Sie sich ihrer bewusst, sobald sie auftreten, und nehmen Sie achtsam wahr, dass sie sich im Laufe der Zeit verändern und dann wieder verschwinden.

[Die Musik setzt ein] Lauschen Sie der Musik auf eine achtsame Weise. Wenn Sie bereit sind, lassen Sie mit Ihrer Aufmerksamkeit von den Geräuschen ab und richten Sie sie auf die Emotion. Jene Emotionen, die Sie in diesem Moment empfinden. Nehmen Sie Ihre Gefühle wahr und benennen Sie sie, ohne darauf zu reagieren oder sie zu bewerten. Sie sind weder richtig noch falsch; sie sind einfach Ihre Erfahrungen in diesem Moment. [30 Sekunden Pause]

Nachdem Sie sich Ihrer Emotionen bewusst geworden sind, richten Sie Ihre Aufmerksamkeit auf Ihre Gedanken. [10 Sekunden Pause] Mit Ihrem auditiven Bewusstsein haben Sie Ihre Aufmerksamkeit auf jedes auftretende Geräusch gerichtet – vom Aufkommen über seine Entwicklung bis zu seinem Verklingen. In ähnlicher Weise richten Sie nun Ihre Aufmerksamkeit auf die Gedanken, die in Ihrem Geist auftauchen. Beobachten Sie, wie Gedanken entstehen, den Raum Ihres Geistes durchqueren und wieder verschwinden. [10 Sekunden Pause] Es gibt keinen Grund, sie festzuhalten oder zu vertreiben – lassen Sie sie einfach kommen und gehen, in der gleichen Weise wie die Geräusche, die Sie zuvor wahrgenommen haben. [10 Sekunden Pause]

Wenn sie ihre Aufmerksamkeit auf die Gedanken lenken sollen, finden manche es hilfreich, sich vorzustellen, dass sie bequem in einem Kino sitzen und ihre Gedanken auf der Leinwand erscheinen wie der Abspann eines Films. Setzen Sie sich bequem hin, schauen Sie auf die Leinwand und warten Sie ab, bis ein Gedanke oder ein Bild erscheint. Wenn das passiert, nehmen Sie ihn oder es so lange wahr, wie sie »auf der Leinwand« sind, und lassen Sie sie los, wenn sie verschwinden. [30 Sekunden Pause]

Stellen Sie sich Ihre Gedanken als Wolken vor, die über den weiten, blauen Himmel ziehen – Ihren Geist. Sie können unterschiedlich aussehen: mal groß, mal klein, mal hell, mal dunkel. Doch alle ziehen weiter, bis sie schließlich verschwinden. Es gibt nichts zu bewerten oder zu ändern. Beobachten Sie sie gelassen und freundlich, und lassen Sie sie einfach vorbeiziehen. [30 Sekunden Pause]

Wenn Ihre Gedanken besonders intensiv oder gehäuft sind, kann es hilfreich sein, sich selbst hinter einem Wasserfall vorzustellen: in den Hohlräumen

oder Nischen, die in den Felsen gegraben sind. Stellen Sie sich vor, dass das Wasser vor Ihnen Ihre Gedanken sind: eine intensive, schwere Wassermenge, die hinunterstürzt, während Sie an einem sicheren Ort stehen und Ihre Gedanken beobachten, wie sie unaufhaltsam herunterströmen. [30 Sekunden Pause]
Zum Abschluss dieser inneren Reise erweitern Sie Ihr Bewusstsein und spüren Sie Ihren gesamten Körper – von den Fußsohlen bis zum Scheitel. Nehmen Sie wahr, wie sich Ihr Atem im ganzen Körper ausdehnt und Atemzug für Atemzug jede Zelle mit Energie und Lebenskraft erfüllt wird, als würde Ihr ganzer Körper atmen.

Aus Segal et al. 2013; © 2013 The Guilford Press. Mit Genehmigung angepasst.

Diskussion der Übung

Julia: Als Sie sagten, ich solle mich auf die Empfindungen konzentrieren, hatte ich mehrere. Ich bemerkte einen Schmerz in meinem Auge, reagierte aber nicht darauf und dann ging er vorbei. Seit ich mit den Übungen begonnen habe, kann ich ruhig bleiben, auch in meinen Gedanken, selbst wenn ich das im Alltag noch nicht kann.

Kursleiter: Das ist interessant! Beachten Sie, dass wir manchmal in der Lage sind, nicht auf körperliche Empfindungen zu reagieren, es uns aber normalerweise viel schwerer fällt, nicht auf Gedanken zu reagieren, die nicht real sind.

Mary: Am Anfang fühlte ich mich unsicher und schwindlig. Dann wurde ich immer ruhiger und mein Kopf hörte auf zu schwirren, als ich mich auf meinen Atem konzentrierte. Es war eines der wenigen Male, dass das Beobachten meines Atems keine Angst in mir auslöste. Normalerweise fühlt es sich seltsam an, wenn ich mich auf meinen Atem konzentriere. Ich werde unruhig oder versuche, ihn zu kontrollieren, damit ich das Gefühl habe, es richtig zu machen. Je mehr ich aber versuche, ihn zu kontrollieren, desto unruhiger werde ich. Dieses Mal konnte ich mich entspannen und Kontrolle über mich selbst, meinen Atem und meine Empfindungen gewinnen.

Kursleiter: Das ist ein wichtiger Punkt. Achten Sie auf Ihre Urteile, insbesondere über unsere inneren Zustände. Die Beurteilung unseres Atems – zum Beispiel, wenn wir uns sagen, dass unsere Atmung seltsam ist oder dass wir falsch atmen – ist eines der unproduktivsten, kontraproduktivsten Dinge, die wir tun können. Wir können den Atem auf alle möglichen Arten beurteilen, aber er wird trotzdem weiterhin seine lebenswichtige Rolle spielen und uns jeden Moment Leben schenken.

Mary: Dieses Mal fand ich meinen Atem nicht seltsam. Ich dachte nur, dass ich meinen Atem beobachten möchte, um nicht nervös zu werden.

Kursleiter: Oft kann die Interpretation unserer Empfindungen, insbesondere jener mit dem Atem verbundenen, die Angst verstärken und in manchen Fällen sogar eine Panikattacke auslösen. Der Atem ist richtig, egal wie er fließt. Dies ist eine der wenigen Gewissheiten, die wir im Leben haben. Die Akzeptanz des Atems, so wie er ist, wird irgendwann einfach einsetzen, weil wir ihn nicht mit unseren Ängsten gefüttert haben. Tun wir unser Möglichstes, um Urteile zu beseitigen und den Atem einfach fließen zu lassen.

Daniel: Die Musik war sehr schön und intensiv und ich war ein wenig verwirrt. Ich verspürte einige sehr angenehme Gefühle, aber laut der Übung sollte ich meine Gefühle nicht beurteilen – und selbst wenn ich nur sage, dass die Musik schön war, ist das schon ein Urteil. Ich verstehe, dass es nicht sinnvoll ist, negative Gefühle zu beurteilen, aber was passiert, wenn positive Gefühle auftreten? Ich wusste nicht, ob ich sie wertschätzen sollte oder nicht.

Kursleiter: Achtsamkeit führt nicht dazu, dass wir Emotionen verflachen – im Gegenteil. Wenn ich eine angenehme Emotion verspüre, kann ich sie durch Achtsamkeit intensiver erleben. Wenn Sie eine bestimmte Emotion verspüren, können Sie sie erkennen und beschreiben, aber Sie müssen sie nicht beurteilen, Sie können sie einfach fühlen. Das ist der Unterschied zwischen dem Beurteilen und dem Erleben: Ich spüre eine Emotion und genieße sie, aber ich muss keinen Gedanken hinzufügen, ihr keine Bedeutung oder keinen Wert beimessen. Ein Urteil auszusetzen, bedeutet nicht, Emotionen zu unterdrücken, sondern sie so zu fühlen, wie sie wirklich sind. Lassen wir es zu, dass wir die Dinge so fühlen, wie sie sind, und nicht so, wie unsere Gedanken sie uns sehen lassen.

Jennifer: Wenn wir eine Empfindung spüren oder eine Erinnerung wachrufen, die uns nicht gefällt, können wir uns dafür entscheiden, sie nicht zu beurteilen. Aber was ist, wenn sie so intensiv ist, dass sie uns Unbehagen bereitet? Was können wir tun, wenn wir die Intensität der inneren Erfahrung, die wir machen, verringern wollen, ohne dagegen anzukämpfen?

Kursleiter: Wir müssen verstehen, warum wir etwas nicht mögen – was es ist, das es unangenehm macht.

Jennifer: Weil es eine negative Erfahrung oder Erinnerung wachruft.

Kursleiter: Nun, in einem solchen Moment können Sie sich Folgendes fragen: Ist es wirklich der Gedanke selbst, der schädlich ist und beseitigt werden muss, oder ist es die Verbindung zu etwas, das jetzt nicht geschieht? Ich bin jetzt hier, in diesem Raum, in diesem Moment, und ich habe einen Gedanken. Der Gedanke bezieht sich auf ein vergangenes Ereignis, aber das macht ihn nicht zu einer Tatsache oder zu etwas Realem. Nehmen Sie wahr und verstehen Sie, dass der Inhalt des Gedankens nicht das ist, was im Hier und Jetzt geschieht. Tun Sie Ihr Bestes, um in den gegenwärtigen Moment zurückzukehren, zum Atem, zum Körper und zu den Geräuschen. Und wenn der Gedanke wieder auftaucht, versuchen Sie einfach, immer wieder hierher zurückzukehren.

Jennifer: Was ist, wenn ich mich stattdessen an einem Ort befinde, den ich als schädlich empfinde, weil ich nicht an diesen Ort gewöhnt bin oder er voller Gefahren ist? Was kann ich tun, um mit der Situation besser umzugehen? Ich würde mich daran erinnern und Angst davor haben, an einen solchen Ort zurückzukehren, selbst wenn es ein Ort ist, vor dem andere keine Angst haben.

Kursleiter: Achtsamkeit hindert uns nicht daran, zu erkennen, ob eine Situation gefährlich ist. Es geht nicht darum, gleichgültig zu bleiben, als bestünde keine Gefahr. Die Praxis der Achtsamkeit hilft uns zunächst einmal, das, was mit unserer Zwangsstörung zusammenhängt, von den normalen Ängsten zu trennen, die jeder Mensch hat. Wenn wir mit einer echten Gefahr konfrontiert sind, werden wir das fühlen, was jeder fühlt. Wir müssen alle Ängste loslassen, die mit der Zwangsstörung zusammenhängen. Wenn wir uns dann in einer wirklich bedrohlichen Situation befinden, wissen wir, dass die Angst nicht mit der Zwangsstörung zusammenhängt. Wir stellen uns ihr, wenn wir glauben, dass wir in diesem Moment dazu in der Lage sind; oder wir vermeiden sie, wenn sie uns zu viel Angst macht.
Versuchen wir nun, noch einmal über die Übung nachzudenken, die wir gerade beendet haben: Wie kann diese Übung in Ihrem Leben und in Bezug auf Ihr Problem nützlich sein?

Eduard: Die Höhen und Tiefen in der Musik waren wie das Erkennen, was Zwangsstörung ist und was nicht.

Kursleiter: Dieser Vergleich gefällt mir!

Lara: Wie es mir manchmal bei informellen Übungen passiert, halte ich inne und denke darüber nach, was ich tue; ich schalte vom Autopiloten auf Achtsamkeit um und merke, wie ich an Dinge herangehe. Ich wollte auch sagen, dass ich den Klang der Stille gehört habe und er mir wirklich gefallen hat. Ich habe ihn sogar in der Musik gehört. Eine andere Sache ist, wenn Sie sagen, dass ein Gedanke auftaucht und langsam wieder verschwindet und es nur ein Gedanke ist. Nun, ich fange an, das zu verstehen, denn eigentlich ist ein Gedanke nur ein Gedanke. Unser Geist produziert Gedanken, und deshalb sollten wir ihnen die Bedeutung beimessen, die sie haben – sie sind nicht real. Das verstehe ich immer besser, indem ich die Übungen mache.

Nachbesprechung der Hausaufgaben

Am Ende der zweiten Woche des Programms haben die Teilnehmer bereits einige Erfahrung mit Achtsamkeitspraxis. Ihre Beziehung zu ihren inneren Erfahrungen, insbesondere zu ihren Gedanken, wird immer bewusster, aber auch herausfordernder, wie einige der folgenden Kommentare zeigen. Der Kursleiter bittet die Teilnehmer erneut, von ihren Erfahrungen mit den Hausaufgaben zu berichten und positive oder negative Erfahrungen zu teilen.

Lara: Am Anfang fiel es mir schwer, still zu sitzen, aber mit der Zeit habe ich gemerkt, dass ich mich immer weniger bewege und meinen Körper mit anderen Augen betrachte. Ich habe ihn noch nie als Ganzes wahrgenommen. An einem Tag war ich unruhig und wollte die Übung schnell beenden, aber dann spürte ich, wie meine Fußsohlen fest auf dem Boden standen und ich mich geerdet fühlte.

Stephen: Ich bemerkte die Veränderlichkeit der Gedanken: Sie kommen und gehen, und wenn sie auftauchen, kann ich sie loslassen. Es ist eine andere Beziehung. An einem Tag störten mich einige Geräusche, aber dann dachte ich: »Ich werde versuchen, sie zu akzeptieren«, und konzentrierte mich wieder auf meinen Atem, ohne den Geräuschen einen Wert oder eine Bedeutung zuzumessen. Dann passierte eines Abends etwas ziemlich Unangenehmes. Ich war in einer Situation, die ich lange Zeit vermieden hatte, und sie bereitete mir große Angst; ich hatte keine Kontrolle. Es war eine unbeabsichtigte Exposition und in den folgenden Tagen kehrte ich zu meinen unfreiwilligen Ritualen zurück und war sehr verzweifelt. Ich bemerkte, dass infolge dieser Exposition ein Gedanke aufgetaucht war. Er verursachte ein Gefühl des Unbehagens, aber ich bemühte mich, eine gute Beziehung zu ihm aufzubauen. Ich hatte dem Gedanken zu viel Macht gegeben, ihn mit zu viel Bedeutung aufgeladen. Ich konnte mir selbst sagen, dass ich mir mehr Zeit und Vertrauen schenken sollte.

Kursleiter: Mir gefällt Ihre Einstellung. Sie haben eine wichtige Erkenntnis gewonnen. Natürlich wird es einige schwierige Momente geben. Wichtig ist hier, dass Sie verstanden haben, was passiert und warum es passiert. Bald werden Sie die Übung »Achtsame Exposition« kennenlernen, die ich in der letzten Sitzung erwähnt habe. Eine solche achtsame Einstellung wird es Ihnen ermöglichen, schwierigen Erfahrungen auf angemessene Art zu begegnen.

Daniel: Als ich die letzte Sitzung beendet hatte, fühlte ich mich gut und so ging es mir auch noch den ersten Teil der Woche. Es war, als hätten sich einige Dinge in meinem Kopf festgesetzt. Aber als ich dann darüber nachdachte, wie wir urteilen, begann ich spontan, jeden meiner Gedanken zu analysieren, und das wurde ein wenig zu einer Besessenheit. Mehrmals fühlte ich mich wegen verschiedener Gedanken befangen. Dadurch wurde mir klar, dass Angst mich verändert. Indem ich die Dinge sein ließ, wie sie waren, konnte ich mich davon lösen.

Kursleiter: Was Sie bemerkt haben, Daniel, ist interessant: Sie haben bemerkt, dass es einen positiven Effekt hatte, nichts zu tun, und dass Ihnen das ermöglichte, den Gedanken loszulassen. Habe ich recht?

Daniel: Ja, aber es war nicht einfach, weil ich verwirrt war und die üblichen störenden Gedanken hatte, doch ich habe versucht, den Moment zu akzeptieren, und irgendwie ging er vorbei. Was mich ein wenig blockierte, war die Angst, dass sich die Situation wiederholen könnte ... Vielleicht hätte ich das als einen weiteren Gedanken betrachten sollen.

Kursleiter: Ausgezeichnet, jetzt haben Sie erkannt, dass selbst dieser Gedanke nur ein weiterer Gedanke war, nichts weiter.

Daniel: Es war aber schwer ...

Kursleiter: Es ist normal, dass es schwer ist. Sie kämpfen gegen eine mentale Gewohnheit an, die vielleicht schon seit Jahren besteht. Aber Sie haben verstanden, wie wichtig es in diesem Moment war, nichts mit diesem Gedanken zu tun, sondern ihn einfach sein zu lassen, ihn vorbeiziehen zu lassen. Und Sie haben auch verstanden, dass selbst die Vorstellung der Angst nur ein Gedanke war.

George: Abends fällt es mir sehr schwer, mich zu konzentrieren, während es mir am Wochenende gut gelingt, wenn ich die Übungen morgens mache.

Jessica: Ich habe auch festgestellt, dass ich mich abends unruhiger und müder fühle und mich abmühe, während es mir morgens besser geht.

Kursleiter: Schauen wir uns das einmal an, denn es ist wichtig für Ihren Weg: Wenn Sie tagsüber keine Zeit zum Praktizieren finden, versuchen Sie, morgens etwas früher aufzustehen, um die Übungen zu machen. Versuchen Sie, eine Zeit dafür einzuplanen, und tragen Sie sie in Ihrem Terminkalender als wichtigen Termin mit sich selbst ein. Als Nächstes sollten Sie über Ihre Einstellung nachdenken. Wenn Sie an eine Übung mit der Einstellung herangehen, dass es sich um eine Aufgabe oder eine Verpflichtung handelt, wird es nicht funktionieren. Betrachten Sie die Übungen als wohltuende Auszeit für sich selbst, nicht als anspruchsvolle Verpflichtung. Wenn Sie müde sind, vermeiden Sie lange Übungen oder verkürzen Sie sie. Verpassen Sie nur nicht Ihren täglichen Übungstermin.

Paul: Ich denke, es ist falsch, das Training als Heilmittel für etwas oder als Pille zu betrachten, die mich besser fühlen lässt. Wenn man das Training mit dem Erzielen bestimmter guter Ergebnisse in Verbindung bringt, funktioniert es nicht. Stattdessen sollte es als etwas Interessantes angesehen werden, wie das morgendliche Joggen: Man tut es, weil man sich im Allgemeinen besser fühlt, nicht weil es ein Heilmittel für eine Krankheit ist. Wenn ich es als Heilmittel betrachte, habe ich keine Lust mehr darauf.

Kursleiter: Vielen Dank, Paul! Das ist ein weiterer interessanter Punkt: Es ist wirklich wichtig, keine Erwartungen an das zu haben, was im Zuge der Übungen passieren wird. Erwartungen sind immer ein Hindernis für die Praxis. Die Auswirkungen der Meditation können im Laufe der Zeit und durch regelmäßige Praxis eingeschätzt werden, nicht so sehr in dem Moment, in dem wir sie ausüben, oder unmittelbar danach. Es ist hilfreich, Achtsamkeit nicht als eine Technik zu betrachten, die Ergebnisse liefern sollte, sondern als eine Art zu sein, zu bleiben und mit der Außenwelt und uns selbst in Beziehung zu treten.

Diskussion zu Misstrauen im Kontext einer Zwangsstörung und möglichen Ursachen

Nach der Besprechung der Hausaufgaben werden die Teilnehmer dazu angeleitet, die Bedeutung des Gefühls des Vertrauens zu erforschen und ein besseres Verständnis von ihrem eigenen Misstrauen zu entwickeln. Der Kursleiter verteilt mehrere psychopädagogische Handouts (Sitzung 4 – Handouts 1 bis 4), die Erklärungen enthalten, und leitet die Gruppe bei der Lektüre und Diskussion der Inhalte an. Mithilfe eines Whiteboards, einer Reihe von Aufforderungen und den folgenden Fragen verhilft der Kursleiter der Gruppe zur Beantwortung der folgenden Kernfragen:

- Warum entwickeln Menschen im Laufe der Jahre Misstrauen? Welche Situationen oder Umstände, insbesondere in der Kindheit und Jugend, können Ihrer Meinung nach zu einem Gefühl des Misstrauens gegenüber uns selbst im Erwachsenenalter führen?
- Welche Auswirkungen kann diese Haltung des Misstrauens auf Ihr Leben und die Entwicklung einer Zwangsstörung haben? (Siehe Sitzung 4 – Handout 2.) Wie kann Misstrauen Ihrer Meinung nach Ihr Leben beeinflussen und die Entwicklung einer Zwangsstörung fördern?
- Wie kann echtes Vertrauen entwickelt werden, um ein sinnvolles Leben zu führen, frei von hinderlichen Gedanken und Verhaltensweisen? (Siehe Sitzung 4 – Handouts 3 und 4.)

Während die Gruppe das Material durcharbeitet, sollte der Kursleiter die Gruppenmitglieder zur Identifizierung von Elementen in den Handouts ermutigen, die mit ihren eigenen persönlichen Erfahrungen übereinstimmen und möglicherweise Schlüsselfaktoren ihrer Störung sind. Die Teilnehmer sind gegebenenfalls nicht immer in der Lage, sich an die Schlüsselfaktoren der Entwicklung ihrer Zwangsstörung oder ihres mangelnden Vertrauens zu erinnern beziehungsweise diese anzuerkennen; relevante Faktoren in der Ätiologie ihrer Zwangsstörung können zu früh in der Kindheit aufgetreten sein. Die meisten Teilnehmer anerkennen jedoch die Relevanz dieser Faktoren für ihre Probleme. Und dieser Fokus vermag zu wichtigen Erkenntnissen zu führen, welche die Motivation zur Nutzung der vom Programm angebotenen Tools steigern.

Kursleiter: Können Sie sich an Situationen oder Umstände in Ihrer Vergangenheit erinnern, insbesondere in Ihrer Kindheit und Jugend, die in gewisser Weise das Misstrauen erklären können, das Sie heute empfinden – oder gar gewissermaßen Ihre Zwangsstörung erklären können?

Allison: Ich bin in einer Familie mit sehr strengen Regeln aufgewachsen. Selbst als ich noch sehr jung war, hatte ich nie das Gefühl, dass das, was ich tue, meiner Mutter, vor allem aber meinem Vater ausreicht. Ich hatte das Gefühl, dass alles, was ich tue, falsch ist. Also gab ich immer mein Bestes, gab alles, hatte dann aber unweigerlich das Gefühl, versagt zu haben.

Ben: In meiner Kindheit wurde ich immer für Dinge beschuldigt oder bestraft, die ich nicht getan hatte. Und niemand, oder fast niemand, glaubte mir, wenn ich versuchte, meine Unschuld zu beteuern. Ich fühlte mich oft schuldig, ohne zu wissen, warum. Ich fühle mich noch heute manchmal so, als wäre ich für etwas verantwortlich, mit dem ich rational gesehen nichts zu tun habe.

Diskussion des Fragebogens »Ursachen des Misstrauens«

Um das Bewusstsein für die möglichen Ursachen des Misstrauens weiter zu schärfen, gibt der Schulungsleiter nun den Fragebogen »Ursachen des Misstrauens« (siehe das Formular S. 170) zurück, den die Teilnehmer vor Beginn des Programms ausgefüllt haben. Die Teilnehmer werden gebeten, die Fragen zu reflektieren, die sie im Fragebogen mit hohen Werten, also 4 oder 5 (auf einer 5-Punkte-Likert-Skala), versehen haben, und der Gruppe ihre Einschätzung zu den möglichen Zusammenhängen dieser Aspekte mit Zwangsstörungen mitzuteilen.

Einige Fragen, die der Kursleiter den Teilnehmern nach der Reflexion ihrer Fragebögen stellen kann, sind:

- Können Sie Zusammenhänge zwischen den mit 4 oder 5 bewerteten Punkten und Ihrem gegenwärtigen Misstrauen erkennen?
- Haben Sie Zusammenhänge zwischen diesen Punkten und Ihrer Zwangsstörung festgestellt?
- Gibt es dazu Anmerkungen?

Ein wichtiger Punkt, den der Kursleiter bei dieser Diskussion über die Ursachen von Misstrauen ansprechen sollte, ist, dass das Achtsamkeitstraining den Teilnehmern als Erwachsene ermöglicht, sich von negativen Kindheitserlebnissen zu lösen. Eine Möglichkeit, dies zu erreichen, bietet die Erkenntnis, dass viele unserer erwachsenen Verhaltensweisen das Ergebnis vergangener Konditionierung sind. Das mentale Training in Achtsamkeitspraxis kann die alten, unangemessenen Gewohnheiten durch neue, gesunde und funktionale mentale Modi, Gewohnheiten und Haltungen ersetzen, die uns helfen, unsere Lebensziele zu erreichen. Achtsamkeitsübungen können auch die Fähigkeiten, Ressourcen und Bewältigungsstrategien der Gruppenmitglieder stärken und ihnen helfen, echtes Vertrauen und Wohlbefinden zu entwickeln, wie in Handout 4 zu Sitzung 4 beschrieben.

Am Ende dieser Diskussion vermittelt der Kursleiter die Inhalte von Handout 4 (»Wie man Vertrauen entwickelt«). Die Teilnehmer werden gebeten, im Rahmen der Hausaufgaben in der kommenden Woche täglich mindestens einen dieser Punkte zu üben.

Atempause

Eine der zentralen Übungen des MBCT-Programms (Segal et al. 2013) ist eine kurze Meditation namens »Atempause«. Diese Mini-Meditation kann als Brücke zwischen den längeren, formellen Meditationen, die in diesem Programm beschrieben werden, und den Herausforderungen und Hindernissen des Alltags gesehen werden. Die »Atempause« fasst die Kernelemente des Achtsamkeitsprogramms in drei Schritten zusammen – Bewusstsein, Fokus und Ausdehnung –, die jeweils etwa 1 Minute dauern. Wie im Kontext der MBCT erhalten die Teilnehmer durch diese Praxis ein Werkzeug an die Hand, das ihnen jederzeit zur Verfügung steht und ihnen dabei helfen kann, ein Gleichgewicht und eine bessere Beziehung zur Realität zu erreichen.

Der Nutzen dieser Übung liegt in ihrer kurzen Dauer und ihrer Anwendbarkeit im Alltag. Sie kann zu verschiedenen Tageszeiten durchgeführt werden, um eine achtsame Haltung und eine achtsame Beziehung zur Realität einzunehmen. Sie kann auch besonders hilfreich sein, um zwanghafte Denkmuster zu verhindern oder aufzulösen, bevor sie die Kontrolle übernehmen. Die »Atempause« ermöglicht es den Patienten, innezuhalten und klar zu erkennen, was tatsächlich von einem Moment zum nächsten in kritischen oder herausfordernden Situationen geschieht, und so wieder eine achtsame Perspektive einzunehmen und sich im Hier und Jetzt zu verankern.

Der Kursleiter führt die Teilnehmer folgendermaßen durch die »Atempause«:

ÜBUNG »ATEMPAUSE«

Wählen Sie für diese kurze Übung zunächst eine Position, in der Sie sich wach und präsent fühlen. Sie können mit geradem Rücken aufrecht stehen und dabei den Boden unter Ihren Füßen deutlich spüren. Sie können sich aber auch hinsetzen, mit aufrechtem, geradem, aber nicht steifem Rücken, und versuchen, sich nicht am Stuhl anzulehnen. Oder Sie legen sich aufs Bett, auf einen Teppich oder eine Matte.

Sobald Sie für sich eine Position ausgewählt haben, können Sie entscheiden, ob Sie die Augen offen oder geschlossen halten möchten – je nachdem, was sich für Sie angenehmer anfühlt. Beginnen Sie nun langsam mit dem ersten Schritt dieser Übung, der Bewusstseinsphase.

Schritt 1: Bewusstsein

Deaktivieren Sie Ihren Autopiloten und konzentrieren Sie sich auf die Gegenwart, auf das Hier und Jetzt. Lenken Sie dann Ihre Aufmerksamkeit auf die Wahrnehmung Ihres Körpers. Versuchen Sie festzustellen, ob es in einem Körperteil eine bestimmte Empfindung gibt, und richten Sie Ihre gesamte Aufmerksamkeit darauf. Nehmen Sie wahr, wo in Ihrem Körper sie sich befindet und wo Sie sie am intensivsten spüren. Versuchen Sie nun, sich ein wenig davon zu distanzieren, ohne sie zu bewerten. Akzeptieren Sie sie einfach als Teil Ihrer Erfahrung. [10 Sekunden Pause]

In gleicher Weise lenken Sie Ihre Aufmerksamkeit nun auf die Emotion, die Sie gerade in diesem Moment in sich spüren. Versuchen Sie, die Stimmung zu benennen, in der Sie sich gerade befinden. Es gibt keine richtigen oder falschen Emotionen. Welche Emotion auch immer vorhanden ist, heißen Sie sie willkommen, hören Sie ihr zu. [10 Sekunden Pause]

Wenden Sie nun dieselbe Aufmerksamkeit Ihren Gedanken zu. Versuchen Sie, zu beobachten, ob und welche Gedanken Ihnen in diesem Moment durch den Kopf gehen; beobachten Sie, wie sie an Ihnen vorbeiziehen, als wären es Vögel, die vorbeifliegen, oder weiße Wolken, die am blauen Himmel vorüberziehen. Nehmen Sie jeden Gedanken als bloße mentale Tatsache auf: harmlos, vergänglich und flüchtig. [10 Sekunden Pause]

Schritt 2: Fokus

Sobald Sie sich Ihrer körperlichen Empfindungen, Emotionen und Gedanken bewusst geworden sind, lenken Sie Ihre Aufmerksamkeit auf Ihre Atmung. Konzentrieren Sie sich ganz auf Ihre Atmung und achten Sie auf die Empfindungen, die Ihre Atmung in Ihnen hervorruft, wie das Heben und Senken Ihres Bauches beim Ein- und Ausatmen. [10 Sekunden Pause]

Ihr Atem ist jetzt Ihr Zentrum, Ihr Anker; alles dreht sich um Ihren Atem, als wäre Ihr Atem die Sonne und Ihre Emotionen, Gedanken und Empfindungen wären Planeten. Kein Planet kann das Sonnenlicht, das ihn erreicht, ausschalten oder abschwächen, genauso wie kein Gedanke oder Gefühl Ihren Atem zum Erliegen bringen kann. Konzentrieren Sie sich weiterhin ganz auf Ihren Atem. [10 Sekunden Pause]

Schritt 3: Ausdehnung

Dehnen Sie nun den Bereich Ihrer Wahrnehmung von Ihrem Atem auf Ihren gesamten Körper aus, von den Fußsohlen bis zum Scheitel. Nehmen Sie Ihren Körper und Ihren Atem gemeinsam wahr, während der Atem durch Ihren Körper fließt. [5 Sekunden Pause]

Spüren Sie bei jedem Einatmen, wie die Luft frei durch Ihren Körper strömt und Ihnen Leben und Energie schenkt. [5 Sekunden Pause] Wenn Sie Ihr Bewusstsein für Ihren gesamten Körper und Geist öffnen, öffnen Sie sich für das Leben, wie es ist, und bereiten sich mit einem Gefühl von Ausgeglichenheit, Präsenz und Vollkommenheit auf alles vor, was an diesem Tag auf Sie zukommt.

Aus Segal et al. 2013; © 2013 The Guilford Press. Mit Genehmigung angepasst.

Diskussion der Übung

Nach dieser Übung bittet der Kursleiter die Teilnehmer, ihre Erfahrungen zu reflektieren.

Kursleiter: Gibt es Anmerkungen zu dieser Übung?

Megan: Es ist erstaunlich, wie viele Dinge in einer so kurzen Übung passieren können. Ich war überrascht, dass ich mich in nur wenigen Minuten beruhigen konnte, vor allem, weil ich mich nach der Diskussion über Misstrauen etwas ängstlich gefühlt hatte.

Kursleiter: Das ist ein wichtiger Punkt. Wenn Sie diese sehr kurze Übung nur wenige Wochen lang täglich durchführen, können diese 3 Minuten anstelle einer Reaktion zu Ihrer natürlichen Antwort auf belastende Erfahrungen beziehungsweise interne oder externe Stressfaktoren werden. Mit der Zeit kann diese Gewohnheit andere unangemessene automatische Reaktionsmuster ersetzen, die Teil Ihres Problems sind.

Pause

An diesem Punkt der Sitzung machen die Teilnehmer eine zehnminütige Pause.

Lesen und Besprechen der Zitate zu Sitzung 4

Als Nächstes liest der Kursleiter die Zitate zu Sitzung 4 (Handout 5) vor und bespricht sie (wie in Sitzung 1 erläutert). Hier sind einige Fragen, die der Kursleiter zu Beginn der Diskussion stellen könnte:

- Woran denken Sie bei diesem Zitat?
- Was hilft es uns, zu verstehen?
- Wie können Sie dieses Zitat mit dem Thema dieser Sitzung verknüpfen?
- Welche Verbindungen können Sie zwischen dem Zitat und Zwangsstörungen herstellen?

Wenn die Teilnehmer Schwierigkeiten haben, die Bedeutung der Zitate zu verstehen, kann der Kursleiter eine Erklärung in einfachen Worten und/oder Beispielen anbieten.

Achtsames Gehen

Achtsames Gehen ist eine Form der aktiven Meditation. Menschen mit Zwangsstörungen tun sich oft schwer damit, während der Meditation lange still zu sitzen, und so fällt es ihnen möglicherweise mit dieser Form der Meditation leichter, ein achtsames Bewusstsein zu entwickeln. Für manche Menschen stellt die körperliche Erfahrung des Gehens eine klarere und lebendigere Variante dar als Meditation im Sitzen oder Liegen. Beim achtsamen Gehen konzentrieren wir uns auf die Empfindungen des Gehens. Im

Gegensatz zur Sitzmeditation lassen wir bei dieser Übung unsere Augen offen und sind uns der Außenwelt, der Geräusche, der visuellen Reize, des Wetters, des Windes, der Sonne usw., stärker bewusst.

Achtsames Gehen kann auf formelle Weise praktiziert werden, indem man eine bestimmte Zeit lang (z. B. 15–20 Minuten oder länger) sehr langsam geht, oder auf informelle Weise, indem man sich während der täglichen Routineaktivitäten von einem Ort zum anderen bewegt. Beim informellen achtsamen Gehen bewegen wir uns in unserem gewohnten Tempo fort und werden uns einfach dessen bewusst, dass wir gehen. Dies ermöglicht es uns, in unserem Alltag mehr Bewusstheit zu entwickeln (Bien & Didonna 2009).

Die in der Sitzung durchgeführte Übung »Achtsames Gehen« ist formell und wird, wenn möglich, am besten im Freien durchgeführt. Vor Beginn der Meditation beschreibt der Kursleiter, was achtsames Gehen ist und warum es durchgeführt wird, basierend auf der gerade gegebenen Beschreibung. An dieser Stelle fragt der Kursleiter, ob es Fragen gibt, und führt die Teilnehmer dann zu einem Weg, den er oder sie zuvor ausgewählt hat. Die Teilnehmer gehen dann hin und her oder im Kreis.

ÜBUNG »ACHTSAMES GEHEN«

Wenn möglich, versuchen Sie diese Übung das erste Mal zunächst im Freien durchzuführen. Suchen Sie sich dabei einen ruhigen Ort, zum Beispiel einen Garten oder Park, wo Sie 15–20 Minuten ohne viele Ablenkungen gehen können. Versuchen Sie zunächst, sich wie in Zeitlupe zu bewegen, und wählen Sie einen kurzen Gehweg, auf dem Sie hin- und herschreiten können. [10 Sekunden Pause]

Körperhaltung

Überprüfen Sie zu Beginn Ihre Körperhaltung, was Sie als eine Art Meditation an sich betrachten können. Stehen Sie aufrecht, nehmen Sie die Berghaltung ein. [Siehe Übung S. 312, Kapitel 9.] Halten Sie Ihren Rücken gerade, aber nicht steif, und Ihre Schultern und Brust entspannt. Halten Sie Ihren Kopf in einer Linie mit Ihrer Wirbelsäule, stellen Sie Ihre Füße mit etwa 12–25 Zentimeter Abstand schulterbreit auf und lassen Sie Ihre Knie entspannt. Sie werden vielleicht feststellen, dass Sie sich stabiler fühlen, wenn Sie Ihre Knie leicht beugen, und sich der Schwerkraft bewusst werden, die Sie Augenblick für Augenblick mit der Erde in Kontakt hält. [10 Sekunden Pause] Lassen Sie Ihre Arme neben Ihrem Körper ruhen oder verschränken Sie Ihre Hände entweder vor oder hinter Ihrem Körper. [10 Sekunden Pause]

Körperbewusstsein im Stehen

Das Bewusstsein für den eigenen Körper ist die *Ausgangsbasis für Achtsamkeit*. Konzentrieren Sie sich also im Stehen ganz auf die Gefühle in Ihrem Körper, insbesondere auf die Empfindungen in Ihren Füßen. Werden Sie sich bewusst, dass Ihr Gewicht von den Fußsohlen getragen wird, und nehmen

Sie wahr, dass es an verschiedenen Stellen Ihrer Fußsohlen unterschiedlich starke Druckpunkte gibt, wenn diese mit dem Boden in Kontakt sind. [10 Sekunden Pause]
Sie bemerken vielleicht auch die leichten Bewegungen, die Sie mit Ihren Füßen, Beinen und anderen Körperteilen ausführen, um aufrecht stehen zu bleiben. [10 Sekunden Pause]
Achten Sie auf diese ständigen Anpassungen, die Sie vornehmen, um das Gleichgewicht zu halten; normalerweise halten wir diese Fähigkeit (wie viele andere auch) für selbstverständlich. Wenn Sie einmal genauer darauf achten, werden Sie verstehen, warum es etwa ein Jahr gedauert hat, bis Sie als Kind gelernt haben, selbstständig zu stehen. [10 Sekunden Pause]
Richten Sie Ihren Blick auf den Boden, ein kurzes Stück vor Ihnen. Achten Sie auf den Moment, in dem Sie sich bereit fühlen, einen Schritt zu machen. [30 Sekunden Pause]

Gehen

Beginnen Sie zu gehen, indem Sie die Ferse eines Fußes langsam vom Boden abheben. Achten Sie beim Einsetzen dieser Bewegung darauf, wie sich das Gewicht Ihres Körpers auf das andere Bein verlagert. Wenn Ihr Fuß vollständig vom Boden abgehoben ist, nehmen Sie wahr, dass das gesamte Gewicht Ihres Körpers auf dem gegenüberliegenden Fuß und Bein lastet. Beobachten Sie, was Sie fühlen, wenn Ihr Fuß angehoben wird und sich nach vorne bewegt. Führen Sie diesen ersten Schritt aus, bis Sie mit dem Fuß sanft den Boden berühren, wobei zuerst die Ferse und dann der Rest des Fußes sanft aufkommt. Konzentrieren Sie sich gleichzeitig auf den anderen Fuß, der sich vom Boden abhebt, um den zweiten Schritt auszuführen. [10 Sekunden Pause]
Nehmen Sie auch alle anderen Empfindungen in Ihrem Körper und alle Emotionen wahr, die Sie möglicherweise verspüren, sei es Freude, Ruhe, Langeweile, Neugier oder was auch immer, und zwar von Augenblick zu Augenblick. [1 Minute Pause]
Während dieser Meditation können Sie bestimmte Momente wahrnehmen, zum Beispiel wenn Ihr Fuß den Boden verlässt, die Phase, in der sich Ihr Fuß durch die Luft bewegt, und den Moment, in dem Ihr Fuß wieder auf dem Boden aufsetzt. [10 Sekunden Pause]
Um Ihre Aufmerksamkeit auf diese drei Phasen zu lenken, können Sie sich die Worte »Anheben«, »Bewegen« und »Absetzen« vorsagen. Wenn Sie das Ende Ihres Weges erreichen, drehen Sie sich langsam um und werden Sie sich der verschiedenen Empfindungen bewusst, die aufkommen, während sich Ihr Körper in die entgegengesetzte Richtung wendet. [10 Sekunden Pause]
Wenn Sie sich umgedreht haben, halten Sie inne, atmen Sie bewusst ein und gehen Sie weiter, im Bewusstsein der verschiedenen Empfindungen, die Sie dabei spüren. Versuchen Sie, sich dem achtsamen Gehen mit freundlicher

Neugierde zu nähern, so als wären Sie ein Kind, das seine ersten Schritte macht. Jeder Schritt ist eine Leistung, eine neue Erfahrung. [1 Minute Pause]
Sie können während der Meditation Ihr Tempo und Ihren Rhythmus variieren, und beobachten, wie sich dadurch Ihre Wahrnehmung steigert oder verringert. Was fällt Ihnen beispielsweise auf, wenn Sie von sehr langsamem achtsamem Gehen zu achtsamem Laufen übergehen? [30 Sekunden Pause]
Oder Sie können einige Schritte mit geschlossenen oder halb geschlossenen Augen gehen und darauf achten, wie sich Ihr Gleichgewichtssinn verändert. [30 Sekunden Pause]
Sie können auch versuchen, beim Gehen ein Lächeln auf Ihr Gesicht zu zaubern, und beobachten, wie es sich anfühlt, mit einem Lächeln zu gehen. [10 Sekunden Pause] Ein Lächeln kann ein Gefühl der Ruhe vermitteln und Sie daran erinnern, dass Sie einfach nur zum Vergnügen ziellos, ohne Absicht oder Zweck, gehen. [1 Minute Pause]
Wie bei den anderen Übungen gilt auch hier: Wenn Ihre Gedanken abschweifen, nehmen Sie es einfach zur Kenntnis und versuchen Sie, sie so schnell wie möglich sanft in die Gegenwart zurückzubringen und sich Schritt für Schritt auf alle körperlichen Empfindungen zu konzentrieren, die durch das Gehen aufkommen. [10 Sekunden Pause] *Erleben* Sie die Empfindungen, anstatt über sie *nachzudenken* (z. B. »Meine Schultern sind angespannt, aber sie sollten sich entspannt anfühlen«). Das Nachdenken über diese Empfindungen kann zu Urteilen und negativen mentalen Zustände wie Angst, Langeweile, Scham oder Traurigkeit führen. [10 Sekunden Pause]
Ein Gefühl zu erleben, wie das Gefühl des Gewichts des Körpers auf den Fußsohlen oder eine Emotion, heißt einfach, es zu beobachten, sich seiner im gegenwärtigen Moment bewusst zu sein und es wahrzunehmen, ohne ihm eine Bedeutung zuzumessen. [10 Sekunden Pause]
So wie achtsames Atmen Ihren Körper und Geist verbindet, damit Ihre Aufmerksamkeit nicht in einem Dunstkreis von Sorgen über die Zukunft oder Bedauern der Vergangenheit verloren geht, so schafft achtsames Gehen eine Verbindung von Körper und Geist im gegenwärtigen Moment, indem Sie einfach nur wahrnehmen, was geschieht, und sonst nichts. [1 Minute Pause]
Wenn Sie mit dem Gehen fertig sind, bleiben Sie noch einen Moment stehen und beobachten Sie, ob die körperlichen Empfindungen und Emotionen, die Sie zu Beginn der Meditation verspürt haben, ähnlich oder anders sind.

Nach Bien & Didonna (2009).

Diskussion der Übung

Nach dieser Übung bittet der Schulungsleiter die Teilnehmer, ihre Erfahrungen zu reflektieren.

Kursleiter: Möchte jemand etwas zu dieser Übung sagen? Was ist Ihnen aufgefallen?

Sheila: Mir ist aufgefallen, dass ich mich ruhiger gefühlt habe. Das Zittern und das Gefühl, das Gleichgewicht zu verlieren, bedeuteten, im Hier und Jetzt zu bleiben. Es waren keine negativen Gefühle, wie ich sie zu Hause empfunden hätte.

Jennifer: Wenn wir auf unsere gewohnte Art gehen, denken wir immer nach; wir merken nicht, wie wir gehen. Hier konzentrierte ich mich darauf, wie ich meine Füße bewege. Ich bemerkte, dass manchmal zwanghafte Gedanken auftauchen, aber mir wurde klar, dass das Gehen mich immer ins Hier und Jetzt zurückbringen wird und dass die Empfindungen meiner Füße beim Kontakt mit dem Boden viel intensiver und realer sind als meine Gedanken.

Mark: Ich sehe es nicht als negativ an, wenn die Gedanken beim Gehen abschweifen. Es ermöglicht uns, uns darin zu üben, mit nicht zwanghaften Gedanken in den gegenwärtigen Moment zurückzukehren. Wenn dann ein zwanghafter Gedanke auftaucht, können wir ihn auf die gleiche Weise behandeln.

Diese Kommentare zeigen, dass Menschen, die an einer Zwangsstörung leiden, das achtsame Gehen oft als konkrete Möglichkeit erleben, im Hier und Jetzt zu bleiben oder jedes Mal dorthin zurückzukehren, wenn ihre Gedanken abschweifen oder die Realität verzerren.

Verteilung der restlichen Handouts an die Teilnehmer und Ausgabe der Hausaufgaben

Der Kursleiter verteilt jene Handouts der vierten Sitzung, die noch nicht ausgeteilt wurden. Als Hausaufgaben für die Woche nach Sitzung 4 werden die Teilnehmer gebeten, folgende Übungen durchzuführen: Sitzmeditation »Achtsamkeit für Atem, Körper, Geräusche, Emotionen und Gedanken« (Track 6) und »Achtsames Gehen« (Track 7) einmal täglich; »Atempause« (Track 5) dreimal täglich; und täglich mindestens einen Punkt von Handout 4 zu Sitzung 4, um Vertrauen zu entwickeln.

Der Kursleiter erinnert die Teilnehmer daran, dass regelmäßige Achtsamkeitspraxis für das Erreichen der Ziele des Programms unerlässlich ist.

Achtsamkeitskreis

Die Gruppe beendet die Sitzung wie üblich mit 3–4 Minuten achtsamer Konzentration auf die Atmung. Der Kursleiter kann dann eines oder mehrere der Zitate (Sitzung 4 – Handout 5) wiederholen und jedes Mitglied bitten, kurz über seine Erfahrungen im gegenwärtigen Moment zu berichten.

SITZUNG 4 – HANDOUT 1
Das eigene Misstrauen verstehen und echtes Vertrauen entwickeln

Zwangsstörungen können als **Vertrauensstörung** aufgefasst werden. Menschen mit Zwangsstörungen neigen dazu, kein Vertrauen in ihre inneren Erfahrungen und/oder geistigen Fähigkeiten, insbesondere Wahrnehmungen, Absichten, Gedächtnis und Aufmerksamkeit, zu haben und ihnen zu misstrauen.

Ein erster Schritt zur Überwindung von Misstrauen besteht im Versuch, seine möglichen Ursachen zu verstehen und Akzeptanz und Mitgefühl im Hinblick auf vergangene Verluste, emotionale Wunden oder unerfüllte Bedürfnisse zu entwickeln, die alle Misstrauen erzeugen können. Ein zweiter Schritt besteht darin, bewusst sämtliche Gewohnheiten, Verhaltensweisen oder Mechanismen zu stoppen, die Misstrauen – und damit zwanghafte Probleme – verstärken und aufrechterhalten.

Vertrauen ist ein Gefühl der Sicherheit und Offenheit gegenüber dem Leben. Es basiert auf der tiefen Erkenntnis, dass jede Erfahrung, die wir machen, ob positiv oder negativ, angenehm oder schmerzhaft, Teil unserer Entwicklung als Menschen ist. Wir wachsen als Menschen und verbessern unser Wohlbefinden, indem wir nicht gegen den Schmerz, die Gedanken, Gefühle und Empfindungen ankämpfen, die das Leben unweigerlich mit sich bringt. Wir können im gegenwärtigen Moment vertrauensvoll leben, indem wir lernen, alles zu akzeptieren, was wir in jedem Augenblick fühlen, denken und spüren, ist all das doch einfach unsere Erfahrung. Wenn wir dies tun, verstehen wir, dass unsere innere Erfahrung fast immer harmlos ist.

Mit dieser Art von Vertrauen in unsere innere Erfahrung können wir beginnen, ein reiferes und realistischeres Verantwortungsbewusstsein zu entwickeln und mit den Risiken, die das Leben für uns bereithält, getragen von einem größeren Gefühl der Sicherheit und Geborgenheit umgehen. Ein erfülltes Leben, frei von unnötigen Ängsten und Sorgen, folgt auf das Etablieren von Vertrauen. Echtes Vertrauen zu empfinden, bedeutet nicht, naiv gegenüber den Problemen und Schwierigkeiten zu sein, mit denen wir im Leben konfrontiert werden; im Gegenteil, es ermöglicht uns, die tatsächlichen Gefahren und Herausforderungen deutlicher zu erkennen, uns und andere vor Schaden zu bewahren und keine Zeit und Energie mit Unwichtigem, Harmlosem und Vergänglichem zu verschwenden.

Wenn wir unsere Aufmerksamkeit in der Gegenwart auf unsere Sinne, körperlichen Empfindungen, Atmung und unseren Körper richten, hilft uns das, Vertrauen in die Realität zu entwickeln, so wie sie ist – und nicht so, wie unser Verstand sie vielleicht sehen möchte.

SITZUNG 4 – HANDOUT 2
Die Ursachen des Misstrauens erkennen

Um zu verstehen, wie sich unser Misstrauen entwickelt hat, müssen wir schonungslos betrachten, was wir durchgemacht haben. Es mag schwierig sein, sich daran zu erinnern und hinzusehen, was uns als Kinder widerfahren ist. Wenn wir jedoch bemerken, wie misstrauisch wir heute sind, können wir den Ursprung unseres Misstrauens langsam erschließen.

Viele Menschen mit Zwangsstörungen haben die tief verwurzelte Überzeugung entwickelt, dass ihnen etwas Schreckliches zustoßen wird; beziehungsweise dass sie sich selbst oder anderen etwas Schreckliches antun könnten, wenn sie ihre Schutzmechanismen aussetzen. Dieser Glaube kann uns so sehr beeinflussen, dass die Angst lähmend wirkt. Wir untersagen uns vielleicht, zu anderen Vertrauen aufzubauen, und haben Schwierigkeiten, unsere Kreativität auszudrücken, andere zu konfrontieren oder ehrlich zu anderen zu sein. Wir untersagen uns vielleicht, Freude oder Vergnügen zu empfinden, und geben stattdessen nur dem Zwang nach, ein Verhalten (Rituale) zu wiederholen. Wir haben vielleicht unerklärliche Panikattacken, leiden unter Schlaflosigkeit oder anderen körperlichen Symptomen. Oft vermag uns keine noch so große Ermutigung von uns selbst oder anderen ein besseres Gefühl zu geben. Angst und Misstrauen blockieren uns.

Einige unserer Probleme können durch völlig zufällige Ereignisse in unserer Kindheit verursacht worden sein, etwa eine Krankheit oder einen Unfall, das Alleinsein im Krankenhaus oder den Tod beziehungsweise die Abwesenheit eines Elternteils. Diese Ereignisse können unsere Beziehung zur Welt, zu anderen und zu uns selbst tiefgreifend beeinflussen.

Misstrauen entsteht auch infolge dessen, dass wir uns in unserer Kindheit nicht geliebt oder geschätzt fühlten beziehungsweise unsere Bedürfnisse nicht anerkannt und erfüllt wurden. Im Nachhinein mögen diese Erfahrungen unbedeutend erscheinen; für viele waren sie einfach Teil des Erwachsenwerdens, aber für ein sensibles Kind können sie verheerend sein. Es müssen nicht zwangsläufig körperliche Misshandlung oder psychische Gewalt aufgetreten sein. Misstrauen kann durch solche Misshandlungen entstehen, aber auch durch kleinere, scheinbar unbedeutende Traumata: zum Beispiel, wenn Erwachsene von uns als kleinen Kindern ständig verlangen, Dinge zu tun und für Dinge Verantwortung zu tragen, die weit über unsere Reife und Fähigkeiten hinausgehen. Diese Art der Behandlung kann sich später im Leben sehr negativ auf uns auswirken. Wenn wir einen Film über unsere eigene Erziehung sehen könnten, wären wir vielleicht überrascht, wie viel wir bewältigen mussten.

Diese Art von Traumata beginnt mit dem Kontext, in den wir hineingeboren wurden. Vielleicht hatte unsere Mutter Probleme oder das häusliche Umfeld war stressig. Vielleicht entstanden die Traumata durch den Druck, die Erwartungen, die Ängste und die Frustration unserer Eltern, durch die Rollen, die wir gezwungen waren zu spielen, etwa die Pflege der Eltern und die emotionale Unterstützung. Die erdrückendsten

Erwartungen kommen oft von frustrierten Eltern, die ihre Kinder das tun sehen wollen, was sie selbst nie konnten.

Traumata können auch durch jede Form von körperlicher oder emotionaler Vernachlässigung entstehen. Obwohl diese Erfahrungen von Vernachlässigung im Nachhinein trivial erscheinen mögen, können sie für ein schutzloses Kind überwältigend sein. Normalerweise assoziieren wir Vernachlässigung mit körperlicher Trennung, aber Kinder erleben tiefe Vernachlässigung, wenn sie das Gefühl haben, dass ihnen nicht zugehört oder sie nicht verstanden werden; beziehungsweise wenn sie aufgefordert werden, sich auf eine Weise zu verhalten, die ihrem tatsächlichen Alter nicht entspricht. Die Auswirkungen dieser Traumata zeigen sich dann ihr ganzes Leben lang.

Aus Trobe & Trobe 2005; © 2005 Krishnananda und Amana Trobe. Mit Genehmigung angepasst.

SITZUNG 4 – HANDOUT 3
Was ist echtes Vertrauen?

Eine Definition von Selbstvertrauen

Selbstvertrauen ist jenes Gefühl, das mit dem Glauben verbunden ist, zuverlässig zu sein und mit risikoreichen Situationen, in denen Vertrauen erforderlich ist, zurechtzukommen. Es ist ein Gefühl von Offenheit, Sicherheit, Akzeptanz, Freiheit und Positivität gegenüber dem Leben und der Welt. Es umfasst das Gefühl, die eigenen Handlungen und Gefühle kontrollieren zu können, Vertrauen in die eigene Wahrnehmung und das Gedächtnis sowie das Bewusstsein für die eigenen Bedürfnisse, Absichten und Ressourcen.

Selbstvertrauen ist per Definition ein vielschichtiges Konstrukt, das mehrere wichtige Elemente umfasst, die Dr. Fabrizio Didonna, der Schöpfer dieses Programms, als PASIFACO bezeichnet. Diese sind:

- **Positivität:** Bereitschaft, die positiven Aspekte auszumachen, die vielen schwierigen menschlichen Erfahrungen innewohnen; Vorstellung, dass selbst die härtesten und herausforderndsten Lebenserfahrungen uns helfen können, zu wachsen.
- **Akzeptanz:** Fähigkeit und Bereitschaft, innere und äußere Erfahrungen so zu akzeptieren, wie sie sind, und hinzunehmen, dass wir Fehler machen können; dass die Ergebnisse unserer Entscheidungen und Handlungen negativ sein können. Diese Akzeptanz ermöglicht es uns, Risiken einzugehen und mit den Herausforderungen und Veränderungen des Lebens umzugehen.
- **Sicherheit:** Gefühl, über die erforderlichen Fähigkeiten zu verfügen, um effektiv mit verschiedenen Lebenssituationen umgehen und Entscheidungen treffen zu können.
- **Inneres Vertrauen:** Glaube, dass das, was wir mit unseren Sinnen wahrnehmen, wahr und real ist; dass unsere Emotionen harmlos, niemals falsch und potenziell hilfreich sind; und dass unsere Werte und Absichten (und die damit verbundenen Handlungen) grundsätzlich gültig und/oder angemessen sind. Dieses Vertrauen beinhaltet eine klares und distanziertes Bewusstsein für unsere innere Erfahrung.
- **Freiheit:** Gefühl, nicht durch die inneren Barrieren und Konditionierungen, die das Leben uns im Laufe der Zeit auferlegt hat, eingeschränkt oder begrenzt zu sein – Barrieren, die unsere Entwicklung beeinflusst haben und die uns davon abhalten, unser volles und gesundes Potenzial zu entfalten.
- **Aufmerksamkeit:** Bewusstsein unserer Gedanken, Emotionen und Empfindungen, unserer wahren Bedürfnisse und Absichten sowie der persönlichen Ressourcen, die uns zur Verfügung stehen, um mit Herausforderungen und riskanten Situationen umzugehen.
- **Kontrolle (*control*):** Selbstvertrauen bedeutet, dass wir uns in der Lage fühlen, unsere Emotionen und Handlungen zu kontrollieren und selbst zu regulieren.

- **Offenheit:** Haltung, die es uns ermöglicht, mit den Veränderungen und Herausforderungen umzugehen, mit denen das Leben uns konfrontiert und/oder die unser Leben verbessern und uns wachsen lassen könnten.

Selbstvertrauen entsteht in erster Linie aus dem Bewusstsein, dass das, was man mit seinen Sinnen wahrnimmt und was die eigenen Emotionen und Gedanken prägt, gültig und real ist. Vertrauen bedeutet daher ein Gefühl der Klarheit und Sicherheit in Bezug auf die eigene innere Erfahrung. Es ist ein Gefühl, das es einem ermöglicht, davon abzulassen, die Ergebnisse der eigenen Handlungen oder die erlebten Ereignisse ständig kontrollieren zu wollen, und die unvermeidliche Ungewissheit der damit verbundenen Konsequenzen zu akzeptieren. Dazu gehört auch die Akzeptanz, dass bei allem, was man tut, das Risiko eines potenziellen Scheiterns besteht.

Als Erwachsener ist Selbstvertrauen die Brücke, die Sie mit dem Vertrauen in andere verbindet. Sie begreifen, dass andere und die Welt im Allgemeinen grundsätzlich sicher und nicht schädlich sind und dass selbst die schwierigsten Erfahrungen als wertvolle Ressourcen für persönliches Wachstum und Verbesserung dienen können.

Die meisten Menschen werden vertrauensvoll geboren. In der Kindheit sind wir vertrauensvoll, weil wir hauptsächlich unsere Sinne und nicht unseren Verstand nutzen, um die Realität zu verstehen; und unser Verstand noch nicht von den Höhen und Tiefen und Konditionierungen des Lebens geprägt ist. Mit zunehmendem Alter können wir jedoch viel von diesem Vertrauen verlieren, weil wir uns weniger auf die Sinne und mehr auf den Verstand – Gedanken, Sorgen und Erinnerungen – verlassen. Wir verlieren das Vertrauen, weil wir nicht die wesentlichen Werkzeuge an die Hand bekommen, die wir brauchen, um Vertrauen in uns selbst zu bewahren, in unsere Intuition, unsere Sinne und Emotionen und in unsere Fähigkeit, zwischen der Realität und unseren Ängsten zu unterscheiden.

Die meisten Menschen mit Zwangsstörungen haben kein Vertrauen. Wenn sie ein Gefühl des Vertrauens verspüren, handelt es sich dabei um ein falsches oder **illusorisches Vertrauen**. Sie bedienen sich zwanghafter Rituale oder Rückversicherungen, um sich selbst davon zu überzeugen, dass nichts Schlimmes passieren wird und sie sich sicher fühlen können, wenn sie alles tun, um zu garantieren, dass sie die Dinge unter Kontrolle haben. Aber das ist kein echtes Vertrauen.

Diese Art von Vertrauen ähnelt dem berüchtigten Slogan »Arbeit macht frei«, der während des Zweiten Weltkriegs am Eingang vieler nationalsozialistischer Konzentrationslager angebracht wurde, um die Gefangenen, die eigentlich in den Tod gingen, zu täuschen und irrezuführen. Viele Menschen mit Zwangsstörungen sagen sich: »Dieses Ritual macht mich frei« – frei von Angst, Sorgen und der Furcht, für etwas Schreckliches verantwortlich zu sein. Aber sie täuschen sich selbst.

Illusorisches Vertrauen basiert auf dem falschen Glauben, dass Menschen die vollständige Kontrolle über alles haben können, was sie tun oder erleben. Und dass sie durch diese Kontrolle Schaden oder Gefahren für sich selbst oder andere abwenden können. Wenn Menschen erkennen, dass dieses Ideal nicht erreicht werden kann, verfallen sie natürlich in Misstrauen und Angst und greifen auf nutzlose Strategien wie

Rituale oder Rückversicherung zurück, um dieses illusorische Vertrauen wiederzuerlangen.

Illusorisches Vertrauen entsteht durch einen verletzten Teil in uns, der wahrscheinlich in der Kindheit oder Jugend entstanden ist. Wenn wir Situationen begegnen, die direkt oder indirekt mit vergangenen Verletzungen, Traumata oder Entbehrungen zusammenhängen, können Angst und Unsicherheit auf starke Weise reaktiviert werden. Wir müssen auf diese Verletzung hören und sie verstehen, aber es ist wichtig zu erkennen, dass sie nur ein Teil dessen sind, wer wir sind.

Es gibt noch etwas anderes in uns, das tiefer und weiser ist und wachsen und stärker werden kann: **echtes Vertrauen**. Echtes Vertrauen kann durch Achtsamkeitspraxis gedeihen. Es ähnelt dem Vertrauen, das wir als Kinder hatten, als wir im gegenwärtigen Moment lebten, ohne uns der Zukunft und der Vergangenheit bewusst zu sein, und eher über unsere Sinne als über unseren Verstand lebten.

Echtes Vertrauen kann uns dabei helfen, uns allmählich von Zweifeln, Sorgen und dem Streben nach Rückversicherung zu entfernen und uns hin zu einem tieferen Selbstvertrauen und einem realistischen, reifen Verantwortungsbewusstsein zu entwickeln. Es kann uns lehren, Enttäuschungen, Frustrationen und Hindernisse als Gelegenheiten zu akzeptieren, die Realität besser zu verstehen, zu wachsen und für uns selbst zu sorgen. Auf diese Weise werden wir in der Lage sein, die wahre Fülle und Schönheit des Lebens und die damit verbundenen Erfahrungen zu erkennen und zu spüren.

Dazu müssen wir zunächst unseren Ängsten bewusst Aufmerksamkeit schenken, sie erkennen und akzeptieren, ohne auf sie zu reagieren oder sie zu bekämpfen – und ihnen mit derselben liebevollen Güte begegnen, die ein Elternteil zeigt, wenn er ein verängstigtes Kind in den Arm nimmt.

Viele der Übungen in diesem Programm werden Ihnen helfen, dieses Ziel zu erreichen.

SITZUNG 4 – HANDOUT 4
Wie man Vertrauen entwickelt

Um den Weg des Vertrauens – zunächst in uns selbst und dann in andere – zu beschreiten, kultivieren Sie die folgenden Schritte täglich aus Überzeugung, mit Engagement und Ausdauer.

1. **Achten Sie bewusst** auf Ihre Gefühle, Emotionen und Gedanken, ohne auf sie zu reagieren, sondern mit Freundlichkeit, Respekt und Akzeptanz. Versuchen Sie, sich um Ihre inneren Zustände zu kümmern, ohne sie zu beurteilen. Sie sind weder richtig noch falsch; sie sind einfach Ihre Erfahrung in diesem Moment.
2. **Vertrauen Sie Ihren Sinnen** – dem, was Sie sehen, hören, berühren, riechen und schmecken. Schenken Sie Ihrer Sinneserfahrung Glauben (auch wenn Ihnen gelegentlich einige Gedanken sagen, dass Sie das nicht können) und leben Sie danach. Ihre Sinne sind der objektivste und wahrste Wegweiser zur Realität. Denken Sie daran, wie oft in Ihrem Leben Ihnen Ihre Sinne die Wahrheit in Bezug auf Ereignisse gesagt haben (vielleicht jedes Mal); und denken Sie darüber nach, wie oft sich Ihre Zweifel, Ängste und Sorgen bewahrheitet oder als real erwiesen haben.
3. **Erkennen, hören, äußern und wertschätzen Sie Ihre wahren Absichten** (was Sie wirklich wollen und was *nicht*). Das kann Ihr gesamtes Handeln leiten. In jedem Moment können Ihre wahren Absichten Sie dazu bringen, zu tun, was Sie für richtig halten, und das zu unterlassen, wovor Sie Angst haben oder was Sie nicht tun wollen.
4. **Hören Sie auf, Beruhigung im Außen zu suchen.** Wenn Sie diese Gewohnheit aufgeben, stärken Sie Ihr Vertrauen in sich selbst. Wenn Sie danach streben, von anderen eine Rückversicherung zu bekommen, verstärken Sie Ihre Unsicherheit und Ihr Misstrauen in sich selbst. Sie haben bereits alle Antworten auf die meisten Ihrer Zweifel, aber wenn Sie nicht in sich selbst nach diesen Antworten suchen, werden Sie immer von externen Quellen der Beruhigung abhängig sein.
5. **Erkennen, schätzen und validieren Sie Ihre eigenen Ressourcen**, nicht nur Ihre Fähigkeiten und Fertigkeiten, sondern auch Ihre persönlichen Werte, und was Sie auf dieser Welt einzigartig macht.
6. **Entdecken und wiederentfachen Sie die natürliche Lebensenergie**, die Sie als Kind hatten, bevor Sie von der Außenwelt konditioniert wurden. Entdecken Sie Aktivitäten, die Ihnen Energie geben, oder greifen Sie auf alte Quellen zurück – zum Beispiel Musik hören, Sport treiben, in Kontakt mit der Natur sein. Achtsamkeitsübungen sind ebenfalls wirksam.
7. **Lernen Sie, im Hier und Jetzt zu bleiben**, ohne dass Ihre Gedanken zu sehr in die Vergangenheit oder Zukunft schweifen. Nehmen Sie jede Erfahrung, die sich Ihnen bietet, in jedem Moment wahr und akzeptieren Sie sie. Achtsamkeitsübungen helfen Ihnen dabei.
8. **Lernen Sie, Grenzen zu setzen**, die bestimmen, wer wann Ihren Raum betreten darf, und verhindern Sie, dass unerwünschte Personen über Ihren Raum, Ihre Zeit und Ihre Freiheit verfügen.

9. **Erkennen und äußern Sie Ihre Bedürfnisse** und verpflichten Sie sich, diese mit Ihren eigenen Ressourcen zu befriedigen, ohne von anderen zu erwarten oder zu erbitten, dies für Sie zu tun.
10. **Akzeptieren Sie alles im Leben, was Sie nicht ändern können**, und wenden Sie Ihre Energie, Ressourcen und Bestrebungen dafür auf, das zu ändern, was nützlich wäre und was Sie realistischerweise ändern können.
11. **Konzentrieren Sie Ihre Aufmerksamkeit so oft wie möglich bewusst und absichtlich auf Ihre körperlichen Empfindungen, Atmung und Körperhaltung.** Dadurch können Sie präsenter, verwurzelter und fokussierter im Hier und Jetzt sein.
12. **Erkennen, respektieren und akzeptieren Sie Ihre Grenzen und Unvollkommenheiten** als Mensch; das ist wichtig für ein erfülltes und freies Leben.
13. **Fördern Sie Ihre Kreativität.** Kultivieren Sie sie auf jede erdenkliche Weise. Sie ist eine der wichtigsten Potenziale, Ihre Einzigartigkeit sich selbst und der Welt gegenüber zum Ausdruck zu bringen.
14. **Erwarten Sie nie zu viel von anderen;** diese wurden nicht geboren, um Ihre Erwartungen und Bedürfnisse zu erfüllen.
15. **Gehen Sie angemessene Risiken ein**, von denen Sie glauben, dass sie für Ihr Leben und Ihre persönliche Entwicklung nützlich oder sogar notwendig sind, die Sie aber aufgrund Ihrer Ängste, Ihres Misstrauens und Ihrer Unsicherheit bisher nicht eingegangen sind.
16. **Übernehmen Sie die volle Verantwortung für sich selbst**, Ihr Leben und Ihre Handlungen, ohne sich durch Beruhigung von außen oder Rituale schützen zu wollen. Es ist besser, sich selbst zu vertrauen und Fehler zu machen (die Ihnen helfen, zu lernen und zu wachsen), als immer nach externer Führung und Rückversicherung zu streben (was Ihre Unsicherheit erhöht).
17. **Treffen Sie jeden Tag Entscheidungen für Ihr Leben**, seien es große oder kleine, und erlauben Sie sich, Fehler zu machen und daraus zu lernen, daran zu wachsen. Lassen Sie niemals zu, dass Ihre Zweifel und Sorgen Ihre Entscheidungen behindern. Wenn Sie Ihre Entscheidungen getroffen haben, akzeptieren Sie die Konsequenzen in völliger Gelassenheit.

Wenn Sie diese Einstellungen und Prinzipien pflegen und weiterentwickeln, werden Sie einen Weg beschreiten, der Sie für das Leben öffnet und Sie zu sich selbst und Ihrem ursprünglichen Gefühl des Vertrauens zurückführt.

SITZUNG 4 – HANDOUT 5
Zitate zu Sitzung 4

Man kann getäuscht werden, wenn man zu viel vertraut,
aber man wird in Qualen leben, wenn man nicht genug vertraut.
Frank Crane

Ob wir das, was uns widerfährt, als Hindernis und Feind oder als Lehrer und Freund erleben, hängt ganz von unserer Wahrnehmung der Realität ab.
Es hängt von unserer Beziehung zu uns selbst ab.
Pema Chödrön

Die Realität ist das, was, selbst wenn man es nicht sieht
oder es nicht durch den Verstand transformiert wird,
genau das bleibt, was es ist.
Autor unbekannt

Sobald du dir vertraust,
sobald weißt du zu leben.
Johann Wolfgang von Goethe

Wenn wir gehen, als würden [wir eilen],
hinterlassen wir Abdrücke von Angst und Leid auf der Erde.
Wir sollten so gehen,
dass wir nur Frieden und Gelassenheit auf der Erde hinterlassen [...]
Achten Sie auf den Kontakt zwischen Ihren Füßen und der Erde.
Gehen Sie so, als würden Sie die Erde mit Ihren Füßen küssen.
Thich Nhat Hanh

SITZUNG 4 – HANDOUT 6
Hausaufgaben für die Woche nach Sitzung 4

1. Führen Sie einmal täglich die Sitzmeditation »Achtsamkeit für Atem, Körper, Geräusche, Emotionen und Gedanken« (Track 6) durch und notieren Sie Ihre Eindrücke und Beobachtungen im Protokoll der Hausaufgaben (Sitzung 4 – Handout 7).
2. Führen Sie einmal täglich die Übung »Achtsames Gehen« durch (Track 7).
3. Führen Sie dreimal täglich die Übung »Atemraum« (Track 5) durch, jeweils zu verschiedenen Tageszeiten. Wenn Sie den ganzen Tag über mit Ihrem Atem in Kontakt bleiben, können Sie sich darüber bewusst werden, was Sie fühlen, wenn Sie mit dem gegenwärtigen Moment in Kontakt sind, ohne etwas tun zu müssen.
4. Tun Sie jeden Tag Ihr Möglichstes, um mindestens einen der Schritte zur Förderung des Vertrauens umzusetzen, die in Handout 4 zu Sitzung 4 aufgeführt sind.
5. Jedes Mal, wenn Sie eine Übung zu Sitzung 4 durchführen, vermerken Sie Ihre Erfahrungen im Protokoll der Hausaufgaben (Sitzung 4 – Handout 7) und halten Sie alle Kommentare, Eindrücke oder Schwierigkeiten fest, die möglicherweise aufgekommen sind. Kreisen Sie jedes Mal das Kürzel AP ein, wenn Sie die Übung »Atempause« machen.
6. Lesen Sie die zu Sitzung 4 bereitgestellten Handouts mindestens einmal sorgfältig durch und denken Sie über deren Inhalt nach. Versuchen Sie, ihn sich zu eigen zu machen und täglich zu nutzen, um Vertrauen zu entwickeln.

Wählen Sie eine Zeit und einen Ort, wo Sie nicht gestört werden, um die formellen Übungen durchzuführen. Versuchen Sie, die Übungen *nicht* als lästige Pflicht zu betrachten, sondern als gesunde Gewohnheit, die Sie in Ihr Leben integrieren möchten. Denken Sie immer daran, dass das Engagement, das Sie diesem Training widmen, Ihnen langfristig zu bedeutenden Ergebnissen verhelfen wird.

SITZUNG 4 – HANDOUT 7
Protokoll der Hausaufgaben zu Sitzung 4

Name: ______________________________

Füllen Sie dieses Formular immer aus, wenn Sie Übungen machen. Kreisen Sie jedes Mal **AP** ein, wenn Sie die Übung »Atempause« durchführen. Notieren Sie außerdem alles, was während der Übung aufkommt, damit wir in der nächsten Sitzung darüber sprechen können.

Tag/Datum	Übung	Anmerkungen
Donnerstag, der ________	Sitzmeditation Achtsames Gehen AP AP AP Wie man Vertrauen entwickelt	
Freitag, der ________	Sitzmeditation Achtsames Gehen AP AP AP Wie man Vertrauen entwickelt	
Samstag, der ________	Sitzmeditation Achtsames Gehen AP AP AP Wie man Vertrauen entwickelt	
Sonntag, der ________	Sitzmeditation Achtsames Gehen AP AP AP Wie man Vertrauen entwickelt	
Montag, der ________	Sitzmeditation Achtsames Gehen AP AP AP Wie man Vertrauen entwickelt	
Dienstag, der ________	Sitzmeditation Achtsames Gehen AP AP AP Wie man Vertrauen entwickelt	
Mittwoch, der ________	Sitzmeditation Achtsames Gehen AP AP AP Wie man Vertrauen entwickelt	

9 Sitzung 5: Über die Sinne Vertrauen entwickeln

Unser gesamtes Wissen hat seinen Ursprung in unserer Wahrnehmung.
Leonardo da Vinci

Über diese Sitzung

Menschen mit Zwangsstörungen, insbesondere mit Kontroll- und Reinigungszwang, neigen dazu, ihren Sinnen wenig Beachtung zu schenken, ihnen nicht zu vertrauen. Wenn sie also versuchen, die Realität zu begreifen, können sie sich nur auf ihre (oft verzerrten) Gedanken und Überzeugungen verlassen. An diesem Punkt des Programms müssen die Teilnehmer ihre Fähigkeit stärken, Vertrauen in sich selbst und ihre innere Welt zu entwickeln: ihre Sinneserfahrungen, ihr Gedächtnis, ihre körperlichen Empfindungen und ihre Bestrebungen.

Diese Sitzung konzentriert sich auf die Sinneserfahrung. Sie fördert die Entwicklung einer neuen Beziehung zu den eigenen Sinnen, indem sie diese *validiert* und sie dazu nutzt, eine umfassende, klare und wahrhafte Sicht auf die Realität zu erhalten. Diese sensorische Validierung hilft, die dysfunktionalen Wahrnehmungen zu korrigieren, die zu zwanghaften Strategien führen. Die Kernbotschaft für die Teilnehmer ist, dass die *Sinne das beste Mittel gegen Zweifel* sind (siehe Sitzung 5 – Handout 1).

TAGESORDNUNG SITZUNG 5: »Über die Sinne Vertrauen entwickeln«
Zusammenfassung
Menschen mit Zwangsstörungen haben oft wenig Vertrauen in ihre eigenen Sinne, schenken ihnen wenig Beachtung. Um die Realität zu begreifen, können sie nur ihren oft verzerrten Gedanken und Überzeugungen vertrauen. Der Schwerpunkt dieser Sitzung liegt auf der Sinneserfahrung: Wie kann man eine neue Beziehung zu den eigenen Sinnen aufbauen, indem man sie validiert und nutzt, um eine umfassende, klare und wahrhafte Sicht auf die Realität zu erlangen? Eine auf der Sinneswahrnehmung basierende Sichtweise verhindert verzerrte kognitive Mechanismen, die unweigerlich zu zwanghaften Mustern führen. Die Sinne sind das beste Mittel gegen Zweifel.

Übersicht

- Achtsame Wahrnehmung: Aufmerksamkeit für die Sinne (wenn möglich im Freien)
- Diskussion der Übung
- Nachbesprechung der Hausaufgaben (einschließlich Sitzmeditation, »Achtsames Gehen« und »Atempause«)
- Validierung der Wahrnehmungserfahrung
- Atempause: Bewältigung unangenehmer Gedanke und Gefühle
- Diskussion der Übung
- Pause
- Achtsamkeit für Körper, Geräusche, Emotionen, Gedanken und Konfrontation mit einem schwierigen Zustand
- Diskussion der Übung
- Lesen und Besprechen der Zitate zu Sitzung 5
- Achtsame Bewegung und Dehnung
- Diskussion der Übung
- Verteilung der restlichen Handouts an die Teilnehmer und Ausgabe der Hausaufgaben für die folgende Woche:
  - Sitzmeditation und Konfrontation mit einem schwierigen Zustand – an 6 von 7 Tagen
  - »Achtsame Bewegung und Dehnung« – an 6 von 7 Tagen
  - »Achtsame Wahrnehmung« – täglich
  - »Validierung der Wahrnehmungserfahrung« (bei Bedarf zur Bewältigung von zwanghaften Gedanken im Zusammenhang mit vergangenen Ereignissen)
  - »Atempause« – dreimal täglich
  - »Atempause: Bewältigung« (wann immer unangenehme Gedanken und Gefühle aufkommen)
  - »Aufmerksamkeit für die Sinne«: den Sinnen täglich Aufmerksamkeit schenken und sie zum Verständnis der Realität auf informelle Weise nutzen
- Abschluss im Achtsamkeitskreis mit Schwerpunkt auf der Atmung

Materialien und Ressourcen

- Klangschale, Gong oder Zimbeln
- Audiodatei zur Übung »Achtsame Bewegung und Dehnung« (Track 8)
- Gegenstände für Übung »Achtsame Wahrnehmung« – genug für alle Gruppenmitglieder

Handouts für die Teilnehmer

Sitzung 5 – Handout 1: Zusammenfassung von Sitzung 5 (»Über die Sinne Vertrauen entwickeln«)

Sitzung 5 – Handouts 2A und 2B: Validierung der Wahrnehmungserfahrung: Beispiel; Validierung der Wahrnehmungserfahrung: Hausaufgabe

Sitzung 5 – Handout 3: Zitate zu Sitzung 5
Sitzung 5 – Handout 4: Hausaufgaben für die Woche nach Sitzung 5
Sitzung 5 – Handout 5: Protokoll der Hausaufgaben zu Sitzung 5

Achtsame Wahrnehmung: Aufmerksamkeit für die Sinne

Die erste Übung dieser Sitzung ist ein intensives Training, bei dem es darum geht, auf Wahrnehmungserfahrungen zu achten. Die Teilnehmer lernen, ihre Sinne und das, was die Sinne ihnen von Moment zu Moment vermitteln, bewusst wertzuschätzen. Ziel dieser Übung ist es, dass die Teilnehmer eine neue Art der Beziehung zu ihren Lebenserfahrungen entwickeln, die nicht auf dem basiert, was der Verstand ihnen sagt, sondern auf der sensorischen Realität.

Mit der »Rosinenübung« wurden die Teilnehmer in den achtsamen Einsatz der Sinne, insbesondere des Seh-, Tast-, Geruchs- und Geschmackssinns, eingeführt. Diese Übung konzentriert sich speziell auf achtsames Sehen, Berühren und Hören. Der Kursleiter führt die Übung ein, indem er den Teilnehmern mitteilt, dass sie eine Erfahrung der achtsamen Wahrnehmung machen werden, was bedeutet, dass sie mit der Außenwelt in Kontakt treten und dabei ihre Sinne auf möglichst pure Weise nutzen. Zu diesem Zweck werden die Teilnehmer gebeten, die Objekte, die sie beobachten oder mit denen sie in Kontakt kommen, nicht zu definieren, zu beurteilen oder zu benennen, sondern nur ihre physischen Eigenschaften oder Merkmale zu beschreiben. Die Teilnehmer werden dann gebeten, zunächst ein Objekt in der Umgebung (am besten im Freien) einige Minuten lang eingehend zu beobachten und sich dabei vorzustellen, dass sie das Objekt zum ersten Mal in ihrem Leben sehen. Anschließend fordert der Kursleiter die Gruppenmitglieder auf, ihre Aufmerksamkeit für einige Minuten auf den Tastsinn zu lenken und ein Objekt mit den Händen zu erkunden. Schließlich werden die Teilnehmer gebeten, bewegungslos zu verharren, vorzugsweise mit geschlossenen Augen. Sie sollen ihre Aufmerksamkeit auf die Geräusche um sie herum richten, ohne zu benennen, um welche Geräusche es sich handelt oder woher sie kommen, sondern nur die physischen Eigenschaften der Geräusche bemerken.

ÜBUNG »ACHTSAME WAHRNEHMUNG: AUFMERKSAMKEIT FÜR DIE SINNE«

Wir neigen vielfach dazu, unser Leben im Autopilotmodus zu bestreiten und nicht wirklich wahrzunehmen, was uns unsere Sinne mitteilen. Oft gelingt es uns nicht, Dinge auf lebendige und vollständige Weise zu sehen und zu hören, und wir nehmen nur einen kleinen Teil unserer inneren und äußeren Erfahrungen wahr. Um Energie zu sparen, erdenkt unser Gehirn Kategorien, die uns dabei helfen, die Welt um uns herum zu begreifen. Anstatt also Dinge tatsächlich wahrzunehmen, nehmen wir oft nur die Kategorien wahr.

Zum Beispiel sehen wir keine Rose, sondern unser Konzept von einer Rose. Wir hören nicht die Geräusche eines vorbeifahrenden Autos, sondern nur das Konzept dieses Geräusches. Wir beurteilen und klassifizieren Dinge auch sofort als positiv, negativ, neutral. Eine achtsame Wahrnehmung kann uns von diesen automatischen, oberflächlichen mentalen Gewohnheiten befreien. Ziel dieser informellen Übung ist es, unsere Sinne zu erweitern, um eine umfassende Verbindung zu unseren visuellen, taktilen und auditiven Formen des Bewusstseins im gegenwärtigen Moment herzustellen.

Achtsames Sehen

[Dieser Teil der Übung dauert 7 Minuten.]

Schauen Sie zunächst aus dem Fenster oder gehen Sie nach draußen. Wenn Sie sich bereit fühlen, wählen Sie ein Objekt (in Ihrer Nähe oder in einiger Entfernung), auf das Sie Ihre Aufmerksamkeit richten möchten, und beginnen Sie, es sorgfältig zu beobachten. [15 Sekunden Pause] Versuchen Sie, das Objekt (z. B. eine Pflanze) nicht zu benennen oder zu klassifizieren, während Sie es beobachten. Versuchen Sie stattdessen, nur das zu bemerken, was Sie sehen – zum Beispiel seine Form, Größe, Farbe, ob es rau oder glatt ist, ob es sich bewegt oder stillsteht, wie weit es von Ihnen entfernt ist, ob Teile im Licht und andere im Schatten liegen, die verschiedenen Bestandteile des Objekts, ihre Unterschiede und Beziehungen. [15 Sekunden Pause]

Wenn möglich, halten Sie das Objekt in der Hand. Betrachten Sie es genau. Dabei kann es vorkommen, dass Ihre visuelle Aufmerksamkeit von Ihren Gedanken abgelenkt wird. Wenn dies geschieht, nehmen Sie einfach zur Kenntnis, dass Ihre Gedanken abschweifen, akzeptieren Sie es und stellen Sie dann absichtlich und behutsam den visuellen Kontakt zum Objekt wieder her. Bleiben Sie bei dem Objekt, bis Sie das Gefühl haben, dass Sie es vollständig visuell erfasst haben. [1 Minute Pause]

Jetzt können Sie Ihren Blick auf ein anderes Objekt richten und es auf die gleiche Weise betrachten. [1 Minute Pause] Während dieser Übung werden Sie sich möglicherweise auch der emotionalen Zustände oder körperlichen Empfindungen bewusst, die Sie wahrnehmen, wenn Sie Objekte auf diese Weise betrachten. Wenn dies geschieht, können Sie diese Zustände und Empfindungen beschreiben und dann wieder achtsam zum Objekt zurückkehren. [15 Sekunden Pause]

Gehen Sie mit einer gewissen Neugier an diese Übung heran, so als würden Sie das Objekt zum ersten Mal sehen. Jedes Mal, wenn Sie merken, dass Sie anfangen, über das, was Sie beobachten, nachzudenken, fokussieren Sie Ihre Aufmerksamkeit einfach wieder auf das reine Sehen. [15 Sekunden Pause]

Es kann hilfreich sein, sich in die Perspektive eines Hundes zu versetzen, der im Park sitzt: Alles, was er sieht, ist interessant und lebendig. Er bewertet nichts. Mit seinem offenen und neugierigen Blick sieht er die Dinge unmittelbar. Beim Sehen stören ihn keine Gedanken. [15 Sekunden Pause]

In Bezug auf diese besondere Art des Sehens wird erzählt, dass der Zen-Meister Thich Nhat Hanh eines Tages bei einem Waldspaziergang von einem der Kinder, mit dem er unterwegs war, gefragt wurde, welche Farbe die Rinde eines Baumes habe. Er wollte vermeiden, das wahre Sehen des Kindes zu beeinträchtigen, indem er einfach etwas wie »Braun« gesagt hätte. Also antwortete er: »Es ist die Farbe, die du siehst«, und führte das Kind so zu seiner eigenen Erfahrung zurück.

Achtsames Tasten

[Dieser Teil der Übung dauert 7 Minuten.]

In diesem Teil der Übung konzentrieren Sie sich auf Ihre unmittelbaren taktilen Erfahrungen. Sie können während dieser Übung auch die Augen schließen, um sich besser auf den Tastsinn zu konzentrieren. Wenn Sie sich bereit fühlen, werden Sie sich zunächst der Empfindungen auf Ihrer Haut bewusst. Richten Sie Ihre Aufmerksamkeit auf Ihre Hand und reiben Sie Ihren Daumen leicht an der Spitze Ihres Zeigefingers. Reiben Sie dann ganz langsam und vorsichtig mit dem Daumen an den anderen Fingerspitzen und achten Sie darauf, wie sich Ihre Haut anfühlt. Ist sie trocken, feucht, glatt, ölig, rau, kalt, warm oder klebrig? Es ist auch in Ordnung, wenn Sie kein bestimmtes Gefühl haben. [1 Minute Pause]

Achten Sie darauf, so wenig wie möglich über Ihre Empfindungen nachzudenken (z. B. »Meine Hände sind schmutzig«) oder zu beurteilen, was Sie fühlen (z. B. »Ich mag diese Empfindung nicht, sie ist ekelhaft«). Beschränken Sie sich darauf, die Empfindung genau so zu fühlen, wie Ihr Tastsinn sie Ihnen vermittelt, und die Empfindung als das zu fühlen, was sie ist. [15 Sekunden Pause]

Wann immer Sie bereit sind, können Sie ein Objekt in die Hand nehmen und es, am besten mit geschlossenen Augen, mit den Fingern erkunden. Versuchen Sie, das Objekt nicht zu benennen. Stellen Sie sich vor, Sie hätten noch nie zuvor ein ähnliches Objekt gesehen und würden es zum ersten Mal entdecken. Achten Sie sorgfältig auf seine Form, Temperatur und Oberflächenbeschaffenheit (glatt, trocken, weich oder hart, durchgehend oder unterbrochen). [15 Sekunden Pause]

Stellen Sie jegliche Bewertungen (z. B. »Das ist langweilig«; »Ich mag nicht, wie es sich anfühlt«) oder Sorgen (z. B. »Könnte es schmutzig sein?«; »Könnte es kontaminiert sein?«), die während dieser Erkundung auftreten können, zurück und erkennen Sie solche Urteile als einfache Gedanken, die vorübergehend und harmlos sind. Wenn Sie bemerken, dass Ihre Gedanken vom bewussten Wahrnehmen des Objekts und der Empfindungen abschweifen, nehmen Sie dies einfach zur Kenntnis und lenken Sie Ihre Aufmerksamkeit behutsam wieder auf das Objekt und dessen Wahrnehmung. [15 Sekunden Pause]

Wenn Sie das Gefühl haben, das Objekt vollständig erforscht zu haben, kön-

nen Sie sich entscheiden, ein anderes Objekt zu ertasten und auf die gleiche Weise zu erforschen. [1 Minute Pause]
Zum Schluss reiben Sie, wie zu Beginn dieser Übung, die Spitze Ihres Daumens an der Spitze Ihres Zeigefingers und dann ganz langsam an den anderen Fingerspitzen und achten Sie darauf, welche Empfindungen Sie jetzt in diesen Körperteilen spüren. Sind sie dieselben wie zuvor? Sind sie anders? Versuchen Sie, diese Fragen zu beantworten, indem Sie einfach darauf achten, was Ihr Tastsinn Ihnen mitteilt, und nicht darauf, was Ihr Verstand Ihnen sagt (Zweifel, Gedanken, Sorgen). [30 Sekunden Pause]

Achtsames Hören

[Dieser Teil der Übung dauert 7 Minuten.]
Wann immer Sie bereit sind, hören Sie auf mit dem, was auch immer Sie gerade tun, wo auch immer Sie sich befinden, und versuchen Sie, auf die Geräusche um Sie herum zu achten. [15 Sekunden Pause]
Versuchen Sie nach Möglichkeit, die Quelle der Geräusche oder die Art der Geräusche, die Sie hören, nicht zu benennen oder zu klassifizieren. Achten Sie einfach auf ihre Eigenschaften – Lautstärke, Ton, Tonhöhe, Rhythmus, Entfernung von Ihnen, Pausen zwischen den Geräuschen, Momente der Stille. [1 Minute Pause]
Wenn Sie bemerken, dass Ihre Gedanken abschweifen, werden Sie sich für eine Weile bewusst, wohin Ihre Gedanken wandern, und lenken Sie Ihre Aufmerksamkeit dann wieder sanft auf die Geräusche in der Gegenwart. Vermeiden Sie es, die wahrgenommenen Geräusche zu bewerten (z. B. als angenehm oder unangenehm), und beschränken Sie sich darauf, die Geräusche auf eine unmittelbare, direkte Weise wahrzunehmen – was auch immer Ihr Gehör Ihnen mitteilt. [1 Minute Pause]
Sie könnten sich auch entscheiden, ein Lied auf die gleiche Weise zu hören: Nehmen Sie die Klänge und Instrumente wahr, achten Sie darauf, wie sich die Musik von Moment zu Moment verändert. Achten Sie darauf, wie die verschiedenen Instrumente miteinander harmonieren und sich vermischen, wie sie interagieren. Versuchen Sie jedoch nicht, die Instrumente zu benennen oder zu kategorisieren. Wenn gesungen wird, achten Sie auf die genauen Eigenschaften der Stimme. Versuchen Sie, diesen Klängen zu lauschen, als wären Sie gerade aus einer anderen Welt gekommen und hätten so etwas noch nie zuvor gehört. Ob Ihnen die Musik gefällt, spielt keine Rolle. Selbst das Rauschen der Lautsprecher kann fesselnd sein, wenn man ihm ohne Vorurteile und mit einer gewissen Neugierde lauscht.

Nach Didonna 2009a.

Diskussion der Übung

Nach der Übung »Aufmerksamkeit für die Sinne« fordert der Kursleiter die Teilnehmer auf, ihre Erfahrungen zu kommentieren, darauf zu reagieren.

Caoline: Das Objekt, das ich ausgewählt habe, hatte zwei Merkmale: eines war positiv und eines nicht, daher war mir das Sehen sehr wichtig. Ich habe versucht, mehr im gegenwärtigen Moment zu bleiben und es in all seinen Details zu beobachten, um zu sehen, wie es entstanden ist, aber ohne es zu beurteilen, immer konzentriert auf das Objekt.

Kursleiter: Sie haben also das Objekt erforscht und angefangen, über seine Geschichte nachzudenken?

Caoline: Ja, das passiert mir oft bei Objekten: Sie bringen mich dazu, über ihre Herkunft nachzudenken und darüber, was ich an ihnen mag und was nicht. Diese Übung hat mich stattdessen dazu gebracht, im gegenwärtigen Moment zu bleiben. Das hat mir geholfen.

Paul: Ich habe einen Kronleuchter als Beobachtungsobjekt gewählt. Ich dachte über seine Komplexität nach und dass derjenige, der ihn hergestellt hat, wirklich talentiert sein muss. Als ich dann die Glühbirnen beobachtete, die Licht ausstrahlten, dachte ich auch über seine Funktion nach. Ich meine, Glühbirnen strahlen Licht in die Umgebung ab, und ich begriff das alles mit meinen Augen. Als ich sie dann berührte, wurde mir ihre Zerbrechlichkeit bewusst, da sie aus leichten Komponenten und Glas besteht, das zerbrechlich ist. Daher dachte ich, dass die Person, die ein so komplexes und empfindliches Objekt geschaffen hat, wirklich klug gewesen sein muss.

Carl: Ich habe einen Stuhl als Bezugspunkt verwendet und beim Betrachten festgestellt, dass wir Dinge normalerweise oberflächlich betrachten, aber wenn man sich mehr Zeit nimmt, kann man eine Reihe von Details erkennen, die man normalerweise nicht bemerken würde. Als ich ihn dann berührte, bemerkte ich, wie stabil er ist und aus welchem Material er besteht, und ich spürte diese unterschiedlichen Empfindungen mit meiner Hand. Zuerst nahm ich durch mein Gehör wahr, wie Kleidung am Stuhl rieb und wie sich Menschen um mich herum bewegten, dann das Geräusch ihrer Schritte und danach bemerkte ich die Stille. Ich konnte das Geräusch der Stille hören und es war sehr entspannend – etwas, das mir noch nie zuvor aufgefallen war.

Frederick: Ich stellte fest, dass mein Sicht beschränkt war. Das Ziel bestand darin, das Aussehen und die Form zu analysieren, ohne die Funktion, die Materialien und die Herstellung zu berücksichtigen, was für mich etwas ganz Natürliches ist. Also musste ich mich zurückhalten und die Formen beobachten, als wäre ich ein Außerirdischer, ohne sie zu benennen. Ich hatte Mühe, die Geometrie nicht zu kategorisieren. Der Einsatz meines Tastsinns war eine Offenbarung, denn ich benutzte zuerst eine Fingerspitze, dann zwei, dann die Handfläche. Es gab eine Entwicklung und ich bemerkte den Unterschied zwischen dem Berühren mit offenen und geschlossenen Augen.

Durch diese Übung beginnen die Teilnehmer zu verstehen, dass es eine andere Art gibt, die Realität wahrzunehmen – eine Art, die uns die Realität so erleben lässt, wie sie ist, und nicht so, wie unser Verstand, insbesondere unsere Ängste, sie oft verzerren. Was wir beobachten, kann immer aus verschiedenen Perspektiven betrachtet werden.

Der Kursleiter kann erklären, dass wir lernen, auf eine distanzierte, nicht reaktive Art und Weise mit der Realität in Kontakt zu bleiben, wenn wir unseren Geist trainieren, unsere achtsame Aufmerksamkeit auf das zu lenken, was unsere Sinne uns mitteilen. Diese achtsame Wahrnehmung kann jene Gewohnheiten neutralisieren, die das, was wir wahrnehmen, beurteilen.

Nachbesprechung der Hausaufgaben

Der Kursleiter fragt die Teilnehmer, wie die Praxis zu Hause in der vergangenen Woche verlaufen ist.

Frederick: Mir ist aufgefallen, dass ich diese Woche nützlichen Gedanken mehr Raum gegeben habe, und dass diese Arbeit nicht bedeutet, dass man das Denken ganz aufgeben muss! Ich hatte Angst, dass ich etwas verlieren würde, aber mir wurde klar, dass ich denken kann, nur ruhiger.

Lisa: Ich befinde mich in einer Veränderungsphase und habe Freundlichkeit bemerkt. Ich bin aufmerksamer und offener als zuvor, weil ich mich anders fühle. Ich habe ein Gespräch geführt, das mir wichtig war und gut laufen sollte, und habe bemerkt, dass ich nicht zu viel darüber nachgedacht, sondern einfach losgelegt habe. Ich habe erlebt, was in diesem Moment war, und ich habe mich gut gefühlt. Ich glaube, ich kann das Geschehene dank der Achtsamkeit nutzen.

Und ich verspüre ein zunehmendes Bedürfnis zu praktizieren, weil ich mich danach entspannt fühle oder mit mir selbst in Kontakt bin. Wenn mich Geräusche stören, ärgere ich mich ein wenig, weil ich das Gefühl habe, dass ich es nicht richtig mache. Also wiederhole ich vielleicht die Übung, aber dann sage ich mir, dass auch das nicht richtig ist, weil die erste Erfahrung so war, wie sie war, nicht richtig oder falsch.

Kursleiter: Das ist richtig! Wir müssen uns aus dem Kopf schlagen, dass wir die Übungen auf die richtige Art und Weise machen müssen oder dass sie zu einem bestimmten Ergebnis führen müssen. Die Kernbotschaft lautet, es einfach so gut wie möglich zu machen. Es gibt Zeiten, in denen wir einen Nutzen wahrnehmen können; zum Beispiel können wir das Gefühl haben, dass unser Geist frei ist oder wir uns energiegeladener fühlen, aber manchmal passiert das nicht und das ist auch in Ordnung. Unser Geist kann voll sein; wir können uns verwirrt, verzweifelt, ängstlich fühlen; und es ist trotzdem richtig. Der zweite Versuch ist nicht besser als der erste; beide sind nur unsere Erfahrung im jeweiligen Moment. Es ist wichtig, dass wir lernen, zu akzeptieren, dass der Moment ist, wie er ist, und dass wir uns Zeit genommen haben, still zu sitzen und uns selbst zu beobachten. Ziel ist es, uns selbst zu beobachten, zu beobachten, was passiert, und es nicht zu verändern. Genau dieses Beobachten verändert langsam die Erfahrung, aber indirekt.

Daniel: Es fällt mir schwer, die Erwartungshaltung aufzugeben. Ich erwarte nicht, dass sich etwas verbessert, wenn ich etwas nur einmal mache, aber ich kann die Erwartung nicht loswerden, dass sich etwas durch Wiederholung verbessert. Die Versuchung ist immer da.

Kursleiter: Erwartungen sind eine der Hauptursachen für das Misstrauen der Menschen. Je weniger wir von den Dingen, von anderen und von uns selbst erwarten, desto geringer ist das Risiko, enttäuscht und dadurch entmutigt zu werden. Die Idee ist, Erfahrungen so hinzunehmen, wie sie sind. Diese Akzeptanz an sich kann Veränderungen bewirken, wir wissen aber nicht, wie und wann eine Veränderung eintreten wird.

Validierung der Wahrnehmungserfahrung

Der Kursleiter stellt eine neue achtsamkeitsbasierte kognitive Technik vor, die als »Validierung der Wahrnehmungserfahrung« (Perceptive Experience Validation – PEV; Didonna 2009c) bezeichnet wird. Diese Technik hilft den Teilnehmern, ihre Sinne zu nutzen, um eine bessere Beziehung zur Realität zu entwickeln und dysfunktionale Zwangsgedanken und -handlungen zu neutralisieren.

Wie bereits erwähnt, fällt es Menschen mit Zwangsstörungen, insbesondere jenen mit Kontroll- und Reinigungszwängen, in der Regel schwer, in zwanghaften Situationen sensorischen Informationen zu vertrauen und sie zu validieren. Das Ziel der PEV besteht darin, Menschen mit Zwangsstörungen darin zu schulen, achtsam im Hinblick auf ihre Wahrnehmungserfahrung zu sein und ihre Erinnerung an die Erfahrung zu *validieren*. Sie nutzt sensorische Informationen als Mittel gegen Zwangsgedanken. Das ist besonders hilfreich für Menschen, die befürchten, sich selbst oder anderen etwas angetan zu haben, und aus diesem Grund in Zwangshandlungen oder Rückversicherungen Erleichterung suchen.

Das Ziel dieser Technik besteht darin, den Patienten zu helfen, die Informationen ihrer Wahrnehmungserfahrungen in kritischen Situationen bewusst zu validieren. Dadurch können sie diesem sensorischen Gedächtnis als wahrheitsgemäß vertrauen und Zweifel minimieren. PEV ist besonders hilfreich für Teilnehmer, die Angst haben, sich nicht daran zu erinnern, was sie getan oder nicht getan haben (sie vertrauen ihrem sensorischen Gedächtnis nicht), und daher das Bedürfnis verspüren, ständig zu überprüfen oder eine Handlung zu wiederholen beziehungsweise auch einen Teil ihres Körpers zwanghaft zu waschen. Da PEV spezifische Anwendungsbereiche hat, werden nicht alle Teilnehmer daran interessiert sein, diese Technik zu einem Teil ihrer häuslichen Praxis zu machen.

Der Kursleiter kann die Technik einführen, indem er sagt oder auf ein Whiteboard schreibt: **»Die Sinne sind das beste Mittel gegen Zweifel, denn die Sinne lügen nie, der Verstand hingegen manchmal schon.«** Der Kursleiter verteilt dann die Handouts 2A und 2B zu Sitzung 5 und erklärt, dass diese PEV-Technik die folgenden Schritte umfasst.

1. Die Teilnehmer werden gebeten, eine genaue Beschreibung eines quälenden, intrusiven Gedankens (Zweifel, Zwangsgedanke, Bild) im Zusammenhang mit einem vergangenen Ereignis zu schreiben, an dem sie arbeiten möchten. Anschließend geben sie (in %) an, wie sehr sie davon überzeugt sind, dass das befürchtete Ereignis tatsächlich eingetreten ist oder dass sie dafür verantwortlich sein könnten, und wie unwohl sie sich fühlen oder wie groß das Maß (0–100) ihrer Angst ist, wenn sie daran denken. In der linken Spalte des Handouts 2B sollen die Teilnehmer alles notieren, was den zwanghaften Zweifel aufrechterhält und nicht auf ihrer Sinneserfahrung beruht (z.B. Schlussfolgerungen, Vermutungen, Hypothesen, selektive Argumentation). In der rechten Spalte dieses Handouts halten sie alle Informationen fest, an die sie sich bezüglich ihrer Wahrnehmungserfahrung in der gegebenen Situation erinnern und die mit ihrem zwanghaften Zweifel in Konflikt stehen (z.B. »Ich habe gesehen, dass das Fenster geschlossen war«). Die rechte Spalte sollte nichts enthalten, was von externen Rückversicherungen oder Ritualen herrührt.
2. Der Kursleiter bittet die Teilnehmer, *jedes einzelne Element in der rechten Spalte aktiv und bewusst zu validieren*, das heißt, das, was sie gesehen, gehört usw. haben, *als real und wahr zu* betrachten und ihm Wert und Priorität zu verleihen.
3. Als Nächstes werden die Teilnehmer gebeten, die Elemente in den beiden Spalten zu vergleichen und zu entscheiden, welche die Situation am besten beschreiben und erklären. Dies führt fast immer dazu, dass die Teilnehmer den Elementen in der linken Spalte, welche den Zweifel nähren, weniger oder gar keine Bedeutung beimessen. Ein Satz, der oft verwendet wird, um sie in diesem Prozess zu unterstützen, lautet: »Denken Sie daran, dass Ihre Sinne nie lügen, der Verstand hingegen manchmal schon!«
4. Nach der Validierung der Elemente in der rechten Spalte werden die Teilnehmer erneut gebeten, ihre Überzeugung, dass der quälende Gedanke wahr ist, und ihr Unbehagen im Hinblick darauf zu bewerten. Anschließend vergleichen sie ihr anfängliches Unbehagen mit dem aktuellen Unbehagen. Wenn sich die Überzeugung und das Unbehagen nicht wesentlich (um mind. 20%) verringert haben, müssen die Teilnehmer die Elemente in der rechten Spalte sorgfältiger und überzeugter validieren.
5. Abschließend werden die Teilnehmer gebeten, darauf zu achten, wie sich der Inhalt oder die Häufigkeit des anfänglichen intrusiven Gedankens verändert hat. Sie formulieren ihn dann um und ersetzen ihn durch einen neuen Gedanken, der mit dem übereinstimmt, was sie aus der Übung gelernt haben.

Als Nächstes erklärt der Kursleiter den Teilnehmern, dass nach einer Reihe von PEV-Übungen immer weniger Elemente in der linken Spalte stehen werden. Außerdem muss der Kursleiter klarstellen, dass die Teilnehmer nicht zu viele Wahrnehmungselemente in die rechte Spalte einordnen sollten, da dies zu nutzlosem Grübeln führen und kontraproduktiv werden könnte. Ein einziges Wahrnehmungselement im Zusammenhang mit dem Erlebnis sollte für die meisten Menschen ausreichen, um Zweifel zu neutralisieren und einem zwanghaften Ritual ein Ende zu setzen. Die Teilnehmer müssen sich darüber im Klaren sein, dass sie dies bereits in Situationen tun, die nicht mit ihren Zwangsgedanken zusammenhängen. Zum Beispiel kann eine der folgenden Erinnerungen als ausreichend angesehen werden: »Ich habe keinen Aufprall *gehört*«; »Ich habe *gesehen*, dass das Zimmer dunkel war, als ich das Haus verlassen habe«; »Ich habe aus diesem Müllhaufen keinen Schrei eines Neugeborenen *vernommen*«.

Um die Validierung der Sinneserfahrung zu verstärken, fordert der Kursleiter die Teilnehmer außerdem auf, ihre Sinneserfahrung aufmerksam zu beobachten und sie während des Tages so oft wie möglich *selbst zu validieren*, zunächst in normalen Situationen, dann im Kontext angstauslösender Ereignisse – zum Beispiel: »Ich glaube, was ich gesehen habe«; »Ich bin mir sicher, was ich gehört habe«. Auf diese Weise trainieren die Teilnehmer, ihre Sinne ohne externe Bestätigung zu nutzen und ihnen zu vertrauen. Das sensorische Gedächtnis kann dann der Validierung dienen, inwiefern Ängste realistisch sind.

Das Fallbeispiel (Didonna 2005, 2009c) auf Handout 2A beschreibt eine 28-jährige Frau, die stark von der Idee besessen war, mit ihrem Auto ein anderes Fahrzeug gerammt zu haben – *ohne es zu bemerken* – und dass der daraus resultierende Schaden später einen Unfall und den Tod des anderen Fahrers verursacht haben könnte. Während einer Therapiesitzung füllte die Patientin das PEV-Formular aus und ihre Erinnerung an das befürchtete Ereignis wurde untersucht. Sie besaß eine klare Erinnerung an ihre sensorische Erfahrung, die jeden zwanghaften Zweifel hätte neutralisieren und verhindern können: »Ich habe keinen Aufprall gehört«; »Ich habe gesehen, dass der Van weit genug entfernt war, um mir keine Probleme zu bereiten.« Die Patientin war jedoch nicht in der Lage, die Situation zu validieren und auf diese sensorischen Erinnerungen während ihrer Zwangskrise zurückzugreifen.

Der Therapeut half der Patientin, die Erinnerung an ihre tatsächliche Erfahrung, die ganz eindeutig war, anzuerkennen und zu würdigen (rechte Spalte). Dies führte dazu, dass die Frau den subjektiven Elementen, die ihre Zwangsgedanken genährt hatten, weniger Bedeutung beimaß (linke Spalte). Am Ende der Übung hatte sowohl die Intensität der kognitiven Identifikation mit dem Zwangsgedanken als auch ihr Belastungserleben deutlich abgenommen. Die Patientin erklärte schließlich: »Heute habe ich verstanden, dass das Nachdenken über all die Dinge, die meine Zweifel und meine Zwangsgedanken nähren [linke Spalte], nur zu neuen Zweifeln und Zwangsgedanken führt; von nun an möchte ich meiner tatsächlichen Wahrnehmungserfahrung mehr Bedeutung beimessen.«

Die Patientin wiederholte dieses Verfahren noch mehrere Male. Sie wurde auch gebeten, dieses Verfahren jedes Mal zu Hause durchzuführen, wenn zwanghafte Vorstellungen auftraten, und zu versuchen, den ganzen Tag über eine achtsame, anerkennende Haltung gegenüber ihrer eigenen Wahrnehmungserfahrung beizubehalten, auch wenn sie sich nicht in einer angstauslösenden Situation befand. Am Ende musste sie nur eine sensorische Information in die rechte Spalte eintragen, um die in der linken Spalte notierten zwanghaften Elemente und damit den quälenden intrusiven Gedanken zu neutralisieren. Die Behandlungserfolge hielten auch bei der Nachuntersuchung 3 Monaten später an.

PEV ist weniger eine therapeutische Technik als vielmehr eine achtsame Herangehensweise oder Einstellung. Es handelt sich um eine alternative Möglichkeit für Menschen mit Zwangsstörungen, mit sich selbst und ihren eigenen Erfahrungen in Beziehung zu treten. Und sie hilft ihnen auch zu erkennen, dass Gewissheit unnötig ist, da die Informationen, die sie bereits über die Ereignisse besitzen, ausreichen.

Atempause: Bewältigung unangenehmer Gedanken und Gefühle

Nachdem die Teilnehmer in der vergangenen Woche dreimal täglich die Übung »Atempause« praktiziert haben, werden sie nun aufgefordert, sie zu nutzen, um unangenehme Gedanken oder Gefühle zu bewältigen. Die »Atempause« kann den Teilnehmern helfen, den Autopilotmodus zu verlassen und in schwierigen Situationen angemessen zu reagieren. Er gibt den Teilnehmern ein nützliches, schnelles Werkzeug an die Hand, um ihr Gleichgewicht wiederherzustellen und eine bessere Beziehung zur Realität herzustellen, wenn störende Gefühle und Gedanken auftauchen.

An diesem Punkt der Sitzung werden die Teilnehmer angeleitet, eine angepasste Version der »Atempause«-Übung durchzuführen, die sie in der vorherigen Sitzung gelernt haben: Sie werden gebeten, sich mit einer unangenehmen inneren Erfahrung zu beschäftigen, die sie in diesem Moment machen. Wenn sie im gegenwärtigen Moment nichts Bedrückendes empfinden, werden die Teilnehmer gebeten, sich einen schwierigen Zustand vorzustellen oder bewusst zu machen, der ihnen kürzlich Unbehagen bereitet hat (z. B. eine körperliche Empfindung, ein Gefühl oder ein Gedanke). Die Übung wird folgendermaßen eingeführt:

> »Jetzt möchte ich Sie bitten, mit mir die ›Atempause‹-Übung zu machen, die wir zur Bewältigung schwieriger Situationen verwenden werden und die Sie in den folgenden Wochen anwenden können, um besser mit störenden Erfahrungen wie intrusiven Gedanken oder schwierigen Gefühlen umzugehen. Bei dieser Übung ist es wichtig, dass Sie Ihre Aufmerksamkeit auf etwas lenken, das Sie gerade jetzt stört – eine körperliche Empfindung, ein Gefühl oder ein Gedanke. Wenn Sie gerade nichts stört, können Sie sich etwas Störendes vorstellen oder in Erinnerung rufen, das Sie kürzlich erlebt haben.«

ÜBUNG »ATEMPAUSE: BEWÄLTIGUNG UNANGENEHMER GEDANKEN UND GEFÜHLE«

Diese bewusste Übung kann nützlich sein, wenn Sie störende Gedanken und Gefühle erleben. Sie kann Ihnen helfen, aus dem Autopilotmodus zu gehen und in schwierigen Situationen überlegt zu reagieren. Sie gibt Ihnen ein nützliches, schnelles Werkzeug an die Hand, um das Gleichgewicht wiederherzustellen und eine bessere Beziehung zur Realität zu finden, wenn Sie von Gedanken oder Gefühlen geplagt werden.

Wählen Sie für diese kurze Übung zunächst eine Haltung, in der Sie sich wach und präsent fühlen. Das kann im Stehen sein, mit geradem Rücken und den Knien leicht gebeugt. Spüren Sie dabei deutlich den Boden unter Ihren Füssen. Sie können sich auch hinsetzen, den Rücken aufrecht und gerade halten, aber nicht angespannt. Versuchen Sie, sich nicht am Stuhl anzulehnen. Oder Sie legen sich aufs Bett, auf einen Teppich oder eine Matte.

Sobald Sie sich für eine Position entschieden haben, können Sie die Augen offen oder geschlossen halten, je nachdem, was Ihnen angenehmer erscheint, und dann langsam mit dem ersten Schritt dieser Übung beginnen, der Bewusstseinsphase.

Schritt 1: Bewusstsein

Schalten Sie den Autopiloten aus und lenken Sie Ihre Aufmerksamkeit auf den gegenwärtigen Moment, das Hier und Jetzt. [10 Sekunden Pause]

Richten Sie dann den Fokus Ihrer Aufmerksamkeit auf Ihre innere Erfahrung und fragen Sie sich: »Was geht in diesem Moment in mir vor?«; »Was stört mich / verursacht in diesem Moment wirklich Unbehagen?« [10 Sekunden Pause] Nehmen Sie Ihre körperlichen Empfindungen, Gefühle und Gedanken wahr. [10 Sekunden Pause]

Fassen Sie Ihre Erfahrung in Worte, indem Sie in Gedanken etwa sagen: »Hier ist ein Gefühl der Anspannung«, »Hier sind Gefühle der Angst oder des Ekels« oder »Hier sind störende Gedanken«. Benennen Sie, was Sie erleben, und unterlassen Sie jegliche Bewertung dessen. [10 Sekunden Pause]

Wenn es eine **körperliche Empfindung** ist, die Sie stört, versuchen Sie, die besondere Qualität dieser Empfindung auszumachen. Achten Sie auf jenen Körperteil, in dem sie sich regt, den Bereich, in dem sie am intensivsten ist, und richten Sie Ihre gesamte Aufmerksamkeit darauf. Versuchen Sie, sich ein wenig von dem Gefühl zu distanzieren, ohne es zu beurteilen, und akzeptieren Sie es einfach als Teil Ihrer Erfahrung. [10 Sekunden Pause]

Wenn es eine **Emotion** ist, die Sie stört, versuchen Sie, diese bestimmte Emotion, die Sie gerade fühlen, zu benennen. Es gibt keine richtigen oder falschen Emotionen. Welche Emotion auch immer präsent ist, heißen Sie sie willkommen, hören Sie ihr zu. [10 Sekunden Pause]

Wenn es ein **Gedanke** ist, der Sie belastet, versuchen Sie, den Inhalt des Gedankens, der Ihnen in diesem Moment durch den Kopf geht, zu beobach-

ten und zu identifizieren. Beobachten Sie, wie er vor Ihnen vorbeizieht, als wäre er ein Vogel oder eine weiße Wolke am blauen Himmel. Nehmen Sie jeden Gedanken als bloße mentale Tatsache wahr, harmlos, vergänglich und flüchtig. [10 Sekunden Pause]
Bleiben Sie einfach bei dieser Erfahrung und lassen Sie sie zu, ohne sie zu bewerten oder darauf zu reagieren, und zwar nur für ein paar Augenblicke. [10 Sekunden Pause]

Schritt 2: Fokus
Sobald Sie sich Ihrer inneren Erfahrung bewusst geworden sind, lenken Sie Ihre Aufmerksamkeit auf Ihre Atmung. Konzentrieren Sie sich ganz auf Ihre Atmung und achten Sie auf die Empfindungen, die Ihre Atmung in Ihnen hervorruft, wie das Heben und Senken Ihres Bauches beim Ein- und Ausatmen. [10 Sekunden Pause]
Ihr Atem ist jetzt Ihr Zentrum, Ihr Anker; alles dreht sich um Ihren Atem, als wäre Ihr Atem die Sonne und Ihre Emotionen, Gedanken und Empfindungen wären Planeten. Kein Planet kann das Sonnenlicht ausschalten oder abschwächen, genauso wie kein Gedanke oder Gefühl Ihren Atem zum Stillstand bringen kann. Bleiben Sie tief auf Ihren Atem konzentriert. [1 Minute Pause]

Schritt 3: Ausdehnung
Dehnen Sie nun das Feld Ihrer Wahrnehmung von Ihrem Atem auf Ihren gesamten Körper aus, von den Fußsohlen bis zum Scheitel, und lenken Sie die Aufmerksamkeit auf jedes Gefühl von Unbehagen oder Anspannung, das Sie möglicherweise verspüren, und zwar dort, wo Sie es empfinden. Wenn Sie solche Empfindungen feststellen, atmen sie beim Einatmen in sie hinein und beim Ausatmen aus ihnen heraus, um die Spannung zu lösen und das Unbehagen loszulassen. [10 Sekunden Pause] Sie können sich beim Ausatmen sagen: »Es ist in Ordnung, dieses Gefühl zu haben. Was auch immer es ist, es ist in Ordnung. Lass es mich fühlen.« [10 Sekunden Pause]
Erlauben Sie sich, Ihrer inneren Erfahrung in diesem Moment mit einem Gefühl der Sanftheit, der Freundlichkeit und des Loslassens zu begegnen. [15 Sekunden Pause]
Während Sie Ihre Wahrnehmung auf Ihren gesamten Geist/Körper und den Raum um Sie herum erweitern, öffnen Sie sich für das Leben, wie es ist, und tragen diese erweiterte Wahrnehmung mit einem Gefühl des Zulassens, der Ausgewogenheit und Präsenz in die weiteren Momente Ihres Tages.

Aus Segal et al. 2013; © 2013 The Guilford Press. Mit Genehmigung angepasst.

Diskussion der Übung

Nach Abschluss der Übung fragt der Kursleiter: »Gibt es Anmerkungen hierzu?«

Elisabeth: Vor der Übung war ich sehr ängstlich, weil ich einen störenden Gedanken hatte, wie immer. Aber es war erstaunlich, wie meine Angst in so kurzer Zeit nachließ, als mein Gedanke weniger intensiv und häufig auftrat.

George: Ich konnte mich nicht mit etwas Unangenehmem verbinden, aber ich habe während dieser Übung etwas gespürt, wenn auch nur für einen sehr kurzen Moment: Es hat meinen Geisteszustand und meine Stimmung ein wenig verändert. Das war interessant.

Kursleiter: Der Sinn dieser Übung liegt genau darin: uns zu ermöglichen, in schwierigen Situationen innerhalb weniger Minuten ein Gefühl von Stabilität, Ausgeglichenheit und Ruhe wiederzuerlangen. Wenn Sie diese Übung regelmäßig durchführen, wird sie Ihnen immer leichter fallen und kann sogar zu einem inneren Werkzeug werden, das Sie zur Bewältigung unangenehmer und beunruhigender innerer Erfahrungen einsetzen können.

Pause

An diesem Punkt der Sitzung erhalten die Teilnehmer eine kurze Pause von 10 Minuten.

Achtsamkeit für Atem, Körper, Geräusche, Emotionen, Gedanken und Konfrontation mit einem schwierigen Zustand

In dieser Sitzung und als Hausaufgabe für die folgende Woche wird der Sitzmeditation »Achtsamkeit für Körper, Geräusche, Emotionen und Gedanken« ein neues Element hinzugefügt: die »Konfrontation mit einem schwierigen Zustand«. Diese Übung kann als eine längere und tiefergehende Version der vor der Pause durchgeführten Übung »Atempause: Bewältigung« angesehen werden. Die Teilnehmer werden gebeten, eine unangenehme Empfindung, einen unangenehmen Gedanken oder eine unangenehme Emotion bewusst zu aktivieren oder dabei zu bleiben und die Auswirkungen auf ihren Körper und ihre Reaktionen auf diese Auswirkungen zu beobachten.

Wie in den Kapiteln 1 und 2 besprochen, ist eines der wirksamsten therapeutischen Verfahren bei Zwangsstörungen die Konfrontation mit gefürchteten Reizen – zur Verhinderung jeglichen offenen oder verdeckten Verhaltens, das darauf abzielt, die durch die Reize ausgelöste Angst oder Not zu neutralisieren. Diese Sitzmeditation kann als imaginäre achtsame Konfrontation mit schwierigen inneren Zuständen betrachtet werden; die Teilnehmer lernen, mit ihren unangenehmen Gedanken, Emotionen oder Empfindungen in Kontakt zu bleiben und ihr Möglichstes zu tun, um nicht in die üblichen Reaktionsmuster zu verfallen (z. B. Rituale, Streben nach Rückversicherung, Vermeidung). Dies ist auch ein erster Schritt in Richtung der Akzeptanzpraxis und -haltung sowie der achtsamen Exposition, die in Sitzung 7 und 8 eingeführt werden.

Während der Phase des achtsamen Zuhörens kann der Kursleiter auch ein stimmungsvolles Musikstück (z. B. *Schwanensee*) als akustischen Reiz abspielen, um die Aktivierung bestimmter Gefühle und Empfindungen zu erleichtern, denen gegenüber die Teilnehmer eine Haltung der Duldung und Akzeptanz entwickeln können.

SITZMEDITATION »ACHTSAMKEIT FÜR ATEM, KÖRPER, GERÄUSCHE, EMOTIONEN, GEDANKEN UND KONFRONTATION MIT EINEM SCHWIERIGEN ZUSTAND«

Praktizieren Sie die Sitzmeditation »Achtsamkeit für Atem, Körper, Geräusche, Emotionen und Gedanken«, wie in der vorherigen Sitzung beschrieben (Track 5). [5 Sekunden Pause]

Jedes Mal, wenn Sie im Zuge der Übung etwas Unangenehmes bemerken (körperliche Empfindungen, Gedanken oder Emotionen), erlauben Sie sich, eine Weile in Kontakt mit dieser Erfahrung zu bleiben. Nehmen Sie im Detail wahr, was Ihnen genau in diesem Moment Unbehagen bereitet, und beschreiben Sie die Qualität der Erfahrung in einer zulassenden, nicht wertenden Haltung.

Während der Phase des achtsamen Hörens spielen Sie ein ausdrucksstarkes Musikstück ab (z. B. *Schwanensee* von Tschaikowsky).

Wenn das, was den unangenehmen Zustand verursacht, eine **Empfindung** ist, spüren Sie genau hin, wo Sie sie fühlen und wo sie am intensivsten in Ihrem Körper wahrzunehmen ist. Beschreiben Sie die Qualität der Empfindung, so wie sie ist (z. B. Spannung, Kälte, Druck, Kribbeln, Schmerz), und sehen Sie von jeglicher Beurteilung ab (z. B. »Es ist schrecklich«; »Es ist unerträglich«; »Es könnte gefährlich sein«). [10 Sekunden Pause]

Bleiben Sie, so gut Sie können, in Kontakt mit dieser unangenehmen Empfindung, heißen Sie jedes Gefühl willkommen, das auftaucht, und versuchen Sie, eine tiefe Akzeptanz dafür zu entwickeln. Sie können sich entscheiden, eine Weile bei der Empfindung zu verweilen, selbst wenn sie unangenehm ist, und beobachten, wie lange Sie dies aushalten, bevor Sie etwas unternehmen, um das Unbehagen zu lindern. Bemühen Sie sich sanft, einen Zustand zu stärken, in dem Sie einfach beobachten, was in jedem Moment geschieht, ohne auf das zu reagieren, was Ihnen missfällt, was Sie verändern möchten oder was Ihrer Meinung nach nicht da sein sollte. Es gibt keine richtigen oder falschen Empfindungen; das, was Sie fühlen, ist einfach Ihre Erfahrung in

diesem Moment: eine harmlose, wenn auch unangenehme körperliche Empfindung. [10 Sekunden Pause]
Sie können auch Ihren Atem nutzen, um Ihre Wahrnehmung des Gefühls zu verstärken und zu erweitern, indem Sie mit jedem Einatmen die Aufmerksamkeit auf die Empfindung und den entsprechenden Bereich Ihres Körpers lenken. Während des Einatmens können Sie spüren, wie etwas Nährendes und Energie in diesen Teil des Körpers strömen, und beim Ausatmen ein tiefgreifendes Gefühl des Loslassens und der Freiheit wahrnehmen. [10 Sekunden Pause]
Wenn das, was unangenehme Gefühle verursacht, ein **Gedanke** ist, nehmen Sie einfach seine Form wahr (ein Wort oder ein Satz, ein Bild, eine Szene oder ein vorgestellter Klang) und seinen Inhalt (z. B. »Mein Gedanke ist jetzt: ›Ich habe die Tür nicht abgeschlossen!‹«). Betrachten Sie den Gedanken nicht als etwas, dem Sie Glauben schenken, gehorchen oder nachgeben müssen, sondern als das, was er wirklich ist: ein vergängliches, harmloses, vorübergehendes mentales Ereignis, das keinerlei Kraft oder Macht hat, wenn Sie ihm keine geben. [10 Sekunden Pause]
Es gibt keinen Grund, jetzt etwas zu tun, auf den Gedanken zu reagieren oder ihn zu vermeiden, auch wenn Sie vielleicht gewohnt sind, dies zu tun, und es jahrelang getan haben. Lassen Sie den Gedanken einfach ganz selbstverständlich auftauchen und da sein, so wie Sie auch Geräuschen begegnen, die spontan kommen und gehen.
Um eine distanzierte und dezentrierte Beziehung zu Ihren Gedanken zu schaffen, können Sie sich an Metaphern erinnern, die Sie in der dieser Übung zugrundeliegenden Sitzmeditation hilfreich fanden – beispielsweise die Abspanntexte eines Films, die über den Bildschirm wandern, oder den Wasserfall (Track 5). [10 Sekunden Pause]
Wenn das, was Sie erleben, zu belastend ist, denken Sie daran, dass Sie Ihre Aufmerksamkeit jederzeit zurück auf Ihren Atem und Ihre Körperhaltung lenken können. Diese können Sie jederzeit im sicheren gegenwärtigen Moment, im harmlosen Hier und Jetzt, erden. Wenn Sie bereit sind, lenken Sie Ihre Aufmerksamkeit dann sanft wieder auf den unangenehmen Gedanken. [Pause 10 Sekunden]
Wenn Sie mit einer unangenehmen **Emotion** in Kontakt sind (z. B. mit Angst), versuchen Sie, das Gefühl in seine zwei grundlegenden Bestandteile zu trennen: körperliche Empfindungen und Gedanken. Lenken Sie dann achtsam Ihre Aufmerksamkeit auf die körperlichen Empfindungen, die diese Emotion ausmachen (z. B. ein pochendes Herz, Schwitzen, ein unruhiger Magen, Schwindel, Atemnot, Zittern oder Zuckungen, Muskelverspannungen). Denken Sie immer daran, dass all diese Symptome, auch wenn sie unangenehm oder intensiv erscheinen, vollkommen harmlos sind. Sie sind einfach die Reaktion Ihres Körpers auf eine bestimmte Emotion und nichts, worauf Sie reagieren, was Sie ändern oder ablehnen müssen. Nehmen Sie die Symp-

tome einfach in ihrer harmlosen, körperlichen Qualität wahr, ohne die Bedeutungen oder Bewertungen in Betracht zu ziehen, die Sie ihnen wahrscheinlich oft zugeschrieben haben. [10 Sekunden Pause]
Werden Sie sich nun des anderen Bestandteils bewusst: der Gedanken, die mit der Emotion einhergehen – Gedanken, die mit der Emotion zusammenhängen, oder Gedanken zur Emotion. Nehmen Sie diese Gedanken einfach als harmlose, kraftlose und vorübergehende mentale Ereignisse wahr, die nicht verändert oder in irgendeiner Weise bekämpft werden müssen, denen nichts entgegengesetzt werden muss. [10 Sekunden Pause]
Falls während der Übung keine unangenehmen Erfahrungen in Ihnen aufgetaucht sind, können Sie sich bewusst dazu entscheiden, einen Zustand ins Gedächtnis zu rufen, der Belastung oder Unbehagen verursacht. Wählen Sie einen Gedanken oder eine Emotion aus Ihrer Vergangenheit, die nicht zu herausfordernd ist – etwas, das unangenehme Gefühle auf einem mittleren Level aktiviert (z. B. 50–60 auf einer Skala von 0–100). [10 Sekunden Pause]
Wenn Sie mit der unangenehmen Erfahrung in Kontakt treten, folgen Sie den gleichen Anweisungen wie zuvor. Nehmen Sie die zwei Komponenten wahr – körperliche Empfindungen und Gedanken. Lenken Sie Ihre Aufmerksamkeit dann nur auf die körperlichen Empfindungen. Beobachten Sie diese aus einer gewissen Distanz, als wären Sie ein externer Beobachter, der einfach bemerkt, was er sieht, ohne es zu bewerten oder ihm eine Bedeutung zuzumessen. [10 Sekunden Pause] Lenken Sie anschließend Ihre Aufmerksamkeit auf die Gedanken. Nehmen Sie sie einfach als harmlose, vorübergehende mentale Ereignisse wahr. Stellen Sie sich vor, sie wären Wolken, die über den Himmel ziehen. Alles, was Sie tun müssen, ist, sie zu beobachten, bis jeder Gedanke aus Ihrem Geist verschwindet. [10 Sekunden Pause]
Und nun, am Ende dieser herausfordernden inneren Reise, versuchen Sie, Ihr Bewusstsein zu erweitern, um ein Gefühl für Ihren gesamten Körper zu bekommen. Spüren Sie von den Fußsohlen bis zum Scheitel dieses Gefühl der Einheit und Vollständigkeit. Nehmen Sie wahr, wie Ihr Atem sich jetzt in Ihrem gesamten Körper ausdehnt, und spüren Sie, wie jeder Teil, jede Zelle Ihres Körpers mit jedem Atemzug mit Energie und Leben erfüllt wird. Spüren Sie Ihren ganzen Körper atmen.

Aus Segal et al. 2013; © 2013 The Guilford Press. Mit Genehmigung angepasst.

Diskussion der Übung

Nach Abschluss der Übung bittet der Kursleiter die Teilnehmer, darüber zu sprechen, wie sie die Übung erlebt haben.

Gerard: Gedanken auf eine distanzierte Art und Weise zu betrachten, war wie das achtsame Betrachten von Objekten, ohne dabei ein Urteil zu fällen oder eine Bedeutung zuzuschreiben. Ich fand diese Parallele nützlich.

Kursleiter: Das ist ein interessanter Vergleich, Gerard.

Gerard: Ja, ich erinnerte mich daran, dass ich bei der Übung »Aufmerksamkeit für die Sinne« Objekte beobachtet habe, ohne ihnen einen Namen zu geben, sie einfach nur angesehen habe. Gedanken kann man auch in etwa so betrachten.

Caroline: Mir ist aufgefallen, dass es ziemlich komplex ist und man langsam anfangen muss. Ich habe versucht, Abstand zu meinen Gedanken zu halten. Ich habe es mit einem unangenehmen Gedanken versucht, der weniger störend war als andere ... Ich habe mich davon distanziert, fand es aber ziemlich herausfordernd ... Ich muss mich daran gewöhnen und üben, es mit den schwierigeren zu tun.

Julia: Mir wurde klar, dass mein Verstand einen Gedanken mit Energie auflädt, in dem Sinne, dass ich ihm viel Wert beimesse. Also habe ich versucht, ihm etwas von diesem Wert zu nehmen und ihn auf eine andere Art und Weise zu betrachten – kurz gesagt, ihn zu demontieren. Mir gefiel die Erkenntnis, dass ich ihm ohne wirklichen Grund Bedeutung beimaß. Ich habe auch versucht, die Position zu ändern, und konnte keine angenehme finden. Aber selbst dann dachte ich, dass ich der körperlichen Empfindung, die ich fühlte, zu viel Wert beimesse, und so maß ich auch ihr in diesem Fall zu viel Gewicht bei. Es gab Momente, in denen ich nicht das Gefühl hatte zu leiden, und andere, in denen ich es tat, wahrscheinlich beeinflusst durch meine Gedanken. Aber dann beschloss ich, die Position zu wechseln.

Kursleiter: Was Sie sagen, ist äußerst wichtig, Julia. Eine der wichtigsten Fähigkeiten, die wir durch Achtsamkeitspraxis entwickeln wollen, ist die Fähigkeit, unseren Gedanken die Macht und Kraft zu nehmen.

Caroline: Manchmal habe ich diesen Unterschied bemerkt: Wenn es einen Gedanken gibt, den ich für nicht nützlich halte und der mit Bedeutung aufgeladen ist, wird die Distanzierung von diesem Gedanken zu einer Ablehnung. Es wird schwieriger, ihn zu verdrängen oder ihm nicht zu folgen. Ihn abzulehnen, füllt ihn mit Energie, und es ist besser für mich, ihm nicht zu folgen. Aber ich muss vorsichtig sein, denn wenn ich mich von ihm distanziere, lade ich ihn auf.

Kursleiter: Das Ziel ist nicht, Gedanken zu verdrängen. Das wäre ein aggressiver Akt. Sich zu distanzieren, bedeutet einfach, etwas zu beobachten, ohne etwas zu tun, und das ermöglicht es uns, bei jedem Gedanken zu bleiben, ohne ihm Wert oder Stärke zu verleihen oder von ihm überwältigt zu werden. Wenn ich einen Gedanken verdrängen muss, bedeutet das, dass ich ihn bereits als etwas Negatives oder Gefährliches betrachte. Aber in Wirklichkeit ist kein Gedanke wirklich negativ oder gefährlich, wenn wir ihm keine Energie, Kraft oder Bedeutung verleihen. Es bleibt ein einfaches mentales Ereignis, harmlos und vergänglich. Denken Sie daran, dass sich ein Gedanke jedes Mal, wenn wir versuchen, etwas gegen ihn zu unternehmen, oder wenn wir eine aggressive Haltung ihm gegenüber einnehmen, selbst nährt und intensiver und häufiger wird.

An dieser Stelle schreibt der Kursleiter Folgendes ans Whiteboard: **»Das Nützlichste, was wir tun können, ist, einem nutzlosen Gedanken keine Macht und Bedeutung mehr zu verleihen.«**

Robert: Aber im Moment kann ich nicht erkennen, dass ein störender Gedanke nutzlos ist ... Ich erkenne erst, dass er nutzlos ist, nachdem er bereits Schaden angerichtet hat.

Kursleiter: Wenn ein Gedanke sehr störend ist und zu häufig auftritt, können wir vielleicht schon feststellen, dass er nicht nützlich ist.

George: Ich habe sehr starke Rückenschmerzen und versuche, bei ihnen zu bleiben, weil sie mir als starker Anker dienen. Dieses Mal habe ich versucht, die Empfindungen willkommen zu heißen, und je mehr ich sie willkommen hieß, desto weniger stark war der Schmerz, als ob ich ihn weniger gespürt hätte. Ich konnte auch den Klang nicht mit seiner Quelle in Verbindung bringen. Am Ende konnte ich die Gedanken in den »Abspann« [Kinometapher] oder in den »Wasserfall« [Wasserfallmetapher] bringen.

Steven: Ich habe Musik noch nie auf diese Weise gehört, aber als die Tonhöhe anstieg, fühlte ich mich wie in einem Wirbelsturm und mein Geist strebte nach Erleichterung. Ich war sehr in meine Gedanken vertieft und es fiel mir schwer, mich auf das Hier und Jetzt zu konzentrieren. Die Gedanken waren stärker.

Kursleiter: Das ist wichtig: Sie dachten, Ihre Gedanken wären stärker, aber das ist eigentlich nie der Fall. Wir geben unseren Gedanken diese Macht selbst, weil wir das seit vielen Jahren tun, es ist zur Gewohnheit geworden. Wie viel Macht geben wir unseren Gedanken?

Steven: Das stimmt! Ich gebe ihnen die totale Macht.

Kursleiter: Dann sollten wir langsam anfangen, ihnen weniger Macht zu geben. Wir praktizieren dies, indem wir eine sehr achtsame und aktive Absicht im Hinblick auf diese Einstellung entwickeln. Wenn wir unseren Gedanken keine Macht geben, können sie entweder zu etwas Nützlichem in unserem Leben werden oder irrelevant. Nur dann sind wir frei von der Tyrannei unseres Geistes.

Lesen und Besprechen der Zitate zu Sitzung 5

Der Kursleiter verteilt die Zitate zu Sitzung 5 (Handout 3). Diese handeln von den Sinnen. Sie betonen die Bedeutung der Wahrnehmungserfahrung für die Entwicklung von Vertrauen und die Überwindung von Zwangsstörungen. Sie leiten zur nächsten Übung über: »Achtsame Bewegung und Dehnung«.

Achtsame Bewegung und Dehnung

Ab Sitzung 4 umfasst jede Sitzung des MBCT-Programms für Zwangsstörungen Meditationen, bei denen der Körper in Bewegung ist. Diese Übungen ermöglichen es den Teilnehmern, Meditation nicht nur als statischen Zustand, sondern auch als dynamische Erfahrung des Körpers in Aktion zu erleben.

Wie bereits erwähnt, fällt es Menschen mit Zwangsstörungen oft leichter, Achtsamkeit zu entwickeln, wenn der Körper in Bewegung ist. Mehrere Teilnehmer berichteten dahingehend, dass es ihnen bei Übungen, die Körperbewegungen beinhalten, leichter fällt, in der Gegenwart zu bleiben, wenn ihr Geist unruhig ist oder sie sich von Gedanken überwältigt fühlen, als bei statischen Meditationen. Bewegung und Körperbewusstsein können Anker sein, um davon ausgehend eine andere Beziehung zu schwierigen inneren Zuständen herzustellen.

Die Übung »Achtsame Bewegung und Dehnung« ist besonders hilfreich, um eine sanfte, distanzierte und akzeptierende Beziehung zu körperlichen Empfindungen zu entwickeln, was wiederum die Integration und das Gleichgewicht von Körper und Geist fördert. Die Teilnehmer lernen auch, Veränderungen in ihrem Körper zu beobachten, ohne darauf zu reagieren oder sie zu beurteilen – was für Menschen mit Zwangsstörungen oft ein wichtiges Thema ist.

Zu Beginn dieser Übung wird viel Wert auf die Körperhaltung gelegt. Die Etablierung einer festen, würdevollen, geerdeten und stabilen Haltung im Alltag trägt zu einem Gefühl von Vertrauen, Sicherheit und Ausgeglichenheit sowie zu einer guten Beziehung zur Realität bei.

Die grundlegende Anweisung hier ist, Veränderungen im Körper sorgfältig wahrzunehmen, insbesondere beim Übergang von Anspannung zu Entspannung und Dehnung. Diese achtsamen Bewegungen werden am Ende der Sitzung eingeführt, um den Körper nach einer langen Zeit des Sitzens, in der er meist ruht, zu wecken und zu dehnen.

ÜBUNG »ACHTSAME BEWEGUNG UND DEHNUNG«

Diese Übung besteht aus einer Reihe sanfter Dehnbewegungen, die langsam ausgeführt werden, während Sie auf Ihren Atem und die Empfindungen in Ihrem Körper achten. Ein Ziel dieser Übung besteht im Erlernen der Fähigkeit, auf die Botschaften Ihres Körpers zu achten, sie zu respektieren und ein echtes Gefühl von Akzeptanz zu entwickeln. Ein weiteres Ziel ist die Entwicklung eines Gefühls für die Ganzheit und das bewusste Wahrnehmen Ihres Körpers. Dies ist der erste Schritt der Fürsorge, egal ob Sie sich in einem Zustand des Leidens oder des Wohlbefindens befinden. Diese meditative Erfahrung ermöglicht es Ihnen außerdem, durch eine disziplinierte Praxis die Einheit von Körper und Geist zu entwickeln. Sie werden sich in einer neugierigen und sanften Herangehensweise Ihrer Grenzen bewusst, ohne sie jemals zu überschreiten oder zu verletzen.

Mit dieser Übung lernen Sie, sich Ihrer Körpererfahrung bewusst zu werden.

Genauer gesagt, lenken Sie Ihre Aufmerksamkeit auf die Bewegungen Ihres Körpers und die Veränderung der Empfindungen, wenn Sie Teile Ihres Körpers sanft an- und entspannen.

Dies sind keine Fitnessübungen. Sie sollten sich nicht abmühen oder überanstrengen, wenn Sie sie ausführen. Das Ziel besteht einfach darin, ein bewusster Beobachter der Veränderungen zu werden, die Sie in Ihrem Körper spüren, während er sich von Moment zu Moment bewegt, anspannt und entspannt. Dies ist eine Form der Meditation in Bewegung.

Wenn Sie eine Bewegung als schwierig, anstrengend oder schmerzhaft empfinden, brechen Sie sie einfach ab und fahren Sie mit der nächsten Übung fort.

Denken Sie immer daran, dass es bei dieser Übung kein Richtig oder Falsch gibt. Führen Sie sie so aus, wie Sie es können, das ist in Ordnung. Es gibt kein Ergebnis, das Sie erreichen, keine Leistung, die Sie erbringen müssen.

Berghaltung

Wie bei allen meditativen Praktiken spielt die Körperhaltung bei dieser Übung eine wichtige Rolle, denn die Posen, in die Sie Ihren Körper von einem Moment zum nächsten bringen, haben einen erheblichen Einfluss auf Ihren mentalen und emotionalen Zustand. Eine Körperhaltung beizubehalten, die ein Gefühl von Präsenz, Ruhe, Stabilität, Erdung und tiefer Würde vermittelt, ist an sich schon eine Form der Meditation. [10 Sekunden Pause] Nehmen Sie die stehende Berghaltung ein, wobei Sie den Rücken gerade, aber nicht steif halten, die Füße stehen parallel und etwa 20 Zentimeter voneinander entfernt, Schultern und Brust sind entspannt, der Nacken und Kopf befinden sich in einer Linie mit der Wirbelsäule, die Knie sind entspannt und leicht gebeugt und die Arme hängen locker seitlich herunter, die Handflächen sind locker geöffnet. [10 Sekunden Pause] Schließen Sie nun die Augen und achten Sie auf die Empfindungen des Kontakts Ihrer Fußsohlen mit dem Boden. Nehmen Sie im Bereich der Fußsohlen wahr, wie sich das Gewicht ihres Körpers unterschiedlich verteilt. Es gibt Bereiche, an denen Sie mehr und weniger Druck wahrnehmen können, einfach weil die meisten Füße nicht vollkommen flach sind. [10 Sekunden Pause]

Wenn Sie sich noch mehr konzentrieren, bemerken Sie vielleicht auch die Mikrobewegungen, die Ihr Körper ausführt, um in einer aufrechten Position zu bleiben. Dadurch wird Ihnen klar, dass die aufrechte Körperhaltung nicht »einfach so passiert«, sondern aktiv aufrechterhalten und ständig von Ihrem Körper überwacht werden muss – ein Lernprozess, für den Sie vor dem Kleinkindalter mehr als ein Jahr Ihres Lebens gebraucht haben. Wenn Sie Ihre Knie etwas mehr beugen, spüren Sie vielleicht mehr Kontakt durch ein stärkeres Druckgefühl auf dem Boden. [10 Sekunden Pause]

Wie bei allen meditativen Erfahrungen können auch beim Praktizieren dieser Übung Gedanken auftauchen. Ihr Geist wird dazu neigen, abzuschweifen und Sie von der Wahrnehmung Ihrer körperlichen Empfindungen abzulenken. Wenn dies geschieht, nehmen Sie es einfach zur Kenntnis, machen Sie sich bewusst, wohin Ihr Geist abschweift, welche Gedanken Ihnen in diesem Moment durch den Kopf gehen, und lenken Sie Ihre Aufmerksamkeit dann jedes Mal so schnell wie möglich wieder auf die Empfindungen in Ihrem Körper und auf die Bewegung, die Sie im gegenwärtigen Moment ausführen. Selbst wenn Ihre Gedanken tausendmal abschweifen, lenken Sie Ihre Aufmerksamkeit tausendmal wieder auf Ihren Körper, auf Ihre Gefühle und auf den gegenwärtigen Moment. [10 Sekunden Pause]

Armbewegung

Sobald Sie bereit sind, öffnen Sie die Augen und schauen Sie geradeaus. Versuchen Sie nun beim Einatmen, die Arme langsam parallel zum Boden anzuheben, im 90-Grad-Winkel zum Körper. [5 Sekunden Pause]

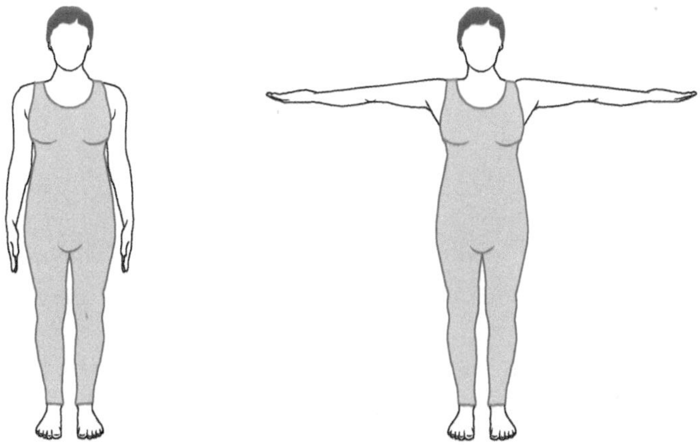

Nach einer kurzen Pause spüren Sie die Spannung in Ihren Armen. Beim Ausatmen lassen Sie die Arme langsam wieder sinken und verweilen einige Sekunden in dieser Position. [5 Sekunden Pause]
Atmen Sie nun tief ein und heben Sie Ihre Arme wieder an; lassen Sie sie eine Weile ausgestreckt, während Sie den Atem anhalten, als würden Sie »Ihre Flügel ausbreiten, bereit zum Abheben« ... [5 Sekunden Pause] und dann bringen Sie Ihre Arme beim Ausatmen sanft wieder an Ihre Seite. [5 Sekunden Pause]
Wiederholen Sie diese Bewegung noch einmal, zum dritten Mal. Atmen Sie ein, wenn Sie die Arme öffnen und ausstrecken; atmen Sie aus, wenn Sie sie sanft wieder an Ihre Seite bringen. [10 Sekunden Pause]

Hände auf den Schultern – Arme ausgestreckt

Legen Sie nun Ihre Hände auf Ihre Schultern; Ellbogen und Oberarme, sind nach außen gerichtet. Strecken Sie Ihre Arme dann mit einem tiefen Atemzug seitlich aus mit den Handflächen nach oben und halten Sie den Atem einige Sekunden lang an. [5 Sekunden Pause] Lassen Sie sie dann beim Ausatmen langsam, ohne zu hetzen, wieder auf Ihre Schultern gleiten. [5 Sekunden Pause]

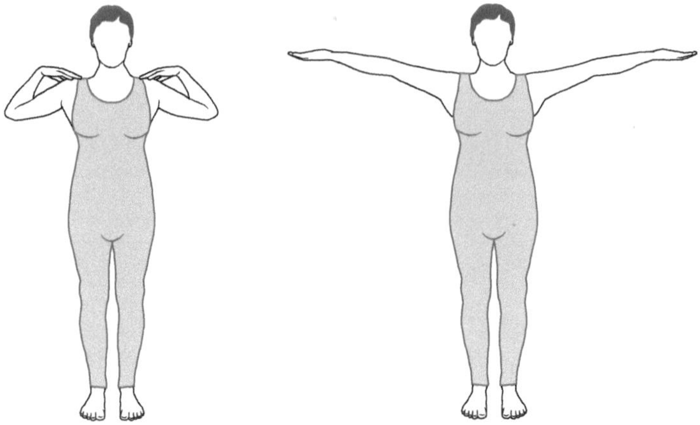

Denken Sie daran, Ihre Aufmerksamkeit auf die Veränderung der Empfindungen zwischen der Phase der Anspannung und der Phase der Entspannung zu richten.

Wiederholen Sie diese Bewegung noch einmal, indem Sie Ihre Arme beim Einatmen ausstrecken, als würden Sie sich wie eine schöne Blume öffnen ... [5 Sekunden Pause] und schließen Sie sie dann wieder, indem Sie sie beim Ausatmen sanft wieder auf Ihre Schultern bringen. [5 Sekunden Pause]

Wiederholen Sie diese Bewegung ein drittes Mal und achten Sie darauf, wie sich die Gefühle von Moment zu Moment verändern. [10 Sekunden Pause]

Bewegung von Fuß, Arm und Hand links

Bringen Sie nun Ihren linken Fuß etwas weiter nach vorne als den rechten, in einer schrägen Position, und halten Sie dabei einen Abstand von etwa 20 Zentimetern zwischen Ihren Füßen ein. Legen Sie Ihre linke Hand sanft auf Ihren linken Oberschenkel, während Ihre rechte Hand ausgestreckt an Ihrer rechten Seite ruht. Wenn Sie bereit sind, heben Sie Ihre linke Hand sehr langsam an, wobei Sie sie locker zur Faust schließen und den Zeigefinger ausstrecken, als würden Sie auf etwas zeigen. Behalten Sie die Spitze Ihres Zeigefingers im Auge, während Sie den Arm heben, und achten Sie darauf, wie sich die Empfindungen in Ihrem Arm verändern, während Sie ihn nach oben bewegen. [5 Sekunden Pause]

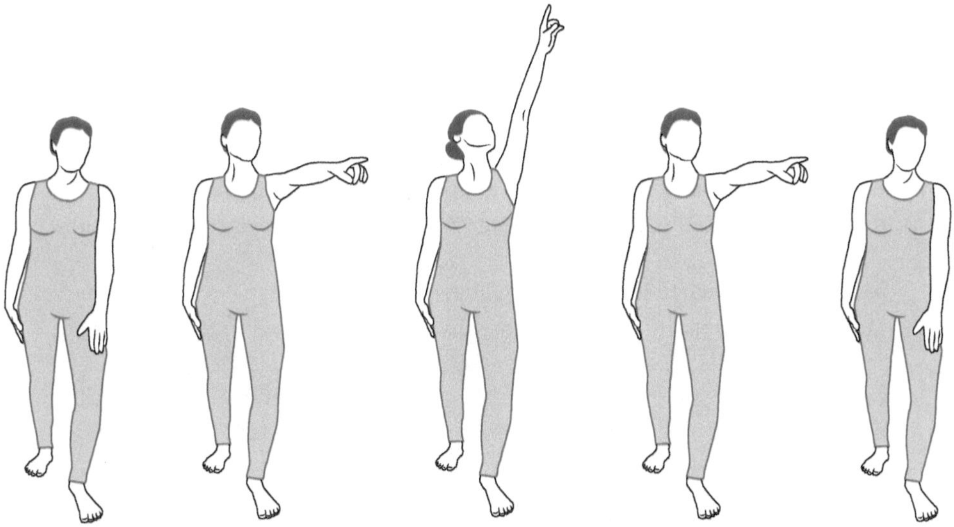

Achten Sie darauf, die Bewegung so langsam auszuführen, dass der Arm für Beobachter fast bewegungslos erscheint. [5 Sekunden Pause] Heben Sie Ihren Arm so weit wie möglich an, der Zeigefinger zeigt nach oben, und strecken Sie ihn so weit wie möglich aus, ohne große Anstrengung, als würden Sie versuchen, imaginäre Wolken am Himmel über Ihnen zu berühren. [5 Sekunden Pause] Wenn Sie ein Gefühl von Anspannung oder Unbehagen verspüren, können Sie Ihren Arm langsam wieder nach unten bringen, genauso langsam, wie Sie ihn angehoben haben. Während Sie ihn sanft wieder nach unten bringen, richten Sie Ihre Aufmerksamkeit visuell auf die Spitze Ihres Zeigefingers und auf die Empfindungen in Ihrem Arm. [5 Sekunden Pause] Setzen Sie Ihren linken Fuß zurück und verbleiben Sie für ein paar Sekunden in der Berghaltung, wobei Sie sich auf die Empfindungen in Ihrem Körper konzentrieren. [10 Sekunden Pause]

Bewegung von Fuß, Arm und Hand rechts

Wenn Sie sich bereit fühlen, wiederholen Sie dieselbe Übung, aber setzen Sie diesmal Ihren rechten Fuß schräg versetzt nach vorne, legen Sie Ihre rechte Hand auf Ihren rechten Oberschenkel und lassen Sie Ihre linke Hand ausgestreckt an Ihrer linken Seite ruhen. Wenn Sie möchten, heben Sie Ihre rechte Hand langsam an, wobei Sie sie locker zur Faust ballen und den Zeigefinger ausstrecken, als würden Sie auf etwas zeigen. Während Sie ihn anheben, halten Sie den Blick auf die Spitze Ihres Zeigefingers gerichtet und achten darauf, wie sich die Empfindungen bei der Bewegung nach oben in Ihrem rechten Arm verändern. [5 Sekunden Pause] Heben Sie Ihren Arm und Ihre Hand soweit an wie möglich, strecken Sie den Arm soweit wie möglich aus, ohne übermäßige Anstrengung, und halten Sie dieses Spannungsgefühl für ein paar Sekunden aufrecht. [10 Sekunden Pause]

Wenn Sie sich bereit fühlen, senken Sie Ihren Arm langsam in derselben Geschwindigkeit, in der Sie ihn angehoben haben. Behalten Sie dabei die Spitze Ihres Zeigefingers im Auge und bleiben sie mit Ihrer Aufmerksamkeit bei den Empfindungen, die Sie in Ihrem Arm spüren, während Sie ihn sanft wieder absenken. [10 Sekunden Pause]
Finden Sie in die Berghaltung zurück und beobachten Sie für ein paar Sekunden, was Sie in diesem Moment in Ihrem Körper fühlen. [10 Sekunden Pause]

Arme anheben und Balance auf dem linken Bein

Stellen Sie sich nun mit geschlossener Beinhaltung hin und finden Sie in ein festes und stabiles Gleichgewicht. Verlagern Sie dann Ihr Gewicht auf Ihr linkes Bein. Halten Sie Ihr linkes Knie leicht gebeugt, die Fußsohle ist fest im Boden verwurzelt. Öffnen Sie Ihre Arme nun langsam seitlich und halten Sie sie in einem 90°-Winkel ausgestreckt; wenn Sie möchten, können Sie die Arme auch an Ihrer Seite ruhen lassen oder die Hände in die Hüften stützen. Beim Einatmen heben Sie dann das rechte Knie an und den rechten Fuß ein paar Zentimeter vom Boden ab. [5 Sekunden Pause]

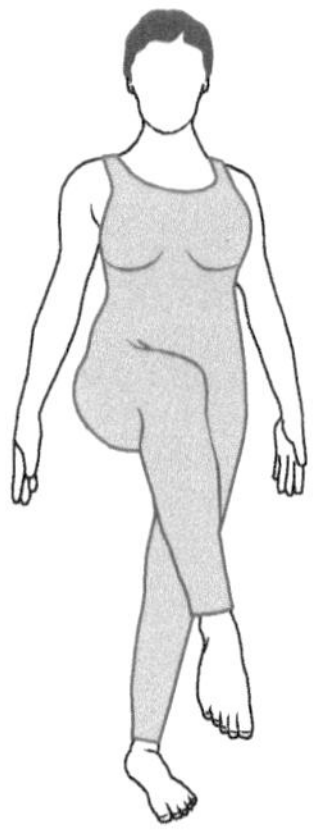

Halten Sie den Atem eine Weile an und setzen Sie dann beim Ausatmen Ihren rechten Fuß langsam wieder auf den Boden. Bringen Sie ihn wieder in Richtung Ihres linken Fußes, während Sie Ihre Arme langsam senken und an Ihre Seite sinken lassen. [5 Sekunden Pause]
Öffnen Sie beim Einatmen nun erneut Ihre Arme nach außen und heben Sie, wenn Sie sich stabil fühlen, gleichzeitig Ihren rechten Fuß ein paar Zentimeter vom Boden ab, wobei Sie Ihr gesamtes Gewicht auf Ihr linkes Bein verlagern. Bleiben Sie in dieser angespannten Position, während Sie eine Weile den Atem anhalten. Lassen Sie dann den Atem ausströmen, während Sie Ihre Arme und Ihren rechten Fuß langsam wieder auf den Boden sinken lassen. [5 Sekunden Pause]

Arme anheben und Balance auf dem rechten Bein

Versuchen Sie nun, diese Übung zu wiederholen, und verlagern Sie dabei das Gewicht auf Ihr rechtes Bein, wobei das Knie leicht gebeugt ist: Strecken Sie Ihre Arme beim Einatmen seitlich aus und heben Sie gleichzeitig das Knie an und den linken Fuß vom Boden ab. [5 Sekunden Pause]

Wenn Sie sich bereit fühlen, bringen Sie Ihren linken Fuß beim Ausatmen langsam wieder auf den Boden und zu Ihrem rechten Fuß, während Sie Ihre Arme langsam an Ihre Seite sinken lassen. [5 Sekunden Pause]

Öffnen Sie beim Einatmen nun erneut Ihre Arme seitlich und heben Sie gleichzeitig, wenn Sie sich stabil fühlen, Ihren linken Fuß ein paar Zentimeter vom Boden ab, wobei Sie Ihr gesamtes Gewicht auf Ihr rechtes Bein verlagern. Bleiben Sie in dieser angespannten Position, während Sie eine Weile den Atem anhalten, und lassen Sie dann den Atem ausströmen, während Sie Ihre Arme und Ihren linken Fuß langsam wieder absenken. [5 Sekunden Pause]

Die folgende Übung ermöglicht es Ihnen, Ihren Gleichgewichtssinn im gegenwärtigen Moment zu beobachten, aber auch, ihn im Laufe der Zeit durch entsprechende Praxis zu verbessern.

Baumhaltung: Balance auf rechtem Bein, linker Fuß gleitet zum rechten Knie

Nehmen Sie eine stabile, gut verankerte Position ein, mit geradem Rücken, die Hände seitlich oder auf den Hüften, die Knie entspannt und die Füße nah beieinander; halten Sie Ihren Blick auf einen Punkt auf dem Boden vor sich gerichtet. Wenn Sie sich bereit fühlen, versuchen Sie, das Gleichgewicht zu halten, während Sie nur auf Ihrem rechten Bein stehen, die Fußsohle fest im Boden verankert, und Ihren linken Fuß langsam vom Boden anheben, um ihn an Ihrem rechten Bein entlanggleiten zu lassen, bis er das Knie erreicht.

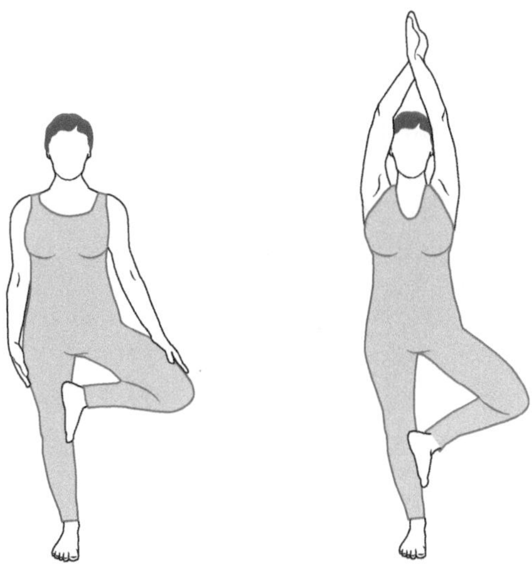

Bleiben Sie so lange wie möglich in dieser Position. Wenn Sie das Gefühl haben, dass Sie das Gleichgewicht leicht halten können, können Sie Ihre Hände von der Seite oder Hüfte nehmen, sie nach außen und über Ihren Kopf anheben, die Hände zusammenschließen und so weit wie möglich nach oben strecken. Versuchen Sie, diese Position beizubehalten, als wären Sie ein Baum, wobei Ihr rechter Fuß in der Erde verwurzelt ist und Ihre Hände und Arme wie seine Blätter und Äste zum Himmel streben.
Wenn möglich, versuchen Sie, einige Sekunden in dieser Position zu bleiben, und atmen Sie dabei tief ein und aus. [10 Sekunden Pause] Wenn Sie bereit sind, öffnen Sie Ihre Hände, lassen Sie Ihre Arme und Hände wieder zur Seite sinken und setzen Sie Ihren linken Fuß langsam, vorsichtig auf dem Boden ab. Bleiben Sie einige Sekunden lang still stehen und beobachten Sie, was Sie in diesem Moment in Ihrem Körper spüren. [10 Sekunden Pause]

Baumhaltung: Balance auf linkem Bein, rechter Fuß gleitet zum linken Knie
Wiederholen Sie die Übung und versuchen Sie diesmal, das Gleichgewicht auf dem linken Bein zu halten. Schieben Sie den rechten Fuß an der Wade entlang nach oben, bis er das linke Knie berührt. Wenn Sie sich bereit fühlen, heben Sie die Hände von der Seite oder Hüfte nach oben über den Kopf, verschränken Sie die Finger wie Äste eines Baumes und strecken Sie sich sanft nach oben.
Halten Sie diese Position so lange wie möglich und konzentrieren Sie sich dabei auf Ihren Atem, Ihre Gefühle und Ihre Körperhaltung. [5 Sekunden Pause] Wenn Sie bereit sind, bringen Sie Ihre Arme und Hände wieder an Ihre Seiten oder Hüfte und lassen Sie Ihren rechten Fuß langsam wieder auf den Boden gleiten.
Stehen Sie ein paar Sekunden still und beobachten Sie, was in Ihrem Körper gegenwärtig geschieht, Moment für Moment, Atemzug für Atemzug. [10 Sekunden Pause]

Sonnenvogel
Begeben Sie sich in den Vierfüßlerstand, Hände und Knie auf einem Teppich oder einer Matte. Halten Sie Ihren Rücken vollkommen gerade, parallel zum Boden. Heben Sie den Kopf und richten Sie den Blick nach vorne. Wenn Sie sich bereit fühlen, strecken Sie beim langsamen Einatmen den rechten Arm mit nach vorne gerichtetem Zeigefinger vor sich aus und strecken Sie gleichzeitig das linke Bein nach hinten aus, wobei Sie den Blick auf die Spitze des ausgestreckten Zeigefingers Ihrer rechten Hand richten.

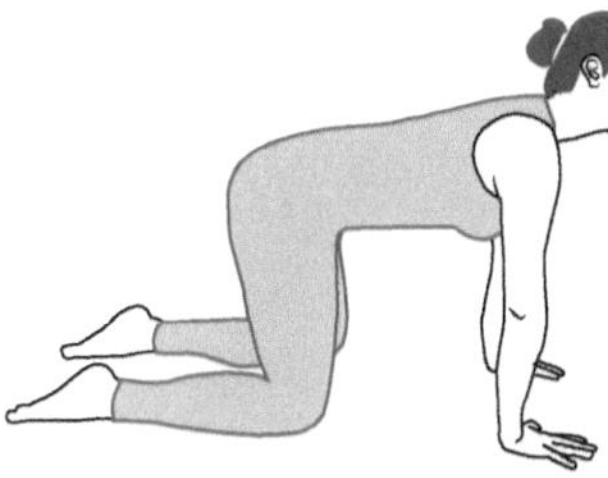

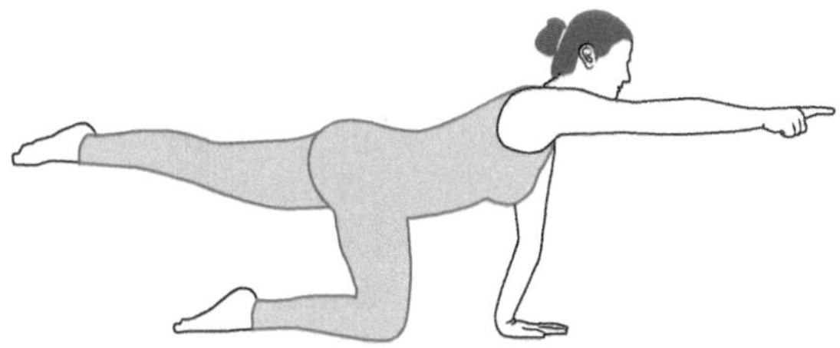

Bleiben Sie einige Sekunden lang in dieser Position, halten Sie den Atem an, ohne dass es unangenehm wird, und atmen Sie dann langsam aus, während Sie Ihren rechten Arm und Ihr linkes Bein wieder auf den Boden bringen. [5 Sekunden Pause]
Wiederholen Sie diese Bewegung noch einmal mit rechtem Arm, rechter Hand und linkem Bein, sanft und ohne zu viel Kraftaufwand, und verbinden Sie die Phase des Einatmens mit dem Strecken der Gliedmaßen und die Phase des Ausatmens mit dem Zurückführen in die Ausgangsposition. Beobachten Sie dabei, wie sich die Empfindungen in diesen beiden Phasen verändern. Wiederholen Sie diese Bewegung noch ein drittes Mal, wobei Sie bewusst ein- und ausatmen. [10 Sekunden Pause]
Versuchen Sie nun die gleiche Bewegung, aber strecken Sie diesmal Ihren linken Arm und Ihr rechtes Bein aus, wenn Sie einatmen [5 Sekunden Pause], und entspannen Sie sie sanft, wenn Sie ausatmen. [5 Sekunden Pause] Wiederholen Sie diese Bewegung erneut, atmen Sie ein, wenn Sie Ihre Gliedmaßen ausstrecken [5 Sekunden Pause], und atmen Sie aus, wenn Sie sie entspannen. [5 Sekunden Pause] Dann strecken Sie ein letztes Mal sanft Ihren Arm und Ihr Bein aus, wenn Sie einatmen [5 Sekunden Pause], und entspannen Sie sie, wenn Sie ausatmen. [5 Sekunden Pause]

Entspannung im Liegen finden
Legen Sie sich auf einer Matte oder einem Teppich auf den Rücken, die Zehenspitzen zeigen nach außen und die Handflächen nach oben.

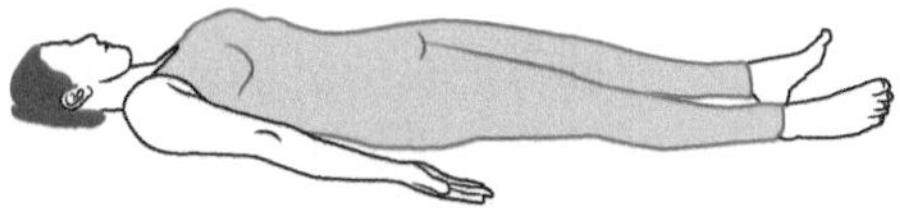

Wenn es für Sie angenehm ist, schließen Sie sanft die Augen und achten Sie auf die Empfindungen in Ihrem Körper nach den durchgeführten Übungen. [5 Sekunden Pause] Achten Sie auf das, was Ihr Körper Ihnen jetzt mitteilt, und zwar Moment für Moment. [10 Sekunden Pause]
Während dieser Ruhephase können verschiedene Gedanken auftauchen, die Sie dazu verleiten, sich von der Wahrnehmung Ihrer Empfindungen im

gegenwärtigen Augenblick zu entfernen. Wenn dies geschieht, nehmen Sie einfach wahr, dass Ihre Gedanken abgeschweift sind, und versuchen Sie, so schnell wie möglich zu den Empfindungen in Ihrem Körper zurückzukehren, ganz achtsam, Moment für Moment. [10 Sekunden Pause]
Erlauben Sie sich, in diesem nicht wertenden Zustand des Beobachtens bei sich zu sein. Es gibt nichts, was Sie tun oder erreichen müssen. Seien Sie einfach bei sich selbst und akzeptieren Sie jede Erfahrung, die in Ihnen und um Sie herum geschieht, Moment für Moment.

Diskussion der Übung

Der Kursleiter bittet nun die Teilnehmer, über ihre Erfahrungen mit der Übung »Achtsame Bewegung und Dehnung« zu berichten.

Jennifer: Ich höre nie auf, auf meinen Körper zu horchen, außer wenn etwas wehtut. Die Art und Weise, wie ich es gerade beobachtet habe, war wirklich seltsam; es war neu. Wenn man Empfindungen beobachtet, ohne sie zu beurteilen, führt dies dazu, dass man sie normalisiert.

Albert: Mir ist aufgefallen, dass ich oft dazu neige, Empfindungen in meinem Körper als sehr negativ und beunruhigend zu interpretieren, auch wenn ich am Ende feststellte, dass ich nichts Ernstes hatte. Ich denke, dass diese neue Art, mit meinen körperlichen Empfindungen umzugehen, mir sehr helfen wird.

Judith: Indem ich beobachtete, wie sich die Empfindungen während der verschiedenen Übungen von einem Moment zum nächsten veränderten, konnte ich verstehen, dass Erfahrungen sich ständig verändern – sie sind nie gleich. Und mir ist jetzt klar, dass es bei Gedanken genauso ist. Vielleicht sollten wir lernen, abzuwarten, bis negative Empfindungen und Gedanken vorübergehen, und sie einfach nur beobachten.

Kursleiter: Alles, was Sie sagen, ist sehr wichtig. Wenn wir den Körper und seine Veränderungen von Moment zu Moment beobachten, wie Sie es gerade getan haben, können wir verstehen, dass alle inneren Erfahrungen, einschließlich Gedanken und Emotionen, unbeständig und vergänglich sind, wenn wir nichts tun, um sie zu nähren. Achtsamkeit lehrt uns dies tagtäglich.

Verteilung der restlichen Handouts an die Teilnehmer und Ausgabe der Hausaufgaben

Der Kursleiter verteilt die restlichen Handouts zu Sitzung 5 und bespricht die Hausaufgaben der folgenden Woche (Sitzung 5 – Handout 4). Die Teilnehmer werden gebeten, an 6 von 7 Tagen 20 Minuten lang die Sitzmeditation »Achtsamkeit für Atem, Körper, Geräusche, Emotionen und Gedanken« zu praktizieren und dabei zu versuchen, bewusst einige schwierige Themen in die Übung einzubringen, etwa einen störenden Gedanken oder ein störendes Gefühl, und ihre Auswirkungen und ihre Reaktionen darauf zu notieren. Sie werden außerdem gebeten, an 6 von 7 Tagen 15–20 Minuten lang die Übung »Achtsame Bewegung und Dehnung« zu praktizieren und ihre Eindrücke und Beobachtungen im Protokoll der Hausaufgaben zu Sitzung 5 festzuhalten.

Diese Woche konzentriert sich auf die Sinne, und so werden die Teilnehmer aufgefordert, die **PEV**-Technik immer dann anzuwenden, wenn sie störende Gedanken, Zweifel oder Zwangsgedanken haben, die sie dahingehend unsicher machen, was sie in einer bestimmten Situation tatsächlich getan haben. Um diese wichtige Beziehung zu ihren Sinnen zu entwickeln, führen die Teilnehmer außerdem täglich die Übung **»Aufmerksamkeit für die Sinne«** durch, abwechselnd *Achtsames Sehen*, *Achtsames Zuhören* und *Achtsames Tasten*. Die Teilnehmer werden auch gebeten, auf informelle Weise auf ihre Sinne zu achten, indem sie ihre Aufmerksamkeit so oft wie möglich auf das lenken, was ihre Sinne ihnen bei täglichen Aktivitäten mitteilen – und diese Informationen zu nutzen, um die Realität zu erfassen.

In dieser Woche wird die Übung »Atempause« dreimal täglich zu verschiedenen vorgeplanten Zeitpunkten durchgeführt sowie zusätzlich immer dann in erweiterter Form, wenn störende und unangenehme Gedanken und Gefühle wahrgenommen werden (»Atempause: Bewältigung«). Diese Übung hilft den Teilnehmern, effektiv mit diesen Momenten umzugehen und sich wieder im Hier und Jetzt zu verorten (siehe Sitzung 5 – Handout 4).

Wie in jeder Sitzung ist es wichtig, die Teilnehmer aufzufordern, das in den Handouts bereitgestellte Material mindestens einmal sorgfältig zu lesen und darüber nachzudenken, wie es bei ihren Problemen hilfreich sein kann.

Erinnern Sie sie daran, wie wichtig es ist, täglich und regelmäßig Achtsamkeitsübungen durchzuführen, um die Ziele dieses therapeutischen Programms zu erreichen (siehe Sitzung 5 – Handout 5).

Achtsamkeitskreis

Wie alle anderen Sitzungen endet auch Sitzung 5 damit, dass die Gruppe im Kreis zusammenkommt und sich 3–4 Minuten lang auf das stille Atmen konzentriert.

SITZUNG 5 – HANDOUT 1
Zusammenfassung von Sitzung 5: »Über die Sinne Vertrauen entwickeln«

Menschen mit Zwangsstörungen hören selten auf ihre Sinne (Riechen, Tasten, Schmecken, Hören, Sehen) und haben wenig Vertrauen in sie. Wenn sie versuchen, die Realität zu erfassen (z. B. was sie getan oder nicht getan haben), verlassen sie sich daher auf ihre oft verzerrten und unrealistischen Gedanken, Zweifel und Überzeugungen. Diese Gewohnheit, nicht auf die eigenen Sinne zu hören und die Bedeutung von Gedanken zu überschätzen, wird oft in der Kindheit geprägt.

Diese Sitzung konzentriert sich auf **achtsame Wahrnehmung**, das heißt darauf, wie **wir auf unsere Sinne achten** und eine konstruktive Beziehung zu ihnen aufbauen können.

Wir können unsere Sinne nutzen, um Vertrauen aufzubauen und eine umfassende, klare und wahrhaftige Sicht auf die Realität zu erlangen. Vertrauen in unsere Sinne kann verzerrtes Denken, das zu zwanghaften Symptomen führt, verhindern. Achtsame Wahrnehmung ist eines der wirksamsten Mittel gegen zwanghafte Zweifel.

Misstrauen nährt Zweifel und zwanghaftes Verhalten. Der erste Schritt, um Misstrauen abzulegen und echtes Vertrauen zu entwickeln, besteht darin, unsere Sinne zu schärfen und die Informationen, die sie uns von Augenblick zu Augenblick liefern, zu validieren. Wir sollten dem, was unser Verstand uns sagt, weniger Bedeutung und Macht beimessen, da diese Informationen oft falsch sind.

SITZUNG 5 – HANDOUT 2A
Validierung der Wahrnehmungserfahrung: Beispiel

Datum: ____________________

1. Aufdringlicher Gedanke: *Ich habe Angst, dass ich beim Ausparken den Lieferwagen hinter mir gerammt habe.*
2. Grad des Glaubens an den Gedanken (0–100 %): *75 %*
3. Grad der Belastung (0–100): *80 %*

Informationen, die nicht meiner Wahrnehmungserfahrung entstammen (Worüber **mache ich mir Sorgen**? Was **glaube ich**, ist passiert?) Listen Sie alles auf, was den zwanghaften Gedanken fördert und nicht auf Ihren Sinnen basiert (Zweifel, Annahmen, Schlussfolgerungen; »Ich habe vielleicht übersehen/überhört, dass …«).	***Informationen, die meiner Wahrnehmungserfahrung entstammen*** (Was habe ich in dieser Situation ***gesehen, gehört, gerochen, gefühlt, berührt*** *oder* ***geschmeckt****?*) (Was sagen mir meine Sinne: ***Sehen, Hören, Tasten, Riechen, Schmecken****?*) Listen Sie alles auf, was Ihnen Ihre Sinne in dieser Situation vermittelt haben (z. B. »Ich habe gesehen, dass …«; »Ich habe nicht gehört, dass …«). Stärken Sie das Vertrauen in Ihre Sinne und in das, was sie Ihnen mitteilen. Wenn Sie fertig sind, vergleichen Sie die beiden Listen und entscheiden Sie, welche Informationen Sie als wertvoller erachten.
Ich glaube, ich bin rückwärts gefahren. *Der Fahrer hat möglicherweise nicht bemerkt, dass ich den Lieferwagen gerammt habe.* *Ich denke, ich war im richtigen Winkel, um ihn zu rammen.*	*Ich habe keinen Aufprall gehört. Als ich in den Rückspiegel schaute, sah ich, dass der Van weit genug entfernt war, um kein Problem zu verursachen. Als ich losfuhr, hörte ich ein Geräusch, aber es war nicht das typische Aufprallgeräusch, das man hört, wenn man ein Auto rammt. Ich sah, dass die Stoßstange nicht beschädigt war. Ich sah, wie der Van problemlos auf die Straße fuhr.*

Grad des Glaubens am Ende der Übung (0–100 %): *20 %* **Grad der Belastung (0–100):** *15*

Wie hat sich der aufdringliche Gedanke im Verlauf der Übung verändert? (Veränderungen in Bezug auf Inhalt oder Häufigkeit beziehungsweise Ersetzung durch andere Gedanken): *Basierend auf meinen Sinneswahrnehmungen halte ich es für nahezu unwahrscheinlich, dass ich den Lieferwagen gerammt habe.*

SITZUNG 5 – HANDOUT 2B
Validierung der Wahrnehmungserfahrung: Hausaufgabe

Datum: ___________________

1. Aufdringlicher Gedanke: ____

   ____
2. Grad des Glaubens an den Gedanken (0–100 %): ___________
3. Grad der Belastung (0–100): ___________

Informationen, die nicht meiner Wahrnehmungserfahrung entstammen (Worüber **mache ich mir Sorgen**? Was **glaube ich**, ist passiert?) Listen Sie alles auf, was den zwanghaften Gedanken fördert und nicht auf Ihren Sinnen basiert (Zweifel, Annahmen, Schlussfolgerungen; »Ich habe vielleicht übersehen/überhört, dass …«).	***Informationen, die meiner Wahrnehmungserfahrung entstammen*** (Was habe ich in dieser Situation ***gesehen, gehört, gerochen, gefühlt, berührt oder geschmeckt?***) (Was sagen mir meine Sinne: ***Sehen, Hören, Tasten, Riechen, Schmecken?***) Listen Sie alles auf, was Ihnen Ihre Sinne in dieser Situation vermittelt haben (z. B. »Ich habe gesehen, dass …«; »Ich habe nicht gehört, dass …«). Stärken Sie das Vertrauen in Ihre Sinne und in das, was sie Ihnen mitteilen. Wenn Sie fertig sind, vergleichen Sie die beiden Listen und entscheiden Sie, welche Informationen Sie als wertvoller erachten.

Grad des Glaubens am Ende der Übung (0–100 %):___ **Grad der Belastung (0–100):** ___

Wie hat sich der aufdringliche Gedanke im Verlauf der Übung verändert? (Veränderungen in Bezug auf Inhalt oder Häufigkeit beziehungsweise Ersetzung durch andere Gedanken): ____

____

SITZUNG 5 – HANDOUT 3
Zitate zu Sitzung 5

Unser gesamtes Wissen hat seinen Ursprung in unserer Wahrnehmung.
Leonardo da Vinci

Die Sinne trügen nicht, das Urteil trügt.
Johann Wolfgang von Goethe

Die »Vernunft« ist die Ursache,
dass wir das Zeugnis der Sinne fälschen.
Sofern die Sinne das Werden, das Vergehn, den Wechsel zeigen,
lügen sie nicht.
Friedrich Nietzsche

Die Natur täuscht uns nie; wir täuschen uns selbst.
Nicht die Empfindung ist falsch,
sondern das Urteil, das wir uns darüber bilden.
Jean-Jacques Rousseau

SITZUNG 5 – HANDOUT 4
Hausaufgaben für die Woche nach Sitzung 5

1. Führen Sie an 6 von 7 Tagen die Sitzmeditation »Achtsamkeit für Atem, Körper, Geräusche, Emotionen und Gedanken« (Track 6) durch und erweitern Sie sie um die »Konfrontation mit einem schwierigen Zustand« (z. B. einem störenden Gedanken oder Gefühl). Achten Sie auf die Auswirkungen der Konfrontation auf Ihren Körper und Ihre Reaktionen darauf.
2. Führen Sie an 6 von 7 Tagen 15–20 Minuten lang die Übung »Achtsame Bewegung und Dehnung« (Track 8) durch. Notieren Sie Ihre Eindrücke und Beobachtungen im Protokoll der Hausaufgaben zu Sitzung 5.
3. Wenden Sie die Technik »Validierung der Wahrnehmungserfahrungen« (PEV) immer dann an, wenn Sie Gedanken, Zweifel oder Zwangsgedanken haben (z. B. »Habe ich die Tür abgeschlossen?«; »Habe ich jemanden überfahren?«), die Sie im Hinblick darauf verunsichern, was Sie in einer bestimmten Situation tatsächlich getan haben und was Sie dazu veranlasst hat, Ihre Rituale auszuführen (Waschen, Überprüfen, Wiederholen von Handlungen usw.).
4. Führen Sie jeden Tag einen Teil der Übung »Achtsame Wahrnehmung: Aufmerksamkeit für die Sinne« durch, wobei Sie den folgenden Zyklus anwenden: Am ersten Tag *Achtsames Sehen* für 7 Minuten, am nächsten Tag *Achtsames Hören* für 7 Minuten und am darauffolgenden Tag *Achtsames Tasten* für 7 Minuten. Beginnen Sie dann erneut mit *Achtsames Sehen*.
5. Trainieren Sie jeden Tag Ihre sensorische Aufmerksamkeit, um Ihren Fokus so oft wie möglich (mindestens einmal pro Stunde) auf das zu lenken, was Ihre Sinne Ihnen im Zuge Ihrer täglichen Aktivitäten sagen (z. B. »Ich höre dieses Geräusch«; »Ich sehe die Farbe dieser Blume«; »Ich fühle die Wärme dieses Objekts«; »Ich nehme den Geruch/Geschmack dieses Essens wahr«). Wertschätzen Sie diese Informationen bewusst.
6. Lesen Sie das in dieser Sitzung bereitgestellte Material sorgfältig durch, mindestens einmal, und denken Sie über den Inhalt nach, um ihn sich zu eigen zu machen.
7. Führen Sie die Übung »Atempause« (Track 5) täglich durch, jeweils mindestens zu drei verschiedenen geplanten Zeitpunkten. Halten Sie Ihre Erfahrungen im Protokoll der Hausaufgaben fest und kreisen Sie ein AP ein. Wenn Sie sich regelmäßig Ihrer Atmung bewusst werden, bekommen Sie die Möglichkeit, das Denken zu stoppen und sich Ihrer Gefühle bewusst zu werden, während Sie im Hier und Jetzt sind, ohne auf Gedanken oder Emotionen reagieren zu müssen (z. B. mit Ritualen).
8. Führen Sie die Übung »Atempause: Bewältigung« immer dann durch, wenn Sie unangenehme Gefühle verspüren oder störende Gedanken haben. Halten Sie Ihre Erfahrungen im Protokoll der Hausaufgaben fest, indem Sie ein X einkreisen.
9. Halten Sie jedes Mal, wenn Sie eine Übung in dieser Sitzung durchführen, Ihre Erfahrungen im Protokoll der Hausaufgaben zu Sitzung 5 fest und notieren Sie alle Kommentare, Eindrücke oder Schwierigkeiten, die gegebenenfalls aufkommen.

Wählen Sie eine Zeit und einen Ort, wo Sie nicht gestört werden, wenn Sie die formellen Übungen durchführen. Achten Sie darauf, dass Sie eine stabile und angenehme Position einnehmen. Versuchen Sie, die Übungen *nicht* als lästige Pflicht zu betrachten, sondern als *gesunde Gewohnheit*, die hilfreich ist.

Denken Sie immer daran, dass das Engagement, das Sie diesem Training widmen, Ihnen langfristig zu bedeutenden Ergebnissen verhelfen wird.

SITZUNG 5 – HANDOUT 5
Protokoll der Hausaufgaben zu Sitzung 5

Name: ____

Füllen Sie dieses Formular jedes Mal aus, wenn Sie Übungen durchführen. Kreisen Sie **AP** ein, wenn Sie die regelmäßige Übung »Atempause« durchführen, und **X**, wenn Sie gelegentlich die erweiterte Übung »Atemraum: Bewältigung« anwenden, um auf schwierige Situationen zu reagieren. Notieren Sie außerdem alles, was während der Übung anfällt (z. B. positive gesundheitliche Veränderungen, Schwierigkeiten, Beobachtungen), damit wir in der nächsten Sitzung darüber sprechen können.

Tag/Datum	Übung	Anmerkungen
Donnerstag, der ________	Sitzmeditation mit Konfrontation Achtsame Bewegung und Dehnung PEV Sehen, Hören, Tasten AP AP AP X X X X X X	
Freitag, der ________	Sitzmeditation mit Konfrontation Achtsame Bewegung und Dehnung PEV Sehen, Hören, Tasten AP AP AP X X X X X X	
Samstag, der ________	Sitzmeditation mit Konfrontation Achtsame Bewegung und Dehnung PEV Sehen, Hören, Tasten AP AP AP X X X X X X	
Sonntag, der ________	Sitzmeditation mit Konfrontation Achtsame Bewegung und Dehnung PEV Sehen, Hören, Tasten AP AP AP X X X X X X	
Montag, der ________	Sitzmeditation mit Konfrontation Achtsame Bewegung und Dehnung PEV Sehen, Hören, Tasten AP AP AP X X X X X X	

Tag/Datum	Übung	Anmerkungen
Dienstag, der ________	Sitzmeditation mit Konfrontation Achtsame Bewegung und Dehnung PEV Sehen, Hören, Tasten AP AP AP X X X X X X	
Mittwoch, der ________	Sitzmeditation mit Konfrontation Achtsame Bewegung und Dehnung PEV Sehen, Hören, Tasten AP AP AP X X X X X X	

Aus Segal et al. 2013; © 2013 The Guilford Press. Mit Genehmigung angepasst.

10 Sitzung 6: Eine gesunde Beziehung zu den eigenen Gedanken aufbauen

Nichts ist gefährlicher als eine Idee, wenn sie die einzige ist, die wir haben.
Émile Chartier

Über diese Sitzung

Denken ist die normale Funktion des Geistes und Gedanken sind seine normalen (und potenziell nützlichen) Produkte; daher stellen sie an und für sich kein Problem dar. Problematisch ist die besondere Beziehung, die Menschen mit Zwangsstörungen zu ihrem Geist und ihren Gedanken haben. Achtsamkeitstraining zielt darauf ab, die Anfälligkeit für *reaktive Modi des Geistes* (z. B. Grübeln und Zwangsgedanken) zu verringern. Diese können Stress und Angst auslösen sowie verstärken und die Störung durch Rituale, Neutralisierungen, Vermeidung usw. aufrechterhalten. Eine der wirksamsten Maßnahmen, die Menschen mit Zwangsstörungen ergreifen können, ist eine radikale Veränderung ihrer Beziehung zu kognitiven Inhalten und dem Geist als Ganzes.

Durch Achtsamkeitsübungen können die Teilnehmer des Programms eine radikale Veränderung in Bezug auf ihren Umgang mit Gedanken, Gefühlen und Empfindungen herbeiführen und eine gesunde und behutsam Beziehung zu ihrem Geist entwickeln.

Der Schwerpunkt dieser Sitzung konzentriert sich auf das bessere Verständnis der Gedankenwelt der Teilnehmer. Die besondere Beziehung von Menschen mit Zwangsstörungen zu ihren Gedanken wird untersucht. Teil dieser problematischen Beziehung sind harte negative Urteile, die Gedanken-Handlungs-Fusion (siehe Kapitel 1) und Identifikation (siehe Kapitel 2). Durch distanzierte Beobachtung, Disidentifikation und Akzeptanz (siehe Kapitel 2) können Menschen mit Zwangsstörungen einen *achtsamen mentalen Umgang mit und eine gesunde metakognitive Einstellung* zu problembehafteten Wahrnehmungen, emotionalen Zuständen und Empfindungen entwickeln und aufrechterhalten. Diese achtsame, *nicht reaktive Beobachtungshaltung* ist unvereinbar mit Fehlanpassungen (Zwangshandlungen, Ritualen usw.) und der Vermeidung von Erfahrungen (beruhigende/rückversichernde Verhaltensweisen, Vermeidung), die für Zwangsstörungen charakteristisch sind (siehe Sitzung 6 – Handout 1).

TAGESORDNUNG SITZUNG 6: »Eine gesunde Beziehung zu den eigenen Gedanken aufbauen«

Zusammenfassung

Denken ist die normale Funktion des Geistes und *Gedanken* sind seine normalen (und potenziell nützlichen) Produkte; sie stellen an und für sich kein Problem dar. Problematisch ist die Beziehung, die Menschen mit Zwangsstörungen zu ihrem Geist haben. Menschen mit Zwangsstörungen haben eine schwierige und verzerrte Beziehung zu ihren Gedanken. Das Ziel dieser Sitzung besteht darin, den Teilnehmern zu einem besseren Verständnis ihrer spezifischen Beziehung zu ihren Gedanken zu verhelfen, wie in Kapitel 1 und 2 erläutert (z. B. Identifikation, Gedanken-Handlungs-Fusion, Urteile), sowie zu einer neutralen, distanzierten mentalen Einstellung zu ihren »problematischen« Wahrnehmungen, emotionalen Zuständen und Empfindungen, die mit ihrem zwangsstörungsspezifischen Verhalten unvereinbar ist.

Übersicht

- Achtsame Handkreise
- Diskussion der Übung
- Nachbesprechung der Hausaufgaben
- Atempause
- Was sind Gedanken wirklich?
- Emotionen und Gedanken
- Pause
- Der denkende und der beobachtende Geist
- Der beobachtende Geist
- Diskussion der Übung
- Lesen und Besprechen der Zitate zu Sitzung 6
- Verteilung der Handouts an die Teilnehmer und Ausgabe der Hausaufgaben für die folgende Woche:
  - »Achtsame Handkreise« – an 6 von 7 Tagen
  - »Der beobachtende Geist« – an 6 von 7 Tagen
  - Vervollständigen Sie die Liste »Meine Top Ten der Zwangsgedanken«
  - »Validierung der Wahrnehmungserfahrung« (PEV)
  - »Achtsame Wahrnehmung« – täglich
  - Sensorische Aufmerksamkeit
  - 3 Minuten »Atempause: Bewältigung«, wann immer unangenehme Gefühle oder Gedanken aufkommen
- Abschluss im Achtsamkeitskreis mit Schwerpunkt auf der Atmung

Materialien und Ressourcen

- Weißes Papier und Stifte für die Übung »Emotionen und Gedanken«
- Klangschale, Gong oder Zimbeln
- Audiodatei zur Meditation »Der beobachtende Geist« (Track 9)

Handouts für die Teilnehmer

Sitzung 6 – Handout 1: Zusammenfassung von Sitzung 6 (»Eine gesunde Beziehung zu den eigenen Gedanken aufbauen«)
Sitzung 6 – Handout 2: Der denkende und der beobachtende Geist
Sitzung 6 – Handout 3: Zitate zu Sitzung 6
Sitzung 6 – Handout 4: Meine Top Ten der Zwangsgedanken
Sitzung 6 – Handout 5: Hausaufgaben für die Woche nach Sitzung 6
Sitzung 6 – Handout 6: Protokoll der Hausaufgabe zu Sitzung 6

Achtsame Handkreise

Der erste Schritt zu einer radikalen Veränderung der Beziehung zu unseren Gedanken besteht darin, unseren Körper und Geist zu beruhigen und zu stabilisieren. »Achtsame Handkreise« ist eine Sitzmeditation, die den Teilnehmern helfen soll, ein inneres Gleichgewicht zu erzeugen und Körper und Geist zu stabilisieren, indem sie ihre Aufmerksamkeit auf Handbewegungen und die daraus resultierenden körperlichen Empfindungen richten. Diese Meditation ist an eine alte tibetische Meditationspraxis angelehnt, die zur Zentrierung (d. h. Gleichgewicht und Harmonie von Körper und Geist) eingesetzt wird.

Die Handkreise dienen dazu, unseren Geist zu beruhigen und uns mit der Realität zu verbinden. Der Körper ist immer realer, konkreter und wahrer als die Produkte des Geistes. Diese Praxis ist auch nützlich, um die Haltung eines *neutralen Beobachters* einzunehmen – also zu beobachten, was im Inneren geschieht, ohne Beurteilung, Reaktion oder Präferenzsetzung. Diese Haltung ist eine der hilfreichsten, die Menschen mit Zwangsstörungen entwickeln können, um ihr Problem zu überwinden.

Die Übung dauert insgesamt 12 Minuten und ist in drei Phasen unterteilt. Sie lässt sich zu jeder Tageszeit durchführen und kann den Teilnehmern auf folgende Weise vorgestellt werden:

> »Nun möchte ich Ihnen eine neue Übung vorstellen, die sogenannte ›Achtsame Handkreise‹-Meditation, welche auf eine bestmögliche Verbindung und Harmonie von Körper und Geist abzielt, wovon ein großer Teil unseres Wohlbefindens und unserer Gesundheit abhängen. Diese Übung bietet uns auch eine effektive Möglichkeit, uns eingehend im Hier und Jetzt zu zentrieren und zu verankern.«

SITZMEDITATION »ACHTSAME HANDKREISE«

Die Meditation der achtsamen Handkreise ist eine Sitzmeditation, bei der Sie Ihre Aufmerksamkeit auf langsame kreisende Handbewegungen und die damit verbundenen Empfindungen richten. Sie hilft, ein inneres Gleichge-

wicht, eine solide Erdung im Hier und Jetzt sowie Harmonie und Balance zwischen Körper und Geist zu entwickeln. Die Meditation dauert 12 Minuten und ist in drei Phasen unterteilt. Sie kann zu jeder Tageszeit durchgeführt werden.
Setzen Sie sich in einer bequemen und aufrechten Haltung auf ein Kissen oder einen Stuhl, achten Sie auf einen geraden, aber nicht steifen Rücken und schließen Sie die Augen, wenn Sie sich wohl dabei fühlen – ansonsten lassen Sie sie geöffnet.

Stufe 1 [4 Minuten]
Wenn Sie sich bereit fühlen, führen Sie Ihre Hände mit den Handflächen nach unten vor ihrem Bauchnabel zusammen. Beginnen Sie von hier aus, Ihre Hände zur jeweiligen Seite nach außen zu bewegen und Sie dann vor sich wieder zusammenzuführen, nachdem sie jeweils einen großen Kreis nachgebildet haben. Bringen Sie sie dann zurück zum Ausgangspunkt und setzen Sie diese Bewegung ohne Pause fort.

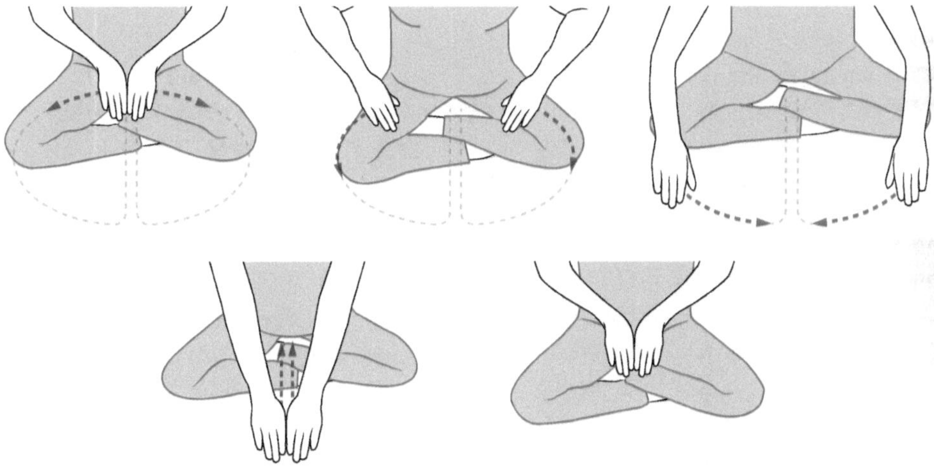

Die Bewegung sollte langsam und fast unmerklich erfolgen. Wenn dabei Gedanken auftauchen, nehmen Sie sie wahr, aber versuchen Sie, Ihre Aufmerksamkeit so schnell wie möglich wieder auf die Bewegung zu lenken und die Gedanken in die Bewegung zu integrieren, als wäre diese Bewegung das Zentrum von allem. Verhindern Sie nicht, dass der Rest Ihres Körpers im Sitzen langsame, spontane Bewegungen vollzieht.

Stufe 2 [4 Minuten]
Drehen Sie nun Ihre Hände um, sodass Ihre Handflächen nach oben zeigen, und führen Sie sie zusammen. Beginnen Sie wieder auf Höhe des Nabels und kreisen Sie Ihre Hände in die entgegengesetzte Richtung: Bewegen Sie sie

also erst geschlossen nach vorne und bilden Sie dann Kreise nach, einen nach rechts und einen nach links außen, um die Hände dann am Ausgangspunkt – auf Höhe Ihres Bauches – wieder zusammenzuführen. Setzen Sie diese Bewegung ohne Pause fort.

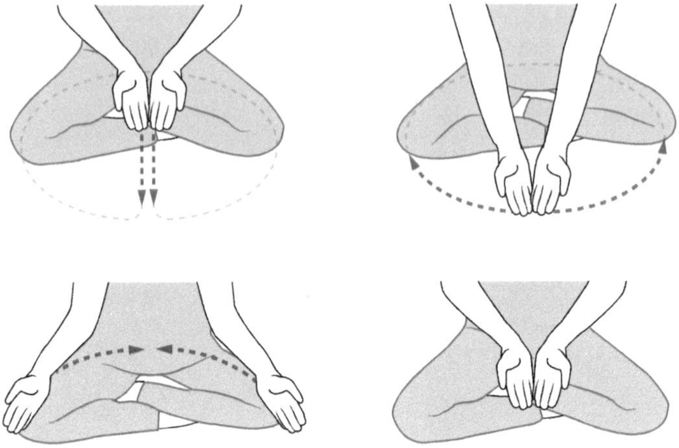

Versuchen Sie bei dieser Bewegung, die sehr langsam ausgeführt werden soll, die ganze Zeit auf derselben Höhe zu bleiben, so als würden Ihre Hände und Arme auf einem Tisch gleiten. Führen Sie diese Bewegung fort und versuchen Sie, nicht anzuhalten. Nutzen Sie die Bewegung als Anker, der Sie im gegenwärtigen Moment hält.

Stufe 3 [4 Minuten]
Legen Sie sich mit geschlossenen Augen hin und versuchen Sie, sich nicht zu bewegen. Beobachten Sie Ihre inneren Erfahrungen von einem Moment zum nächsten, ohne sie zu bewerten. Werden Sie zum Zeugen Ihrer Gedanken, Gefühle und körperlichen Empfindungen.

Diskussion der Übung

Nach der Übung »Achtsame Handkreise« bittet der Kursleiter die Teilnehmer um Kommentare und Reaktionen.

Kursleiter: Ich bin jetzt wirklich neugierig zu hören, wie Sie auf diese Übung reagiert haben. Was haben Sie bei Ihrer Erfahrung wahrgenommen?
Katy: Ich habe festgestellt, dass ich bei Übungen, die Bewegung beinhalten, ein Gefühl des inneren Friedens verspüre. Ich konzentriere mich auf die Bewegung und bin so

fokussiert, dass ich meinen Gedanken keine Bedeutung beimesse. Ich bin gelassen, und wenn ein Gedanke auftaucht, bleibt er unberücksichtigt, weil die Bewegung wie von selbst abläuft ... Sie gibt mir ein Gefühl des inneren Friedens, und das tut gut.

John: Bei dieser Übung konnte ich mich besser konzentrieren als bei der Atemübung; ich konnte mich besser fokussieren.

Heather: Bei mir lief es mittelmäßig, weil ich mich steif fühlte. Das passiert mir oft bei diesen Übungen. Meine Hände fühlen sich sehr ruhig und starr an. Ich konzentrierte mich auf die Bewegung, während ich sie ausführte, aber gelegentlich kamen Gedanken auf und ich merkte, dass ich die Konzentration auf die Bewegung verlor. Die Empfindung in meinen Händen fühlte sich wirklich schlecht an. Das war seltsam, denn ich fühlte Traurigkeit, und als wir die Bewegung beendeten, weinte ich. Das Gefühl war Kälte, das Gefühl war Traurigkeit, und mir wurde bewusst, dass ich weinte.

Kursleiter: Das ist sehr interessant, Heather: Sie haben eine Reihe von kreisenden Bewegungen mit Ihren Händen ausgeführt und an einem bestimmten Punkt Traurigkeit verspürt.

Heather: Ja, das ist interessant.

Kursleiter: Aber haben Sie bemerkt, dass die Bewegung Sie irgendwie mit dem gegenwärtigen Moment verbunden hat?

Heather: Ja, nur dass mir diese Gedanken manchmal sagten, dass diese Bewegung mir wehtun könnte. Diese Einschätzung tauchte auf, und ich wollte aufhören, weil es mich etwas störte. Aber dann war es gut, als ich mich auf die Bewegung konzentrieren konnte und ab einem bestimmten Punkt das Gefühl hatte, dass die Bewegung wie von selbst ablief, ohne jede Anstrengung. Das hat mir geholfen, bei der Übung zu bleiben.

Kursleiter: Es scheint wichtig, dass Sie während der Übung viele Dinge wahrgenommen haben, die passieren, einschließlich der Beurteilung, der Tatsache, dass Sie sagten, die Übung sei »so lala« verlaufen und die Bewegung hätte wehtun können.

Donald: Zuerst hatte ich viele Gedanken. Als sie auftauchten, war es, als würde ich sie in einen Kreis werfen, so wie man Zutaten in einen Suppentopf wirft und umrührt. Das gab mir ein positives Gefühl. Als wir dann unsere Hände drehten, verspürte ich ein Gefühl, das ich manchmal habe, wenn ich von meinen Gedanken bedrängt werde. Es ist ein Gefühl der Unruhe, das von innen kommt. Es hatte sozusagen von meinen Geist Besitz ergriffen und erlaubte mir nicht, fortzufahren ... Mein Verstand reagierte, indem er sagte, dass es viel wichtigere Dinge als diese Bewegung gäbe, die ich jetzt tun könnte; er reagierte auf eine dominante Art und Weise. Die Unruhe übernahm die Kontrolle, und als ich mit der Übung aufhörte, konnte ich sie nicht mehr aushalten.

Kursleiter: In Momenten wie diesen ist es wirklich wichtig, zu erkennen, dass in diesem Augenblick ein Gedanke aufgetaucht ist und dass es auch körperliche Empfindungen irgendwo im Körper gibt. Als dieser Gedanke auftauchte, haben Sie da erkannt, dass es ein Gedanke ist?

Donald: Nun … ja, aber es ist ein Gedanke, der ein Gefühl beinhaltet. Es ist nicht nur ein Gedanke, es ist das Gefühl, das dann von mir Besitz ergreift.

Kursleiter: Während einer Meditation beobachten wir unsere inneren Zustände in Stille. Wir können erkennen, dass eine Emotion, die uns manchmal überkommt, eine Wirkung und nicht die Ursache ist. Die Emotion will uns nicht überwältigen. Es kommt immer darauf an, welche Beziehung wir zu unseren Gefühlen, Gedanken und körperlichen Empfindungen haben. Denken Sie daran, dass Emotionen immer nur harmlose und potenziell nützliche Reaktionen auf das sind, was wir wahrnehmen und denken; und aus einer einfachen Kombination harmloser Gedanken und körperlicher Empfindungen bestehen. Sie können einfach in diesem Moment den Gedanken bemerken, der im Kontext der Übung aufkommt, zum Beispiel »Es gibt wichtigere Dinge, die ich tun könnte«. Sobald Sie ihn bemerkt und erkannt haben, können Sie sich sagen: »Oh, das ist nur ein Gedanke. Es ist nicht etwas, dem ich unbedingt Folge leisten muss, nur weil es aufgetaucht ist.« Dann konzentrieren Sie sich wieder auf Ihren Atem oder auf das, was in diesem Moment Ihr Anker ist. Der Geist wird wieder abschweifen, und vielleicht werden Sie denselben Gedanken wieder erleben, dann könnten Sie zu sich selbst sagen: »Oh, schon wieder derselbe Gedanke«; und dann können Sie bewusst entscheiden, zum Atem zurückzukehren. Es ist nur ein Gedanke; es ist nichts, dem man Folge leisten oder an das man glauben muss. Ich weiß, dass es anfangs nicht immer einfach ist, diesen Punkt zu verstehen, aber es ist äußerst wichtig, zu erkennen, dass es unsere Entscheidung ist, im gegenwärtigen Moment zu bleiben oder sich von dem Gedanken mitreißen zu lassen. Der Gedanke hat keinen Willen und keine Macht. Wenn Sie in diesem Moment körperliche Empfindungen wie Unruhe bemerken, können Sie diese beobachten, ohne ihre Qualität zu beurteilen. Sie können beispielsweise die Spannung, das Kribbeln und die Steifheit in Ihrem Körper wahrnehmen. Sie können feststellen, wo sich diese Empfindungen verorten lassen, und sehr schnell feststellen, dass sie völlig harmlos sind. Leiten Sie Ihre Aufmerksamkeit so schnell wie möglich wieder sanft auf die Empfindungen des Atems. Es gibt nichts, was wir an unserem inneren Zustand ändern müssen; es ist einfach unsere Erfahrung in diesem Moment. Das Wichtigste, was wir in Bezug auf unsere Gedanken, Emotionen und körperlichen Empfindungen tun können, ist zu erkennen, wann unsere Gedanken abschweifen, und dann wieder ins Hier und Jetzt zurückzukehren.

Evelyn: Gegen Ende der Übung verspürte ich ein Gefühl der Ruhe, als wäre mein Körper nicht da – so sehr habe ich losgelassen. Ich hatte das Bild von mir selbst auf einem Fluss, und es war sehr angenehm.

Kursleiter: Fühlten Sie sich anders als vor der Übung?

Evelyn: Ja. Es war, als würde ich über allem stehen … Ich weiß nicht, wie ich es ausdrücken soll. Ich hatte das Gefühl, dass mein Körper gegen Ende harmonischer war.

Paul: Als ich meine Hände drehte, war es, als ob sich unter ihnen ein Luftkissen befindet. Nach der Übung änderte sich meine Atmung, als ob mein Körper elastischer wäre, es war ein Gefühl von Offenheit.

Lara: Ich fand es wirklich unangenehm. Die ganze Zeit über hatte ich einen beunruhigenden Gedanken, den ich nicht loswerden konnte und der mich immer wieder ablenkte. Ich konnte es kaum erwarten, dass die Übung vorbei war.

Kursleiter: Hatten Sie diesen Gedanken schon, bevor wir mit der Übung begannen?

Lara: Ja. Das ist mein üblicher Zwangsgedanke. Ich hatte ihn vor Beginn der Übung, währenddessen, danach ...

Kursleiter: Okay, Lara. Was Sie sagen, gibt mir die Möglichkeit, auf etwas sehr Wichtiges hinzuweisen: Wenn wir Achtsamkeit üben, ist es wichtig, uns an das zu erinnern, uns auf das zu konzentrieren, was bei dieser Übung im Mittelpunkt steht: etwa unser Atem, unsere Körperempfindungen beim »Body Scan« oder die kreisenden Handbewegungen in dieser Übung. Diese Fokussierung ist ein konstanter und absichtlicher Akt, für den wir uns von Moment zu Moment entscheiden müssen, da er sich nicht von selbst vollzieht. Man kann ihn als eine bewusste Entscheidung betrachten, die wir aktiv treffen. Wenn also aufdringliche oder störende Gedanken aufkommen, ist es von grundlegender Bedeutung, dass wir uns im Moment dafür entscheiden, unsere Aufmerksamkeit wieder auf unseren Bezugspunkt zu lenken. Kein Gedanke kann uns wirklich davon abhalten, dies zu tun. Und wenn wir dies nicht tun, wird uns dieser Gedanke führen, wohin er will. Unabhängig davon, wie intensiv oder häufig ein Gedanke ist, können wir uns immer dafür entscheiden, unsere Aufmerksamkeit vertrauensvoll und freundlich wieder auf unseren Anker zu richten.

Nachbesprechung der Hausaufgaben

An diesem Punkt der Sitzung bespricht die Gruppe die Hausaufgaben der vergangenen Woche.

Kursleiter: Ich möchte nun Ihre Berichte und Kommentare dazu hören, wie die Praxis zu Hause in dieser Woche verlaufen ist. Wer möchte anfangen?

Daniel: Diese Woche habe ich mehr Übungen gemacht. Ich habe diese neue Art ausprobiert, meine Gedanken zu bündeln, indem ich mich auf meine Sinne und meinen Atem konzentriere; und ich habe zwei oder drei Tage damit verbracht, meine Erfahrungen auf diese Weise zu verarbeiten, womit ich ziemlich zufrieden war. Dann ist etwas Seltsames passiert, und ich würde es gerne verstehen. Einige Gedanken tauchten auf und ich wusste, dass ich zwei Möglichkeiten hatte: mich auf meinen Atem oder auf meine Sinne zu konzentrieren. Beides schien zu funktionieren und meine Gedanken blieben nicht hängen. Am letzten Tag begann ich zu atmen und wartete darauf, dass die Gedanken nicht hängen blieben, aber sie blieben, und das verwirrte mich. Es war, als hätte ich mir diese Sache ausgedacht, obwohl ich sie eigentlich unbeschwert einsetzen wollte; und als hätte ich das Bedürfnis, mir selbst zu beweisen, dass es funktioniert hat.

Kursleiter: Wenn ich Sie richtig verstehe, Daniel, haben Sie nach einer Methode gesucht, um Ihre Gedanken zu überwinden; oder Sie hatten die Vorstellung, dass es eine patentierte Technik gibt, um unsere Gedanken verschwinden zu lassen. Aber das ist nicht das, was Achtsamkeit ausmacht. Durch Achtsamkeit lernen wir, unsere inneren Zustände, einschließlich unserer Gedanken, zu *beobachten*, ohne sie zu beurteilen und auf sie zu reagieren. Und diese Neutralität lässt die Gedanken früher oder später spontan verschwinden, gerade weil wir nichts für oder gegen sie getan haben. Wir sind hier, um eine neue Art zu lernen, mit unseren Gedanken zu leben. Und wie wir immer wieder gesagt haben, sind Gedanken mentale Ereignisse, harmlos und vorübergehend. Es besteht keine Notwendigkeit, sie zu verdrängen oder gegen sie anzukämpfen. Was ist eigentlich passiert, als Sie bemerkten, dass die Gedanken nicht mehr an Ihnen haften blieben? Welche Art von Beziehung haben Sie in diesem Moment zu diesen Gedanken aufgebaut? Versuchen Sie, es zu bemerken, wenn es wieder passiert. Die Idee ist, eine neue Art der Beziehung zu Ihren Gedanken zu entwickeln, nicht eine Kraft gegen sie. Diese Einstellung zu unseren Gedanken einzunehmen, ist in jeder Situation, in jedem Moment und bei jedem Gedanken nützlich, es ist aber keine Technik oder Methode.

Daniel: Wie soll ich mich also verhalten, wenn diese kleinen mentalen Schemata automatisch in mir aufkommen? Ich beobachte sie, ich erkenne sie, auch wenn es nicht einfach ist, weil sie sich ständig ändern.

Kursleiter: Ja, Gedanken ändern sich, aber Ihre Reaktion auf Gedanken ist im Grunde immer dieselbe. In solchen Momenten sollten Sie schnellstmöglich erkennen, dass Ihre Art, mit Ihren Gedanken umzugehen, eine mentale Gewohnheit ist. Sobald Sie dies erkannt haben, versuchen Sie, sanft und mühelos zu den Achtsamkeitsübungen zurückzukehren. Wir müssen diese neuen Verhaltensweisen kontinuierlich trainieren, jeden Tag, damit sie unsere alten mentalen Gewohnheiten ersetzen.

Lisa: Meine Sinne sind mir sehr nützlich, aber gestern habe ich zufällig aus dem Fenster geschaut und einen Baum gesehen, der jetzt im Herbst wunderschön ist. Ich habe sofort ein Urteil gefällt und dann gedacht, dass ich das nicht hätte tun sollen. Was ich an den Sinnen nicht verstehe, ist, wie man etwas sehen kann, ohne es zu beurteilen. Ich meine, ich gebe ihm eine Form, eine Farbe, aber selbst das ist eine Zuweisung.

Kursleiter: Das ist ein wichtiger Punkt. Wenn wir die Eigenschaften oder Merkmale eines Objekts wahrnehmen, ist das eine Beschreibung, kein Urteil. Bei der Übung »Achtsame Wahrnehmung: Aufmerksamkeit für die Sinne« geht es darum, einen bestimmten Sinn zu kultivieren – zum Beispiel das *Achtsame Sehen* – und auf einer beschreibenden Ebene zu bleiben. Wir können etwas anhand seiner physischen Eigenschaften beschreiben: Form, Farbe, Größe, Bewegungen, Entfernung zwischen mir und dem Objekt und so weiter.

Lisa: Das stimmt, es ist eine Beschreibung. Mir fehlte diese Unterscheidung, und ohne sie wäre ich nicht in der Lage, zu begreifen, was ich sehe. Vielleicht hilft mir eine klarere Sichtweise bei meinem Problem. Aber ich verstehe immer noch nicht, warum es nicht sinnvoll ist, zu urteilen. Wenn das Urteil positiv ausfällt, fühle ich mich gut.

Kursleiter: Es ist wichtig, die Auswirkungen von Bewertungen zu verstehen. Wir sprechen uns nicht gegen positive Bewertungen aus. Das Problem bei Zwangsstörungen ist die starke Tendenz, negative, oft höchst destruktive Bewertungen vorzunehmen. Wir müssen uns so weit wie möglich vom Beurteilen befreien, aber wenn Ihnen etwas Freude bereitet, genießen Sie es. Es ist eigentlich nicht nötig, etwas zu bewerten, um es zu schätzen. Wenn ich einen wunderschönen Sonnenuntergang sehe, muss ich nicht sagen: »Es ist ein wunderschöner Sonnenuntergang«, um ihn schätzen zu können. Versuchen Sie, Ihre Aufmerksamkeit wieder auf das zu lenken, was Sie in diesem Moment fühlen, auf die Empfindungen in Ihrem Körper, Ihre Emotionen: »Ich empfinde Freude«, »Ich empfinde Vergnügen«. Das ist Ihre Erfahrung in diesem Moment. Sie müssen sie nicht beurteilen.

Daniel: Was die PEV-Technik angeht, so konnte ich die Übungen für mehr als nur ein paar Zwangsgedanken erfolgreich abschließen. Sie war nützlich. Ich habe Dinge verstanden, über die ich vorher nicht einmal nachgedacht hatte. Was die praktische Seite angeht, so habe ich festgestellt, dass ich nicht mehr zehnmal nachschaue, wie ich es früher getan habe. Ich habe versucht, die Übung mit vier verschiedenen Gedanken durchzuführen, und jedes Mal konnte ich davon profitieren; das Ausmaß der Angst hat sich verändert.

Andrew: Im letzten Teil der Sitzmeditation, in dem ich meine Gedanken beobachtete, wandte ich dieselbe Technik der achtsamen Wahrnehmung an, indem ich die Dinge so sah, wie sie sind. Und ich habe es geschafft, meine Gedanken nicht zu beurteilen. Anstatt den Gedanken nachzujagen, beobachtete ich sie einfach und erkannte, dass diese störenden Gedanken wie alle anderen sind. Der Unterschied zwischen Gedanken, die mich stören, und Gedanken, die mich nicht stören, ist nur die Beurteilung – ihre Natur ist dieselbe. Wenn man lernt, sie nicht zu beurteilen, sind sie gleich. Diese Sichtweise hilft mir, weniger Angst zu haben, weil ich verstanden habe, dass es keinen Grund gibt, einen Gedanken zu fürchten. Das habe ich dank des Trainings von achtsamer Wahrnehmung verstanden. Sonst urteile ich automatisch und merke nicht einmal, dass ich es tue.

Alice: Die Übung »Achtsame Wahrnehmung: Aufmerksamkeit für die Sinne« ist sehr hilfreich. Ich habe darauf geachtet, was meine Sinne mir mitteilten, ohne das, was ich sah oder hörte, zu benennen. Beim Tasten gelang mir das weniger gut. Beim Betrachten von etwas sagte ich mir jedoch: »Das ist blau«, »Das ist gelb«, obwohl ich wusste, dass ich das nicht sollte. Ich sah nicht nur den Farbunterschied, worum es bei der Übung geht, ich benannte die jeweilige Farbe auch.

Kursleiter: Tatsächlich geht es bei der Übung darum, die physischen Eigenschaften von Objekten, einschließlich der Farbe, zu beschreiben. Es ist die erste Art von Kontakt, den wir mit der Außenwelt haben. Wichtig ist, zu bemerken, wenn wir von der Beschreibung von Farbe, Größe und Form zur Beurteilung übergehen. Denn es ist das Urteil, das den Unterschied macht und die Erfahrung verändert, indem es eine Reihe wichtiger Konsequenzen auslöst: Emotionen, Handlungen, Entscheidungen. Aber wenn wir beschreiben, beobachten wir die Realität immer noch objektiv und ohne Präferenzsetzung.

Pilar: Ich fand die Übung »Atempause« sehr hilfreich, weil ich tagsüber ein wenig Gefahr laufe, dass die Gedanken überhandnehmen. Gedanken, Emotionen und körperliche Empfindungen in eine Reihenfolge zu bringen, war sehr nützlich, weil ich mich manchmal vage unwohl fühle und nicht verstehen kann, woran das liegt. Ab und zu innezuhalten und sich zu fragen: »Sind es Magenschmerzen?« oder »Bin ich angespannt oder traurig?« oder »Habe ich einen Gedanken?«, ist sehr nützlich. Ich versuche zu verstehen, die Dinge in die richtige Reihenfolge zu bringen und sie dort zu stoppen, wo sie sind. Ich habe auch festgestellt, dass die sinnlichen Erfahrungen wirklich wichtig sind. Früher fühlte ich mich von dem, was mit mir geschah, abgekoppelt. Es ist so offensichtlich, sich wieder auf die Sinne zu besinnen.

Sarah: Eine Sache, die ich als sehr nützlich empfand, ist die Assoziation von Klängen mit Gedanken. Ein Klang kann intensiv sein, bestimmte Töne umfassen, aber dauert doch nur eine gewisse Zeit an, ebenso wie ein Gedanke.

Donald: Was ist der Zusammenhang zwischen Selbstvertrauen und körperlichem Gleichgewicht? Führt der Gemütszustand zu einem körperlichen Zustand oder umgekehrt? Wie sieht die Beziehung aus?

Kursleiter: Es ist nicht leicht zu verstehen, wie diese Beziehung genau aussieht. Ich denke, Vertrauen ist im Grunde mit Ausgeglichenheit und Harmonie in unserem Geist und Körper verbunden. Wenn wir innere Harmonie verspüren, können wir uns dem Leben und neuen Erfahrungen zuversichtlich öffnen, weil uns nichts von innen bedroht. Wenn in uns Harmonie herrscht, können wir sie auch leichter in der Außenwelt finden. Wenn wir entmutigt sind, vermeiden wir den Kontakt mit der Außenwelt. Wir befinden uns in einem Zustand der Verschlossenheit; wir fühlen uns wie gelähmt oder haben Angst vor dem, was unser Körper oder unsere Gedanken uns sagen. Vertrauen beginnt im Inneren, insbesondere auf der Ebene unserer Sinne. Sie ermöglichen es uns, eine bessere Beziehung zur Realität herzustellen, eine Beziehung, die wir vielfach verloren haben, weil wir unserem Verstand so viel Macht verleihen.

Evelyn: Wenn ich mich auch nur ein wenig entmutigt fühle, fällt es mir schwer, Übungen durchzuführen. Ich sage mir, dass es vielleicht gar nichts nützt. Ich mache es trotzdem, aber innerlich fühle ich mich nicht immer gleich.

Kursleiter: Das ist ganz normal. Das bringt uns zurück zum Problem der Erwartungen. Wenn wir praktizieren, tun wir unser Bestes, um eines der mächtigsten Hindernisse bei der Übung zu vermeiden: Erwartungen – das heißt die Vorstellung, dass diese Übungen sofort etwas in uns verändern oder uns sofort besser fühlen lassen müssen. Manchmal passiert das, manchmal aber auch nicht. Es ist wichtig, dass wir nichts erwarten. Wir sagen uns einfach, dass diese Übungen eine Verabredung mit uns selbst sind. Wir sollten nicht denken, dass es immer etwas Wichtigeres zu tun gibt. Dieser Gedanke ist das Ergebnis von Gewohnheiten, die uns oft nichts bringen und uns etwas nehmen. Die Praxis der Achtsamkeit ist ein wenig wie die Arbeit eines Bauern, der den Boden vorbereitet und dann die Saat ausbringt. Der Bauer erwartet nicht, dass er unmittelbar nach der Aussaat Weizen sieht, aber er vertraut darauf, dass zum richtigen Zeitpunkt etwas wachsen wird.

Elisa: Wenn ich entmutigt bin, denke ich auch, dass all meine Zwangsgedanken getriggert werden. Aber dann sage ich mir, dass ich die Übung ohne Erwartungen machen und auch negative Empfindungen akzeptieren soll. Ich sage mir, dass ich sie machen muss. Mir geht es nicht gut, aber das ist egal. Ich denke, dass ich diese Woche mehr akzeptiert habe als letzte Woche. Aber ich erwarte nicht, dass ich mich besser fühlen werde, wenn ich die Übung beendet habe, obwohl das oft der Fall ist.

Atempause

Nach der Besprechung der Hausaufgaben ermöglicht die Übung »Atempause« allen Teilnehmern, ihre Aufmerksamkeit wieder auf das Hier und Jetzt zu lenken. Der Kursleiter fordert die Teilnehmer auf, innezuhalten und sich auf die Übung einzulassen.

Was sind Gedanken wirklich? Entwicklung einer neuen Beziehung zu Gedanken

An diesem Punkt der Sitzung leitet der Kursleiter eine wichtige Diskussion darüber an, was Gedanken wirklich sind. Das Gespräch beginnt mit einer Erklärung der Beziehungen, die Menschen normalerweise zu ihren Gedanken haben, und der einzigartigen Beziehung, die Menschen mit Zwangsstörungen zu ihrem eigenen Verstand entwickeln. Es folgt hier ein Beispiel dafür, wie diese Diskussion aussehen könnte.

Kursleiter: Unser Wohlbefinden und unser Leid hängen größtenteils von der Beziehung ab, die wir zu unseren Gedanken haben, auch – oder vor allem – wenn wir unter einer Zwangsstörung leiden. Menschen, die von einer Zwangsstörung betroffen sind, haben in der Regel eine wenig hilfreiche und oft verzerrte Beziehung zu ihren eigenen Gedanken. Im Kontext Ihrer Zwangsstörung neigen Sie möglicherweise dazu, alles, was Ihre Gedanken Ihnen mitteilen, blind zu glauben. Sie könnten denken, dass das bloße Aufkommen eines Gedankens dazu führt, dass ein Ereignis eintritt; dass es wahrscheinlicher ist, dass es Schaden anrichtet; dass Sie sich wünschen oder wollen, dass dieses Ereignis eintritt. Dieses Phänomen wird als **Gedanken-Ereignis-Fusion** oder **Gedanken-Handlungs-Fusion** bezeichnet – zum Beispiel: »Da ich dies gedacht habe, wird dieses Ereignis eintreten« oder »Weil ich diesen Gedanken habe, werde ich diese schreckliche Sache tun« oder »Es bedeutet, dass ich will, dass diese schreckliche Sache passiert«. Eine weitere typische Beziehung, die Sie möglicherweise zu Ihren Gedanken haben, wird als **Identifikation** bezeichnet: Dies ist der Fall, wenn Sie denken, dass ein Gedanke etwas Wahres über Sie oder

Ihren Charakter aussagt, nur weil der Gedanke aufgetaucht ist. Sie können beispielsweise einen schlechten Gedanken haben und dann denken: »Ich bin ein schlechter Mensch.«

Denken Sie daran, dass eine unserer größten Hindernisse als Menschen darin besteht, dass wir alles glauben, was der Verstand uns sagt. Eine unserer größten Freiheiten besteht darin, dass wir unsere Meinung über das, was wir glauben, ändern können.

Was sind Ihrer Meinung nach Gedanken? Was sind sie Ihrer Meinung nach wirklich?

Jonathan: Jahrelang habe ich meine Gedanken als Dämonen betrachtet, die von mir Besitz ergreifen, mich dazu bringen, das zu tun, was sie wollen, und die mich machtlos fühlen lassen.

Jennifer: Ich habe auch so etwas gedacht, aber nach diesen Wochen der Achtsamkeitspraxis habe ich angefangen zu denken, dass sie vielleicht nicht so real sind, wie ich dachte.

Charlie: Mir ist klar geworden, dass es Momente gibt, in denen ich denke, dass Gedanken nichts Wichtiges sind; aber in anderen Momenten sind sie mächtige Kräfte in mir, die meine Gefühle und Handlungen und letztlich mein Leben wirklich bestimmen können.

Kursleiter: Was Sie gesagt haben, ist sehr wichtig. Mir scheint, dass Sie Gedanken oft als reale Dinge betrachten, als reale und konkrete Entitäten, die eine intrinsische Kraft besitzen, die sehr oft negativ ist. Viele von Ihnen scheinen das Gefühl zu haben, Sklaven oder Opfer ihrer Gedanken zu sein, als wären sie kleine Diktatoren in Ihrem Kopf, die Ihr Leben bestimmen und konditionieren.

Normalerweise hängt die Beziehung, die wir zu unseren Gedanken haben, vom Inhalt des Gedankens ab – und so glauben wir ihm, folgen ihm, verlieren uns oft darin, mögen ihn oder mögen ihn nicht und erleben viele andere Gefühle. Wir neigen dazu, den meisten, wenn nicht sogar allen Gedanken, die unser Verstand produziert, automatisch zu glauben. Doch unser Verstand wird oft durch die Bedeutungen, Urteile und mentalen Gewohnheiten verzerrt, die wir bestimmten Erfahrungen oder Ereignissen zuschreiben, ohne es überhaupt zu bemerken. Es ist, als würden wir die Realität durch eine dicke Brille betrachten, die diese Realität manchmal verzerrt oder unsere Sicht trübt.

Wir verleihen unseren Gedanken ständig eine enorme Macht, eine Kraft und Stärke, die sie in Wirklichkeit nicht haben, die wir ihnen aber mittels der Bedeutungen und Bewertungen, die wir ihnen zukommen lassen, verleihen. Aber was ist ein Gedanke wirklich?

Wenn wir einen Schritt zurücktreten und uns die wahre Natur der Gedanken an und für sich genau ansehen – und nicht den Inhalt –, was sie als Phänomene sind, so erkennen wir, dass sie nicht das sind, wofür wir sie halten. Wir können erkennen, dass ein Gedanke nur ein kleiner Funke oder ein Hauch von Energie im Geist ist, ein harmloses und leeres Phänomen ohne jegliche Substanz. Dieses Erkennen der im Wesentlichen leeren und substanzlosen Natur der Gedanken kann eine riesige Tür zur Freiheit in unserem Leben öffnen, weil wir uns nicht mehr mit ihnen identifizieren oder von ihnen gefangen sind. Und das gilt immer, nicht nur in manchen Momenten und für manche Gedanken, sondern für jeden Gedanken, unabhängig von seinem Inhalt oder seiner Form. Es kann nützlich sein, uns daran zu erinnern, dass jeder Gedanke in jedem Moment im Grunde durch drei Merkmale definiert ist: Er ist *harmlos, substanzlos* und *unbeständig*.

Sie können sich nicht vorstellen, wie befreiend es ist, wenn man sich dieser Wahrheit wirklich bewusst wird. Es muss nicht unbedingt jetzt oder in den nächsten Tagen geschehen, aber zum Ende dieses Programms könnte dies eines der wichtigsten Ziele sein, die Sie erreichen – nicht nur für die Arbeit, die Sie im Kurs leisten, sondern für Ihr ganzes Leben.

Ich denke, eine der hilfreichsten Maßnahmen, die Sie ergreifen können, wenn ein Gedanke auftaucht, ist, ihn aus einem funktionalen Blickwinkel zu betrachten und als **nützlich** oder **unnütz** zu beschreiben. Auf diese Weise können wir uns von den vielen falschen und unrealistischen Urteilen freimachen, mit denen wir unsere Gedanken normalerweise interpretieren – zum Beispiel: »Dieser Gedanke ist schrecklich«; »Der Gedanke an dieses Bild tut mir weh«; »Diese Erinnerung ist verheerend«; »Diese Sorge wird mich verrückt machen«.

Gedanken sind nützlich, wenn sie uns dabei helfen, unsere gesunden Ziele zu erreichen unsere gesunden Bedürfnisse zu befriedigen oder einfach nur ein Gefühl des Wohlbefindens zu erzeugen beziehungsweise uns die Emotionen fühlen zu lassen, die wir fühlen wollen; und wenn sie mit unseren Werten, Absichten und der Realität übereinstimmen. Gedanken, die diese Kriterien nicht erfüllen, sind nicht schlecht, schrecklich oder gefährlich. Sie sind einfach nicht nützlich in Bezug auf unsere wirklichen Ziele und Bedürfnisse. Deshalb sollten Sie sie einfach erkennen, wenn sie auftauchen, sie willkommen heißen und dann loslassen.

Manchmal braucht es etwas Zeit, um zu lernen, wie man mühelos zwischen nützlichen und unnützen Gedanken unterscheiden kann, aber mit täglichem Training können Sie diese Unterscheidung erlernen. Wir werden das Thema in dieser Sitzung weiter besprechen.

Emotionen und Gedanken

In diesem Programm, wie auch im MBCT-Programm für Depressionen (Segal et al. 2013), hilft eine angeleitete Imaginationsübung den Teilnehmern, die Beziehung zwischen Gedanken und Emotionen zu verstehen. Mit der folgenden Übung lernen die Teilnehmer, wie Emotionen die spezifischen Gedanken und Bedeutungen, die wir Ereignissen zuordnen, und unsere nachfolgenden Handlungen erheblich beeinflussen können.

Der Kursleiter gibt jedem Teilnehmer ein Blatt Papier und einen Stift. Dann fordert er sie auf, eine angenehme Körperhaltung einzunehmen, die Augen zu schließen und sich so gut wie möglich in das Szenario hineinzuversetzen, das ihnen gleich beschrieben wird. Die Teilnehmer werden gebeten, sich genau zu notieren, was sie in dieser Situation denken und fühlen könnten; sie werden aufgefordert, sich die beschriebene Situation so vorzustellen, als wäre sie neu und originell, etwas, das sie noch nie zuvor erlebt haben. Es ist sinnvoll, die Teilnehmer dahingehend zu informieren, dass sie – falls sie in der Vergangenheit bereits eine ähnliche Situation erlebt haben und ihnen diese in den Sinn kommt – ihre Aufmerksamkeit behutsam wieder auf die neue Situation lenken und versuchen sollten, diese so zu erleben, als wäre es das erste Mal. Anschließend liest der Kursleiter Szenario A der Übung vor.

Unmittelbar nach dem Vorlesen bittet der Kursleiter die Teilnehmer, ihre Gedanken und Gefühle zu der Situation im Café aufzuschreiben. Dann werden sie gebeten, ihre Antworten mitzuteilen.

Nach der Diskussion dieser ersten Situation fordert der Kursleiter die Teilnehmer auf, sich auf ein zweites Szenario zu konzentrieren, sich so gut wie möglich darin hineinzuversetzen und die Gefühle zu empfinden, die der Beginn der Situation hervorruft.

Anschließend wird Teil 2 von Szenario B vorgelesen. Dann bittet der Kursleiter die Teilnehmer erneut, ihre Gedanken und Gefühle (nun auf der Rückseite des Papiers) zu notieren, insbesondere was sie im Café gedacht haben. Dann werden sie dazu angehalten, ihre Antworten mit der Gruppe zu teilen.

In der anschließenden Diskussion sollen die Teilnehmer die durch die beiden Szenarien ausgelösten Gedanken und Gefühle vergleichen. Die Gruppenmitglieder stellen in der Regel fest, dass ihre Gedanken in den beiden Versionen radikal unterschiedlich sind, obwohl die Cafészene beide Male identisch ist. Der Unterschied ist auf die unterschiedlichen Emotionen zurückzuführen, auf welche die Teilnehmer im Interviewteil der Situation vorbereitet wurden. Ein wichtiger Punkt, der während der Diskussion hervorgehoben werden sollte, ist, dass Menschen in der Regel davon überzeugt sind, dass die Gedanken, die sie in einer spezifischen Situation hatten, absolut wahrheitsgetreu sind und mit der Realität übereinstimmen. Die Kursteilnehmer sollten nun erkennen, dass ihr zwanghaftes Denken sehr oft von ihrer spezifischen Gefühlslage in einem bestimmten Moment angetrieben werden kann – zum Beispiel von Angst, Schuldgefühlen, Scham oder Traurigkeit.

ÜBUNG »EMOTIONEN UND GEDANKEN«

Szenario A

Sie sind sehr verlegen und verzweifelt. Sie wurden gerade auf der Straße für eine Umfrage interviewt und haben sich lächerlich gemacht, weil Sie keine der Fragen beantworten konnten. Dieses Interview wurde live im Fernsehen übertragen.

Unmittelbar nach dem Interview betreten Sie ein überfülltes Café, in dem Sie niemanden kennen, und bemerken, dass einige Leute in Ihre Richtung schauen, lachen und kichern.

Was denken Sie in diesem Moment? Welche Gefühle empfinden Sie in diesem Moment?

Szenario B

Sie sind sehr zufrieden mit sich selbst, stolz und aufgeregt. In einem Fernsehinterview für eine Straßenumfrage haben Sie gerade alle Fragen auf intelligente, artikulierte und entspannte Weise beantwortet. Der Interviewer hat Ihnen ehrliche Komplimente für Ihre Fähigkeit, so gut zu antworten, gemacht. Das Interview wurde live im Fernsehen übertragen.

Unmittelbar nach dem Interview betreten Sie ein überfülltes Café, in dem Sie niemanden kennen, und Sie bemerken, dass einige Leute in Ihre Richtung schauen, lachen und kichern.

Was denken Sie in diesem Moment? Welche Gefühle empfinden Sie in diesem Moment?

Pause

An dieser Stelle der Sitzung wird den Teilnehmern in der Regel eine zehnminütige Pause gegeben.

Der denkende und der beobachtende Geist

Eine besonders hilfreiche Lehre aus der buddhistischen Psychologie ist folgende: Unser Geist besteht aus zwei grundlegenden Komponenten, dem sogenannten denkenden Geist und dem beobachtenden Geist. Der denkende Geist ist jener Teil, der Gedanken erzeugt. Er kann als eine Art Gedankenfabrik betrachtet werden.

Er erzeugt kontinuierlich Wahrnehmungen, auch nachts, in verschiedenen Formen, etwa verbale Inhalte, Bilder oder Szenen und die mentale Reproduktion von Geräuschen. Was der denkende Geist produziert, entzieht sich größtenteils unserer Kontrolle: Wir können nicht entscheiden, was er kreiert oder wie viel. Gedanken entstehen meist unwillkürlich, so wie die Speicheldrüsen Speichel produzieren, ob wir wollen oder nicht. Der denkende Geist ist wie eine Fabrik, deren Produkte (Gedanken) übers Förderband laufen. Die meisten dieser Produkte sind Ausschussware, fehlerhaft oder nutzlos, und werden auf genau die gleiche Weise entsorgt, wie Gedanken aus unserem Geist verschwinden (siehe Sitzung 6 – Handout 2).

Kursleiter: Wissen Sie, wie viele Gedanken unser Verstand durchschnittlich jeden Tag produziert?
[Die Teilnehmer geben normalerweise unterschiedliche Antworten, die in der Regel weit vom Durchschnitt entfernt sind.] Diverse Wissenschaftler schätzen, dass ein

Mensch durchschnittlich 17 000 Gedanken pro Tag produziert – aber wenn wir uns am Ende eines Tages fragen, an wie viele Gedanken wir uns tatsächlich erinnern, sind es wahrscheinlich nicht mehr als ein paar Dutzend. Wir haben die Fähigkeit, die nutzlosen Produkte, die wir als »geistigen Müll« bezeichnen könnten, spontan zu entsorgen. Menschen mit Zwangsstörungen neigen dazu, Gedanken große Bedeutung beizumessen, die sich später als unrealistisch und wenig hilfreich erweisen, aufgrund der ihnen zugewiesenen Bedeutung jedoch aufrechterhalten und verstärkt werden. Diese Gedanken lösen intensives Unbehagen und Leid aus, wenn wir ihnen Bedeutung beimessen. Jener Teil des Geistes, der diesen Gedankensturm erzeugt (seien es verbale, bildliche oder akustische Gedanken), wird als **denkender Geist** bezeichnet. Er ist ständig aktiv und entzieht sich weitgehend unserer Kontrolle.

Wir verfügen jedoch über einen anderen grundlegenden Teil des Geistes, den **beobachtenden Geist**, der wie eine Videokamera funktioniert. Dieser Teil des Geistes hat die Fähigkeit, zu beobachten, was in uns vorgeht – aufkommende Gedanken, Emotionen und Empfindungen –, und einen Teil unserer inneren Ereignisse aufzuzeichnen sowie die meisten davon auf Anfrage abzuspielen. Zum Beispiel verwenden Sie den beobachtenden Geist, wenn Sie sich an einen Traum erinnern. Sie können ihn beschreiben, als hätten Sie einen Videorekorder im Kopf, der den »Traumfilm« einfach durch Betätigen der »Play«-Taste abzuspielen vermag. Dieser Teil des Geistes hat möglicherweise eine immens befreiende Wirkung, indem er einfach beobachtet, was auch immer im Inneren aufkommt, ohne etwas anderes zu tun, als zu beobachten. Leider nutzen wir diesen Teil des Geistes nur selten und in der Regel nur »bei Bedarf«, zum Beispiel wenn uns jemand bittet, uns an etwas zu erinnern oder es abzurufen. Normalerweise werden wir ständig vom denkenden Geist geleitet und oft mitgerissen.

Wussten Sie, dass Sie den beobachtenden Geist bereits benutzt haben, als wir die Übung »Emotionen und Gedanken« durchgeführt haben?

Elisabeth: Wahrscheinlich, als wir notiert haben, welche Gedanken und Emotionen während der vorgestellten Szenen aufkamen, und sie dann in der Gruppe ausgetauscht haben.

Kursleiter: Ja, genau! Probleme entstehen jedoch, wenn der Geist beschließt, auf unsere inneren Zustände zu reagieren. Dies ist bei Zwangsstörungen der Fall. Das geschieht, weil Menschen mit Zwangsstörungen sich daran gewöhnt haben, Gedanken als real und konkret zu betrachten oder als etwas, das definiert, wer sie sind; oder als etwas, das ein Ereignis wahrscheinlicher macht, selbst wenn es ihren Absichten und Wünschen zuwiderläuft. Sie geben Gedanken eine außergewöhnliche Macht und Energie – die Gedanken eigentlich nicht haben, wenn sie entstehen. Wenn wir jedoch in der Lage sind, den beobachtenden Geist so zu trainieren, dass er den kontinuierlichen Fluss innerer Ereignisse lediglich wahrnimmt und erkennt, als wären sie Wolken am Himmel – ohne auf sie zu reagieren oder sie zu beurteilen oder zu versuchen, sie zu ändern, zu vermeiden oder zu bekämpfen –, würden sich solche mentalen Ereignisse letztlich in kurzer Zeit auflösen. Das liegt daran, dass die

Natur aller Gedanken und Emotionen (ohne Ausnahme) von Vergänglichkeit geprägt ist.

Durch die Kultivierung des beobachtenden Geistes mittels Achtsamkeitspraxis können Sie zwei wirklich starke mentale Einstellungen und Eigenschaften entwickeln – Disidentifikation und Dezentrierung –, die sich zu einer neuen und gesünderen Haltung in Bezug auf Ihre inneren Erfahrung verbinden können.

Disidentifikation von Ihren Gedanken bedeutet, zu erkennen, dass ein Gedanke nicht die Realität ist und nichts darüber aussagt, wer Sie sind. Gedanken tauchen zufällig auf, sie sind aber kein organischer Teil von Ihnen, und Sie müssen ihnen auch nicht Folge leisten, nur weil sie aufgetaucht sind. Durch Disidentifikation können Sie erkennen: »Ich bin nicht das, was ich denke« oder »Ich bin nicht das, was meine Gedanken mir sagen, dass ich bin« oder »Dieser Gedanke bin ich nicht«. Jeder von uns ist viel mehr als nur ein simples Urteil. Der Inhalt Ihrer Gedanken definiert Sie nicht als Person. Nur weil Sie »dies« denken, bedeutet das nicht, dass Sie »dies« sind. Wenn Sie denken, dass Sie »schlechte Arbeit geleistet haben«, bedeutet das nicht, dass Sie »unfähig« oder »ein Versager« sind; wenn Sie denken, dass Sie »jemanden verletzen könnten«, bedeutet das nicht, dass Sie ein gefährlicher Mörder sind.

Dezentrierung ist die Fähigkeit, Ihre Gedanken, Gefühle und Empfindungen als vorübergehende, harmlose Ereignisse im Geist und nicht als Abbilder der Realität zu betrachten. Dezentrierung bedeutet, sich seiner inneren Erfahrungen bewusst zu sein, Abstand zu ihnen zu halten und sich nicht von ihnen mitreißen zu lassen. Dazu gehört, eine gegenwartsorientierte, nicht wertende Haltung gegenüber Gedanken und Gefühlen einzunehmen und sie als das zu akzeptieren, was sie wirklich sind: nur vorübergehende und harmlose mentale Ereignisse. Wenn man lernt, diese Einstellung zu kultivieren, ist dies der Anfang der Freiheit vom Glauben an nutzlose Gedanken.

Der beobachtende Geist

An diesem Punkt der Sitzung wird eine Kernübung des Programms durchgeführt: die Sitzmeditation »Der beobachtende Geist«. Es ist wichtig, den Teilnehmern mitzuteilen, dass diese Meditation den Prozess der Disidentifikation und Dezentrierung von inneren Zuständen, insbesondere von Gedanken, erleichtert. Es handelt sich um ein mentales Training der neutralen Beobachtungsfähigkeit, frei von einer Bewertung der Gedanken. Sie stärkt die beobachtende Komponente des Geistes und schwächt die Stärke und Kraft des denkenden Geistes, der normalerweise dominant ist, insbesondere bei Menschen mit Zwangsstörungen. Diese Meditation stellt auch eine Form der achtsamen Exposition mit herausfordernden Gedanken dar, wobei Bilder verwendet werden, die eine Haltung der Akzeptanz und des Loslassens fördern.

SITZMEDITATION »DER BEOBACHTENDE GEIST«

Finden Sie in eine bequeme Position, entweder auf den Boden oder auf einem Stuhl. Achten Sie darauf, Ihren Rücken gerade, aber nicht steif zu halten, und entspannen Sie Schultern und Brustbereich. Wenn es sich für Sie stimmig anfühlt, können Sie nun die Augen schließen. Versuchen Sie, Ihre Haltung zu stabilisieren und Ihren Körper aufrecht und ruhig zu halten. Nehmen Sie die Empfindungen wahr, die durch den Kontakt Ihres Körpers mit der Oberfläche entstehen, die Sie trägt. Spüren Sie, wie Ihr Körper fest mit dem Boden und all dem verbunden ist, was ihn im Moment stützt. Erinnern Sie sich daran, dass das Beruhigen des Körpers stets der erste Schritt ist, um auch den Geist zu beruhigen. [10 Sekunden Pause]

Wenn Sie das Gefühl haben, dass Ihr Körper ausreichend geerdet ist, richten Sie Ihre Aufmerksamkeit auf den Atem. [5 Sekunden Pause] Lenken Sie Ihre Aufmerksamkeit bewusst auf die Empfindungen, die das Atmen in Ihrem Bauchraum erzeugt – beim Ein- und Ausströmen. [5 Sekunden Pause] Beobachten Sie, wie sich Ihr Bauch sanft hebt, wenn Luft einströmt, und sich wieder senkt, wenn die Luft ausströmt. [5 Sekunden Pause] Nutzen Sie die Wahrnehmung Ihres Atems und Ihrer Haltung als Anker, der Sie im gegenwärtigen Moment verwurzelt hält und Ihnen ermöglicht, innere wie äußere Ereignisse zu beobachten, ohne von ihnen gestört oder fortgetragen zu werden. [10 Sekunden Pause]

Und während Sie weiterhin mit Ihrem Atem verbunden bleiben, lenken Sie Ihre Aufmerksamkeit nun freundlich auf den **Fluss der Gedanken**, die spontan in Ihrem Geist auftauchen – die Produkte des *denkenden Geistes*. [5 Sekunden Pause] Versuchen Sie, nicht über bestimmte Gedanken nachzudenken. Lassen Sie die Gedanken einfach spontan aufkommen. [30 Sekunden Pause]

Nun richten Sie Ihre Aufmerksamkeit auf jenen Teil Ihres Geistes, der beobachtet, und fragen Sie sich: »Wie beobachte ich den Fluss meiner Gedanken und Emotionen? [5 Sekunden Pause] Welche Art Beobachter bin ich? [5 Sekunden Pause] Kann ich meinen Gedanken neutral und unvoreingenommen begegnen oder neige ich dazu, in eine Beziehung zu diesen Gedanken zu treten? [5 Sekunden Pause] Gebe ich ihnen eine Bedeutung? [5 Sekunden Pause] Behandle ich sie, als wären sie Fakten oder Realität?« [5 Sekunden Pause]

Versuchen Sie zu erkennen, welche Haltungen, Erwartungen, Urteile oder Vorurteile Sie im Hinblick auf diese Gedanken haben oder welche Ziele Sie sich im Umgang mit ihnen gesetzt haben. [30 Sekunden Pause] Bringen Sie dann Ihre Aufmerksamkeit wieder sanft zurück zu Ihrem Atem, indem Sie die Empfindungen wahrnehmen, die er beim Ein- und Ausströmen erzeugt. [15 Sekunden Pause]

Richten Sie Ihre Aufmerksamkeit erneut auf den Fluss der Gedanken, die spontan in Ihrem Geist auftauchen, und beginnen Sie, die auftretenden **Gedanken zu zählen**, indem Sie ihnen fortlaufend Nummern zuweisen. Zum Beispiel: Ein Bild erscheint, Gedanke Nr. 1; ein Satz oder Urteil kommt auf,

Gedanke Nr. 2; dann ist da eine Szene oder eine Erinnerung, Gedanke Nr. 3; ein Zweifel oder eine Sorge macht sich breit, Gedanke Nr. 4. Wenn derselbe Gedanke mehrmals auftaucht, geben Sie ihm jedes Mal eine neue Nummer und zählen Sie weiter. [15 Sekunden Pause]

Auf diese Weise lernen Sie den beobachtenden Teil Ihres Geistes – jenen, der die Gedanken zählt – und den denkenden Teil – jenen, der diese Gedanken produziert – kennen. [5 Sekunden Pause] Beachten Sie, wie neutral und substanzlos Ihre Gedanken erscheinen, wenn sie einfach nur nummeriert werden – ohne Bewertung, ohne Präferenzen. [5 Sekunden Pause] Erkennen Sie, dass es sich dabei um harmlose und vergängliche Ereignisse handelt. [30 Sekunden Pause]

Stellen Sie sich nun so lebhaft wie möglich vor, dass Sie bequem am grasbewachsenen **Ufer eines Flusses** sitzen. Der Fluss repräsentiert Ihren denkenden Geist. [10 Sekunden Pause] Stellen Sie sich des Weiteren vor, dass Sie irgendwann Ihre Gedanken in diesem Fluss treiben sehen, wie sie auf Blättern oder, wenn Sie möchten, auf Papierbooten unaufhaltsam von der Strömung weggetragen werden. [5 Sekunden Pause] Versuchen Sie nach besten Kräften, diese treibenden Gedanken weder zu beurteilen noch darauf zu reagieren. [5 Sekunden Pause] Manche Gedanken können eine Weile verweilen, als wären sie vorübergehend durch einige Steine im Fluss blockiert, aber dann wird einem klar, dass selbst diese Gedanken irgendwann unweigerlich wieder von der Strömung mitgerissen werden, bis sie aus dem Sichtfeld verschwinden. [5 Sekunden Pause] Wir wissen nicht genau, wann dies geschehen wird, aber wir sind sicher, dass es geschehen wird. [30 Sekunden Pause]

Sie können eine Weile innehalten, um den Moment zu beobachten, in dem ein Gedanke auftaucht und wie lange er in Ihrem Geist verweilt, sowie jenen Moment, in dem er verschwindet. [5 Sekunden Pause] Alle Gedanken folgen diesem Zyklus, wenn wir nichts mit ihnen tun. [15 Sekunden Pause]

Während Sie beobachten, können Sie auch die Form der Gedanken erkennen (z. B. Worte, Sätze, Bilder oder Szenen, Klänge) sowie ihren Inhalt (z. B. den Satz »Habe ich die Tür abgeschlossen?«, ein Bild von etwas oder ein Ereignis, eine Erinnerung an eine vergangene Erfahrung). [10 Sekunden Pause] Dann können Sie möglicherweise zu der tiefgreifenden Erkenntnis gelangen, dass alle Gedanken, die in Ihrem Geist erscheinen, unabhängig von Form und Inhalt immaterielle, flüchtige und harmlose mentale Ereignisse sind. [30 Sekunden Pause]

Manchmal im Leben haben Sie vielleicht das Gefühl, mitten im Fluss zu stehen, der Strömung ausgeliefert zu sein und von aufwühlenden Gedanken mitgerissen zu werden, anstatt ruhig am Ufer zu sitzen. [5 Sekunden Pause] Das kann sogar passieren, während Sie diese Übung machen. [5 Sekunden Pause] Wenn das passiert, versuchen Sie so schnell wie möglich zu erkennen, dass ein Gedanke Sie in den Fluss gezogen hat und Sie mit sich reißt. Versuchen Sie jedes Mal, so gut es geht, mit Freundlichkeit und Entschlossenheit

zurück ans Ufer zu gelangen und sich wieder ins Gras zu setzen. [30 Sekunden Pause]
Während Sie weiter beobachten, können Sie beginnen, sich zu fragen, ob die Gedanken, die von Zeit zu Zeit auftauchen, nützlich sind oder nicht. *Nützliche Gedanken* stehen im Einklang mit Ihren Werten, Absichten und der Realität. Sie helfen Ihnen, Ihre gesunden Ziele zu erreichen und Ihre gesunden Bedürfnisse zu erfüllen oder sie erzeugen einfach ein Gefühl des Wohlbefindens – dass Sie sich so fühlen, wie Sie es möchten. Die *unnützen Gedanken* sind schlicht alle anderen; diejenigen, die Sie nicht brauchen, um Ihre Ziele zu erreichen, oder jene, die Sie mit unangenehmen Emotionen füttern. [5 Sekunden Pause] Bemühen Sie sich, objektiv, ehrlich und realistisch zu sein, wenn Sie auszumachen versuchen, welche Gedanken nützlich sind und welche nicht. Und bedenken Sie dabei, dass die meisten der von Ihnen beobachteten Gedanken nicht nützlich sind. [5 Sekunden Pause] Wenn sie nützlich sind, können Sie sich dafür entscheiden, diese Gedanken zu pflegen, um einen Nutzen oder ein Vergnügen daraus zu ziehen; wenn sie jedoch nicht nützlich sind, lassen Sie sie einfach dort, wo sie sind, ohne etwas mit ihnen anzufangen. Lassen Sie sie ziehen, wenn sie ziehen wollen. Darin liegt die Kraft des *beobachtenden Geistes.* [30 Sekunden Pause]
Stellen Sie sich nun vor, wie sich die Szenerie verändert: Sie sitzen bequem an einem Tisch in einem Café mit Blick auf die Straße. Sie trinken Ihr Lieblingsgetränk und beobachten den vorüberziehenden Verkehr. [10 Sekunden Pause]
Sie werden sich allmählich bewusst, dass die Straße Ihrem Geist ähnelt: Mal ist sie voller Gedanken und mal ist sie wie leergefegt. Unabhängig von der Anzahl oder Art der Fahrzeuge auf der Straße verstehen Sie, dass die Straße dazu dient, dass sich die Fahrzeuge fortbewegen können. Auf die gleiche Weise lässt Ihr denkender Geist zu, dass sich Gedanken fortbewegen, unabhängig davon, wie viele es sind oder worum es sich bei diesen Gedanken handelt. Wenn Sie sie einfach nur mit Ihrem beobachtenden Verstand wahrnehmen, ohne etwas zu tun, spielen Inhalt oder Häufigkeit der Gedanken keine Rolle. [10 Sekunden Pause]
Stellen Sie sich nun vor, dass auf der Straße vor Ihnen reger Verkehr herrscht. Was würde geschehen, wenn man – also Ihr beobachtender Geist – sich dazu entschließt, vom Stuhl im Café aufzustehen und sich plötzlich mitten auf die Straße zu begeben? Ihr plötzliches Auftauchen mitten auf der belebten Straße würde wahrscheinlich ein unglaubliches Chaos verursachen, bei dem Fahrzeuge sich gegenseitig blockieren oder ineinander krachen – manchmal herrscht diese Art von Verwirrung in Ihrem Kopf. [5 Sekunden Pause] Noch schlimmer wäre es, wenn ein Fahrzeug in Sie hineinfahren und Sie mitreißen würde. [5 Sekunden Pause] Ist es nicht das, was passiert, wenn Sie sich vom Verkehrsstrom störender Gedanken mitreißen lassen? [10 Sekunden Pause]
Sie können sich auch vorstellen, dass Sie sich irgendwann achtsam zum Stra-

ßenrand begeben und ein Taxi heranwinken, das Sie zu Ihrem gewählten Ziel bringt. [5 Sekunden Pause] Dies geschieht, wenn Sie nützliche Gedanken erkennen und sich dafür entscheiden, ihnen zu folgen – das sind Gedanken, die Sie Ihren wichtigen Zielen näherbringen. [15 Sekunden Pause]
Stellen Sie sich dann wieder das Bild vor, wie Sie bequem am Flussufer sitzen (oder Sie wählen das Café, wenn Sie es bevorzugen). Wann immer Sie sich dazu bereit fühlen, können Sie sich bewusst einen Ihrer störenden Gedanken in den Sinn rufen. [10 Sekunden Pause] Versuchen Sie, ihn sich so klar wie möglich vor Augen zu führen, und versuchen Sie von Anfang an, ihn als harmloses, vorübergehendes Ereignis zu betrachten. [5 Sekunden Pause] Stellen Sie sich vor, wie er auf einem Blatt den Fluss hinuntertreibt (oder wie ein Fahrzeug auf der Straße vorbeifährt). [10 Sekunden Pause] Verwenden Sie den beobachtenden Geist, um sich von diesem Gedanken zu distanzieren. [5 Sekunden Pause] Dabei kann es hilfreich sein, die folgenden Sätze überzeugt und freundlich zu sagen: »Dieser Gedanke ist nur ein Gedanke, keine Tatsache«; »Es ist ein harmloses und vorübergehendes mentales Ereignis«; »Dieser Gedanke ist nicht die Realität, sondern nur der Ausdruck meiner Ängste und Sorgen«; »Es ist nur ein Symptom meiner Zwangsstörung« und/oder »Gedanken an sich haben keine Macht, wenn ich mich entscheide, ihnen keine Macht zu geben.« [30 Sekunden Pause]
Es kann auch sehr hilfreich sein, die folgenden vier Schritte zu vollziehen (die dem Akronym »ORAL« folgen), wenn Sie sich mit Ihrem belastenden Gedanken befassen:

- **O**bservieren: Konzentrieren Sie sich einfach auf den jeweiligen Gedanken. [10 Sekunden Pause]
- **R**egistrieren: Machen Sie sich den Inhalt und die Form des Gedankens bewusst. Ist es ein Wort oder ein Satz? Ist es ein Bild oder eine Szene? [20 Sekunden Pause]
- **A**kzeptieren: Entscheiden Sie sich behutsam dafür, dem Gedanken die Erlaubnis zu erteilen, vorübergehend in Ihrem Geist zu verweilen, ohne darauf zu reagieren oder ihn in irgendeiner Weise zu beurteilen, sondern lassen sie ihn einfach sein. [20 Sekunden Pause]
- **L**oslassen: Nachdem Sie den Gedanken haben sein lassen, können Sie ihn einfach loslassen, verschwindet er doch natürlicherweise von selbst, wenn wir uns nicht darin verstricken, ihn nicht bewerten, vermeiden oder bekämpfen. [20 Sekunden Pause]

Versuchen Sie, allen Gedanken, Emotionen und körperlichen Empfindungen, die von Zeit zu Zeit auftauchen, stets **freundlich und offen** zu begegnen. [5 Sekunden Pause] Denken Sie stets daran, dass Sie nur ein Beobachter des Gedankenflusses sind und nicht das, was die Gedanken über Sie aussagen. [5 Sekunden Pause] Sie müssen nicht jedes Mal auf sie reagieren, wenn sie auftauchen, so wie wir auch nicht auf alle Geräusche reagieren, die wir

hören – wir denken ja auch nicht, dass wir diese Geräusche sind, nur weil wir sie gehört haben. [10 Sekunden Pause]
Zum Abschluss können Sie sich wieder ganz auf Ihren Atem konzentrieren und nun Ihr Bewusstsein mit Ihrem Atem auf Ihren gesamten Körper ausdehnen. [5 Sekunden Pause] Ihre Atmung ist nun eine ganzheitliche Erfahrung. Die Luft strömt beim Einatmen in den gesamten Körper und nährt jede seiner Zellen. Beim Ausatmen können Sie Ihre Gedanken loslassen und ein Gefühl der Freiheit erleben. Ihr Atem ist eine Gewissheit, jenseits aller Gedanken.

Diskussion der Übung

Der Kursleiter bittet nun die Teilnehmer, über ihre Erfahrungen im Zuge der Meditation »Der beobachtende Geist« zu sprechen.

Kursleiter: Ich bin wirklich neugierig auf Ihre Kommentare zu dieser Übung. Wer möchte etwas sagen?

Adrian: Als Sie sagten, dass man die Gedanken spontan fließen lassen soll, konnte ich sie nicht spontan sein lassen. Mir scheint, dass ich derjenige bin, der sie produziert, weil es mein Geist ist, der sie erschafft; also habe ich nicht das Gefühl, dass sie spontan sind. Ich kann dieses »spontan« nicht fühlen ...

Kursleiter: Es stimmt – wir sind diejenigen, die sie produzieren, aber wir produzieren sie meist unwillkürlich und nicht absichtlich, so wie unsere Speicheldrüsen Speichel produzieren. Gedanken tauchen in einem bestimmten Moment auf, verweilen eine gewisse Zeit in unserem Geist und lösen sich dann auf, wenn wir nichts tun, um sie festzuhalten.

Lewis: Als Sie sagten, man solle sich vorstellen, am Flussufer zu sitzen und zu beobachten, wie die Blätter von der Strömung davongetragen werden, habe ich das auch so gesehen: Gedanken kommen in den Sinn und gehen dann wieder. Und es ist schwer, sie aufzuhalten.

Kursleiter: Warum sollte man sie aufhalten wollen? Ist es ein Problem, wenn sie davonziehen?

Lewis: Es ist schwer, sie im Gedächtnis zu behalten.

Kursleiter: Das ist interessant. Normalerweise besteht das Problem nicht darin, sie festzuhalten, sondern sie ziehen zu lassen ... vor allem, wenn man eine Zwangsstörung hat.

Lewis: Ich habe das Gefühl, etwas zu vergessen; ein Gedanke kommt mir in den Sinn und schwebt dann davon.

Kursleiter: Das ist wahrscheinlich eine Form der Anhaftung: unsere Tendenz, uns an Dinge zu klammern, in diesem Fall an Gedanken. Wir hängen an einem Gedanken oder halten ihn für so wichtig, dass wir nicht wollen, dass er verschwindet. Aber alle Gedanken verschwinden irgendwann. Es ist wichtig, dass dies geschieht, sonst hätte unser Geist irgendwann keinen Platz mehr, um neue Gedanken aufzunehmen. Wenn ein Gedanke aber nützlich ist, können wir uns bei Bedarf immer noch daran erinnern.

Katy: Es fällt mir recht leicht, bei meinen Gedanken zu bleiben; das Problem ist, dass ich, wenn ich allein bin, eine andere Beziehung zu ihnen habe. Hier ist es einfacher.

Kursleiter: Genau dafür ist die Gruppe da – um Sie beim Erlernen dieser neuen Methoden zu unterstützen. Aber wir müssen täglich zu Hause üben, um uns diese neue mentale Einstellung zu eigen zu machen. Es ist wichtig, dass Sie verstehen, wie und warum Sie hier eine andere Beziehung zu Ihren Gedanken haben. Wenn Sie es hier können, dann heißt das, Sie können es. Das ist kein Wunder.

Eleanor: Dank dieser Übung verstehe ich besser, was es bedeutet, sich von Gedanken zu distanzieren und den Fokus zu verlagern. Ich denke, es wird mir sehr dabei helfen, meine Beziehung zu schwierigen Gedanken zu ändern.

Lesen und Besprechen der Zitate zu Sitzung 6

Der Kursleiter liest nun die Zitate zu dieser Sitzung (Handout 3) vor, wie in Sitzung 1 erläutert.

Verteilung der restlichen Handouts an die Teilnehmer und Ausgabe der Hausaufgaben

Nach der Verteilung der Handouts zu dieser Sitzung, einschließlich der Hausaufgaben für die Woche (Sitzung 6 – Handouts 5 und 6), fordert der Kursleiter die Teilnehmer auf, die Meditation »Der beobachtende Geist« einmal täglich an 6 von 7 Tagen zu praktizieren; ebenso die Meditation »Achtsame Handkreise«; die Technik »Validierung der Wahrnehmungserfahrung« (PEV), die »Achtsame Wahrnehmung: Aufmerksamkeit für die Sinne« und ihre sensorische Aufmerksamkeit sollen die Teilnehmer täglich praktizieren; die Übung »Atempause: Bewältigung« fällt jedes Mal an, wenn unangenehme Emotionen oder Gedanken aufkommen.

Meine Top Ten der Zwangsgedanken

Eine weitere Übungen für zu Hause in dieser Woche besteht darin, eine Liste der beunruhigendsten Zwangsgedanken (in Form von Wörtern, Sätzen, Bildern oder Szenen) zu erstellen, die die Teilnehmer normalerweise in ihrem Alltag erleben (Sitzung 6 – Handout 4). Die Liste kann den Teilnehmern helfen, diese Gedanken leichter zu erkennen, wenn sie auftauchen, und sie nicht als Fakten zu behandeln, denen sie ihre Aufmerksamkeit schenken müssen (siehe Disidentifikation und Dezentrierung). Diese Liste ist auch nützlich, um den Teilnehmern zu helfen, sich während der formellen und informellen Übungen besser zu konzentrieren, insbesondere bei den Expositionsübungen im Kontext von Sitzung 6 und Sitzung 7.

In jeder Sitzung sollte der Kursleiter die Teilnehmer auffordern, das bereitgestellte Material mindestens einmal sorgfältig zu lesen und darüber nachzudenken, wie es ihnen helfen kann, mit ihren aktuellen Problemen umzugehen.

Achtsamkeitskreis

Wie in der vorherigen Sitzung praktiziert, endet Sitzung 6 damit, dass die Gruppe im Kreis zusammensitzt und sich 3–4 Minuten lang schweigend auf den Atem konzentriert. Am Ende kann der Kursleiter eines oder mehrere der Zitate aus dieser Sitzung wiederholen und jedes Mitglied auffordern, der Reihe nach in wenigen Worten seine gegenwärtige Erfahrung zu teilen, ohne weitere Kommentare abzugeben.

SITZUNG 6 – HANDOUT 1
Zusammenfassung von Sitzung 6: »Eine gesunde Beziehung zu den eigenen Gedanken aufbauen«

Denken ist die normale Funktion des Geistes und *Gedanken* sind seine normalen (und nützlichen) Produkte; sie stellen an und für sich kein Problem dar. Problematisch ist die Beziehung, die Menschen mit Zwangsstörungen zu ihren eigenen Gedanken und ihrem Geist haben. Menschen mit Zwangsstörungen haben in der Regel eine schwierige und verzerrte Beziehung zu ihren eigenen Gedanken. Viele neigen dazu, blind alles zu glauben, was ihre Gedanken ihnen mitteilen. Sie glauben möglicherweise, dass das bloße Auftreten eines Gedankens ein Ereignis auslösen oder die Wahrscheinlichkeit erhöhen kann, dass Schaden entsteht. Dieses Phänomen wird als Gedanken-Handlungs- oder Gedanken-Ereignis-Fusion bezeichnet (z. B. »Da ich dies gedacht habe, wird dieses Ereignis eintreten« oder »..., werde ich diese schreckliche Sache tun«). Die Tendenz, Gedanken eine solche Bedeutung und Macht zu verleihen, entwickelt sich oft in der Kindheit aufgrund von Konditionierung durch die Umwelt, kann aber auch durch das Miterleben eines negativen Ereignisses verursacht werden, das rein zufällig mit einem negativen Gedanken im Kontext des Ereignisses zusammenfällt.

In dieser Sitzung werden Sie die einzigartige Beziehung, die Sie zu Ihren Gedanken entwickelt haben, besser verstehen lernen. Diese Beziehung kann Identifikation, Gedanken-Handlungs-Fusion und/oder negative Urteile umfassen. Die Entwicklung einer anderen Beziehung zu Gedanken ist eine der wirksamsten Maßnahmen, die Menschen mit Zwangsgedanken ergreifen können, um ihre Störung zu überwinden. Mittels **Disidentifikation**, **Dezentrierung** und **Akzeptanz** kann Achtsamkeitsmeditation Ihnen helfen, eine neue und gesündere Einstellung zu Ihren inneren Erfahrungen zu entwickeln.

Disidentifikation bedeutet, zu erkennen, dass ein Gedanke nicht die Realität ist und nichts darüber aussagt, wer Sie wirklich sind. Gedanken tauchen zufällig auf, sie sind aber weder ein organischer Teil von Ihnen, noch müssen Sie ihnen Folge leisten, nur weil sie aufgetaucht sind. Durch die Abkoppelung können Sie erkennen: »Ich bin nicht das, was ich denke« oder »Ich bin nicht das, was meine Gedanken mir sagen, dass ich bin«. Jeder von uns ist viel mehr als nur ein simples Urteil. Der Inhalt Ihrer Gedanken definiert Sie nicht als Person. Nur weil Sie »dies« denken, bedeutet das nicht, dass Sie »dies« sind. Wenn Sie denken, dass Sie schlechte Arbeit geleistet haben, bedeutet das nicht, dass Sie unfähig oder ein Versager sind; wenn Sie denken, dass Sie jemanden verletzen könnten, bedeutet das nicht, dass Sie ein gefährlicher Mörder sind.

Dezentrierung ist die Fähigkeit, Ihre Gedanken, Gefühle und Empfindungen als vorübergehende, harmlose Ereignisse im Geist und nicht als Repräsentationen der Realität zu betrachten. Dezentrierung bedeutet, sich seiner Erfahrungen bewusst zu sein und Abstand zu ihnen zu halten, um sich nicht von ihnen mitreißen zu lassen. Dazu gehört, eine gegenwärtige, nicht urteilende Haltung gegenüber Gedanken und Gefühlen einzunehmen und sie als das zu *akzeptieren*, was sie wirklich sind: nur vorübergehende und harmlose mentale Ereignisse.

Indem Sie Ihre Gedanken beobachten, sobald sie auftauchen, sie dann loslassen und zum ursprünglichen Fokus der Aufmerksamkeit (z. B. Ihrem Atem) zurückkehren, lernen Sie, eine dezentrierte und distanzierte Perspektive in Bezug auf Ihre Gedanken zu entwickeln. An diesem Punkt können Sie **entscheiden, bei welchen Gedanken Sie verweilen möchten** (weil sie in diesem bestimmten Moment nützlich oder angenehm sind) und welche Sie einfach loslassen möchten (weil sie nicht nützlich sind).

Durch regelmäßiges Achtsamkeitstraining können Sie die verzerrte Beziehung, die Sie zu Ihrem Geist haben, radikal verändern, Ihre Anfälligkeit für *reaktive Modi des Geistes* (z. B. Grübeln und Zwangsgedanken) verringern und allmählich zu einem nicht reaktiven und nicht wertenden Beobachter Ihrer Gedanken werden.

Sie werden aufhören, sich als Opfer oder Sklave Ihrer Gedanken zu fühlen. Achtsamkeit lehrt Sie, nicht alles zu glauben, was Ihr Verstand Ihnen mitteilt; zu verstehen, dass Gedanken keine Fakten sind; sich von der Tyrannei dieser harmlosen mentalen Ereignisse zu befreien.

SITZUNG 6 – HANDOUT 2
Der denkende und der beobachtende Geist

Unser Geist besteht aus zwei grundlegenden Komponenten. Die erste können wir den **denkenden Geist** und die zweite den **beobachtenden Geist** nennen. Der denkende Geist ist jener Teil des Geistes, der all unsere Gedanken erzeugt, unabhängig von Form oder Inhalt – Worte oder mentale Reproduktion von Klängen, Bilder oder Szenen, seien sie positiv, neutral oder negativ.

Was der denkende Geist produziert, entzieht sich größtenteils unserer Kontrolle. Gedanken entstehen in der Regel unwillkürlich, ohne Aufforderung, so wie die Speicheldrüsen automatisch Speichel produzieren. Die Menge oder Art der Gedanken, die unser Geist produziert, ist an sich kein Problem. Man kann sich den denkenden Geist als eine Fabrik vorstellen, deren Produkte (Gedanken) übers Förderband laufen. Die meisten dieser Produkte sind Ausschussware, ohne echten Nutzen, und werden aus dem Produktionssystem verschwinden, genauso wie unser Verstand die überwiegende Mehrheit der von ihm produzierten Gedanken eliminiert.

Diverse Forscher schätzen, dass ein Mensch durchschnittlich 17 000 Gedanken pro Tag produziert. Wenn wir uns am Ende eines Tages fragen, an wie viele dieser Gedanken wir uns tatsächlich erinnern, sind es wahrscheinlich nicht mehr als ein paar Dutzend. Wir haben die Fähigkeit, uns spontan von nutzlosen Gedanken zu trennen, sozusagen vom »geistigen Müll«.

Menschen mit Zwangsstörungen neigen dazu, Gedanken große Bedeutung beizumessen, die sich später als nutzlos erweisen, die jedoch durch die ihnen zugewiesene Bedeutung aufrechterhalten werden. Diese Gedanken verursachen dann starke Angstzustände oder andere störende Emotionen.

Der zweite Teil des Geistes, der **beobachtende Geist**, hat hingegen ein befreiendes Potenzial. Der beobachtende Teil des Geistes ist in der Lage, unsere inneren Vorgänge (Gedanken, Emotionen und körperliche Empfindungen) zu erkennen, die meisten davon aufzuzeichnen und bei Bedarf abzurufen. Probleme entstehen, wenn der Geist beschließt, auf unsere inneren Zustände zu reagieren. Dies kann passieren, weil wir Gedanken als etwas Reales und Konkretes betrachten, das etwas darüber aussagt, wer wir sind; oder das ein Ereignis oder unsere Handlung wahrscheinlicher macht, selbst wenn dies unseren Absichten und Wünschen zuwiderläuft. Diese verzerrte Sichtweise verleiht den Gedanken eine außergewöhnliche Kraft, die sie eigentlich nicht haben, wenn sie entstehen.

Die distanzierte und nicht wertende Beobachtung ermöglicht es Ihnen, zu verstehen, dass Gedanken nicht unbedingt gültige Wiedergaben der Realität sind. Gedanken können Aspekte der Realität genau widerspiegeln, aber sie können auch ungenaue oder verzerrte Reflexionen der Realität sein. Selbst wenn sie korrekt sind, sind die Inhalte der Gedanken nicht die Realität, die sie darstellen. Wenn Sie an ein vergangenes Ereignis denken, erleben Sie dieses Ereignis *nicht* wirklich noch einmal, da es tatsächlich bereits vergangen ist. Auf diese Weise können Sie die Erfahrung machen, dass Gedanken nur **harmlose, substanzlose** und **unbeständige** mentale Ereignisse sind. Das ist die Natur (ausnahmslos) *aller* Gedanken, wenn Sie nichts mit ihnen anfangen, sie also nicht beurteilen, ihnen keine Bedeutung zuweisen, sie weder vermeiden noch versuchen, sie zu vertreiben.

Durch diese Art der Beobachtung von Gedanken lernt man, zu entscheiden, welche Gedanken nützlich oder hilfreich sind, und diese zu fördern. Das sind Gedanken, die einem dabei helfen, seine gesunden Ziele zu erreichen, seine gesunden Bedürfnisse zu erfüllen, sein Wohlbefinden zu fördern und dafür zu sorgen, dass man sich so fühlt, wie man sich fühlen möchte. Alle anderen Gedanken sind schlicht nicht nützlich oder hilfreich; sie helfen einem *nicht* dabei, seine gesunden Ziele zu erreichen, oder sie erwecken unangenehme und unerwünschte Emotionen und Gefühle in einem. Man kann sich dafür entscheiden, sie loszulassen.

Wenn der beobachtende Geist den kontinuierlichen Fluss innerer Ereignisse lediglich beobachtet (als wären sie Wolken am Himmel), ohne zu reagieren, ohne zu urteilen und ohne eine Beziehung zu ihnen herzustellen (etwa im Versuch, sie zu ändern, zu vermeiden oder zu bekämpfen), neigen solche Ereignisse dazu, sich aufzulösen. Es liegt in der Natur (ausnahmslos) aller Gedanken und Emotionen, unbeständig zu sein. Wir beginnen, uns von unseren nicht hilfreichen Gedanken zu befreien, wenn wir lernen, diese Haltung einzunehmen.

SITZUNG 6 – HANDOUT 3
Zitate zu Sitzung 6

Das, worüber ein Mensch häufig nachdenkt, woran er oft denkt,
wird zur Geisteshaltung.
Gautama Buddha

Nichts ist gefährlicher als eine Idee, wenn es die einzige ist, die wir haben.
Émile Chartier

Man kann den Geist nicht aufhalten, aber man kann sich dafür entscheiden,
den Geist nicht zu füttern.
Thomas Trobe

Ich würde nie für meine Überzeugungen sterben,
weil ich mich irren könnte.
Bertrand Russell

Der bloße Gedanke ist nicht mächtiger als ein Schatten,
der sich an einer Wand bewegt.
Wir verleihen ihm Macht. Es ist unser Geist. Wir geben ihm Energie.
Rob Nairn

Es gibt nichts Schrecklicheres als die Gewohnheit des Zweifels.
Zweifel trennt Menschen.
Es ist ein Gift, das Freundschaften und gute Beziehungen zerstört.
Es ist ein Dorn, der irritiert und verletzt; es ist ein Schwert, das tötet.
Dhammapada

Sorgen lassen eine kleine Sache oft in einem großen Licht erscheinen.
Schwedisches Sprichwort

Es ist sinnlos, sich über Dinge Sorgen zu machen, auf die man keinen Einfluss hat, und wenn man Einfluss hat, kann man etwas dagegen tun, anstatt sich Sorgen zu machen.
Stanley C. Allyn

SITZUNG 6 – HANDOUT 4
Meine Top Ten der Zwangsgedanken

Erstellen Sie eine Liste der zehn häufigsten und störendsten Zwangsgedanken, die Sie täglich haben. Diese können in Form von Wörtern, Sätzen, Bildern, Szenen oder sogar imaginären Geräuschen auftreten. Diese Liste wird Ihnen helfen, sie schneller zu erkennen, wenn sie auftauchen, und sich daran zu erinnern, dass es sich dabei nicht um Fakten handelt, denen Sie Beachtung schenken müssen. Es kann auch hilfreich sein, diese Gedanken zum Gegenstand mehrerer Übungen dieses Programms zu machen (z. B. der Meditation »Achtsame Wahrnehmung«, der Sitzmeditation »Achtsamkeit für Körper, Geräusche, Emotionen, Gedanken und Konfrontation mit einem schwierigen Zustand«), um eine Dezentrierung und Disidentifikation im Hinblick auf sie zu entwickeln.

1. ______________________________
2. ______________________________
3. ______________________________
4. ______________________________
5. ______________________________
6. ______________________________
7. ______________________________
8. ______________________________
9. ______________________________
10. ______________________________

Begegnen Sie Ihren Zwangsgedanken mit sanfter Neugier und distanziert. Erkennen Sie sie als das an, was sie wirklich sind: **einfache, harmlose, vorübergehende mentale Ereignisse**, die keine wirkliche Macht über Sie haben, wenn Sie sich entscheiden, sie ihnen nicht zu geben. Sie können damit anfangen, sich selbst zu sagen: »Dieser Gedanke bin nicht ich« oder »Das ist nur ein Symptom meiner Zwangsstörung!« oder gar »Dieser Gedanke entspricht nicht der Realität«.

Jedes Mal, wenn diese Gedanken auftauchen, versuchen Sie, sie zu erkennen, sie aus der Distanz zu betrachten, ohne sie zu beurteilen oder darauf zu reagieren. Und versuchen Sie, sie loszulassen, wenn Sie dazu bereit sind. **An einem bestimmten Punkt werden Sie erkennen, wie viel Energie, Zeit und Schmerz Sie mentalen Ereignissen gewidmet haben, die sehr oft (wenn nicht sogar immer) keinen wirklichen Bezug zur Realität hatten.**

SITZUNG 6 – HANDOUT 5
Hausaufgaben für die Woche nach Sitzung 6

1. Praktizieren Sie die Meditation »Der beobachtende Geist« (Track 9) an **jeweils** 6 von 7 Tagen. Notieren Sie Ihre Eindrücke und Beobachtungen im Protokoll der Hausaufgaben zu Sitzung 6.
2. Führen Sie jeweils an 6 von 7 Tagen die Meditation »Achtsame Handkreise« (15 Minuten) durch, um Körper und Geist zu stabilisieren und ins Gleichgewicht zu bringen.
3. Vervollständigen Sie die Liste »Meine Top Ten der Zwangsgedanken« und beginnen Sie, wenn Sie die Achtsamkeitsübungen durchführen, aktiv und bewusst mit diesen Gedanken umzugehen, indem Sie sie in Ihre Meditation einbeziehen und sich achtsam und distanziert (Dezentrierung) mit ihnen auseinandersetzen, ohne auf sie zu reagieren (Rituale).
4. Wenden Sie die Technik »Validierung der Wahrnehmungserfahrung« (PEV) schriftlich an, wenn Sie Gedanken, Zweifel oder Zwangsgedanken haben, die Sie verunsichern im Hinblick darauf, was Sie tatsächlich getan haben (z. B. »Habe ich die Tür abgeschlossen?«; »Habe ich jemanden überfahren?«), und die Sie dazu veranlassen, Ihre Rituale auszuführen (z. B. Waschen, Überprüfen, Wiederholen von Handlungen).
5. Führen Sie täglich die Übung »Achtsame Wahrnehmung: Aufmerksamkeit für die Sinne« durch, indem Sie den folgenden Zyklus einhalten: am ersten Tag die Übung *Achtsames Sehen* für 7 Minuten, am nächsten Tag die Übung *Achtsames Zuhören* für 7 Minuten und am darauffolgenden Tag die Übung *Achtsames Tasten* für 7 Minuten. Beginnen Sie dann erneut mit der Übung *Achtsames Sehen*.
6. Sinneswahrnehmung: Tun Sie jeden Tag Ihr Möglichstes, um Ihre Aufmerksamkeit so oft wie möglich (mindestens einmal pro Stunde) auf das zu lenken, was Ihre Sinne Ihnen während Ihren Alltagsaktivitäten mitteilen (z. B. »Ich höre dieses Geräusch«; »Ich sehe die Farbe dieser Blume«; »Ich fühle die Wärme dieses Objekts«; »Ich nehme den Geruch oder den Geschmack dieses Lebensmittels wahr«), und wertschätzen Sie diese Informationen bewusst.
7. Führen Sie die Übung »Atempause: Bewältigung« jedes Mal durch, wenn unangenehme Gefühle oder Gedanken aufkommen.
8. Jedes Mal, wenn Sie eine Übung aus dieser Sitzung durchführen, dokumentieren Sie Ihre Erfahrungen im Protokoll der Hausaufgaben zu Sitzung 6 und notieren Sie alle Kommentare, Eindrücke oder Schwierigkeiten, die möglicherweise aufgekommen sind. Umkreise Sie jedes Mal ein X, wenn Sie die Übung »Atempause: Bewältigung« durchführen.
9. Lesen Sie die Handouts zu dieser Sitzung mindestens einmal sorgfältig durch und denken Sie über den Inhalt nach, um ihn sich zu eigen zu machen. Nutzen Sie sie Tag für Tag, um Vertrauen und eine gesunde Beziehung zu Ihren Gedanken und Emotionen aufzubauen.

Versuchen Sie, die Übungen *nicht* als lästige Pflicht zu betrachten, sondern als gesunde Gewohnheit, die Sie in Ihr Leben integrieren möchten. Denken Sie immer daran, dass das Engagement, das Sie diesem Training widmen, Ihnen langfristig zu bedeutenden Ergebnissen verhelfen wird.

SITZUNG 6 – HANDOUT 6
Protokoll der Hausaufgaben zu Sitzung 6

Name: ______________________________

Füllen Sie dieses Formular jedes Mal aus, wenn Sie Übungen durchführen, und kreisen Sie **X** ein, wenn Sie die Übung »Atempause: Bewältigung« machen, um auf schwierige Situationen zu reagieren.

Notieren Sie außerdem alles, was während der Übungen anfällt (z. B. gesundheitliche Verbesserungen, Schwierigkeiten, Beobachtungen), damit wir dies in der nächsten Sitzung besprechen können.

Tag/Datum	Übung	Anmerkungen
Donnerstag, der ________	Der beobachtende Geist Achtsame Handkreise PEV Achtsamkeit für die Sinne X X X X X X	
Freitag, der ________	Der beobachtende Geist Achtsame Handkreise PEV Achtsamkeit für die Sinne X X X X X X	
Samstag, der ________	Der beobachtende Geist Achtsame Handkreise PEV Achtsame Wahrnehmung X X X X X X	
Sonntag, der ________	Der beobachtende Geist Achtsame Handkreise PEV Achtsamkeit für die Sinne X X X X X X	
Montag, der ________	Der beobachtende Geist Achtsame Handkreise PEV Achtsamkeit für die Sinne X X X X X X	

Tag/Datum	Übung	Anmerkungen
Dienstag, der ________	Der beobachtende Geist Achtsame Handkreise PEV Achtsamkeit für die Sinne X X X X X X	
Mittwoch, der ________	Der beobachtende Geist Achtsame Handkreise PEV Achtsamkeit für die Sinne X X X X X X	

Aus Segal et al. 2013; © 2013 The Guilford Press. Mit Genehmigung angepasst.

11 Sitzung 7: Entwicklung von Akzeptanz als maßgeblicher Schritt zur Veränderung

Eine der Herausforderungen für Ärzte besteht darin, Menschen dabei zu helfen, trotz Leid und chronischer Krankheit zu Sinn und Akzeptanz zu finden.
Viktor E. Frankl

Über diese Sitzung

Der nächste Schritt im MBCT-Programm für Zwangsstörungen besteht darin, den Teilnehmern zu helfen, die Vorteile der Akzeptanz für ihr Problem zu erkennen. Akzeptanz, eine der wichtigsten Eigenschaften, die durch Achtsamkeitspraxis gefördert wird, ist ein Kernproblem für Menschen mit Zwangsstörungen. Tatsächlich ist es für sie sehr schwierig, Erfahrungen wie intrusive oder zwanghafte Gedanken, störende Emotionen (Angst, Schuldgefühle, Scham, Ekel) oder körperliche Empfindungen zu akzeptieren. Sehr oft ist die Nichtakzeptanz normaler und weniger bedrohlicher Erfahrungen der Ausgangspunkt ihrer Störung. Für Patienten mit Zwangsstörungen bedeutet Akzeptanz, bewusst auf Verhaltensweisen, die als Vermeidung von Erfahrungen dienen, zu verzichten und die Bereitschaft zu zeigen, Emotionen und Wahrnehmungen zu erleben, sobald sie auftreten – ohne sie zu beurteilen, zu hinterfragen oder zu analysieren (siehe Sitzung 7 – Handout 1). In dieser Sitzung wird die Gruppe zu einem Verständnis dafür geführt, was Akzeptanz wirklich ist und inwiefern sie der erste Schritt zu einer echten Veränderung sein kann.

TAGESORDNUNG SITZUNG 7: »Entwicklung von Akzeptanz als maßgeblicher Schritt zur Veränderung«
Zusammenfassung
Akzeptanz ist ein zentrales Thema für Menschen mit Zwangsgedanken. Ihnen fällt es äußerst schwer, diverse normale und nicht bedrohliche Erfahrungen zu akzeptieren, etwa intrusive oder zwanghafte Gedanken, negative Emotionen (Angst, Schuldgefühle, Scham, Ekel) und körperliche Empfindun-

gen. Eine solche Nichtakzeptanz ist oft der Ausgangspunkt der Störung. Für diese Patienten bedeutet Akzeptanz, bewusst auf Verhaltensweisen zu verzichten, die als Vermeidung von Erfahrungen dienen, und die Bereitschaft zu zeigen, ihre Emotionen und Wahrnehmungen zu erleben, sobald sie auftreten, ohne sie zu beurteilen, zu interpretieren, zu bewerten oder zu analysieren. Eine andere Herangehensweise besteht darin, das Erlebte so zu »lassen«, wie es ist, ohne darauf mit Zwangsgedanken, Vermeidung oder dem Streben nach Rückversicherung zu reagieren. Diese akzeptierende Haltung ist ein wesentlicher Bestandteil der Selbstfürsorge und hilft dabei, klarer zu erkennen, was – wenn überhaupt – geändert werden muss.

Übersicht

- Aufladen und Entladen
- Diskussion der Übung
- Nachbesprechung der Hausaufgaben
- Die Bedeutung und Wichtigkeit von Akzeptanz verstehen
- Der beobachtende Geist: Akzeptanz gegenüber herausfordernden Gedanken aufbringen und kultivieren
- Diskussion der Übung
- Pause
- R.E.A.L.: Vier Schritte zur Akzeptanz
- Diskussion der Übung
- Lesen und Besprechen der Zitate zu Sitzung 7
- Verteilung der Handouts an die Teilnehmer und Ausgabe der Hausaufgaben für die folgende Woche:
  - Übung »Der beobachtende Geist: Akzeptanz« – an 6 von 7 Tagen
  - 10–15 Minuten die Übung »Aufladen und Entladen« – an 6 von 7 Tagen
  - Akzeptanzübung »R.E.A.L.« – täglich
  - Ausfüllen der Akzeptanztabelle – immer dann, wenn unangenehme Erfahrungen aufkommen
  - »Atempause« – immer dann, wenn unangenehme Erfahrungen aufkommen
  - Sensorische Aufmerksamkeit – täglich mehrmals
- Abschluss im Achtsamkeitskreis mit Schwerpunkt auf der Atmung

Materialien und Ressourcen

- Klangschale, Gong oder Zimbeln
- Audiodatei zur Übung »R.E.A.L.« (Track 10)

Handouts für die Teilnehmer

Sitzung 7 – Handout 1: Zusammenfassung von Sitzung 7 (»Entwicklung von Akzeptanz als maßgeblicher Schritt zur Veränderung«)

Sitzung 7 – Handout 2: Leidensgleichung

Sitzung 7 – Handout 3: Hotelmanager-Metapher
Sitzung 7 – Handout 4: Dinge, die Sie akzeptieren müssen, um eine Zwangsstörung zu überwinden
Sitzung 7 – Handout 5: Zitate zu Sitzung 7
Sitzung 7 – Handout 6: Akzeptanztabelle
Sitzung 7 – Handout 7: Hausaufgaben für die Woche nach Sitzung 7
Sitzung 7 – Handout 8: Protokoll der Hausaufgaben zu Sitzung 7

Aufladen und Entladen

Die erste Übung dieser Sitzung ist eine Form des achtsamen Dehnens, bei dem die Teilnehmer mithilfe ihres Körpers in den Prozess des Zulassens und Loslassens einsteigen können. Die Übung basiert auf einer Abfolge von Bewegungen, die in zwei Phasen unterteilt sind – Muskelanspannung (Aufladen) und Muskelentspannung (Entladen) –, die jeweils sieben Mal wiederholt werden. Während der Entladephase (Entspannung und Loslassen) können sich die Teilnehmer vorstellen, dass sie nicht nur körperliche Anspannung, sondern auch störende Gedanken und Emotionen, die sie in diesem Moment haben, abgeben und loslassen können. Die Übung »Aufladen und Entladen« ist insofern nützlich, um Akzeptanz einzuführen, als sie die Teilnehmer dazu auffordert, mit ihren körperlichen Beschwerden in Kontakt zu bleiben, sie willkommen zu heißen und zu akzeptieren, um sie dann loszulassen. Dabei nutzen sie diese Empfindungen und ihren Körper als Mittel für diesen Prozess.

ÜBUNG »AUFLADEN UND ENTLADEN«

Es kann sein, dass in Ihnen häufig unangenehme Gedanken, Gefühle oder Empfindungen aufkommen. Diese sind harmlos, doch Sie messen ihnen große Bedeutung und Macht bei. Dadurch beeinflussen sie Ihre Empfindungen im jeweiligen Moment. Mit der Zeit werden sie zu einem Hindernis in Ihrem Leben, zu einer schweren Last, die Sie schultern. Mit dieser Übung können Sie behutsam in den therapeutischen Prozess des Loslassens eintreten und Ihren inneren Zustände erlauben, zu verschwinden – so wie es ihrer Natur entspricht. Diese Übung ist eine Form des achtsamen Dehnens, eine dynamische Achtsamkeitsübung. Sie basiert auf einer Abfolge von Bewegungen, die in zwei Phasen unterteilt sind – Muskelanspannung und anschließende Muskelentspannung –, die jeweils sieben Mal wiederholt werden.

Stellen Sie sich auf eine Matte (oder daneben, wenn Sie den Kontakt zum Boden stärker spüren möchten). Halten Sie Ihren Rücken gerade, aber nicht steif, der Kopf ist in einer Linie mit der Wirbelsäule, die Knie sind entspannt und die Füße stehen parallel in einem Abstand von 15–20 Zentimetern.

Aufladungsphase (Dehnung und Anspannung)
Heben Sie Ihre Arme langsam über den Kopf. Ohne die Bewegung zu sehr zu erzwingen oder schmerzhafte Empfindungen zu erzeugen, laden Sie die Arme mit Spannung auf, indem Sie sie leicht nach hinten drücken, bis Sie eine deutliches Dehnungsgefühl in Ihren Armen und Händen spüren. Halten Sie diese Position für maximal 30–40 Sekunden.

Entladungsphase (Entspannung)
Senken Sie Ihre Arme sehr langsam wieder ab und spüren Sie dabei die Empfindungen in Armen und Händen. Nehmen Sie wahr, wie sich zunehmend ein Gefühl der Entspannung ausbreitet, als ob die gesamte Spannung aus Ihren Armen und Händen herausfließen würde. Wenn Ihre Arme vollständig abgesenkt sind, gehen Sie langsam auf die Knie. Setzen Sie Ihre Handflächen auf dem Boden auf und legen Sie sanft Ihre Stirn zwischen Ihren Händen auf den Boden oder die Matte.
Falls Sie aufgrund körperlicher Einschränkungen nicht knien können, schließen Sie die Entspannungsphase einfach mit dem Absenken der Arme ab. Wenn Ihre Stirn die Matte berührt (oder Sie sich vorstellen, dass sie dies tut), denken Sie daran, dass dies wie das Ableiten einer elektrischen Ladung wirkt. Stellen Sie sich vor, dass dieser Kontakt nicht nur Ihre körperlichen Empfindungen, sondern auch unerwünschte Gedanken oder Emotionen ableitet, die Moment für Moment auftauchen. Bleiben Sie in dieser Position, bis alle Spannung ausgeleitet ist (maximal 30–40 Sekunden).
Wenn die Entladungsphase abgeschlossen ist, richten Sie sich langsam auf, kommen Sie wieder auf die Beine und heben Sie erneut Ihre Arme über Ihren Kopf an, bis Sie ein deutliches Dehnungsgefühl verspüren. Halten Sie diese Position für maximal 30–40 Sekunden, senken Sie Ihre Arme dann langsam wieder ab und spüren Sie, wie die Anspannung aus Ihren Armen und Händen herausfließt. Gehen Sie auf die Knie und legen Sie sanft Ihre Stirn auf den Boden oder die Matte.
Jede Phase dauert maximal 30–40 Sekunden und jeder sollte diese Bewegungen sieben Mal hintereinander in seinem eigenen Tempo durchführen.
Wenn Sie die siebte Wiederholung dieser Bewegungsabfolge (Aufladen und Entladen) ausgeführt haben, legen Sie sich hin und verbleiben Sie 5 Minuten lang mit geschlossenen Augen in Stille, wobei Sie auf Ihren Körper, seine Empfindungen, Gefühle und flüchtigen Gedanken achten.

Diskussion der Übung

Der Kursleiter bittet die Teilnehmer, ihre Erfahrungen im Zuge der Übung »Aufladen und Entladen« zu schildern.

Kursleiter: Möchte jemand etwas zu der Übung sagen, die wir gerade durchgeführt haben?

Louis: Bei dieser Übung habe ich gespürt, wie sich mein Körper entspannt hat und alle Anspannung sich in den Boden entladen hat.

Diana: Ich habe ein deutliches Gefühl von Freiheit und Befreiung von allem verspürt, was mich bis zu Beginn der Übung gestört hat.

Nicole: Ich fühlte Frieden und Entspannung. Es gab nichts, was ich in mir behalten musste – keine Gedanken, keine Emotionen, keine körperlichen Empfindungen.

Edward: Das Geräusch der Stille am Ende war befreiend, und während der Entladungsphase hatte ich das Gefühl, dass sogar die negativen Gedanken zusammen mit der körperlichen Anspannung in den Boden abgeleitet wurden. Es war eine wirklich einzigartige Erfahrung.

Bei den Rückmeldungen zu dieser achtsamen Dehnübung erfolgt fast immer die Aussage, dass die Veränderungen der Körperempfindungen auch zu Veränderungen der Emotionen und Gedanken geführt hätten. Durch diesen Prozess wird den Teilnehmern die Verbindung von Geist und Körper klarer, die durch die Praxis der Achtsamkeit gefördert wird.

Nachbesprechung der Hausaufgaben

Im Anschluss an diese Diskussion bittet der Kursleiter die Teilnehmer, über ihre Erfahrungen mit den Hausaufgaben der letzten Woche zu berichten.

Kursleiter: Ich würde gerne einige Kommentare dazu hören, was bei den Übungen zu Hause aufgekommen ist. Welche Vorteile haben Sie daraus gezogen und auf welche Schwierigkeiten sind Sie gestoßen?

George: Gemäß den Anweisungen zur Meditation »Der beobachtende Geist« sollten wir unsere Gedanken nicht bewerten. Aber bei der Übung zu Hause schien es nicht richtig, das Urteil auszusetzen, wenn ein störender Gedanke auftauchte, und ich war ein wenig ratlos.

Kursleiter: Wie wir in der letzten Sitzung gesagt haben, ist eine der hilfreichsten Maßnahmen, die wir ergreifen können, wenn ein Gedanke auftaucht, ihn als nützlich oder unnütz zu beschreiben. Gedanken sind einfach harmlose mentale Ereignisse, die nützlich sein können, wenngleich die meisten überhaupt nichts nützen.

George: Wie können wir sie unterscheiden?

Kursleiter: Es erscheint einfach, erfordert aber tatsächlich etwas Übung. Wie ich Ihnen in der letzten Sitzung gesagt habe, sind einige Gedanken nützlich, weil sie uns helfen, unsere gesunden Ziele zu erreichen oder unsere Bedürfnisse zu erfüllen; oder aber sie erzeugen Wohlbefinden, ein gutes Gefühl. Alle Gedanken, die diese Kriterien nicht erfüllen, sind schlicht unnütz. Sie sind weder hässlich noch schlecht, weder ungerecht noch schrecklich; sie sind einfach nicht nützlich. Deshalb heißen wir sie schlicht willkommen, wenn sie auftauchen, und lassen sie dann wieder los.

George: Aber wenn ein aufdringlicher Gedanke auftaucht, sehe ich ihn als Warnung und neige daher dazu, ihn als nützlich zu betrachten. Vielleicht ist das ein Fehler, aber ich denke automatisch so.

Kursleiter: Sobald wir uns eines Gedankens bewusst werden, fragen wir uns als Erstes, ob er die Kriterien eines »nützlichen Gedankens« erfüllt. *Nützlichkeit* basiert nicht auf unseren Sorgen oder Ängsten, sondern auf unseren gesunden Zielen und Bedürfnissen. Manchmal braucht es Zeit, um zu lernen, wie man Gedanken in nützliche und unnütze unterscheidet.

Alfred: Wenn mich ein Gedanke beschäftigt und ich mich in etwas Realem verankere, zum Beispiel meinem Atem, fällt es mir schwer, diesen Anker nicht als Ablenkung zu betrachten. Letztendlich denke ich also, dass die Übung nicht funktioniert hat.

Kursleiter: Wenn Sie darüber nachdenken, ist auch dies ein Gedanke, den Sie nähren. Wenn ich auf einem Boot bin und keinen Anker benutze, wird mich die Strömung irgendwann mitreißen. Wenn ich den Anker setze, lenke ich mich nicht von der Strömung ab. Ich bin verankert, selbst wenn die Strömung und alles andere noch da ist.

Alfred: Ja, aber die Aufmerksamkeit verlagert sich, wenn ein Gedanke auftaucht ...

Kursleiter: Was tatsächlich geschieht, ist, dass wir beim Anker bleiben und uns dessen bewusst sind, dass ein Gedanke auftaucht. Der Anker ist nie eine Ablenkung. Wenn wir uns verankern, leugnen wir nicht, was geschieht, wir lassen uns nur nicht davon mitreißen. Wir nehmen Emotionen, Empfindungen und Gedanken wahr, auch wenn wir uns auf den Atem konzentrieren.

Lisa: Wenn ein aufdringlicher Gedanke auftaucht, bin ich für einen Moment verwirrt. Ich erkenne den Gedanken, aber dann kehre ich zu dem zurück, was ich gerade getan habe. Wenn ich dem Gedanken folgen würde, müsste ich vom Stuhl aufstehen und aufhören, das zu tun, was ich gerade tue. Stattdessen bleibe ich dort, auf dem Stuhl. Das ist für mich der Anker. Wenn ich aufstehe und weggehe oder, schlimmer noch, ein Ritual durchführe, verleihe ich dem Gedanken Macht.

Kursleiter: Großartig, Lisa. Der wesentliche Gedanke ist, dass wir keine Angst vor dem haben sollten, was in uns vorgeht. Wir müssen etwas, das harmlos und unbeständig ist, nicht vermeiden oder ihm Folge leisten. Wir müssen einen Weg finden, mit dem, was in uns vorgeht, in Kontakt zu bleiben, ohne davon überwältigt oder mitgerissen zu werden.

Frederick: Aber wenn wir uns von Gedanken, Emotionen und Empfindungen entfernen, was bleibt dann noch?

Kursleiter: Ich weiß es nicht, denn wir entfernen uns eigentlich nicht von Gedanken, Emotionen und Empfindungen.

Frederick: Aber Sie haben vorhin gesagt, dass wir weder Gedanken noch Emotionen noch Empfindungen sind. Was sind wir dann?

Kursleiter: Diese Frage hilft uns zu verstehen, dass Menschen, die an einer Zwangsstörung leiden, dazu neigen, sich mit dem zu identifizieren, was sie denken oder fühlen. Zum Beispiel bin ich ein bestimmter Menschentyp, weil ich Folgendes denke oder fühle: Ich bin schwach, weil ich Angst habe; schlecht, weil ich wütend bin. Ich glaube, dass ich jemanden überfahren habe, und deshalb bin ich jemand, der Fahrerflucht begeht. Diese Art des Denkens hat mit unserem Bedürfnis nach innerer Kohärenz zu tun und ist einer der Faktoren, die Zwangsstörungen begünstigen. Es ist eine Art mentaler Perfektionismus, ein Bedürfnis nach innerer Ordnung. Beginnen wir damit, die Idee zu kultivieren, dass alles, was in uns vonstatten geht, zwar geschieht, uns aber in keiner Weise definiert. Erinnern wir uns an unsere Diskussion letzte Woche, dass unser Geist Schätzungen zufolge etwa 17 000 Gedanken pro Tag produziert. Stellen Sie sich vor, wie unsere Persönlichkeit und unser Leben aussehen würden, müssten wir uns mit all den Gedanken, die wir erzeugen, identifizieren. Es ist befreiend, uns selbst nur als »Behälter« harmloser und unbeständiger Ereignisse zu begreifen, die stattfinden und die wir beobachten und nutzen können, wenn sie denn nützlich sind – die uns aber nicht definieren. Wir können frei entscheiden, wie wir die innere Erfahrung für unsere Zwecke nutzen, anstatt ihre Sklaven zu sein.

Die Bedeutung und Wichtigkeit von Akzeptanz verstehen

> Gott gebe mir die Gelassenheit, Dinge hinzunehmen,
> die ich nicht ändern kann,
> den Mut, Dinge zu ändern, die ich ändern kann,
> und die Weisheit, das eine vom anderen zu unterscheiden.
> *Reinhold Niebuhr*

Dieses bekannte *Gelassenheitsgebet*, verfasst vom amerikanischen Theologen Reinhold Niebuhr, fasst die Essenz jener Geisteshaltung, die als *Akzeptanz* bezeichnet wird, effektiv zusammen. Sie ist eine der wichtigsten Säulen der Achtsamkeitspraxis. Die Schwierigkeit, normale, harmlose und transitorische Erfahrungen wie Gedanken, Emotionen und körperliche Empfindungen zu akzeptieren, stellt eines der Hauptprobleme von Menschen mit Zwangsstörungen dar. Das führt dazu, dass sie sich repetitive, sicherheitsorientierte Verhaltensmuster aneignen, die zu beeinträchtigenden Symptomen werden. Die folgenden Auszüge zeigen, wie ein Kursleiter die Diskussion darüber anleiten kann und wie sie sich durch die Teilnehmerbeiträge entwickeln könnte.

Kursleiter: Wie gehen Sie normalerweise mit stressigen oder unangenehmen Ereignissen um, zum Beispiel mit störenden Gedanken oder Emotionen? Wie sind Sie damit umgegangen, bevor Sie mit dem Programm begonnen haben?

Michael: Normalerweise versuche ich zu sehr, aufdringliche Gedanken zu bekämpfen oder loszuwerden. Ich habe mir viele Möglichkeiten ausgedacht, um die Gedanken loszuwerden, aber anscheinend ohne durchschlagenden Erfolg.

Gloria: Ich versuche, mich zu beherrschen oder Kontrolle über das zu erlangen, was mir nicht gefällt, zum Beispiel meine zwanghaften Gedanken, Sorgen oder Ängste. Ich habe festgestellt, dass ich dies seit Beginn des Programms zunehmend weniger tue, aber ich weiß nicht, warum. Das Üben hilft wahrscheinlich.

Kursleiter: Tatsächlich weisen Ihre Ausführungen auf einen der zentralen Aspekte von Zwangsstörungen hin, den wir bereits in den vorherigen Sitzungen besprochen haben: die Tendenz, automatisch – wie im Autopilotmodus – auf bestimmte belastende Impulse, Gedanken, Empfindungen oder emotionale Zustände zu reagieren. Diese Reaktionen – Rituale, rückversichernde Verhaltensmuster – verstärken das anfängliche Unbehagen unweigerlich und verwandeln es irgendwann in eine Störung.

Um den Teilnehmern zu helfen, dieses Phänomen besser zu verstehen, stellt der Kursleiter die Leidensgleichung (siehe Sitzung 7 – Handout 2) vor, die ursprünglich der buddhistischen Psychologie entstammt, und bespricht sie mit Ihnen. Er könnte sie wie folgt einführen:

> »Mir scheint, dass sich die meisten Ihrer Kommentare und Berichte in einer Formel zusammenfassen lassen, die als Leidensgleichung bezeichnet wird:
>
> Leiden = Schmerz × Widerstand
>
> Schmerz ist ein normaler und unvermeidbarer Bestandteil des menschlichen Lebens. Niemand ist davon ausgenommen. Wir alle werden mit Schmerzen geboren, sterben mit Schmerzen und leben mit Schmerzen, wenn wir jemanden oder etwas Wichtiges verlieren, wenn wir krank sind, körperlich oder seelisch verletzt werden oder es uns an etwas mangelt. Wenn wir uns dem Schmerz widersetzen, gegen ihn ankämpfen, ihn ablehnen oder ihn vermeiden, verstärken wir ihn dramatisch. Dieser verstärkte Schmerz, den wir erzeugen, ist Leiden. Psychische Probleme sind im Allgemeinen eine Art von Leiden, bei dem es sich um übermäßigen oder ausufernden Schmerz handelt, der durch kontraproduktive Strategien entsteht, die Menschen anwenden (z. B. Vermeidung, Grübeln, Streben nach Rückversicherung, zwanghaftes oder impulsives Verhalten), um dem Schmerz zu widerstehen oder ihn loszuwerden.

> Zwangsstörungen sind eine besondere Form des Leidens, bei der Menschen versuchen, sich störender Gedanken oder emotionaler Belastungen zu entledigen. Doch anstatt das Problem zu beseitigen, verstärkt dieses nutzlose Verhalten es.
> Der effektivste Weg, mit unangenehmen oder schmerzhaften Erfahrungen umzugehen und sie zu überwinden, ist, Akzeptanz zu entwickeln.«

Als Nächstes fragt der Kursleiter die Teilnehmer, wie sie *Akzeptanz* definieren würden und was sie für sie bedeutet. Sehr oft antworten die Teilnehmer, dass Akzeptanz *Resignation* bedeute, was eigentlich als das Gegenteil von Akzeptanz angesehen werden kann, da es sich um eine passive Haltung handelt, bei der die Person sich in Bezug auf eine bestimmte Erfahrung hilflos fühlt. Viele andere Teilnehmer sagen, dass manche Dinge nicht akzeptiert werden könnten, weil es bedeuten würde, das Bedürfnis oder die Verpflichtung aufzugeben, Schlechtes oder Falsches zu verändern. Nach dem Sammeln der Teilnehmerkommentare stellt der Kursleiter eine Definition von Akzeptanz vor, um dieses wichtige Konzept zu verdeutlichen und mögliche Missverständnisse zu vermeiden.

> »Akzeptanz ist eine absichtliche und aktive Haltung, durch die eine Person eine schmerzhafte innere oder äußere Erfahrung klar erkennt und beschließt, sie so zu belassen, wie sie ist; und mit ihr in Kontakt zu bleiben, ohne automatisch darauf zu reagieren oder zu versuchen, sie zu ändern. Einer Erfahrung mit Akzeptanz zu begegnen, ist besonders wichtig, wenn ihre Veränderung nicht möglich ist und sogar kontraproduktiv sein könnte.
> Akzeptanz stellt im Wesentlichen den Versuch dar, die bestmögliche Beziehung zu einer Erfahrung herzustellen, die wir als schmerzhaft empfinden, und den Kampf aufzugeben, etwas verändern zu wollen, was in diesem Moment nicht geändert werden kann. Es bedeutet aber auch, zu verstehen, was in einer Situation geändert werden kann und hilfreich ist. Wenn man eine Erfahrung bewusst so annimmt, wie sie ist, und zwar auf eine achtsame und nicht reaktive Weise, spart man Energie, die später für die Umsetzung realistischer Veränderungen genutzt werden kann.«

Auf der Grundlage dieser Definition und Erklärung leitet der Kursleiter die Gruppe durch eine Diskussion.

Kursleiter: Möchte jemand etwas zu dieser Beschreibung von Akzeptanz sagen? Ist diese akzeptierende Haltung Ihrer eigenen Art, mit unangenehmen Erfahrungen umzugehen, ähnlich oder nicht?

Mary: Ich denke, dass Akzeptanz, wie Sie sie beschrieben haben, das Gegenteil von dem ist, was ich normalerweise tue, wenn mich etwas stört, insbesondere aufdringliche Gedanken und Ängste.

Leonard: Es war für mich immer fast unmöglich, bestimmte Gedanken zu akzeptieren, wenn sie in meinem Kopf auftauchten. Für mich bedeutete es, dass ich bestimmte negative Konsequenzen wollte, die ich eigentlich fürchtete, oder dass ich diese Dinge geschehen ließ, ohne etwas zu tun, um sie zu stoppen. Aber jetzt verstehe ich, dass ich die Bedeutung von Akzeptanz missverstanden habe.

Um den Teilnehmern die Bedeutung von Akzeptanz weiter zu verdeutlichen, stellt der Kursleiter die Hotelmanager-Metapher vor. Sie beschreibt, inwiefern die Entwicklung einer besseren Beziehung zu unseren inneren Zuständen dem Verhalten eines guten Hotelmanagers gegenüber seinen Gästen ähnelt. Wenn die sich Teilnehmer im Zuge der Achtsamkeitsübungen und dann im Alltag in Akzeptanz üben, kann ihnen die Vergegenwärtigung dieser Metapher helfen, ihre »inneren Gäste« (Gedanken, Emotionen, Empfindungen) auf dezentrierte Weise freundlich willkommen zu heißen, ohne sie zu beurteilen. Das Ende ihres »Aufenthalts« liegt bei dieser Art von »Gastfreundschaft« oft sehr nah (siehe Sitzung 7 – Handout 3).

Dinge, die Teilnehmer in Bezug auf ihr Problem akzeptieren müssen

Das Handout 4 zu Sitzung 7 führt verschiedene Arten von inneren und äußeren Bedingungen im Zusammenhang mit Zwangsstörungen auf, welche, wenn sie nicht akzeptiert werden, die Störung tendenziell aktivieren, aufrechterhalten oder verstärken. Es wird zu diesem Zeitpunkt der Sitzung ausgeteilt, um den Teilnehmern klarer zu machen, was sie lernen sollten, um Akzeptanz für ihr Problem zu erlangen. Normalerweise sind sich die Teilnehmer einig, dass es wichtig ist, die Akzeptanz gegenüber den aufgeführten Faktoren zu kultivieren. Wenn jedoch weiterhin Unsicherheit besteht, kann der Kursleiter fragen, ob jemand weiß, welche Auswirkungen die Entwicklung einer solchen Haltung im Hinblick auf die Überwindung der Zwangsstörung haben könnte.

Der beobachtende Geist: Akzeptanz herausfordernder Gedanken

Führen Sie nun die Meditation »Der beobachtende Geist« aus der vorherigen Sitzung (siehe S. 348) in einer erweiterten Fassung durch. Die Teilnehmer werden zunächst gebeten, jene Metapher zu wählen, mit der sie sich am besten identifizieren können: am Ufer zu sitzen und den Strom der vorbeifließenden Gedanken zu beobachten oder den Verkehrsfluss aus einem Straßencafé heraus. Der Kursleiter bittet sie dann, sich einen herausfordernden oder beunruhigenden Gedanken zu vergegenwärtigen (sie können einen oder mehrere aus ihrer Liste der »Top Ten der Zwangsgedanken« auswählen, die sie in der letzten Woche als Hausaufgabe zusammengestellt haben; Sitzung 6 – Handout 4) und ihn wie alle anderen vorbeiziehenden Gedanken zu betrachten, ohne ihn von den anderen Gedanken zu unterscheiden. Der Kursleiter könnte sagen: »Stellen Sie sich vor, Sie sehen ihn auf einem Blatt den Fluss hinuntertreiben, unerbittlich von der Strömung mitgerissen« oder » ... als eines von vielen Fahrzeugen auf der Straße an Ihnen vorbeifahren«. Die Teilnehmer stellen sich vor, wie der störende Gedanke vorbeifließt oder -fährt, ohne in irgendeiner Weise darauf zu reagieren, sie lassen ihn zu und akzeptieren ihn als harmloses und vorübergehendes mentales Ereignis. Sie werden dann aufgefordert, die Haltung eines externen Beobachters einzunehmen und zu registrieren, wie sie auf den Gedanken reagieren würden, ohne jedoch wirklich darauf zu reagieren.

Diese Übung dient als eine Form der bewussten Konfrontation mit störenden Gedanken. Die Teilnehmer gewöhnen sich daran, nicht automatisch zu reagieren, während sie eine Art willkommen heißende und nicht wertenden Akzeptanz gegenüber ihren Gedanken kultivieren. Diese Übung ist eine nützliche Vorbereitung für die »Achtsame Exposition«, die in Sitzung 8 (Kapitel 12) vorgestellt wird.

Diskussion der Übung

Der Kursleiter bittet die Teilnehmer, zu berichten, was sie im Zuge der Meditation »Der beobachtende Geist: Akzeptanz« erlebt haben.

Lisa: Als ich versuchte, mir im Zuge der Übung einen störenden Gedanken zu vergegenwärtigen, fiel mir zunächst nichts ein. Es war anstrengend. Als der Gedanke dann auftauchte, schien er nicht wie alle anderen Gedanken zu sein; er hatte eine andere Struktur.

Kursleiter: Bei Achtsamkeitsübungen ist es wichtig, nichts zu erzwingen. Bei dieser Übung lassen wir einen Gedanken aufkommen, der normalerweise Unbehagen hervorruft, um zu lernen, ihn nicht von anderen Gedanken zu unterscheiden. Es ist wichtig, diese Haltung zu stärken. Alle Gedanken haben dieselbe Natur und Beschaffenheit. Aber wir haben uns daran gewöhnt, bestimmte Gedanken als etwas anderes als Gedanken zu betrachten. Wir haben ihnen außergewöhnliche Macht verliehen, und das hat zu dem Problem geführt, wegen dem wir hier sind. Mit etwas Übung können wir lernen, von dieser Gewohnheit abzulassen. Wir tun dies, indem wir absichtlich Gedanken einfließen lassen, die uns normalerweise stören, und sie auf freundliche, nicht wertende Weise als »Gäste« in unserem »Hotel« behandeln. Sie sind wie jeder andere Gedanke. Sie haben nicht mehr Macht als andere, wenn wir sie ihnen nicht verleihen.

Andrew: Wenn ich einen störenden Gedanken beobachte, fällt es mir schwer, zu verstehen, wo der Gedanke endet und wo das Urteil beginnt. Für mich scheint das ein und dasselbe zu sein. Ich lasse den Gedanken, der mich stört, einfließen, aber ich kann den bewertenden Anteil nicht ausmachen.

Kursleiter: Eine Bewertung muss nicht immer gegeben sein, oder wir sind uns dessen nicht immer bewusst. Wenn wir uns aber eines Urteils bewusst werden, können wir erkennen, dass es sich auch um einen Gedanken handelt. Wir können uns davon distanzieren und die Entscheidung treffen, uns nicht darauf einzulassen.

Andrew: Wenn also ein störender Gedanke auftaucht, muss ich jenen Teil des Gedankens – ich meine die Bewertung – stoppen, der mich dazu bringt, das Ritual durchzuführen?

Kursleiter: Anstatt ihn zu stoppen, können Sie sich auch dafür entscheiden, sich nicht darauf einzulassen. Die Interaktion mit diesem urteilenden Gedanken hat Konsequenzen: Sie werden anfangen, eine Emotion zu spüren, vielleicht Angst, und diese Emotion wird Sie zum Versuch veranlassen, das zu verhindern, wovor Sie Angst haben. Wir müssen uns nicht mit einem Gedanken beschäftigen, nur weil er aufgetaucht ist; wir können lernen, uns nicht mit Gedanken zu beschäftigen, auch wenn wir es schon millionenfach getan haben. Mit etwas Übung können wir stundenlang bei einem Gedanken verweilen, ohne dass er irgendeine Art von Stress verursacht. Es ist, als würde man den Fernseher im Haus laufen lassen, während man anderen Dingen nachgeht. Die Geräusche des Fernsehers treten in den Hintergrund und wir nehmen sie nicht mehr wahr.

Steven: Mein Problem ist, zu erkennen, wenn ein Gedanke auftaucht. Wenn ich merke, dass ich über etwas nachdenke, bin ich bereits mitten im Gedanken.

Kursleiter: Es ist absolut normal, dass das passiert. Manchmal bemerken wir nicht, wenn ein Gedanke auftaucht. Wichtig ist, dass wir seine Anwesenheit so schnell wie möglich feststellen. Es ist kein Problem, wenn wir ihn mittendrin oder am Ende bemerken. Entscheidend ist, dass wir uns bewusst werden, dass es einen Gedanken gibt, und unsere Aufmerksamkeit dafür. Wenn der Gedanke nicht nützlich ist, distanzieren wir uns von ihm, wie ein guter Hotelmanager von seinen Gästen. Er oder sie heißt jeden willkommen, wendet sich dann aber anderen Gästen zu.

Steven: Aber manchmal bemerke ich es zu spät, weil der Gedanke bereits eine unangenehme Emotion ausgelöst hat.

Kursleiter: Wir geben einfach unser Bestes, um uns unserer Gedanken bewusst zu werden. Wir kultivieren eine neue Gewohnheit, und die Veränderung alter Gewohnheiten braucht Zeit. Selbst wenn eine Emotion ausgelöst wird, ist das kein Problem. Mit etwas Übung können wir lernen, Emotionen genau so zu beobachten wie Gedanken: als harmlose und vorübergehende Ereignisse, die aus spezifischen körperlichen Empfindungen in bestimmten Teilen unseres Körpers bestehen. Wir können ihre Qualität und die Gedanken, die typischerweise mit ihnen einhergehen, beschreiben. Wenn beispielsweise das Gefühl der Angst aktiviert wird, können wir es als eine Reihe völlig harmloser körperlicher Empfindungen beschreiben – höhere Herzfrequenz, Muskelverspannungen, Schwitzen, schnelleres Atmen. Wir haben möglicherweise ähnlich harmlose Gedanken, wie: »Wenn ich das tue … dann könnte dies passieren« oder »Ich hätte dies tun können …«. Wir haben diese Gedanken möglicherweise schon seit Jahren und können leicht erkennen, dass sie nie wahr geworden sind.

Denken Sie daran, dass wir unsere Gedanken nicht aufhalten können, aber wir können uns dafür entscheiden, sie nicht zu nähren; wir können schwierigen Emotionen nicht aus dem Weg gehen, aber wir können verhindern, dass sie in unserem Zuhause verweilen; wir können körperliche Beschwerden nicht unterbinden, aber wir können vermeiden, uns darin zu verlieren. In jedem Moment unseres Daseins können wir uns dafür entscheiden, dem Feuer unseres Leidens keinen weiteren Brennstoff hinzuzufügen.

Pause

An diesem Punkt der Sitzung machen die Teilnehmer eine kurze Pause von 10 Minuten.

R.E.A.L: Vier Schritte zur Akzeptanz

Damit die Teilnehmer Ihre Akzeptanz sorgsam pflegen und entwickeln können, wird in dieser Sitzung eine zentrale formale Übung dieses Programms namens »R.E.A.L.« eingeführt. R.E.A.L. steht für *Realisieren*, *Erkunden*, *Akzeptieren* und *Loslassen*. In dieser vierstufigen Praxis können die Teilnehmer ihre herausfordernden persönlichen Erfahrungen erforschen und lernen, wie sie allmählich eine umfassende Akzeptanz in Bezug auf innere Zustände, die ihr Problem aktivieren und aufrechterhalten, entwickeln können.

1. **Realisieren:** Der Kursleiter bittet die Teilnehmer, sich eine unangenehme oder belastende innere Erfahrung zu vergegenwärtigen, die sie kürzlich erlebt haben oder die sie möglicherweise bereits während der Übung erleben. Dann fordert er sie auf, diese Erfahrung zu identifizieren und sie auf klare Weise und mit sanfter Neugier wertfrei zu beschreiben. Ist die Quelle ein unangenehmer Gedanke, eine Emotion oder eine Empfindung? Achten Sie darauf, dass die Teilnehmer nicht versuchen, sich mit einem negativen Ereignis in ihrem Leben auseinanderzusetzen, sondern vielmehr mit den inneren Zuständen, die von diesem Ereignis aktiviert werden.
2. **Erkunden:** Nachdem die Teilnehmer eine bestimmte unangenehme oder schmerzhafte Erfahrung identifiziert haben, lädt der Kursleiter sie ein, in die zweite Phase einzutreten: *Erkundung* dessen, was sie stört, und schrittweise Erweiterung ihres Bewusstseins dafür. Dies ist eine ergebnisoffene Erkundungsreise, im Zuge derer

man sich nur dessen bewusst wird, was bereits erlebt wurde, und mögliche Zusammenhänge zwischen der unangenehmen Erfahrung und anderen inneren Zuständen erkennt (z.B. wie eine Emotion mit körperlichen Empfindungen verbunden ist) – ohne nach etwas Bestimmtem zu suchen.

3. **Akzeptieren:** Sobald die Teilnehmer ihre unangenehme Erfahrung erforscht haben, treten sie in die dritte Phase ein. In diesem Teil der Übung werden sie aufgefordert, die gegenwärtige Erfahrung bewusst zuzulassen, ohne sich ihr zu widersetzen, auf sie zu reagieren, sie zu vermeiden oder gegen sie anzukämpfen. Sie sollen zulassen, dass Gedanken, Emotionen und Empfindungen aus ihrer Erfahrung entstehen, und sie auf sanfte Weise willkommen heißen, auch wenn es unangenehm ist.
4. **Loslassen:** Schließlich treten die Teilnehmer allmählich in die vierte Phase ein. Der Kursleiter fordert sie auf, nach besten Kräften eine Distanz zwischen sich und der störenden inneren Erfahrung herzustellen (Dezentrierung). Sie sollen zudem erkennen, dass sie nicht diese Erfahrung sind, die nur eine Reihe unbeständiger und harmloser geistiger und körperlicher Ereignisse ist. Diese Ereignisse werden früher oder später verschwinden (Disidentifikation). In dieser Phase können die Teilnehmer auch lernen, wie sie erkennen, welche Inhalte des Geistes sich als nützlich betrachten lassen, selbst wenn sie unangenehm sind. Unnütze Inhalte können einfach losgelassen werden. Der Kursleiter fordert die Teilnehmer auf, jetzt alle Versuche, etwas zu ändern, zu unterlassen und den Dingen zuzugestehen, so zu sein, wie sie sind, auch wenn sie unangenehm sind. Schließlich kann ein tiefes Gefühl der **Freiheit** entstehen, wenn man die Haltung etabliert, nicht zu versuchen, Dinge zu ändern, sondern sie so zulässt, wie sie sind.

AKZEPTANZÜBUNG »R.E.A.L.«

Jedes Mal, wenn Sie in Ihrem Alltag starke emotionale Belastungen, körperliche Schmerzen oder quälende Gedanken wahrnehmen, können Sie die folgenden Schritte durchführen, um ein tiefes, befreiendes Gefühl der Akzeptanz zu erlangen.

Halten Sie zunächst inne und konzentrieren Sie sich auf den gegenwärtigen Moment. Finden Sie eine angenehme und stabile Körperhaltung, entweder im Sitzen oder im Liegen. [15 Sekunden Pause] Richten Sie dann Ihre Aufmerksamkeit auf Ihren Atem und achten Sie darauf, wie sich Ihr Bauch beim Ein- und Ausatmen hebt und senkt oder wie sich die Luft beim Ein- und Ausatmen in Ihren Nasengängen anfühlt. [15 Sekunden Pause]

Wenn Sie bereit sind und sich ausreichend in Ihrem Atem verankert fühlen, versuchen Sie, mit der störenden Erfahrung in Kontakt zu treten, sei es ein Gedanke, ein Gefühl oder eine körperliche Empfindung. Wenn sie nicht greifbar ist, versuchen Sie, sie sich so lebendig wie möglich zu vergegenwärtigen. Dann können Sie beginnen, Ihre Aufmerksamkeit auf eine sanfte und umfassende Art und Weise auf die innere Erfahrung zu richten, indem Sie folgende Schritte ausführen:

Schritt 1: Realisieren

- Nehmen Sie Ihren Atem als Ankerpunkt und werden Sie sich des Unbehagens oder Schmerzes bewusst. Beschreiben Sie diese Erfahrung präzise: Wird sie durch einen Gedanken, eine Emotion, eine körperliche Empfindung, einen Klang oder einen Geruch verursacht? Bewerten Sie sie in keiner Weise. Sie ist weder schrecklich noch ungerechtfertigt; es handelt sich einfach um Ihre Erfahrung in diesem Moment. Stellen Sie sich mit sanfter Neugier folgende Fragen: »Was genau passiert gerade in mir?«; »Was empfinde ich aktuell als unangenehm?«; »Was tut weh?« [10 Sekunden Pause]
- Denken Sie daran, dass es nicht darum geht, sich mit einem negativen Ereignis in Ihrem Leben zu beschäftigen, sondern mit den inneren Zuständen, die dieses Ereignis zu aktivieren vermag. [10 Sekunden Pause]
- Falls es eine Emotion ist, versuchen Sie, ihr einen Namen zu geben. Ist es Angst, Wut, Traurigkeit, Ekel oder Scham? Welchen Namen können Sie ihr geben? [10 Sekunden Pause] Falls es eine körperliche Empfindung ist, beschreiben Sie deren Eigenschaften. Fühlen Sie Anspannung, Schmerz oder Kälte? [10 Sekunden Pause] Falls ein Gedanke das Unbehagen auslöst, versuchen Sie, dessen *Inhalt* zu beschreiben (z. B. »Ich denke, ich habe heute Morgen nicht genug getan« oder »Jemand kritisiert mich«). [10 Sekunden Pause] Beschreiben Sie auch die Form des Gedankens: Sind es Worte oder Aussagen, Bilder oder Szenen? [30 Sekunden Pause]

Schritt 2: Erkunden der Erfahrung

- Weiten Sie allmählich Ihre Aufmerksamkeit auf das aus, was Sie stört. [5 Sekunden Pause] Stellen Sie sich einige Fragen, um des Weiteren zu klären, was in Ihnen geschieht: »Wo in meinem Körper spüre ich dieses Unbehagen?«; [5 Sekunden Pause] »Welche körperlichen Empfindungen fühle ich jetzt?«. [5 Sekunden Pause] Lenken Sie Ihre Aufmerksamkeit auf jenen Teil Ihres Körpers, in dem sich das Unbehagen äußert. [10 Sekunden Pause]
- Atmen Sie ein und stellen Sie sich vor, wie die Luft in diesen Bereich Ihres Körpers fließt. [3 Sekunden Pause] Beobachten Sie die Empfindungen mit einer Haltung der Offenheit und Freundlichkeit. [3 Sekunden Pause] Nutzen Sie Ihren Atem, um sich im Moment zu verankern. [5 Sekunden Pause]
- Bleiben Sie neugierig und fragen Sie sich: »Welche Emotionen, Empfindungen oder Erinnerungen sind mit dieser Erfahrung verbunden?« [5 Sekunden Pause] Beispielsweise: Hat dieser Gedanke Angst, Ekel oder eine Anspannung im Bauchbereich ausgelöst? [5 Sekunden Pause] Vielleicht bemerken Sie bestimmte Gedankenmuster, die sich oft wiederholen, Urteile oder Gefühle von Furcht, Schuld oder Scham, die mit Erinnerungen verbunden sind. [10 Sekunden Pause] Manchmal dienen repetitive Gedanken dazu, ein Gefühl der Leere, der Einsamkeit, unbefriedigte Bedürfnisse, verborgene Ängste, Misstrauen oder Teile von sich selbst, die man nicht akzeptiert, zum Beispiel schwierige Ereignisse in der Vergangenheit, zu ver-

meiden. [10 Sekunden Pause] Diese repetitiven Gedanken dienen Ihnen häufig zur Rückversicherung, dass alles in Ordnung ist oder Sie alles unter Kontrolle haben; oder sie verurteilen Sie hart und entmutigen Sie. [10 Sekunden Pause]

- *Erkunden* bedeutet, sich zu erlauben, die Wahrhaftigkeit und Realität Ihrer inneren Erfahrung zu begreifen. Das kann unter Umständen Erlebnisse ans Licht bringen, die jenseits Ihrer bewussten Wahrnehmung liegen. Wenn Sie beispielsweise Angst oder Verletzung spüren, könnten Sie sich fragen: »Was nehme ich gerade wahr?« Vielleicht bemerken Sie, dass Erinnerungen an vergangene Misserfolge oder Gefühle des Misstrauens ausgelöst wurden. Das bewusste Benennen dessen, was Sie denken oder fühlen, kann den Druck reduzieren. [10 Sekunden Pause]
- Wenn Sie sich gelegentlich in störenden Gedanken verlieren, können Sie sich die Frage stellen: »Was fühlt mein Körper gerade?« Diese Frage kann Ihnen dabei helfen, Abstand von Zweifeln, Urteilen oder negativen Vorhersagen zu gewinnen – dem *Bereich des denkenden Geistes*. [10 Sekunden Pause]
- Nehmen Sie direkten Kontakt zu Ihrer Verletzlichkeit und den Wunden auf, die Ihnen Ihr Körper signalisiert. Dies könnte zu Erinnerungen an Ablehnung oder Ausschluss führen und damit zu Gefühlen von Scham, Schmerz oder Einsamkeit. [10 Sekunden Pause]
- Oder stellen Sie Kontakt her zum Schmerz darüber, dass Ihre Erwartungen nicht erfüllt wurden [5 Sekunden Pause], beziehungsweise zu der Angst oder dem Schmerz, die mit dem Verlust einer wichtigen Person in Ihrem Leben verbunden sind, oder zur Qual, einen geliebte Menschen leiden zu sehen [5 Sekunden Pause] und zu wissen, dass Sie nichts dagegen tun können. [5 Sekunden Pause]
- Ein Bewusstsein für diese Teile Ihrer Erfahrung zu entwickeln, bedeutet, sich ihrer Kontrolle ebenso zu entziehen wie ihrer Fähigkeit, Ihnen ein Gefühl der Unzulänglichkeit und ständigen Bedrohung zu vermitteln. [10 Sekunden Pause]
- Heißen Sie alles, was auftaucht, sanft willkommen und seien Sie offen dafür, um sicherzustellen, dass dieses Erkunden eine Quelle der Befreiung ist. [5 Sekunden Pause]
- Wenn Sie sich Ihrem inneren Raum öffnen, erkennen Sie womöglich, dass diese Art des Leidens nicht nur Sie selbst betrifft, sondern alle Menschen. Es ist Teil der menschlichen Existenz, ein normaler Bestandteil des Lebens. [15 Sekunden Pause]

Schritt 3: Akzeptanz

- Nachdem Sie die Erfahrung des Unbehagens erkundet haben, erlauben Sie sich nun, sie vollständig zu akzeptieren. *Akzeptanz* bedeutet, Gedanken, Emotionen und Empfindungen in Ihrer Erfahrung aufkommen zu lassen, sie zuzulassen und ihnen auf sanfte Weise in sich selbst Gastfreundschaft zu gewähren. [5 Sekunden Pause]

- Akzeptanz ist eine aktive Haltung, die gegenwärtige Erfahrung so sein zu lassen, wie sie ist, ohne darauf zu reagieren, sie zu vermeiden oder gegen sie anzukämpfen. Es ist schlicht die Bereitschaft, die Dinge so zu sehen, wie sie *wirklich* sind. [5 Sekunden Pause]
- Wenn Sie bei der Erfahrung bleiben, ohne darauf zu reagieren, werden Sie bemerken, dass im Leben alles vergänglich ist. Alles ist im Fluss. Sie können diesen kontinuierlichen Wandlungsprozess bei all Ihren inneren Zuständen, Gedanken, Emotionen und Empfindungen beobachten. [10 Sekunden Pause]
- Es kann manchmal hilfreich sein, sich innerlich einen Satz oder ein ermutigendes Wort zuzuflüstern, um Ihre Bereitschaft zu stärken, das Unbehagen im gegenwärtigen Moment zu akzeptieren. Zum Beispiel könnten Sie sich bei Angst zuflüstern: »Lass es zu, es tut nicht weh.« Wenn Sie einen störenden Gedanken bemerken, könnten Sie sagen: »Es ist nur ein Gedanke. Ich lasse ihn da sein, aber ich gehe nicht auf ihn ein.« [5 Sekunden Pause]
- Sie könnten tiefen Schmerz oder ein Gefühl der Leere empfinden und sich sagen: »Es ist in Ordnung. Alles, was ich fühle, ist in Ordnung; es ist nur eine harmlose Erfahrung in diesem Moment. Es wird nicht lange anhalten.« [5 Sekunden Pause]
- Auf diese Weise lernen Sie, Ihren Widerstand aufzulösen und ein befreiendes Gefühl der Offenheit gegenüber dem kontinuierlichen Fluss der Erfahrungen zu entwickeln. [10 Sekunden Pause]
- Beobachten Sie, ob Sie im gegenwärtigen Moment Widerstand gegen die Akzeptanz Ihres Unbehagens verspüren [10 Sekunden Pause]. Manchmal erzeugt allein die Idee des Zulassens und Akzeptierens starken Widerstand. Sie sagen sich womöglich: »Wie könnte ich derart schreckliche Gedanken akzeptieren?« oder »Wie kann ich mir sagen, dass es in Ordnung ist, wenn ich doch ständig Angst, Ekel oder Scham empfinde?«. Akzeptanz bedeutet nicht, dass Sie mögen müssen, was Sie fühlen. Es bedeutet lediglich, sich zu erlauben, die gegenwärtige Erfahrung zu fühlen, und keine Energie darauf zu verschwenden, etwas zu verändern, das in diesem Moment nicht verändert werden kann. Es spart Ihre Energie für das auf, was sich tatsächlich und sinnvollerweise verändern lässt. [10 Sekunden Pause]
- Oft reicht ein einzelner Versuch der Akzeptanz nicht aus. Es kann notwendig sein, es immer wieder zuzulassen und zu akzeptieren und dabei die subtileren Formen des Widerstands gegen Angst und Schmerz zu erkennen. [10 Sekunden Pause]

Schritt 4: Loslassen

- Konzentrieren Sie sich auf Ihren Atem und stellen Sie bewusst Distanz zwischen sich und der unangenehmen Erfahrung her. Realisieren Sie, dass Sie nicht diese Erfahrung sind, und erinnern Sie sich daran, dass sie vergänglich ist und früher oder später verschwinden wird. [5 Sekunden Pause]
- Machen Sie sich bewusst, dass Sie nicht das sind, was Sie denken, fühlen oder wahrnehmen. [5 Sekunden Pause]
- Vermeiden Sie jeglichen Widerstand gegen oder jede Reaktion auf die unangenehme Erfahrung; lassen Sie sie einfach so sein, wie sie ist, und beobachten Sie, wie sie sich mit der Zeit verändert, allein durch Ihr Nichtstun. [5 Sekunden Pause]
- Wenn »störende« Gedanken auftauchen, heißen Sie sie freundlich willkommen und akzeptieren Sie sie, ohne auf sie zu reagieren, unabhängig von ihrem Inhalt; ohne sie zu bewerten; und ohne sich selbst für diese Gedanken zu verurteilen. [3 Sekunden Pause] Realisieren Sie, dass sie lediglich harmlose, vorübergehende und flüchtige mentale Ereignisse sind. [3 Sekunden Pause] Wenn sie nützlich sind, nutzen Sie sie zu Ihrem Vorteil; wenn nicht, lassen Sie sie einfach los. [10 Sekunden Pause]
- Atmen Sie mit diesen Gedanken und begleiten Sie sie mit einem Gefühl der Sanftheit, Offenheit und des Zulassens. [10 Sekunden Pause]
- Erlauben Sie sich, sanft in all das hineinzuatmen. [5 Sekunden Pause] Lassen Sie es einfach da sein. [10 Sekunden Pause]
- Lassen Sie von allen Versuchen ab, etwas verändern zu wollen. [3 Sekunden Pause] Unterlassen Sie jeglichen Kampf und Widerstand. [5 Sekunden Pause]
- Erlauben Sie sich, sich in das hineinzuentspannen, was im gegenwärtigen Moment und mit jedem Atemzug auftaucht. [5 Sekunden Pause]
- Während Sie sich immer tiefer auf dieses Gefühl einlassen, bemerken Sie womöglich, wie sich ein Raum in Ihnen öffnet, der all den Schmerz und die Enttäuschungen aufnimmt, all die Einsamkeit und Verluste, sogar die Traumata und Tragödien. [10 Sekunden Pause]
- Entspannen Sie sich, während sich dieser große Raum in Ihnen öffnet, und nehmen Sie an, was auch immer jeglicher Moment Ihnen bringt. [5 Sekunden Pause]
- Lassen Sie los, ohne etwas verändern zu wollen, und lassen Sie alles so sein, wie es ist. Mit diesem Loslassen erlauben Sie sich, so zu sein, wie Sie sind. Sie können den Dingen erlauben, so zu sein, wie sie sind. Und während Sie sich entspannen, spüren Sie vielleicht die Freiheit, die im Zulassen und Loslassen liegt – eine Freiheit, die darin besteht, nichts verändern zu müssen, weder an den Dingen noch an sich selbst oder anderen. Diese Freiheit entsteht, wenn Sie Schmerz, Angst und Enttäuschung als Teil des Lebens akzeptieren, ohne etwas verändern zu müssen. [5 Sekunden Pause]

- In Zuge dieses Loslassens nehmen Sie womöglich Frieden, Stille und Entspannung wahr, die sich zu Ruhe entfalten. [30 Sekunden Pause]

Kehren Sie nun langsam zu Ihrem Körper und Ihrem Atem zurück. Spüren Sie Ihren Körper, wie er liegt oder sitzt, und nehmen Sie ein paar tiefe und achtsame Atemzüge, während Sie ein tiefes Gefühl des Loslassens entwickeln. Weiten Sie abschließend Ihre Wahrnehmung auf Ihren gesamten Körper und den Raum um Sie herum aus. In dieser Offenheit können Sie sich daran erinnern, dass Sie viel mehr sind als Ihr Schmerz und Unbehagen. [5 Sekunden Pause]
Zum Abschluss schenken Sie sich ein Gefühl aufrichtiger **Dankbarkeit**, dass Sie sich die Zeit und den Raum für einen tiefgreifend heilenden Kontakt mit sich selbst und Ihrem Leid gewährt haben.

Diskussion der Übung

Der Kursleiter leitet eine Diskussion über die Erfahrungen der Teilnehmer mit der Akzeptanzübung »R.E.A.L.« ein.

Dominique: Ich war sehr verwirrt angesichts einer Mischung von Emotionen, die ich schon früher gefühlt hatte, aber jetzt waren sie intensiver. Ich war ziemlich verärgert darüber und sehr verzweifelt, besonders in der Mitte der Übung, als ich versuchte, aufzustehen und den Raum zu verlassen.

Kursleiter: Okay, Dominique. Haben Sie verstanden und erkannt, was diese Emotionen hervorgerufen hat?

Dominique: Vielleicht war es das Bedürfnis, Klarheit und Ordnung in meine Gedanken zu bringen. Ich konnte die Verwirrung nicht ertragen; es war unmöglich, es einfach sein zu lassen. Ich musste etwas tun, und es ging mir immer schlechter – ich konnte es nicht ertragen. Dann passierte etwas, ich glaube, während des dritten oder vierten Schritts ... Es wurde besser; ich fühlte mich befreit. Ich war immer noch leicht verzweifelt, aber nicht so sehr wie am Anfang.

Kursleiter: Was meinen Sie damit, dass Sie weniger verzweifelt waren?

Dominique: Die geistige Verwirrung ließ nach. Am Anfang hatte ich ein Gefühl der Angst in meinem Brustkorb.

Kursleiter: Sehr gut, Dominique. Es ist wichtig, dass Sie in der Lage waren, zu lokalisieren, was Sie fühlten und wo Sie es körperlich fühlten. Wenn wir beispielsweise körperliche Anspannung verspüren, versuchen wir, diese in unserem Körper zu lokalisieren, sie zu beschreiben und mit ihr in Kontakt zu bleiben. Wenn wir eine Emotion verspüren, versuchen wir, ihr einen Namen zu geben. Die mit Zwangsstörungen verbundenen Emotionen sind in der Regel dieselben: Angst, Ekel, Schuld und

Scham. Wir kennen sie gut, weil sie uns jeden Tag aufs Neue heimsuchen. Wenn uns stattdessen Gedanken stören, beschreiben wir ihre Form – zum Beispiel Wörter oder Bilder.

Evelyn: Ich dachte an eine Situation, die mir Unbehagen verursachte, und ein Gedanke kam auf, der sowohl eine Emotion als auch eine körperliche Empfindung auslöste. Die körperliche Empfindung war wie beim Erbrechen und die Emotion war Angst. Ich rang nach Luft. Mir fiel auf, dass ich mich selbst verurteilte, weil ich dachte, dass ich diesen Gedanken nicht haben sollte. Dann sagte ich mir, dass ich den Gedanken akzeptieren muss, und dadurch wurde die körperliche Empfindung weniger intensiv.

Kursleiter: Sehr gut, Evelyn. Es ist sehr nützlich, einige der »Muss«-Begriffe aus unserem Wortschatz zu streichen. Wir haben keine Verpflichtungen in Bezug auf das, was wir hier tun, sondern nur die Bereitschaft, einen Wunsch, die Absicht und Engagement, wenn wir den Gedanken für nützlich halten.

Richard: Ich erinnerte mich an einen Gedanken von letzter Woche und konnte mir sagen: »Es ist nur ein Gedanke.« Aber vielleicht ist es falsch, mir das zu sagen, weil ich mir damit selbst etwas vormache.

Kursleiter: Zu sagen, dass ein Gedanke nur ein Gedanke ist, ist eine Erkenntnis, keine Beruhigung; es ist eine Tatsache. Davon müssen wir zutiefst überzeugt sein. Es ist nicht sinnvoll, es so zu sagen, als wäre es ein Gebet. Wenn wir umfassend verstehen können, dass ein Gedanke nur eine harmlose mentale Tatsache ist, wie alle Gedanken, dann gelingt es uns, einige nicht anders zu behandeln als andere. Das zu erkennen, kann äußerst befreiend sein.

Donald: Als ich im Zuge der Übung etwas akzeptieren konnte, geschah das plötzlich …

Lisa: Ja, es ist wie ein Blitz!

Dominique: Man fühlt sich sofort befreit, und vielleicht erfordert es etwas Disziplin, um die Übung nicht in Grübelei ausarten zu lassen. Man kann tatsächlich in einer halben Sekunde etwas lösen oder akzeptieren. Ich glaube, ich muss noch mehr daran arbeiten. Es ist wie eine Disziplin, der man mit Ausdauer und Engagement nachgehen muss, denn man kann nicht von Grübeleien geheilt werden, indem man über etwas anderes nachdenkt. Es ist ein Prozess.

Es ist normal, dass Teilnehmer häufig heftige Reaktionen zeigen, wenn sie zum ersten Mal direkt mit den hochgradig aktivierenden Inhalten ihrer Störung konfrontiert werden. Die vier Schritte dieser Übung ermöglichen es den Teilnehmern, auf völlig neue Weise mit ihren inneren Erfahrungen in Kontakt zu treten und ihre üblichen Reaktionsmuster zu überkommen. Sie erreichen oft ein Maß an Verständnis und Einsicht, das bis zu diesem Zeitpunkt völlig unerwartet war.

Lesen und Besprechen der Zitate zu Sitzung 7

Wie in den vorherigen Sitzungen liest und bespricht der Kursleiter nun die Zitate zum Thema Akzeptanz (Sitzung 7 – Handout 5).

Verteilung der Handouts an die Teilnehmer und Ausgabe der Hausaufgaben für die kommende Woche

Der Kursleiter verteilt die Handouts zu dieser Sitzung und bespricht die Hausaufgaben (Sitzung 7 – Handouts 7 und 8). In der Woche nach Sitzung 7 werden die Teilnehmer gebeten, die Übung »Der beobachtende Geist« an 6 von 7 Tagen durchzuführen, wobei sie am Ende der Übung jeweils einen störenden Gedanken integrieren und die Dezentrierung sowie eine Haltung der aktiven Akzeptanz dieses Gedankens trainieren; die Übung »Aufladen und Entladen« soll an 6 von 7 Tagen jeweils 15 Minuten lang gemacht werden; die Akzeptanzübung »R.E.A.L.« mindestens einmal täglich (unter Verwendung von Track 10), um die **Akzeptanz** von etwas zu fördern, das die Teilnehmer stört (ein Gedanke, eine Emotion, eine körperliche Empfindung).

Als Übung informeller Akzeptanz werden die Teilnehmer zudem gebeten, die Akzeptanztabelle (Sitzung 7 – Handout 6) auszufüllen, wenn unangenehme Erfahrungen aufkommen. Durch die Verwendung dieser Tabelle können sie sich ihrer inneren Erfahrungen und der Auswirkungen von Akzeptanz oder Nichtakzeptanz in schwierigen Momenten ihres Tages bewusster werden.

Sie werden auch gebeten, die Übung »Atempause: Bewältigung« (S. 303) jedes Mal durchzuführen, wenn unangenehme Erfahrungen aufkommen, und täglich informell sensorische Aufmerksamkeit zu praktizieren, indem sie ihre Aufmerksamkeit so oft wie möglich (mindestens einmal pro Stunde) auf das lenken, was ihre Sinne ihnen mitteilen (z. B. »Ich höre dieses Geräusch«; »Ich sehe die Farbe dieser Blume«; »Ich fühle die Wärme dieses Objekts«; »Ich nehme den Geruch oder den Geschmack dieses Lebensmittels wahr«).

Bei jeder Übung sollen sie ihre Kommentare und Beobachtungen im Protokoll der Hausaufgaben zu Sitzung 7 notieren und das in dieser Sitzung bereitgestellte Material mindestens einmal sorgfältig lesen und über den Inhalt nachdenken.

Am Ende der Sitzung, kurz vor dem Achtsamkeitskreis, fordert der Kursleiter die Teilnehmer auf, ein Objekt (z. B. einen schmutzigen Gegenstand, eine Spritze, ein Messer, ein Stück Seife, einen Stift, einen Geldschein, einige nicht in Ordnung befindliche Gegenstände) oder ein Geräusch beziehungsweise etwas mit Geruch mitzubringen, worauf sie direkt mit Zwangsgedanken und -handlungen und den mit ihrer Zwangsstörung verbundenen besonderen Emotionen (z. B. Angst, Ekel) reagieren könnten. Was immer die Teilnehmer mitbringen, sollte etwas sein, mit dem sie in der realen Welt Schwierigkeiten haben und das auf einer Skala von 0 bis 100 einen Leidensdruck von

20 bis 50 erzeugt. Das bietet die Möglichkeit, eine direkte Konfrontation in vivo während einer Übung zu ermöglichen, die in der nächsten Sitzung vorgestellt wird: »Achtsame Exposition«. Diese Übung wird der Gruppe an dieser Stelle kurz erklärt und als eine direktere Form der Konfrontation mit angstauslösenden Reizen dargestellt im Vergleich zu anderen Expositionspraktiken, die in den vorherigen Sitzungen eingeführt wurden (z. B. Sitzmeditation »Achtsamkeit für Körper, Geräusche, Emotionen, Gedanken und Konfrontation mit einem schwierigen Zustand«, »Der beobachtende Geist: Akzeptanz«, »R.E.A.L.«).

Der Kursleiter erklärt, dass nicht alle Teilnehmer ein Objekt mitbringen müssen, auf das sie sich konzentrieren werden, da einige möglicherweise kein spezifisches Objekt im Zusammenhang mit ihrer Zwangsstörung haben; andere haben vielleicht Objekte, die zu groß sind, um sie mitzubringen, oder sie schämen sich, sie mitzubringen. In diesen Fällen werden die Teilnehmer gebeten, ein Bild von einem Objekt oder einer Situation mitzubringen, das Unbehagen und Zwangsgedanken auslösen könnte. Alternativ können sich die Teilnehmer in der nächsten Sitzung vorstellen, wie sie angstauslösenden Reizen ausgesetzt sind, anstatt sie direkt zu erleben.

Achtsamkeitskreis

Die Sitzung endet damit, dass die Gruppe im Sitzkreis zusammenkommt und sich 3–4 Minuten lang schweigend auf den Atem konzentriert. Anschließend kann der Kursleiter eines oder mehrere der Zitate zu dieser Sitzung (Handout 5) wiederholen oder jedes Mitglied bitten, in wenigen Worten seinen aktuellen Zustand zu beschreiben.

SITZUNG 7 – HANDOUT 1
Zusammenfassung von Sitzung 7: »Entwicklung von Akzeptanz als maßgeblicher Schritt zur Veränderung«

Eines der zentralen Themen für Menschen mit Zwangsstörungen ist die Akzeptanz. Für Menschen, die an dieser Störung leiden, ist es äußerst schwierig, wenn nicht sogar oft unmöglich, intrusive oder zwanghafte Gedanken, unangenehme Emotionen (Angst, Schuldgefühle, Scham, Ekel) und einige körperliche Empfindungen, die eigentlich normal, harmlos und ungefährlich sind, zu akzeptieren. *Akzeptanz* kann als aktive und bewusste Haltung definiert werden, eine unangenehme innere Erfahrung (Gedanken, Emotionen oder körperliche Empfindungen) oder äußere Erfahrung (Fakten, Ereignisse, Situationen) einfach zuzulassen, ohne automatisch darauf zu reagieren oder sie verändern zu wollen. Durch Akzeptanz entwickeln Menschen mit Zwangsstörungen die Bereitschaft, mit störenden Emotionen und Gedanken in Kontakt zu bleiben, sobald sie auftreten, ohne ihnen eine Bedeutung zuzumessen oder sie zu beurteilen.

Mit anderen Worten bedeutet *Akzeptanz*, dass man versucht, die bestmögliche Beziehung zu einer Erfahrung herzustellen, die wir als unangenehm empfinden, die sich aber zumindest im Moment nicht ändern oder vermeiden lässt. Wenn unangenehme Erfahrungen auftreten, weigern wir uns manchmal, unangenehme Empfindungen zu spüren oder störende Gedanken zu denken – dennoch spüren/denken wir sie trotzdem. Vielleicht schämen wir uns sogar oder fühlen uns schuldig, weil wir solche Gefühle oder Gedanken haben. Wenn wir jedoch bereit sind, im Hier und Jetzt zu bleiben und die Realität so zu sehen, wie sie ist, entsteht eine andere Art von Aufmerksamkeit.

Diese bewusste Haltung des Zulassens, des Geschehenlassens der Erfahrung des Augenblicks und des Loslassens, wenn sie spontan endet, ist ein grundlegender Schritt zur Veränderung und sogar Überwindung der mit Zwangsstörungen verbundenen Probleme. Es ist eine Möglichkeit, unseren Widerstand aufzulösen und ein befreiendes Gefühl der Offenheit gegenüber dem kontinuierlichen Fluss von Erfahrungen zu empfinden. Bei Akzeptanz geht es nicht darum, eine Erfahrung zu mögen. Man kann eine Erfahrung ablehnen und trotzdem akzeptieren, dass sie existiert. Akzeptanz bedeutet auch nicht, den Versuch aufzugeben, eine Erfahrung oder Situation zu ändern. Vielmehr bedeutet es, den Kampf aufzugeben, etwas ändern zu wollen, das in diesem Moment nicht geändert werden kann. Akzeptanz spart Energie, die später für realistische Veränderungen genutzt werden kann. Sie müssen Dinge, die nicht geändert werden können, schlicht akzeptieren. Wenn Sie dies nicht tun, haben Sie nur ein Problem mehr – das ursprüngliche (z. B. Angst) und den Kampf, sich seiner Anwesenheit zu widersetzen.

Der erste Schritt in Richtung Akzeptanz besteht oft darin, zu erkennen, dass man sich gegen etwas wehrt; der zweite Schritt besteht darin, die Erfahrung des Widerstands anzuerkennen und die Ablehnung, die körperliche Anspannung, die Angst, die Schuldgefühle sowie die Abneigung, die vorhanden sind, zuzulassen.

Akzeptanz bedeutet auch, eine freundliche und offene Haltung sich selbst gegenüber zu entwickeln. Es ist nützlich, sich daran zu erinnern, dass wir alle unvollkommen sind. Unvollkommenheiten sind einfach Teil der menschlichen Natur, und es ist normal, dass man bei sich selbst Gedanken, Emotionen, Empfindungen und Verhaltensweisen vorfindet, die nicht so sind, wie man sie gerne hätte. Wenn Sie sich der Realität dessen, wer Sie sind und was Sie fühlen, öffnen, können Sie eine tiefe innere Ruhe entwickeln. Sie verschwenden keine Energie sinnlos und aktivieren auch keine unangenehmen Emotionen, die aus mangelnder Akzeptanz resultieren.

SITZUNG 7 – HANDOUT 2
Leidensgleichung

Leiden = Schmerz × Widerstand

Schmerz ist ein normaler und unvermeidlicher Bestandteil des Lebens eines jeden Menschen.
Wir alle werden unter Schmerzen geboren und sterben unter Schmerzen.
Wenn wir uns dem Schmerz widersetzen, verstärken wir ihn dramatisch.
Auf diese Weise erschaffen wir Leid.
Zwangsstörungen sind eine Form des Leidens.

SITZUNG 7 – HANDOUT 3
Hotelmanager-Metapher

Stellen Sie sich vor, Sie würden Ihren inneren Zuständen (Gedanken, Emotionen oder körperliche Empfindungen) genauso begegnen wie ein guter Hotelmanager seinen Gästen. Wenn ein Gast das Hotel betritt, begrüßt er ihn herzlich und freundlich an der Rezeption. Der Manager fragt nach seinem Ausweis. Dies entspricht unserer **Anerkennung** der Ereignisse, die uns »heimsuchen« – Gedanken, Emotionen oder Empfindungen. Der Hotelmanager weist dem Gast dann ein Zimmer zu, gibt ihm den Schlüssel, zeigt ihm, wo sich das Zimmer befindet, und wünscht ihm einen angenehmen Aufenthalt (**Begrüßung, Akzeptanz**).

Der Hotelmanager wird den Gast nicht dazu drängen, das Hotel so schnell wie möglich oder bis zu einem bestimmten Zeitpunkt wieder zu verlassen, wenn das Zimmer noch mehrere Tage verfügbar ist – etwas, das wir oft mit unseren Gedanken und Emotionen tun, wenn wir uns eine Frist für unsere Toleranz ihnen gegenüber setzen (z. B. »Ich kann dieser Emotion nur 10 Minuten widerstehen«; » ... nur 10 Minuten bei dieser Emotion verweilen und muss sie dann loswerden«). Der Manager wird dem Gast erlauben, so lange im Hotel zu bleiben, wie er möchte – im Bewusstsein, dass er früher oder später abreisen wird.

Sobald die Gäste registriert sind, hat der Hotelmanager keinen Kontakt mehr zu ihnen, es sei denn, ein Gast bittet um Informationen oder stellt eine Anfrage. Der Hotelmanager bleibt hinter der Rezeption und tut auf freundliche Weise nur das, was seine Position von ihm verlangt. Er wird niemals eine intime Beziehung zum Gast eingehen.

Ein guter Hotelmanager würde nie auf die Idee kommen, nachts das Zimmer des Gastes aufzusuchen, ihm zu folgen oder mit ihm essen zu gehen. Diese Dinge sind nicht Teil der Rolle eines Hotelmanagers. Obwohl er den Gästen eine Unterkunft zur Verfügung stellt, hält der Hotelmanager Abstand zu ihnen, bis sie sich entscheiden, das Hotel zu verlassen.

Wie dieser Manager können wir Gedanken und Gefühle willkommen heißen, bis sie wieder verschwinden, und zwar ohne eine direkte und enge Beziehung zu ihnen einzugehen. Wir können uns von ihnen distanzieren und unterscheiden, wer wir und was unsere Gedanken und Gefühle sind (**Dezentrierung** und **Disidentifikation**).

Ein guter Hotelmanager heißt auch jeden willkommen, der um Gastfreundschaft bittet, nicht nur jene Menschen, die er mag oder von denen er glaubt, dass sie keine Probleme verursachen werden. Stellen Sie sich vor, was wäre, wenn der Manager Menschen, die sonst nirgendwo unterkommen, in einer stürmischen Nacht die Unterkunft verweigern würde. Was wäre, wenn diese Menschen immer wieder klingeln und ein Zimmer verlangen würden, den Manager vielleicht sogar anschreien? Das würde wahrscheinlich alle anderen Gäste stören und zu Chaos führen. Wenn wir uns weigern, innere Erfahrungen – etwa unerwünschte Gedanken oder Gefühle (unsere inneren Gäste) – zu akzeptieren und ihnen das »Recht« verwehren, in unseren Geist einzudringen, wenn wir also versuchen, sie zu vermeiden, werden sie aufdringlicher und intensiver und verursachen dadurch nur mehr Schmerz und Verwirrung in unserem Geist.

Ein guter Hotelmanager sollte auch anspruchsvolle Gäste willkommen heißen, denn sie abzuweisen kann größere Probleme verursachen, als sie hereinzulassen.

Versuchen Sie stets, Ihre inneren Gäste – Ihre Gedanken, Emotionen und körperlichen Empfindungen – wie ein guter Hotelmanager zu behandeln. Sie werden möglicherweise überrascht sein, wenn Sie feststellen, dass diese Gäste viel schneller verschwinden, als Sie gedacht hätten (**Loslassen**), und zwar ohne Probleme zu verursachen.

SITZUNG 7 – HANDOUT 4
Dinge, die Sie akzeptieren müssen, um eine Zwangsstörung zu überwinden

Hier ist eine hilfreiche Liste von Dingen, die Sie akzeptieren müssen, um mit Ihrer Zwangsstörung effektiv umgehen zu können. *Akzeptieren Sie ...*

1. aufdringliche Gedanken: Indem Sie sie akzeptieren, verhindern Sie, dass sie zu Zwangsgedanken werden;
2. unangenehme Emotionen (z. B. Angst, Schuldgefühle, Scham, Ekel);
3. unangenehme körperliche Empfindungen;
4. imaginierte oder befürchtete Folgen, wenn Sie es nicht schaffen, Schaden zu verhindern, oder Dinge falsch machen;
5. dass Sie in einem gesunden Maß die volle Verantwortung für Ihre Handlungen übernehmen müssen;
6. dass Sie nicht perfekt sind – Sie sind ein fehlbarer Mensch;
7. dass die Dinge oft nicht so sind, wie Sie sie gerne hätten – sie werden nie perfekt sein;
8. die Ungewissheit der Realität und der Zukunft;
9. dass Sie die Vergangenheit nicht ändern und die Zukunft nicht vorhersagen können;
10. dass Sie nicht alles kontrollieren können;
11. dass Sie Ihre nutzlosen Strategien zur Bewältigung von Zwangsgedanken (z. B. Rituale, Streben nach Rückversicherung, Vermeidung) und die Verzweiflung darüber aufgeben müssen;
12. dass andere Menschen normale, unvollkommene Wesen sind;
13. dass andere Menschen nicht das tun müssen, was Sie von ihnen erwarten – Sie müssen auch Ihre kontraproduktiven Bemühungen, mit Zwangsgedanken und Leid umzugehen, nicht unterstützen;
14. dass Sie sich dazu verpflichten müssen, jeden Tag hart daran zu arbeiten, Ihr Problem zu überwinden.

SITZUNG 7 – HANDOUT 5
Zitate zu Sitzung 7

Wir können nichts ändern, solange wir es nicht akzeptieren.
Carl G. Jung

Unsere Handlungen erfolgen automatisch, ohne dass wir innehalten.
Wenn wir innehalten, durchbrechen wir den Bann zwischen dem vergangenen Ergebnis und der automatischen Reaktion.
Wenn wir innehalten, können wir die tatsächliche Erfahrung wahrnehmen, den Schmerz oder die Freude, die Angst oder die Aufregung.
In der Stille, bevor unsere Gewohnheiten entstehen, werden wir frei.
Jack Kornfield

Gelassenheitsgebet
Gott gebe mir die Gelassenheit, Dinge hinzunehmen,
die ich nicht ändern kann,
den Mut, Dinge zu ändern, die ich ändern kann,
und die Weisheit, das eine vom anderen zu unterscheiden.
Reinhold Niebuhr

Ohne einige der Dinge zu sein, die man sich wünscht,
ist ein unverzichtbarer Bestandteil des Glücks.
Bertrand Russell

Wenn ich loslasse, was ich bin, werde ich zu dem, was ich sein könnte.
Laotse

SITZUNG 7 – HANDOUT 6
Akzeptanztabelle

Jedes Mal, wenn ein störender Gedanke, eine störende Emotion oder Empfindung aufkommt, tun Sie Ihr Möglichstes, um diese Erfahrung zu **akzeptieren**. Unterstützen Sie sich selbst dabei, indem Sie versuchen, alle Fragen der folgenden Tabelle zu beantworten, wenn Sie einen störenden Gedanken, eine störende Emotion oder Empfindung bemerken.

Was erlebe ich im gegenwärtigen Moment? (Gedanken, Gefühle, Empfindungen)
Wo spüre ich das Unbehagen in meinem Körper?
Versuche ich in diesem Moment, Akzeptanz gegenüber dieser inneren Erfahrung zu entwickeln? (Ja/Nein)
War ich in der Lage, diesen Zustand (Emotionen, körperliche Empfindungen, Gedanken) zuzulassen, willkommen zu heißen und zu akzeptieren; in Kontakt damit zu bleiben, ohne darauf zu reagieren? Wenn nicht, warum?
Wie fühle ich mich, wenn ich in der Lage war, die Erfahrung zu akzeptieren? Wie fühle ich mich, wenn ich nicht in der Lage war, sie zu akzeptieren? Welche Konsequenzen ergeben sich daraus?

SITZUNG 7 – HANDOUT 7
Hausaufgaben für die Woche nach Sitzung 7

1. Führen Sie die Meditation »Der beobachtende Geist: Akzeptanz« (Track 9) an 6 von 7 Tagen durch, indem Sie einen störenden Gedanken vergegenwärtigen und ein Gefühl der **Dezentrierung** und **aktiven Akzeptanz** ihm gegenüber pflegen.
2. Praktizieren Sie die Übung »Aufladen und Entladen« an 6 von 7 Tagen für jeweils 10–15 Minuten.
3. Führen Sie die Akzeptanzübung »R.E.A.L.« (Track 10) mindestens einmal täglich durch und kultivieren Sie **Akzeptanz** für etwas, das Sie stört (Gedanke, Emotion, körperliche Empfindung), indem Sie dieser inneren Erfahrung begegnen wie ein »guter Hotelmanager« seinen Gästen.
4. Füllen Sie die Akzeptanztabelle aus, wenn unangenehme Erfahrungen aufkommen.
5. Führen Sie die Übung »Atempause: Bewältigung« täglich durch, wenn unangenehme Erfahrungen aufkommen.
6. Üben Sie sich täglich in **sensorischer Aufmerksamkeit**, indem Sie Ihre Aufmerksamkeit so oft wie möglich (mindestens einmal pro Stunde) auf das lenken, was Ihre Sinne Ihnen mitteilen (z. B. »Ich höre dieses Geräusch«; »Ich sehe die Farbe dieser Blume«; »Ich fühle die Wärme dieses Objekts«; »Ich rieche oder schmecke dieses Essen«).
7. Jedes Mal, wenn Sie eine Übung zu dieser Sitzung durchführen, halten Sie Ihre Erfahrungen im Protokoll der Hausaufgaben zu Sitzung 7 fest und notieren Sie alle Kommentare, Eindrücke oder Schwierigkeiten, die möglicherweise anfallen. Kreisen Sie jedes Mal ein X ein, wenn Sie die Übung »Atempause« zur Bewältigung einer schwierigen Situation durchführen.
8. Lesen Sie das zu dieser Sitzung bereitgestellte Material mindestens einmal sorgfältig durch und denken Sie über dessen Inhalt nach, um ihn sich zu eigen zu machen. Wenden Sie die Inhalte täglich an, um Vertrauen, Akzeptanz und eine freie und gesunde Beziehung zu Ihren Gedanken und Emotionen zu entwickeln.

Wenn Sie sich entscheiden, diese Übungen zu praktizieren, nehmen Sie sich die nötige Zeit und suchen Sie sich einen warmen, sicheren, angenehmen und ruhigen Ort, wo Sie nicht gestört oder unterbrochen werden. Nehmen Sie eine bequeme und stabile Körperhaltung ein. Versuchen Sie, die Übungen *nicht* als lästige Pflicht zu betrachten, sondern als gesunde Gewohnheit, die Sie in Ihr Leben integrieren möchten. Denken Sie immer daran, dass das Engagement, das Sie diesem Training widmen, Ihnen langfristig zu bedeutenden Ergebnissen verhelfen wird.

SITZUNG 7 – HANDOUT 8
Protokoll der Hausaufgaben zu Sitzung 7

Name: ______________________________

Füllen Sie dieses Formular jedes Mal aus, wenn Sie praktizieren, und umkreisen Sie ein **X**, wenn Sie die Übung »Atemraum: Bewältigung« durchführen, um auf schwierige Situationen zu reagieren. Notieren Sie außerdem alles, was während der Übungen anfällt (z. B. gesundheitliche Verbesserungen, Schwierigkeiten, Beobachtungen), damit wir in der nächsten Sitzung darüber sprechen können.

Tag/Datum	Übung	Anmerkungen
Donnerstag, der ________	Der beobachtende Geist: Akzeptanz Aufladen und Entladen R.E.A.L. Sensorische Aufmerksamkeit Akzeptanztabelle X X X X X X	
Freitag, der ________	Der beobachtende Geist: Akzeptanz Aufladen und Entladen R.E.A.L. Sensorische Aufmerksamkeit Akzeptanztabelle X X X X X X	
Samstag, der ________	Der beobachtende Geist: Akzeptanz Aufladen und Entladen R.E.A.L. Sensorische Aufmerksamkeit Akzeptanztabelle X X X X X X	
Sonntag, der ________	Der beobachtende Geist: Akzeptanz Aufladen und Entladen R.E.A.L. Sensorische Aufmerksamkeit Akzeptanztabelle X X X X X X	

Tag/Datum	Übung	Anmerkungen
Montag, der ________	Der beobachtende Geist: Akzeptanz Aufladen und Entladen R.E.A.L. Sensorische Aufmerksamkeit Akzeptanztabelle XXXXXX	
Dienstag, der ________	Der beobachtende Geist: Akzeptanz Aufladen und Entladen R.E.A.L. Sensorische Aufmerksamkeit Akzeptanztabelle XXXXXX	
Mittwoch, der ________	Der beobachtende Geist: Akzeptanz Aufladen und Entladen R.E.A.L. Sensorische Aufmerksamkeit Akzeptanztabelle XXXXXX	

Aus Segal et al. 2013; © 2013 The Guilford Press. Mit Genehmigung angepasst.

12 Sitzung 8: Achtsames Handeln und achtsame Exposition

Aus der Absicht entsteht die Tat,
aus der Tat entspringen die Gewohnheiten.
Aus den Gewohnheiten erwächst der Charakter,
aus dem Charakter entwickelt sich das Schicksal.
Chinesischer buddhistischer Text

Über diese Sitzung

Bei Menschen mit Zwangsstörungen ist der Handlungsmodus (siehe Kapitel 5) häufig, wenn nicht immer, darauf ausgerichtet, Schaden zu verhindern und emotionalen Stress zu verringern, und sehr oft durch ein übersteigertes Verantwortungsbewusstsein gekennzeichnet. Zwangshandlungen sind gedankenlose Verhaltensweisen, bei denen die Aufmerksamkeit nur auf die Durchführung repetitiver Handlungen gerichtet ist, anstatt die tatsächliche Situation und die Ergebnisse dieser Handlungen wahrzunehmen. Im Kontext dieser Sitzung hilft die Achtsamkeitspraxis den Teilnehmern, einen funktionelleren Handlungsmodus, *achtsames Handeln*, und ein realistischeres Verantwortungsbewusstsein zu entwickeln. Sie werden ermutigt, von ihren typischerweise gedankenlosen zwanghaften Handlungsweisen abzulassen und eine gesündere Beziehung zwischen ihren Absichten und Handlungen herzustellen. *Achtsame Exposition* ist eine zentrale therapeutische Praxis des Programms. Diese Verbindung von Expositions- und Reaktionsprävention (ERP) mit Achtsamkeit wird in dieser Sitzung vermittelt (siehe Sitzung 8 – Handout 1).

TAGESORDNUNG SITZUNG 8: »Achtsames Handeln und achtsame Exposition«

Zusammenfassung

In dieser Sitzung wird den Teilnehmern vermittelt, wie sie durch Achtsamkeitspraxis einen funktionaleren *Handlungsmodus* (achtsames Handeln) und ein realistisches Verantwortungsbewusstsein entwickeln können, ist Letzteres doch bei Menschen mit Zwangsprobleme sehr oft stark verzerrt. Achtsamkeitspraxis hilft den Teilnehmern auch eine gesunde Beziehung zwischen ihren Absichten und ihren Handlungen herzustellen und von ihren typischen gedankenlosen Zwangshandlungen und automatischen Verhaltensweisen (z. B. Rituale, Neutralisierungen) abzulassen. Die »Achtsame Exposition« (eine Verbindung von ERP und Achtsamkeit), die in dieser Sitzung vorgestellt wird, ist eine zentrale therapeutische Praxis dieses Programms, in Zuge derer die Teilnehmer lernen können, sich bewusst mit dem »zwanghaften« Stimulus oder einer entsprechenden Situation zu konfrontieren und damit in Kontakt zu bleiben – und zwar mittels einer guten Form des Realitätsabgleichs und einem Gefühl von Präsenz, Vertrauen und Sicherheit. Für die Rückfallprävention ist es wichtig, in dieser Phase des Programms förderliche Aktivitäten in das Leben der Teilnehmer zu integrieren, um jene Räume zu besetzen, die zuvor von Zwangssymptomen eingenommen waren.

Übersicht

- Akzeptanzübung »R.E.A.L.«
- Diskussion der Übung
- Nachbesprechung der Hausaufgaben
- Achtsame Absichten
- Achtsamkeit und Verantwortungsbewusstsein
- Diskrepanz-Technik
- Pause
- Die Technik der achtsamen Exposition
- Diskussion der Übung
- Das Problem eines »leeren Lebens«: Existenzielle Leere ausfüllen
- Achtsames Gehen mit verbalen Ankern
- Diskussion der Übung
- Lesen und Besprechen der Zitate zu Sitzung 8
- Verteilung der Handouts an die Teilnehmer und Ausgabe der Hausaufgaben für die folgende Woche:
  - »Achtsame Exposition« – täglich
  - »Der beobachtende Geist: Akzeptanz« – an Tag 1, 3 und 5
  - Akzeptanzübung »R.E.A.L.« – an Tag 2, 4 und 6
  - Diskrepanz-Technik, »Achtsames Gehen mit verbalen Ankern« – täglich
  - »Gesunde Absichten« – täglich
  - Liste förderlicher Aktivitäten
- Abschluss im Achtsamkeitskreis mit Schwerpunkt auf der Atmung

Materialien und Ressourcen

- Klangschale, Gong oder Zimbeln
- Audiodateien zu »Achtsame Exposition« (Track 11) und »Achtsames Gehen mit verbalen Ankern« (Track 12)
- Whiteboard und Marker

Handouts für die Teilnehmer

Sitzung 7 – Handout 6: Akzeptanztabelle
Sitzung 8 – Handout 1: Zusammenfassung von Sitzung 8 (»Achtsames Handeln und achtsame Exposition«)
Sitzung 8 – Handout 2: Achtsamkeit und Verantwortungsbewusstsein
Sitzung 8 – Handout 3: Diskrepanz-Technik
Sitzung 8 – Handout 4: Gesunde Absichten
Sitzung 8 – Handout 5A: Liste belastender Situationen zur achtsamen Exposition
Sitzung 8 – Handout 5B: Protokoll zur achtsamen Exposition
Sitzung 8 – Handout 5C: Achtsame Exposition – Zusammenfassendes Flussdiagramm
Sitzung 8 – Handout 6: Liste förderlicher Aktivitäten
Sitzung 8 – Handout 7: Zitate zu Sitzung 8
Sitzung 8 – Handout 8: Hausaufgaben für die Woche nach Sitzung 8
Sitzung 8 – Handout 9: Protokoll der Hausaufgaben zu Sitzung 8

Akzeptanzübung »R.E.A.L.«

Der Kursleiter beginnt mit der Akzeptanzübung »R.E.A.L«, die in Sitzung 7 eingeführt und in der vergangenen Woche zur täglichen Praxis aufgegeben wurde (siehe S. 378 und die entsprechende Audiodatei, Track 10).

Diskussion der Übung

Der Kursleiter bittet die Teilnehmer, über ihre Erfahrungen mit der Akzeptanzübung »R.E.A.L.« zu berichten.

Frederick: Als ich diese Meditation praktizierte, habe ich zunächst nichts gespürt. Dann wurde mir klar, dass diese Art, mit schwierigen Ereignissen und inneren Zuständen umzugehen, der nützlichste und gesündeste Weg ist, um meine Angst zu überwinden. Vielleicht der einzige Weg. Und von diesem Moment an fühlte ich mich motiviert, sie jeden Tag zu machen. Es hat eine Weile gedauert, bis ich dahinterkam, denn am Anfang war es nicht einfach.

George: Während der Übung fiel es mir schwer, mich nicht in den Gedanken zu verstricken, der mich beunruhigte.

Kursleiter: Warum war es schwer? Was hat Sie dazu gebracht, sich darin zu verstricken?

George: Es ist eine Situation, die mir bei der Arbeit viel Kummer bereitet.

Kursleiter: Okay, denken Sie daran, dass wir, wenn wir uns etwas vergegenwärtigen, das an einem anderen Ort geschieht oder uns in der Vergangenheit widerfahren ist oder von dem wir befürchten, dass es uns widerfahren könnte, immer noch physisch hier sind, in diesem Raum, in diesem Moment. Dieser Tatsache sollten wir uns immer bewusst sein, denn unser Ziel ist es, in der Realität des gegenwärtigen Augenblicks verankert zu bleiben. Selbst wenn in uns etwas Unangenehmes vor sich geht, bleiben wir hier. Wir befinden uns in diesem Moment nicht in der problematischen Situation. Wir erleben nur unsere Gedanken und sollten versuchen, uns nicht von ihnen mitreißen zu lassen. Es ist wichtig, diese Gedanken auf Abstand zu halten. Wenn Unbehagen aufkommt, sollten Sie daher genau herausfinden, wodurch es verursacht wird. Gehen Sie zurück zu den drei realen Elementen, die Unbehagen verursachen können: Gedanken, Empfindungen und Emotionen. Was im jeweiligen Moment aufkommt, kann ein Gedanke, eine Emotion oder eine körperliche Empfindung sein, und das Unbehagen wird durch die Beziehung verursacht, die wir zu einem oder mehreren dieser Elemente aufbauen. Aus diesem Grund sollten Sie sich die Frage stellen: »Was genau habe ich jetzt mit diesem Element zu tun und wie stehe ich dazu?« Wir müssen so präzise wie möglich sein. Wenn wir glauben, nur ein allgemeines, undefiniertes Unbehagen zu verspüren, wissen wir nicht, wo wir anfangen sollen, um es zu überwinden. Wir müssen uns darin üben, diese drei Elemente so gut wie möglich zu unterscheiden. Aus diesem Grund ist die erste Phase der »R.E.A.L.«-Praxis das *Realisieren*.

Nachbesprechung der Hausaufgaben

In der Woche nach Sitzung 7 haben die Patienten zu Hause Übungen durchgeführt, die für das Programm von entscheidender Bedeutung sind, insbesondere die Meditation »Der beobachtende Geist: Akzeptanz« sowie die Akzeptanzübung »R.E.A.L.«. Es ist daher sehr wichtig, den Teilnehmern Zeit zu geben, um sich darüber auszutauschen, wie sie diese intensiven Übungen erlebt haben.

Kursleiter: Ich möchte, dass Sie Ihre Erfahrungen mit den Hausaufgaben der vergangenen Woche teilen. Wer möchte anfangen?

Helen: Diese Woche habe ich zufällig einen gutaussehenden Mann auf der Straße gesehen und dachte: »Was für ein hübscher Kerl; ich könnte mich in ihn verlieben.« [Sie ist verheiratet und hat ein Baby.] Aber dann habe ich sofort einen Realitätscheck gemacht und dachte: »Ich werde ihn nie wiedersehen.« Ich ging zum Haus meiner Eltern und dachte immer wieder an den Mann und meine Gedanken über ihn nach. Dann sagte ich mir, dass ich mir wegen dieses Gedankens nicht den Tag verderben lassen dürfe, und er verschwand langsam. Der Gedanke kam und ich ging sinnvoll damit um. Aber in anderen Situationen war ich nicht in der Lage, dies zu tun. Ich kehre zu meinen Ritualen zurück. Es ist schwer, sich zu vergegenwärtigen, dass es nur ein Gedanke ist.

Kursleiter: Großartig, Helen. Es ist wichtig, dass Sie erkannt haben, dass es nur ein Gedanke war, und dass Sie ihn loslassen konnten. Das Problem entsteht, wenn wir denken, dass manche Gedanken stärker sind als andere, dass es eine Art Gedankenhierarchie gibt, in der manche Gedanken nicht einmal wie Gedanken erscheinen, sondern wie etwas Reales, und wir uns mit ihnen identifizieren, weil sie etwas über uns aussagen. Aber alle Gedanken sind harmlose und vergängliche mentale Ereignisse, ohne Ausnahme, unabhängig von ihrem Inhalt oder ihrer Form.

Danny: Diese Woche hatte ich mehrere Gedanken, die starke Emotionen und allgemeines Unbehagen auslösten. Sie bauten sich auf und am Ende hatte ich eine Angstattacke. Ich versuchte, meinen Atem zu beruhigen, aber es war eine starke Attacke. Dann versuchte ich, einige Achtsamkeitsübungen zu machen, die Atemübungen, um zu sehen, ob ich mich beruhigen kann, aber ich konnte es nicht. In solchen Momenten habe ich das Gefühl, dass alles schwarz, alles schlecht ist. Ich möchte wissen, wie ich erkennen kann, dass sich Angst aufbaut, dass sich meine Gedanken überschlagen und dass ich in diesen Tunnel gehe, bevor ich explodiere.

Kursleiter: Es ist wichtig, daran zu arbeiten, das Unbehagen auszumachen, bevor es zu schwer zu bewältigen ist. Hat die Gruppe Vorschläge für Danny?

Evelyn: Mir ist etwas Ähnliches passiert. Ich habe versucht, meine Lieblingsmeditationsübung, das »Aufladen und Entladen«, zu machen. Ich habe es geschafft, mich zu beruhigen, indem ich mehr als eine Übung gemacht habe, und es ging vorbei. An einem anderen Tag wäre ich vielleicht nicht dazu in der Lage gewesen, aber in diesem Moment war ich es.

Alan: Ich hatte einen störenden Gedanken, also konzentrierte ich mich auf Akzeptanz, indem ich nicht auf die gedanklich hervorgerufene Emotion reagierte, sondern bei der Emotion blieb, ohne darauf zu reagieren, auch wenn es unangenehm war. Dann praktizierte ich die Akzeptanzübung »R.E.A.L.«, kehrte zu dem zurück, was ich vorher getan hatte, und das Unbehagen ließ nach. Ich grübelte nicht darüber nach, wie ich es loswerden könnte, oder versuchte, das Unbehagen zu vermeiden. Als es dann vorüber war, wurde mir klar, dass diese Emotion etwas war, das ich in meinem Kopf erschaffen hatte.

Bob: Es ist nützlich, nicht zu denken, dass etwas einem helfen wird. Es ist ein Akt des Mutes, zu versuchen, dabei zu bleiben.

Kursleiter: Was Sie sagen, ist wirklich wertvoll. Das, was wir tun – achtsam sein – ist das Beste, was wir in diesem Moment für uns selbst tun können, auch wenn es schwierig ist. Das sind wirklich gute Vorschläge. Ich würde Danny auch raten, dynamischere, körperliche Übungen zu machen, die ihm helfen könnten, sich vom denkenden Geist zu lösen. Dann kann er seine Gedanken aus der Distanz betrachten und seine Akzeptanz und Reaktionslosigkeit nähren.

Danny: Es scheint oft, als könnten uns Gedanken überwältigen.

Kursleiter: Tatsächlich sind wir diejenigen, die ihnen diese Macht verleihen. Wir haben uns selbst davon überzeugt, dass Gedanken wirklich diese Macht haben. Nun müssen wir ihnen Tag für Tag bewusst diese Stärke und Energie entziehen, denn sie sind die Grundlage unseres Leidens.

Alan: Wenn wir in die Meditation »Der beobachtende Geist« einen störenden Gedanken integrieren, nehmen wir dann nur den anfänglichen hinzu oder auch jene Gedanken, die darauf folgen?

Kursleiter: Das kommt darauf an. Es ist wichtig, mit dem Triggerreiz zurechtzukommen, denn wenn ich lerne, eine gute Beziehung zu ihm zu haben, wird nichts weiter passieren. Bringe ich andere Gedanken mit dem anfänglichen in Verbindung, so ist die Übung eine gute Gelegenheit, auch mit diesen auf eine dezentrierte und gesunde Weise umzugehen. Wir lassen sie alle unseren imaginären Fluss entlang fließen.

Achtsame Absichten

Einer der paradoxesten Aspekte der Phänomenologie der Zwangsstörung ist, dass die Ängste, die die Störung kennzeichnen, sehr oft das genaue Gegenteil der tatsächlichen und bewussten Absichten, Wünsche und Sehnsüchte der Person betreffen – etwa bei Patienten, die Angst haben, andere oder sich selbst zu verletzen. Menschen mit Zwangsstörungen ist nicht bewusst, dass das, was sie tatsächlich tun oder in Zukunft tun könnten, hauptsächlich von den Absichten abhängt, die sie jetzt hegen.

An diesem Punkt der Sitzung werden die Teilnehmer an die Bedeutung der Bewusstwerdung ihrer eigenen Absichten herangeführt und erfahren, wie diese mit ihrer Zwangsstörung zusammenhängen. Der Kursleiter kann die Diskussion folgendermaßen einleiten:

> »Wenn Ihre Erfahrung mit Zwangsstörungen die Angst umfasst, dass Sie sich selbst oder jemand anderem Schaden zufügen könnten, haben Sie vielleicht schon oft bemerkt, dass diese Ängste das genaue Gegenteil Ihrer Absichten sind. Sie haben womöglich kaum registriert, dass Sie die Handlungen, zu denen Sie sich möglicherweise genötigt fühlen, niemals wirklich ausgeführt haben. Die Ereignisse, über die Sie sich Sorgen machten, sind nie eingetreten, selbst wenn Sie weder ein sicherheitsorientiertes Verhalten an den Tag legten noch eine Neutralisierung durchführen konnten. Das liegt schlicht daran, dass Sie Ihren eigentlichen Absichten nicht zuwider handeln können. Wenn Sie Ihre Kinder beispielsweise sehr lieben, wären Sie nie in der Lage, sie zu töten, insbesondere wenn Sie fürchten, das zu tun. Aus diesem Grund wird in dieser Sitzung die Achtsamkeit auf Ihre Absichten gelenkt. Es ist wichtig, dass Sie sich alle der Absichten bewusst sind, die Sie hegen möchten und die zu Ihrem Wohlbefinden und dem Wohlbefinden anderer führen können. Wenn Sie umfas-

sende Achtsamkeit für Ihre Absichten entwickeln und ihnen in Ihren Alltagshandlungen Priorität einräumen, werden Sie zunehmend erkennen, dass das, was Sie in Ihrem Leben tatsächlich tun oder nicht tun, von Ihren Absichten abhängt und nicht von den Ängsten, die Ihr Leben beherrschen.«

Das interessante Zitat aus einem chinesischen buddhistischen Text, mit dem dieses Kapitel eingeleitet wurde, wird an dieser Stelle vorgelesen, um den Teilnehmern zu verdeutlichen, wie sehr unser gegenwärtiges und zukünftiges Leben von unseren Absichten abhängt. Aus diesem Grund ist es wichtig, Tag für Tag und Augenblick für Augenblick gesunde Absichten zu hegen und zu pflegen.

Der Kursleiter ermutigt die Teilnehmer, über dieses Zitat nachzudenken und es zu kommentieren. Er kündigt dann an, dass am Ende dieser Sitzung eine wichtige Übung, »Gesunde Absichten« (Sitzung 8 – Handout 4), veranschaulicht und als Hausaufgabe aufgegeben wird. Diese Übung hilft den Teilnehmern, aktiv ihr Achtsamkeitsbestreben und ihre gesunden Absichten zu verfolgen; gibt ihnen die Kraft, täglich ihr Bestes zu deren Umsetzung zu geben, um ihre eigenen Ängste zu neutralisieren und ein realistischeres und reiferes Verantwortungsbewusstsein zu entwickeln.

Achtsamkeit und Verantwortungsbewusstsein

Die Themen *Absichten* und *achtsames Handeln* sind auf verschiedene Weise mit dem Verantwortungsbewusstsein verbunden, das, wie bereits erwähnt, bei Menschen mit Zwangsstörungen oft verzerrt und übersteigert ist. Erklären Sie den Teilnehmern, dass ein übersteigertes Verantwortungsbewusstsein, insbesondere bei Patienten mit Kontroll- und Reinigungsproblemen, größtenteils auf einem Missverständnis basiert – Verantwortung beruht auf Handlungen und nicht auf Gedanken. Was Betroffene fürchten, ist oft das Gegenteil von dem, was sie zu tun beabsichtigen – und dies ist der Hauptfaktor, der sie davon abhält, unerwünschte Handlungen auszuführen. Das Risiko, dass sie die gefürchteten Handlungen ausführen, ist im Vergleich zu ihren Sorgen äußerst gering. Ein gesundes Verantwortungsbewusstsein zu entwickeln, bedeutet auch, das Risiko zu akzeptieren, dass etwas Unerwünschtes passieren könnte, auch wenn dies äußerst unwahrscheinlich ist.

Menschen mit Zwangsstörungen neigen oft zu einer falschen Interpretation von Verantwortung, assoziieren sie damit doch lediglich Pflichten oder Regeln. Sie erlegen sich diese Regeln daher gedankenlos und starr auf, höchstwahrscheinlich weil ihnen gesagt wurde, dies sei die »richtige« und »angemessene« Art zu leben (siehe Abschnitt »Dysfunktionale Überzeugungen oder Annahmen« in Kapitel 1), oder aufgrund einer manchmal auch traumatischen Erfahrung.

Um ein realistisches und gesundes Verantwortungsbewusstsein zu entwickeln, müssen sich die Teilnehmer der tatsächlichen Auswirkungen ihrer Handlungen bewusst werden und genau verstehen, wie sich ihr Verhalten auf sie selbst und andere auswirkt. Der Begriff *Verantwortung* leitet sich tatsächlich etymologisch vom lateinischen Verb *responsus – respondere* ab, was die »Fähigkeit zu antworten« meint – das heißt »die Fähigkeit, in jedem Moment präsent zu sein und angemessen auf jegliches Ereignis zu antworten [nicht zu reagieren!], mit dem wir täglich konfrontiert werden« (Trobe & Trobe 2005). Dies könnte auch eine Definition von Achtsamkeit sein. Jemand, der verantwortungsbewusst ist, ist eine Person, die sich der möglichen Folgen ihres Verhaltens bewusst und auch bereit ist, möglicherweise riskante Entscheidungen zu treffen, wenn dies zu einem guten Ergebnis führen könnte.

Erst wenn Menschen mit Zwangsstörungen die wahre Bedeutung von Verantwortung begreifen, können sie anfangen, sich selbst zu respektieren und sich selbst zu vertrauen. In einem achtsamen Zustand sind sie in der Lage, ihre tatsächliche Beteiligung an einer problematischen Situation sowie die tatsächlichen Auswirkungen ihres Verhaltens klar zu erfassen. Kurz gesagt kann die Achtsamkeitspraxis den Teilnehmern helfen, ein realistischeres Verantwortungsbewusstsein zu entwickeln und bewusster und selbstbewusster zu handeln (siehe Sitzung 8 – Handout 2).

Die folgende Übung ist eine nützliche Technik, bei der die Teilnehmer das Problem des übertriebenen Verantwortungsbewusstseins verstehen lernen. Es ist von Vorteil, diese Übung der Gruppe vorzuschlagen, wenn mindestens zwei Teilnehmer Angst davor haben, sich selbst oder anderen Schaden zuzufügen – eine Angst (z. B. jemanden zu töten oder zu vergewaltigen), die sehr weit von ihren tatsächlichen Absichten entfernt ist –, und eine problematische Gedanken-Handlungs-Fusion aufweisen. Wie in den Kapiteln 1 und 2 bereits besprochen, ist die Zwangsstörung eine äußerst heterogene Störung. Wenn es also nicht genügend Personen in der Gruppe mit diesen Problemen gibt, lassen Sie diesen Punkt in der Gruppenarbeit außen vor und besprechen Sie ihn individuell mit Teilnehmern, die diese Art von Hilfe benötigen könnten. Auf der Grundlage des Vorgesprächs vor dem Kurs und der Erfahrungen der Teilnehmer mit der Gruppe in den vergangenen Wochen sollte der Kursleiter bereits wissen, wie viele Teilnehmer von dieser Übung profitieren könnten.

Diskrepanz-Technik

Das Ziel der Diskrepanz-Technik besteht darin, die Gedanken-Handlungs-Fusion zu thematisieren, ein Phänomen, das typischerweise bei Menschen mit Zwangsstörungen auftritt: Sie haben das Gefühl, dass der Gedanke an eine Handlung die Wahrscheinlichkeit erhöht, dass sie diese ausführen; oder dass er darauf hindeutet, dass sie den Wunsch haben, sie auszuführen (siehe Kapitel 1 zur Diskussion der Gedanken-Handlungs-Fusion, S. 44). Es besteht eine Diskrepanz zwischen den Patienten und jenen Menschen, die tatsächlich eine der gefürchteten Verhaltensweisen an den Tag legen. Ein Beispiel für diese Diskrepanz ist in Abbildung 12.1 grafisch dargestellt; der Kursleiter kann sie auf einem Whiteboard nachzeichnen, um den Teilnehmern zu erklären, wie die Technik anzuwenden ist. Sie dient zur Verdeutlichung, wie unnötig die Sorge des Patienten ist, ein gefürchtetes Verhalten an den Tag zu legen – gleichermaßen wie die Rituale, mit denen er versucht, die persönliche Verantwortung für den Schaden, den er zu verursachen fürchtet, zu vermeiden. Die meisten Menschen können *potenziell* Schaden anrichten, verspüren aber nicht den *Wunsch* dazu. Sie machen sich keine *Sorgen* darüber, dass sie Schaden anrichten könnten, und tun es am Ende auch nicht. Diejenigen, welche die seitens des Patienten gefürchteten Handlungen ausführen, machen sich in der Regel keine Sorgen in Bezug darauf und wünschen sich sogar, so zu handeln. Der grundlegende Unterschied zwischen den Patienten und anderen Menschen, die keinen Schaden anrichten, ist der Grad der Besorgnis. Es spielen also keinerlei anderen kognitiven, emotionalen oder motivationalen Faktoren eine Rolle.

Der Kursleiter zeichnet auf ein Whiteboard eine Linie, die beidseitig in Pfeilen endet, wie in Abbildung 12.1 dargestellt. Er bittet die Teilnehmer dann, ein Beispiel für eine schädliche, gewalttätige oder illegale Handlung zu nennen, von der sie fürchten, sie zu begehen (z. B. haben sie vielleicht Angst, jemanden zu töten), und für die sie verschiedene Formen der Neutralisierung durchführen. Der Kursleiter fragt dann etwa: »Verspüren Mörder den Wunsch, jemanden zu töten?« Die übliche Antwort lautet »Ja«. »Sind sie *in Sorge* angesichts einer solchen Tat?« Die übliche Antwort lautet »Nein«. Der Kursleiter schreibt diese Antworten auf die linke Seite des Schaubilds und fragt erneut: »Verspüren Menschen, die nicht töten (die meisten Menschen), den Wunsch, andere zu töten?« Die übliche Antwort lautet »Nein«. »Und sind sie in Sorge, dass sie es tun könnten?« Die übliche Antwort lautet »Nein«. »Und bringen sie am Ende jemanden um?« Die übliche Antwort lautet »Nein«. Der Kursleiter notiert diese Antworten dann in die Mitte des Schaubilds und fragt: »Verspüren Sie den Wunsch, andere zu töten?« Die übliche Antwort lautet »Nein«. »Und sind Sie in Sorge, dass Sie es tun könnten?« Die übliche

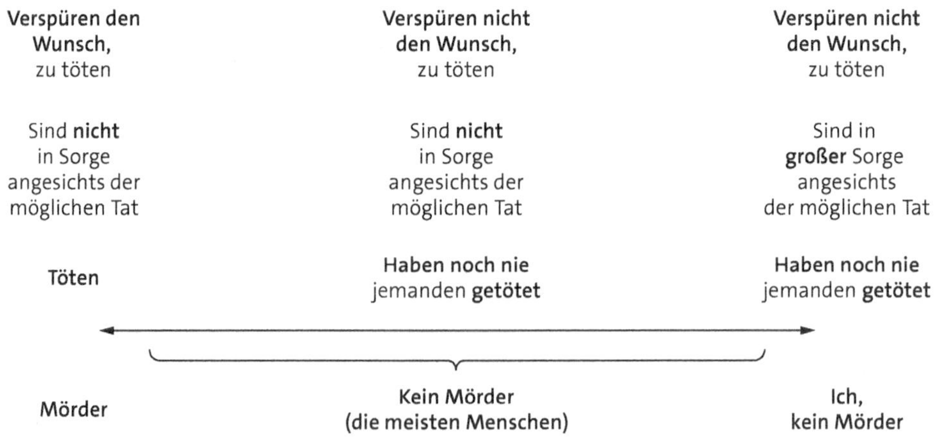

Abb. 12.1: Beispiel für die Diskrepanz-Technik.

Antwort lautet »Ja, große Angst«. »Haben Sie jemals *getötet*?« Die Antwort lautet »Nein«. Der Kursleiter schreibt diese Antworten auf die rechte Seite des Schaubilds. Die letzte Frage lautet dann: »Worin bestehen also, basierend auf dieser Tabelle, die Unterschiede zwischen Ihnen und einem Mörder?«

Am Ende dieses Prozesses betont der Kursleiter gegenüber den Teilnehmern, dass es einen extremen Unterschied zwischen ihnen und denjenigen gibt, denen sie die Ausführung jener Handlungen, die sie fürchten, zutrauen. Im Vergleich zu den meisten Menschen weisen sie kein größeres schädigendes Potenzial auf, sondern ein deutlich geringeres, und sie bedienen sich nutzloser Präventionsmittel (Sorgen, Neutralisierungen usw.), die eigentlich unnötig sind.

Bitten Sie jeden Teilnehmer, die Übung an seine eigenen Sorgen und Zwangsgedanken anzupassen und sie zu Hause jedes Mal anzuwenden, wenn ein ähnliches Problem auftritt.

Pause

Die Gruppe macht an dieser Stelle der Sitzung eine zehnminütige Pause.

Die Technik der achtsamen Exposition

Wie in den Kapiteln 2 und 3 erwähnt, ist Konfrontation auch in diesem Programm ein wichtiger Bestandteil, wird jedoch anders angewandt als in der Standard-KVT. Bei der KVT soll sich der Patient direkt dem phobischen Reiz aussetzen und dabei bleiben, bis die Angst nachlässt (Gewöhnungsprozess). Bei der MBCT für Zwangsstörungen wird im Zuge der Exposition über Achtsamkeitsübungen die Fähigkeit der Teilnehmer zur Dezentrierung, Akzeptanz und sensorischen Fokussierung gefördert. Durch diesen Prozess werden sie sich der Realität, wie sie ist, vollends bewusst und entwickeln eine stabilere Beziehung zu ihr.

Die Teilnehmer haben in den vergangenen Wochen mit indirekteren Formen der achtsamen Konfrontation experimentiert, zum Beispiel im Zuge der Sitzmeditation »Achtsamkeit für Körper, Geräusche, Emotionen, Gedanken und Konfrontation mit einem schwierigen Zustand« (Kapitel 9, Sitzung 5), der Akzeptanzübung »R.E.A.L.« (Kapitel 11, Sitzung 7) oder »Der beobachtende Geist: Akzeptanz« (Kapitel 11, Sitzung 7). Sie vollziehen in dieser Woche nun einige wichtige Schritte und beginnen, mit einer direkten Konfrontation mit realen Reizen zu experimentieren, die Zwangsgedanken und emotionale Belastung auslösen. Diese Art der Exposition erfolgt zunächst in der Gruppensitzung und wird dann hauptsächlich zu Hause durchgeführt.

Im Gegensatz zu klassischen ERP-Techniken wird der Patient bei dieser Form der Exposition dazu aufgefordert, direkt mit seiner persönlichen Erfahrung in Kontakt zu bleiben und die kognitiven, sensorischen und emotionalen Reaktionen, die im Zuge dessen auftreten, achtsam zu beobachten, und zwar Moment für Moment. Sie sollen diese Reaktionen als einfache mentale und physische Ereignisse betrachten, ohne sie zu bewerten oder darauf zu reagieren, und sich stattdessen ganz bewusst auf die Sinne konzentrieren und die Nichtidentifikation mit und Akzeptanz von ihren inneren Erfahrungen ausbauen (Didonna 2009c).

Die achtsame Konfrontation wurde am Ende der vorherigen Sitzung erwähnt, als die Teilnehmer gebeten wurden, einen Gegenstand oder ein Objekt mitzubringen, das unmittelbar Zwangsgedanken und -handlungen hervorzurufen vermag (z. B. ein Messer, eine Spritze, ein Stück Seife, einen Stift, einen Geldschein, einen schmutzigen Gegenstand, einige nicht in Ordnung befindliche Gegenstände, etwas, das ein Geräusch macht oder einen Geruch verströmt). Einige Teilnehmer haben möglicherweise kein Objekt mitgebracht, weil es zu schwer zu transportieren oder ihnen peinlich ist beziehungsweise weil sie kein Objekt mit ihrer Zwangsstörung in Verbindung bringen können. In diesen Fällen sollten sie, wie am Ende von Sitzung 7 erläutert, Bilder einer Situation mitbringen, die Unbehagen und zwanghafte Symptome auslösen kann. Der erste Schritt der achtsamen Konkrontation ist die Erstellung einer Expositionshierarchie, um dann die Übung »Achtsame Exposition« (S. 409) durchzuführen.

Wie man eine Expositionshierarchie erstellt

Im Zuge der achtsamen Exposition werden kontrollierte, schrittweise Konfrontationen mit Situationen vorgenommen, die bei einer Person Zwangsgedanken und -handlungen auslösen. Im Vorfeld erklärt der Kursleiter, dass die Teilnehmer mithilfe von Handout 5A zu Sitzung 8 zu Hause eine Liste jener Triggerreize erstellen sollen, die belastende und zwanghafte Symptome auslösen, um sie dann in eine Rangfolge von der geringsten bis zur größten Belastung zu bringen. Im Anschluss beschreiben sie die Zwangsgedanken und belastenden Emotionen, die durch die Situation oder den Reiz ausgelöst werden, und schätzen mithilfe einer Skala (0–100) den Grad der Belastung ein, den der jeweilige Reiz auslöst, wenn keine Rituale oder andere Sicherheitsmaßnahmen durchgeführt werden. Schließlich notieren die Teilnehmer gegebenenfalls die für Rituale aufgewendete Zeit und/oder deren Häufigkeit, falls dies Teil ihres Zwangsstörungsproblems ist.

Um die Aufgabe besser zu verdeutlichen, werden die Teilnehmer gebeten, einige Beispiele für belastende Situationen oder Reize zu nennen und Handout 5A zu Sitzung 8 entsprechend auszufüllen. Wenn sich kein Teilnehmer wohl dabei fühlt, Punkte für die Liste vorzuschlagen, sollte der Kursleiter einige Beispiele für jede Spalte des Handouts anbieten oder das bereits im Handout vorhandene Beispiel benennen (siehe Sitzung 8 – Handout 5A).

Die Teilnehmer werden gebeten, diese Liste zu Hause zu erstellen. Sollten sie Schwierigkeiten haben, alle Situationen im Zusammenhang mit ihrer Zwangsstörung eindeutig zu identifizieren, können sie ein Familienmitglied oder ihren Partner um Hilfe bitten.

Vorbereitung auf eine Exposition

Einige Teilnehmer haben einen Gegenstand mitgebracht, der bei ihnen Angst, Stress oder Zwangsgedanken auslöst (worum sie am Ende von Sitzung 7 gebeten wurden). Andere kommen mit Bildern oder möchten sich belastende Reize vorstellen. Vor Beginn der Exposition bittet der Kursleiter die Teilnehmer, die ersten beiden inhaltlichen Spalten des Protokolls zur achtsamen Exposition (Sitzung 8 – Handout 5B) auszufüllen, also den Trigger anzugeben, dem sie sich aussetzen möchten (beginnend mit minimal belastenden), sowie die therapeutischen Ziele, die sie mit der Exposition verfolgen (z. B. die aufkommenden Gedanken und Gefühle zu normalisieren, zu akzeptieren und aus dem Fokus zu rücken; jegliches Sicherheitsverhalten zu vermeiden).

Der Kursleiter überprüft dann, ob alle Teilnehmer einen Trigger gewählt haben, der auf einer Skala von 0 bis 100 ein Unbehagen zwischen 20 und 50 hervorruft. Wenn die mitgebrachten Objekte zu belastend sind, schlägt der Kursleiter vor, dass sich die Teilnehmer imaginären Expositionen zuwenden, bei denen sie sich etwas vorstellen (eine Situation oder einen Trigger), das Zwangsgedanken und emotionales Unbehagen auszulösen vermag. Der Kursleiter bittet diejenigen, die Objekte mitgebracht haben, diese vor sich zu halten, wenn sie dies nicht in Verlegenheit bringt. Sobald jeder Teilnehmer einen realen oder imaginären Trigger gewählt hat, kann der Kursleiter die Konfrontation gemäß dem Verfahren »Achtsame Exposition« anleiten, beginnend mit einer Achtsamkeitsübung (z. B. »Achtsamkeit für den Atem« oder »Atempause«). Während der gesamten Exposition werden die Teilnehmer regelmäßig (alle 3 Minuten) aufgefordert, den anfallenden Schweregrad des Zwangsgedankens (0–100) einzuschätzen, den sie empfinden, wenn sie mit der belastenden Situation in Berührung kommen, und Zwangshandlungen oder andere sicherheitsorientierte Verhaltensweisen zu unterlassen (»Reaktionsvermeidung«) – seien es offene (z. B. eine Geste wiederholen, ein Wort oder ein Gebet aufsagen, etwas überprüfen, die Hände reinigen) oder verdeckte (z. B. an einen beruhigenden Satz denken, bis zu einer bestimmten Zahl zählen).

Am Ende der Übung werden die Teilnehmer gebeten, den Grad der Belastung mitzuteilen und anzugeben, bis zu welchen Grad sie ihr therapeutisches Ziel erreichen konnten.

ÜBUNG »ACHTSAME EXPOSITION«

Finden Sie eine Position (stehend oder sitzend), in der Sie sich präsent und geerdet fühlen und die Ihnen ein Gefühl von Stabilität und Sicherheit vermittelt. [5 Sekunden Pause]

Klären Sie Ihre Motivation im Hinblick auf das, was Sie gleich tun werden. Die Strategie der achtsamen Exposition kann ein kraftvolles Werkzeug sein, um zu lernen, mit schwierigen Situationen in Kontakt zu bleiben. Sie hilft dabei, Rituale und sicherheitsorientierte Verhaltensmuster zu unterbinden und das Gefühl von Vertrauen, Sicherheit und einer angemessenen Wahrnehmung der Realität zu stärken. [5 Sekunden Pause]

Versuchen Sie vor und während der Exposition, das therapeutische **Ziel** klar vor Augen zu haben. Verstehen Sie den wahren, sinnvollen Zweck des Verhaltens, das Sie gleich an den Tag legen werden (z. B. Normalisierung, Dezentrierung und Entwicklung von Akzeptanz gegenüber Ihren Gedanken und Gefühlen; etwas auf eine normale Weise tun, z. B. die Hände kurz waschen oder Kontrollverhalten verhindern). Wenn Sie den Drang verspüren, auf Ihre Rituale zurückzugreifen, verbinden Sie sich erneut mit diesem Ziel. Beachten Sie, in welchem Fall eine Handlung, die Sie ausführen, nicht hilfreich, unnötig oder sogar schädlich ist. [5 Sekunden Pause]

Wenn Ihr Ritual eine Zeitspanne betrifft – zum Beispiel 20 Minuten Händewaschen oder 1–2 Stunden Duschen –, **legen Sie** von Anfang an **klare Zeitlimits fest**. Stellen Sie dazu einen Wecker vor sich auf, den Sie während der Exposition beobachten können. Entscheiden Sie beispielsweise, sich ein Zeitlimit von 2–3 Minuten für das Händewaschen oder 10–15 Minuten für das Duschen zu setzen. Überprüfen Sie die Zeit vor Beginn und gelegentlich während der Exposition, um zu sehen, wie lange Sie benötigen. [5 Sekunden Pause]

Machen Sie vor Beginn der Exposition **eine Achtsamkeitsübung**, die Ihnen hilft, in einen stabilen, ausgeglichenen und präsenten Zustand zu gelangen (z. B. Sitzmeditation »Achtsamkeit für den Atem«, »Atempause«). Aktivieren Sie Ihre achtsame Aufmerksamkeit und Ihre Sinne vollständig. Konzentrieren Sie sich auf Ihren Atem und nutzen Sie ihn als Anker, um sich auf die Realität des Hier und Jetzt zu fokussieren und nicht auf belastende Gedanken. [10 Sekunden Pause]

Treffen Sie nach dieser Achtsamkeitspraxis die **bewusste Entscheidung, die Expositionsübung** mit einer achtsamen Haltung **zu beginnen**.

Treten Sie nun in Kontakt mit der Situation, dem Objekt oder dem Reiz, der Unbehagen oder Zwangssymptome auslöst. Wenn es physisch nicht möglich ist, diesen Kontakt herzustellen, stellen Sie sich die gefürchtete Situation oder das Objekt so lebendig und realistisch wie möglich vor. Um zentriert im gegenwärtigen Moment zu bleiben, lenken Sie Ihre Aufmerksamkeit auf einen Anker wie Ihre Körperhaltung, die Empfindungen Ihres Atems oder das, was Ihre Sinne Ihnen mitteilen. Beobachten Sie innere und äußere Ereignisse aus dieser im Hier und Jetzt verankerten Position heraus. [10 Sekunden Pause]

Notieren Sie den Grad Ihres Unbehagens in diesem Moment auf einer Skala von 0 bis 100. [5 Sekunden Pause]

Bleiben Sie möglichst im Kontakt mit der belastenden Situation oder dem Reiz beziehungsweise führen Sie die Handlung, die Unbehagen erzeugt, auf möglichst natürliche und normale Weise aus, so wie ein Freund oder ein Verwandter es tun würde. [15 Sekunden Pause]

Versuchen Sie, sich jedes Gedankens, jeder Empfindung oder Emotion bewusst zu werden, die aufkommt. [5 Sekunden Pause] Beobachten und beschreiben Sie diese inneren Zustände aktiv, als wären Sie ein externer Zeuge – ohne sie zu bewerten oder ihnen eine Bedeutung zuzumessen. Beispielsweise könnten Sie Angst als eine Ansammlung harmloser Gedanken und körperlicher Empfindungen beschreiben, die – selbst wenn sie zunehmen – keine gefährlichen Konsequenzen für Sie oder andere haben können. [20 Sekunden Pause]

Achten Sie darauf, was Sie in Ihrem Körper fühlen, und darauf, wie sich das von Moment zu Moment verändert. [10 Sekunden Pause]

Achten Sie aktiv auf Ihre Sinne und vertrauen Sie ihnen. Fragen Sie sich: »Was sehe ich in diesem Moment wirklich?«; [10 Sekunden Pause] »Was fühle ich wirklich, wenn ich das Objekt berühre?«; [10 Sekunden Pause] »Was rieche ich?« [10 Sekunden Pause] – Beurteilen Sie Ihre Sinne niemals. [20 Sekunden Pause]

Erinnern Sie sich immer daran, dass Gedanken nur harmlose und vergängliche mentale Ereignisse sind. [5 Sekunden Pause] Versuchen Sie nach Möglichkeit, nicht auf Ihre Gedanken zu reagieren. [5 Sekunden Pause] Tun Sie niemals das, was die Gedanken Ihnen sagen, nur weil sie aufgetreten sind. [5 Sekunden Pause] Diese Gedanken sind lediglich ein Ausdruck Ihrer Zwangsstörung; sie sind keine Befehle, denen Sie Folge leisten müssen. [10 Sekunden Pause]

Denken Sie so oft wie möglich daran, **Ihren Atem zu beobachten**, um mit dem gegenwärtigen Moment in Kontakt zu bleiben. [5 Sekunden Pause] Nutzen Sie Ihren Atem als Anker. [10 Sekunden Pause]

Stärken Sie Ihre Fähigkeit zur Akzeptanz. [5 Sekunden Pause] Heißen Sie jeden inneren Zustand willkommen, erlauben Sie ihm zu sein, was er ist, und lassen Sie ihn geschehen. [5 Sekunden Pause] Dies ist der effektivste Weg, um sicherzustellen, dass er schließlich verschwindet. [5 Sekunden Pause] Sie könnten sich selbst leise zuflüstern: »Lass es los« [5 Sekunden Pause] oder »Ich lasse zu, dass es da ist, aber ich werde mich nicht darauf einlassen« [5 Sekunden Pause] oder »Es ist okay, was immer ich auch fühle; es ist in Ordnung. Es ist nur meine momentane Erfahrung. Es wird nicht lange anhalten.« [10 Sekunden Pause]

Notieren Sie erneut Ihr aktuelles Maß an Unbehagen auf einer Skala von 0 bis 100. [10 Sekunden Pause]

Es kann hilfreich sein, **innerlich Sätze oder Zitate** aus den Gruppensitzungen des Programms zu **wiederholen**. Zum Beispiel: »Gedanken sind nur harmlose mentale Ereignisse, keine Tatsachen« [5 Sekunden Pause]; »Gedanken und

Emotionen sind vergängliche und vorübergehende Ereignisse«; [5 Sekunden Pause] »Gedanken haben keine Macht über uns, wenn wir sie ihnen nicht verleihen«. [10 Sekunden Pause]

Beobachten Sie die Gedanken, die durch Ihren Geist ziehen, ohne sie zu bewerten. [5 Sekunden Pause] Sie können auch **Bilder oder Metaphern verwenden**, um sich von ihnen zu distanzieren, als würden Sie sie von außen betrachten. Stellen Sie sich zum Beispiel Gedanken als weiße Wolken am blauen Himmel vor, die vorüberziehen und verschwinden. [10 Sekunden Pause] Gedanken können kommen und vorbeiziehen wie der Abspann eines Films [10 Sekunden Pause] oder Blätter in einem fließenden Strom. [10 Sekunden Pause] Verwechseln Sie Ihre Gedanken niemals mit Tatsachen. Tatsachen sind das, was Ihre Sinne Ihnen mitteilen. [5 Sekunden Pause] **Achten Sie auf Ihre Sinne und vertrauen Sie ihnen;** hören Sie nicht auf Ihre Gedanken. [10 Sekunden Pause]

Beobachten Sie genauestens, **wie sich Ihr Maß an Unbehagen** im Zuge der Exposition **verändert**. [5 Sekunden Pause] Wenn Sie in Kontakt mit der belastenden Situation bleiben, werden Sie vielleicht bemerken, dass die Angst einen Höhepunkt erreicht und dann allmählich abnimmt. [10 Sekunden Pause]

Vermeiden Sie während der Exposition und danach jegliches Ritual, [5 Sekunden Pause] sei es physischer (z. B. Waschen, Kontrollieren) oder mentaler (z. B. Sätze sagen, Zählen) Natur. [5 Sekunden Pause] Tun Sie Ihr Möglichstes, um Rituale zu vermeiden oder davon abzulassen, und richten Sie Ihre Aufmerksamkeit erneut auf Ihre körperliche oder sinnliche Erfahrung im gegenwärtigen Moment. [5 Sekunden Pause]

Notieren Sie erneut das Maß Ihres Unbehagens (auf einer Skala von 0 bis 100). Achten Sie darauf, wie sich das Unbehagen durch körperliche Empfindungen ausdrückt und wo es sich in Ihrem Körper äußert. Die Exposition kann beendet werden, wenn Sie sich in der Lage fühlen, mit einem belastenden Objekt oder einer belastenden Situation in Kontakt zu bleiben und dabei nur noch ein geringes Maß an Unbehagen (0–30) empfinden. [10 Sekunden Pause]

Beenden Sie diese Technik mit einer Achtsamkeitsübung (z. B. »Atempause«), die Ihnen hilft, wieder ein Gefühl von Ausgeglichenheit, Stabilität und Präsenz herzustellen. Konzentrieren Sie sich erneut auf Ihre Haltung und Ihren Atem. [30 Sekunden Pause]

Nehmen Sie nach dieser Übung **wahr, wie Sie sich in diesem Moment fühlen**. [10 Sekunden Pause] Erkennen Sie an und werden Sie sich dessen bewusst, was nach der Exposition wirklich passiert. Vielleicht möchten Sie sich selbst dazu gratulieren, dass Sie es sich erlaubt haben, einem schwierigen und belastenden Ereignis auf eine völlig neue und befreiende Weise zu begegnen.

Für die Praxis der Exposition zu Hause werden die Teilnehmer gebeten, Handout 5A zu Sitzung 8 zur Hand zu nehmen und mit einem der leichteren Punkte auf der Liste zu starten. Anschließend werden sie gebeten, die Audioanweisungen in Track 11 (»Achtsame Exposition«) zu befolgen und Handout 5B zu Sitzung 8 zu verwenden. Sie sollen in der Situation bleiben oder sie wiederholen und dabei darauf achten, wann die damit verbundene Angst oder andere störende Emotionen nachlassen, bis sie kaum noch wahrnehmbar sind (Grad der Belastung unter 20) oder ganz verschwinden. Wenn die Teilnehmer diesen Effekt für mindestens drei Runden achtsamer Exposition mit derselben Situation feststellen können, widmen sie sich anspruchsvolleren Punkten auf der Liste, bis auch diese bewältigbar sind. Zum Verständnis der Abfolge der grundlegenden Schritte einer achtsamen Exposition werden die Teilnehmer gebeten, auf Handout 5C zu Sitzung 8 zurückzugreifen.

Diskussion der Übung

Nach dieser intensiven und gelegentlich herausfordernden Übung wird es wahrscheinlich einige Kommentare und Berichte aus der Gruppe geben.

Edward: Ich habe dieses Objekt [eine Spritze] immer als persönlichen Gegenstand betrachtet, den man anderen nicht zeigen sollte, und während der Übung habe ich mich ein wenig geschämt und unwohl gefühlt. Dies ist das erste Mal, dass ich mich so konfrontiert habe. Ich habe es geschafft, die ganze Zeit über in Kontakt zu bleiben; und ich habe bemerkt, dass das Unbehagen allmählich nachließ. Obwohl es bei der Übung darum ging, das Objekt anderen zu zeigen, anstatt mich ihm auszusetzen, hat mich das beunruhigt.

Dennis: Ich habe einen Unterschied zwischen dem Objekt [einer Gabel] hier und zu Hause festgestellt. Hier war ich ruhig und hatte nicht das Gefühl, dass das Objekt »Kräfte« hat, aber zu Hause macht es mich nervös.

Lisa: Ich habe mir eine Situation vorgestellt. Ich habe einen emotionalen Höhepunkt gespürt und sogar Tränen vergossen. Als er dann seinen Scheitelpunkt bei 60 Prozent erreicht hatte, verlor er an Intensität. Daher dachte ich, dass es sehr wichtig ist, auf meine Sinne zu achten, wenn ich ein Zählritual beginne, um meine Beziehung zur Realität wiederherzustellen. Mir ist noch etwas anderes aufgefallen. Ein Gedanke, der mich oft aktiviert, ist: »Du musst etwas tun – wenn du es nicht tust, dann ...« Ich beginne zu verstehen, dass es sich um zwei verschiedene Gedanken handelt, und es ist wichtig, sie zu unterscheiden. Die Rituale werden normalerweise durch den ersten Gedanken aktiviert, und es ist positiv, nicht darauf zu reagieren.

Katy: Hier zu sein, hat es mir auch leichter gemacht. Ich werde zum Tier, wenn ich zu Hause mit diesem einfachen synthetischen Schwamm in Berührung komme. Ich stellte mir vor, zu Hause zu sein, und das Unbehagen lag bei 60 Prozent auf einer Skala von 0 bis 100; dann ging es auf 20 Prozent zurück.

Aus diesen Kommentaren geht hervor, dass bei den Teilnehmern das durch die Exposition verursachte Unbehagen im Allgemeinen geringer war als das Unbehagen zu Hause oder an anderen Orten, an denen ihre Zwangsgedanken normalerweise aktiviert werden. Dies entspricht den Erwartungen, da sie sich während der Sitzung im sicheren, geschützten Rahmen der Gruppe in einem Zustand der Achtsamkeit befinden. Dieser Zustand sollte die Exposition erleichtern und die Motivation der Teilnehmer erhöhen, sie auch außerhalb der Sitzungen durchzuführen.

Das Problem des »leeren Lebens«: Existenzielle Leere ausfüllen

Wenn die Teilnehmer zu den Sitzungen kommen, aktiv teilnehmen und die Übungen zu Hause durchführen, können sie möglicherweise recht schnell erhebliche Veränderungen feststellen, insbesondere wenn man bedenkt, dass viele von ihnen schon lange unter der Krankheit leiden, ohne dass sich eine Besserung abzeichnet. Patienten, insbesondere solche mit einer schweren, langwierigen Form der Zwangsstörung, haben ihr Leben oft mit Ritualen und Zwangsgedanken angefüllt. Im Laufe der Zeit sind diese zu unverzichtbaren Strategien geworden, um ein Gefühl von Ausgeglichenheit, Kontrolle und Sicherheit in ihrem Leben zu bewahren, und sie werden oft unabsichtlich von ihren Familien verstärkt (Didonna 2006). Die schrittweise Reduzierung oder Beseitigung dieser Verhaltensweisen und Gedanken durch das therapeutische Programm kann manchmal zu einem quälenden Gefühl der Leere, einer *existenziellen Leere*, führen, die sich zu einer ernsthaften Angst oder Depression zu entwickeln vermag (zum Problem »innerer Leere« siehe Salkovskis et al. 1998). Der Kursleiter sollte sich dieser möglichen, scheinbar paradoxen Wirkung bewusst sein. Um diesem Problem vorzubeugen, kann er den Patienten helfen, die Zeit, die sie mit den aufgegebenen Zwangsgedanken und -handlungen verbracht haben, mit förderlichen Aktivitäten auszufüllen. Einige dieser Aktivitäten waren möglicherweise bereits vor dem Ausbruch der Störung im Leben der Teilnehmer vorhanden. Es können auch neue Aktivitäten und Interessen gefunden werden. Eine der Hausaufgaben für diese Woche besteht also darin, mindestens drei Punkte aus der Liste »Förderliche Aktivitäten« (Sitzung 8 – Handout 6) auszuwählen und sich zu deren Durchführung zu verpflichten. Die Teilnehmer können sich auch für Aktivitäten entscheiden, die nicht auf der Liste stehen. Wichtig ist, dass sie die Zeitspanne, die sie früher oder immer noch für Zwangsgedanken und Rituale reserviert haben, qualitativ und quantitativ ausfüllen können.

Der Kursleiter sollte die Teilnehmer dazu ermutigen, ihre Lebensziele, die sie vor dem Ausbruch der Störung hatten, weiterzuverfolgen und neue Ziele zu definieren.

Dies bestärkt die in den vorherigen Sitzungen genährte Idee, dass das MBCT-Programm für Zwangsstörungen nicht nur auf die Reduzierung von Symptomen abzielt, sondern den Teilnehmern auch dabei helfen kann, das Leben zu führen, das sie sich wünschen.

Achtsames Gehen mit verbalen Ankern

In Sitzung 4 (Kapitel 8) wurden die Teilnehmer in das achtsame Gehen eingeführt, eine besonders nützliche Meditationspraxis, um die Erdung im Hier und Jetzt zu fördern. Diese Form der aktiven Meditation ist auch für Menschen hilfreich, die Schwierigkeiten haben, lange still zu sitzen. Die Meditation kann mehrmals am Tag sowohl formell als auch informell praktiziert werden.

In dieser Sitzung wird eine neue Version dieser Gehmeditation vorgestellt, die Gathas beinhaltet. Gathas (ein Sanskrit-Wort) sind Wörter, kurze Zeilen, Sätze oder Gedichte, die in Verbindung mit der jeweiligen Handlung im Geist rezitiert werden können. Gathas haben mehrere hilfreiche Funktionen: Sie helfen uns, unseren Geist zu fokussieren, das Abschweifen unseres Geistes zu unterbrinden und sofort zu unserer Erfahrung im gegenwärtigen Moment zurückzukehren; sie geben unserer Praxis eine Richtung vor und helfen uns, das zu genießen, was wir im Hier und Jetzt tun; sie verlangsamen auch unsere schnelllebigen Handlungen und Gedanken. In Gruppensitzungen werden Gathas als verbale Anker definiert, was leichter verständlich ist.

Bei der Verwendung dieser verbalen Anker geht es nicht nur darum, ein Wort oder einen Satz zu wiederholen, sondern auch darum, so gut als möglich eine harmonische Verbindung herzustellen zwischen der Handlung (in diesem Fall einem Schritt), den Elementen, die durch die von uns gewählten Wörter symbolisiert werden, und dem Atem.

Diese Übung verbindet achtsames Gehen mit bestimmten Gathas und dem Atem. Je mehr wir uns auf unsere Atmung konzentrieren, desto achtsamer werden wir beim Gehen. Atmung, Gehen und Gathas wirken zusammen. Sie bestärken sich gegenseitig und fördern unsere Fähigkeit, im Hier und Jetzt zu sein – und dabei achtsam zu bleiben.

ÜBUNG »ACHTSAMES GEHEN MIT VERBALEN ANKERN«

Diese Übung verbindet die Meditation »Achtsames Gehen« mit Worten oder Sätzen (auch verbale *Anker* genannt), um Ihren Geist zu beruhigen und zu stabilisieren. Sie können sich dadurch tief geerdet, entspannt und im gegenwärtigen Moment zentriert fühlen. Es geht nicht nur darum, ein Wort oder einen Satz zu wiederholen. Versuchen Sie vielmehr, eine umfassende Harmonie zwischen der Handlung (dem Schritt), den durch die Worte repräsentierten Elementen und dem Atem herzustellen. Während Sie gehen, bemühen Sie sich, einen Schritt und das Einatmen mit dem ersten Teil der folgenden Sätze zu synchronisieren und den nächsten Schritt und das Ausatmen mit dem zweiten Teil. Am Anfang mag es schwierig erscheinen, alle drei Elemente zu synchronisieren, aber nach ein paar Minuten sollten Sie zu einer außergewöhnlichen Harmonie von Atem, Gehen und verbalen Ankern finden können.

Beginnen Sie, indem Sie eine stehende Haltung einnehmen, in der Sie sich geerdet fühlen, und konzentrieren Sie sich auf Ihren Atem. [10 Sekunden Pause] Wenn Sie bereit sind, beginnen Sie zu gehen und sprechen Sie innerlich die verbalen Anker, wie unten vorgeschlagen:

Einatmen	Ausatmen
2 Schritte, wenn Ihr Gehtempo normal ist, 1 Schritt, wenn es langsam ist	2 Schritte, wenn Ihr Gehtempo normal ist, 1 Schritt, wenn es langsam ist
1. Während ich gehe ...,	**wandert mein Geist.**
2. Mit jedem Geräusch ...	**kehrt mein Geist zurück.**
3. Mit jedem Atemzug ...	**öffnet sich mein Herz.**
4. Mit jedem Schritt ...	**berühre ich den Boden.**

Wiederholen Sie diese Sätze immer wieder, ohne Pause, und synchronisieren Sie sie mit Ihrem Atem und Ihren Schritten.

Falls es Ihnen schwerfällt, sich eine ganze Zeile oder einen Satz zu merken, versuchen Sie es mit nur ein oder zwei Schlüsselwörtern aus jeder Zeile. Diese Worte erinnern Sie dann an den Rest:

gehen	wandern
Geräusch	zurück
Atem	öffnen
Schritt	Boden

Wiederholen Sie diese Wörter innerlich, während Sie gehen.

Wiederholen Sie diesen Zyklus verbaler Anker während der gesamten Dauer Ihrer Gehmeditation.

Inspiriert von Thich Nhat Hanh.

Diskussion der Übung

Nach Abschluss der Übung bittet der Kursleiter wie gewohnt um Kommentare und Reaktionen der Teilnehmer.

Jennifer: Es ist interessant. Am Anfang fand ich es ziemlich schwierig, Worte, Gehen und Atmen zu synchronisieren, aber nach einigen Minuten schien es ganz normal zu sein. Und dann spürte ich ein tiefes Gleichgewichtsgefühl in mir.

Kursleiter: Ja, das ist interessant. Haben Sie einen Unterschied zur Standard-Gehmeditation ohne verbale Anker bemerkt?

Michael: Ich habe festgestellt, dass diese Art des Gehens es mir ermöglichte, mich im gegenwärtigen Moment noch mehr geerdet zu fühlen als beim Gehen ohne verbale Anker. Ich war völlig auf das Hier und Jetzt eingestellt.

Edward: Mir wurde bewusst, dass alle Gedanken während des Gehens verschwanden. Ich hatte einen »leeren Geist«, und die Sätze waren starke verbale Anker für mich.

Lara: Die Gehmeditation ohne verbale Anker war für mich sehr effektiv, um in Bewegung zu meditieren, aber ich bemerkte, dass meine Gedanken sehr oft abschweiften und ich nicht immer in der Lage war, ins Hier und Jetzt zurückzukehren. Bei dieser Art des Gehens schweiften meine Gedanken nur sehr selten ab, und wenn das passierte, brachte mich die Harmonie, die durch Schritte, Atmung und Anker erzeugt wurde, sofort in die Gegenwart zurück.

Kursleiter: Im Laufe dieses Programms haben wir also festgestellt, dass wir in jedem Moment mehrere Anker haben, die uns ins Hier und Jetzt zurückbringen können: die körperlichen Empfindungen, den Atem, die Sinneserfahrung. Und mit dieser Übung haben wir herausgefunden, dass auch einfache Sätze wirksam sein können, um uns im gegenwärtigen Moment zu verankern und ein Gefühl von Ausgeglichenheit und Ruhe zu erzeugen.

Lesen und Besprechen der Zitaten zu Sitzung 8

Der Kursleiter liest die Zitate zu den wichtigen Themen dieser Sitzung vor (siehe Sitzung 8 – Handout 7). Er fragt die Teilnehmer, was ihrer Meinung nach die Bedeutung jedes Zitats ist und wie es für sie nützlich sein könnte, insbesondere im Hinblick auf das Thema der Sitzung. Der Kursleiter fasst dann die Kommentare zusammen und erklärt gegebenenfalls die Bedeutung jener Zitate, die nicht klar sind.

Verteilung der Handouts an die Teilnehmer und Ausgabe der Hausaufgaben

Der Kursleiter verteilt die Handouts für Sitzung 8 und gibt die Hausaufgaben für die folgende Woche auf (Sitzung 8 – Handout 8). Die Teilnehmer werden gebeten, mindestens einmal täglich »Achtsame Exposition« (Sitzung 8 – Handouts 5A und 5B) zu praktizieren, beginnend mit einem der einfacheren Themen auf der Liste belastender Situationen (Sitzung 8 – Handout 5A), die zuvor zu Hause ausgefüllt wurde: Jeden zweiten Tag sollen sie die Meditation »Der beobachtende Geist« praktizieren, sich dabei einen störenden Gedanken vornehmen und sich in Akzeptanz üben. Zudem sollen sie jeden zweiten Tag die Akzeptanzübung »R.E.A.L.« machen und die Akzeptanztabelle ausfüllen (Sitzung 7 – Handout 6); täglich die Übung »Achtsames Gehen mit verbalen Ankern« machen; jeden Morgen das Formular zu gesunden Absichten ausfüllen und im Laufe des Tages in die Praxis umsetzen, was sie sich gemäß Formular vorgenommen haben. Diese Übung kann den Teilnehmern helfen, sich Tag für Tag ihrer wahren Absichten deutlicher bewusst zu werden und sich aktiv dazu zu verpflichten, Vorsätze zu treffen und umzusetzen, die mit der Art und Weise zusammenhängen, wie sie handeln, denken, sprechen und fühlen wollen. Diese Übung ist auch nützlich, um die Teilnehmer darin zu schulen, eine gesunde Beziehung zwischen ihren Absichten und Handlungen herzustellen. Sie lassen dabei die typischen unbewussten Zwangsgedanken und automatischen Verhaltensweisen (z. B. Rituale, sicherheitsorientierte und beruhigende Verhaltensmuster), die ihre Störung charakterisieren, hinter sich und entwickeln ein realistischeres und reiferes Verantwortungsbewusstsein.

Die Teilnehmer werden dann gebeten, mindestens drei Aktivitäten aus der Liste förderlicher Aktivitäten (Sitzung 8 – Handout 6) auszuwählen, die nach und nach die bisher von Ritualen und Zwangsgedanken eingenommenen Räume füllen können, und sich zu bemühen, diese regelmäßig umzusetzen. Sie werden auch gebeten, die Diskrepanz-Technik (Sitzung 8 – Handout 3) anzuwenden, wenn das für ihr spezifisches Zwangsproblem hilfreich ist. Jedes Mal, wenn die Teilnehmer schwierige Momente erleben, können sie die Übung »Atempause: Bewältigung« (S. 303) nutzen. Die Teilnehmer werden außerdem gebeten, all ihre Kommentare und Beobachtungen zu den durchgeführten Übungen im Protokoll der Hausaufgaben für Sitzung 8 (siehe Sitzung 8 – Handout 9) festzuhalten und das in dieser Sitzung bereitgestellte Material mindestens einmal sorgfältig zu lesen und über dessen Inhalt nachzudenken.

Schließlich sollten die Teilnehmer auch zur nächsten Sitzung wieder einen Gegenstand mitbringen, der Zwangsgedanken oder Stress hervorruft, da wiederum eine achtsame Exposition erfolgen wird.

Achtsamkeitskreis

Die Sitzung endet damit, dass die Gruppe im Sitzkreis zusammenkommt und sich 3–4 Minuten lang schweigend auf den Atem konzentriert. Der Kursleiter kann die Bedeutung des regelmäßigen Übens von Achtsamkeit für das Erreichen der Programmziele hervorheben.

SITZUNG 8 – HANDOUT 1
Zusammenfassung von Sitzung 8: »Achtsames Handeln und achtsame Exposition«

Bei Menschen mit Zwangsstörungen ist der Handlungsmodus oft, wenn nicht sogar immer, darauf ausgerichtet, Schaden zu verhindern, Verantwortung zu reduzieren und emotionalen Stress zu verringern – und zwar durch Zwangshandlungen, Grübeln, Vermeidung und sicherheitsorientierte Verhaltensweisen. Menschen mit Zwangsstörungen führen derartige repetitive Handlungen oft gedankenlos aus. Sie achten nicht auf ihre tatsächliche Wahrnehmung und die Ergebnisse ihrer Rituale.

Einer der Schwerpunkte dieser Sitzung befasst sich damit, wie mangelnde Achtsamkeit im Hinblick auf Ihre täglichen Aktivitäten zur Zwangsstörung beiträgt, indem ein übersteigertes Verantwortungsbewusstsein gefördert wird, das häufig Ihre Zwangsgedanken und Rituale aktiviert. Sie werden sich auch fragen, warum Sie automatisch Rituale ausführen. Es dürfte Sie überraschen, wenn Sie irgendwann feststellen, dass es oft keine Verbindung gibt zwischen dem, was Sie tun, und Ihren wahren Absichten und Zielen im Leben oder den von Ihnen erwarteten Ergebnissen. Mit der Praxis der Achtsamkeit können Sie die vielen Widersprüche in Ihrem Leben infolge der Zwangsstörung erkennen: zwischen Ihren Gedanken und Ihren Handlungen, zwischen Fakten und Ihren Überzeugungen. Mit einer achtsamen Einstellung können Sie Ihre Handlungen zunehmend wertfrei beobachten und sich anschließend fragen, warum Sie sie ausgeführt haben. Bei regelmäßiger Praxis werden Sie Ihre Absichten – Ihre echten, aufrichtigen und positiven Absichten – erkennen, die Ihre Handlungen leiten können. Konsequente Achtsamkeit kann Ihnen dabei helfen, ein reifes und realistisches Verantwortungsbewusstsein zu entwickeln und vertrauensvoll sowie mit einem sicheren Gefühl in der Welt zu agieren.

Eines der wirksamsten therapeutischen Verfahren bei Zwangsstörungen und Ängsten im Allgemeinen besteht darin, sich wiederholt den eigenen Zwangsgedanken und Ängsten auszusetzen. Das bedeutet, sich ihnen bewusst zu stellen und bei der aktivierten Angst oder dem Unbehagen zu verweilen, ohne ein Ritual durchzuführen. Die Übung »Achtsame Exposition« wird in dieser Sitzung eingeführt, um Ihnen eine neue Möglichkeit aufzuzeigen, wie Sie in einer Situation bleiben können, die Angst oder Stress verursacht. So können Sie Ihre zwanghaften Ängste überwinden, ohne unnötige und kontraproduktive Rituale durchführen zu müssen.

SITZUNG 8 – HANDOUT 2
Achtsamkeit und Verantwortungsbewusstsein

Ein übersteigertes Verantwortungsbewusstsein gilt als zentrales Merkmal von Zwangsstörungen – insbesondere bei Menschen, deren Hauptproblem das Kontrollieren oder Putzen ist – und löst tendenziell starke Schuldgefühle aus. Menschen mit einem übersteigerten Verantwortungsbewusstsein glauben, dass sie eine besondere Macht besitzen, sich selbst und/oder anderen erheblichen Schaden zuzufügen oder diesen zu verhindern. Schaden kann sowohl durch Unterlassungsfehler (nicht getane Dinge) als auch Handlungsfehler (getane Dinge) entstehen. Die Person hält es für unerlässlich, das Eintreten eines solchen Schadens zu verhindern.

Menschen mit Zwangsstörungen neigen dazu, Verantwortung falsch zu interpretieren, weil sie sie mit Begriffen wie »Pflicht« oder »Regeln« verbinden. Sie halten sich streng an diese Regeln. Üblicherweise haben solche Personen in ihrer Kindheit die Erfahrung gemacht, dass dieser regelgebundene Lebensstil der einzig richtige ist. Bei anderen haben gewisse (in der Regel traumatische) Ereignisse zu einem übersteigerten Verantwortungsbewusstsein geführt.

Ein reifes Verantwortungsbewusstsein bedeutet, bereit zu sein, wichtige Entscheidungen zu treffen, die mit möglichen Risiken verbunden sind; sich selbst zuzutrauen, das Richtige oder Nützliche zu tun; und alle möglichen Ergebnisse zu akzeptieren. Es bedeutet, sich des **wahren** Einflusses seiner Handlungen auf sich selbst und andere bewusst zu sein und die Bereitschaft zu zeigen, diese Auswirkungen zu spüren. Interessanterweise leitet sich der Begriff Verantwortung vom lateinischen Wort *responsus – respondere* ab, was die »Fähigkeit zu antworten« meint – das heißt die Fähigkeit, in jedem Moment präsent zu sein und angemessen (nicht reaktiv!) auf jene Ereignisse zu reagieren, mit denen man täglich konfrontiert wird. Dies könnte auch eine Definition von *achtsamem Handeln* sein. Jemand, der wirklich verantwortungsbewusst ist, ist sich der möglichen Konsequenzen seines Verhaltens in jedem Moment bewusst. Diese Person ist auch bereit, Entscheidungen zu treffen, die mit Risiken verbunden sein können, wenn dies zu einem guten Ergebnis zu führen vermag.

Wenn Sie in der Lage sind, die wahre Bedeutung von Verantwortung zu verstehen, beginnen Sie, Respekt für sich selbst und Vertrauen in sich selbst zu entwickeln. Wenn Sie Tag für Tag Achtsamkeit praktizieren (d. h. auf den gegenwärtigen Moment zu achten, ohne zu urteilen), werden Sie in der Lage sein, Ihre tatsächliche Beteiligung an jeder herausfordernden Situation sowie die tatsächlichen Auswirkungen Ihres Verhaltens zu verstehen. Achtsamkeitspraxis kann Ihnen helfen, ein reiferes Verantwortungsbewusstsein zu entwickeln und (selbst-)bewusster zu handeln.

Nach Didonna 2009c.

SITZUNG 8 – HANDOUT 3
Diskrepanz-Technik

Denken Sie an etwas, von dem Sie befürchten, dass Sie es tun könnten, und notieren Sie das entsprechende Verb hier: ______________________________

Dann versuchen Sie, die folgenden Fragen realistisch und ehrlich zu beantworten, beginnend unten links und der Nummerierung folgend.

2. Wollen sie es tun?	6. Wollen sie es tun?	10. Will ich es tun?
3. Haben sie Angst, dass sie es tun könnten?	7. Haben sie Angst, dass sie es tun könnten?	11. Habe ich Angst, dass ich es tun könnte?
4. Haben sie es getan?	8. Haben sie es jemals getan?	12. Habe ich es jemals getan?

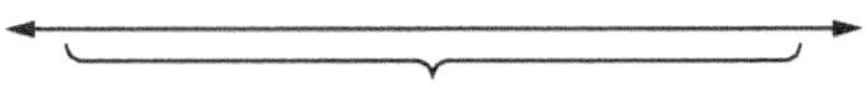

1. Menschen, die [Art der gefürchteten Handlung eintragen]	5. Menschen, die nicht [Art der gefürchteten Handlung eintragen]	9. Ich, eine Person, die nicht [Art der gefürchteten Handlung eintragen]

SITZUNG 8 – HANDOUT 4
Gesunde Absichten

> Aus der Absicht entspringt die Tat, aus der Tat entspringen die Gewohnheiten, aus den Gewohnheiten wächst der Charakter, aus dem Charakter entwickelt sich das Schicksal.
>
> *Chinesischer buddhistischer Text*

Die Absichten und Vorsätze, die Sie jeden Tag, jede Stunde hegen, prägen Ihre Handlungen und haben einen starken Einfluss auf Ihr Leben, das Leben anderer und letztlich auf die Welt, von der Sie ein Teil sind. Welche Absichten möchten Sie im Sinne Ihres eigenen Wohlergehens und des Wohlergehens anderer stärken? Die Aufmerksamkeit auf Absichten zu lenken, bedeutet, sich darüber im Klaren zu sein, was man wirklich will und was nicht.

Sobald Sie morgens aufwachen, nehmen Sie eine angenehme Sitzposition ein und konzentrieren Sie sich eine Weile auf Ihren Atem. Ab einem bestimmten Punkt können Sie damit beginnen, eindeutige Absichten in Bezug auf sich selbst zu formulieren, die mit Haltungen, Gedanken, Handlungen, Stimmungen und Worten verbunden sind, die Ihren persönlichen Werten und Lebenszielen entsprechen. Fühlen Sie in Ihrem Herzen alles, was Sie sich wünschen, um es im Laufe des bevorstehenden Tages auf realistische Weise und aufrichtig anzustreben. Versuchen Sie, alles zu tun, um diese Absichten in die Tat umzusetzen. Notieren Sie Ihre Vorsätze unten. Versuchen Sie, diese Liste tagsüber bei sich zu tragen und so oft wie möglich darauf zu schauen, um sich an Ihre Absichten zu erinnern:

1. Welche gesunden, realistischen allgemeinen Absichten **möchte ich** heute hegen (z. B. »Ich werde genießen, was dieser brandneue Tag mir zu bieten hat«; »Ich möchte freundlich zu mir selbst und anderen sein«; »Ich werde akzeptieren, was ich nicht ändern kann«)? ______________________________

   ____

2. Welche Gedanken (Worte, Sätze, Botschaften, Bilder) **möchte ich** heute in mir »nähren« (z. B. »Ich möchte mir selbst vertrauen«; »Gedanken sind keine Fakten«), und welche Gedanken werde ich stattdessen **versuchen**, einfach sein und loszulassen, ohne sie zu »befüttern«? ______________________________

   ____

3. Welche Handlungen und Entscheidungen **möchte ich** heute treffen und welche vermeiden? ______________________________

   ____

4. Welche Emotionen und Gefühle **möchte ich** stärken und hegen (z. B. Gelassenheit, Vertrauen, Selbstmitgefühl) und welche **möchte ich** akzeptieren und dann loslassen (z. B. Angst, Ekel, Scham, Wut, Traurigkeit)? ______________________________

____

5. Welche »gesunden« Wörter, Sätze oder Botschaften **möchte ich** anderen vermitteln und was **werde ich versuchen**, nicht zu kommunizieren (weil es »ungesund« ist)?

____

____

SITZUNG 8 – HANDOUT 5A
Liste belastender Situationen zur achtsamen Exposition

Name: ______________________________ **Datum:** ______________

Schritt 1: Vorbereitung auf die Exposition: Versuchen Sie, auf diesem Handout alle **Trigger** zu notieren, die in Ihrem Leben tendenziell Stress auslösen und Ihre Zwangsstörungssymptome aktivieren (listen Sie die Situationen in aufsteigender Reihenfolge in Bezug auf das Maß des Stresses auf, d.h. von der am wenigsten bis zu der am stärksten belastenden Situation); zudem die **intrusiven, also aufdringlichen Gedanken** oder Zwangsgedanken, die in dieser Situation normalerweise aktiviert werden; die Art der **belastenden Emotionen oder Gefühle** (z.B. Angst, Ekel, Scham), die Sie in diesem Moment empfinden; **wie viel Stress** Sie empfinden (0–100; siehe Skala der Belastungsniveaus unten), wenn Sie sich in dieser Situation befinden oder den intrusiven Gedanken im Kopf haben und Ihre Rituale **nicht** ausführen, sich **nicht** rückversichern und auch sonst **keine** anderen Sicherheitsmaßnahmen ergreifen; und das **Sicherheitsverhalten oder Ritual**, zu dessen Durchführung Sie sich gedrängt fühlen. Führen Sie gegebenenfalls auch die aufgewendete Zeit und/oder die Häufigkeit der Rituale an, wenn der Zeitaufwand und/oder die Häufigkeit Ihrer Handlung Ihr Problem mit der Zwangsstörung darstellt.

Skala des Belastungsniveaus

0	10	20	30	40	50	60	70	80	90	100
Keine Belastung		Sehr geringe Belastung		Moderate Belastung, unangenehm, aber erträglich		Hohe Belastung / schwer zu bewältigen		Sehr hohe Belastung / sehr schwer zu bewältigen		Maximales Belastungsniveau (z. B. Panik) / nicht zu bewältigen

Triggernde belastende Situationen oder Reize in der Reihenfolge ihres Belastungsgrades: zuerst die Punkte mit dem geringsten Belastungsgrad	**Intrusive Gedanken, Zwangsgedanken,** die durch die Situation oder den Reiz ausgelöst werden	**Art der/des belastenden Emotion/Gefühls** (z. B. Angst, Ekel, Scham)	**Vermutetes Belastungsniveau (0–100)**; wenn Sie einfach in Kontakt mit der Situation oder dem Reiz bleiben, ohne Rituale oder andere sicherheitsorientierte Verhaltensverweisen auszuführen	**Sicherheitsverhalten** (Zwänge/Rituale, Vermeidung, Streben nach Rückversicherung, Langsamkeit usw.)	**Häufigkeit des sicherheitsorientierten Verhaltens und/oder aufgewendete Zeit** (falls übermäßige Häufigkeit oder zu großer Zeitaufwand das Problem darstellen)
Beispiel: Berühren bestimmter Objekte wie Türgriffe, meiner Schuhe und Wasserhähne	*Ich habe Angst, dass ich kontaminiert werden könnte und HIV/AIDS oder andere Krankheiten bekomme.*	*Angst*	*80–90*	*Übermäßiges Waschen meines Körpers, tägliches ausgiebiges Duschen*	*4–5 Mal duschen pro Tag, jeweils 50–60 Minuten lang*

SITZUNG 8 – HANDOUT 5B
Protokoll zur achtsamen Exposition

Name: ______________________________

Schritt 2: Beginn der achtsamen Exposition: Bevor Sie mit der Konfrontation beginnen, geben Sie die belastende Situation an, der Sie sich aussetzen möchten (beginnend mit der am wenigsten belastenden), und das/die therapeutische(n) Ziel(e), das/die Sie dadurch erreichen möchten. Beginnen Sie dann mit der achtsamen Exposition, indem Sie den Anweisungen der Audioaufnahme zur Übung »Achtsame Exposition« (Track 11) folgen und mit der von Ihnen gewählten Achtsamkeitsübung beginnen (z. B. »Achtsamkeit für den Atem«). Achten Sie danach auf das tatsächliche Ausmaß der Belastung (0–100), wenn Sie in die belastende Situation gehen. Wenn die Konfrontation mit einer Situation keine Belastung verursacht, gehen Sie zur nächsten über, bis Sie ein ausreichendes Belastungsniveau erreichen (z. B. ist ein Belastungsniveau von 50 oder mehr ein Niveau, das Sie zu Sicherheitsverhalten veranlasst). Vermeiden Sie es, Ihre Rituale oder Ihre sicherheitsorientierten Verhaltensweisen in irgendeiner Weise auszuführen, zumindest bis zum Ende des Tages. Achten Sie in jedem Moment darauf, die Informationen Ihrer Sinne zu nutzen, um die Realität bestmöglich zu begreifen. Am Ende der Exposition und am Ende des Tages bewerten Sie Ihr Stressniveau, die Häufigkeit Ihres sicherheitsorientierten Verhaltens und/oder die Zeit, die Sie mit normalen Verhaltensweisen verbracht haben, deren Häufigkeit (z. B. Händewaschen) oder Dauer (z. B. Duschen, Anziehen) jedoch übertrieben war.

Skala des Belastungsniveaus

<table>
<tr><td>0</td><td>10</td><td>20</td><td>30</td><td>40</td><td>50</td><td>60</td><td>70</td><td>80</td><td>90</td><td>100</td></tr>
<tr><td colspan="2">Keine Belastung</td><td colspan="2">Sehr geringe Belastung</td><td colspan="2">Moderate Belastung, unangenehm, aber erträglich</td><td colspan="2">Hohe Belastung / schwer zu bewältigen</td><td colspan="2">Sehr hohe Belastung / sehr schwer zu bewältigen</td><td>Maximales Belastungsniveau (z B. Panik) / nicht zu bewältigen</td></tr>
</table>

Datum	**Triggernde belastende Situationen oder Reize, denen Sie sich aussetzen möchten**	**Therapeutisches Ziel** (z. B. Verhindern eines bestimmten Rituals, Reduzierung der Dauer einer Tätigkeit, Verzicht auf das Streben nach Rückversicherung)	**Achtsamkeitspraxis vor der Exposition**	**Belastungsniveau zu Beginn der Exposition (0–100)**; nur in Kontakt mit der Situation oder dem Reiz, ohne Rituale oder andere sicherheitsorientierte Verhaltensweisen auszuführen	**Belastungsniveau am Ende der Exposition (0–100)**	**Häufigkeit des sicherheitsorientierten Verhaltens und/oder aufgewendete Zeit nach der Exposition**
Beispiel: Mittwoch, der 1. Oktober	*Berühren der Türgriffe in meinem Büro*	*Meine Gefühle und aufdringlichen Gedanken akzeptieren, mich davon dezentrieren; nur 1 Dusche pro Tag, max. 15 min*	*Achtsamkeit für den Atem*	*90*	*20*	*Nur einmal geduscht heute, 18 Minuten lang*

Datum	Triggernde belastende Situationen oder Reize, denen Sie sich aussetzen möchten	Therapeutisches Ziel (z. B. Verhindern eines bestimmten Rituals, Reduzierung der Dauer einer Tätigkeit, Verzicht auf das Streben nach Rückversicherung)	Achtsamkeitspraxis vor der Exposition	Belastungsniveau zu Beginn der Exposition (0–100); nur in Kontakt mit der Situation oder dem Reiz, ohne Rituale oder andere sicherheitsorientierte Verhaltensweisen auszuführen	Belastungsniveau am Ende der Exposition (0–100)	Häufigkeit des sicherheitsorientierten Verhaltens und/oder aufgewendete Zeit nach der Exposition

SITZUNG 8 – HANDOUT 5C
Achtsame Exposition – Zusammenfassendes Flussdiagramm

1. Achtsamkeitsübung zur Beruhigung und Harmonisierung des Geistes (z. B. »Achtsamkeit für Atem und Körper«).

↓

2. Konfrontation mit einem belastenden Objekt, einer belastenden Situation oder einem belastenden Reiz. Verwenden Sie Ihren Atem als Anker. (Denken Sie daran, alle 3–4 Minuten Ihre Stressbelastung oder Angst auf einer Skala von 0 bis 100 einzuschätzen und zu notieren).

↓

3. Achten Sie auf Ihre Gedanken, Gefühle und körperlichen Empfindungen, indem Sie Ihre inneren Erfahrungen aktiv beobachten und beschreiben, ohne jegliche Bewertung. KONZENTRIEREN SIE SICH DARAUF, WAS IHRE SINNE (Sehen, Hören, Tasten usw.) IHNEN MITTEILEN, NICHT AUF IHRE GEDANKEN.

↓

4. Nehmen Sie eine Haltung der Akzeptanz, des Zulassens und des »Seinlassens« gegenüber Gedanken, Gefühlen und körperlichen Empfindungen ein.

↓

5. Nutzen Sie Dezentrierung und Disidentifikation; betrachten Sie Ihre Gedanken als einfache, harmlose und vorübergehende mentale Ereignisse. Sie müssen nicht auf Ihre Gedanken reagieren, und Sie sind nicht Ihre Gedanken.

↓

6. Verwenden Sie Metaphern, um sich zu dezentrieren (betrachten Sie etwa Ihre Gedanken als weiße Wolken, die am blauen Himmel vorbeiziehen, oder erinnern Sie sich an die Fluss- oder Wasserfall-Metapher).

↓

7. Vermeiden Sie jegliche Rituale. Unterlassen Sie aktiv jede körperliche oder mentale Reaktion auf Ihren inneren Leidenszustand (Rituale, Zwangsgedanken, rückversichernde Verhaltensweisen).

↓

8. Beenden Sie die Übung mit einer Achtsamkeitsübung, um Ihren Geist zu beruhigen und zu stabilisieren (z. B. »Atempause«)

SITZUNG 8 – HANDOUT 6
Liste förderlicher Aktivitäten

- Planung deiner täglichen Aktivitäten
- Planung von kurz-, mittel- und langfristigen Zielen
- Achtsamkeit, Yoga und achtsame Bewegungen praktizieren
- Trainieren, eine Sportart ausüben
- Musik hören, die dich entspannt oder belebt
- Gärtnern
- Freiwilligenarbeit
- Selbsthilfebücher lesen
- Umarmungen geben und empfangen
- Ein Entspannungsbad nehmen
- Eine Party organisieren
- Einer kulturellen Vereinigung, einer Freizeit- oder Sportvereinigung beitreten
- Einen interessanten Film ausleihen oder kaufen
- Ein Musikinstrument spielen oder lernen
- An einer Therapie- oder Selbsthilfegruppe teilnehmen
- Romane, Gedichte, Zeitschriften oder Zeitungen lesen
- Entspannungsübungen praktizieren
- Eine entspannende Massage genießen
- In die Bibliothek oder Buchhandlung gehen
- Singen
- Jeden Tag deine eigenen Qualitäten wertschätzen
- Einen entspannenden und achtsamen Spaziergang machen
- Eine Fahrradtour machen
- Dich für einen Kurs anmelden (z. B. Tanz, Fotografie, Restaurierung, Führerschein, Sprachen, Computer, Nähen)
- An Konferenzen oder Seminaren teilnehmen
- Deine Meinung und Ansichten anderen gegenüber klar äußern und verteidigen
- Dir eine Schönheitsbehandlung gönnen
- Zum Friseur gehen
- Etwas Interessantes im Fernsehen anschauen
- Über etwas Positives für die Zukunft nachdenken
- Mit Freunden oder Kollegen ausgehen
- Gespräche mit netten Menschen
- Neue Erfahrungen machen
- Deine Arbeit und Aktivitäten mit Engagement und Leidenschaft ausführen
- Hilfe geben und empfangen
- Nützliche und bereichernde Dinge kaufen (z. B. Kleidung, Bücher, Zeitschriften, CDs, Filme)
- Legere Kleidung tragen

- Sich um ein Haustier kümmern
- Eine Ausstellung oder Messe besuchen
- Ein Konzert besuchen
- Dein Zuhause renovieren (z. B. Möbel umstellen, neue Möbel kaufen, Wände dekorieren)
- Eine organisierte Reise unternehmen
- Interesse entwickeln für Gartenarbeit, Botanik oder den Anbau eines Gemüsegartens
- Eine schöne Stadt besuchen
- Gefühle durch Schreien, ehrliches Benennen oder das Schlagen auf ein Kissen herauslassen
- Religiösen Glauben oder Spiritualität pflegen
- Auf das eigene Erscheinungsbild achten
- Anderen zuhören
- Sticken oder Häkeln
- Malen
- Bildhauern
- Tanzen gehen
- Dinge im Haus reparieren
- Laufen, Joggen
- Sich selbst etwas gönnen, das man mag
- Mit dem Fotografieren beginnen
- Alte Fotos und Videos anschauen
- Fotos Freunden zeigen
- Dinge sammeln (Münzen, Muscheln, Briefmarken, Steine, Fossilien usw.)
- Modellbauen
- Kreuzworträtsel lösen
- Stricken
- Radio hören
- Die Sauna oder ein Jacuzzi genießen
- Sich um ein Aquarium kümmern
- Reiten
- Ein Puzzle zusammensetzen
- Ein Picknick machen
- Bowlen
- Freunde einladen oder besuchen
- Sich täglich einen Moment der Freiheit und Entspannung gönnen
- Ins Theater gehen
- Improvisieren (z. B. eine spontane Reise machen)
- Ein Abendessen mit Freunden organisieren
- Geschenke machen
- Briefe schreiben
- Am Telefon plaudern

- Einen Tag nur dir selbst widmen
- Zeit draußen in der Natur verbringen
- Diverse Hobbys pflegen und neue entdecken
- Eine achtsame, respektvolle und erfüllende sexuelle Beziehung haben
- Kleidung tragen, die zu dir passt und in der du dich wohlfühlst
- In Gesellschaft von Menschen sein, die du liebst und die dir guttun
- Orte oder Veranstaltungen besuchen, um neue Leute kennenzulernen
- Innehalten und die Landschaft bewundern
- Essen kochen, das dir schmeckt
- Ein Tagebuch führen oder eine Geschichte schreiben
- Sich Auszeiten nehmen und diese bestmöglich nutzen
- Ins Kino gehen
- Verstehen, dass »alles, was du wirklich brauchst, bereits in deinem Leben vorhanden ist«
- Andere: ______________________________
- ______________________________
- ______________________________
- ______________________________
- ______________________________
- ______________________________
- ______________________________
- ______________________________

SITZUNG 8 – HANDOUT 7
Zitate zu Sitzung 8

Aus der Absicht entspringt die Tat,
aus der Tat entspringen die Gewohnheiten,
aus den Gewohnheiten wächst der Charakter,
aus dem Charakter entwickelt sich das Schicksal.
Chinesischer buddhistischer Text

Was wir praktizieren, wird zur Gewohnheit.
Was zu einem bestimmten Zeitpunkt nützlich sein mag,
kann später zu einer Form der Gefangenschaft werden.
Jack Kornfield

Bewege dich,
aber bewege dich nicht so, wie die Angst dich bewegt.
Rumi

Du kannst nicht die Ergebnisse kontrollieren, sondern nur deine Handlungen.
Allan Lokos

Was auch immer du zur Gewohnheit machen möchtest, übe es;
und wenn du etwas nicht zur Gewohnheit machen möchtest, übe es nicht,
sondern gewöhne dich an etwas anderes.
Epiktet

Was in unserer Macht steht zu tun, steht auch in unserer Macht nicht zu tun.
Aristoteles

Das Wesen von Gut und Böse ist eine bestimmte Disposition des Willens.
Epiktet

Achte auf deine Absichten.
Absichten sind der Samen, der unsere Zukunft erschafft.
Siebzehntes Prinzip der buddhistischen Psychologie

Das Leben ist nur in der Gegenwart verfügbar.
Aus diesem Grund sollten wir so leben, dass jeder Schritt
uns ins Hier und Jetzt bringen kann.
Thich Nhat Hanh

SITZUNG 8 – HANDOUT 8
Hausaufgaben für die Woche nach Sitzung 8

1. Praktizieren Sie die Meditation »Der beobachtende Geist« (Track 9) an Tag 1, 3, 5 und 7 mit einem störenden Gedanken und begegnen Sie ihm mit aktiver Akzeptanz.
2. Praktizieren Sie die Akzeptanzübung »R.E.A.L.« an Tag 2, 4 und 6 (Track 10) und entwickeln Sie Akzeptanz gegenüber etwas, das Sie stört (ein Gedanke, eine Emotion, eine körperliche Empfindung); begrüßen Sie diese innere Erfahrung, wie es ein »guter Hotelmanager« mit seinen Gästen tut. Füllen Sie die Akzeptanztabelle (Sitzung 7 – Handout 6) aus, wenn Sie mit schwierigen Zuständen zu tun haben.
3. Praktizieren Sie einmal täglich 15–20 Minuten lang die Übung »Achtsames Gehen mit verbalen Ankern« und versuchen Sie, sich die mit Ihren Schritten verbundenen Wörter zu merken. Notieren Sie Ihre Eindrücke und Beobachtungen im Protokoll der Hausaufgaben zu Sitzung 8.
4. Praktizieren Sie »Achtsame Exposition« mindestens einmal täglich in Situationen, in denen Sie Angst oder Stress verspüren. Folgen Sie zunächst der Audioaufnahme (Track 11) und den Richtlinien in den Handouts 5A und 5B zu Sitzung 8. Denken Sie daran, sich so weit wie möglich auf das zu konzentrieren, was Ihre Sinne Ihnen vermitteln (z. B. »Ich kann sehen, dass da keinerlei Schmutz ist«; »Ich nehme das Geräusch wahr, das in diesem Moment vorhanden ist«).
5. Füllen Sie jeden Morgen gleich nach dem Aufstehen das Formular »Gesunde Absichten« (Sitzung 8 – Handout 4) überzeugt und engagiert aus und versuchen Sie im Laufe des Tages, das, was Sie sich gemäß Formular in Bezug auf Handlungen, Gedanken, Worte, Vorhaben und Stimmungen vorgenommen haben, in die Praxis umzusetzen.
6. Wählen Sie mindestens drei Aktivitäten aus der Liste förderlicher Aktivitäten (Sitzung 8 – Handout 6) aus und verpflichten Sie sich, mit ihnen die Zeiträume, die früher von Ritualen und Zwangsgedanken eingenommen wurden, allmählich zu füllen und Ihr Leben zu stabilisieren.
7. Wenn es für Ihr spezifisches Zwangsstörungsproblem hilfreich ist, wenden Sie die Diskrepanz-Technik jedes Mal an, wenn Sie befürchten, sich selbst oder anderen Schaden zuzufügen.
8. Praktizieren Sie die »Atempause: Bewältigung« immer, wenn unangenehme Gefühle oder Gedanken aufkommen.
9. Jedes Mal, wenn Sie eine Übung zu dieser Sitzung durchführen, halten Sie Ihre Erfahrungen im Protokoll der Hausaufgaben zu Sitzung 8 fest und notieren Sie alle Kommentare, Eindrücke oder Probleme, die möglicherweise aufgekommen sind. Umkreisen Sie jedes Mal ein X, wenn Sie die Übung »Atempause: Bewältigung« durchführen.
10. Lesen Sie das in dieser Sitzung bereitgestellte Material mindestens einmal sorgfältig durch und denken Sie über die Inhalte nach, um sie sich zu eigen zu machen.

Wenn Sie sich entscheiden, diese Übungen zu machen, nehmen Sie sich die nötige Zeit und suchen Sie sich einen warmen, sicheren, angenehmen und ruhigen Ort, an dem Sie nicht gestört oder unterbrochen werden. Nehmen Sie eine bequeme und stabile Körperhaltung ein. Versuchen Sie, die Übungen *nicht* als lästige Pflicht zu betrachten, sondern als gesunde Gewohnheit, die Sie in Ihr Leben integrieren möchten. Denken Sie immer daran, dass das Engagement, das Sie diesem Training widmen, Ihnen langfristig zu bedeutenden Ergebnissen verhelfen wird.

SITZUNG 8 – HANDOUT 9
Protokoll der Hausaufgaben zu Sitzung 8

Name: ______________________________

Füllen Sie dieses Formular jedes Mal aus, wenn Sie Übungen machen, und umkreisen Sie ein **X**, wenn Sie die Übung »Atempause: Bewältigung« durchführen, um auf schwierige Situationen zu reagieren.

Notieren Sie außerdem alles, was während der Übung anfällt (z. B. gesundheitliche Verbesserungen, Schwierigkeiten, Beobachtungen), damit wir dies in der nächsten Sitzung besprechen können.

Tag/Datum	Übung	Anmerkungen
Donnerstag, der ________	Der beobachtende Geist: Akzeptanz R.E.A.L. + Akzeptanztabelle Achtsames Gehen mit verbalen Ankern Achtsame Exposition Gesunde Absichten Förderliche Aktivitäten X X X X X X	
Freitag, der ________	Der beobachtende Geist: Akzeptanz R.E.A.L. + Akzeptanztabelle Achtsames Gehen mit verbalen Ankern Achtsame Exposition Gesunde Absichten Förderliche Aktivitäten X X X X X X	
Samstag, der ________	Der beobachtende Geist: Akzeptanz R.E.A.L. + Akzeptanztabelle Achtsames Gehen mit verbalen Ankern Achtsame Exposition Gesunde Absichten Förderliche Aktivitäten X X X X X X	
Sonntag, der ________	Der beobachtende Geist: Akzeptanz R.E.A.L. + Akzeptanztabelle Achtsames Gehen mit verbalen Ankern Achtsame Exposition Gesunde Absichten Förderliche Aktivitäten X X X X X X	

Tag/Datum	**Übung**	**Anmerkungen**
Montag, der ________	Der beobachtende Geist: Akzeptanz R.E.A.L. + Akzeptanztabelle Achtsames Gehen mit verbalen Ankern Achtsame Exposition Gesunde Absichten Förderliche Aktivitäten X X X X X X	
Dienstag, der ________	Der beobachtende Geist: Akzeptanz R.E.A.L. + Akzeptanztabelle Achtsames Gehen mit verbalen Ankern Achtsame Exposition Gesunde Absichten Förderliche Aktivitäten X X X X X X	
Mittwoch, der ________	Der beobachtende Geist: Akzeptanz R.E.A.L. + Akzeptanztabelle Achtsames Gehen mit verbalen Ankern Achtsame Exposition Gesunde Absichten Förderliche Aktivitäten X X X X X X	

Aus Segal et al. 2013; © 2013 The Guilford Press. Mit Genehmigung angepasst.

13 Sitzung 9: Entwicklung von Selbstmitgefühl und Selbstvergebung

Die Menschen werden vergessen, was du gesagt hast,
die Menschen werden vergessen, was du getan hast,
aber die Menschen werden nie vergessen,
wie du sie hast fühlen lassen.
Maya Angelou

Über diese Sitzung

Eine der schwierigsten Herausforderungen für Menschen mit einer Zwangsstörung, ist es, Mitgefühl für ihr eigenes Leiden zu entwickeln. In dieser Sitzung geht es darum, wie wir eine freundliche, sanfte, warmherzige, fürsorgliche und akzeptierende Haltung gegenüber unseren inneren und äußeren Erfahrungen und unserem Leiden einnehmen können. In der Sitzung werden auch die Praxis des Selbstmitgefühls und der Selbstvergebung vorgestellt.

Mitgefühl ist eine *besondere Sensibilität für das eigene Leiden und das Leiden anderer, verbunden mit dem tiefen Bestreben, dieses Leiden zu lindern* (Dalai Lama 2001). Es ist eine der Kernkomponenten aller achtsamkeitsbasierten Ansätze. Mitgefühl zu entwickeln, insbesondere Selbstmitgefühl, kann für Menschen mit Zwangsstörungen eine heilende Wirkung haben. Mit der Entwicklung von Mitgefühl haben sie die Möglichkeit, das Leiden, das sie aufgrund ihrer Störung bei sich selbst und anderen verursachen, zu respektieren, sich darum zu kümmern und es zu verhindern. Die Tendenz von Personen mit Zwangsstörungen zu Schuldgefühlen, Selbstkritik, Selbstvorwürfen und Selbstverurteilung ist das Gegenteil von Selbstmitgefühl. Wie jüngste Forschungsergebnisse zeigen, kann Selbstmitgefühl Gefühle von Angst, Ekel, Wut, Schuld oder Misstrauen in harmlosen Situationen deaktivieren und gleichzeitig ein Gefühl von Ruhe, Sicherheit und Vertrauen aktivieren (Gilbert & Tirch 2009).

Selbstvergebung, eine mit Mitgefühl verbundene Einstellung, kann ebenfalls ein wirksames Mittel gegen diverse Zwangsmechanismen sein. Sie wird in dieser Sitzung als formelle Übung eingeführt.

Die Praktiken des Selbstmitgefühls und der Selbstvergebung werden den Teilnehmern vermittelt, um ihnen zu helfen, eine radikal andere Herangehensweise an ihr eigenes Leiden und ihre eigene Not zu entwickeln. Die Teilnehmer werden gebeten, diese wichtigen Meditationen in den folgenden Wochen täglich zu praktizieren (siehe Sitzung 9 – Handout 1).

TAGESORDNUNG SITZUNG 9: »Entwicklung von Selbstmitgefühl und Selbstvergebung«

Zusammenfassung

Mitgefühl ist eine Eigenschaft des Geistes, ein Gefühl und ein zentraler Bestandteil aller achtsamkeitsbasierten Ansätze. Das Entwickeln von Mitgefühl, insbesondere Selbstmitgefühl, kann für Menschen mit Zwangsstörungen eine heilende Wirkung haben. Es hilft ihnen, das Leiden, das sie erfahren, zu respektieren, sich darum zu kümmern und es zu vermeiden. Ein verwandtes Mittel gegen diverse Zwangsmechanismen ist Selbstvergebung. Auch sie wird in dieser Sitzung als formelle Übung eingeführt. Diese Praktiken des Selbstmitgefühls und der Selbstvergebung helfen den Teilnehmern, eine völlig andere Herangehensweise an ihr eigenes Leiden und ihren eigenen Kummer zu entwickeln sowie dysfunktionale Gefühle wie Schuld, Misstrauen und übersteigertes Verantwortungsbewusstsein zu normalisieren.

Übersicht

- Achtsame Exposition
- Diskussion der Übung
- Nachbesprechung der Hausaufgaben
- Einführung der Praxis des Selbstmitgefühls
- Diskussion der Übung
- Aufladen und Entladen
- Diskussion der Übung
- Pause
- Zur Praxis der Selbstvergebung
- Diskussion der Übung
- Lesen und Besprechen der Zitate zu Sitzung 9
- Verteilung der Handouts an die Teilnehmer und Ausgabe der Hausaufgaben für die folgende Woche:
  - Selbstmitgefühl schreibend erforschen
  - Übung »Selbstmitgefühl« – täglich
  - Übung »Selbstvergebung« – täglich
  - »Achtsame Exposition« – täglich
  - Akzeptanzübung »R.E.A.L« an den Tagen 1 und 5 sowie Meditation »Der beobachtende Geist« an den Tagen 3 und 7
  - Achtsamkeitsübung in Bewegung Ihrer Wahl an Tag 2, 4 und 6
- Abschluss im Achtsamkeitskreis mit Schwerpunkt auf der Atmung

Materialien und Ressourcen

- Klangschale, Gong oder Zimbeln
- Audiodateien zu den Übungen »Selbstmitgefühl« (Track 13) und »Selbstvergebung« (Track 14)

Handouts für die Teilnehmer

Sitzung 8 – Handout 4: Gesunde Absichten
Sitzung 9 – Handout 1: Zusammenfassung von Sitzung 9 (»Entwicklung von Selbstmitgefühl und Selbstvergebung«)
Sitzung 9 – Handout 2: Selbstmitgefühl schreibend erforschen – Ein mitfühlender Brief an mich selbst
Sitzung 9 – Handout 3: Zitate zu Sitzung 9
Sitzung 9 – Handout 4: Hausaufgaben für die Woche nach Sitzung 9
Sitzung 9 – Handout 5: Protokoll der Hausaufgaben zu Sitzung 9

Achtsame Exposition

Die Sitzung beginnt mit einer Kernübung des Programms, »Achtsame Exposition«, die von den Teilnehmern regelmäßig praktiziert werden muss. Sie war eine der täglichen Hausaufgaben der vergangenen Woche. Wenn die Teilnehmer ein belastendes Objekt mitgebracht haben, werden sie gebeten, es vor sich zu halten. Andernfalls solle sie sich eine belastende Situation vorstellen, die sie sich im Zuge der Konfrontation lebhaft vergegenwärtigen können. Der Kursleiter leitet die Übung gemäß den Richtlinien zu »Achtsame Exposition« aus Sitzung 8 (S. 409) an.

Diskussion der Übung

Der Kursleiter bittet die Teilnehmer, über ihre Erfahrungen mit der Übung »Achtsame Exposition« zu berichten.

Kursleiter: Wer möchte etwas zu dieser Übung sagen?
Isabel: Ich habe festgestellt, dass es mir im Rahmen dieser Sitzung, wie in der letzten, leichter fiel, mich der herausfordernden Situation auszusetzen, als wenn ich zu Hause praktiziere. Jetzt fühle ich mich sicherer, entspannter und vertrauensvoller. Allerdings hatte ich zu Beginn der Übung große Angst und war mir nicht sicher, ob ich es durchstehen würde.
George: Es fiel mir wirklich schwer, den Gegenstand mitzubringen, der bei mir Stress

auslöst, nämlich eine Spritze, von der ich befürchte, dass sie kontaminiert ist; und noch schwerer ist es, während der Exposition in direkten Kontakt damit zu kommen. Zuerst wollte ich sie einfach wieder in meine Tasche stecken, aber Ihre Anweisungen ermutigten mich, dabei zu bleiben. Was ich besonders nützlich fand, war die Idee, Metaphern zu verwenden, um mich von meinen Gedanken zu distanzieren, und meinen Atem zu nutzen, um ins Hier und Jetzt zurückzukehren. Am Ende fühlte ich eine Belastung von 10 bis 15, gegenüber 80 zu Beginn.

Kursleiter: Was genau war für Sie schwierig zu bewältigen?

George: Es war schwer, die schrecklichen Gedanken zu akzeptieren und loszulassen, die mir durch den Kopf gingen und die mir sagten, ich solle die Spritze meiden und aufgeben, was ich zu tun versuchte. Ich hatte beängstigende Szenarien im Kopf, aber an einem bestimmten Punkt, ich weiß nicht warum, wurde mir klar, dass es nur Gedanken waren. Nicht nur das, sondern es waren auch Gedanken, die ich nicht hatte, als ich als Krankenpfleger arbeitete.

Kursleiter: Was Sie alle sagen, ist wirklich interessant. Sich herausfordernden Reizen auszusetzen, scheint ein Akt des Mutes zu sein, aber ich denke, dass es im Grunde ein Akt des Vertrauens ist. Und wahrscheinlich ist das, was Sie in der Lage sind zu tun, auch das Ergebnis der Arbeit ist, die Sie in den letzten Wochen geleistet haben, um Vertrauen zu entwickeln. Was meinen Sie?

Ich verstehe auch, dass meine Stimme und meine Anwesenheit in diesem Raum, in dieser Gruppe, an diesem Ort, den Sie wahrscheinlich als sichere Umgebung wahrnehmen, eine Rückversicherung und Ermutigung sein kann, wenn Sie sich herausfordernden Reizen aussetzen. Deshalb ist die Exposition, die Sie zu Hause machen, so wichtig. Was Sie hier in der Gruppe tun, kann Ihnen helfen zu verstehen, was und wie Sie praktizieren sollen, und Ihnen zeigen, dass Sie es können. Die Erfahrungen, die Sie allein zu Hause machen, können Ihnen jedoch dabei helfen, echtes und tiefes Vertrauen aufzubauen.

Nachbesprechung der Hausaufgaben

Der Kursleiter kommt nun auf die Hausaufgaben der vergangenen Woche zu sprechen.

Kursleiter: Ich bin wirklich neugierig zu erfahren, was Sie über Ihre Erfahrungen mit den Hausaufgaben der vergangenen Woche zu berichten haben, und insbesondere, welche Schwierigkeiten und Vorteile Sie bei der Umsetzung der Expositionshierarchien und der achtsamen Exposition hatten.

Helen: Als ich die Meditation »Der beobachtende Geist: Akzeptanz« machte, bemerkte ich eine zunehmende Distanz zu meinen Gedanken. Ich hatte das Gefühl, als säße ich am Flussufer und könnte sie beobachten. Das passierte sogar bei einem nervigen Gedanken heute Morgen zu Hause. Ich ließ ihn einfach los und er verschwand.

Ich beschloss absichtlich, in der Gegenwart zu bleiben, im Hier und Jetzt, zu sitzen und zu beobachten.

Daniel: Diese Woche hatte ich Probleme mit meinen Gefühlen, also habe ich die Meditation »Der beobachtende Geist« gemacht und meine Gefühle auf Blätter geschrieben und dabei zugesehen, wie sie den Fluss hinuntertreiben. Aber mit den Gedanken war es schwieriger.

Susan: Eine der wenigen Gewissheiten, die wir haben, ist unser Atem. Wenn ich jedoch mit meinen Gedanken in Kontakt bin, akzeptiere ich sie, ohne zu meinem Atem zurückkehren zu müssen. Kann ich es vermeiden, mich an meinem Atem festzuhalten? Halte ich mich nur fest, wenn mich Gedanken beunruhigen? Kann ich mich an etwas anderem festhalten?

Kursleiter: Es gibt verschiedene Hilfsmittel bei der Meditation. Wir verwenden oft den Atem, aber wir können auch die Körperhaltung, Körperempfindungen, Geräusche oder alles, was wir mit unseren Sinnen wahrnehmen, verwenden. Es muss immer etwas Reales und Gegenwärtiges sein. Aber warum verwenden wir ein Hilfsmittel? Weil es uns jedes Mal in den gegenwärtigen Moment zurückbringt, wenn uns etwas vom Hier und Jetzt ablenkt. Wir verwenden es, wenn wir es brauchen. Es ist keine Pflicht, sondern eine Gelegenheit. Es ist wichtig, in dieser Hinsicht flexibel zu sein.

George: Da ich unter Zwangsgedanken leide, habe ich versucht, mich ihnen in der Erkundungsphase der Akzeptanzübung »R.E.A.L.« zu stellen. Sie haben vorgeschlagen, die Umgebung dessen, was uns stört, zu betrachten, und so gehe ich tiefer auf diese Gedanken und Zwänge ein. Einerseits beobachte ich sie, ohne sie infrage zu stellen, und behandle sie wie Gäste. Andererseits beschäftige ich mich mit ihnen. So gerate ich in eine Krise. Ich sollte sie beobachten und stattdessen lasse ich mich auf sie ein. Ich weiß nicht, ob es richtig ist, tiefer einzutauchen. Ich habe versucht, distanzierter zu sein, aber wenn ich mich dann in der Situation befinde, lasse ich mich darauf ein. Wie sollte ich die Übung praktizieren?

Kursleiter: Mir scheint, dass Sie in der zweiten Phase der Übung »R.E.A.L.« in starken Kontakt mit Ihrem Problem kommen und dazu neigen, über alle Bedeutungen und Zusammenhänge, die hergestellt werden können, nachzudenken. Die Erkundungsphase ist sehr nützlich, aber vielleicht ist sie schwierig, weil Sie, sobald Sie versuchen, sie zu praktizieren, sofort in Ihren Autopilotmodus und Ihre Mechanismen verfallen. Ich schlage vor, dass Sie vorerst die Phasen des Realisierens, Akzeptierens und Loslassens praktizieren und die zweite Phase auslassen. Später können Sie sie in kleinen Dosen wieder einführen. Sie können auch versuchen, sich in der zweiten Phase nur auf Ihren Körper zu konzentrieren, die aktivierten Empfindungen sowie den Ort, wo sie aufkommen, zur Kenntnis nehmen.

Alan: Zu Hause habe ich hauptsächlich achtsame Exposition mit Bildern gemacht; ich habe es gut gemeistert und schien die belastenden Dinge zu akzeptieren. Ich konnte sie sein lassen, ohne mich darauf einzulassen.

Sheila: Wenn während der achtsamen Exposition ein Ritual aufkommt, kann ich dem Impuls, es auszuführen, widerstehen, aber ich habe festgestellt, dass ich die Übung nicht machen kann, wenn ich mich in einem Zustand mit sehr störenden Gedanken befinde. Ich bin jedoch in der Lage, die Ausführung meiner Rituale während der Übung zu unterlassen.

Kursleiter: Betraf die Expositionsphase Gedanken oder Situationen?

Sheila: Es waren Situationen ...

Kursleiter: Haben Sie jeden Tag geübt?

Sheila: Nicht wirklich, hauptsächlich, wenn ich es brauchte ...

Kursleiter: Wenn das Problem jeden Tag auftritt, ist es wichtig, diese Hilfsmittel jeden Tag anzuwenden. Ihr Geist muss sich daran gewöhnen, sich auf diese neue Art und Weise zu verhalten und diesen neuen Modus zu nutzen, um mit dem Problem umzugehen. Um dies zu erreichen, muss Ihr Geist regelmäßig trainiert werden, sonst werden, wie ich bereits mehrfach gesagt habe, Ihre alten und hervorragend etablierten mentalen Gewohnheiten wieder die Oberhand gewinnen.

Sheila: Am Ende der Übung wurde mir klar, dass meine Angst sehr stark ist, wenn ich störende Gedanken habe, aber ich kann mich mit dieser Technik besser verteidigen.

Kursleiter: Großartig. Aber versuchen Sie, sich nicht als jemanden zu sehen, der sich gegen seine Gedanken verteidigen muss, denn das bringt Sie in die Position, sie bekämpfen oder vermeiden zu wollen. Wir müssen uns nicht gegen Gedanken verteidigen, wenn wir erkennen, dass sie harmlos und vergänglich sind. Wenn wir sie für gefährlich und ungesund halten, verleihen wir ihnen eine Macht, die sie in Wirklichkeit nicht haben. Wenn Gedanken auftauchen, müssen wir auf eine andere Art und Weise mit ihnen umgehen.

Leonard: Ich erinnere mich daran, dass einer dieser Gedanken am Mittwoch kurz nach dem Mittagessen kam, und es gelang mir, mich nicht darauf einzulassen. Ich beobachtete ihn und reagierte nicht. Normalerweise hätte ich mit meinen Ritualen begonnen, um ihn besser zu verstehen und in den Griff zu bekommen, aber ich schaffte es, nichts zu tun. Allerdings fühlte ich mich innerlich ziemlich beunruhigt. Manchmal sehe ich den Nutzen dieser Übungen, weil ich spüre, dass sich in meinem Kopf etwas verändert. Aber nach einer Weile nimmt das Unbehagen zu und ich bin wieder verwirrt.

Kursleiter: Könnten Sie die Emotionen und das, was Sie sonst noch gefühlt haben, genauer beschreiben? Das Wort *beunruhigt* ist recht vage ...

Leonard: Nun ... ich habe eine Emotion verspürt, die ich als Angst definieren würde. Ich hatte Verspannungen im Kiefer, meine Muskeln waren angespannt, mein Herzschlag beschleunigte sich und meine Atmung wurde schneller.

Kursleiter: Perfekt, das ist es, was Sie tatsächlich gefühlt haben.

Leonard: Ja, aber mir das selbst zu sagen, hat mir nicht sonderlich geholfen ...

Kursleiter: Tatsächlich geht es nicht nur darum, sich diese Dinge selbst zu sagen. Es ist wichtig zu lernen, zu erkennen, was in jedem einzelnen Moment wirklich in uns vorgeht. Glauben Sie, dass es einfacher ist, mit einem emotionalen Zustand umzugehen, wenn man die spezifischen Erfahrungen, die Sie gerade beschrieben haben, erkennt, oder wenn man es mit *beunruhigt* umschreibt?

Leonard: Ja, es ist einfacher, wenn ich die Symptome genauer erkenne und beschreibe, weil ich dann feststelle, dass sie harmlos sind, wenn man sie für sich betrachtet. Aber obwohl meine Angst nach der Übung nachlässt, kehrt sie nach ein paar Stunden tendenziell zurück. Wenn ich eine Besserung bemerke, erwarte ich, dass sie sich zunehmend einstellt oder zumindest anhält.

Kursleiter: Es ist absolut verständlich, dass Sie sich immer weiter verbessern wollen, Leonard. Aber wir müssen Erwartungen aufgeben, wie jene Vorstellung, dass wir jedes Mal eine Verbesserung sehen werden oder dass es, sobald es besser ist, auch so bleibt. Wir bewegen uns nur langsam vorwärts und versuchen, mentale Gewohnheiten zu überkommen, die sich über Jahre hinweg etabliert haben. Jede Veränderung ist wertvoll, auch wenn sie nicht unbedingt stabil ist. Damit sich unser Geist daran gewöhnt, so anders zu arbeiten, müssen wir *jeden Tag* eine gewisse Zeit üben.

Roger: Mir gefielen die Empfindungen, die ich während der dritten und vierten Phase der Akzeptanzübung »R.E.A.L.« verspürte. Die Akzeptanz durch »R.E.A.L.« gab mir ein besseres Gefühl, obwohl es mir schwerfiel, einige Gedanken während informellen Übungen zu akzeptieren. Ich verspürte Schmerz, Wut und Ekel gegenüber einigen Gedanken. Bei der informellen Praxis fühle ich mich unwohler, während es bei der formellen Praxis verschwindet.

Kursleiter: Können Sie sich in diesen unangenehmen Momenten Dinge vergegenwärtigen, die Sie im Zuge der formellen Praxis gelernt haben?

Roger: Ich kämpfe damit. Ich versuche, mich von meinen Gedanken zu lösen, aber es fällt mir schwer, sie zu akzeptieren.

Kursleiter: Es ist sehr wichtig, diese beiden Arten des Praktizierens miteinander zu verbinden. Durch die informelle Praxis übertragen wir das, was wir in der ruhigen, friedlichen und sicheren Umgebung des formellen Praxis lernen, auf das wirkliche Leben.

Patrick: Die Übung »Achtsame Exposition« sollte man methodisch befolgen, aber ich denke, dass Exposition manchmal besser funktioniert, wenn man nicht darüber nachdenkt. In den Momenten, in denen es mir gelang, die Exposition durchzuführen, sagte ich mir: »Es ist mir egal.« Ich habe über diese Dinge nachgedacht ...

Kursleiter: Und ist es Ihnen gelungen, diese Expositionen über einen längeren Zeitraum hinweg durchzuhalten?

Patrick: In einigen Fällen ja, aber mir ist klar, dass das daran lag, dass es sich um weniger gefährliche Situationen handelte.

Kursleiter: Ja, wir sind vielleicht schneller in der Lage, eine Exposition mit einem geringeren Maß an Unbehagen durchzuführen, ohne zu viel darüber nachzudenken oder bestimmte Schritte befolgen zu müssen. Die Frage ist, wie wir mit unangenehmeren Situationen umgehen, vor denen wir Angst haben. Achtsame Exposition hilft uns, in einen Geisteszustand zu gelangen, der es uns ermöglicht, mit diesen Situationen umzugehen. Das liegt daran, dass wir die Situationen so erleben, wie sie tatsächlich sind, und nicht so, wie unser Verstand sie interpretiert. Sich herausfordernden Ereignissen auszusetzen, bedeutet, sich voll und ganz bewusst zu sein, was in diesen Situationen in uns und um uns herum geschieht. Seien Sie sich dessen bewusst, dass eine schnelle Exposition manchmal eine Form der Vermeidung ist und wir nicht wirklich mit dem in Kontakt kommen, was unser Unbehagen auslöst.

Patrick: Ich kann manche Dinge besser bewältigen, wenn ich nicht zu viel darüber nachdenke ... so wie das Autofahren-Lernen schwierig war, als ich es in kleine Schritte unterteilte. Es gelang mir besser, als ich es instinktiv und automatisch machte. Aber ich stimme dahingehend zu, dass eine Methode bei schwierigeren Expositionen notwendig ist.

Einführung der Praxis des Selbstmitgefühls

Wie bereits in Kapitel 2 besprochen, ist es für Menschen mit Zwangsstörungen oft schwierig, sich des Leids bewusst zu werden, das sie sich selbst oder anderen Menschen aufgrund ihrer Störung zufügen. Es fällt ihnen auch schwer, ihren eigenen schwierigen persönlichen Erfahrungen fürsorglich, warmherzig, freundlich und mit Akzeptanz zu begegnen.

Tatsächlich können die meisten der Mechanismen und Verzerrungen bei Zwangsstörungen als das genaue Gegenteil jener Eigenschaften betrachtet werden, die Selbstmitgefühl ausmachen: Selbstvertrauen, Akzeptanz der eigenen Erfahrungen, Unvoreingenommenheit, Weisheit (im Sinne der Fähigkeit, die Realität objektiv und adäquat zu betrachten und die Ursachen des eigenen Leidens zu verstehen) sowie Wärme (welche Personen, die sich vielfach bedroht fühlen und in die Defensive gehen, nur schwer empfinden können). Aus diesen Gründen fällt es Menschen mit Zwangsstörungen möglicherweise schwer, Selbstmitgefühl zu empfinden – wobei das aber eine äußerst wichtige und gesunde Einstellung und Empfindung ist. Selbstmitgefühl regt eine stabile Aktivierung des Zufriedenheits-/Beruhigungs- und Sicherheitssystems an und deaktiviert gleichzeitig das Bedrohungs-/Selbstschutzsystem (Gilbert 2010).

Mittels einer reflektierenden Diskussion versucht der Kursleiter, den Teilnehmern die Bedeutung von Selbstmitgefühl für ihre Probleme ebenso näherzubringen wie die Notwendigkeit, es im Rahmen einer formellen Meditation zu praktizieren.

Kursleiter: Ich möchte Ihnen eine Komponente der Achtsamkeitspraxis vorstellen, die für Sie besonders wichtig sein kann zur Überwindung Ihrer Probleme. Diese Eigenschaft ist Mitgefühl. Aber zuerst würde ich gerne wissen, was Sie unter Mitgefühl verstehen. Was bedeutet *Mitgefühl* Ihrer Meinung nach?

Carol: Für mich bedeutet Mitgefühl, Mitleid mit oder Bedauern für jemanden zu empfinden.

Alan: Ich denke, Mitgefühl bedeutet, Verständnis für jemanden zu haben, dem es nicht gut geht.

Giulia: Ich würde es so definieren wie Carol.

Kursleiter: Nun, mir scheint, dass Ihre Vorstellung von Mitgefühl im Allgemeinen sehr nahe an der allgemeinen Vorstellung liegt, die Menschen von diesem Gefühl haben. Tatsächlich deuten die Begriffe *Mitleid, Bedauern* und sogar *Sympathie* in der Regel auf ein Gefühl der Überlegenheit gegenüber der leidenden Person hin und haben eher eine abwertende Bedeutung. Wenn wir uns jedoch die eigentliche Bedeutung von Mitgefühl ansehen, können wir feststellen, dass dieser Begriff aus dem Lateinischen stammt: *com* (»mit«) und *pati* (»leiden«) – was zusammen »mit leiden« bedeutet. Es wurde [von Gilbert 2010] definiert als »tiefes Bewusstsein und Sensibilität für Leiden, verbunden mit einer großen Verpflichtung und Verantwortung, es zu lindern zu versuchen«. Wenn wir also Mitgefühl für jemanden empfinden, stellen wir uns auf die gleiche Ebene, weil wir wissen, dass das Leid, das er oder sie empfindet, jenes ist, was auch wir gefühlt haben oder irgendwann in unserem Leben fühlen könnten.

In dieser Sitzung werden wir uns darauf konzentrieren, Mitgefühl für uns selbst zu empfinden – *Selbstmitgefühl* meint die Einstellung, sich verantwortungsbewusst um das eigene Leiden zu kümmern und ein starkes Engagement zu dessen Linderung zu entwickeln. Die Übung »Selbstmitgefühl«, die wir kennenlernen werden, kann sehr hilfreich sein, um einige typische psychische Gewohnheiten und Einstellungen bei Zwangsstörungen zu schwächen oder zu neutralisieren, zum Beispiel Misstrauen, negative Überzeugungen, Schuldgefühle, Selbstkritik und Selbstvorwürfe. Darüber hinaus hat Selbstmitgefühl – wie wir in Sitzung 2 im Teil über die Mechanismen (Handout 5C) gesehen haben – die Wirkung, dass es das Zufriedenheits-/Beruhigungs- und Sicherheitssystem aktiviert und gleichzeitig das Bedrohungs-/Selbstschutzsystem im Gehirn deaktiviert. Dies ist der Erzeugung eines Gefühl der Sicherheit, des Selbstvertrauens, des Gleichgewichts und der Ruhe zuträglich.

»Selbstmitgefühl« ist eine zentrale Achtsamkeitsübung im MBCT-Programm für Zwangsstörungen, da sie auf entscheidende Mechanismen der Zwangsstörung einwirkt. Für einige Teilnehmer kann dies jedoch recht neu und herausfordernd sein und manchmal zu Unbehagen und Konflikten führen. Damit sich die Teilnehmer wohl fühlen und bereit sind, Selbstmitgefühl zu erfahren, sollte der Kursleiter die Teilnehmer in einem freundlichen, einladenden Ton und Stil anleiten – mit der Aufforderung, eine angenehme Körperhaltung einzunehmen und den während der Übung hervorgerufenen Gedanken, Gefühlen und Bildern nur in dem Maße zu begegnen, wie sie dazu in der Lage und bereit sind. Die Teilnehmer sollten sorgfältig darauf achten, wie sie mit den Bildern, Reizen und Emotionen umgehen, die während der Übung aufkommen. Der Austausch und die Diskussion im Anschluss an diese Meditation sind besonders wichtig.

ÜBUNG »SELBSTMITGEFÜHL«

Nehmen Sie eine bequeme Sitzposition ein, eine Haltung, die ein Gefühl von Stabilität und Erdung vermittelt, das Gefühl, ganz an diesem Ort und in diesem Moment zu sein. [5 Sekunden Pause] Halten Sie Ihren Rücken möglichst gerade, aber nicht steif, lassen Sie Ihre Schultern und Brust entspannt, Ihre

Hände ruhen ruhig auf den Oberschenkeln oder in Ihrem Schoß; wenn Sie auf einem Stuhl sitzen, spüren Sie, wie Ihre Füße den Boden berühren. [5 Sekunden Pause]
Wenn es für Sie angenehm ist, lassen Sie zu, dass sich Ihre Augen sanft schließen und erlauben Sie, dass sich in Ihnen Ruhe einstellt. Spüren Sie den Kontakt zwischen Ihrem Körper und der Oberfläche, die Sie trägt. Dieser Kontakt zeigt Ihnen, dass Sie im Hier und Jetzt sind, in diesem Moment. [15 Sekunden Pause]
Nachdem Sie es sich bequem gemacht und Ihre Position stabilisiert haben, richten Sie Ihre Aufmerksamkeit eine Weile auf Ihren Atem. [10 Sekunden Pause] Atmen Sie ruhig und regelmäßig, und nehmen Sie wahr, wie sich die Empfindungen in Ihrem Bauch bei jedem Ein- und Ausatmen verändern. [10 Sekunden Pause]
Wenn es für Sie passt, versuchen Sie, das Einatmen so lange dauern zu lassen wie das Ausatmen, vielleicht indem Sie beim Einatmen bis 3 zählen, 1 Sekunde pausieren und dann beim Ausatmen bis 3 zählen. Beruhigen Sie Ihren Körper, beruhigen Sie Ihren Atem und damit auch Ihren Geist. [10 Sekunden Pause]
Vielleicht bemerken Sie wie jeder Atemzug Sie nährt und energetisiert, wenn der Sauerstoff in Ihren Körper dringt, und ein Gefühl von Befreiung bei jedem Ausatmen, wenn die Luft durch Ihre Nasenlöcher oder Ihren Mund entweicht. [15 Sekunden Pause]
Es gibt nur sehr wenige Gewissheiten im Leben. Eine davon ist das Leiden, eine andere ist das Atmen – etwas, das seit Ihrem ersten Moment in dieser Welt da ist und bis zu Ihrem letzten bleiben wird. Die Fähigkeit, bei Ihrem Atem zu verweilen, ist das kraftvollste Werkzeug, das Sie haben, um Leiden zu überwinden. [15 Sekunden Pause]
Bemühen Sie sich, sich dessen bewusst zu sein, was Sie gerade erleben und fühlen, ohne zu bewerten, was in Ihnen oder um Sie herum geschieht. [10 Sekunden Pause] In dieser Meditation werden Sie eine Qualität entwickeln, die *Selbstmitgefühl* genannt wird – Mitgefühl für sich selbst. Selbstmitgefühl ist sowohl ein Gefühl als auch eine Lebensweise, die Sie von vielen schwierigen Emotionen befreien und Ihnen helfen kann, eine gesunde Beziehung zu Ihrem Körper und Geist sowie eine bessere Verbindung zur Welt und den Menschen um Sie herum zu entwickeln. [5 Sekunden Pause]
Um Selbstmitgefühl aufzubauen, ist es wichtig, die folgenden Qualitäten regelmäßig und mit innerer Überzeugung über einen längeren Zeitraum zu fördern.
Die erste Qualität ist **Weisheit**. Weisheit bedeutet, sich der Natur der Dinge bewusst zu sein und die Ursachen des Leidens sowie die Faktoren, die zu Wohlbefinden führen, zu verstehen. [5 Sekunden Pause] Weisheit ist eine Fähigkeit, die entwickelt werden kann. Sie erwächst aus den persönlichen Erfahrungen, die Sie im Leben gemacht haben, den Einsichten, die Sie daraus

gewonnen haben, und der Art, wie Sie diese nutzen, um als Mensch zu wachsen. [5 Sekunden Pause] Weisheit erlaubt uns, die Realität so zu sehen, wie sie ist, und uns von unseren mentalen Gewohnheiten und Konditionierungen zu befreien. Wir alle sind das Ergebnis unserer eigenen Geschichte, insbesondere unserer frühen Lebenserfahrungen – einer Geschichte, die wir uns nicht ausgesucht haben, die aber unsere Gedanken und unsere Reaktionen auf Ereignisse geprägt hat. [5 Sekunden Pause] Wir sind es gewohnt, dass unser Geist manchmal von Sorgen und schwierigen Emotionen durchdrungen ist. Wir wissen jedoch auch, dass er dann auch wieder zur Ruhe kommen kann und uns Freude und Vergnügen bereitet. Weisheit entspringt aus einem tiefen Verständnis und der Akzeptanz unserer menschlichen Natur, und sie kann mit der Zeit entwickelt werden. Während Sie hier sitzen, in dieser ruhigen und stabilen Haltung, indem Sie all dies nach und nach verstehen und akzeptieren, entwickeln Sie Weisheit – Augenblick für Augenblick, Tag für Tag. [15 Sekunden Pause]

Die zweite Qualität des Selbstmitgefühls ist **Akzeptanz**. Akzeptanz ist die Bereitschaft, störende Gedanken, Emotionen und Empfindungen innerlich zuzulassen, in dem Bewusstsein, dass schmerzhafte Erfahrungen ein normaler und unvermeidbarer Teil des menschlichen Lebens sind. [5 Sekunden Pause] Akzeptanz bedeutet, den Kampf gegen die Dinge, die wir nicht mögen, aufzugeben und uns selbst so zu akzeptieren, wie wir sind, mit all unseren Schwächen. Es bedeutet auch, jegliche Urteile und Kritik gegenüber uns selbst und unseren inneren Erfahrungen zu unterlassen, da Urteile und Selbstkritik in der Regel nutzlos und selbstzerstörerisch sind. [5 Sekunden Pause] Wir versuchen, diese Bereitschaft zu fördern, in Kontakt mit unserer inneren Erfahrung zu bleiben, so wie sie ist, und Gedanken, Emotionen und Empfindungen einfach kommen und gehen zu lassen. [15 Sekunden Pause]

Die dritte Qualität des Selbstmitgefühls ist **Vertrauen**. Vertrauen bedeutet, offen zu sein für unsere inneren und äußeren Erfahrungen – wohlweißlich, dass wir dabei verschiedenen Formen von Leiden begegnen könnten, aber auch im Wissen, dass dieses Leiden nicht dauerhaft ist und dass wir die Werkzeuge haben, um uns Erleichterung zu verschaffen. [5 Sekunden Pause] Oft begegnen wir im Leben Dingen, die tatsächlich nützlich für uns sein könnten, die wir aber aufgrund unserer Ängste und unseres Misstrauens vermeiden. Bemühen Sie sich jetzt, würdevoll und stolz zu sitzen. Heben Sie Ihre Brust etwas an, ziehen Sie die Schultern leicht zurück und spüren Sie, wie Ihr Körper fest geerdet ist, verankert im Boden. [5 Sekunden Pause] Spüren Sie den Kontakt von Becken, Gesäß, Ihren Beinen und Füßen mit dem Boden – spüren Sie, wie der Boden oder der Stuhl Sie stützt. [10 Sekunden Pause] Sie sitzen in einer Haltung der Offenheit. [5 Sekunden Pause] Versuchen Sie nun, einen Raum der Ruhe und Gelassenheit in Ihrem Körper zu erspüren, einen Bereich oder einen Punkt in Ihrem Inneren, der sich ruhig anfühlt. [10 Sekunden Pause] Dieser Bereich der Ruhe kann sich allmählich auf Ihren ganzen

Körper ausdehnen, während Sie Mitgefühl für sich selbst entwickeln. [15 Sekunden Pause]
Die vierte Qualität des Selbstmitgefühls besteht aus **Warmherzigkeit** und **Freundlichkeit**. Diese Qualität äußert sich sowohl in der Beziehung zur Außenwelt als auch – und vor allem – zu uns selbst. [5 Sekunden Pause] Das bedeutet, Wärme und Freundlichkeit gegenüber unseren Emotionen, Gedanken und körperlichen Empfindungen zu fördern – und gegenüber allem, was wir in uns fühlen, was von Moment zu Moment in uns geschieht. [5 Sekunden Pause] Es bedeutet, sich um unsere schwierigen Gefühle zu kümmern, so wie ein Elternteil sich um sein verängstigtes Kind kümmert – mit einer herzlichen Umarmung. [5 Sekunden Pause] Stellen Sie sich nun vor, dass Sie Ihre Gefühle und Ängste auf die gleiche herzliche Weise umarmen. [15 Sekunden Pause]
Die fünfte Qualität, die für die Entwicklung von Selbstmitgefühl hilfreich ist, ist **Engagement**. Unter Engagement verstehen wir die klare Absicht und konkrete Bereitschaft, sich darum zu bemühen, das eigene Leiden zu lindern und sich um sich selbst zu kümmern, indem Sie die Methoden anwenden, die Sie erlernen. [5 Sekunden Pause] Es umfasst den Wunsch, sich selbst zu helfen und Veränderungen herbeizuführen, indem Sie jede Gewohnheit, Haltung oder jedes Verhalten aufgeben, das Ihr Leiden kontinuierlich aktiviert, nährt und aufrechterhält. [10 Sekunden Pause] In jedem von uns gibt es einen Teil, der glücklich sein möchte und auch will, dass andere glücklich sind. Konzentrieren Sie sich jetzt auf dieses umfassende Engagement; [10 Sekunden Pause] spüren Sie es und nähren Sie es tief im Inneren. [15 Sekunden Pause]
Bleiben Sie ganz mit Ihrem Atem und Ihrer Haltung verbunden, die stets im Hintergrund präsent sind. Richten Sie Ihre Aufmerksamkeit auf jemanden, den Sie sehr mögen, für den Sie tiefe Zuneigung empfinden. [15 Sekunden Pause] Falls es Ihnen schwerfällt, eine solche Person in Ihrem Leben zu finden, können Sie an ein Tier denken, das Ihnen sehr am Herzen liegt. Denken Sie an die Momente des Leidens, die diese Person oder dieses Tier gegebenenfalls erlebt hat oder gerade erlebt. [5 Sekunden Pause] Versuchen Sie, mit diesem Leiden in Kontakt zu treten, und spüren Sie das Bedürfnis – das aus tiefstem Herzen kommt und nicht vom Verstand herrührt –, dieser Person oder diesem Tier aufrichtig etwas zu wünschen. [5 Sekunden Pause] Zum Beispiel könnten Sie während des Einatmens den Satz denken: **»Mögest du glücklich sein«**, und während des Ausatmens: **»Mögest du in Frieden und frei von Leid leben.«** [15 Sekunden Pause] Sie können auch andere Worte verwenden, die Ihnen aufrichtiger oder spontaner erscheinen. [5 Sekunden Pause] Wichtig ist, dass Sie diese Absicht, dieses Gefühl und diesen Wunsch auf die Person oder das Tier und dessen Leiden richten. [10 Sekunden Pause] Wichtig ist auch, dies nur zu tun, wenn Sie diesen Wunsch wirklich tief empfinden. [10 Sekunden Pause] Wiederholen Sie Ihre Worte so oft, wie Sie möchten, als könnten sie das Leiden dieser Person oder dieses Tieres lin-

dern – ein Leiden, das gewissermaßen allen Menschen und Tieren eigen ist. [10 Sekunden Pause]

Mitgefühl auf sich selbst richten

Nachdem Sie dieses Mitgefühl erlebt und diese mitfühlenden Wünsche an eine geliebte Person oder ein Tier gerichtet haben, versuchen Sie für einen Moment, sich vorzustellen, dass neben Ihnen eine Person sitzt, die Mitgefühl, Altruismus und die Fähigkeit verkörpert, mit dem Leiden anderer mitzuzugehen und es zu fühlen. [10 Sekunden Pause] Es könnte eine Person sein, die Sie in Ihrem Leben getroffen haben, oder auch eine religiöse oder historische Figur, selbst ein fiktiver Charakter aus einem Roman oder Film. [5 Sekunden Pause] Stellen Sie sich vor, diese Person sitzt an Ihrer Seite. [5 Sekunden Pause] Stellen Sie sich vor, Sie sehen den freundlichen Blick in ihrem Gesicht und spüren das Mitgefühl, das diese Person ausstrahlt. [10 Sekunden Pause] Vielleicht fühlen Sie sich von diesem Mitgefühl »angesteckt«, das diese Person zu kommunizieren, auszudrücken vermag. [10 Sekunden Pause] Wenn Sie in Kontakt mit diesem Gefühl sind, können Sie beide Hände auf die Mitte Ihrer Brust legen, dorthin, wo Sie Ihr Herz spüren, und Ihre Hände sanft dagegen drücken. [5 Sekunden Pause; manche bevorzugen es, die Hände auf den Bauch oder die Wangen zu legen.] Wenn Sie bereit sind, versuchen Sie, diese Person zu werden und das Mitgefühl auf sich selbst und auf Ihr Leiden zu richten. [5 Sekunden Pause] Tun Sie das im Bestreben, Ihr Leiden anzunehmen, es in sich willkommen zu heißen [5 Sekunden Pause] und es als einen Zustand zu akzeptieren, der jetzt da ist, aber nicht ewig währt. Er ist vergänglich, wie alles andere auch. [5 Sekunden Pause] Formulieren Sie die **Absicht, alle Haltungen, Verhaltensweisen und Gewohnheiten**, die dieses Leiden immer wieder nähren, so gut es Ihnen möglich ist **zu unterlassen**. [10 Sekunden Pause] Versuchen Sie dies nur zu tun, wenn Sie es wirklich fühlen – nicht als Aufgabe, sondern als echte, authentische und aufrichtige Absicht. [10 Sekunden Pause] **Stellen Sie sich vor, Ihr Gesicht in einem Spiegel zu sehen** (oder schauen Sie tatsächlich in einen Spiegel), [5 Sekunden Pause] und wenn Sie bereit sind, können Sie sich selbst die Sätze sagen, die Sie der geliebten Person oder dem Tier gesagt haben. Vielleicht denken Sie beim Einatmen **»Möge ich glücklich sein«** und beim Ausatmen **»Möge ich in Frieden und frei von Leid leben«.** [15 Sekunden Pause] Sagen Sie diese Worte ruhig, wie etwas, das Sie tief in Ihrem Inneren fühlen. [10 Sekunden Pause] Bemühen Sie sich, einen vollkommen mitfühlenden Ton zu finden, und **lassen Sie dabei einen freundlichen, sanften Ausdruck in Ihrem Gesicht entstehen**, während Sie diese Worte in Gedanken und im Herzen wiederholen. [15 Sekunden Pause] Konzentrieren Sie sich auf den tief empfundenen Wunsch, dass all dies Wirklichkeit werden möge, und darauf, wie wunderbar es wäre, Frieden und Glück zu finden. [10 Sekunden Pause]

Jedes Mal, wenn Sie sich auf diesen Wunsch konzentrieren, achten Sie sorgfältig darauf, was in Ihnen geschieht. [5 Sekunden Pause] Welche Emotionen fühlen Sie? [5 Sekunden Pause] Welche Gedanken treten in diesem Moment auf? [5 Sekunden Pause] Ist da Widerstand? Denken Sie daran, zu versuchen, dies achtsam zu tun. Wenn Ihr Geist manchmal abschweift, bringen Sie ihn einfach jedes Mal sanft zurück. [10 Sekunden Pause] Für etwa eine Minute wiederholen Sie innerlich die Sätze **»Möge ich glücklich sein«** beim Einatmen und **»Möge ich in Frieden und frei von Leid leben«** beim Ausatmen. [10 Sekunden Pause] Versuchen Sie, diese Sätze mehr mit Ihrem Herzen als mit Ihrem Verstand zu fühlen, [5 Sekunden Pause] während Sie sich im Spiegel betrachten oder sich Ihr Gesicht vorstellen. [45 Sekunden Pause]
Jedes Mal, wenn Sie feststellen, dass Ihre Gedanken abschweifen, bringen Sie Ihre Aufmerksamkeit sanft zurück zu den mitfühlenden Sätzen, die Sie sich selbst ehrlich und freundlich sagen. [20 Sekunden Pause]
Lassen Sie nun nach und nach das Bild von sich selbst verblassen und lenken Sie Ihre Aufmerksamkeit wieder sanft auf Ihren Atem, was sich zu einer Wahrnehmung Ihres gesamten Körpers auswächst. Spüren Sie Ihren ganzen Körper, als Einheit, vom Scheitel bis zu den Zehenspitzen. [5 Sekunden Pause] Spüren Sie Ihren gesamten Körper und gleichzeitig Ihren Atem, der Sauerstoff und Energie in Ihren Körper, zu jeder Zelle bringt. [10 Sekunden Pause] Am Ende dieser Meditationsübung können Sie sich selbst beglückwünschen, dass Sie dieses Gefühl von Mitgefühl und Freundlichkeit für sich selbst entwickelt haben – ein Gefühl, das Sie jeden Tag, jede Stunde dieses kostbaren Lebens dringend brauchen. Vielleicht entscheiden Sie sich, diese Meditationspraxis regelmäßig und mit Überzeugung zu wiederholen.

Nach Gilbert 2010.

Diskussion der Übung

Der Kursleiter bittet die Teilnehmer, über ihre Erfahrungen mit der Übung »Selbstmitgefühl« zu berichten.

Raphael: Ich hätte nie gedacht, dass ich Mitgefühl für mich selbst empfinden könnte. Es gefällt mir. Ich habe viel Mitgefühl für andere, aber nie für mich selbst. Ich habe mich gut dabei gefühlt. Es war auch sehr ermutigend.

Laura: Den Satz »Möge ich glücklich sein« sage ich mir, glaube ich, nie. In gewisser Weise hat mich das positiv erschüttert. Ich sagte mir: »Ich kann es auch zu mir selbst sagen, nicht nur zu anderen.« Ich fühle mich auch befreit, denn wenn ich es zu mir selbst sagen kann, bedeutet das auch, dass ich nicht immer andere brauche.

Susan: Ich hatte gemischte Gefühle. Ich spürte den Satz »Möge ich glücklich sein« sehr stark, aber dann begann ich zu denken: »Aber was ist, wenn ich die Erste bin, die sich selbst verletzt?«, und dann spürte ich diesen Widerspruch.

Kursleiter: Ich denke, es ist absolut normal, widersprüchliche Gefühle zu haben. Für die meisten von Ihnen ist das vielleicht eine neue Sichtweise. Das erste Anzeichen für eine tiefgreifende Veränderung kann darin bestehen, dass Sie Widersprüche bemerken.

Julia: Es ist schon eine Weile her, dass ich über Glück nachgedacht habe. Jetzt darüber zu sprechen, hat mir neue Horizonte eröffnet. Glücklich zu sein, ist eine Möglichkeit, etwas, das ich normalerweise nicht in Betracht ziehe.

Lawrence: Diese Übung ist für mich ein Gegenmittel, da meine Zwangsgedanken dadurch entstehen, dass ich Assoziationen herstelle. Es ist der Autopilotmodus, der mein Leiden verursacht ...

Kursleiter: Inwiefern stellt diese Übung ein Gegenmittel dar?

Lawrence: Die Tatsache, dass man Mitgefühl für sich selbst empfindet, und da Vermeidung Leiden verursacht, habe ich es ein wenig als Gegenmittel gesehen.

Frederick: Aber was meinst du mit *Assoziationen*?

Lawrence: Meine Zwangsgedanken entstehen durch Verknüpfungen, die ich herstelle – zum Beispiel die Bedeutungen, die ich aufdringlichen Gedanken gebe, Gedanken, von denen ich jetzt weiß, dass es nur Gedanken sind. Selbstmitgefühl spornt mich ein wenig an, diese Assoziationen zu unterbinden.

Helen: Das Mitgefühl, das ich anderen Menschen entgegenbringe, fällt mir leichter. Bei mir selbst ist es schwieriger. Mein Problem ist, dass ich immer gegen den Strom schwimme und versuche, das Leiden, das ich empfinde und das von meinen Gedanken herrührt, zu beseitigen; aber der ganze Prozess scheint mein Problem nur noch zu vergrößern. Mir selbst zu sagen, dass ich die Dinge auf eine bestimmte Art und Weise sehen soll, um mich besser zu fühlen, der Wunsch, den ich an mich selbst richte, das fühlt sich falsch an, wie eine Illusion. Es wird immer Leid geben, daher ist es schwierig, sich selbst gegenüber Mitgefühl zu empfinden.

Kursleiter: Okay, Helen. In Sitzung 7 [Kapitel 11] haben wir die Leidensgleichung besprochen, die besagt, dass Leiden Schmerz multipliziert mit Widerstand ist. Erinnern Sie sich alle daran? Schmerz ist unvermeidlich; er wird immer da sein, und wir sind nicht hier, um zu sagen, dass wir nie wieder Schmerz empfinden werden. Aber wir können verhindern, dass aus Schmerz Leiden wird. *Leiden* ist Ihr Problem. Wir suchen nach Wegen, unseren Schmerz zu lindern und dafür zu sorgen, dass er nicht zu unnötigem, vermeidbarem Leiden wird.

Albert: Ich finde es schwierig, Mitgefühl für mich selbst zu empfinden ... Ich kann es zwar logisch begründen, aber ich kann es nicht als Gefühl empfinden.

Laura: Ich lerne gerade – ich zwinge mich sogar fast dazu –, zu spüren, dass es richtig ist, mein Leiden zu heilen und nicht zu verdrängen. Jeder hat sein eigenes Leiden, und darum muss sich jeder selbst kümmern. Schon wenn ich meine Hände an die Brust führe, hilft mir das sehr.

George: Ich möchte alle fragen, die in ihrem Leben Rituale durchführen: Für wen tut ihr das? Für euch selbst?

Sheila: Ja.

George: Ich denke, ein Teil dieser Störung besteht darin, dass wir viel zu viel an uns selbst denken. Ich finde es sehr schwierig, den Egoismus des Rituals von diesem Mitgefühl und dieser Freundlichkeit mir selbst gegenüber zu trennen. Was ist der Unterschied zwischen beidem? Ich denke zu viel an mich selbst …

Sheila: Denkst du nicht, dass es mir dann, wenn ich ein unnötiges Ritual durchführe, eigentlich an Aufmerksamkeit mangelt? Es geht dabei nicht um Aufmerksamkeit für mich selbst, für meine wirklichen Bedürfnisse. Ich tue es für mich selbst, aber ich weiß auch, dass ich es nicht tun sollte, weil es nicht mich, sondern mein Problem nährt. Ich führe ein Ritual durch, um die ausgelöste Angst zu lindern. Ich schenke mir selbst keine Aufmerksamkeit, es geht nur darum, etwas anderes zu befriedigen.

Jennifer: Manchmal führe ich ein Ritual durch, um mich abzulenken, weil ich nicht über das nachdenken möchte, was mir weh tut. Aber in der Zwischenzeit nähre ich es und nehme mir Zeit für mich selbst. Im letzten Teil der Übung hatte ich Angst, mich mit meinen schmerzhaften Erfahrungen auseinanderzusetzen, und es fällt mir schwer, dabei zu bleiben. Ich frage mich, ob die Übung nicht genauso schädlich sein könnte wie das Ritual, weil es immer noch bedeutet, sich auf etwas Schmerzhaftes einzulassen.

Kursleiter: Diese Übungen bringen uns absichtlich mit Erfahrungen in Kontakt, die wir normalerweise vermeiden. Unsere Ängste führen dazu, dass wir Dinge vermeiden, die uns Schmerzen bereiten. Mit diesen Übungen machen wir das Gegenteil: Wir nähern uns diesen inneren Territorien vertrauensvoll und offen gegenüber der Erfahrung. Nur so können wir diese schmerzhaften Bereiche endlich heilen.

Was den Egoismus betrifft, so sind wir ständig von einem einzigen Aspekt unserer Erfahrung beunruhigt: dass etwas, das wir nicht wollen, passieren kann und dass wir dafür verantwortlich sind. Wir konzentrieren uns auf diesen einen Aspekt, weil wir entschieden haben, dass er Vorrang vor allem anderen hat. Aber das macht uns blind für all die wichtigen Dinge, die wir den Rest unseres Lebens vernachlässigen. Das ist weder Egoismus noch bedeutet es, dass wir uns um uns selbst und unsere Bedürfnisse kümmern. Was wir hier tun, ist, unser Bewusstsein zu erweitern, um unsere Bedürfnisse und Ziele einzubeziehen. Was wir in unserem Leben wirklich brauchen, ist, Wohlbefinden zu schaffen, glücklich zu sein und alle Risiken einzugehen, die das Leben erfordert.

George: Der Unterschied liegt also in gewisser Weise darin, echte Verantwortung zu übernehmen?

Kursleiter: Ja, echte Verantwortung, die nicht darin besteht, sich der Verantwortung für das Leid von anderen oder uns selbst zu entziehen. Das ist Angst, nicht Verantwortung. Angst hat sich so weit ausgebreitet, dass sie Ihr ganzes Leben beeinträchtigt. Echte Verantwortung geht zum Teil mit Freiheit einher. Sie bedeutet, sich dem Leben und der Erfahrung zu öffnen und sich für die Dinge zu entscheiden, die uns helfen, ein erfülltes und echtes Leben zu führen.

Aufladen und Entladen

Diese Übungen können intensive Emotionen und Empfindungen auslösen. Um den Patienten zu helfen, diese loszulassen, führt der Kursleiter nun die erstmals in Sitzung 7 vorgestellte Übung »Aufladen und Entladen« durch (siehe S. 367). Nach der Übung folgt eine kurze Diskussion dazu.

Diskussion der Übung

Kursleiter: Gibt es Kommentare zu dieser Übung?

Michael: Die Wirkung des Loslassens in dieser Übung ist erstaunlich. Als ich sie zum ersten Mal praktizierte, fand ich es ziemlich seltsam oder befremdlich und es fiel mir schwer, mit dem Kopf den Boden zu berühren. Tatsächlich habe ich aufgrund meiner Zwangsstörung ein Problem mit Berührungen. Aber jetzt habe ich kein Problem damit und verspüre während der Entladungsphase ein Gefühl tiefer Befreiung.

Jennifer: Für mich ist es immer noch schwierig, den Boden mit der Stirn zu berühren, deshalb beende ich die Entladungsphase, indem ich einfach meine Arme senke.

Kursleiter: Das ist in Ordnung, aber warum fällt es Ihnen schwer, den Boden mit der Stirn zu berühren?

Jennifer: Ich finde diese Pose ziemlich peinlich. Ich fühle mich in dieser Pose wie eine Sklavin.

Kursleiter: Sie geben diesem Moment also eine Bedeutung. Haben Sie eine Wirkung ausmachen können, wenn Sie die Entladungsphase auf diese Weise durchführen, also ohne den Boden zu berühren?

Jennifer: Ja, es ist aus körperlicher Sicht ziemlich entspannend.

Susan: Nun, ich habe festgestellt, dass diese Übung jetzt eine andere Wirkung hat als beim ersten Mal, als ich sie nach Sitzung 7 praktiziert habe. Es ist interessant, wie ich in der zweiten Phase loslassen kann, mit der Stirn auf dem Boden, und auch die Gedanken ziehen lassen kann, nicht nur die körperliche Anspannung. Ich habe sie als eine der befreiendsten Übungen des Programms empfunden, weil sie Körper und Geist auf sehr konkrete Weise zusammenbringt.

Pause

Die Teilnehmer legen an dieser Stelle der Sitzung eine zehnminütige Pause ein.

Zur Praxis der Selbstvergebung

Eine der Hauptschwierigkeiten für viele von Zwangsstörungen betroffene Menschen ist die Unfähigkeit, ihre Unvollkommenheit als Menschen zu akzeptieren. Sie können oft den Gedanken nicht ertragen, etwas nicht perfekt zu machen oder etwas Schädliches zu tun, selbst wenn es außerhalb ihrer Kontrolle liegt. Selbstvergebung kann den Teilnehmern helfen, dysfunktionale und oft chronische Schuldgefühle, Perfektionismus und überzogenes Verantwortungsbewusstsein zu normalisieren.

Die folgende Übung zur Selbstvergebung zielt nicht darauf ab, schwere Schuld oder schädliche Handlungen, die tatsächlich begangen wurden, zu verzeihen. Ihr Ziel ist es, eine tiefe Akzeptanz für die unvollkommene und fehlbare Natur aller Menschen und für die Fehler, die wir im Laufe unseres Lebens begehen, zu entwickeln. Solche Fehler machen die Teilnehmer nicht zu inakzeptablen Menschen, wie die Zwangsstörung sie befürchten lässt.

Eine Möglichkeit, den Teilnehmern diese Praxis näherzubringen, ist die folgende:

> »Nun möchte ich Ihnen eine neue Meditation vorstellen, die ›Selbstvergebung‹ genannt wird. Sie ist in gewisser Weise mit dem Gefühl des Mitgefühls verbunden, konzentriert sich jedoch insbesondere auf die Kultivierung einer tiefen, herzlichen Haltung der Akzeptanz gegenüber Zerbrechlichkeit, Schwächen und Unvollkommenheiten, die allen Menschen eigen sind, sowie Fehlern, die wir unweigerlich gemacht haben und in Zukunft machen werden. Diese Übung ermöglicht es uns, unser Bewusstsein nicht so sehr darauf zu richten, was wir falsch machen könnten, wenn wir nicht vorsichtig genug sind, sondern vielmehr auf den sicheren und starken emotionalen Schmerz, den wir uns aufgrund der Zwangsstörung – möglicherweise jahrelang schon – zufügen.

ÜBUNG »SELBSTVERGEBUNG«

Suchen Sie einen Ort, an dem Sie ruhig und ungestört sein können, und finden Sie in eine bequeme Position, entweder auf einem Kissen auf dem Boden sitzend oder auf einem Stuhl. Achten Sie darauf, dass Ihr Rücken gerade, aber nicht steif ist, in einer Haltung, die Ihnen ein Gefühl von Stabilität und Erdung vermittelt und ein tiefes Gefühl von Würde und Stolz ausstrahlt. [10 Sekunden Pause] Nachdem Sie Ihre Position stabilisiert haben, richten Sie Ihre Aufmerksamkeit für eine Weile auf Ihren Atem. [10 Sekunden Pause] Versuchen Sie, ihn regelmäßig und ruhig werden zu lassen, und nehmen Sie wahr, wie sich die Empfindungen im Bauchbereich mit jedem Ein- und Ausatmen verändern. [20 Sekunden Pause] Wenn Sie sich wohlfühlen, nehmen Sie sich einen Moment Zeit, um sich aufrichtig und ehrlich an all die Arten und Weisen zu erinnern, in denen Sie sich selbst Schmerz und Leid zugefügt haben; [5 Sekunden Pause] wie Sie sich selbst, bewusst oder unbewusst, absichtlich oder unabsichtlich, durch Gedanken, Worte oder Taten geschädigt oder verletzt haben. [30 Sekunden Pause] Fühlen Sie in sich

hinein, wie viel es Sie gekostet hat. [20 Sekunden Pause] Spüren Sie, wie sehr Sie sich selbst für das verurteilen, was Sie sich selbst angetan haben. [10 Sekunden Pause] Stellen Sie sich diese Arten und Weisen bildlich vor und vergegenwärtigen Sie sie sich. [10 Sekunden Pause] Fühlen Sie den Schmerz, den Sie sich zugefügt haben. [10 Sekunden Pause] Vielleicht waren diese Gedanken, Worte oder Taten oft dazu gedacht, Schaden zu verhindern oder Ihnen ein Gefühl der Sicherheit zu geben. Doch jetzt können Sie klar erkennen, dass ihre einzige wirkliche Wirkung darin lag, Ihnen zu schaden – und vielleicht auch andere Menschen. [20 Sekunden Pause]
Die Dinge, die Sie sich jetzt vergegenwärtigen, sind wie Gewichte, die Sie nach unten ziehen, Ihnen Energie rauben und Ihr Leben auf vielerlei Weise einschränken. [15 Sekunden Pause] Vielleicht sind Sie nun bereit, zu entscheiden, diese unnützen Lasten loszulassen und sich selbst für jede einzelne dieser Taten, eine nach der anderen, zu vergeben. [10 Sekunden Pause] Falls Sie möchten und es sich angenehm anfühlt, legen Sie eine oder beide Hände auf Ihre Brust, in die Nähe Ihres Herzens, oder, wenn Sie wollen, auf Ihren Bauch oder Ihre Wangen. [10 Sekunden Pause] Sie können sich auch vorstellen, Ihr Gesicht im Spiegel zu sehen (noch besser wäre es, tatsächlich in einen Spiegel zu schauen). [10 Sekunden Pause]
Wenn Sie bereit sind, können Sie sich leise und sanft folgende Sätze selbst sagen. Nehmen Sie sich Zeit, um jeden einzelnen von ihnen zu fühlen. Sprechen Sie sie langsam aus, einen nach dem anderen, aber nur, wenn Sie in der Lage sind, sie in Ihrem Herzen zu fühlen und nicht nur mit Ihrem Verstand zu begreifen. [5 Sekunden Pause] Dies sind keine Gebete, sondern klare und aufrichtige Ausdrücke von Absichten, Prinzipien und Gefühlen, die Sie als wesentlich für das Wohlbefinden Ihres gegenwärtigen und zukünftigen Lebens erkennen. [5 Sekunden Pause]

Als Mensch habe ich mir selbst auf viele Weisen Schaden zugefügt und mich verletzt. [5 Sekunden Pause]

Ich habe mich selbst mehrmals mit Gedanken, Worten und Taten verraten und verletzt – entweder freiwillig oder unfreiwillig. [15 Sekunden Pause]

Ich gewähre mir selbst vollständige, von Herzen kommende Vergebung für alles, was ich mir aufgrund von Angst, Schmerzen oder Verwirrung angetan oder nicht angetan habe. [10 Sekunden Pause]

Ich vergebe mir selbst. [30 Sekunden Pause]

Ich akzeptiere mich in meiner Unvollkommenheit, mit meinen Grenzen und Schwächen, [10 Sekunden Pause] *im Wissen, dass es menschlich ist, unvollkommen zu sein.* [10 Sekunden Pause]

Ich akzeptiere mich so, wie ich bin. [30 Sekunden Pause]

Ich möchte die Erfahrungen, die ich Tag für Tag mache, so willkommen heißen, wie sie sind, [10 Sekunden Pause] *ohne ständig zu versuchen, sie zu verändern, zu bekämpfen, in den Griff zu bekommen oder zu vermeiden.* [15 Sekunden Pause]

Ich vergebe mir die Fehler, die ich unvermeidbar als Mensch gemacht habe und machen werde. [15 Sekunden Pause]

Ich bin mir dessen bewusst, dass ich, ohne ständig versuchen zu müssen, Schaden zu verhindern, immer mein Bestes gebe, um mir selbst und anderen keinen Schaden zuzufügen. [15 Sekunden Pause]

Ich übernehme Verantwortung für das, was ich tu, [5 Sekunden Pause] *und mache mir keine Sorgen wegen dem, was ich nicht getan habe und nicht zu tun beabsichtige.* [10 Sekunden Pause]

Ich akzeptiere meinen Zustand als menschliches Wesen. [30 Sekunden Pause]

Sie können diese Worte wiederholen, bis Sie wirklich fühlen, dass diese Botschaften und Absichten die Ihren sind; und bis Sie eine innere Erleichterung verspüren, während Sie weiterhin sanft und ruhig atmen. [30 Sekunden Pause] Zum Abschluss lenken Sie sanft Ihre Aufmerksamkeit wieder auf Ihren Atem und Ihre Haltung. Konzentrieren Sie sich auf das Hier und Jetzt – und möglicherweise spüren Sie eine größere Freiheit und Offenheit gegenüber dem Leben sowie eine tiefere Verbindung zu allem, was Sie umgibt.

Diskussion der Übung

Der Kursleiter bittet die Teilnehmer, ihre Erfahrungen mit der Übung »Selbstvergebung« zu teilen.

Richard: Während ich diese Übung durchführte, verspürte ich ein tiefes Gefühl der Harmonie mit der Außenwelt und ein starkes Gefühl der Akzeptanz mir selbst gegenüber als fehlbarer Mensch. Ich bin irgendwie weicher geworden.

Julia: Die Worte der Vergebung waren stark ... Ich hatte das Gefühl, dass ich es im Moment nicht vollständig tun konnte. »Ich vergebe mir selbst« fühlt sich intensiv an. Ich muss daran arbeiten und mich selbst von meinen Grenzen als Mensch überzeugen.

Sally: Ich akzeptiere mich selbst, aber ich vergebe mir nicht. Ich erkenne an, dass ich so bin, wie ich bin, aber ich vergebe mir nicht die Fehler, die ich mache; sie machen mich wütend ...

Kursleiter: Verstehen Sie, dass Vergebung, so wie wir sie hier verstehen, keine Absolution ist. Es ist eine Entscheidung, nicht an negativen Emotionen in Bezug auf etwas festzuhalten, das uns im Laufe der Zeit bereits zu sehr verletzt hat. Wir entscheiden uns, es in der Vergangenheit ruhen zu lassen; andernfalls bleiben wir Sklaven davon. Die Vergangenheit wird erst dann zur Vergangenheit, wenn sie aufhört, die Gegenwart zu beeinflussen. Vergebung ist im Grunde ein Akt der aufrichtigen Akzeptanz unserer Natur als fehlbare und unvollkommene Menschen. Selbstvergebung kann uns von Schuld, Wut und Scham befreien – Emotionen, die wir jahrelang nähren und mit uns herumschleppen können. Diese Emotionen aktivieren die meisten Ihrer Zwangsstörungen und halten sie aufrecht.

Lesen und Besprechen der Zitate zu Sitzung 9

Der Kursleiter liest die Zitate zu Mitgefühl und Vergebung (Sitzung 9 – Handout 3) vor und fragt die Teilnehmer, was ihrer Meinung nach die Bedeutung jedes einzelnen Zitats ist und wie es für sie nützlich sein könnte, insbesondere im Hinblick auf das Thema der Sitzung. Der Kursleiter fasst dann die Kommentare zusammen und erklärt gegebenenfalls die Bedeutung von Zitaten, die nicht klar sind.

Verteilung der Handouts an die Teilnehmer und Ausgabe der Hausaufgaben

Schreiben ist eine der besten Möglichkeiten, mit schwierigen Empfindungen oder Emotionen in Kontakt zu kommen, sie auszudrücken und über sie nachzudenken. Das Schreiben eines mitfühlenden Briefes an sich selbst hilft, schwierige Erfahrungen zu verarbeiten. In diesem Prozess wird man achtsamer, akzeptiert seine eigenen Gefühle eher, versteht und reflektiert seine eigenen Bedürfnisse, Schwierigkeiten und Herausforderungen besser (Gilbert 2010), was letztlich die Fähigkeit stärkt, mit Lebensereignissen umzugehen (Leary et al. 2007). Das Ziel dieses Briefes besteht nicht nur darin, sich auf schwierige Emotionen zu konzentrieren und mit ihnen umzugehen. Es kann auch dazu beitragen, dass man Abstand nimmt, einfühlsam über seine Gefühle und Gedanken nachdenkt, offen für sie ist und gute Wege finden, mit ihnen umzugehen (Gilbert 2010).

Eine der Hausaufgaben dieser Woche besteht darin, sich selbst einen Brief aus der

Perspektive eines imaginären Freundes zu schreiben, der einen bedingungslos liebt, akzeptiert und mitfühlend ist. Zu Beginn sollten die Teilnehmer einen Aspekt ihres Selbst identifizieren, den sie nicht mögen, und dann eine verständnisvolle, akzeptierende, nicht wertende, warme und fürsorgliche Haltung gegenüber diesem Teil ihres Selbst zum Ausdruck bringen (siehe Sitzung 9 – Handout 2). Es ist auch wichtig, die Teilnehmer daran zu erinnern, sich ausreichend Zeit und Raum sowie eine angemessene Einstellung zuzugestehen, um sowohl diese Übung als auch die Meditation »Selbstmitgefühl« durchzuführen.

Anschließend verteilt der Kursleiter die Handouts für diese Sitzung (Handouts 4 und 5) und fordert die Teilnehmer auf, die folgenden Übungen in der Woche nach Sitzung 9 durchzuführen: einen mitfühlenden Brief an sich selbst schreiben und dabei den Vorgaben auf Handout 2 zu Sitzung 9 folgen; jeden Tag die Übung »Selbstmitgefühl« praktizieren, um diese Grundhaltung zu kultivieren und sich um das eigene Leiden zu kümmern; täglich die Übung »Selbstvergebung« durchführen, um ein tiefes Gefühl der Akzeptanz gegenüber dem eigenen Zustand als unvollkommener Mensch zu entwickeln, der Fehler machen kann, was völlig in Ordnung ist.

Die Teilnehmer werden außerdem gebeten, täglich mindestens einmal achtsame Exposition auf Situationen anzuwenden, die bei ihnen Angst und Stress hervorrufen. Des Weiteren werden sie eingeladen, die folgenden Übungen durchzuführen: an Tag 1 und 5 die Akzeptanzübung »R.E.A.L.«, an Tag 3 und 7 die Meditation »Der beobachtende Geist: Akzeptanz« (bei der ein störender und belastender Gedanke hinzugezogen und ein Gefühl der aktiven Akzeptanz dafür entwickelt wird) sowie an Tag 2, 4 und 6 eine Achtsamkeitsübung in Bewegung ihrer Wahl für etwa 10–15 Minuten (z. B. »Achtsames Gehen«, »Achtsames Gehen mit verbalen Ankern«, »Achtsame Handkreise«, »Aufladen und Entladen«, »Achtsame Bewegung und Dehnung«). Schließlich sollen die Teilnehmer das Formular »Gesunde Absichten« (Sitzung 8 – Handout 4) mit Überzeugung und Hingabe jeden Morgen 5–10 Minuten lang ausfüllen und ihren Absichten eine mitfühlende Einstellung hinzufügen.

Die Teilnehmer werden außerdem gebeten, jedes Mal, wenn sie Übungen durchführen, ihre Kommentare und Beobachtungen im Protokoll der Hausaufgaben zu Sitzung 9 festzuhalten und das in dieser Sitzung bereitgestellte Material mindestens einmal sorgfältig zu lesen und über dessen Inhalt nachzudenken.

Achtsamkeitskreis

Die Sitzung endet wie gewohnt damit, dass die Gruppe im Sitzkreis zusammenkommt und sich 3–4 Minuten lang schweigend auf den Atem konzentriert. Danach kann der Kursleiter eines oder mehrere der Zitate aus dieser Sitzung (Handout 3) wiederholen oder alle Mitglieder bitten, jeweils eine Erfahrung aus dem gegenwärtigen Moment in wenigen Worten zu teilen.

SITZUNG 9 – HANDOUT 1
Zusammenfassung von Sitzung 9: »Entwicklung von Selbstmitgefühl und Selbstvergebung«

Es kann sehr schwierig sein, sich um das eigene Leiden zu kümmern. Wir kämpfen oft dagegen an, vermeiden es oder lehnen es ab. Menschen mit Zwangsstörungen neigen dazu, eine aggressive Haltung gegenüber ihren eigenen Gedanken, Emotionen und körperlichen Empfindungen einzunehmen. Sie vertreiben Gedanken oder bewerten sie negativ, bekämpfen oder unterdrücken Emotionen und kritisieren sich selbst und ihre Gefühle hart. Ob bewusst oder unbewusst, direkt oder indirekt – diese Handlungen nähren ihr Leiden. Der erste Schritt zur wirksamen Linderung des Leidens besteht jedoch darin, aufzuhören, dagegen anzukämpfen.

Mitgefühl ist das Gegenteil dieser kontraproduktiven Verhaltensweisen. Es besteht aus einer tiefen Sensibilität und Freundlichkeit gegenüber unserem eigenen Leiden und dem anderer, verbunden mit einem tiefen und aktiven Bestreben, nach wirksamen Wegen zu suchen, um es zu lindern. Mitgefühl ist eine Art zu sein und zu fühlen, die durch Training geübt und entwickelt werden kann. Es kann Sie von vielen schwierigen Emotionen befreien und Ihnen helfen, eine gesunde Beziehung zu Ihrem Körper, Ihrem Geist und anschließend zu den Menschen und der Welt um Sie herum aufzubauen. In dieser Sitzung wird die **Praxis des Selbstmitgefühls** gelehrt, damit Sie eine andere Herangehensweise an Ihr eigenes Leiden und alles, was es nährt, entwickeln können. Diese Praxis kann viele der reaktiven Mechanismen der Zwangsstörung erheblich abschwächen.

Sowohl in östlichen als auch in westlichen Kulturen wurde **Vergebung** schon immer als befreiender Akt der Akzeptanz einer Vergangenheit, die nicht geändert werden kann, und der Unvollkommenheit des Menschen angesehen. Vergebung befreit uns von Emotionen und Gefühlen, die uns sonst dazu bringen würden, die Vergangenheit immer wieder neu zu erleben. Sich selbst zu vergeben, bedeutet, unsere Natur als Mensch und die Fehler, die wir in unserem Leben machen, wirklich zu akzeptieren. Die **Praxis der Selbstvergebung** kann dazu beitragen, übermäßig kritische, perfektionistische Haltungen sowie dysfunktionale Schuldgefühle und ein überzogenes Verantwortungsbewusstsein zu neutralisieren.

SITZUNG 9 – HANDOUT 2
Selbstmitgefühl schreibend erforschen – Ein mitfühlender Brief an mich selbst

Teil 1: Welche Unvollkommenheiten führen dazu, dass Sie sich unzulänglich fühlen?

Jeder hat etwas an sich, das er nicht mag; etwas, das dazu führt, dass er sich schämt, unsicher oder als nicht »gut genug« empfindet. Es liegt in der Natur des Menschen, unvollkommen zu sein, und das Gefühl, versagt zu haben oder unzulänglich zu sein, ist Teil des menschlichen Lebens.

Nehmen Sie ein Blatt Papier und versuchen Sie, über ein Problem zu schreiben, das Sie haben und das dazu führt, dass Sie sich unzulänglich oder schlecht fühlen (körperliches Erscheinungsbild, Probleme bei der Arbeit oder in Beziehungen usw.). Wie fühlen Sie sich in Bezug auf diesen Aspekt Ihres Selbst: ängstlich, traurig, deprimiert, unsicher, wütend? Welche Gefühle kommen in Ihnen hoch, wenn Sie an diesen Aspekt Ihres Selbst denken? Diese Gedanken bleiben ein Geheimnis zwischen Ihnen und dem Blatt Papier, also versuchen Sie bitte, so ehrlich wie möglich zu sein und keine Gefühle zu unterdrücken; aber seien Sie auch nicht zu melodramatisch. Versuchen Sie, Ihre Gefühle genau so zu erspüren, wie sie sind – nicht mehr und nicht weniger –, und beschreiben Sie sie dann.

Teil 2: Schreiben Sie sich einen Brief aus der Perspektive eines imaginären Freundes, der Sie bedingungslos liebt

Denken Sie nun an einen imaginären Freund, der Sie bedingungslos liebt, akzeptiert, freundlich und mitfühlend ist. Stellen Sie sich vor, dass dieser Freund all Ihre Stärken und Schwächen sieht, einschließlich des Aspekts Ihres Selbst, über den Sie gerade geschrieben haben. Denken Sie darüber nach, wie dieser Freund Ihnen gegenüber empfindet und dass er Sie genau so liebt, wie Sie sind, mit all Ihren sehr menschlichen Unvollkommenheiten. Dieser Freund erkennt die Grenzen der menschlichen Natur an und ist Ihnen gegenüber freundlich und nachsichtig. In seiner unendlichen Weisheit sieht dieser Freund Ihre Lebensgeschichte und die Millionen von Dingen, die in Ihrem Leben passiert sind und Sie zu dem gemacht haben, wer Sie in diesem Moment sind. Die Unzulänglichkeit, über die Sie in Teil 1 geschrieben haben, hängt mit so vielem zusammen, das Sie sich nicht unbedingt selbst ausgesucht haben: Ihre Gene, Ihre Familiengeschichte, Ihre Lebensumstände – Dinge, die außerhalb Ihrer Kontrolle lagen.

Schreiben Sie sich einen Brief aus der Perspektive dieses imaginären Freundes und konzentrieren Sie sich dabei auf die vermeintliche Unzulänglichkeit, für die Sie sich selbst verurteilen. Was würde dieser Freund Ihnen aus der Perspektive des grenzenlosen Mitgefühls zu Ihrem »Makel« mitteilen? Wie würde dieser Freund das tiefe Mitgefühl, das er für Sie empfindet, zum Ausdruck bringen, insbesondere für den Schmerz, den Sie empfinden, wenn Sie sich selbst so hart verurteilen? Was würde dieser Freund schreiben, um Sie daran zu erinnern, dass Sie nur ein Mensch sind, dass alle Menschen sowohl Stärken als auch Schwächen haben? Und wenn Sie glauben, dass dieser Freund Ihnen mögliche Veränderungen vorschlagen würde, könnten diese Vorschläge dann bedingungsloses Verständnis und Mitgefühl umfassen? Wenn Sie sich selbst aus der Perspektive dieses imaginären Freundes schreiben, versuchen Sie, Ihren Brief mit einem starken Gefühl seiner Akzeptanz, Freundlichkeit, Fürsorge und dem Wunsch nach Ihrer Gesundheit und Ihrem Glück aufzuladen.

Teil 3: Spüren Sie, wie das Mitgefühl Sie beruhigt und tröstet

Legen Sie den Brief dann für eine Weile beiseite. Nehmen Sie ihn später wieder zur Hand und lesen Sie ihn noch einmal. Lassen Sie die Worte vollumfänglich auf sich wirken. Spüren Sie, wie das Mitgefühl in Sie strömt, Sie beruhigt und tröstet wie eine kühle Brise an einem heißen Tag. Liebe, Verbundenheit und Akzeptanz sind Ihr Geburtsrecht. Um sie zu bekommen, müssen Sie nur in sich hineinschauen.

Nach Kristin Neff (www.self-compassion.org); © Kristin Neff. Nachgedruckt mit Genehmigung.

SITZUNG 9 – HANDOUT 3
Zitate zu Sitzung 9

Die Menschen werden vergessen, was du gesagt hast,
die Menschen werden vergessen, was du getan hast,
aber die Menschen werden nie vergessen, wie du sie hast fühlen lassen.
Maya Angelou

Finde einen Ort in dir, an dem Freude herrscht,
und die Freude wird den Schmerz auslöschen.
Joseph Campbell

Der Verstand erschafft den Abgrund.
Das Herz überquert ihn.
Nisargadatta

Es gibt zwei Arten von Leiden.
Es gibt das Leiden, vor dem man davonläuft, das einem überall hin folgt.
Und es gibt das Leiden, dem man sich direkt stellt und dadurch frei wird.
Ajahn Chah

Mitgefühl ist unsere tiefste Natur.
Es entsteht aus der Verbindung zwischen uns und allem anderen.
Zweites Prinzip der buddhistischen Psychologie

Das Authentischste an uns ist unsere Fähigkeit, zu erschaffen, zu überwinden, zu ertragen, zu transformieren, zu lieben und größer zu sein als unser Leiden.
Ben Okri

Vergebung bedeutet,
alle Hoffnung auf eine bessere Vergangenheit aufzugeben.
Vergebung ist ein Weg, um weiterzumachen.
Autor unbekannt

An dem Tag, an dem das Kind erkennt, dass alle Erwachsenen unvollkommen sind, wird es zum Jugendlichen;
an dem Tag, an dem er ihnen vergibt, wird er erwachsen;
an dem Tag, an dem er sich selbst vergibt, wird er weise.
Alden Nowlan

Nicht zu vergeben, in Bitterkeit, Wut und Feindseligkeit zu verharren, ist, als würde man einen Becher Gift trinken und darauf warten, dass die andere Person stirbt.
Fred Luskin

SITZUNG 9 – HANDOUT 4
Hausaufgaben für die Woche nach Sitzung 9

1. Praktizieren Sie jeden Tag die Übung »Selbstmitgefühl» (Track 13), um zu lernen, wie Sie sich um Ihr Leiden kümmern können.
2. Schreiben Sie sich selbst einen mitfühlenden Brief, indem Sie den Anweisungen in Handout 2 zu dieser Sitzung folgen.
3. Praktizieren Sie täglich die Übung »Selbstvergebung« (Track 14) und entwickeln Sie ein tiefes Gefühl der Akzeptanz gegenüber Ihrem Zustand als unvollkommener Mensch, der Fehler machen kann, auch wenn Sie Ihr Bestes tun, um keine zu machen.
4. An Tagen 1 und 5 praktizieren Sie die Übung »R.E.A.L.« (Track 10) und entwickeln dahingehend Akzeptanz, dass Sie etwas (einen Gedanken, ein Gefühl, eine körperliche Empfindung), das Sie stört, annehmen, indem Sie diese innere Erfahrung so begrüßen, wie es ein »guter Hotelmanager« mit seinen Gästen tun würde.
5. An Tag 3 und 7 führen Sie die Meditation »Der beobachtende Geist: Akzeptanz« (Tack 9) durch, im Zuge derer Sie einen störenden und belastenden Gedanken zulassen und ein Gefühl der aktiven Akzeptanz dafür entwickeln.
6. An Tag 2, 4 und 6 praktizieren Sie für etwa 10–15 Minuten eine Achtsamkeitsübung in Bewegung Ihrer Wahl (»Achtsames Gehen», »Achtsames Gehen mit verbalen Ankern«, »Achtsame Handkreise«, »Aufladen und Entladen«, »Achtsame Bewegung und Dehnung«).
7. Praktizieren Sie mindestens einmal täglich achtsame Exposition in Situationen, die Angst und Stress erzeugen. Folgen Sie zunächst Track 11 und den Anleitungen der Handouts 5A und 5B zu Sitzung 8; konzentrieren Sie sich dabei so weit wie möglich auf das, was Ihre Sinne Ihnen mitteilen (z. B. »Ich sehe, dass nichts schmutzig ist«; »Ich nehme den Lärm in diesem Moment wahr«). Wenn Sie sich bereit fühlen, können Sie die Übung ohne Audiospur praktizieren und sich dabei nur an die grundlegenden Schritte halten.
8. Füllen Sie jeden Morgen gleich nach dem Aufstehen für 5–10 Minuten überzeugt und entschlossen das Formular »Gesunde Absichten« (Sitzung 8 – Handout 4) aus, fügen Sie jeweils eine mitfühlende Haltung hinzu und versuchen Sie dann im Laufe des Tages, das, was Sie sich gemäß Formular vorgenommen haben in Bezug auf Handlungen, Gedanken, Worte, Absichten und Stimmungen, in die Praxis umzusetzen.
9. Jedes Mal, wenn Sie eine Übung durchführen, halten Sie Ihre Erfahrungen im Protokoll der Hausaufgaben zu Sitzung 9 fest und notieren Sie alle Kommentare, Eindrücke oder Schwierigkeiten, die möglicherweise angefallen sind.
10. Lesen Sie das zu dieser Sitzung bereitgestellte Material mindestens einmal sorgfältig durch und reflektieren Sie über den Inhalt. Versuchen Sie, ihn sich zu eigen zu machen und ihn täglich zu nutzen, um Vertrauen und Bewusstsein zu entwickeln.

Wenn Sie sich entscheiden, diese Übungen zu praktizieren, nehmen Sie sich die nötige Zeit und suchen Sie sich einen warmen, sicheren, angenehmen und ruhigen Ort, an dem Sie nicht gestört oder unterbrochen werden. Nehmen Sie eine bequeme und stabile Körperhaltung ein. Versuchen Sie, die Übungen *nicht* als lästige Pflicht zu betrachten, sondern als gesunde Gewohnheit, die Sie in Ihr Leben integrieren möchten. Denken Sie immer daran, dass das Engagement, das Sie diesem Training widmen, Ihnen langfristig zu bedeutenden Ergebnissen verhelfen wird.

SITZUNG 9 – HANDOUT 5
Protokoll der Hausaufgaben zu Sitzung 9

Name: ____

Füllen Sie dieses Formular jedes Mal aus, wenn Sie Übungen machen, und notieren Sie alles, was während der Übung anfällt (z. B. gesundheitliche Verbesserungen, Schwierigkeiten, Beobachtungen), damit wir es in der nächsten Sitzung besprechen können.

Tag/Datum	Übung	Anmerkungen
Donnerstag, der ________	Selbstmitgefühl Selbstvergebung Der beobachtende Geist: Akzeptanz R.E.A.L. Achtsame Exposition Gesunde Absichten Achtsamkeit in Bewegung	
Freitag, der ________	Selbstmitgefühl Selbstvergebung Der beobachtende Geist: Akzeptanz R.E.A.L. Achtsame Exposition Gesunde Absichten Achtsamkeit in Bewegung	
Samstag, der ________	Selbstmitgefühl Selbstvergebung Der beobachtende Geist: Akzeptanz R.E.A.L. Achtsame Exposition Gesunde Absichten Achtsamkeit in Bewegung	

Tag/Datum	Übung	Anmerkungen
Sonntag, der ________	Selbstmitgefühl Selbstvergebung Der beobachtende Geist: Akzeptanz R.E.A.L. Achtsame Exposition Gesunde Absichten Achtsamkeit in Bewegung	
Montag, der ________	Selbstmitgefühl Selbstvergebung Der beobachtende Geist: Akzeptanz R.E.A.L. Achtsame Exposition Gesunde Absichten Achtsamkeit in Bewegung	
Dienstag, der ________	Selbstmitgefühl Selbstvergebung Der beobachtende Geist: Akzeptanz R.E.A.L. Achtsame Exposition Gesunde Absichten Achtsamkeit in Bewegung	
Mittwoch, der ________	Selbstmitgefühl Selbstvergebung Der beobachtende Geist: Akzeptanz R.E.A.L. Achtsame Exposition Gesunde Absichten Achtsamkeit in Bewegung	

14 Sitzung 10: Lernen, Risiken einzugehen

Man gewinnt an Stärke, Mut und Selbstvertrauen
durch jede Erfahrung, bei der man wirklich innehält,
um der Angst ins Auge zu blicken.
Man muss das tun, was man für unmöglich hält.

Eleanor Roosevelt

Über diese Sitzung

Wir haben die vorletzte Etappe dieser Reise erreicht. In dieser Sitzung werden die Teilnehmer darauf vorbereitet, nach Abschluss des Kurses mit dem Leben und seinen Herausforderungen umgehen zu können, indem sie Risikobereitschaft und ein gesundes Verantwortungsbewusstsein entwickeln. Echte Verantwortlichkeit bedeutet, wichtige Entscheidungen treffen zu wollen und sich zuzutrauen, das Richtige oder Notwendige zu tun, und dabei alle Ergebnisse zu akzeptieren. Das erfordert ein Bewusstsein für die tatsächlichen Auswirkungen unserer Handlungen und Entscheidungen und die Bereitschaft zu erkennen, wie sich unser Verhalten auf uns und andere auswirkt. Eine der besten Möglichkeiten, Vertrauen und ein angemessenes Verantwortungsbewusstsein zu entwickeln, besteht darin, auf achtsame Weise notwendige, konstruktive Risiken einzugehen, auch solche, die nicht mit der Zwangsstörung zusammenhängen. In dieser Sitzung werden die Teilnehmer gebeten, das Risiko einzugehen, etwas zu tun, das sie gerne tun würden oder für sinnvoll halten, woran sie aber von ihren Ängsten gehindert werden – weil sie in der Vergangenheit darauf konditioniert wurden, dass diese Dinge falsch seien, sie diese nicht tun dürfen, oder weil ihnen gesagt wurde, dass sie nicht in der Lage seien, sie zu tun (siehe Sitzung 10 – Handout 1). Diese Art von achtsamer Risikobereitschaft kann zu einer enormen Steigerung des Selbstvertrauens und Selbstbewusstseins führen und dazu beitragen, erfahrungsbedingte Vermeidung und Sicherheitsverhalten zu verhindern; das Problem der Überschätzung von Bedrohungen zu überwinden. Menschen mit Zwangsstörungen schätzen die Wahrscheinlichkeit ungünstiger Ergebnisse häufig als ungewöhnlich hoch ein; oder unterschätzen ihre Fähigkeiten, mit einer wahrgenommenen Bedrohung umzugehen.

In dieser Sitzung werden auch *Loslass-Rituale* thematisiert und als Hausaufgabe gegeben, um den Teilnehmern zu vermitteln, dass Rituale eine normale und gesunde Möglichkeit sein können, um ihre Motivation und ihr Engagement zur Veränderung zu unterstützen, zu stärken und zu feiern.

TAGESORDNUNG SITZUNG 10: »Lernen, Risiken einzugehen«

Zusammenfassung

Authentisches Verantwortungsbewusstsein bedeutet, wichtige Entscheidungen treffen zu wollen und sich selbst zuzutrauen, das Richtige oder Notwendige zu tun, und dabei alle Ergebnisse zu akzeptieren. Es bedeutet, sich der Auswirkungen unserer Handlungen und Entscheidungen bewusst zu sein und erfordert die Bereitschaft und Fähigkeit, zu erkennen, wie sich unser Verhalten tatsächlich auf uns und andere auswirkt. Eine der wirkungsvollsten Methoden zur Entwicklung eines angemessenen Verantwortungsbewusstseins und echten Vertrauens besteht darin, auf achtsame Weise konstruktive Risiken einzugehen, einschließlich Risiken, die nicht mit zwanghaften Problemen verbunden sind. Diese Art von Risikobereitschaft führt zu Empowerment und ist nützlich, um Erfahrungsvermeidung und Sicherheitsverhalten zu verhindern.

Loslass-Rituale sind sinnvoll, um ritualisierte Verhaltensweisen zu normalisieren und die im Rahmen des Programms erzielten Verbesserungen zu festigen – einschließlich der Motivation, sich zu ändern und Achtsamkeit zu praktizieren.

In dieser vorletzten Sitzung des Programms werden die Teilnehmer auch dabei unterstützt, sich darauf vorzubereiten, nach dem Ende des Kurses mit dem Leben und seinen Herausforderungen zurechtzukommen.

Übersicht

- Akzeptanzübung »R.E.A.L.«
- Diskussion der Übung
- Nachbesprechung der Hausaufgaben
- Einführung zu Risikobereitschaft und Verantwortung
- Hausaufgabe: Erstellen einer Liste achtsam einzugehender Risiken
- Achtsames Gehen (Standardversion / mit verbalen Ankern)
- Diskussion der Übung
- Pause
- Selbstmitgefühl
- Diskussion der Übung
- Loslass-Rituale planen
- Lesen und Besprechen der Zitate zu Sitzung 10
- Verteilung der Handouts an die Teilnehmer und Ausgabe der Hausaufgaben:
  - Übung »Selbstmitgefühl« an Tag 1, 3, 5 und 7

  - Übung »Selbstvergebung« an Tag 2, 4 und 6
  - »Achtsame Exposition« – täglich
  - Übung nach Wahl: statisch an Tag 1, 3, 5 und 7; in Bewegung an Tag 2, 4 und 6
  - Planung und Umsetzung der Liste achtsam einzugehender Risiken an Tag 1, 3, 5 und 7
  - Planung und Umsetzung der Liste der Loslass-Rituale an Tag 2, 4 und 6
- Abschluss im Achtsamkeitskreis mit Schwerpunkt auf der Atmung

Materialien und Ressourcen

- Klangschale, Gong oder Zimbeln

Handouts für die Teilnehmer

Sitzung 10 – Handout 1: Zusammenfassung von Sitzung 10 (»Lernen, Risiken einzugehen«)
Sitzung 10 – Handout 2: Achtsames Eingehen von Risiken
Sitzung 10 – Handout 3: Liste achtsam einzugehender Risiken
Sitzung 10 – Handout 4: Liste der Loslass-Rituale
Sitzung 10 – Handout 5: Zitate zu Sitzung 10
Sitzung 10 – Handout 6: Hausaufgaben für die Woche nach Sitzung 10
Sitzung 10 – Handout 7: Protokoll der Hausaufgaben zu Sitzung 10

Akzeptanzübung »R.E.A.L.«

Die Sitzung beginnt mit der Akzeptanzübung »R.E.A.L.«, einer der Kernübungen dieses Programms (siehe S. 378).

Diskussion der Übung

Wenngleich die Diskussion zur Übung und die Besprechung der Hausaufgaben als getrennte Tagesordnungspunkte vorgesehen sind, sollte der Kursleiter unbedingt flexibel sein. Wenn beispielsweise Patienten während der Diskussion der Übung Dinge ansprechen, die sie im Zuge der Hausaufgabe beobachtet oder erlebt haben, sollte er diese Kommentare begrüßen. Siehe auch den Auszug aus der Diskussion zur Akzeptanzübung »R.E.A.L.« in Kapitel 11, Sitzung 7 (S. 383).

Nachbesprechung der Hausaufgaben

Der Kursleiter eröffnet eine Gespräch zu den Hausaufgaben der vergangenen Woche.

Daniel: Ich habe diese Woche oft die Akzeptanzübung »R.E.A.L.« gemacht und festgestellt, dass es immer die Möglichkeit gibt, einen Raum zu schaffen, den es vorher nicht gab. Danach geht es mir vielfach besser, aber ich weiß nicht warum. Ich kann meine Erfahrungen besser einordnen und akzeptiere sie eher. Aber ich habe immer Probleme mit dem, was ganz oben auf meiner Liste zur Exposition steht. Diese Woche habe ich zufällig eine Exposition gemacht: Es ist etwas passiert, das ich nicht geplant hatte, aber ich konnte ziemlich ruhig bleiben, indem ich mir die Anweisungen ins Gedächtnis rief, die in unseren verschiedenen Übungen empfohlen wurden.

Kursleiter: Gibt es immer noch Situationen, die Sie eher vermeiden?

Daniel: Ja, aber weil ich faul bin ...

Kursleiter: Sie denken, es ist Faulheit ...

Daniel: Mentale Faulheit ... Ich meine, manchmal ist das Nutzloseste am einfachsten. Aber ich merke, dass ich mir selbst mehr vertraue. Es ist schwer zu erklären, warum es funktioniert, wenn man sowohl die Übung »R.E.A.L« als auch die »Achtsame Exposition« durchführt.

Albert: Letztes Mal habe ich den Wert der Übungen »Selbstmitgefühl» und »Selbstvergebung« unterschätzt. Aber als ich diese Woche die Übungen gemacht habe, wurde mir klar, dass sie für mich wahrscheinlich die wichtigsten im ganzen Programm sind.

Kursleiter: Warum ist das so?

Albert: Zunächst einmal umfassen das freundliche Annehmen meines Leids und die entsprechende Fürsorge bereits Akzeptanz. Daher brauche ich die Übungen zur Akzeptanz fast nicht zu machen. Ich habe dadurch schon große Fortschritte gemacht.

Eleanor: Ich stimme Albert zu. Ich habe zum Beispiel auch den Nutzen der Selbstvergebung unterschätzt. Es ist sehr herausfordernd, aber wichtig für mich. Ich versuche, einige Punkte dieser Übung noch zu verinnerlichen, weil ich immer noch nicht ganz davon überzeugt bin. Als ich mir den ersten Teil der Akzeptanzübung, die Wiederholung der Prinzipien, anhörte, hatte ich das Gefühl, dass sie langsam in mich einsickerten. Mir ist aufgefallen, dass ich in den letzten Wochen keine Zwangsgedanken hatte, aber nach dieser Übung werden bestimmte Gedanken wieder aktiviert, weil ich über sie nachdenken muss. Ich denke nicht gerne über sie nach, weil sie in gewisser Weise immer noch Feinde sind. Aber es gab auch einen Moment, in dem ich einen typischen Zwangsgedanken hatte, und ich erinnerte mich daran, was wir darüber gesagt hatten, dass ein Gedanke nur ein Gedanke ist, ein substanzloses Produkt des Geistes. Ich spürte tatsächlich diese Substanzlosigkeit. Ich sah das als ein Zeichen dafür, dass mir die Übungen und die Befolgung des Programms helfen.

Lewis: Die Übung »Selbstmitgefühl« berührt meine Seele tief, besonders wenn wir aufgefordert werden, uns vorzustellen, dass wir jemanden, den wir lieben, in unserer Nähe haben und uns wünschen, dass er in Frieden und ohne Leid lebt. Es ist schwieriger, dieses Gefühl auf mich selbst zu richten.

Kursleiter: Wenn wir Gefühle empfinden, kann sich wirklich etwas ändern. Durch das Aktivieren von Emotionen können wir oft das ändern, was wir nicht mit dem Verstand, mit Vernunft ändern können.

Michelle: Der Satz über das Auf-unsere-Gedanken-Zugehen in der Meditation »Der beobachtende Geist« hat mich beeindruckt. Er vermittelte mir den Eindruck, dass die würdevolle Haltung der Meditation dazu beiträgt, dieses Gefühl der Bewältigung zu erreichen. Ich konnte selbst in Gegenwart eines störenden Gedankens ruhig bleiben.

Nicole: Ich würde gerne wissen, ob Gedanken, die mit der Störung verbunden sind, nichts mit realen Situationen zu tun haben? Kann ich diese Methode auch bei Gedanken anwenden, die mit realen Ereignissen verbunden sind?

Kursleiter: Es gibt keine unterschiedlichen Kategorien von Gedanken, nur solche, die wir als nützlich, und solche, die wir als nutzlos bezeichnen. Tatsächlich gibt es keine Gedanken, die mit einer Zwangsstörung verbunden sind, oder Gedanken, die mit der Realität verbunden sind. Die Tatsache, dass Sie Gedanken haben, die mit der Realität verbunden sind, macht keinen Unterschied. Bei der Achtsamkeitspraxis befassen wir uns nicht mit den Problemen der äußeren Realität; wir praktizieren, um eine andere Beziehung zu unseren Gedanken zu herzustellen, unabhängig von ihrem Inhalt und ihrer Form. Vergessen Sie nicht, dass wir jetzt hier sind und nicht dort, wohin uns unsere Gedanken führen.

Nicole: Es ist schwer, weil ich denke, dass ich morgen oder übermorgen vielleicht …

Kursleiter: Einen Moment bitte: Ich möchte, dass Sie über das, was Sie gerade gesagt haben, nachdenken.

Nicole: Natürlich, *morgen* … also die Zukunft: Ich bin nicht im gegenwärtigen Moment. Sie haben recht. Allerdings habe ich festgestellt, dass ich weniger Probleme mit Gedanken habe, die mit Zwangsstörungen zusammenhängen. Ich habe mich dank der Meditation verbessert. Aber ich habe Mühe, mich von Gedanken zu befreien, die mit dem wirklichen Leben zusammenhängen und die in letzter Zeit zu einer Art Zwangsgedanken geworden sind …

Kursleiter: Es geht nicht darum, Gedanken loszuwerden. Es geht darum, ob es sinnvoll ist, innezuhalten und sich mit diesen Problemen des wirklichen Lebens zu befassen. Wenn Sie ein echtes Problem haben, wäre es sinnvoll, früher oder später, im richtigen Moment, innezuhalten und darüber nachzudenken, wie man es lösen kann. Aus diesem Grund brauchen Sie konstruktive Gedanken, die für Sie nützlich sind.

Nicole: Und wenn es im Moment keine mögliche Lösung für dieses Problem gibt?

Kursleiter: Das wäre ein weiterer Grund, Akzeptanz zu entwickeln, ohne Zeit und Energie darauf zu verschwenden, etwas zu ändern, das sich unmöglich ändern lässt.

Einführung zu Risikobereitschaft und Verantwortung

Eine der nützlichsten Methoden, um die Auswirkungen der achtsamen Exposition zu verstärken und zu vertiefen, ist die achtsame Planung und Umsetzung des Eingehens von Risiken. Das Eingehen nützlicher Risiken ist einer der wirkungsvollsten Schritte, die Teilnehmer unternehmen können, um ihre früheren Konditionierungen, ihre Unsicherheit und ihr Misstrauen sowie die durch Zwangsstörungen und/oder ihre tief verwurzelten ungesunden Gewohnheiten und Persönlichkeitsmerkmale verursachten Einschränkungen zu überwinden. Es ist auch ein hilfreiches Mittel, um echtes Vertrauen und ein reifes und gesundes Verantwortungsbewusstsein zu entwickeln.

Die Teilnehmer werden nachdrücklich ermutigt, über eine Reihe von Handlungen, Entscheidungen, Wahlmöglichkeiten und Veränderungen nachzudenken, die sie bisher aus Angst nicht angegangen sind; die ihrer Meinung nach jedoch hilfreich wären, um ihr Selbstvertrauen und ihre Selbstbestimmung zu stärken, ihre Sicht auf die Realität zu erweitern und ihnen ein erfüllteres Leben zu ermöglichen. Anschließend werden sie gebeten, diese Handlungen, Entscheidungen, Wahlmöglichkeiten oder Veränderungen in den Wochen nach Abschluss des Programms als Teil ihrer Hausaufgaben anzugehen.

Diese Risiken sollten nicht Teil ihrer Zwangsstörung sein, sondern können bestimmte vermeidende Verhaltensweisen, Ängste oder soziale Isolation betreffen, die unabhängig von der Störung sind. Beispielsweise könnten die Teilnehmer eine große Reise unternehmen, auf Partys gehen, Freunde zu sich nach Hause einladen, einem Verein beitreten oder sich für einen Kurs anmelden. Um den Teilnehmern zu helfen, besser zu verstehen, welche Risiken eingegangen werden können, verteilt der Kursleiter das Handout 2 zu Sitzung 10, und die Gruppe liest und bespricht den Inhalt gemeinsam. Das Handout listet verschiedene Arten von »Risiken« auf, die dazu beitragen können, das Selbstvertrauen, die Eigenverantwortung und ein Gefühl von Freiheit und Offenheit gegenüber dem Leben zu stärken. Die Teilnehmer werden gefragt, was sie von den im Handout aufgeführten »Risiken« halten: Welche davon könnten sie ihrer Meinung nach umsetzen und bei welchen wäre es wichtig, sie umzusetzen? Auf diese Weise Risiken einzugehen, ist auch nützlich, um der Tendenz der Teilnehmer zu Vermeidung und Sicherheitsverhalten, etwa in Form zwanghafter Rituale und Streben nach Rückversicherung, entgegenzuwirken.

Hausaufgabe: Erstellen einer Liste achtsam einzugehender Risiken

Die Teilnehmer werden dazu ermutigt, zu Hause eine Liste achtsam einzugehender Risiken zusammenzustellen. Einige können aus den in Handout 2 zu Sitzung 10 vorgeschlagenen Risiken ausgewählt werden. Die Teilnehmer sollen jedes dieser Risiken nach seinem Schwierigkeitsgrad bewerten (siehe die Skala des Belastungsniveaus, Sitzung 8 – Handout 5A, S. 425) und dann die Risiken nach zunehmender Schwierigkeit auf dem Handout 3 zu Sitzung 10 notieren. Die Teilnehmer werden gebeten, mindestens 4 Wochen lang jeden zweiten Tag ein Risiko einzugehen, beginnend mit den am wenigsten schwierigen. Im Anschluss sollen sie jeweils notieren, wie sie sich gefühlt haben, als sie das Risiko eingegangen sind.

Bei der Auswahl der Risiken können die Teilnehmer an Handlungen, Gewohnheitsänderungen, Entscheidungen oder Wahlmöglichkeiten in ihrem Leben denken, die sie normalerweise vermeiden oder vor denen sie Angst haben, die sie aber gerne durchführen oder treffen würden. Sie können auch Risiken auflisten, die nicht mit ihrer Zwangsstörung zusammenhängen, da sie bereits daran arbeiten, indem sie achtsame Exposition praktizieren. Weisen Sie die Teilnehmer darauf hin, dass sie in diese Liste keine Handlungen aufnehmen sollen, die ihre physische oder psychische Sicherheit ernsthaft gefährden könnten. Sie sollten nur Punkte auflisten, von denen sie wirklich glauben, dass sie nützlich sein und ihr Leben verbessern könnten. Der Kursleiter bittet die Teilnehmer dann, einige ihrer eigenen Beispiele für Risiken zu nennen, die sie in der Woche nach der Sitzung angehen möchten.

Achtsames Gehen

Die Teilnehmer werden dann angeleitet, die Übung »Achtsames Gehen« durchzuführen, wobei zwischen der Standardversion (siehe S. 275) und der Version mit verbalen Ankern oder Gathas (siehe S. 415) abgewechselt wird. Der Kursleiter leitet die Teilnehmer erst beim achtsamen Gehen mit verbalen Ankern (5 Minuten), dann beim achtsamen Gehen in freier Form (5 Minuten) und dann wieder beim achtsamen Gehen mit verbalen Ankern (5 Minuten) an. Durch den Wechsel zwischen beiden Varianten können die Teilnehmer feststellen, welche Version für sie hilfreicher ist, um sich im Hier und Jetzt auf sich selbst zu besinnen, zu erden und zu stabilisieren.

Diskussion der Übung

Der Kursleiter bittet die Teilnehmer, über ihre Erfahrungen mit der Übung »Achtsames Gehen« zu berichten.

Kursleiter: Welche Erfahrungen haben Sie mit diesen beiden Arten des achtsamen Gehens gemacht? Haben Sie Unterschiede festgestellt?

Isabel: Ich habe festgestellt, dass mir das achtsame Gehen mit verbalen Ankern dabei geholfen hat, mehr im Hier und Jetzt zu bleiben. Ich war völlig auf das Gehen konzentriert, ohne irgendwelche Gedanken, nur auf Empfindungen. Ich habe tatsächlich einen Unterschied bemerkt.

Robert: Bei mir war es genauso. Auch wenn ich zu Hause praktiziere, ist »Achtsames Gehen mit verbalen Ankern« eine meiner Lieblingsmeditationen, weil ich mich dadurch völlig geerdet und in der Gegenwart verwurzelt fühle; ich kann meinen Gedanken weniger Bedeutung beimessen. Es ist, als ob sie spontan in den Hintergrund treten.

Elizabeth: Ich habe genau das Gegenteil erlebt. Bei der Standard-Gehübung fühlte ich mich freier und mehr wie die »Herrin« meines Gehens: Störende Gedanken kamen zwar trotzdem auf, aber ich konnte mich beim Gehen wieder auf meine Gefühle konzentrieren.

Pause

An dieser Stelle der Sitzung machen die Teilnehmer eine zehnminütige Pause.

Selbstmitgefühl

Nach der Pause praktizieren die Teilnehmer die Übung »Selbstmitgefühl« (siehe S. 447).

Diskussion der Übung

Der Kursleiter bittet die Teilnehmer um Kommentare zur Übung.

Gary: Mir ist aufgefallen, dass es mir jetzt viel leichter fällt, in das Selbstmitgefühl einzutauchen, als beim ersten Mal, als ich diese Übung gemacht habe, in der letzten Sitzung. Ich habe festgestellt, dass es mir in der vergangenen Woche mit jedem Mal leichter gefallen ist.

Robin: Ich habe dieselbe Erfahrung gemacht. Beim ersten Mal habe ich gehasst, was die Anweisungen von mir verlangten, und ich wollte einfach nur weglaufen. Die Vorstellung, dass ich mir selbst wünschen sollte, glücklich und frei von Leid zu sein, schien so anders zu sein als die Art und Weise, wie ich mich normalerweise fühle und mit mir selbst umgehe. Aber jetzt, auch dank der Übung »Selbstvergebung«, die ich diese Woche praktiziert habe, kann ich Mitgefühl und Akzeptanz mir selbst gegenüber empfinden; und ich denke, dass ich es wahrscheinlich verdiene und brauche. Vielleicht bin ich okay!

Nach einer Woche, in der sie zu Hause die Übungen »Selbstmitgefühl« und »Selbstvergebung« praktiziert haben, berichten die meisten Teilnehmer, dass es für sie einfacher geworden ist, wirklich Selbstmitgefühl zu empfinden. Einige sagen, dass sie nach einer langen Zeit des »Eingefroren«-Seins das Gefühl haben, dass »die Sonne sie geschmolzen hat« und sie nun weicher, bereitwilliger und fähiger sind, das zu akzeptieren, was sie zuvor nicht akzeptieren konnten: störende Gedanken, schwierige Emotionen, schmerzhafte Empfindungen und letztlich sich selbst sowie die Unsicherheiten und unvorhergesehenen Ereignisse des Lebens.

Loslass-Rituale planen

Rituale sind normale Handlungen, die die Besonderheit eines Ereignisses betonen oder eine bedeutende Veränderung im Leben einer Person oder Gruppe feiern sollen. Für die meisten Menschen mit Zwangsstörungen sind Rituale hingegen oft das belastendste Merkmal der Störung. In diesem letzten Teil des Programms wird den Teilnehmern geholfen, die Bedeutung und Nützlichkeit von rituellen Verhaltensweisen neu zu bewerten und zu normalisieren, und zwar durch Loslass-Rituale – eine scheinbar paradoxe Übung, die dazu beiträgt, ihre therapeutischen Veränderungen zu stärken und ihre Motivation zur Veränderung und zum Meditieren zu fördern.

Der Kursleiter bittet die Teilnehmer, an alle Situationen zu denken, in denen ihre zwanghaften Verhaltensweisen zu Unbehagen führen. Situationen, die sie vermieden oder gefürchtet haben, und/oder an alles, was ihnen große Sorgen bereitet und ihre kostbare Zeit in Anspruch genommen hat. Dann werden die Teilnehmer angehalten, darüber nachzudenken, wie sie sich heute in Bezug auf ihr Problem fühlen. Welche Verbesserungen haben sie dank ihrer Bereitschaft und ihres Mutes, die Übungen des Programms zu absolvieren, gespürt? Welche Symptome haben sich verringert oder sind sogar verschwunden? Welche Probleme würden sie noch gerne angehen oder überwinden?

Als Nächstes verteilt der Kursleiter das Handout 4 zu Sitzung 10 und bittet die Teilnehmer, darauf zu notieren, welche Loslass-Rituale sie durchführen könnten, um das Ende schlechter Gewohnheiten wie Zwangsgedanken, Vermeidungsverhalten und das Streben nach Rückversicherung förmlich und feierlich zu markieren. Die Rituale könnten auch eine Entscheidung darstellen, nicht mehr über bestimmte negative Gedanken, Überzeugungen oder Handlungen nachzudenken. Rituale könnten beispielsweise darin bestehen, eine Kerze anzuzünden, um das Ende eines Zwangsrituals zu feiern; einen Gegenstand zu vergraben, der mit der Zwangsstörung in Verbindung steht und von dem man sich nur schwer trennen kann; oder ein Blatt Papier zu verbrennen, auf welchem die zehn quälendsten Zwangsgedanken festgehalten sind. Die Teilnehmer werden dann gebeten, mit der Durchführung der Rituale zu beginnen und sich zu notieren, wie sie sich dabei fühlen.

Lesen und Besprechen der Zitate zu Sitzung 10

Der Kursleiter und die Teilnehmer lesen und besprechen die Zitate zu den Kernthemen dieser Sitzung (Sitzung 10 – Handout 5).

Verteilung der Handouts an die Teilnehmer und Ausgabe der Hausaufgaben

Der Kursleiter verteilt die Handouts zu Sitzung 10 und gibt die Hausaufgaben für diese Woche aus (Sitzung 10 – Handouts 6 und 7). Die Teilnehmer werden gebeten, wechselweise an einem Tag die Übung »Selbstmitgefühl« zu praktizieren, um das neu Gelernte über den Umgang mit dem eigenen Leiden zu vertiefen, und am jeweils anderen Tag die Übung »Selbstvergebung« durchzuführen, um ein tiefes Gefühl der Akzeptanz gegenüber ihrem Zustand als unvollkommene Menschen zu entwickeln. Sie werden eingeladen, eine Liste achtsam einzugehender Risiken (Sitzung 10 – Handout 3) zusammenzustellen und jeweils das Schwierigkeitsniveau zu bewerten. Anschließend wählen sie ein Risiko aus, beginnend mit den am wenigsten schwierigen, und führen mindestens 4 Wochen lang jeden zweiten Tag eine Handlung oder Entscheidung auf achtsame Weise aus. Außerdem führen sie täglich mindestens einmal die Übung »Achtsame Exposition« in Situationen durch, die Angst oder Stress im Zusammenhang mit ihrer Zwangsstörung auslösen, und befolgen dabei die Richtlinien auf den Handouts 5A und 5B zu Sitzung 8, wobei sie sich so weit wie möglich auf das konzentrieren, was ihre Sinne ihnen vermitteln. Die Teilnehmer werden außerdem gebeten, jeweils im Wechsel eine statische Achtsamkeitsübung auszuwählen und zu praktizieren (z. B. »R.E.A.L« oder »Der beobachtende Geist«) und am folgenden Tag dann für 10–15 Minuten eine Achtsamkeitsübung in Bewegung (z. B. »Achtsames Gehen«, »Achtsames Gehen mit verbalen Ankern», »Achtsame Handkreise«, »Aufladen und Entladen«, »Achtsame Bewegung und Dehnung«). Schließlich sollen sie eine Liste mit Loslass-Ritualen erstellen, die es ihnen ermöglichen, ein besonderes Ergebnis zu feiern oder zu markieren, wie das Ablassen von einer schlechten Angewohnheit (z. B. Zwangshandlungen) oder die Entscheidung, bestimmte Gedanken nicht mehr zu nähren oder kontraproduktive Handlungen nicht mehr auszuführen.

Achtsamkeitskreis

Wie gewohnt endet auch diese Sitzung damit, dass die Gruppe im Kreis zusammenkommt und gemeinsam eine achtsame Atemübung durchführt. Vor der Anleitung dieser Übung führt der Kursleiter noch kurz die Bedeutung der nächsten Sitzung vor Augen, bei der es sich um die letzte, eintägige Sitzung handelt, in der die Teilnehmer die Möglichkeit haben, ihre Erfahrungen in der Gruppe auszutauschen, darüber nachzudenken, was sie erreicht haben und woran sie noch arbeiten müssen, und sich auf die wichtigste »offene Sitzung« vorzubereiten, die vor ihnen liegt: das Leben. Da die Gruppe den ganzen Tag zusammen verbringen wird, werden die Teilnehmer gebeten, bequeme Kleidung zu tragen und etwas zum Mittagessen mitzubringen, das sie mit dem Rest der Gruppe teilen möchten. Es ist auch wichtig, die Teilnehmer darüber zu informieren, dass es im Laufe des Tages verschiedene Gelegenheiten geben wird, in denen die Gruppe Zeit in Stille verbringt, also ohne zu sprechen, etwa in den Pausen und beim Mittagessen. Schließlich weist der Kursleiter auch darauf hin, wie wichtig es ist, Achtsamkeit regelmäßig zu praktizieren, nicht nur in der letzten Woche des Programms, sondern auch nach dessen Ende, um die im Zuge des Kurses erzielten Ergebnisse beizubehalten und weiter auszubauen.

SITZUNG 10 – HANDOUT 1
Zusammenfassung von Sitzung 10: »Lernen, Risiken einzugehen«

Wie in Sitzung 8 besprochen, besteht ein reifes, gesundes und authentisches Verantwortungsbewusstsein darin, wichtige Entscheidungen zu treffen, sich selbst zuzutrauen, das Richtige oder Nützliche zu tun, und sich der tatsächlichen Auswirkungen seiner Handlungen und Entscheidungen bewusst zu sein. Dazu gehört auch, dass man bereit ist, zu erkennen, wie sich das eigene Verhalten tatsächlich auf einen selbst und andere auswirkt, und die Ergebnisse zu akzeptieren, wie auch immer sie aussehen mögen. Es gilt, darauf zu vertrauen, dass man bei seinen Handlungen stets sein Möglichstes gibt und die besten Absichten hat.

In den letzten Wochen, in denen Sie die Übung »Achtsame Exposition« praktisch angewendet haben, haben Sie sich daran gewöhnt, sich belastenden Situationen im Kontext Ihrer Zwangsstörung zu öffnen und darauf zu vertrauen, dass Sie mit diesen Situationen in Kontakt bleiben können, ohne auf gewohnte Weise zu reagieren. Nützliche, konstruktive Risiken in Ihrem Leben einzugehen, ist eine der besten Möglichkeiten, Misstrauen und Unsicherheit zu überwinden, echte Verantwortung zu übernehmen und wahres Vertrauen aufzubauen.

Es geht nicht darum, unüberlegte, irrationale Entscheidungen zu treffen oder auf eine Weise zu handeln, die Ihre physische oder psychische Sicherheit gefährden könnte; sondern darum, ein Risiko auf sich zu nehmen, indem sie Dinge tun, die Sie im Grunde Ihres Herzens gerne tun würden oder von denen Sie denken, dass sie sinnvoll sind – wenngleich Ihnen alte negative Botschaften vermittelt haben, dass dies falsch oder zu riskant ist. Vielleicht wurde Ihnen in der Vergangenheit gesagt, dass Sie es nicht tun sollten oder dass Sie dazu nicht in der Lage wären. Wenn Sie auf diese Weise Risiken eingehen, können Sie an Selbstvertrauen, Sicherheit und Energie gewinnen. Dies kann auch dazu beitragen, vermeidende und sicherheitsorientierte Verhaltensweisen wie zwanghafte Rituale und das Streben nach Rückversicherung zu verhindern.

Diese Sitzung hilft Ihnen, sich auf den Umgang mit dem Leben und seine Herausforderungen nach Ende des Kurses vorzubereiten, indem Sie ermutigt werden, konstruktive Risiken einzugehen. Das kann zu bedeutenden Veränderungen führen. Darüber hinaus lernen Sie, Loslass-Rituale zu planen und durchzuführen, was Ihnen dabei helfen wird, Rituale als normale menschliche Verhaltensweisen zu begreifen. Diese können Sie und Ihre Motivation stärken, wenig hilfreiche und kontraproduktive Verhaltensweisen aufzugeben.

SITZUNG 10 – HANDOUT 2
Achtsames Eingehen von Risiken

Sich von seiner Vergangenheit zu befreien, erfordert es, Risiken einzugehen

Risiken einzugehen ist einer der wirkungsvollsten Schritte, die Sie unternehmen können, um Vertrauen zu entwickeln, sich von den Einschränkungen der Vergangenheit zu lösen und ein erfüllteres Leben zu führen. Gehen Sie das Risiko ein, etwas zu tun, das Sie gerne tun würden, das Sie anstreben oder das für Sie nützlich wäre, auch wenn Ihnen vielleicht gesagt wurde, dass diese Sache falsch oder zu gefährlich ist. Möglicherweise wurde Ihnen gesagt, dass Sie dazu nicht in der Lage sind oder nicht wissen, wie man es richtig macht (aber Sie sind anderer Meinung). Es kann etwas sein, bei dem Sie Angst haben, es zu tun oder zu unterlassen, etwa Zwangshandlungen. Wenn Sie solche Risiken eingehen, können Sie daraus Kraft schöpfen und Selbstvertrauen gewinnen. Es kann Ihre Energie steigern und Ihren Blick auf die Realität erweitern. Ihre Identität kann sich wandeln: von einer schamvollen, schuldbewussten und ängstlichen zu einer fähigen, einzigartigen und selbstbewussten Person. Das bedeutet nicht, dass Sie unüberlegte Trotzreaktionen oder gefährliche Verhaltensweisen an den Tag legen sollen. Es bedeutet, dass Sie bestimmte Risiken eingehen, die Ihren Gewohnheiten und Einschränkungen zuwiderlaufen. Hier sind einige Beispiele:

1. Risiko, sich Situationen auszusetzen, vor denen Sie Angst haben, die die meisten anderen Menschen jedoch nicht fürchten: Gehen Sie dieses Risiko ein, ohne Rituale durchzuführen oder sich auf unnötige, kontraproduktive Weise zu schützen.
2. Risiko, Verantwortung dafür übernehmen, dass sie etwas tun oder unterlassen.
3. Bereitschaft, Unsicherheit in Bezug auf jeden Aspekt des Lebens und jede Entscheidung zu akzeptieren.
4. Risiko, alle Emotionen, Gefühle und Lebensenergie zu spüren und auszudrücken, anstatt sie zu unterdrücken und zu verbergen.
5. Risiko, sich anderen zu offenbaren und gesehen zu werden, trotz der Angst vor Kritik, Missbilligung oder Ablehnung.
6. Risiko, Ihre Meinung, Ideen und Wünsche zu äußern, auch wenn diese nicht mit denen anderer übereinstimmen.
7. Risiko, die Dinge so zu belassen, wie sie sind, auch wenn sie nicht perfekt sind (und es nie sein werden) oder nicht so, wie man denkt, dass sie sein müssten oder sollten.
8. Risiko, wütend zu sein oder jemanden zu konfrontieren, der wütend auf einen ist.
9. Risiko, mit anderen zusammen zu sein, ohne »zu viele Verteidigungsmechanismen« aktiviert zu haben, und nicht immer zu versuchen, »recht zu haben« und sich zu verschließen.
10. Risiko, in manchen Situationen Angst zu haben, sich schutzlos und unsicher zu fühlen; und diese Situationen als normalen Teil des Lebens zu akzeptieren, vielleicht indem man sie mit jemandem teilt.

11. Risiko, zu fühlen und zu verstehen, was man im Leben wirklich will und was die eigenen gesunden Bedürfnisse sind; und zu lernen, sich diese selbst zu erfüllen, ohne das von anderen zu erwarten.
12. Risiko, große oder kleine Veränderungen in Ihrem Leben vorzunehmen.
13. Risiko, »Nein« zu sagen (zu den Anliegen anderer Menschen), wenn man sonst automatisch »Ja« sagen würde.
14. Risiko, sich selbst in den Vordergrund zu stellen, auch wenn man damit jemanden enttäuschen könnte.
15. Risiko, sich der Welt und dem Leben zu öffnen und Schmerz und Enttäuschung zu erfahren, wenn das Leben und andere nicht so sind, wie man es sich wünscht.

SITZUNG 10 – HANDOUT 3
Liste achtsam einzugehender Risiken

Denken Sie an Situationen, die Sie normalerweise vermeiden würden, die Sie aber gerne erleben möchten oder die Sie als hilfreich erachten. Diese müssen nicht unbedingt mit Ihrer Zwangsstörung zusammenhängen. Listen Sie in der folgenden Tabelle all diese Handlungen oder Entscheidungen (achtsam einzugehenden Risiken) nach zunehmender Schwierigkeit auf und geben Sie den damit verbundenen Schwierigkeitsgrad oder das damit verbundene Unbehagen an. Führen Sie keine Handlungen oder Entscheidungen auf, die Ihre physische oder psychische Sicherheit ernsthaft gefährden könnten. Führen Sie nur Punkte auf, von denen Sie wirklich glauben, dass sie Ihr Leben verbessern. Einige Beispiele sind: einem Verein beitreten oder sich für einen Kurs anmelden; Gegenstände oder Möbel in Ihrer Wohnung umstellen oder die Farbe der Wände ändern; eine große Reise unternehmen; mit Menschen in Kontakt bleiben oder auf Partys gehen. Einige Risiken können auch aus der Liste förderlicher Aktivitäten (Sitzung 8 – Handout 6) übernommen werden. Versuchen Sie dann, 4 Wochen lang jeden zweiten Tag mindestens ein Risiko von Ihrer Liste achtsam einzugehen – beginnend mit dem am wenigsten schwierigen Vorhaben. Sie sollten beim jeweiligen Risiko (egal ob Situation, Gedanke oder Handlung) verweilen, bis die Belastung oder Angst nachlässt. Sobald Sie sich nicht mehr belastet fühlen (falls sie das überhaupt getan haben), notieren Sie auf diesem Handout, wie Sie sich fühlen, nachdem Sie das Risiko achtsam eingegangen sind.

Art der nützlichen riskanten Handlung, Veränderung oder Entscheidung	Schwierigkeitsgrad (0–100)	Wie haben Sie sich danach gefühlt?
1.		
2.		
3.		
4.		
5.		
6.		
7.		
8.		
9.		
10.		

SITZUNG 10 – HANDOUT 4
Liste der Loslass-Rituale

Denken Sie an alle Situationen, die mit Ihrer Zwangsstörung zusammenhängen, etwa Handlungen, die Sie vermieden haben oder vor denen Sie Angst hatten, die Ihnen große Sorgen bereitet und einen enormen Teil Ihrer Zeit in Anspruch genommen haben. Denken Sie dann darüber nach, wie Sie sich heute in Bezug auf Ihr Problem fühlen. Welche Verbesserungen haben Sie Ihrer Meinung nach erzielt dank Ihres Engagements und Ihres Mutes, sich den Herausforderungen des Programms zu stellen? Welche Symptome haben sich verringert oder sind sogar verschwunden?

Überlegen Sie sich nun Loslass-Rituale, um das Ende schlechter Gewohnheiten (z. B. Zwangshandlungen, Vermeidungsverhalten, Streben nach Rückversicherung) oder die Entscheidung, nicht mehr über bestimmte negative Gedanken, Überzeugungen oder Handlungen nachzudenken, zu feiern beziehungsweise würdevoll zu begehen. Beschreiben Sie im folgenden Formular, was Sie loslassen und Ihr Ritual dazu. Ein solches kann etwa darin bestehen, ein Blatt Papier zu verbrennen, auf dem Sie Ihre zehn quälendsten Zwangsgedanken notiert haben; einen Gegenstand zu vergraben, der mit Ihrer Zwangsstörung verbunden ist und von dem Sie sich nur schwer trennen können; eine Kerze anzuzünden, um das Ende eines Zwangsrituals oder Ihre Entscheidung, es in Zukunft zu unterlassen, zu feiern. Notieren Sie dann, wie Sie sich fühlen, nachdem Sie Ihr Loslass-Ritual durchgeführt haben.

Art des Gedankens, der Handlung oder der Gewohnheit, die Sie loslassen	**Art des Loslass-Rituals**	**Wie haben Sie sich danach gefühlt?**
Beispiel: *Ich überprüfe die Tür nicht mehr*	*Eine Kerze anzünden*	*Ich verspürte ein Gefühl von Freiheit*
1.		
2.		
3.		
4.		
5.		
6.		
7.		
8.		
9.		
10.		

SITZUNG 10 – HANDOUT 5
Zitate zu Sitzung 10

Das größte Risiko im Leben besteht darin, keine Risiken einzugehen.
Albert Einstein

Wer noch nie einen Fehler gemacht hat, hat noch nie etwas Neues ausprobiert.
Albert Einstein

Der einzige Ausweg führt immer mittendurch.
Robert Frost

Um die wichtigsten Lektionen des Lebens zu lernen,
muss man jeden Tag eine Angst überwinden.
Ralph Waldo Emerson

Das Leben ist ein Theaterstück ohne vorherige Proben.
Also singt, weint, tanzt, lacht und lebt intensiv,
bevor sich der Vorhang schließt und das Stück ohne Applaus zu Ende geht.
Charlie Chaplin

Ich habe in meiner Basketballkarriere mehr als neuntausend Körbe verfehlt.
Ich habe fast dreihundert Spiele verloren.
Sechsundzwanzig Mal wurde mir der spielentscheidende Wurf anvertraut und ich habe nicht getroffen.
Ich bin in meinem Leben immer und immer wieder gescheitert, aber ich gehe immer noch auf das Feld. Und genau aus diesem Grund bin ich erfolgreich.
Michael Jordan

Man gewinnt an Stärke, Mut und Selbstvertrauen
durch jede Erfahrung, bei der man wirklich innehält, um der Angst ins Gesicht zu blicken.
Man muss das tun, wovon man glaubt, dass man es nicht kann.
Eleanor Roosevelt

Frieden bedeutet nicht, an einem Ort zu sein, der frei von Lärm, Problemen oder harter Arbeit ist. Es bedeutet, sich inmitten dieser Dinge zu befinden und dennoch in seinem Herzen ruhig zu sein.
Autor unbekannt

SITZUNG 10 – HANDOUT 6
Hausaufgaben für die Woche nach Sitzung 10

1. Praktizieren Sie alle zwei Tage die Übung »Selbstmitgefühl« (unter Verwendung von Track 13), um den Umgang mit Ihrem Leiden zu lernen.
2. Führen Sie alle zwei Tage die Übung »Selbstvergebung« (unter Verwendung von Track 14) durch und entwickeln Sie ein tiefes Gefühl der Akzeptanz gegenüber Ihrem Sein als unvollkommener Mensch, der Fehler machen kann, selbst wenn er sein Bestes gibt.
3. Praktizieren Sie täglich mindestens einmal die Übung »Achtsame Exposition« gemäß den Richtlinien der Handouts 5A und 5B zu Sitzung 8 – und zwar in Situationen, die Ihnen Angst und Kummer bereiten und mit Ihrem zwanghaften Problem zusammenhängen. Denken Sie daran, sich so weit wie möglich auf das zu konzentrieren, was Ihnen Ihre Sinne vermitteln.
4. Füllen Sie die Liste der achtsam einzugehenden Risiken (Sitzung 10 – Handout 3) aus und bewerten Sie deren Schwierigkeitsgrad. Beginnen Sie mit den am wenigsten schwierigen Risiken und versuchen Sie, mindestens 4 Wochen lang jeden zweiten Tag auf achtsame Weise eine Handlung auszuführen, eine Entscheidung oder eine Wahl zu treffen. Notieren Sie auf demselben Handout, wie Sie sich danach gefühlt haben.
5. Füllen Sie die Liste der Loslass-Rituale aus, um das Ende einer schlechten Angewohnheit (z. B. Zwangsgedanken) zu feiern, zu würdigen oder um die Entscheidung zu treffen, bestimmte Gedanken nicht mehr zu füttern beziehungsweise kontraproduktive Handlungen nicht mehr auszuführen. Bemühen Sie sich, jeden zweiten Tag eines davon auszuführen, und notieren Sie, wie Sie sich dabei gefühlt haben.
6. Praktizieren Sie jeden zweiten Tag eine meditative Achtsamkeitsübung Ihrer Wahl (insbesondere die Akzeptanzübung »R.E.A.L.« oder die Meditation »Der beobachtende Geist«).
7. Führen Sie jeden zweiten Tag 10–15 Minuten lang eine Meditation in Bewegung Ihrer Wahl durch (z. B. »Achtsames Gehen«, »Achtsames Gehen mit verbalen Ankern«, »Achtsame Handkreise«, »Aufladen und Entladen«, »Achtsame Bewegung und Dehnung«).
8. Jedes Mal, wenn Sie eine Übung zu dieser Sitzung praktizieren, notieren Sie Ihre Erfahrungen im Protokoll der Hausaufgaben zu Sitzung 10 (Handout 7) und halten Sie alle Kommentare, Eindrücke oder Schwierigkeiten fest, die möglicherweise dabei angefallen sind.
9. Lesen Sie das in dieser Sitzung bereitgestellte Material mindestens einmal sorgfältig durch und reflektieren Sie die Inhalte, um sie sich zu eigen zu machen. Versuchen Sie, sie Tag für Tag zu nutzen, um Vertrauen in sich selbst zu entwickeln.

Wenn Sie sich entscheiden, diese Übungen zu praktizieren, nehmen Sie sich die nötige Zeit und suchen Sie sich einen warmen, sicheren, angenehmen und ruhigen Ort, an dem Sie nicht gestört oder unterbrochen werden. Nehmen Sie eine bequeme und stabile Körperhaltung ein. Versuchen Sie, die Übungen *nicht* als lästige Pflicht zu betrachten, sondern als eine gesunde Gewohnheit, die Sie in Ihr Leben integrieren möchten. Denken Sie immer daran, dass das Engagement, das Sie diesem Training widmen, Ihnen langfristig zu bedeutenden Ergebnissen verhelfen wird.

SITZUNG 10 – HANDOUT 7
Protokoll der Hausaufgaben zu Sitzung 10

Name: ______________________________

Füllen Sie dieses Formular jedes Mal aus, wenn Sie Übungen machen, und notieren Sie alles, was während der Übungen anfällt (z. B. gesundheitliche Verbesserungen, Schwierigkeiten, Beobachtungen), damit wir dies in der nächsten Sitzung besprechen können.

Tag/Datum	Übung	Anmerkungen
Donnerstag, der ________	Übung Ihrer Wahl (statisch): ________ Selbstmitgefühl: ________ Achtsame Exposition: ________ Achtsames Eingehen eines Risikos: ________	
Freitag, der ________	Übung Ihrer Wahl (in Bewegung): ________ Selbstvergebung: ________ Achtsame Exposition: ________ Loslass-Ritual: ________	
Samstag, der ________	Übung Ihrer Wahl (statisch): ________ Selbstmitgefühl: ________ Achtsame Exposition: ________ Achtsames Eingehen eines Risikos: ________	
Sonntag, der ________	Übung Ihrer Wahl (in Bewegung): ________ Selbstvergebung: ________ Achtsame Exposition: ________ Loslass-Ritual: ________	
Montag, der ________	Übung Ihrer Wahl (statisch): ________ Selbstmitgefühl: ________ Achtsame Exposition: ________ Achtsames Eingehen eines Risikos: ________	
Dienstag, der ________	Übung Ihrer Wahl (in Bewegung): ________ Selbstvergebung: ________ Achtsame Exposition: ________ Loslass-Ritual: ________	
Mittwoch, der ________	Übung Ihrer Wahl (statisch): ________ Selbstmitgefühl: ________ Achtsame Exposition: ________ Achtsames Eingehen eines Risikos: ________	

15 Sitzung 11: Dem Leben vertrauensvoll begegnen und Hindernisse effektiv überwinden

Alles kann einem Menschen genommen werden, nur eines nicht: die letzte der menschlichen Freiheiten – die Freiheit, unter allen Umständen seine Haltung zu wählen, seinen eigenen Weg zu wählen.

Viktor E. Frankl

Über diese Sitzung

In dieser letzten eintägigen Sitzung (8,5 Stunden) werden die Gruppenmitglieder durch eine intensive Achtsamkeitspraxis geführt. Es gibt diverse Gelegenheiten, den gesamten Kurs zu besprechen. Die Teilnehmer können über Verbesserungen berichten, die sie erzielt haben, oder über Schwierigkeiten, die sie hatten, und über den Umgang mit Hindernissen und Herausforderungen in den vergangenen Wochen sprechen. Der Kursleiter sollte betonen, wie wichtig es ist, Achtsamkeit regelmäßig zu praktizieren, um die Verbesserungen aufrechtzuerhalten, weiter auszubauen und um einen Rückfall nach Abschluss des Programms zu verhindern. Die Teilnehmer sollen Achtsamkeit nicht mehr nur als formelle Meditation betrachten, sondern als eine neue Art und Weise, mit Erfahrungen und dem Leben zu umgehen. Abschließend werden die Teilnehmer gebeten, gemeinsam zu reflektieren, wie sie sich besser darauf vorbereiten können, dem echten Leben mit einem Mehr an (Selbst-)Vertrauen und Freiheit zu begegnen (siehe Sitzung 11 – Handout 1).

TAGESORDNUNG SITZUNG 11: **»Dem Leben vertrauensvoll begegnen und Hindernisse effektiv überwinden«**

Zusammenfassung

Diese letzte, eintägige Sitzung, die etwa 8,5 Stunden dauert, ist als kurzes Achtsamkeits-Retreat organisiert. Die Gruppenmitglieder werden durch intensive Achtsamkeitsübungen geführt, um das Gelernte zu wiederholen und die Praxis zu vertiefen. Die Teilnehmer tauschen sich auch über Verbesserungen oder Schwierigkeiten aus und besprechen, wie sie in den letzten Wochen mit Hindernissen und Herausforderungen umgegangen sind. Es wird betont, wie wichtig regelmäßige Achtsamkeitsübungen sind, um die Verbesserung aufrechtzuerhalten und Rückfälle zu vermeiden. Abschließend werden die Teilnehmer gebeten, Möglichkeiten zu besprechen, den Alltag mit einem Gefühl von (Selbst-)Vertrauen und Freiheit zu meistern.

Übersicht

- Einführung in die Sitzung
- »Der beobachtende Geist«: Konfrontation mit herausfordernden Gedanken und Entwicklung einer dezentrierten und akzeptierenden Haltung ihnen gegenüber
- Diskussion der Übung (die Diskussion auch der weiteren Übungen in dieser Sitzung konzentriert sich insbesondere darauf, inwiefern sie den Teilnehmern in den letzten Wochen bei der Bewältigung oder Vermeidung ihrer Probleme hilfreich waren und/oder in Zukunft nützlich sein können)
- Nachbesprechung der Hausaufgaben (in Bezug auf Durchführung und Schwierigkeiten in den letzten Wochen)
- Eine Reihe von Achtsamkeitsübungen (»Aufladen und Entladen«; »R.E.A.L.«; »Achtsame Wahrnehmung«, möglichst im Freien; »Achtsame Exposition«) und deren Diskussion; dazwischen eine Pause (in Stille)
- Achtsames Mittagessen (in Stille)
- Einzelberatung bei Bedarf
- Imaginationsübung »Busfahrer«
- Diskussion der Übung
- »Achtsames Gehen« (Standardversion / mit verbalen Ankern) und Diskussion der Übung
- »Selbstmitgefühl« und Diskussion der Übung
- »Achtsame Bewegung und Dehnung« und Diskussion der Übung
- Partnerübung »Mitfühlende Achtsamkeit in Beziehung«
- Diskussion der Übung paarweise
- Diskussion der Übung in der gesamten Gruppe
- Pause (nicht in Stille)
- Lesen und Besprechen der Zitate zu Sitzung 11
- Ausgabe des Fragebogens »Reflexion des Programms« und Rückblick auf den gesamten Kurs, zunächst paarweise, dann in der gesamten Gruppe: Was wurde gelernt? Erörtern Sie, wie die in den letzten 10 Wochen durch das Praktizieren entwickelte Dynamik und Disziplin am besten aufrechterhalten werden kann. Und stellen Sie Pläne auf, um sie mit positiven Gründen für die Beibehaltung der Praxis zu verknüpfen.
- Verteilung der verbleibenden Handouts zu Sitzung 11 an die Teilnehmer und Besprechen der weiteren Vorgehensweise
- Das Ende einer Reise, der Beginn einer neuen

- Abschlussmeditation
- Abschließende Kommentare und Berichte

Materialien und Ressourcen

- Audiodatei zur Übung »Busfahrer« (Track 15)
- Ein Stein oder eine Muschel für jeden Teilnehmer, um das Ende des Programms zu markieren

Handouts für die Teilnehmer

Sitzung 11 – Handout 1: Zusammenfassung von Sitzung 11 (»Dem Leben vertrauensvoll begegnen und Hindernissen effektiv überwinden«)
Sitzung 11 – Handout 2: Zitate zu Sitzung 11
Sitzung 11 – Handout 3: Fragebogen »Reflexion des Programms«
Sitzung 11 – Handout 4: Liste der Techniken und Übungen des MBCT-Programms für Zwangsstörungen
Sitzung 11 – Handout 5: Achtsam leben
Sitzung 11 – Handout 6: Empfohlene Praxis für die Wochen nach Sitzung 11
Sitzung 11 – Handout 7: Protokoll der Übungen nach Sitzung 11

Einführung in die Sitzung

Der Kursleiter erklärt, dass diese letzte Sitzung als kurzes Achtsamkeits-Retreat organisiert ist. Es gibt Gelegenheiten, einige Momente der Stille zu erleben, in denen die Teilnehmer weder sprechen noch auf irgendeine Weise kommunizieren sollen. Diese Momente ermöglichen es ihnen, ihre Aufmerksamkeit und Energie besser auf ihre eigenen Erfahrungen im Hier und Jetzt zu konzentrieren, während sie gleichzeitig mit den möglicherweise noch vorhandenen Schwierigkeiten in Kontakt bleiben. In der Sitzung wird auch besprochen, woran die Teilnehmer während des Programms gearbeitet haben, was sich für sie in den letzten 2,5 Monaten geändert hat und inwiefern die Achtsamkeitspraktiken ihnen geholfen haben, mit ihren Problemen umzugehen. Die Teilnehmer erhalten die Möglichkeit, sich ausführlicher darüber auszutauschen, was sie noch besser verstehen oder besprechen möchten.

Für die Sitzung sind mehrere Kernübungen des Programms geplant, wobei sich Sitzmeditationen (z. B. »Der beobachtende Geist«, »R.E.A.L.«, »Achtsame Wahrnehmung«, »Achtsame Exposition« und »Selbstvertrauen«) mit Bewegungsübungen (z. B. »Achtsames Gehen«, »Achtsame Bewegung und Dehnung«, »Aufladen und Entladen«) abwechseln. Es werden auch neue Übungen vorgestellt: »Busfahrer« und »Mitfühlende Achtsamkeit in Beziehung« (paarweise) sowie eine abschließende Meditation, die wie ein Loslass-Ritual wirkt, um das Ende dieser therapeutischen Reise zu feiern, aber auch den Beginn einer neuen. Nach dem Mittagessen ist bei Bedarf Zeit für eine individuelle Beratung von Teilnehmern, die dem Kursleiter etwas Persönliches mitteilen möchten.

»Der beobachtende Geist«: Konfrontation mit herausfordernden Gedanken und Entwicklung einer dezentrierten und akzeptierenden Haltung ihnen gegenüber

Der Kursleiter führt die Meditation »Der beobachtende Geist« wie in Sitzung 6 (siehe Kapitel 10, S. 348) beschrieben durch. In dieser Version fordert er die Teilnehmer nach der Einleitung auf, für sich eine der Metaphern (Flussufer oder Straßencafé) zu wählen und sich bewusst an einen herausfordernden oder störenden Gedanken zu erinnern. Dann werden sie aufgefordert, den Gedanken wie alle anderen vorbeiziehenden Gedanken zu behandeln, ihn nicht von den anderen Gedanken zu unterscheiden und echte Akzeptanz dafür zu entwickeln.

Diskussion der Übung

Wie bei den folgenden Übungen in dieser Sitzung bittet der Kursleiter die Teilnehmer, die Erfahrungen mitzuteilen, die sie gerade gemacht haben. Darüber hinaus regt er eine Diskussion darüber an, wie hilfreich die jeweilige Übung in den letzten Wochen war und wie sich eine regelmäßige Durchführung in Zukunft positiv auf die Probleme der Teilnehmer auswirken oder diese vorbeugen könnte.

Jennifer: Manchmal kamen Gedanken, aber sie gingen wieder weg und ich betrachtete sie distanziert. Ich fühlte mich friedlich.

Edward: Ich fühlte mich auch entspannt. Ich konnte nützliche Gedanken von unnützen trennen. Ich sah sie auf dem Wasser den Fluss hinuntertreiben und konnte die unnützen Gedanken loslassen.

Kursleiter: Konnten Sie auch einige Gedanken einbringen, die Sie belastet haben? Und wenn ja, wie sind Sie damit umgegangen?

Edward: Ja, ich habe einige eingebracht. Zuerst habe ich sie mir angesehen, ohne darauf einzugehen, dann habe ich sie losgelassen.

Donald: Wenn Gedanken unnütz sind, beobachte ich sie und stelle dann fest, dass sie verschwinden. Mein Problem ist, dass manchmal ein nützlicher Gedanke darunter ist, der aber nutzlos wird, sobald ich ihn herausfische. Manchmal verändert er sich und wird zu einem Zwangsgedanken, selbst wenn es ein nützlicher Gedanke ist. Er verweilt und so gerate ich in Schwierigkeiten.

Kursleiter: Vielleicht sollten Sie ihn wieder ins Wasser werfen … Ein Gedanke, der zwanghaft wird, ist nie nützlich. Es ist besser, ihn loszulassen oder dort zu belassen, wo er ist; und jedes Mal, wenn der Geist zu diesem Gedanken wandert, konzentrieren Sie sich wieder auf Ihre Atmung. Wenn wir ihm keine Energie und Bedeutung verleihen, wird selbst dieser Gedanke irgendwann von der Strömung mitgerissen. [An die ganze Gruppe:] Inwieweit hat Ihnen diese Übung Ihrer Meinung nach in den letzten Wochen geholfen, mit Ihren Problemen umzugehen? Inwiefern könnte es nützlich sein, diese Übung auch in Zukunft weiter zu praktizieren?

Mary: Ich bin der Meinung, dass diese Übung für mich sehr wichtig war und auch nach dem Kurs weiterhin wichtig sein wird. Sie hat mich gelehrt, mich von meinen Gedanken und generell von meinen inneren Zuständen zu distanzieren. Ich verstehe jetzt, dass Gedanken eigentlich nur harmlose, vorübergehende mentale Ereignisse sind und nicht die Dämonen, für die ich sie immer gehalten habe.

Andrew: Bei mir war es genauso. Wenn ich mir vorstelle, am Flussufer oder an einer belebten Straße zu sitzen, kann ich mir einfach erlauben, nur zu beobachten, ohne zu reagieren … Das ist, vielleicht, wahre Freiheit.

Nachbesprechung der Hausaufgaben

In dieser letzten Nachbesprechung der Hausaufgaben tauschen die Teilnehmer ihre Erfahrungen mit den und Reaktionen auf die Übungen zu Hause in der letzten Woche aus. Der Kursleiter erweitert diese Diskussion aber auch auf die größten Schwierigkeiten und Hindernisse sowie Verbesserungen, die die Teilnehmer im Zuge der Praxis zu Hause im Verlauf des gesamten Programms festgestellt haben. Von Interesse ist beispielsweise, inwiefern die Praxis zu einer gesunden Gewohnheit oder einer Lebenseinstellung geworden ist und nicht nur als eine leidige Pflicht erlebt wird.

Hier sind einige Beispiele für Fragen, die der Kursleiter stellen kann, um diese Diskussion zu eröffnen:

- Was hat Ihnen die regelmäßige Praxis in den letzten 10 Wochen am meisten erschwert?
- Welche Strategien haben Sie angewendet, um diese Schwierigkeiten zu überwinden? Waren sie wirksam?
- Inwiefern hat sich Ihre Art und Weise, zu Hause zu praktizieren, im Vergleich zum Beginn des Programms verändert – falls dem der Fall ist?

Eine Reihe von Achtsamkeitsübungen und deren Diskussion

Von diesem Punkt an bis zur Mittagspause leitet der Kursleiter die Teilnehmer durch eine Reihe von Achtsamkeitsübungen, die bereits im Kurs behandelt wurden – beginnend mit den beiden Meditationen **»Aufladen und Entladen«** (siehe Sitzung 7, S. 367) und **»R.E.A.L.«** (siehe Sitzung 7, S. 378); dann erfolgt jeweils eine **Diskussion** zur Übung. Die Gruppe macht anschließend eine **Pause**, die von den bisherigen Pausen des Programms abweicht: Sie wird schweigend verbracht, wie in einem Meditations-Retreat. Die Teilnehmer können so einen Raum schaffen, in dem sie ihre eigenen Gefühlen, Bedürfnissen und Absichten umfassend und unverfälscht ergründen können.

Nach der Pause führt die Gruppe zwei weitere Übungen durch, auf die ebenfalls jeweils eine Diskussion folgt: **»Achtsame Wahrnehmung: Aufmerksamkeit für die Sinne« – also *Sehen, Tasten* und *Hören*,** wenn möglich im Freien (siehe Sitzung 5, S. 293) und **»Achtsame Exposition«** (siehe Sitzung 8, S. 409). Im Zuge jeder **Diskussion** sollte erörtert werden, wie die entsprechende Übung für die Teilnehmer bei der Bewältigung oder Vermeidung ihrer Problemen hilfreich war und weiterhin hilfreich sein kann.

Achtsames Mittagessen (in Stille)

Das Mittagessen ist für die Teilnehmer die zweite Gelegenheit, sich selbst zuzuhören. Sie werden gebeten, ihr von zu Hause mitgebrachtes Essen in völliger Stille zu sich zu nehmen und sich auf die Empfindungen zu konzentrieren, die sie beim Essen verspüren. Dies ist eine erweiterte Version der »Rosinenübung«, die sie zu Beginn des Programms in Sitzung 1 durchgeführt haben: Sie werden ermutigt, ihr Essen vor dem Verzehr zu riechen, langsam zu kauen und jeden Bissen zu genießen, wobei sie alle Empfindungen und Gefühle wahrnehmen sollen, die von Moment zu Moment aufkommen.

Einzelberatung bei Bedarf

Mittlerweile haben sich die Teilnehmer daran gewöhnt, ihre Erfahrungen mit der Gruppe zu teilen. Es kann jedoch sein, dass einige persönliche Probleme haben, die sie nur in einem vertraulichen Rahmen besprechen möchten. Nach dem Mittagessen bietet der Kursleiter auf Anfrage Einzelgespräche mit Teilnehmern an, um Themen zu besprechen, die sie nicht teilen möchten oder die einer eingehenderen Diskussion bedürfen, als sie in der Gruppe stattfinden kann. Für diese Einzelgespräche ist nicht viel Zeit vorgesehen, aber erfahrungsgemäß können selbst 5–10 Minuten für die Teilnehmer hilfreich sein, wenn viele von ihnen diese Zeit mit dem Kursleiter wünschen.

Normalerweise können sich die Teilnehmer auf einem Blatt Papier oder in einem Notizbuch für ein Einzelgespräch beim Kursleiter anmelden.

Imaginationsübung »Busfahrer«

Eine der neuen Praktiken in dieser letzten Sitzung ist eine geführte Imaginationsübung, die auf einer Metapher der Akzeptanz- und Commitmenttherapie (ACT) basiert (Hayes et al. 2012b). Diese nützliche Zusammenfassung der Kernpunkte des Programms ist eine hilfreiche Anleitung für das, was die Teilnehmer nach Programmende erwartet. Metaphern können bei der Entwicklung metakognitiver Fähigkeiten, insbesondere Dezentrierung, hilfreich sein. Durch die Kraft von Bildern lassen sich Ideen effektiv vermitteln, ohne vollständig auf Sprache angewiesen zu sein.

Die Busfahrer-Metapher beschreibt, wie innere Erfahrungen (d. h. Gedanken, Emotionen, Gefühle, Empfindungen, Triebe) unser Leben zu steuern scheinen, und ermöglicht es uns, ein Leben zu imaginieren, in dem unsere Handlungen und Entscheidungen nicht von diesen inneren Zuständen gelenkt werden. Wir sind der »Fahrer« und können daran arbeiten, unsere Lebensziele unabhängig von den (oft sehr alten und überholten) Botschaften der »Passagiere« zu erreichen.

ÜBUNG »BUSFAHRER«

Finden Sie eine bequeme Sitzposition. Bei dieser Übung kann es hilfreich sein, auf einem Stuhl zu sitzen, aber Sie können auch auf einer Matte Platz nehmen. Versuchen Sie, Ihren Rücken gerade, aber nicht steif zu halten, und legen Sie Ihre Hände locker in den Schoß. Wenn Sie bereit sind, schließen Sie die Augen und richten Sie Ihre Aufmerksamkeit auf Ihren Atem. Versuchen Sie, ihn nach und nach zu stabilisieren und sich zudem in Ihrer Atmung zu verankern. [20 Sekunden Pause]

In dieser Imaginationsübung verwenden wir eine Metapher: jene des Busfahrers. Verschiedene Dinge werden in dieser Geschichte passieren – es ist eine Einladung, sich damit auseinanderzusetzen, was Sie wirklich von Ihrem Leben wollen; wie Ihre gesunden Absichten und Bedürfnisse, Werte und Ideale aussehen; welche Wege Sie auf Ihrer Lebensreise einschlagen möchten. [10 Sekunden Pause]

Stellen Sie sich jetzt vor, Sie seien ein Busfahrer, und der Bus, den Sie fahren, ist Ihr Leben. [5 Sekunden Pause] Wie soll dieser Bus aussehen? [5 Sekunden Pause] Welche Farbe soll er haben, [5 Sekunden Pause] welche Form, [5 Sekunden Pause] welche Größe? [5 Sekunden Pause] In welchem Zustand ist er? [5 Sekunden Pause] Gibt es Werbung oder andere Dinge an den Seiten und am Heck des Busses? [5 Sekunden Pause] Nachdem Sie sich vorgestellt haben, wie der Bus aussieht, steigen Sie ein und setzen Sie sich auf den Fahrersitz. [5 Sekunden Pause] Bevor Sie losfahren, denken Sie darüber nach, was Sie sich in Ihrem Leben wünschen – alles, was Sie sich wirklich von Ihrem Leben erhoffen: [10 Sekunden Pause] zum Beispiel mehr Zeit mit sich selbst zu verbringen; [Pause 5 Sekunden] besser für sich zu sorgen; [5 Sekunden Pause] die Beziehung zu Ihren Kindern oder anderen Familienmitgliedern zu pflegen; [5 Sekunden Pause] der Freundschaft mehr Raum zu geben; [Pause 5 Sekunden] ein Unternehmen zu gründen oder ein neues berufliches Projekt zu starten – alles, was Ihnen wichtig ist. [30 Sekunden Pause]

Wie wichtig ist Ihnen jedes dieser Ziele? Wie würden Sie sie priorisieren? [20 Sekunden Pause] Denken Sie darüber nach, und wenn alles klar ist, starten Sie den Motor, legen Sie den Gang ein und fahren Sie los. [5 Sekunden Pause] Sie entscheiden sich, in die Richtung zu fahren, die Sie für Ihr Leben gewählt haben. [5 Sekunden Pause] Fahren Sie auf das zu, was Ihnen jetzt wichtig ist. [5 Sekunden Pause] Behalten Sie mit Achtsamkeit und Klarheit im Auge, wem und was Sie auf dieser Reise begegnen möchten. [30 Sekunden Pause]

Fahren Sie in diese Richtung und halten Sie irgendwann den Bus an, um Passagiere einsteigen zu lassen. [5 Sekunden Pause] Sofort merken Sie, dass sie unangenehm sind und stören. [5 Sekunden Pause] Sie repräsentieren all die Gedanken, Bilder, Erinnerungen, Botschaften, Urteile, Selbstkritik und Gefühle, die Ihnen das Leben oft schwer machen. [10 Sekunden Pause] Zum Beispiel können es Sorgen über die Ergebnisse Ihrer Handlungen sein, [5 Sekunden Pause] oder Erinnerungen daran, wegen Ihres Aussehens oder Ihres Charakters beurteilt worden zu sein, [5 Sekunden Pause] beziehungsweise für Dinge, die Sie getan oder unterlassen haben. [5 Sekunden Pause] Es könnten Gedanken sein wie »Niemand mag mich« oder »Niemand kümmert sich wirklich um mich«, [5 Sekunden Pause] oder Gedanken, die Ihnen mitteilen, dass Sie nicht die Richtung nehmen können, die Sie gewählt haben, [5 Sekunden Pause] oder dass Sie diese Richtung nicht nehmen sollten, weil sie falsch oder unfair ist. [5 Sekunden Pause] Diese Urteile vermitteln Ihnen möglicherweise, dass Sie unfähig oder schwach sind. [5 Sekunden Pause] Stellen Sie sich vor, wie diese Passagiere Sie anschreien und Ihnen sagen, dass Sie unbedingt in eine andere Richtung fahren müssen. [5 Sekunden Pause] Doch eine wichtige Sache sollten Sie im Kopf behalten: Diese Passagiere haben nichts gegen Sie in der Hand; Sie können Ihnen weder Schaden zufügen noch stellen sie eine echte Gefahr dar. Sie bedienen sich lediglich harmloser Worte und brüllen Sie an, dass Sie abbiegen oder anhalten sollen. [5 Sekunden Pause]

Sie halten den Bus also irgendwann an und sagen den Passagieren, dass sie unrecht haben und aufhören sollen, zu schreien. Doch sie lassen sich nicht überzeugen. [5 Sekunden Pause] Sie können sie nicht davon abbringen. [5 Se-

kunden Pause] Sie versuchen, weiterzufahren in die Richtung, die Sie ursprünglich gewählt haben, aber die Passagiere hören nicht auf, zu brüllen: »Nein, du musst umdrehen! Du kannst diesen Weg nicht nehmen!« [5 Sekunden Pause] Sie versuchen, Sie mit Worten dazu zu zwingen, die Richtung zu ändern, aber sie haben nichts in der Hand gegen Sie. Sie können Ihnen keine Gewalt antun, Sie nicht gefährden; sie können nur ihre Stimmen erheben. [5 Sekunden Pause] Irgendwann sind Sie so frustriert, dass Sie den Bus erneut anhalten, einen der Passagiere packen und ihn durch das Fenster hinauswerfen. Dann werfen Sie einen anderen zur Tür hinaus. [5 Sekunden Pause] Doch als Sie versuchen, einen weiteren Passagier hinauszuwerfen, merken Sie, dass er zu schwer ist; und während Sie noch versuchen, ihn hinauszuschieben, sehen Sie, dass einer der zuvor hinausgeworfenen Passagiere wieder durch die Tür hereinkommt. [5 Sekunden Pause] Sie bemühen sich weiter, sie hinauszuwerfen, aber sie kommen immer wieder zurück in den Bus. [5 Sekunden Pause]
In diesem Moment wird Ihnen etwas Wichtiges bewusst: Diese störenden Passagiere – Ihre Gedanken, Erinnerungen, Empfindungen, Befehle, Urteile und Gefühle – können Sie in Wirklichkeit nicht berühren oder die Mechanik des Busses sabotieren. [5 Sekunden Pause] Sie sind der Fahrer, die anderen lediglich Passagiere. [5 Sekunden Pause] Sie können Dinge sagen wie »Du wirst scheitern«, »Du bist gefährlich«, »Du bist nicht gut genug« oder »Du bist dumm«, aber sie können den Bus nicht aufhalten oder umlenken. [5 Sekunden Pause] Schließlich haben sie keine Waffen – keine Messer oder Pistolen; sie haben nur ihre Stimmen, ihre Worte. Sie sind völlig harmlos. Und wenn Sie sich entscheiden, ihnen nicht zuzuhören oder das, was sie sagen, nicht zu glauben, überlassen Sie ihnen keine Macht. [5 Sekunden Pause]
An einem bestimmten Punkt entscheiden Sie sich, den Bus erneut anzuhalten und einen tiefen, achtsamen Atemzug zu nehmen. [10 Sekunden Pause] Dann beginnen Sie, mit einem vertrauensvollen Lächeln im Gesicht, zu verstehen, dass es vielleicht besser ist, diese Passagiere einfach im Bus zu belassen. [5 Sekunden Pause] Gleichzeitig entscheiden Sie aber, weder zu tun noch zu glauben, was sie Ihnen sagen. [5 Sekunden Pause] Mit anderen Worten: Sie entscheiden sich, sie nicht weiter zu füttern. [10 Sekunden Pause] Sie starten den Motor wieder und setzen Ihre Fahrt in jene Richtung fort, in die Sie von Anfang an fahren wollten, ungeachtet der Einwürfe seitens der Passagiere. [5 Sekunden Pause] Vielleicht wünschen Sie sich, dass sie verschwinden, aber das werden sie nicht tun. Es ist aber auch gar nicht wichtig, denn Sie wissen, dass Sie in jene Richtung weiterfahren können, die Sie für Ihr Leben gewählt haben, selbst in Anwesenheit dieser störenden Passagiere. [5 Sekunden Pause] Eine Zeit lang schreien sie weiter, dass Sie es nicht schaffen werden, dass Sie gefährlich sind, dass Sie die Richtung ändern müssen und dass Sie nicht den richtigen Weg nehmen. [5 Sekunden Pause] Doch allmählich hören Sie, wie die Intensität ihrer Stimmen nachlässt, [5 Sekunden

Pause] bis schließlich nur noch ein Hintergrundrauschen bleibt. [5 Sekunden Pause] Schließlich bemerken Sie voller Freude, dass sie müde geworden sind vom Schreien und dass nur noch friedliche Stille herrscht. [15 Sekunden Pause] Ab diesem Punkt fahren Sie selbstbewusster und entschlossener in die Richtung weiter, die Sie für dieses einzigartige und vergleichsweise kurze Leben gewählt haben. [15 Sekunden Pause]

Nach Hayes et al. 2012b.

Diskussion der Übung

Bitten Sie die Teilnehmer, darüber nachzudenken, wo der Bus landet, wenn wir ständig versuchen, die Passagiere loszuwerden oder mit ihnen kämpfen und sie als unsere schlimmsten Feinde betrachten. Betonen Sie, dass solche aggressiven Reaktionen uns von dem abbringen, was wir in unserem Leben wirklich wollen. Darüber hinaus halten wir nicht nur die herausfordernden inneren Erfahrungen aufrecht, sondern erhöhen auch ihre Frequenz und Intensität und verleihen ihnen mehr Kraft.

Sagen Sie den Teilnehmern, dass sie in ihrem Leben immer wieder auf Hindernisse stoßen werden, aber dass das, was sie in den letzten 10 Wochen gelernt haben, ihnen helfen kann, effektiv mit schwierigen inneren Zuständen umzugehen. Es handelt sich lediglich um harmlose und unbeständige mentale Ereignisse ohne eigene Kraft oder Energie, wenn wir ihnen diese nicht zukommen lassen.

»Achtsames Gehen« und Diskussion der Übung

Die Teilnehmer werden dann angeleitet, die Übung »Achtsames Gehen« durchzuführen, wobei zwischen der Standardversion (siehe S. 275) und der Version mit verbalen Ankern (siehe S. 415) abgewechselt wird. Anschließend wird in der Gruppe darüber diskutiert.

»Selbstmitgefühl« und Diskussion der Übung

Die Übung »Selbstmitgefühl«, eine der Kernkomponenten des Programms (Sitzung 9, S. 447), wird zu diesem Zeitpunkt der Sitzung durchgeführt.

Die Teilnehmer tauschen sich dann über ihre Erfahrungen aus und darüber, welche Auswirkungen diese Übung auf ihre Störung hatte. Wie ist ihr Verhältnis zu Unbehagen und schmerzhaften Erfahrungen jetzt im Vergleich zum Beginn des Programms? Das folgende Gespräch zeigt uns, wie dieser Teil der Diskussion angeleitet werden kann. Nachdem die Teilnehmer ihre Erfahrungen mit der Übung in dieser Sitzung ausgetauscht haben, regt der Kursleiter eine umfassendere Diskussion darüber an, inwiefern diese Übung das Verhältnis der Teilnehmer zu ihren Problemen verändert hat.

Kursleiter: Inwieweit war diese Übung Ihrer Meinung nach in den letzten Wochen hilfreich, um Ihre Probleme zu verstehen? Inwiefern könnte es von Nutzen sein, diese Übung in Zukunft fortzusetzen?

George: Diese Übung war äußerst nützlich. Vielleicht spüre ich aufgrund meines Problems, das mich so sehr belastet, mehr; ich spüre das Leiden mehr und möchte es deshalb überwinden. Wenn ich nicht meditiere, bin ich weniger motiviert, mich mit dem Leiden auseinanderzusetzen. Normalerweise versuche ich, es zu unterdrücken, aber hier ist es ganz anders; wir lernen, uns darum zu kümmern. Ich fand diese Praxis sehr wichtig, um Selbstkritik zu überwinden. Die Schuldgefühle und der Perfektionismus haben nachgelassen.

Sheila: Auch ich habe festgestellt, dass das Schuldgefühl nachlässt. Dank dieser Übung wird es normaler. Ich spüre, dass sie eine befreiende Wirkung hat – die gleiche Wirkung, die die Meditation »Selbstvergebung« auf mich hat. Ich weiß, dass ich noch viel Arbeit vor mir habe, aber ich denke, dass diese Meditation, sowie die zur Selbstvergebung mir weiterhin helfen werden, mich besser zu fühlen, wenn ich sie weiterhin regelmäßig anwende.

Raphael: In all den Jahren hatte ich nie daran gedacht, mein Leiden zu lindern, indem ich bei mir selbst anfange. Jetzt denke ich, dass dies vielleicht das Wichtigste ist, was ich tun kann, um ein freies, friedliches Leben zu führen.

»Achtsame Bewegung und Dehnung« und Diskussion

Nach langem Sitzen ist es hilfreich, sich achtsam zu bewegen und zu dehnen (siehe Sitzung 5, S. 311). Der Kursleiter leitet die Teilnehmer bei dieser Übung an, im Zuge derer sie ihre Muskeln lockern, jegliche Anspannung in ihrem Körper lösen und ihre Aufmerksamkeit ganz auf die Empfindungen in ihrem Körper richten können. Anschließend tauschen sich die Teilnehmer zur Übung aus.

Partnerübung »Mitfühlende Achtsamkeit in Beziehung«

Die letzte Übung dieser Sitzung unterscheidet sich von den anderen, die einzeln durchgeführt wurden. Bei dieser Meditation bilden die Teilnehmer Paare und setzen sich einander gegenüber, wobei sie einen Abstand von 20 Zentimetern einhalten. Im ersten Teil der Übung beobachtet ein Teil des Paares mitfühlend den jeweils anderen, der die Augen geschlossen hat. Anschließend tauschen sie die Rollen, sodass der andere Part zum mitfühlenden Beobachter wird. In der Beobachterrolle werden die Teilnehmer gebeten, ihre Partner auf eine akzeptierende, mitfühlende und nicht wertende Weise zu betrachten und sich der Faktoren bewusst zu werden, die wir als Menschen gemeinsam haben (Leiden, Streben nach Wohlbefinden), anstatt jener Faktoren, die uns voneinander unterscheiden.

Mit dieser Meditation bekommen die Teilnehmer die Möglichkeit, viele der im Programm geförderten Eigenschaften (z.B. Achtsamkeit, Akzeptanz, Vertrauen, Mitgefühl, Freundlichkeit) im zwischenmenschlichen Kontakt zu entwickeln. Dies ist besonders wichtig, da die Teilnehmer aufgrund ihrer Störung oft Probleme mit zwischenmenschlichen Beziehungen haben.

ÜBUNG »MITFÜHLENDE ACHTSAMKEIT IN BEZIEHUNG«

Diese Übung ermöglicht es Ihnen, einen meditativen Zustand mit einer anderen Person zu teilen und dadurch eine tiefe, stille Interaktion zwischen Ihnen und dieser Person zu schaffen.

Setzen Sie sich vor die Person, mit der Sie diese Übung teilen möchten. Sie können auf einem Stuhl oder einer Matte sitzen, wobei Ihre Knie etwa 20 Zentimeter voneinander entfernt sein sollten. Die Übung hat zwei Phasen: In der ersten Phase beobachtet eine Person die andere, deren Augen geschlossen sind; und in der zweiten Phase wechseln Sie die Rollen. Entscheiden Sie gemeinsam, wer zuerst beobachten soll. [10 Sekunden Pause]

Nehmen Sie eine bequeme Haltung ein, mit einem geraden, aber nicht steifen Rücken, entspannten Schultern, gut zentriert und geerdet im Raum, der Sie trägt. Die Hände liegen locker im Schoß. Wenn Sie bereit sind, schließen Sie Ihre Augen und richten Sie Ihre Aufmerksamkeit auf Ihren Atem. Nehmen Sie die Empfindung wahr, die das Atmen im Bauch oder, wenn Sie möchten, in Ihren Nasengängen erzeugt. [10 Sekunden Pause]

Nehmen Sie die nährende und energetische Empfindung wahr, die mit Ihrem Einatmen entsteht, und das angenehme Gefühl der Befreiung, das Ihr Ausatmen mit sich bringt. Beobachten Sie Ihren Atem – diesen vitalen, unaufhaltsamen Kreislauf – und erkennen Sie, dass er vielleicht das Kostbarste ist, das Sie in jedem Moment haben, Ihr treuester Freund. Er verlässt Sie nie; er ist vom ersten bis zum letzten Tag bei Ihnen und schenkt Ihnen Leben. [10 Sekunden Pause]

Wenn Sie soweit sind, kann die Person, die zuerst die Beobachterrolle einnimmt, sanft ihre Augen öffnen und einen sanften, diskreten Blick auf die

Person vor sich richten. Wenn Sie die beobachtete Person sind, lassen Sie Ihre Augen geschlossenen und konzentrieren sich weiterhin auf Ihren Atem. Als beobachtende Person schauen Sie Ihren Partner respektvoll und akzeptierend an und heißen ihn ohne jegliche Bewertung willkommen – einfach so, wie er ist, in all seiner Menschlichkeit. Es ist ein Blick voller Verständnis für das Leid, das diese Person gewiss auf ihrer Lebensreise erfahren hat und das vielleicht auf verschiedene Weise noch immer präsent ist – ein Leid, das Ihrem eigenen Leid vielleicht sehr ähnlich ist. [10 Sekunden Pause]
Es kann hilfreich sein, sich Ihren Partner für einen Moment als Kind vorzustellen. [10 Sekunden Pause] Stellen Sie sich die Unschuld und Reinheit vor, das ursprüngliche Vertrauen in das Leben und die Welt sowie den Wunsch, glücklich zu sein. Unter all dem werden Sie sicherlich etwas finden, das Sie mit dieser Person gemeinsam haben. [10 Sekunden Pause] Richten Sie einen mitfühlenden Blick auf die Person – einen Blick, der es Ihnen ermöglicht, ihr Leid zu fühlen und willkommen zu heißen. Versuchen Sie, wenn möglich, auch mit Ihrem Gesicht Mitgefühl zu vermitteln, mit einem weichen, sanften, freundlichen Ausdruck. [15 Sekunden Pause]
Lenken Sie Ihren Blick nun sanft auf den Atem der Person, indem Sie Ihre Aufmerksamkeit auf den Bereich ihres Körpers richten, wo Sie ihren Atem am deutlichsten wahrnehmen können [10 Sekunden Pause] – im Bewusstsein, dass Sie das Kostbarste beobachten, das diese Person hat: ihre eigene Lebensenergie. [Pause 10 Sekunden]
Versuchen Sie dann, sich auf diesen Atem einzustimmen, das Atmen zu synchronisieren, sodass das Einatmen Ihres Partners mit Ihrem Einatmen und das Ausatmen Ihres Partners mit Ihrem Ausatmen übereinstimmt, bis Ihr Atem und der Ihres Partners eins geworden sind. [Pause 10 Sekunden] Sie atmen denselben Atem. [10 Sekunden Pause] Spüren Sie, wie es sich anfühlt, eine solche Synchronizität zu erzeugen, mit Ihrem Partner zu atmen und durch Ihren Atem bei der anderen Person zu sein. [3–4 Minuten Pause] Schließen Sie Ihre Augen nun wieder und lenken Sie Ihre Aufmerksamkeit zurück auf Ihren eigenen Atem. [10 Sekunden Pause]
Wenn Sie bereit sind, kann die Person, die zuerst beobachtet wurde, langsam ihre Augen öffnen und einen sanften, diskreten Blick auf die Person vor sich richten, den Partner auf die gleiche Weise beobachten – respektvoll, in völliger Akzeptanz des Anderen und bereit, ihn ohne jegliche Bewertung oder Vorlieben willkommen zu heißen, einfach so, wie er ist. Es ist ein Blick voller Verständnis für das Leid, das diese Person gewiss auf ihrer Lebensreise erfahren hat und das vielleicht auf verschiedene Weise noch immer präsent ist – ein Leid, das vielleicht Ihrem eigenen Leid ähnlich ist. [10 Sekunden Pause] Stellen Sie sich Ihren Partner für einen Moment als Kind vor, in der Reinheit der Kindheit, [10 Sekunden Pause] als er voller Vertrauen war, offen für das Leben und die Welt. Sie werden vielleicht erkennen, dass dies etwas ist, das Sie mit Ihrem Partner gemeinsam haben. Erkennen Sie, dass Sie heute beide

in Ihrem Wunsch vereint sind, glücklich zu sein und Wohlbefinden zu erlangen. [10 Sekunden Pause] Beobachten Sie Ihren Partner in seiner ihm innewohnenden Menschlichkeit, richten Sie einen mitfühlenden Blick auf ihn und fühlen Sie sich in sein Leid ein, nehmen Sie es an. [10 Sekunden Pause] Versuchen Sie, Mitgefühl mit Ihrem Gesicht zu vermitteln – mit einem weichen, sanften, freundlichen und einladenden Ausdruck. [15 Sekunden Pause] Richten Sie Ihren Blick dann allmählich auf den Atem Ihres Partners, nehmen Sie den Bereich des Körpers wahr, wo der Atem dieser Person am sichtbarsten ist, und seien Sie sich bewusst, dass Sie etwas sehr Kostbares beobachten: seine eigene Lebensenergie. [10 Sekunden Pause] Versuchen Sie, Ihren Atem mit dem Ihres Partners zu synchronisieren, sodass Ihr Einatmen mit seinem Einatmen und Ihr Ausatmen mit seinem Ausatmen übereinstimmt, bis Ihr Atem und jener der anderen Person eins werden. [10 Sekunden Pause] Sie atmen denselben Atem. [10 Sekunden Pause] Spüren Sie, wie es sich anfühlt, diese Synchronizität der Atmung – des Lebens an sich – zu erzeugen. [3–4 Minuten Pause]
Schließen Sie nun wieder Ihre Augen und lenken Sie Ihre Aufmerksamkeit zurück auf Ihren eigenen Atem. Achten Sie auf Ihre Haltung, [10 Sekunden Pause] Ihren Atem und auf die Gefühle, die in diesem Moment präsent sind, auf das Bewusstsein, nicht nur mit sich selbst verbunden zu sein, sondern vielleicht auch in vielfältiger, direkter und indirekter Weise mit allen anderen um Sie herum.

Diskussion der Übung paarweise

Nach Abschluss der Übung bittet der Kursleiter die Teilnehmer, paarweise zu verbleiben und 10 Minuten lang ihre Erfahrungen miteinander zu teilen. Normalerweise ist dies eine intensive Zeit, in der die Teilnehmer auf herzliche Weise verschiedene Gefühle und Empfindungen austauschen, die sie während dieser einzigartigen Übung miteinander erlebt haben.

Diskussion der Übung in der gesamten Gruppe

Donald: Ich war überrascht, dass es mir gefiel, mir die Person vor mir als Kind vorzustellen. Ich habe tatsächlich ein Kind gesehen. Ich habe große Zuneigung für es empfunden und fühlte mich ihm nahe.

Lewis: Ich fand es etwas schwierig, meinen Atem zu synchronisieren, aber es war eine wichtige und bereichernde Erfahrung.

Lisa: Ich habe es geschafft, meinen Atem zu synchronisieren, und es hat mir sehr gut gefallen, weil ich mich nicht allein gefühlt habe. Ich mochte es, das Leid und den Schmerz, aber auch das Leben zu teilen. Es fühlte sich wirklich gut an.

Leonard: Der Versuch, den Atem mit dem der anderen Person zu synchronisieren, ist ein bisschen so, als würde man sich in seine Lage versetzen, sich in die andere Person einfühlen.

Nicole: Es war sehr gut für uns, aber auch schwierig. Es war mir peinlich, dass mich jemand anstarrte. Unseren Atem zu synchronisieren, war nicht einfach. Bei Verlegenheit muss ich immer kichern, also kicherte ich ab und zu, aber das war eine nervöse Reaktion.

Alan: Ich habe besser verstanden und gespürt, was Mitgefühl für andere bedeutet. Das war ein wichtiger Moment für mich.

Michelle: Ich war zuerst Beobachterin und hatte das Gefühl, dass sie sich schämte, auch wenn sie es nicht sagte. Als ich an der Reihe war, fühlte ich mich friedlich; es war, als würde sie sich um mich kümmern. Ich fühlte mich sicher.

Kursleiter: Mit dieser Übung können wir feststellen, wie wir uns fühlen, wenn wir beobachtet werden, und das ist nicht einfach. Der Akt des Beobachtens ist ein Akt umfassender Aufmerksamkeit und Intimität; er erfordert einen engen Kontakt mit der anderen Person. Es ist fast so, als würde man sich um die andere Person kümmern. Eine Übung wie diese kann besonders nützlich sein, um die Qualitäten zu verstärken, die wir während dieses Programms in uns entwickelt haben.
Überlegen Sie, ob Sie diese Übung in den kommenden Wochen zwei- bis dreimal pro Woche mit einem Partner, Verwandten oder Freund praktizieren möchten, um das zu festigen, was Sie heute durch diese Meditation erfahren haben.

Pause

Die Teilnehmer machen jetzt eine zehnminütige Pause. Diese verbringen sie nicht in Stille, da sie möglicherweise noch weiter über ihre Erfahrungen sprechen möchten, ist dies doch immerhin der letzte Teil der Sitzung und des Programms.

Lesen und Besprechen der Zitate zu Sitzung 11

Der Kursleiter liest nun die Zitate zu Sitzung 11 (Handout 2) vor und bespricht sie mit den Teilnehmern. Diese abschließenden Zitate sollen eine Botschaft der Hoffnung und des Vertrauens sein und die Teilnehmer dazu ermutigen, weiterhin zu praktizieren und die Herausforderungen des Lebens mit einem Gefühl des Vertrauens, der Offenheit und der Freiheit zu meistern. Wie gewohnt fragt der Kursleiter die Teilnehmer, welche Bedeutung und welchen Nutzen jedes einzelne Zitat haben könnte, insbesondere im Hinblick auf die Themen und Ziele der Sitzung. Er fasst dann die Kommentare zusammen und erklärt gegebenenfalls die Bedeutung von Zitaten, die noch nicht klar sind.

Ausgabe des Fragebogens »Reflexion des Programms« und Rückblick auf den gesamten Kurs

Der Kursleiter gibt den Teilnehmern den Fragebogen »Reflexion des Programms« (Sitzung 11 – Handout 3) und bittet sie, diesen auszufüllen, ihre persönlichen Überlegungen zur Bewertung des Programms mitzuteilen. Als Hilfestellung beim Ausfüllen erhalten die Teilnehmer eine Liste der im Programm praktizierten Übungen (Sitzung 11 – Handout 4).

Nach der individuellen Reflexion werden die Teilnehmer gebeten, sich zu zweit zusammenzufinden und ihre Eindrücke, Erfahrungsberichte und Gefühle mit ihrem Partner zu teilen (jeweils 5 Minuten). Sie werden ausdrücklich angewiesen, sich auf die drei Hauptfragen des Fragebogens zu konzentrieren:

- Welche Erwartungen hatten Sie zu Beginn?
- Inwiefern wurden diese durch das Programm erfüllt?
- Was sind Ihrer Meinung nach die größten Hindernisse für eine Fortsetzung der Praxis nach dem Kurs?

Anschließend werden die Teilnehmer gebeten, ihre Gefühle, Eindrücke und Bewertungen mit der gesamten Gruppe zu teilen (15 Minuten). Die folgenden Punkte sollen berücksichtig werden:

- Was wurde gelernt?
- Wie lassen sich die in den letzten 10 Wochen entwickelte Dynamik und Disziplin am besten durch formelle und informelle Praxis aufrechterhalten?
- Welche positiven Gründe gibt es, mit der Praxis fortzufahren?

Das Lernniveau, die Erfolge und Schwierigkeiten sind natürlich in jeder Gruppe unterschiedlich. Es ist interessant, zu erfahren, wie die Teilnehmer das Programm sehen, was sie ihrer Meinung nach erreicht haben und noch erreichen könnten. Die Teilnehmer behalten diesen Fragebogen normalerweise als Referenz, aber der Kursleiter kann darum bitten, mit ihrer Erlaubnis eine Kopie für Forschungszwecke zu machen.

Kursleiter: Mit welchen Erwartungen sind Sie zur ersten Sitzung gekommen? Und was haben Sie gelernt, jetzt, da wir am Ende des Programms stehen? Inwiefern haben Sie Ihrer Meinung nach eine Verbesserung erzielt?

Edward: Als ich anfing, hoffte ich, dass ich die meisten meiner Probleme lösen kann. Am Ende des Programms habe ich definitiv ein besseres Verständnis dafür entwickelt, wie meine Störung funktioniert, und eine neue Art entwickelt, mit meiner inneren Erfahrung umzugehen. Im Vergleich zu meinem Gefühl zu Beginn des Kurses geht es mir heute viel besser.

Donald: Ich habe Wege kennengelernt, meinen Geist zu beruhigen, und jetzt bin ich viel weniger ängstlich, obwohl es noch einige Dinge gibt, die ich durch tägliches Praktizieren verbessern möchte.

Lewis: Zu Beginn hatte ich gehofft, das ständige Grübeln und Sich-Sorgen zu reduzieren. Ich habe gelernt, mich selbst mehr zu akzeptieren – mit meinen Grenzen, Fehlern und Schwächen, die alle Menschen haben –, aber ich habe auch meine guten Eigenschaften und Ressourcen erkannt. Ich habe zu viele Jahre lang einem Phantom hinterhergejagt, und das hier war für mich extrem befreiend.

Nicolas: Ich hatte erwartet, von meiner Zwangsstörung geheilt zu werden, aber das ist nicht passiert. Ich habe aber eine starke Verbesserung erreicht. Ich kann mit schwierigen Momenten viel besser umgehen und reagiere nicht mehr so wie früher, wenn störende Gedanken auftauchen. Ehrlich gesagt sind sie gar nicht mehr so störend.

Lisa: Da ich bereits an einem früheren Kurs teilgenommen hatte, wollte ich einige Konzepte klären und mich mit einigen Werkzeugen vertrauter machen, hat es doch eine Weile gedauert hat, achtsam zu werden. Die Achtsamkeit ist zunehmend in mir verwurzelt und hat erhebliche Auswirkungen auf mein Leben. Ich kann sagen, dass sie zu einem Lebensstil wird.

Dominique: Ich bin mit der Erwartung gekommen, von meiner Zwangsstörung geheilt zu werden, und mir ist klar geworden, dass es viel Engagement, Entschlossenheit und Ausdauer erfordert, um dieses Ziel zu erreichen. Jetzt habe ich das Gefühl, dass ich eine deutliche Verbesserung verzeichnen kann und dass einige dieser Prinzipien zu meinen eigenen geworden sind, wie die Tatsache, dass Gedanken nur Gedanken sind. Ich habe mir auch einige nützliche Werkzeuge angeeignet, um mit Gedanken auf gesunde Weise umzugehen. Das war mein Hauptproblem.

Andrew: Vor 9 Wochen hoffte ich, Hilfe für meine problematische Beziehung zu meinen Gedanken zu finden. Ich habe allmählich begonnen, die Dinge mehr und mehr so zu sehen, wie sie sind, und meine Gedanken zu beobachten, ohne sie zu bewerten. Das ist eine radikale Veränderung für mich.

Anne: Zu Beginn fiel es mir schwer, mich auf die Teilnahme einzulassen. Ich hoffte, dass es nützlich sein würde, aber nach so vielen Jahren war ich etwas skeptisch. Ich wusste nicht, ob ich das ganze Programm durchhalten würde. Jetzt kann ich sagen, dass es eine große Hilfe war: Ich habe gelernt, auf eine ganz andere Art und Weise bei meinen Gedanken und Emotionen zu verweilen, selbst in Situationen, die mir vorher wirklich schwergefallen sind. Am Anfang war es eine große Herausforderung, hierher zu kommen, aber Woche für Woche habe ich mehr gemerkt, dass es mir hilft. Jetzt sehe ich, dass sich mein Engagement gelohnt hat.

Kursleiter: Was sind die größten Schwierigkeiten und Hindernisse bei der täglichen Achtsamkeitspraxis? Welche Strategien könnten Ihnen helfen, sich nicht entmutigen zu lassen und auf dieser Reise der Verbesserung voranzukommen?

Anne: Meine größten Hindernisse sind berufliche Verpflichtungen und die Schwierigkeit, Zeit für die Übungen zu finden. Es geht darum, meine Zeit besser zu organisieren. Die Motivation ist, dass ich Vorteile habe, wenn ich die Übungen mache, im Vergleich dazu, wenn ich sie aufschiebe oder nicht viel praktiziere.

Edward: Meine größte Schwierigkeit wird sein, dass ich keinen Anleiter oder keine Gruppe habe. Folgesitzungen werden für mich sehr wichtig sein.

Lewis: Die Schwierigkeit für mich besteht darin, tagsüber Zeit zum Praktizieren zu finden, aber ich habe bereits beschlossen, jeden Morgen eine halbe Stunde früher aufzustehen. Das mache ich sowieso schon.

Dominique: Für mich ist es schwierig, den Raum zum Meditieren zu finden, aber die Motivation rührt von den Verbesserungen her, die diese Übungen mir gebracht haben. Eine Strategie besteht darin, jeden Tag einen einstündigen Termin mit mir selbst in meinem Terminkalender einzutragen, wie ich es tagtäglich in Bezug auf andere Menschen tu. Möglicherweise könnte ich weniger praktizieren.

Donald: Ich denke, es ist besser, weniger Übungen zu machen, aber immer zur gleichen Zeit, um Raum für Reflexion zu schaffen. Es sollte aber keine Routine aufkommen, sondern jede Woche die Zeit geändert werden, damit es nicht zu repetitiv wird und immer ein wenig anders ist. Für mich ist es am effektivsten, das Praktizieren im Voraus zu planen.

Kursleiter: Es hängt davon ab, welche Priorität Sie dieser Sache einräumen, wie sehr Sie sie in diesem Moment für nützlich halten, um Ihnen bei Ihren Problemen zu helfen. Jeden Tag 45 Minuten zu praktizieren, ist vielleicht nicht so herausfordernd, wenn man es für wichtig hält. Man verbringt mehr Zeit damit, sich seinen Problemen zu widmen. Wie Dominique jedoch auch vorschlug, kann man jeden Tag einen Termin mit sich selbst vereinbaren, wie man es mit jemanden tun würde, den man für wichtig hält. Gibt es weitere Kommentare, Überlegungen oder Fragen, die Sie teilen möchten?

Dennis: Nach 20 Jahren, in denen ich versucht habe, meine Zwangsstörung zu lösen, habe ich endlich ein nützliches, wenn auch herausforderndes Programm gefunden – ich würde es jedem empfehlen, der an einer Zwangsstörung leidet.

Annette: Dieses Programm war für mich sehr nützlich. Die Methoden sind neu und die Techniken und Ideen effektiv.

Edward: Diese Erfahrung war für mich eine echte Offenbarung. Sie hat mir definitiv geholfen, die meisten Schwierigkeiten im Zusammenhang mit meiner Störung zu überwinden. Ich hätte anfangs nicht gedacht, dass dies möglich wäre.

Robert: Ich verstehe, dass ich meine Störung überwinden kann, wenn ich die Übungen weiterhin praktiziere.

Dominique: Ich merke, dass ich, wenn ich die Übungen praktiziere, einige Vorteile habe und sich etwas in mir verändert. Ich werde stärker. Manchmal, wenn auch immer seltener, habe ich einen sehr beunruhigenden Gedanken. Rational verstehe ich, dass es nur ein Gedanke ist, aber er löst immer noch schwierige Emotionen aus, die mich von der Praxis abbringen. Manchmal lasse ich mich immer noch von bestimmten Gedanken beherrschen, aber zum Glück passiert das immer seltener.

Kursleiter: Vielleicht besteht also manchmal immer noch die Tendenz, bestimmten Gedanken Macht zu verleihen?

Dominique: Ja, obwohl mir letztendlich klar ist, dass es nur Gedanken sind. Vielleicht bin ich ihnen so viele Jahre lang so oft gefolgt, dass sie mich manchmal quälen, auch wenn mir klar ist, dass es nur Gedanken sind.

Kursleiter: Ja, es ist sicherlich eine Gewohnheit. Es ist sehr wichtig, dass Sie über alle Übungen und Techniken im Programm nachdenken und überlegen, welche besonders effektiv sein könnten, um diesen gewohnheitsmäßigen Modus zu verhindern, aus dem Sie nur schwer herauskommen. Welche Praktiken könnten Sie davon abhalten und Ihnen helfen, den problematischen Gedanken keine Macht mehr zu verleihen? Die Tatsache, dass Sie manchmal immer noch Schwierigkeiten haben, lässt mich darauf schließen, dass Sie eine Übung praktizieren müssen, die Sie daran hindert, in diesen Modus zu geraten, sobald Sie bemerken, was passiert – zum Beispiel eine körperliche Übung wie »Aufladen und Entladen«. Tun Sie sofort und konsequent etwas, egal in welchem Zustand Sie sich befinden, damit Ihr Geist nicht in diesen Modus übergeht. Wir sind hier, um diese kontraproduktiven Gewohnheiten allmählich aufzulösen und durch gesündere zu ersetzen.

Dominique: Mir ist aufgefallen, dass die Übungen, die mir am meisten helfen, die Akzeptanzübung »R.E.A.L.« und »Achtsame Exposition« sind, weil sie sich auf das Problem konzentrieren und es aufschlüsseln. Die Angst wird jedes Mal reduziert, aber manchmal kommt sie auf lange Sicht zurück. Ich habe fast das Gefühl, dass ich stündlich eine Übung machen sollte, aber …

Kursleiter: Das wäre in Ordnung. Es wäre sogar sehr nützlich, stündlich Übungen durchzuführen! Wenn Sie den ganzen Tag über verzweifelt sind, ist es viel besser, jede Stunde etwas zu tun, das Ihnen helfen kann, nicht in dieses Leiden zu verfallen oder es zu überwinden, anstatt die ganze Zeit darin zu verharren. Das ist wichtig, weil viele Menschen mit Zwangsstörungen denken, dass ihr Problem zwangsläufig oberste Priorität in ihrem Leben hat. Unser Ziel ist es jedoch, dieses Problem zu überwinden, indem wir neue mentale Gewohnheiten schaffen. Wir haben Gegenmittel; nutzen Sie sie und machen Sie sie zu einem festen Bestandteil Ihres Lebens. Sie sind besser, als in Bedrängnis zu sein. Wenn wir uns dafür entscheiden, sie nicht zu nutzen, werden wir wahrscheinlich keine Verbesserung feststellen, da unsere mentalen Gewohnheiten seit vielen Jahren vorhanden sind und tendenziell reaktiviert werden.

Diane: Ich bin wie du [nickt Dominique zu]. Manchmal habe ich immer noch Schwierigkeiten mit bestimmten Gedanken, aber ich habe auch das Gefühl, etwas dazugewonnen zu haben. Da wir so viel darüber sprechen, die Praxis auszubauen, verpflichte ich mich, die Übungen zu praktizieren und zu versuchen, sie regelmäßig zu machen.

An einem Sonntagmorgen hatte ich einen sehr schlechten Gedanken und konnte nicht einfach im Bett bleiben. Also habe ich mich sehr bemüht, aufzustehen und die Übung »Aufladen und Entladen« zu machen. Ich entspannte mich und konnte wieder ins Bett gehen und ein paar Stunden schlafen. Ich hätte auch etwas anderes tun können, aber da mein Ziel darin bestand, zu schlafen, und ich nicht schlafen konnte, nahm ich mir Zeit für die Übung. Das war eine Verbesserung für mich, weil ich etwas tat, das zu einem Ergebnis führte: Ich habe es durchgestanden.

Isabel: Gestern Abend war ich auch verzweifelt und sagte mir, dass es keinen Sinn macht, in dieser Verzweiflung zu verbleiben, und dass ich »Achtsames Gehen« praktizieren könnte. Also habe ich mich bemüht, die Geräusche um mich herum und meine Gefühle während des Spaziergangs wahrzunehmen. Ich ging 1 Stunde lang spazieren und je länger ich ging, desto besser fühlte ich mich. Ich konnte die Dinge aus einer anderen Perspektive betrachten, auch wenn es mir innerlich nicht gut ging. Nach der Übung merkte ich, dass meine Stimmung besser war und ich mich aktiver fühlte. Am Abend zuvor hingegen hatte ich versucht, die Übung »Aufladen und Entladen« zu machen, aber ich habe dabei geweint, weil ich mich sehr niedergeschlagen fühlte. Wir müssen so viel wie möglich praktizieren und jeweils die Übung wählen, die zu einem bestimmten Zeitpunkt am besten geeignet ist. Diese Übungen sind etwas Neues für meine Zwangsstörung; wir müssen sie willkommen heißen, uns ihnen öffnen und ihnen vertrauen.

Richard: Wenn die Gedanken überhandnehmen wollen, lese ich die Handouts, die wir in der Gruppe geteilt haben. Sie sind sehr nützlich, um mit dem Hier und Jetzt in Kontakt zu kommen. Ich merke, wie ich die Kontrolle übernehme, wenn ein Gedanke überhandnehmen will. Ich werde ihm Herr. Ich übernehme die Kontrolle über die Gedanken.

Lisa: Meine Erfahrungen mit der Gruppe waren durch Höhen und Tiefen geprägt, aber ich habe gelernt, daran zu glauben. Ich habe nämlich nach und nach bestimmte Übungen anderen vorgezogen. Ich habe vor, sie in den kommenden Monaten regelmäßig zu machen. Ich glaube, dass dies der Anfang und nicht das Ende des Programms ist, denn ich möchte jetzt, nachdem ich sie in der Gruppe gelernt habe, so viele Dinge auf eigene Faust erleben. Ich möchte entdecken, was ich in meinem Leben noch nicht entdeckt habe. Ich habe festgestellt, dass es mich stört, wenn ich die Übungen auslasse; ich habe wirklich das Bedürfnis, mir jeden Tag etwas Zeit zum Praktizieren zu nehmen. Es gab Schwierigkeiten – ich habe viel geweint, und ich möchte darauf hinweisen, weil ich normalerweise nicht weine. Das muss etwas bedeuten. Es ist ein Anfang, vielleicht auch der Beginn eines neuen Lebens.

Verteilung der verbleibenden Handouts an die Teilnehmer und Besprechen der weiteren Vorgehensweise

Wie in der vorhergehenden Reflexion und zu verschiedenen Zeitpunkten des Programms erwähnt, ist es zur Festigung des Gelernten und zur Vermeidung eines Rückfalls unerlässlich, weiterhin regelmäßig Achtsamkeit zu praktizieren. Die Teilnehmer werden darüber informiert, dass Untersuchungen gezeigt haben, dass diejenigen Personen am meisten von achtsamkeitsbasierten Behandlungen profitieren, die Achtsamkeit regelmäßig praktizieren. Das Gehirn muss wie unsere Muskeln täglich trainiert werden, um mit Herausforderungen und Hindernissen umgehen zu können.

Der Kursleiter fordert die Teilnehmer auf, über die Übungen nachzudenken und diejenigen auszuwählen, die ihnen ihrer Meinung nach den größten Nutzen und die größte Verbesserung gebracht haben – um dann ein *Übungsprogramm* zu erstellen, das sie in den kommenden Monaten oder zumindest in den nächsten 5 Wochen regelmäßig, also *täglich*, mindestens 40 Minuten, anwenden möchten. Es wird empfohlen, abwechselnd statische und dynamische Übungen zu machen. Da das Programm eine Reihe von Möglichkeiten bietet, kann es für die Teilnehmer hilfreich sein, auf Handout 4 zu Sitzung 11 zurückzugreifen, das die im Kurs behandelten Techniken und Übungen zusammenfasst. Der Kursleiter sollte ihnen außerdem dringend empfehlen, einige wichtige Elemente des Programm in ihren Plan aufzunehmen, etwa die »Achtsame Exposition«, die Liste achtsam einzugehender Risiken (Sitzung 10 – Handout 3) und die tägliche Umsetzung der Übung »Gesunde Absichten« (siehe Sitzung 11 – Handout 7). Sie sollten außerdem alle Handouts, die sie während des Kurses erhalten haben, in den folgenden 2 Monaten mindestens einmal lesen, um die wichtigen Informationen, die ihnen im Rahmen des Programms vermittelt wurden, aufzufrischen und zu festigen (siehe auch Sitzung 11 – Handout 6).

Im Hinblick auf die Erstellung ihres eigenen persönlichen Programms ist es wichtig, den Teilnehmern bewusst zu machen, was sie realistischerweise durchhalten können. Entsprechend wird den Teilnehmern mitgeteilt, dass die Erfahrung gezeigt hat, dass es besser ist, täglich eine kurze Übung einzuplanen als in größeren Abständen längere Übungen.

Eine kontinuierliche Praxis fördert und erhält tatsächlich die Motivation und den Elan (Segal et al. 2013). Das Handout »Achtsam leben« (Sitzung 11 – Handout 5) unterstützt die Teilnehmer dabei, eine achtsame Haltung gegenüber inneren und äußeren Erfahrungen beizubehalten und regelmäßig informelle Übungen im Kontext alltäglicher Aktivitäten und Ereignissen anzuwenden. Die Teilnehmer sollten dieses Handout als Alltagsleitfaden für informelle Übungen verwenden.

Da es vielen Teilnehmern schwerfallen kann, die Übungen regelmäßig durchzuführen, müssen sie lernen, alle Hilfe und Unterstützung in Anspruch zu nehmen, die sie benötigen, um dieses Ziel zu erreichen. Einige finden es vielleicht besonders nützlich und hilfreich, ihre Lieblingsaudioaufnahmen zu hören, bestimmte Zitate zu lesen oder in einer besonderen Umgebung zu meditieren. Die Unterstützung von Familienmitgliedern und Partnern wird ebenfalls dringend empfohlen und ist unter

Umständen unerlässlich, um den Teilnehmern dabei zu helfen, die Übungen fortzusetzen.

Wie bei ähnlichen Programmen (MBSR und MBCT bei Depressionen) werden die Kursleiter ermutigt, einige Folgetreffen einzuplanen. Diese können regelmäßig stattfinden, um den Teilnehmern zu helfen, die Achtsamkeitspraxis aufrechtzuerhalten, und ihnen die Möglichkeit zu geben, sich wieder zu treffen und sich erneut mit der motivierenden Atmosphäre zu verbinden, die die Gruppe bietet. Solche Folgetreffen sind auch nützlich, damit die Teilnehmer Probleme bewältigen oder verbessern können, mit denen sie am Ende des Kurses möglicherweise noch zu kämpfen haben.

Diese Gruppe kann offen sein für Teilnehmer aller früheren MBCT-für-Zwangsstörungen-Programme (weitere Informationen in Kapitel 3). Ebenso ist es manchmal gut, wenn die Teilnehmer an kurzen Achtsamkeits-Retreats (1–2 Tage) teilnehmen, um die Praxis aufzufrischen und sie zu motivieren, auch zu Hause weiter zu praktizieren.

Schließlich werden die Teilnehmer darüber informiert, dass Stress eine der Hauptursachen für Rückfälle ist. Daher sollten sie auch Achtsamkeit anwenden, um sich ihres Stressniveaus bewusster zu werden. Sie sollten Stress abbauen und Stresssituationen oder -erfahrungen nach Möglichkeit vermeiden.

Das Ende einer Reise, der Beginn einer neuen

Im Zuge des zehnwöchigen Programms wurden viele Erfahrungen, Emotionen, Kommentare und Überlegungen ausgetauscht. Dies sind immer entscheidende Elemente des Lernprozesses. In den folgenden Wochen müssen die Teilnehmer all diese Informationen verarbeiten. Daher sollte der Kursleiter die Teilnehmer dazu ermutigen, das gesamte Material nach Abschluss des Kurses noch einmal zu lesen, das Gelernte durchzugehen und weiter an ihrem Verständnis zu arbeiten.

Ermutigen Sie die Teilnehmer, die im Rahmen des Programms erworbenen Fähigkeiten und Werkzeuge zu nutzen, um Stress zu vermeiden oder zu minimieren. Stress ist eine der Hauptursachen für eine Verschlimmerung der Zwangsstörung oder einen Rückfall. Die Teilnehmer sollten auch ihre Angehörigen und Betreuungspersonen darauf aufmerksam machen. Achtsamkeit ist ein wirksames Mittel gegen Stress, aber oft sind auch Änderungen des Lebensstils oder der Beziehungen zu wichtigen Bezugspersonen notwendig.

Zwangsstörungen werden in der Regel als chronische Störung beschrieben; Chronizität ist jedoch kein Synonym für Unveränderlichkeit oder Unheilbarkeit, wie viele Teilnehmer des Programms und mehrere wissenschaftliche Studien belegen (siehe Kapitel 2). Chronizität kann durch mentale Gewohnheiten entstehen, die sich im Laufe der Zeit verfestigen. Insofern kann Achtsamkeit, regelmäßig praktiziert, dysfunktionale Gewohnheiten allmählich ersetzen. Der Geist kann das Gehirn verändern.

Abschlussmeditation

Wie in Kapitel 14 (Sitzung 10) beschrieben, sind Rituale normal und haben in der Regel eine positive Bedeutung. Sie dienen beispielsweise vielfach dazu, wichtige Momente zu markieren, die Relevanz eines Ereignisses hervorzuheben, eine Leistung zu feiern oder Absichten zu bekräftigen. Diese abschließende Meditation fungiert als eine Art Abschlusszeremonie oder -ritual. Die Gruppenmitglieder werden gebeten, sich an die vergangenen 10 Wochen, Ihr Engagement und die harte Arbeit zu erinnern, die sie in das Programm gesteckt haben.

Sie versammeln sich im Kreis, während der Kursleiter einige Zitate vorliest, die die Grundsätze und Themen des Programms zum Ausdruck bringen. Anschließend gibt er jedem Gruppenmitglied einen Stein oder eine Muschel. Die Teilnehmer werden gebeten, ihre Aufmerksamkeit auf das Objekt zu richten, genau wie in der ersten Meditation in Sitzung 1 (Kapitel 5), der »Rosinenübung«. Wenn sie in Zukunft auf dieses Objekt schauen, wird es ein Symbol für das gesamte Programm sein und sie an die Auswirkungen regelmäßiger Praxis auf ihre Probleme erinnern. Die Teilnehmer werden aufgefordert, eine wichtige Eigenschaft dieses Objekts zu entdecken, die sie mit allen anderen in der Gruppe teilen: Einzigartigkeit. Die Teilnehmer werden auch dazu ermutigt, diese Eigenschaft in sich selbst zu würdigen und gleichzeitig ihre Fehler und Grenzen freundlich und mitfühlend zu akzeptieren.

Schließlich werden die Teilnehmer gebeten, sich einen Moment Zeit zu nehmen, um sich selbst Glück zu wünschen, wie sie es in der Übung »Selbstmitgefühl« getan haben, um dann die Personen links und rechts von ihnen anzusehen, und auch ihnen für ihren Lebensweg Glück zu wünschen.

Abschließende Kommentare und Berichte

Die folgenden Kommentare und Aussagen einiger Teilnehmer fassen die Lektionen zusammen, die sie durch dieses herausfordernde und intensive Programm gelernt haben.

> Ich habe festgestellt, dass die Zwangsstörung kein unbesiegbarer Feind ist, wie mir viele Menschen, darunter auch Therapeuten, im Laufe der Jahre gesagt haben. Sie ist nur eine schlechte Angewohnheit, die ich mit regelmäßiger Praxis durch neue gesunde Gewohnheiten ersetzen kann. Das ist wahrscheinlich die wichtigste Erkenntnis meines Lebens.
> *Jonathan*

> Ich war es leid, immer auf die gleiche Weise mit meiner Zwangsstörung umzugehen: ein paar Sitzungen bei einem Therapeuten, Medikamente, ein paar

Monate, in denen ich in meinen Zwangsgedanken und Ritualen gefangen war, dann die Linderung des Leidens und auf Wiedersehen bis zum nächsten Mal. Achtsamkeit war und ist für mich eine radikal neue Art, mit meinem Problem umzugehen und es zu überwinden. Achtsamkeit hilft mir, innezuhalten und aufmerksam zu sein, und mein Leben bewusst wahrzunehmen, Moment für Moment. Es ist erstaunlich, wie mir durch Achtsamkeitspraxis die Bedeutung von Dingen, Verhaltensweisen, Worten und die Unbeständigkeit von Ereignissen klarer geworden sind. Jedes Mal, wenn ich auf meinem Kissen sitze, ist es eine andere Erfahrung, eine Gelegenheit, etwas Neues zu lernen. Das spornt mich auch dazu an, häufiger zu praktizieren. Jetzt habe ich das Gefühl, dass die Zwangsstörung kein Problem mehr ist, und dass das Leben eine einzigartige Gelegenheit ist, die uns gegeben wird. Wir dürfen sie nicht ablehnen, sondern müssen sie willkommen heißen, sie verstehen, sie respektieren und danach streben, das Beste aus ihr zu machen, paradoxerweise sogar einfach dadurch, dass wir nichts tun.
Allison

Achtsamkeit ist für mich wie das Öffnen einer Tür – einer Tür, die es mir ermöglicht, zurückzukommen und mich – Moment für Moment – vertraut zu machen mit mir selbst und mit meiner Zwangsstörung, die nicht mehr »meine« ist. Sie ist nur ein Geisteszustand, der mich schon zu viele Jahre begleitet. Jeden Tag, an dem ich praktiziere, lerne ich etwas. Ich lerne, mich selbst zu akzeptieren, mich zu respektieren und meine Gedanken, Emotionen und mein Leiden aus einer anderen Perspektive zu betrachten. Je beharrlicher ich übe, desto mehr werde ich zu mir selbst; je beharrlicher ich übe, desto mehr stärke und trainiere ich den Achtsamkeitsmuskel. Je mehr ich übe, desto mehr kann ich dieses außergewöhnliche Geschenk, das wir Leben nennen, schätzen. Wenn ich mit den formellen Übungen fertig bin, dreht sich die Tür, die mich zu mir selbst geführt hat, und weist mir den Weg, um mit anderen in Beziehung zu treten. Indem ich mich selbst besser kennenlerne, kann ich auch besser mit anderen in Beziehung treten, weil ich sie mit anderen Augen sehe: Meine Augen spiegeln sich in ihren Augen, mein Atem strömt aus und ein wie ihr Atem, mein Herz schlägt wie ihr Herz. Diese Tür kann ich öffnen, wann ich will, zu jeder Tageszeit. Ich hoffe, sie jede Stunde eines jeden Tages zu öffnen.
Steven

Meine erste Begegnung mit meinen quälenden Gedanken liegt 18 Jahre zurück. Ich hatte große Angst ... sehr große. Anfangs war es keine gleichberechtigte Beziehung ... Ich gab vollständig nach; ich tat alles, was diese Gedanken mir befahlen. Je mehr ich das tat, desto mehr litt ich; je mehr ich das tat, desto mächtiger und fordernder wurden sie. Ich ging in Therapie und lebte jahrelang mit Höhen und Tiefen. Ich hatte immer meine Achillesferse Angst. Nur wenige Menschen wussten von meinem Problem. Ich schämte mich dafür; ich hatte

Angst, dass die Leute es nicht verstehen würden, und dass sie mich negativ beurteilen könnten.

Dann kam der Wendepunkt: Ich traf meinen Therapeuten, meinen Wegweiser! Er öffnete mir die Augen für eine neue Realität; er half mir, zu verstehen. Ein paar einfache Worte: »Gedanken sind nur Gedanken ... eine Reihe von Worten, die in unserem Kopf entstehen, aber nicht unbedingt der Realität entsprechen.« Er lehrte mich, meinen Geist durch Meditation zur Ruhe kommen zu lassen. Ein ausgeruhter Geist reflektiert besser und unterscheidet besser zwischen Realität und einfachen Gedanken! Ganz ehrlich: Ich brauchte einen großen Schubs, um den Mut zu bekommen und entschlossener zu werden, um zu verstehen – zu verstehen, dass alles ganz einfach ist, dass man keine Angst haben muss; denn wie gesagt: Gedanken sind nur Gedanken ... einfach Worte ... keine Realität. Ich wiederhole dieses Konzept, weil es für mich grundlegend ist. Wenn mir nun bestimmte Gedanken kommen, nehme ich sie wahr und lasse sie einfach ziehen. Ich lebe mein Leben weiter. Wenn sie mit mir interagieren wollen, lebe ich mein Leben weiter und konzentriere mich auf etwas Reales und Bestimmtes, das in diesem Moment verfügbar ist: meinen Atem. Ich meditiere regelmäßig; Meditation ist für mich grundlegend geworden! Ich hätte nie gedacht, dass ich diese Art Praxis durchhalten könnte. Ich vergleiche es mit einer regelmäßigen Medikamentendosis, nur dass es sich um ein völlig natürliches Medikament handelt, das keine Nebenwirkungen hat und viele Vorteile bietet.

Die Gruppe, meine Gedanken und die Meditation haben mein Leben verändert! Manchmal kommt es immer noch zu Schwierigkeiten, aber sie sind nicht mehr mit denen zu vergleichen, die ich vorher hatte, und darüber hinaus ist mein Leben jetzt voller positiver Emotionen. Die Gruppentherapie hat mir einzigartige Vorteile gebracht. Es war für mich äußerst positiv, meine Erfahrungen mit anderen zu teilen, die die gleichen Erfahrungen gemacht haben. Manchmal denkt man, man sei der einzige Mensch auf der Welt, der es schwer hat! In der Gruppe erlebt man die Therapie unbeschwerter, und die Sitzungen sind angenehmer und interessanter.

Mandy

Wie oft erschaffen wir, ohne es zu merken, eine Geschichte oder eine Tragödie, die auf einem Gedanken basiert, der in unserem Kopf auftaucht? Achtsamkeit hilft mir, einen Gedanken in seiner Reinheit zu sehen, so wie er wirklich ist. Sie ermöglicht es mir, mich langsam von früheren Gewohnheiten zu lösen. Die Erforschung des eigenen Inneren erfordert Mut: Es ist nicht immer faszinierend. Manchmal sind die aufkommenden Emotionen (Angst, Traurigkeit, Schuldgefühle) so stark, dass es einfacher erscheint, sie zu vermeiden, als sich mit ihnen auseinanderzusetzen. Ausdauer beim Üben ist ebenfalls sehr wichtig. Wir sagen immer zu allem und jedem Ja, und aufgrund unserer Verpflichtungen ist es nicht immer einfach, sich die Zeit zu nehmen, täglich Übungen durchzuführen. Meine Motivation ist, dass die Praxis immer anders ist, weil jeder Moment anders ist und ich in jedem Moment anders bin. Klingt unglaublich? Ist es aber nicht. Es ist schlicht die Wahrheit. Achtsamkeit ermöglicht es mir, öfter als früher innezuhalten und mit dem gegenwärtigen Moment in Kontakt zu treten, mit einer Zeit, von der wir glauben, dass wir sie leben, die wir aber in Wirklichkeit nur sehr wenig leben. Und so halte ich zufällig inne und lausche einem süßen oder einem ohrenbetäubenden Geräusch, genieße ein Eis, rieche den Duft einer Blume.

Wenn ich daran zurückdenke, wie ich meine Zwangsstörung vor den Gruppensitzungen beschrieben habe, überrascht mich auch, dass ich meiner Zwangsstörung gegenüber freundlicher bin. Eine freundschaftliche Beziehung zu meiner Zwangsstörung aufzubauen, hilft mir, besser mit diesem Problem zu leben. Ich habe das Gefühl, dass es leichter ist, und mir wird klar, dass sich langsam eine Transformation vollzieht. Die Achtsamkeitsgruppe hilft mir, mich nicht allein zu fühlen und eine Strategie umzusetzen, die meine Zwangsstörung weder übersieht noch vermeidet oder bekämpft, sondern sie vielmehr in meiner Nähe hält. Aufkommende Emotionen, Gedanken und körperliche Empfindungen werden erlebt und können akzeptiert werden, wie eine Mutter ihr Kind willkommen heißt, das sich nach einem Streit nach ihrer Umarmung sehnt. Die eigenen inneren Zustände abzulehnen und dagegen anzukämpfen, bedeutet, sie zu verstärken und Verwirrung und Wiederholungen auszulösen, die nicht zur Lösung des Problems beitragen, sondern es nur verschlimmern.
Elizabeth

Das Licht in unserem Leben ist uns näher,
als wir vielleicht annehmen,
aber es wird ständig
durch unsere geistige Blindheit getrübt.
F. D.

SITZUNG 11 – HANDOUT 1
Zusammenfassung von Sitzung 11: »Dem Leben vertrauensvoll begegnen und Hindernisse effektiv überwinden«

Im Zuge dieser herausfordernden, intensiven zehnwöchigen Reise haben wir verschiedene Gebiete bereist, die alle mit den grundlegenden Themen des Programms verbunden sind, nämlich mit:

dem Verständnis, was Achtsamkeit ist; der Bedeutung von Aufmerksamkeit; der Funktionsweise von Zwangsstörungen; den Wurzeln unseres Misstrauens; der Art und Weise, wie wir unsere Sinne nutzen können, um Vertrauen zu entwickeln und mit der Realität in Beziehung zu treten, und wie wir ein gesundes Verhältnis zu unseren Gedanken aufbauen, um sie als das behandeln, was sie sind; der Entwicklung von Akzeptanz; dem achtsamen Handeln im Leben, im Bewusstsein unserer Absichten; der Konfrontation mit unseren Ängsten; der Entwicklung von Selbstmitgefühl und Selbstvergebung sowie eines reifen Verantwortungsbewusstseins; dem Eingehen gesunder Risiken, um uns von alten Gewohnheiten und ihren Einschränkungen zu befreien. In diesem Kurs wurde wiederholt darauf hingewiesen, welche Vorteile es mit sich bringt, Achtsamkeit zu praktizieren, sich von seinen Gedanken zu distanzieren, Situationen zu akzeptieren und **achtsam darauf zu reagieren**, anstatt in automatische, gedankenlose Reaktionsmodi zu verfallen. Die Art und Weise, wie wir unsere Aufmerksamkeit auf unsere inneren und äußeren Erfahrungen lenken, kann Wohlbefinden und Vertrauen oder Stress und Leiden erzeugen. Wir haben gelernt, dass jedes Problem damit beginnt, dass wir uns unseren Gedanken, Emotionen und Empfindungen widersetzen, sie bekämpfen oder vermeiden; dass Widerstand sich selbst nährt und an diesem Punkt unkontrollierbar werden kann. Akzeptanz kann der erste Schritt sein, um unsere Beziehung zu Gedanken und Emotionen zu ändern, und ein wirksames Mittel, um zwanghafte Mechanismen vorzubeugen, die oftmals zu Angst und dann zu unkontrollierbaren Zwangshandlungen führen.

Die nützlichste und befreiendste Beziehung zu schwierigen Gedanken ist jene, die ein guter Hotelmanager pflegt. Er heißt alle ankommenden Gäste freundlich willkommen, nimmt sie wahr, geleitet sie ins Haus und lässt sie dann ihrer eigenen Weg gehen. Durch diesen Prozess können wir die Unvollkommenheit jedes Menschen, jeder Lebenserfahrung erkennen. Wir werden uns dessen bewusst, dass alles vergänglich ist, selbst die schwierigsten Momente. Auf unserer Reise gibt es keine Gewissheiten, außer vielleicht unsere Atmung, die uns vom ersten bis zum letzten Moment begleitet.

Durch das Praktizieren von Achtsamkeit und das Teilen unserer Erfahrungen sind wir uns auch einer grundlegenden Tatsache bewusst geworden: Der einzige Moment, in dem wir etwas erschaffen, verändern und verbessern können, ist der gegenwärtige. Aus diesem Grund müssen wir in der Gegenwart wachsam sein, sie intensiv leben und sie *vollständig auskosten.*

Um die auf diesem Weg erzielten Verbesserungen und erlernten Fähigkeiten zu festigen und auszubauen, ist es unerlässlich, weiterhin ein regelmäßiges, tägliches Achtsamkeitsprogramm durchzuführen. Entscheiden Sie, welche Achtsamkeitsübungen Sie in den kommenden Wochen praktizieren möchten. Tun Sie Ihr Möglichstes, um in dieser Zeit regelmäßig und ausdauernd zu üben, und achten Sie auf womöglich auftretende Schwierigkeiten. Denken Sie daran, dass jede Verbesserung und jeder Moment des Wohlbefindens in diesen Wochen Ihnen beweisen, dass Veränderungen immer möglich sind. Um das Erreichte zu festigen und einen Rückfall zu verhindern, ist es jedoch notwendig, Achtsamkeit regelmäßig zu praktizieren. Öffnen Sie sich dem Leben vertrauens- und verantwortungsvoll.

SITZUNG 11 – HANDOUT 2
Zitate zu Sitzung 11

Eine Reise von tausend Meilen beginnt mit einem einzigen Schritt,
aber einen ersten Schritt zu machen bedeutet nicht,
dass wir tausend Meilen gehen müssen.
Konfuzius

Alles kann einem Menschen genommen werden, nur eines nicht:
die letzte der menschlichen Freiheiten –
die Freiheit, unter allen Umständen seine Haltung zu wählen,
seinen eigenen Weg zu wählen.
Viktor E. Frankl

Die Vergangenheit ist unsere Definition.
Wir mögen uns mit gutem Grund bemühen, ihr zu entkommen,
oder dem zu entkommen, was schlecht an ihr ist,
aber wir werden ihr nur entkommen,
indem wir ihr etwas Besseres hinzufügen.
Wendell Berry

Die beste, die weiseste Art, dem Leben zu begegnen,
an jedem Ort und in jeder Situation,
ist, den Geist zu beruhigen und das Herz zu öffnen.
Jack Kornfield

Niemand kann dir ohne deine Zustimmung das Gefühl geben,
minderwertig zu sein.
Gib sie niemals.
Eleanor Roosevelt

Wer ein Warum zu leben hat,
erträgt fast jedes Wie.
Friedrich Nietzsche

SITZUNG 11 – HANDOUT 3
Fragebogen »Reflexion des Programms«

Datum: ______________________________

1. Denken Sie an den Beginn des Kurses zurück, als Sie zur ersten Sitzung kamen: Welche Erwartungen hatten Sie? Warum sind Sie gekommen? Was wollten Sie erreichen oder haben Sie sich erhofft?

   ____

   ____

   ____

2. Was ist dann tatsächlich passiert? Was haben Sie selbst gelernt oder getan? In welcher Hinsicht fühlen Sie sich besser?

   ____

   ____

   ____

3. Wie viel **Engagement** haben Sie diese 10 Wochen gekostet?

   ____

   ____

   ____

4. Welche **Sitzungen** waren für Sie und Ihr Problem **am effektivsten und nützlichsten** (1 = am wichtigsten; 11 = am wenigsten wichtig)?

   (1) ______________ (7) ______________
   (2) ______________ (8) ______________
   (3) ______________ (9) ______________
   (4) ______________ (10) ______________
   (5) ______________ (11) ______________
   (6) ______________

Sitzung 1: Verstehen, was Achtsamkeit ist; Sitzung 2: Zwangsstörungen verstehen und wie Achtsamkeit bei der Bewältigung helfen kann; 3: Hilfe für Angehörige und Partner bei der Unterstützung von Patienten mit Zwangsstörungen; Sitzung 4: Das eigene Misstrauen verstehen und echtes Vertrauen entwickeln; Sitzung 5: Über die Sinne Vertrauen entwickeln; Sitzung 6: Eine gesunde Beziehung zu den eigenen Gedanken aufbauen; Sitzung 7: Entwicklung von Akzeptanz als maßgeblicher Schritt zur Veränderung; Sitzung 8: Achtsames Handeln und achtsame Exposition; Sitzung 9: Entwicklung von Selbstmitgefühl und Selbstvergebung; Sitzung 10: Lernen, Risiken einzugehen; Sitzung 11: Dem Leben vertrauensvoll begegnen und Hindernisse effektiv überwinden

5. Welche **Übungen und Techniken** (siehe Sitzung 11 – Handout 4) sind bei Ihrem Problem **am effektivsten und nützlichsten** (1 = am wichtigsten; 12 = am wenigsten wichtig)?

(1) ______________________ (7) ______________________
(2) ______________________ (8) ______________________
(3) ______________________ (9) ______________________
(4) ______________________ (10) ______________________
(5) ______________________ (11) ______________________
(6) ______________________ (12) ______________________

6. Was sind die **größten Schwierigkeiten und Hindernisse**, denen Sie gegenüberstehen, wenn es darum geht, Ihre tägliche Achtsamkeitspraxis regelmäßig fortzusetzen? Welche **Strategien** könnten Ihnen helfen, das Erreichte aufrechtzuerhalten und auf diesem wichtigen Weg voranzukommen?

____
____
____

7. Schreiben Sie (gegebenenfalls) **Zitate oder Sätze** auf, die für Sie in den letzten 10 Wochen besonders hilfreich waren, um Schwierigkeiten zu begreifen und zu überwinden. Notieren Sie sie aus dem Gedächtnis, auch wenn die Formulierung nicht exakt stimmt.

____
____
____

8. Wie nützlich war dieser Kurs für Sie auf einer Skala von 1–10? Wählen Sie jenen Grad, den Sie für angemessen halten.

Gar nicht nützlich									**Extrem nützlich**
1	2	3	4	5	6	7	8	9	10

9. Teilen Sie einen aufrichtigen Kommentar darüber, was dieses Programm für Sie bedeutet hat. Ergänzen Sie auch Änderungsvorschläge zu Inhalt und Struktur des Kurses, die Sie empfehlen würden. Ihr Feedback wird sehr geschätzt, bleibt anonym und wird verwendet, um zukünftige Kurse zu verbessern.

____
____
____

SITZUNG 11 – HANDOUT 4
Liste der Techniken und Übungen des MBCT-Programms für Zwangsstörungen

- Body Scan (Sitzungen 1, 2)
- Achtsamkeit für den Atem (Sitzung 1)
- Achtsamkeit für Atem und Körper (Sitzung 2)
- Atempause (Sitzungen 4–6)
- Atempause: Bewältigung unangenehmer Gedanken und Gefühle (Sitzungen 5, 7, 8)
- Achtsamkeit für Atem, Körper, Geräusche, Emotionen und Gedanken (Sitzungen 4, 5)
- Achtsames Gehen (Sitzungen 4, 11)
- Achtsame Wahrnehmung (Sitzungen 5, 11)
- Validierung der Wahrnehmungserfahrung (Sitzung 5)
- Achtsame Bewegung und Dehnung (Sitzungen 5, 11)
- Der beobachtende Geist (Sitzungen 6–11)
- Achtsame Handkreise (Sitzung 6)
- R.E.A.L. (Sitzungen 7, 11)
- Aufladen und Entladen (Sitzungen 7, 11)
- Gesunde Absichten (Sitzung 8)
- Diskrepanz-Technik (Sitzung 8)
- Achtsames Gehen mit verbalen Ankern (Sitzungen 8, 11)
- Achtsame Exposition (Sitzungen 8–11)
- Selbstmitgefühl (Sitzungen 9–11)
- Selbstvergebung (Sitzung 9–11)
- Achtsames Eingehen eines Risikos (Sitzung 10)
- Loslass-Rituale (Sitzung 10)
- Busfahrer (Sitzung 11)
- Mitfühlende Achtsamkeit in Beziehung (Sitzung 11)

SITZUNG 11 – HANDOUT 5
Achtsam leben

Hier sind einige Tipps, die Ihnen dabei helfen, Achtsamkeit in Ihren Alltag zu integrieren und sie möglicherweise zu einem Lebensstil, zu einer Lebenseinstellung zu machen. Es könnte hilfreich sein, diese Liste jeden Tag bei sich zu tragen, egal wo Sie sich befinden.

- Konzentrieren Sie sich, sobald Sie morgens aufwachen, noch bevor Sie aufstehen, auf Ihren Atem. Nehmen Sie sich einen Moment Zeit zum Durchatmen.
- Erstellen Sie eine Liste mit Absichten für eine gesunde Haltung und ein gesundes Bewusstsein dahingehend, welche Handlungen Sie an diesem Tag ausführen, welche Gedanken Sie haben, welche Worte Sie verwenden und welche Stimmungen Sie empfinden möchten. Versuchen Sie nach besten Kräften, diese Absichten im Laufe des Tages umzusetzen.
- Achten Sie so oft wie möglich auf Ihre körperlichen Empfindungen und Ihre Körperhaltung. Dieses Bewusstsein ermöglicht es Ihnen, präsenter und geerdeter im Hier und Jetzt zu sein.
- Achten Sie auf Ihre Sinne und vertrauen Sie ihnen. Versuchen Sie, Ihre Aufmerksamkeit mindestens einmal pro Stunde auf das zu lenken, was Ihre Sinne Ihnen bei Ihren Alltagsaktivitäten mitteilen (z. B. »Ich sehe die Farben dieser Blume«; »Ich höre dieses Geräusch«; »Ich fühle die Textur dieses Objekts«; »Ich nehme den Geruch oder den Geschmack dieses Essens wahr«). Schätzen Sie diese sensorischen Informationen bewusst wert und schenken Sie ihnen Glauben. Das ist der beste Weg, um in der Realität zu leben.
- Machen Sie einen achtsamen Spaziergang in normalem Tempo, wenn möglich im Grünen. Achten Sie darauf, was in Ihrem Körper vor sich geht, während Sie gehen. Nehmen Sie sich Zeit, um Ihre Körperhaltung wahrzunehmen. Achten Sie auf den Kontakt mit dem Boden unter Ihren Füßen, Schritt für Schritt. Spüren Sie den Windhauch in Ihrem Gesicht, auf Ihren Armen und Beinen, während Sie gehen. Wenn Sie sich in einer friedlichen Umgebung im Freien befinden, nehmen Sie wahr, was Sie umgibt.
- Nehmen Sie Ihre Angst vor Unbehagen und Ihren Widerstand dagegen wahr. Erkennen Sie Ihre Haltung zu allem, was Sie stört oder was Sie nicht mögen; oder zu etwas, das Sie mögen oder an das Sie gewöhnt sind, von dem Sie aber ablassen möchten. Angst und Widerstand haben Sie in Ihren alten schlechten Gewohnheiten feststecken lassen und hindern Sie daran, neue, bereichernde Erfahrungen zu machen. Seien Sie sich beispielsweise Ihres Widerstands gegen bestimmte Geräusche oder Gerüche, Empfindungen auf Ihrer Haut, eines störenden Gedankens, des Geschmack eines Lebensmittels oder Ihrer Körpertemperatur (z. B. »Mir ist zu heiß oder zu kalt«) bewusst. Sie werden vielleicht feststellen, dass das Problem in den meisten Fällen nicht die Trigger und Erfahrungen sind, denen Sie tagtäglich ausgesetzt sind, sondern Ihre Abneigung und Ihr Widerstand gegen sie. Sie könnten ver-

suchen, sich zunächst den weniger unangenehmen Triggern auszusetzen und sich Ihre Angst davor und Ihren Widerstand dagegen bewusst anzusehen.

- Akzeptanz entwickeln: Nehmen Sie jede störende innere und äußere Erfahrung, die sich Ihnen in jedem Moment bietet, wahr und akzeptieren Sie sie. Nehmen Sie insbesondere alles das im Laufe des Tages wahr, was Ihnen nicht gefällt und was Sie nicht ändern können, und akzeptieren Sie es – ohne zu versuchen, sich dagegen zu wehren, es zu bekämpfen oder zu kontrollieren. Richten Sie Ihre Energie auf das, was Sie realistischer- und sinnvollerweise ändern können und sollten. Akzeptieren Sie auch die Menschen, denen Sie begegnen, und die Realität – so, wie sie sind. Wenn Sie in der Lage sind, sich selbst, andere Menschen und Ereignisse in jedem Moment so zu akzeptieren, wie sie sind, werden Sie Freiheit erlangen und Frieden finden.
- Suchen Sie nach Dingen, die Ihnen auf natürliche Weise Lebensenergie spenden. Entdecken Sie neue Aktivitäten, die Ihnen Energie geben, oder greifen Sie auf Aktivitäten aus Ihrer Vergangenheit zurück, zum Beispiel Musik hören, Sport treiben, in Kontakt mit der Natur sein.
- Legen Sie tagsüber immer wieder Pausen ein und achten Sie auf Ihren Atem. Nehmen Sie sich einen Moment Zeit zum Durchatmen. Denken Sie daran, dass die Beruhigung des Atems ein wichtiger Schritt zur Beruhigung des Geistes ist.
- Seien Sie freundlich und mitfühlend zu sich selbst und zu den Menschen, denen Sie im Laufe des Tages begegnen. Kümmern Sie sich um Ihr Leiden und seien Sie sanft und einfühlsam gegenüber dem Leid der Anderen.
- Achtsames Handeln: Seien Sie sich dessen bewusst, was Sie tun, wann immer Sie es tun. Verwandeln Sie Alltagsaufgaben in achtsame Momente und nehmen Sie die realen Auswirkungen Ihrer Handlungen und Ihres Verhaltens wahr. Seien Sie vollkommen achtsam, wenn Sie Zähne putzen, duschen, Hände waschen, eine Tasse Tee trinken, Auto fahren, Ihr Baby im Arm halten, Ihrer Arbeit nachgehen oder sich mit einem Freund unterhalten. Verzichten Sie auf Multitasking; versuchen Sie, sich eine Zeit lang nur auf eine Aufgabe zu konzentrieren. Halten Sie dann kurz inne, bevor Sie sich einer anderen Aufgabe zuwenden.
- Versuchen Sie, sich möglichst gesund zu ernähren, bereiten Sie Ihre Mahlzeiten sorgfältig zu und essen Sie sie mit Bedacht. Nehmen Sie sich Zeit und achten Sie auf den Geschmack und die Empfindungen. Atmen Sie bei jedem Bissen oder Schluck bewusst ein und aus. Konzentrieren Sie sich auf Ihr Essen und machen Sie sich all die verschiedenen Komponenten bewusst, die zu seiner Herstellung beigetragen haben. Können Sie das Sonnenlicht, das Wasser und den Boden in Ihrem Essen wahrnehmen? Achten Sie darauf, diese Lebensmittel achtsam zu essen, um Ihre Gesundheit zu fördern. Achten Sie auf die verschiedenen Empfindungen beim Essen: Sehen, Riechen, Schmecken, Kauen und Schlucken.
- Fördern Sie Ihre Kreativität. Drücken Sie sie auf jede erdenkliche und Ihnen zusagende Weise aus (Schreiben, Kochen, Zeichnen, Malen, Singen, Einrichten oder Dekorieren des Hauses usw.). Auf diese Weise können Sie sich selbst und der Welt Ihre Einzigartigkeit zeigen, sich selbst bereichern und Ihren Geist beruhigen.
- Wenn Sie mit anderen Menschen zusammen sind, werden Sie sich so schnell wie

möglich Ihrer Art, zuzuhören und zu sprechen, bewusst. Können Sie neutral zuhören, ohne schon die Antwort zu kennen? Können Sie einfach nur das Nötigste sagen – nicht mehr, nicht weniger? Versuchen Sie wahrzunehmen, wie Sie sich körperlich und mental fühlen.

- Wenn möglich, gehen Sie nach draußen, ins Grüne. Verbringen Sie etwas Zeit in der Natur. Das ist eine wirkungsvolle Methode, um den Kopf freizubekommen und eine bessere Verbindung zu Ihrem Körper und Ihren Sinnen herzustellen.
- Versuchen Sie, sich und Ihr Verhalten im Laufe des Tages nicht zu ernst zu nehmen. Seien Sie so oft wie möglich humorvoll und ironisch, wenn es um Ihre inneren und äußeren Erfahrungen geht. Humor und Ironie sind wirksame Mittel gegen Stress, Angst und negative Gefühle.
- Wann immer Sie am Telefon in der Warteschleife hängen, in einer Schlange oder im Stau stehen, nutzen Sie diese Zeit, um auf Ihre Körperhaltung und Ihren Atem zu achten. Spüren Sie den Kontakt Ihrer Füße mit dem Boden und achten Sie auf Ihre Gefühle. Fühlen Sie sich ruhig, besorgt oder ungeduldig? Atmen Sie bewusst.
- Gehen Sie mit Ihrem Handy oder anderen elektronischen Geräten verantwortungsbewusst um. Legen Sie im Voraus fest, wann Sie Ihr Handy nicht nutzen möchten und wann Sie durch E-Mails, Nachrichten oder Social-Media-Seiten scrollen. Denken Sie daran, Ihr Handy beiseitezulegen, wenn Sie Zeit mit Ihren Liebsten verbringen.
- Seien Sie sich Ihrer Impulse bewusst und versuchen Sie, ihnen nicht nachzugeben. Nehmen Sie zum Beispiel den Drang wahr, sich zu kratzen, wenn Sie Juckreiz verspüren; etwas zu überprüfen, was Sie bereits gecheckt haben (vielleicht immer und immer wieder); auf Ihr Handy zu schauen, in der Hoffnung, neue Nachrichten oder etwas Interessantes zu finden; Alkohol zu trinken oder etwas zu essen; fernzusehen; sich rückzuversichern; sich abzulenken. Diese Impulse kommen und gehen, und Sie werden feststellen, dass Sie nicht auf sie reagieren müssen, nur weil sie auftauchen. Sie müssen nur »die Impulswelle reiten«.
- Geben Sie die Kontrolle ab und befreien Sie sich von unrealistischen Erwartungen oder Idealen in Bezug auf das, was Sie tun oder wie Sie Ihren Alltag gestalten. Erwartungen oder Ideale führen nur allzu leicht zu Stress, Enttäuschung, Angst, Frustration, Traurigkeit und/oder Wut. Die Realität ist, wie sie ist; das Leben ist unkontrollierbar, die Dinge werden nie perfekt sein. Sie müssen die bestmögliche Beziehung eingehen zur Realität, so wie sie ist, von Moment zu Moment.
- Achten Sie tagsüber auf Verspannungen in Ihrem Körper. Versuchen Sie, in die Spannung hineinzuatmen und sie beim Ausatmen loszulassen. Gibt es weitere Verspannungen in Ihrem Körper? Vielleicht im Nacken, in den Schultern, in der Brust, im Bauch, im Kiefer oder im unteren Rückenbereich? Wenn möglich, machen Sie einmal täglich Dehnübungen.
- Geben Sie Ihr Bestes, um neue Erfahrungen auszumachen und offen dafür zu sein. Haben Sie keine Angst vor dem, was Sie nicht kennen, und leben Sie jeden Moment so, dass er Ihr Leben bereichern, nähren und gedeihen lassen kann.
- Schonen und pflegen Sie Ihren Geist und Körper mit ausreichend (aber nicht zu viel) Schlaf pro Nacht; empfohlen werden 7–9 Stunden.

- Erkennen und schätzen Sie so oft wie möglich, was Sie in Ihrem Leben haben und tun können, in jedem Moment. Seien Sie am Ende des Tages für mindestens eine Sache dankbar, die Sie an diesem einzigartigen Tag Ihres Lebens erleben, fühlen, tun oder mit anderen Menschen teilen durften.
- Nehmen Sie sich abends vor dem Schlafengehen einen Moment Zeit und lenken Sie Ihre Aufmerksamkeit auf Ihren Atem. Nehmen Sie sich einen »Atempause«-Moment, denken Sie an das, was Sie an diesem Tag gelernt und dazugewonnen haben. Genießen Sie, was Sie im Moment fühlen können, und vertrauen Sie darauf, dass wieder ein brandneuer Tag kommen wird.

Nach M. Klyne, zitiert in Segal et al. 2013.

SITZUNG 11 – HANDOUT 6
Empfohlene Praxis für die Wochen nach Sitzung 11

1. Wählen Sie aus den verschiedenen Achtsamkeitsübungen, die Sie bisher kennengelernt haben (z. B. eine der Sitzmeditationen, »Der beobachtende Geist«, »R.E.A.L«, »Selbstmitgefühl«, »Achtsame Wahrnehmung«, »Achtsames Gehen« usw.), diejenigen aus, die Ihnen Ihrer Meinung nach am meisten gebracht haben, und erstellen Sie ein *Übungsprogramm*, das Sie in den kommenden Monaten oder zumindest in den nächsten 5 Wochen regelmäßig, also täglich, mindestens 40 Minuten lang praktizieren möchten. Sie können statische Übungen mit dynamischen Übungen abwechseln. Es ist wichtig, dass Sie dieses Programm täglich anwenden und anschließend Ihre Eindrücke und Beobachtungen im Protokoll festhalten (wir empfehlen, dass Sie dieses Formular in ausreichender Anzahl kopieren).
2. Praktizieren Sie weiterhin täglich mindestens einmal die Übung »Achtsame Exposition« mit Punkten aus Ihrer Liste (Sitzung 8 – Handout 5A). Denken Sie immer daran, sich so weit wie möglich auf das zu konzentrieren, was Ihre Sinne Ihnen in jedem Moment mitteilen.
3. Führen Sie mindestens einmal täglich über einen Zeitraum von wenigstens 3 Wochen eine riskante Handlung auf achtsame Weise aus oder treffen Sie eine Entscheidung oder Wahl in Bezug auf einen Punkt auf Ihrer Liste der achtsam einzugehenden Risiken (Sitzung 10 – Handout 3). Notieren Sie anschließend, sobald das Unbehagen abgeklungen ist, auf dem Handout, wie Sie sich nun fühlen.
4. Lesen oder füllen Sie jeden Morgen direkt nach dem Aufstehen das Formular »Gesunde Absichten« achtsam aus und versuchen Sie im Laufe des Tages, sich an Ihre Vorsätze zu erinnern und sie so oft wie möglich in die Tat umzusetzen, wobei Sie darauf achten sollten, dass Ihre Handlungen und Entscheidungen hauptsächlich hiervon geleitet werden.
5. Praktizieren Sie bei Bedarf die Übung »Atempause: Bewältigung« – *das heißt jedes Mal, wenn belastende Emotionen oder Gedanken aufkommen*. Indem Sie auf diese Weise bei Ihrem Atem bleiben, können Sie lernen, *innezuhalten und sich bewusst zu werden*, wie es sich anfühlt, wenn Sie mit dem Moment verbunden und präsent sind, *ohne auf Gedanken und Emotionen reagieren zu müssen* (z. B. mit Ritualen).
6. Lesen Sie das in allen elf Sitzungen bereitgestellte Material noch einmal sorgfältig durch und reflektieren Sie die Inhalte, um sie sich zu eigenen zu machen. Versuchen Sie, sie Tag für Tag zu nutzen, um Vertrauen zu entwickeln und die bestmögliche Beziehung zu sich selbst und Ihrer Lebenserfahrung herzustellen. Manchmal kann es hilfreich sein, einige der Materialien aus den elf Gruppensitzungen, die Sie als besonders hilfreich erachten, bei sich zu tragen, damit Sie sie bei Bedarf nutzen können.

Wenn Sie sich entscheiden, Übungen zu praktizieren, nehmen Sie sich die nötige Zeit und suchen Sie sich einen warmen, sicheren, angenehmen und ruhigen Ort, an dem Sie nicht gestört oder unterbrochen werden. Nehmen Sie eine bequeme und stabile Körperhaltung ein.

Versuchen Sie, die Übungen als gesunde Gewohnheit zu betrachten, die Sie in Ihr Leben integrieren möchten, und als wertvolle innere Ressource, die Ihnen jederzeit zur Verfügung steht, um Wohlbefinden zu erlangen. Verstehen Sie die tägliche Übungszeit als die wertvollste und wichtigste Verabredung in Ihrem Leben – mit sich selbst.

SITZUNG 11 – HANDOUT 7
Protokoll der Übungen nach Sitzung 11

Name: ____

Füllen Sie dieses Formular jedes Mal aus, wenn Sie jene Achtsamkeitsübungen durchführen, die Sie sich aus den Übungen des gesamten Programms ausgesucht und für die Wochen nach Ende des Programms eingeplant haben. Notieren Sie wie immer alles, was während der jeweiligen Übung anfällt (z.B. gesundheitliche Verbesserungen, Schwierigkeiten, Beobachtungen).

Tag/Datum	Übung	Anmerkungen
Donnerstag, der ________	Übung des Tages: ____________ Übung des Tages: ____________ Achtsames Eingehen eines Risikos: ____________ Achtsame Exposition: ____________ Gesunde Absichten: ____________	
Freitag, der ________	Übung des Tages: ____________ Übung des Tages: ____________ Achtsames Eingehen eines Risikos: ____________ Achtsame Exposition: ____________ Gesunde Absichten:____________	
Samstag, der ________	Übung des Tages: ____________ Übung des Tages: ____________ Achtsames Eingehen eines Risikos: ____________ Achtsame Exposition: ____________ Gesunde Absichten:____________	
Sonntag, der ________	Übung des Tages: ____________ Übung des Tages: ____________ Achtsames Eingehen eines Risikos: ____________ Achtsame Exposition: ____________ Gesunde Absichten: ____________	
Montag, der ________	Übung des Tages: ____________ Übung des Tages: ____________ Achtsames Eingehen eines Risikos: ____________ Achtsame Exposition: ____________ Gesunde Absichten: ____________	

Tag/Datum	Übung	Anmerkungen
Dienstag, der ________	Übung des Tages: ____________ Übung des Tages: ____________ Achtsames Eingehen eines Risikos: ____________ Achtsame Exposition: ____________ Gesunde Absichten: ____________	
Mittwoch, der ________	Übung des Tages: ____________ Übung des Tages: ____________ Achtsames Eingehen eines Risikos: ____________ Achtsame Exposition: ____________ Gesunde Absichten: ____________	

Anhang

Schulung und Supervision in MBCT für Zwangsstörungen

Schulung

Derzeit werden über das MBCT-Zentrum für Zwangsstörungen in Vicenza, Italien, drei verschiedene Zertifikatskurse und Schulungen für zugelassene Fachkräfte im Bereich psychische Gesundheit angeboten, die eine Schulung in achtsamkeitsbasierter kognitiver Therapie für Zwangsstörungen absolvieren möchten. Teilnehmer, die eine Schulung abschließen, erhalten ein Abschlusszertifikat.

Einführungsworkshop (2,5 Tage)

Einige der grundlegenden Ziele dieses Workshops sind: den Teilnehmern die Gründe, die Agenda und den Inhalt des Modells zu vermitteln; ihnen verschiedene Übungen und Techniken des Programms vorzustellen; und ihnen die Möglichkeit zu geben, die grundlegenden Fähigkeiten zu erlernen, die für die Anwendung von MBCT bei Zwangsstörungen in der Einzelbehandlung erforderlich sind.

Dieses Schulungsprogramm umfasst: (1) die Phänomenologie, klinische Merkmale und die Ätiologie von Zwangsstörungen; (2) die Begründung und die kulturellen und wissenschaftlichen Grundlagen von MBCT bei Zwangsstörungen; (3) die Grundprinzipien und Hauptmerkmale von MBCT bei Zwangsstörungen; (4) das Sitzungsformat und die Struktur von MBCT bei Zwangsstörungen; (5) Videobeispiele zu MBCT bei Zwangsstörungen in Gruppen- oder Einzelsettings; und (6) Übungen mit Teilnehmern.

Der Lehrplan integriert didaktisches, erfahrungsbasiertes und Kleingruppenlernen. Er umfasst sowohl statische als auch dynamische Meditationen (z. B. Yoga / achtsame Bewegungen, achtsames Gehen). Der Inhalt und der Lehrplan jeder Unterrichtseinheit zu MBCT für Zwangsstörungen werden erarbeitet anhand von Videoaufnahmen aus echten MBCT-Gruppen für Zwangsstörungen, Beschreibungen von Sitzungsthemen und Lehrplänen sowie Beispielen für Handouts für Patienten und Transkripten praktizierter Übungen, die den Teilnehmern zur Verfügung gestellt werden. Der Workshop steht Fachkräften im Bereich der psychischen Gesundheit offen, die mit Zwangsstörungen arbeiten (oder arbeiten möchten), insbesondere Psychologen, Psychiatern,

Pflegekräften, klinischen Sozialarbeitern, lizenzierten psychologischen Beratern und Universitätsstudenten in diesen Bereichen.

Die Lernziele der Teilnehmer sind folgende:

- Sie sollen ein klares Verständnis dafür erlangen, wie Zwangsstörungen funktionieren und welche kognitiven Prozesse und Verzerrungen die Symptome von Zwangsstörungen aktivieren und aufrechterhalten.
- Die zentrale Rolle der Achtsamkeitsmeditation bei der Förderung der Prozesse der Dezentrierung, Disidentifikation und achtsamen Exposition, die für den Umgang mit Zwangsproblemen von entscheidender Bedeutung sind, soll vermittelt werden.
- Sie sollen die Rolle von Akzeptanz und Selbstmitgefühl in Bezug auf die Veränderung pathologischer Verzerrungen und Mechanismen von Zwangsstörungen kennenlernen.
- Der Hintergrund sowie die kulturelle und wissenschaftliche Grundlage von MBCT für Zwangsstörungen werden vermittelt.
- Die Teilnehmer lernen die Grundprinzipien und Hauptmerkmale von MBCT für Zwangsstörungen sowie das Sitzungsformat und die Struktur des Programms kennen.
- Sie bekommen ein Verständnis für den Lehrplan und die therapeutischen Kernaufgaben von jeder der elf Gruppensitzungen des MBCT-Programms für Zwangsstörungen vermittelt.
- Sie erlernen die grundlegenden Fähigkeiten und Einstellungen des Kursleiters in Bezug auf Beziehungen und Therapie, die für die Leitung von MBCT-Kursen für Zwangsstörungen erforderlich sind.
- Die Teilnehmer entwickeln und/oder vertiefen ihre eigene Achtsamkeitspraxis, wobei sowohl formale meditative Praktiken als auch Achtsamkeit als Haltung im täglichen Leben im Vordergrund stehen.
- Sie erlernen die grundlegenden und fundamentalen Fähigkeiten und Perspektiven, die erforderlich sind, um MBCT für Zwangsstörungen in der Einzelbehandlung einzusetzen.

Zu den Lehrmethoden gehören erfahrungsorientierte Übungen, didaktische Präsentationen, Videos von MBCT für Zwangsstörungen in Gruppen- oder Einzelsettings sowie Handouts.

Fachausbildung MBCT für Zwangsstörungen (5 Tage)

Diese berufliche Weiterbildung ermöglicht es den Teilnehmern, das MBCT-Modell für Zwangsstörungen kennenzulernen und sich für die Umsetzung bei Patienten mit Zwangsstörungen in Gruppen- und Einzelsettings auszubilden. Dies ist eine fünftägige Intensivschulung, in der jede der Phasen des elfteiligen Kurses behandelt wird. Ein Schwerpunkt liegt auf der Vermittlung praktischer Erfahrungen, indem die Teilnehmer Präsentationen halten, angeleitete Übungen durchführen und Feedback vom Workshopleiter erhalten. In dieser Schulung wird der elfteilige Kurs Schritt für Schritt durchlaufen, um sicherzustellen, dass die Teilnehmer die Hintergründe der Übungen verstehen, wissen, wie sie als Ganzes zusammenpassen, und Erfahrung darin haben, sie tatsächlich durchzuführen.

Im Zuge dieses Kurses erhalten die Teilnehmer den Lehrplan und detaillierte Unterrichtspläne des MBCT-Programms für Zwangsstörungen, das Werkzeuge der kognitiven Therapie mit der Praxis und klinischen Anwendung der Achtsamkeitsmeditation verbindet. Diese intensive und hochgradig interaktive Schulung (die auch in Form eines Retreats organisiert werden kann) betont die Bedeutung der eigenen Meditationspraxis und Selbsterfahrung des Therapeuten. Durch Rollenspiele, simulierte Gruppensitzungen, Videos von MBCT-Sitzungen für Zwangsstörungen und Begegnungen zwischen Patienten und Therapeuten wird die tatsächliche Anwendung von Achtsamkeitspraktiken in der Arbeit mit Patienten mit Zwangsstörungen erforscht und vertieft.

Der Lehrplan behandelt die Grundlagen des MBCT-Programms für Zwangsstörungen und integriert didaktisches, erfahrungsbasiertes und Kleingruppenlernen. Er umfasst tägliche statische und aktive Meditationen und (im Retreat-Format) Phasen der Stille. Er untersucht auch die Fähigkeit der Praktiker, das Zusammenspiel von Gedanken, Emotionen und körperlichen Empfindungen bewusst zu erleben – und wie Achtsamkeit für diese Bereiche die Fähigkeit beeinflusst oder beeinträchtigt, sich selbst zu verstehen und mit Menschen zu arbeiten, die von Zwangsstörungen betroffen sind.

Der Inhalt und der Lehrplan jeder MBCT-Unterrichtseinheit für Zwangsstörungen werden detailliert untersucht und durch Videoaufnahmen von echten MBCT-Gruppen für Zwangsstörungen veranschaulicht. Es werden Beschreibungen der Sitzungsthemen, Lehrpläne und Beispiele für Handouts für Patienten bereitgestellt. (Im Retreat-Format müssen die Teilnehmer vor Ort untergebracht und verpflegt werden.)

Die Lernziele der Teilnehmer sind folgende:

- Kognitive Prozesse und Verzerrungen verstehen, die eine Zwangsstörung aktivieren und aufrechterhalten
- Aneignen des Lehrplans und der therapeutischen Kernaufgaben aller elf Gruppensitzungen von MBCT für Zwangsstörungen
- Klares Verständnis der zentrale Rolle der Achtsamkeitsmeditation, die praktiziert wird, um die Prozesse der Dezentrierung, Disidentifikation, Defusion und Selbstregulierung von Emotionen zu fördern
- Erkennen der Bedeutung von Akzeptanz und Selbstmitgefühl für die Veränderung pathologischer Zwangsstörungen und -mechanismen
- Verstehen und Erleben der für die Leitung von MBCT-Sitzungen für Zwangsstörungen erforderlichen beziehungsorientierten und therapeutischen Fähigkeiten und Haltungen
- Verständnis für die maßgebliche Bedeutung der kontinuierlichen Achtsamkeitsmeditationspraxis des Therapeuten und der anhaltenden Achtsamkeit innerhalb des psychotherapeutischen Rahmens

- Entwickeln und/oder Vertiefen der eigenen Achtsamkeitsmeditation, wobei sowohl formale meditative Praktiken als auch Achtsamkeit als Seinsweise im täglichen Leben im Fokus stehen
- Entwicklung der klinischen Fähigkeiten und Perspektiven, die erforderlich sind, um MBCT-Gruppen für Zwangsstörungen zu leiten, einschließlich der Anleitung von Meditationen und der Förderung des Gruppenzusammenhalts
- Qualifizierung für die Anwendung des Programms MBCT für Zwangsstörungen sowohl im Gruppen- als auch im Einzelsetting

MBCT für Zwangsstörungen – fortgeschrittenes professionelles Training (5 Tage)

Diese professionelle Weiterbildung zielt darauf ab, das Wissen und Verständnis der Teilnehmer für das MBCT-Modell für Zwangsstörungen und die Fähigkeiten, die für eine effektive Umsetzung des Programms erforderlich sind, zu verbessern und zu vertiefen. Dieses intensive Training umfasst sowohl das Lernen in Groß- als auch in Kleingruppen und die meisten statischen und aktiven Meditationspraktiken des MBCT-Programms für Zwangsstörungen. Das Training demonstriert die Anwendung von Achtsamkeitspraktiken in der Arbeit mit Menschen, die von Zwangsstörungen betroffen sind. Der Lehrplan behandelt die Grundlagen des MBCT-Programms für Zwangsstörungen und integriert didaktische und erfahrungsbasierte Lehrmodule. Das Schulungsprogramm betont die Bedeutung der eigenen Meditationspraxis und Selbsterfahrung des Therapeuten, um eine wirksame achtsamkeitsbasierte Behandlung von Zwangsstörungen anbieten zu können.

Das Thema, die Grundlagen, die Absicht und die praktischen Fähigkeiten zu jeder der elf MBCT-Unterrichtseinheiten für Zwangsstörungen werden über 5 Tage hinweg anhand von Videoaufnahmen aus echten MBCT-Gruppen für Zwangsstörungen, Beschreibungen von Sitzungsthemen und Lehrplänen sowie Beispielen für Patienten-Handouts vermittelt. Der Schwerpunkt liegt auf der praktischen Erfahrung der Teilnehmer, die Präsentationen halten und angeleitete Übungen und Diskussionen zu jeder der elf Sitzungen des Kurses durchführen zu können. Dabei werden simulierte Kurse, Feedback und persönliche Betreuung durch den Schulungsleiter angeboten.

Diese Schulung durchläuft das elfteilige Programm Schritt für Schritt und stellt sicher, dass die Teilnehmer die Gründe für die Übungen und die Art und Weise, wie sie als Ganzes zusammenpassen, verstehen und Erfahrung in der tatsächlichen Durchführung dieser Übungen bekommen. Die Teilnehmer werden darauf vorbereitet, mit Patienten mit schwerer Zwangsstörung zu arbeiten, herausfordernde klinische Situationen bewältigen zu können und die Fähigkeiten zu vertiefen und zu perfektionieren, die sowohl für die Assesment-Phase als auch die Anleitung der Übungen erforderlich sind.

Diese tiefgehende und sehr praxisorientierte Schulung richtet sich an Kliniker, die bereits an der fünftägigen Fachausbildung zu MBCT für Zwangsstörungen teilgenommen haben. Die Lernziele der Teilnehmer sind folgende:

- Vertiefung des Verständnisses der kognitiven Prozesse und Verzerrungen, die die Symptome einer Zwangsstörung aktivieren und aufrechterhalten
- Stärkung der achtsamen körperlichen Präsenz und achtsamen Erfahrung und eingehende Betrachtung der Themen, Begründungen, Absichten und Fähigkeiten in Bezug auf jede der elf MBCT-Sitzungen für Zwangsstörungen
- Verbesserung und Vertiefung der klinischen Fähigkeiten und Perspektiven, die erforderlich sind, um MBCT-Gruppen für Zwangsstörungen zu leiten
- Erkennen von Schwierigkeiten und Hindernissen, auf die Kursleiter im Zuge der Sitzungen mit Zwangsstörungspatienten stoßen können; und Betrachtung der Möglichkeiten, diese effektiv zu bewältigen
- Verstehen, wie MBCT für Zwangsstörungen in individuellen Settings durchgeführt werden kann
- Richtlinien für die effektive Arbeit mit schweren klinischen Fällen
- Diskutieren und Lernen anhand von Videoaufnahmen von echten MBCT-Sitzungen für Zwangsstörungen, die vom Schulungsleiter geleitet wurden
- Verbessern und Vertiefen des Stils und der Fähigkeiten als Kursleiter bei der Anleitung von Übungen und während der Assessmentphase
- Detaillierte Identifizierung der Komponenten der Durchführung und Praxis einer Diskussion
- Diskussion von Videoaufnahmen von Gruppensitzungen der Teilnehmer (falls vorhanden)
- Austausch zu Übungen und Techniken des Programms
- Erhalt von Richtlinien für die Durchführung der vorbereitenden Interviews/Assessments
- Verständnis und Verbesserung der therapeutischen Beziehungsfähigkeiten, die für die Arbeit mit Zwangsstörungspatienten erforderlich sind
- Persönliche Betreuung durch den Schulungsleiter
- Richtlinien zur Anwendung von MBCT bei Zwangsstörungen im stationären Setting

Die Lehrmethoden umfassen erfahrungsorientierte Übungen mit den Teilnehmern, didaktische Präsentationen, Videoaufzeichnungen von MBCT bei Zwangsstörungen in Gruppen- oder Einzelsettings sowie Handouts.

Supervision

Sobald eine psychotherapeutische Fachkraft eine angemessene Ausbildung in MBCT für Zwangsstörungen erhalten hat, kann es erforderlich sein, dass sie ihre Kompetenzen und Fähigkeiten durch Supervision bei erfahrenen MBCT-Fachkräften für Zwangsstörungen verbessert. Dies kann in der Regel erfolgen durch: (1) direkte Live-Supervision, wann immer möglich, (2) Online-Supervision oder (3) Supervision mit Videoaufzeichnung.

Weitere Informationen zu Schulungen und Supervision im Bereich MBCT für Zwangsstörungen finden Sie unter http://mbctforocd.com.

Literatur

Aardema, F., Emmelkamp, P. M. G., & O'Connor, K. P. (2005a): Inferential confusion, cognitive change and treatment outcome in obsessive-compulsive disorder. In: Clinical Psychology and Psychotherapy, 12(5), S. 337–345.

Aardema, F., O'Connor, K., Emmelkamp, P. M. G., Marchand, A., & Todorov, C. (2005b): Inferential confusion in obsessive-compulsive disorder: The Inferential Confusion Questionnaire. In: Behaviour Research and Therapy, 43, S. 293–308.

Abed, R. T. (1998): The sexual competition hypothesis for eating disorders. In: Psychology and Psychotherapy: Theory, Research and Practice, 71(4), S. 525–547.

Abed, R. T., & de Pauw, K. W. (1998): An evolutionary hypothesis for obsessive compulsive disorder: A psychological immune system? In: Behavioural Neurology, 11(4), S. 245–250.

Abramowitz, J. S., Taylor, S., & McKay, D. (2009): Obsessive-compulsive disorder. In: Lancet, 374, S. 491–499.

Adler, C. M., McDonough-Ryan, P., Sax, K. W., Holland, S. K., Arndt, S., & Strakowski, S. M. (2000): fMRI of neuronal activation with symptom provocation in unmedicated patients with obsessive compulsive disorder. In: Journal of Psychiatric Research, 34(4), S. 317–324.

Admon, R., Bleich-Cohen, M., Weizmant, R., Poyurovsky, M., Faragian, S., & Hendler, T. (2012): Functional and structural neural indices of risk aversion in obsessive-compulsive disorder (OCD). In: Psychiatry Research: Neuroimaging, 203, S. 207–213.

American Psychiatric Association (1994): Diagnostic and statistical manual of mental disorders (4. Aufl.). Washington, DC: APA.

American Psychiatric Association (2013): Diagnostic and statistical manual of mental disorders (5. Aufl.). Arlington, VA: APA.

Amir, N., & Kozak, M. J. (2002): Information processing in obsessive compulsive disorder. In: R. O. Frost & G. Steketee (Hrsg.): Cognitive approaches to obsessions and compulsions: Theory, assessment, and treatment. Amsterdam: Elsevier.

Andrews, A. B., Guadalupe, J. L., & Bolden, E. (2003): Faith, hope, and mutual support: Path to empowerment as perceived by women in poverty. In: Journal of Social Work Research and Evaluation, 4(1), S. 5–18.

Arch, J. J., & Craske, M. G. (2006): Mechanisms of mindfulness: Emotion regulation following a focused breathing induction. In: Behaviour Research and Therapy, 44(12), S. 1849–1858.

Baer, R. A. (2003): Mindfulness training as a clinical intervention: A conceptual and empirical review. In: Clinical Psychology: Science and Practice, 10, S. 125–143.

Baer, R. A. (2009): Self-focused attention and mechanisms of change in mindfulness-based treatment. In: Cognitive Behaviour Therapy, 38, S. 15–20.

Baer, R. A. (Hrsg.) (2010): Assessing mindfulness and acceptance processes in clients: Illuminating the theory and practice of change. Oakland, CA: New Harbinger.

Baer, R. A., Smith, G. T., & Allen, K. B. (2004): Assessment of mindfulness by self-report: The Kentucky Inventory of Mindfulness Skills. In: Assessment, 11, S. 191–206.

Baer, R. A., Smith, G. T., Hopkins, J., Krietemeyer, J., & Toney, L. (2006): Using self-report assessment methods to explore facets of mindfulness. In: Assessment, 13, S. 27–45.

Barefoot, J. C., Maynard, K. E., Beckham, J. C., Brummett, B. H., Hooker, K., & Siegler, I. C. (1998): Trust, health, and longevity. In: Journal of Behavioral Medicine, 21(6), S. 517–526.
Baxter, L. R., Schwartz, J. M., Bergman, K. S., Szuba, M. P., Guze, B. H., Mazziotta, J. C., et al. (1992): Caudate glucose metabolic rate changes with both drug and behavior therapy for obsessive-compulsive disorder. In: Archives of General Psychiatry, 49(9), S. 681–689.
Beauregard, M., Levesque, J., & Bourgouin, P. (2001): Neural correlates of the conscious self-regulation of emotion. In: Journal of Neuroscience, 21(18), RC165.
Beck, A. T., Rush, A. J., Shaw, B. F., & Emery, G. (1987): Cognitive therapy of depression. New York: Guilford Press.
Bee, H., & Boyd, D. (2009): The developing child (12. Aufl.). Boston: Pearson.
Berle, D., & Starcevic, V. (2005): Thought-action fusion: Review of the literature and future directions. In: Clinical Psychology Review, 25(3), S. 263–284.
Berry, H., & Rodgers, B. (2003): Trust and distress in three generations of rural Australians. In: Australasian Psychiatry, 11(1), Beilage, S. 131–137.
Bhikkhu Bodhi (2012): The numerical discourses of the Buddha: A complete translation of the Anguttara Nikaya (Teachings of the Buddha). Somerville, MA: Wisdom.
Bien, T., & Didonna, F. (2009): Appendix A: Mindfulness practice. In: F. Didonna (Hrsg.): Clinical handbook of mindfulness. New York: Springer.
Birnie, K., Speca, M., & Carlson, L. E. (2010): Exploring self-compassion and empathy in the context of mindfulness-based stress reduction (MBSR). In: Stress and Health, 26(5), S. 359–371.
Bishop, S. R., Lau, M., Shapiro, S., Carlson, L., Anderson, N. D., Carmody, J., et al. (2004): Mindfulness: A proposed operational definition. In: Clinical Psychology: Science and Practice, 11(3), S. 230–241.
Black, A. (1974): The natural history of obsessional neurosis. In: H. R. Beech (Hrsg.): Obsessional states. London: Methuen.
Bluett, E. J., Homan, K. J., Morrison, K. L., Levin, M. E., & Twohig, M. P. (2014): Acceptance and commitment therapy for anxiety and OCD spectrum disorders: An empirical review. In: Journal of Anxiety Disorders, 28(6), S. 612–624.
Bobes, J., González, M. P., Bascarán, M. T., Arango, C., Sáiz, P. A., & Bousoño, M. (2001): Quality of life and disability in patients with obsessive-compulsive disorder. In: European Psychiatry, 16(4), S. 239–245.
Bohart, A. (1983): Detachment: A variable common to many psychotherapies? Paper, präsentiert im Rahmen 63. jährlichen Zusammenkunft der Western Psychological Association, San Francisco, CA.
Borders, A., Earleywine, M., & Jajodia, A. (2010): Could mindfulness decrease anger, hostility, and aggression by decreasing rumination? In: Aggressive Behavior, 36, S. 28–44.
Borkovec, T. D. (2002): Life in the future versus life in the present. In: Clinical Psychology: Science and Practice, 9(1), S. 76–80.
Boschen, M. J., & Vuksanovic, D. (2007): Deteriorating memory confidence, responsibility perceptions and repeated checking: Comparisons in OCD and control samples. In: Behaviour Research and Therapy, 45(9), S. 2098–2109.
Bouchard, C., Rhéaume, J., & Ladouceur, R. (1999): Responsibility and perfectionism in OCD: An experimental study. In: Behaviour Research and Therapy, 37(3), S. 239–248.
Bowen, S., Chawla, N., & Marlatt, G. A. (2011): Mindfulness-based relapse prevention for addictive behaviors: A clinician's guide. New York: Guilford Press.
Bowlby, J. (1979): The making and breaking of affectional bonds. London: Tavistock.
Boyer, P., & Liénard, P. (2008): Ritual behavior in obsessive and normal individuals: Moderating anxiety and reorganizing the flow of action. In: Current Directions in Psychological Science, 17(4), S. 291–294.

Brach, T. (2003): Radical acceptance: Awakening the love that heals fear and shame. New York: Rider.

Breiter, H. C., Etcoff, N. L., Whalen, P. J., Kennedy, W. A., Rauch, S. L., Buckner, R. L., et al. (1996): Response and habituation of the human amygdala during visual processing of facial expression. In: Neuron, 17(5), S. 875–887.

Brewer, J. A., Worhunsky, P. D., Gray, J. R., Tang, Y. Y., Weber, J., & Kober, H. (2011): Meditation experience is associated with differences in default mode network activity and connectivity. In: Proceedings of the National Academy of Sciences of the USA, 108(50), S. 20254–20259.

Brewin, C. R. (2006): Understanding cognitive behaviour therapy: A retrieval competition account. In: Behaviour Research and Therapy, 44(6), S. 765–784.

Broderick, P. C. (2005): Mindfulness and coping with dysphoric mood: Contrasts with rumination and distraction. In: Cognitive Therapy and Research, 29(5), S. 501–510.

Brown, H. D., Kosslyn, S. M., Breiter, H. C., Baer, L., & Jenike, M. A. (1994): Can patients with obsessive-compulsive disorder discriminate between percepts and mental images? A signal detection analysis. In: Journal of Abnormal Psychology, 103, S. 445–454.

Brown, K. W., Ryan, R. M., & Creswell, D. (2007): Mindfulness: Theoretical foundations and evidence for its salutary effects. In: Psychological Inquiry, 18(4), S. 211–237.

Brune, M. (2006): The evolutionary psychology of obsessive-compulsive disorder: The role of cognitive metarepresentation. In: Perspectives in Biology and Medicine, 49(3), S. 317–329.

Bucarelli, B. (2009): The persistence of compulsive checking: The role of distrust in attention and perception. Paper presented at the University of Waterloo, Ontario, Canada.

Buckner, R. L., Andrews-Hanna, J. R., & Schacter, D. L. (2008): The brain's default network. In: Annals of the New York Academy of Sciences, 1124(1), S. 1–38.

Burke, K. C., Burke, J. D., Regier, D. A., & Rae, D. S. (1990): Age at onset of selected mental disorders in five community populations. In: Archives of General Psychiatry, 47(6), S. 511–518.

Buss, D. M. (1999): Adaptive individual differences revisited. In: Journal of Personality, 67(2), S. 259–264.

Buttolph, M. L., Peets, K. E., & Holland, A. M. (1998): Obsessive-compulsive disorder symptoms and medication treatment in pregnancy. In: M. A. Jenike, L. Baer, & W. E. Minichiello (Hrsg.): Obsessive-compulsive disorder: Practical management. St. Louis, MO: Mosby.

Campbell-Sills, L., Barlow, D. H., Brown, T. A., & Hofmann, S. G. (2006): Effects of suppression and acceptance on emotional responses on individuals with anxiety and mood disorders. Behaviour Research and Therapy, 44, S. 1251–1263.

Carey, G., & Gottesman, I. I. (1981): Twin and family studies of anxiety, phobic and obsessive disorders. In: D. F. Klein & J. G. Rabkin (Hrsg.): Anxiety: New research and changing concepts. New York: Raven Press.

Carmody, J., & Baer, R. A. (2008): Relationships between mindfulness practice and levels of mindfulness, medical and psychological symptoms, and well-being in a mindfulness-based stress reduction program. In: Journal of Behavioral Medicine, 31, S. 23–33.

Carrington, K. (2007): Toward the development of a new Multidimensional Trust Scale. Unpublizierte Dissertation, University of Wolverhampton, Wolverhampton, UK.

Carter, C. S. (1998): Neuroendocrine perspectives on social attachment and love. Psychoneuroendocrinology, 23(8), S. 779–818.

Cash, M., & Whittingham, K. (2010): What facets of mindfulness contribute to psychological wellbeing and depressive, anxious, and stress-related symptomatology? In: Mindfulness, 1(3), S. 177–182.

Cioffi, D. (1993): Sensate body, directive mind: Physical sensations and mental control. In: D. M. Wegner & J. W. Pennebaker (Hrsg.): Handbook of mental control. Englewood Cliffs, NJ: Prentice Hall.

Clark, D. A. (2004): Cognitive-behavioral therapy for OCD. New York: Guilford Press.

Clark, D. A., & Purdon, C. (1993): New perspectives for a cognitive theory of obsessions. In: Australian Psychologist Society, 28(3), S. 161–167.
Constans, J. I., Foa, E. B., Franklin, M. E., & Matthews, A. (1995): Memory for actual and imagined events in OC checkers. In: Behaviour Research and Therapy, 33, S. 665–671.
Cottraux, J., Note, I., Yao, S. N., Lafont, S., Note, B., Mollard, E., et al. (2001): A randomized controlled trial of cognitive therapy versus intensive behavior therapy in obsessive compulsive disorder. In: Psychotherapy and Psychosomatics, 70(6), S. 288–297.
Cougle, J. R., Salkovskis, P. M., & Thorpe, S. J. (2008): »Perhaps you only imagined doing it«: Reality-monitoring in obsessive-compulsive checkers using semi-idiographic stimuli. Journal of Behavior Therapy and Experimental Psychiatry, 39(3), S. 305–320.
Cozolino, L. (2014): The neuroscience of human relationships: Attachment and the developing social brain. New York: Norton.
Crane, R. (2017): Mindfulness-based cognitive therapy: Distinctive features (2. Aufl.). New York: Routledge.
Crowe, K., & McKay, D. (2016): Mindfulness, obsessive-compulsive symptoms, and executive dysfunction. In: Cognitive Therapy and Research, 40, S. 627–644.
Currington, R. (2007): Everyday blessings: Spiritual refreshment for women. Uhrichsville, OH: Barbour Books.
Dalai Lama (2001): An open heart: Practicing compassion in everyday life. Boston: Little, Brown.
Damasio, A. R., Tranel, D., & Damasio, H. (1990): Individuals with sociopathic behavior caused byfrontal damage fail to respond autonomically to social stimuli. In: Behavioural Brain Research, 41(2), S. 81–94.
Davidson, R. J., Kabat-Zinn, J., Schumacher, J., Rosenkranz, M., Muller, D., Santorelli, S. F., et al. (2003): Alterations in brain and immune function produced by mindfulness meditation. In: Psychosomatic Medicine, 65(4), S. 564–570.
Davis, M. (1992): The role of the amygdala in fear and anxiety. In: Annual Review of Neuroscience, 15, S. 353–375.
De Neve, K. M., & Cooper, H. (1998): The happy personality: A meta-analysis of 137 personality traits and subjective well-being. In: Psychological Bulletin, 124(2), S. 197–229.
De Silva, P. (2000): Obsessive-compulsive disorder. In: L. Champion & M. Power (Hrsg.): Adult psychological problems: An introduction (2. Aufl.). Hove, UK: Psychology Press.
De Silva, P. (2003): Obsessions, ruminations and covert compulsions. In: R. G. Menzies & P. de Silva (Hrsg.): Obsessive-compulsive disorder: Theory, research and treatment. New York: Wiley.
De Silva, P., & Rachman, S. (2004): Obsessive-compulsive disorder: The facts. Oxford, UK: Oxford University Press.
Deci, E. L., & Ryan, R. M. (1985): Intrinsic motivation and self-determination in human behavior. New York: Plenum Press.
Deckersbach, T., Hölzel, B., Eisner, L., Lazar, S. W., & Nierenberg, A. A. (2014): Mindfulness-based cognitive therapy for bipolar disorder. New York: Guilford Press.
Deikman, A. J. (1982): The observing self. Boston: Beacon Press.
Delgado, M. R., Li, J., Schiller, D., & Phelps, E. A. (2008): Review: The role of the striatum in aversive learning and aversive prediction errors. In: Philosophical Transactions of the Royal Society B, 363, S. 3787–3800.
Depue, R. A., & Morrone-Strupinsky, J. V. (2005): A neurobehavioral model of affiliative bonding: Implications for conceptualizing a human trait of affiliation. Behavioral and Brain Sciences, 28(3), S. 313–349.
Derogatis, L. R. (1994): Symptom Checklist 90–R: Administration, scoring, and procedures manual (3. Aufl.). Minneapolis, MN: National Computer Systems.
Desbordes, G., Negi, L. T., Pace, T. W., Wallace, B. A., Raison, C. L., & Schwartz, E. L. (2012): Effects of mindful-attention and compassion meditation training on amygdala response to emo-

tional stimuli in an ordinary, non-meditative state. Frontiers in Human Neuroscience, 6, S. 292.
Didonna, F. (2005): Ruolo dell'invalidazione dell'esperienza sensoriale nell'attivazione e mantenimento del dubbio ossessivo. In: Psicopatologia Cognitiva, 2(2), S. 73–81.
Didonna, F. (2006): La formulazione del problema e le tecniche d'intervento nella psicoterapia cognitiva del disturbo ossessivo-compulsivo. In: Psicobiettivo, 12(3), S. 131–164.
Didonna, F. (Hrsg.) (2009a): Clinical handbook of mindfulness. New York: Springer.
Didonna, F. (2009b): Introduction: Where new and old paths to dealing with suffering meet. In: F. Didonna (Hrsg.): Clinical handbook of mindfulness. New York: Springer.
Didonna, F. (2009c): Mindfulness and obsessive-compulsive disorder: Developing a way to trust and validate one's internal experience. In: F. Didonna (Hrsg.): Clinical handbook of mindfulness. New York: Springer.
Didonna, F. (2009d): Mindfulness-based interventions in an inpatient setting. In: F. Didonna (Hrsg.): Clinical handbook of mindfulness. New York: Springer.
Didonna, F., & Bhattacherjee, S. (2014): Mindfulness-based training in residential settings: Rationale, advantages and obstacles. In: Advances in Psychiatric Treatment, 20, S. 422–430.
Didonna, F., & Bosio, V. (2012): Assessing mindfulness skills: A validation study of the Italian version of the Five Facet Mindfulness Questionnaire. In: Psicoterapia Cognitiva e Comportamentale, 18(3), S. 261–284.
Didonna, F., Lanfredi M., Xodo E., Ferrari C., Rossi R., & Pedrini L. (2019a): Mindfulness-based cognitive therapy for obsessive-compulsive disorder: A pilot-study. In: Journal of Psychiatric Practice, 25(2), S. 156–170.
Didonna, F., Rossi, R., Ferrari, C., Iani, L., Pedrini, L., Rossi, N., et al. (2019b): Relations of mindfulness facets and psychological symptoms among individuals with a diagnosis of obsessive-compulsive disorder, major depressive disorder, or borderline personality disorder. In: Psychology and Psychotherapy: Theory Research and Practice, 92(1), S. 112–130.
Dobkin, P. L., Irving, J. A., & Amar, S. (2012): For whom may participation in a mindfulness-based stress reduction program be contraindicated? In: Mindfulness, 3(1), S. 44–50.
Doron, G., Moulding, R., Nedeljkovic, M., Kyrios M., Mikulincer, M., & Sar-El, D. (2012): Adult attachment insecurities are associated with obsessive compulsive disorder. In: Psychology and Psychotherapy, 85(2), S. 163–178.
Eisenberg, N., Fabes, R. A., Bustamante, D., Mathy, R. M., Miller, P. A., & Lindholm, E. (1988): Differentiation of vicariously induced emotional reactions in children. In: Developmental Psychology, 24, S. 237–246.
Eisenberg, N., Fabes, R. A., Schaller, M., Carlo, G., & Miller, P. A. (1991): The relations of parental characteristics and practices to children's vicarious emotional responding. In: Child Development, 62(6), S. 1393–1408.
Ekman, P., Davidson, R. J., Ricard, M., & Wallace, B. A. (2005): Buddhist and psychological perspectives on emotions and well-being. In: Current Directions in Psychological Science, 14(2), S. 59–63.
Emmelkamp, P. M. G., Visser, S., & Hoekstra, R. (1988): Cognitive therapy vs. exposure in the treatment of obsessive-compulsives. In: Cognitive Therapy and Research, 12, S. 103–114.
Epstein, M. (1996): Thoughts without a thinker: Psychotherapy from a Buddhist perspective. New York: Basic Books.
Erikson, E. H. (1963): Childhood and society. New York: Norton.
Erikson, E. H., & Erikson, J. M. (1997): The life cycle completed: Extended version. New York: Norton.
Esquirol, É. D. (1838): Des maladies mentales considérées sous les rapports médical, hygiénique et médico-légal (Bd. 1). Brüssel: Baillière.
Evans, D. W., Leckman, J. F., Carter, A., Reznick, J. S., Henshaw, D., King, R. A., et al. (1997): Ritual, habit, and perfectionism: The prevalence and development of compulsive-like behavior in normal young children. Child Development, 68(1), S. 58–68.

Fairfax, H. (2008): The use of mindfulness in obsessive compulsive disorder: Suggestions for its application and integration in existing treatment. In: Clinical Psychology and Psychotherapy, 15(1), S. 53–59.
Fan, J., McCandliss, B. D., Sommer, T., Raz, A., & Posner, M. I. (2002): Testing the efficiency and independence of attentional networks. In: Journal of Cognitive Neuroscience, 14(3), S. 340–347.
Farb, N. A. S., Segal, Z. V., & Anderson, A. K. (2012): Mindfulness meditation training alters cortical representations of interoceptive attention. In: Social Cognitive and Affective Neuroscience, 8(1), S. 15–26.
Farb, N. A. S., Segal, Z. V., Mayberg, H., Bean, J., McKeon, D., Fatima, Z., et al. (2007): Attending to the present: Mindfulness meditation reveals distinct neural modes of self-reference. In: Social Cognitive and Affective Neuroscience Advance, 2(4), S. 313–322.
Fava, G. A., Rafanelli, C., Grandi, S., Conti, S., & Belluardo, P. (1998): Prevention of recurrent depression with cognitive behavioral therapy: Preliminary findings. In: Archives of General Psychiatry, 55(9), S. 816–820.
Feldman, C., & Kuyken, W. (2011): Compassion in the landscape of suffering. Contemporary Buddhism, 12, S. 143–155.
Feldner, M. T., Zvolensky, M. J., Eifert, G. H., & Spira, A. P. (2003): Emotional avoidance: An experimental test of individual differences and response suppression using biological challenge. In: Behaviour Research and Therapy, 41(4), S. 403–411.
Ferster, C. B. (1973): A functional analysis of depression. In: American Psychologist, 28(10), S. 857–870.
Feygin, D. L., Swain, J. E., & Leckman, J. F. (2006): The normalcy of neurosis: Evolutionary origins of obsessive-compulsive disorder and related behaviors. In: Progress in Neuro-Psychopharmacology and Biological Psychiatry, 30, S. 854–864.
Field, A. P., St.-Leger, E., & Davey, G. C. L. (2000): Past- and future-based rumination and its effect on catastrophic worry and anxiety. Manuskript, für die Publikation überlassen.
Fineberg, N. A., Chamberlain, S. R., Goudriaan, A. E., Stein, D. J., Vanderschuren, L. J., Gillan, C. M., et al. (2014): New developments in human neurocognition: Clinical, genetic, and brain imaging correlates of impulsivity and compulsivity. In: CNS Spectrums, 19(1), S. 69–89.
Fisher, P. L., & Wells, A. (2005): How effective are cognitive and behavioral treatments for obsessive-compulsive disorder? A clinical significance analysis. In: Behaviour Research and Therapy, 43, S. 1543–1558.
Fitzgerald, K. D., Welsh, R. C., Gehring, W. J., Abelson, J. L., Himle, J. A., Liberzon, I., et al. (2005): Error-related hyperactivity of the anterior cingulate cortex in obsessive-compulsive disorder. In: Biological Psychiatry, 57(3), S. 287–294.
Foa, E. B. (1979): Failure in treating obsessive-compulsives. In: Behaviour Research and Therapy, 17(3), S. 169–176.
Foa, E. B., Amir, N., Gershuny, B., Molnar, C., & Kozak, M. J. (1997): Implicit and explicit memory in obsessive-compulsive disorder. In: Journal of Anxiety Disorders, 11, S. 119–129.
Foa, E. B., & Franklin, M. E. (1998): Cognitive-behavioral treatment of obsessive-compulsive disorder. In: D. K. Routh & R. J. DeRubeis (Hrsg.): The science of clinical psychology. Washington, DC: American Psychological Association.
Foa, E. B., Grayson, J. B., Steketee, G., Doppelt, H. G., Turner, R. M., & Latimer, P. R. (1983): Success and failure in the behavioral treatment of obsessive-compulsives. In: Journal of Consulting and Clinical Psychology, 51, S. 287–297.
Foa, E. B., Ilai, D., McCarthy, P. R., Shoyer, B., & Murdock, T. B. (1993): Information processing in obsessive-compulsive disorder. In: Cognitive Therapy and Research, 7, S. 173–189.
Foa, E. B., Liebowitz, M. R., Kozak, M. J., Davies, S., Campeas, R., Franklin, M. E., et al. (2005): Randomized, placebo-controlled trial of exposure and ritual prevention, clomipramine, and

their combination in the treatment of obsessive-compulsive disorder. In: American Journal of Psychiatry, 162(1), S. 151–161.
Fontenelle, L. F., Mendlowicz, M. V., Marques, C., & Versiani, M. (2004): Trans-cultural aspects of obsessive-compulsive disorder: A description of a Brazilian sample and a systematic review of international clinical studies. In: Journal of Psychiatric Research, 38(4), S. 403–411.
Frankl, V. E. (1963): Man's search for meaning: An introduction to logotherapy. New York: Washington Square Press.
Freeston, M. H., Ladouceur, R., Thibodeau, N., & Gagnon, F. (1991): Cognitive intrusions in a non-clinical population: I. Response style, subjective experience, and appraisal. In: Behaviour Research and Therapy, 29(6), S. 585–597.
Fresco, D. M., Segal, Z. V., Buis, T., & Kennedy, S. (2007): Relationship of posttreatment decentering and cognitive reactivity to relapse in major depression. In: Journal of Consulting and Clinical Psychology, 75, S. 447–455.
Frewen, P. A., Evans, E. M., Maraj, N., Dozois, D. J. A., & Partridge, K. (2008): Letting go: Mindfulness and negative automatic thinking. In: Cognitive Therapy and Research, 32(6), S. 758–774.
Frost, R. O., & Steketee, G. (Hrsg.). (2002): Cognitive approaches to obsessions and compulsions: Theory, assessment, and treatment. Oxford, UK: Pergamon Press.
Gard, T., Brach, N., Hölzel, B. K., Noggle, J. J., Conboy, L. A., & Lazar, S. W. (2012): Effects of a yoga-based intervention for young adults on quality of life and perceived stress: The potential mediating roles of mindfulness and self-compassion. In: Journal of Positive Psychology, 7(3), S. 165–175.
Gard, T., Taquet, M., Dixit, R., Hölzel, B. K., Dicherson, B. C., & Lazar, S. W. (2015): Greater widespread functional connectivity of the caudate in older adults who practice Kripalu yoga and Vipassana meditation than in controls. In: Frontiers in Human Neuroscience, 16(9), S. 137.
Germer, G. K. (2009): The mindful path to self-compassion: Freeing yourself from destructive thoughts and emotions. New York: Guilford Press.
Germer, C. K., Siegel, R. D., & Fulton, P. R. (2005): Mindfulness and psychotherapy. New York: Guilford Press.
Giedd, J. N., Blumenthal, J., Molloy, E., & Castellanos, F. X. (2001): Brain imaging of attention deficit / hyperactivity disorder. In: Annals of the New York Academy of Sciences, 931, S. 33–49.
Gilbert, P. (1989): Human nature and suffering. London: Lea.
Gilbert, P. (1993): Defence and safety: Their function in social behaviour and psychopathology. In: British Journal of Clinical Psychology, 32, S. 131–154.
Gilbert, P. (1998): The evolved basis and adaptive functions of cognitive distortions. In: Psychology and Psychotherapy: Theory, Research and Practice, 71(4), S. 447–463.
Gilbert, P. (2000): Social mentalities: Internal »social« conflicts and the role of inner warmth and compassion in cognitive therapy. In: P. Gilbert & K. G. Bailey (Hrsg.): Genes on the couch: Explorations in evolutionary psychotherapy. Hove, UK: Psychology Press.
Gilbert, P. (2005): Compassion and cruelty: A biopsychosocial approach. In: P. Gilbert (Hrsg.): Compassion: Conceptualisations, research and use in psychotherapy. London: Routledge.
Gilbert, P. (2007a): Psychotherapy and counselling for depression (3. Aufl.). London: SAGE.
Gilbert, P. (2007b): Evolved minds and compassion in the therapeutic relationship. In: P. Gilbert & R. Leahy (Hrsg.): The therapeutic relationship in the cognitive behavioural psychotherapies. London: Routledge.
Gilbert, P. (2009a): The compassionate mind: A new approach to life's challenges. Oakland, CA: New Harbinger.
Gilbert, P. (2009b): The nature and basis for compassion focused therapy. In: Hellenic Journal of Psychology, 6, S. 273–291.
Gilbert, P. (2010): Compassion focused therapy: Distinctive features. New York: Routledge / Taylor & Francis Group.

Gilbert, P., & Choden, K. (2013): Mindful compassion: Using the power of mindfulness and compassion to transform our lives. London: Robinson.
Gilbert, P., & Tirch, D. (2009): Emotional memory, mindfulness and compassion. In: F. Didonna (Hrsg.): Clinical handbook of mindfulness. New York: Springer.
Gilson, L., Palmer, N., & Schneider, H. (2005): Trust and health worker performance: Exploring a conceptual framework using South African evidence. In: Social Science and Medicine, 61(7), S. 1418–1429.
Goetz, J. L., Keltner, D., & Simon-Thomas, E. (2010): Compassion: An evolutionary analysis and empirical review. In: Psychological Bulletin, 136(3), S. 351–374.
Goldin, P. R., & Gross, J. J. (2010): Effects of mindfulness-based stress reduction (MBSR) on emotion regulation in social anxiety disorder. In: Emotion, 10(1), S. 83–91.
Goldstein, J. (2014): Mindfulness: What it is and is not. Vortrag im Rahmen der CFM Guest Lecture Series, Center for Mindfulness in Medicine, Health Care, and Society, 19. November, Shrewsbury, MA.
Goleman, D. (1980): Foreword. In: R. Herink (Hrsg.): The psychotherapy handbook. New York: New American Library.
Goleman, D. (1988): The meditative mind. Los Angeles: Tarcher.
Goodman, W. K. (1999): Obsessive-compulsive disorder: Diagnosis and treatment. In: Journal of Clinical Psychiatry, 60(18), Beilage, S. 27–32.
Goodman, W. K., Price, L. H., Rasmussen, S. A., Mazure, C., Delgado, P., Heninger, G. R., et al. (1989): The Yale-Brown Obsessive Compulsive Scale (Y-BOCS): Part I. Development, use, and reliability. In: Archives of General Psychiatry, 46, S. 1006–1011.
Goodwin, R., Koenen, K. C., Hellman, F., Guardino, M., & Struening, E. (2002): Helpseeking and access to mental health treatment for obsessive-compulsive disorder. In: Acta Psychiatrica Scandinavica, 106(2), S. 143–149.
Graybiel, A. M. (1997): The basal ganglia and cognitive pattern generators. In: Schizophrenia Bulletin, 23(3), S. 459–469.
Graybiel, A. M. (1998): The basal ganglia and chunking of action repertoires. Neurobiology of Learning and Memory, 70, S. 119–123.
Graybiel, A. M., & Rauch, S. L. (2000): Toward a neurobiology of obsessive-compulsive disorder. In: Neuron, 28, S. 343–347.
Greenberg, J., & Mitchell, S. A. (1983): Object relations in psychoanalytic theory. Cambridge, MA: Harvard University Press.
Gross, J. J. (2002): Emotion regulation: Affective, cognitive, and social consequences. In: Psychophysiology, 39(3), S. 281–291.
Gunaratana, B. (2011): Mindfulness in plain English. Boston: Wisdom.
Hale, L., Strauss, C., & Taylor, B. L. (2013): The effectiveness and acceptability of mindfulness-based therapy for obsessive compulsive disorder: A review of the literature. In: Mindfulness, 4, S. 375–382.
Hamilton, J. P., Furman, D. J., Chang, C., Thomason, M. E., Dennis, E., & Gotlib, I. H. (2011): Default-mode and task-positive network activity in major depressive disorder: Implications for adaptive and maladaptive rumination. In: Biological Psychiatry, 70(4), S. 327–333.
Hamilton, W. D. (1964): The genetical evolution of social behaviour. In: Journal of Theoretical Biology, 7(1), S. 1–16.
Hanstede, M., Gidron, Y., & Nyklícek, I. (2008): The effects of a mindfulness intervention on obsessive-compulsive symptoms in a non-clinical student population. In: Journal of Nervous and Mental Disease, 196(10), S. 776–779.
Hawley, L., Schwartz, D., Bieling, P. J., Irving, J., Corcoran, K., & Farb, N. A. S. (2014): Mindfulness practice, rumination and clinical outcome in mindfulness-based treatment. In: Cognitive Therapy and Research, 38, S. 1–9.

Hawton, K., Salkovskis, P. M., Kirk, J., & Clark, D. M. (Hrsg.) (1989): Cognitive behavior therapy for psychiatric problems: A practical guide. New York: Oxford University Press.
Hayes, S. C. (2004): Acceptance and commitment therapy and the new behavior therapies: Mindfulness, acceptance, and relationship. In: S. C. Hayes, V. M. Follette, & M. M. Linehan (Hrsg.): Mindfulness and acceptance: Expanding the cognitive-behavioral tradition. New York: Guilford Press.
Hayes, S. C., Barnes-Holmes, D., & Roche, B. (Hrsg.) (2001): Relational frame theory: A post-Skinnerian account of human language and cognition. New York: Plenum Press.
Hayes, S. C., Pistorello, J., & Levin, M. E. (2012a): Acceptance and commitment therapy as a unified model of behavior change. In: The Counseling Psychologist, 40(7), S. 976–1002.
Hayes, S. C., Strosahl, K. D., & Wilson, K. G. (2012b): Acceptance and commitment therapy. New York: Guilford Press.
Hayes, S. C., Wilson, K. G., Gifford, E. V., Follette, V. M., & Strosahl, K. (1996): Experiential avoidance and behavioral disorders: A functional dimensional approach to diagnosis and treatment. In: Journal of Consulting and Clinical Psychology, 64, S. 1152–1168.
Henry, W. P., & Strupp, H. H. (1994): The therapeutic alliance as interpersonal process. In: A. O. Horvath & L. S. Greenberg (Hrsg.): The working alliance: Theory, research, and practice. New York: Wiley.
Hermans, D., Entegelen, U., Grouwels, L., Joos, E., Lemmens, J., & Pieters, G. (2008): Cognitive confidence in obsessive-compulsive disorder: Distrusting perception, attention and memory. In: Behaviour Research and Therapy, 46, S. 98–113.
Hermans, D., Martens, K., De Cort, K., Pieters, G., & Eelen, P. (2003): Reality monitoring and metacognitive beliefs related to cognitive confidence in obsessive-compulsive disorder. In: Behaviour Research and Therapy, 41(4), S. 383–401.
Hertenstein, N. R., Voderholzer, U., Heidenreich, T., Nissen, C., Thiel, N., Herbst, N., et al. (2012): Mindfulness-based cognitive therapy in obsessive-compulsive disorder: A qualitative study on patients' experiences. In: BMC Psychiatry, 12, S. 185.
Hofmann, S. G., Grossman, P., & Hinton, D. E. (2011): Loving-kindness and compassion meditation: Potential for psychological interventions. In: Clinical Psychology Review, 31(7), S. 1126–1132.
Hofmann, S. G., Sawyer, A. T., Witt, A. A., & Oh, D. (2010): The effect of mindfulness-based therapy on anxiety and depression: A meta-analytic review. In: Journal of Consulting and Clinical Psychology, 78(2), S. 169.
Hollander, E., Greenwald, S., Neville, D., Johnson, J., Hornig, C. D., & Weissman, M. M. (1996): Uncomplicated and comorbid obsessive-compulsive disorder in an epidemiologic sample. In: Depression and Anxiety, 4(3), S. 111–119.
Hölzel, B. K., Carmody, J., Vangel, M., Congleton, C., Yerramsetti, S. M., Gard, T., et al. (2011): Mindfulness practice leads to increases in regional brain gray matter density. In: Psychiatry Research, 191(1), S. 36–43.
Hölzel, B. K., Hoge, E. A., Greve, D. N., Gard, T., Creswell, J. D., Brown, K. W., et al. (2013): Neural mechanisms of symptom improvements in generalized anxiety disorder following mindfulness training. In: NeuroImage: Clinical, 2, S. 448–458.
Hölzel, B. K., Ott, U., Hempel, H., Hackl, A., Wolf, K., Stark, R., et al. (2007): Differential engagement of anterior cingulate and adjacent medial frontal cortex in adept meditators and non-meditators. In: Neuroscience Letters, 421(1), S. 16–21.
Hoogduin, C. A. L., & Hoogduin, W. A. (1984): The outpatient treatment of patients with an obsessional-compulsive disorder. In: Behaviour Research and Therapy, 22, S. 455–459.
Horwath, E., & Weissman, M. M. (2000): The epidemiology and cross-national presentation of obsessive-compulsive disorder. In: Psychiatric Clinics of North America, 23(3), S. 493–507.
Howe, J. (1999): Early childhood, family, and society in Australia: A reassessment. Katoomba, Australia: Social Science Press.

Ives-Deliperi, V. L., Solms, M., & Meintjes, E. M. (2011): The neural substrates of mindfulness: An fMRI investigation. In: Journal Social Neuroscience, 6(3), S. 231–242.
Janet, P. (1903): Les obsessions et la psychasténie. Paris: Baillière.
Jazaieri, H., McGonigal, K., Jinpa, T., Doty, J. R., Gross, J. J., & Goldin, P. R. (2013): A randomized controlled trial of compassion cultivation training: Effects on mindfulness, affect, and emotion regulation. In: Motivation and Emotion, 38(1), S. 23–35.
Jenike, M. A. (2004): Clinical practice: Obsessive-compulsive disorder. In: New England Journal of Medicine, 350(3), S. 259–265.
Jha, A. P., Krompinger, J., & Baime, M. J. (2007): Mindfulness training modifies subsystems of attention. In: Cognitive, Affective, and Behavioral Neuroscience, 7(2), S. 109–119.
Johnson, M., & Raye, C. L. (1981): Reality monitoring. In: Psychological Review, 88(1), S. 67–85.
Julien, D., O'Connor, K. P., Aardema, F., & Todorov, C. (2006): The specificity of belief domains in obsessive-compulsive symptom subtypes. In: Personality and Individual Differences, 41(7), S. 1205–1216.
Kabat-Zinn, J. (1990): Full catastrophe living. New York: Delacorte.
Kabat-Zinn, J. (1994): Wherever you go, there you are: Mindfulness meditation in everyday life. New York: Hyperion.
Kabat-Zinn, J. (2005): Coming to our senses: Healing ourselves and the world through mindfulness. New York: Hyperion Books.
Kabat-Zinn, J. (2016): Mindfulness for beginners: Reclaiming the present moment – and your life. Boulder, CO: Sounds True.
Kampman, M., Keijsers, G. P., Verbraak, M. J., Näring, G., & Hoogduin, C. A. (2002): The emotional Stroop: A comparison of panic disorder patients, obsessive-compulsive patients, and normal controls in two experiments. In: Journal of Anxiety Disorders, 16(4), S. 425–441.
Karno, M., & Golding, J. M. (1991): Obsessive compulsive disorder. In: L. N. Robins & D. A. Regier (Hrsg.): Psychiatric disorders in America. New York: Free Press.
Karno, M., Golding, J. M., Sorenson, S. B., & Burnham, M. A. (1988): The epidemiology of obsessive-compulsive disorder in five US communities. In: Archives of General Psychiatry, 45, S. 1094–1099.
Keeley, M. L., Storch, E. A., Merlo, L. J., & Geffken, G. R. (2008): Clinical predictors of response to cognitive-behavioral therapy for obsessive-compulsive disorder. In: Clinical Psychology Review, 28(1), S. 118–130.
Keijsers, G. P., Hoogduin, C. A., & Schaap, C. P. (1994): Predictors of treatment outcome in the behavioural treatment of obsessive-compulsive disorder. In: British Journal of Psychiatry, 165(6), S. 781–786.
Kim, S. K., McKay, D., Taylor, S., Tolin D., Olatunji, B., Timpano, K., et al. (2016): The structure of obsessive compulsive symptoms and beliefs: A correspondence and biplot analysis. In: Journal of Anxiety Disorders, 38, S. 79–87.
Klee, S. H., & Garfinkel, B. D. (1983): The computerized continuous performance task: A new measure of inattention. In: Journal of Abnormal Psychology, 11, S. 487–495.
Klimecki, O., Leiberg, S., Ricard, M., & Singer, T. (2013): Differential pattern of functional brain plasticity after compassion and empathy training. In: Social, Cognitive, and Affective Neuroscience, 9(6), S. 873–879.
Klinger, E. (1977): Meaning and void: Inner experience and the incentives in people's lives. Minneapolis: University of Minnesota Press.
Kocovski, N. L., Fleming, J. E., & Rector, N. A. (2009): Mindfulness and acceptance-based group therapy for social anxiety disorder: An open trial. In: Cognitive and Behavioral Practice, 16(3), S. 276–289.
Kohn, R., Saxena, S., Levav, I., & Saraceno, B. (2004): The treatment gap in mental health care. In: Bulletin of the World Health Organization, 82(11), S. 858–866.

Koran, L. M., Pallanti, S., Paiva, R., & Quercioli, L. (1998): Pulse loading versus gradual dosing of intravenous clomipramine in obsessive-compulsive disorder. In: European Neuropsychopharmacology, 8(2), S. 121–126.
Kornfield, J. (2008): The wise heart: A guide to the universal teachings of Buddhist psychology. New York: Bantam Dell.
Krackow, E., Nunley S., & Tessier, P. (2014): Cognitive processes and biases in obsessive-compulsive disorder. In: V. Kalinin (Hrsg.): Obsessive-compulsive disorder: The old and the new problems. London: InTech.
Krackow, E., & Rabenshorst, M. (2010): Does the body know best? Psychophysiological reactivity to perceived versus imagined childhood events. In: Imagination, Cognition, and Personality, 30, S. 133–145.
Kraepelin, E. (1883): Compendium der Psychiatrie. Zum Gebrauche für Studirende und Aerzte. Leipzig: Abel.
Kramer, H., & Sprenger, J. ([1486] 1951): Malleus maleficarum [Hexenhammer]. London: Hogarth Press.
Krüger, E. (2010): Effects of a meditation-based programme of stress reduction on levels of self-compassion. Unpublitierte Masterarbeit, School of Psychology, Bangor University, Wales, UK.
Kuyken, W., Watkins, E., Holden, E., White, K., Taylor, R. S., Byford, S., et al. (2010): How does mindfulness-based cognitive therapy work? In: Behaviour Research and Therapy, 48(11), S. 1105–1112.
Kyrios, M. (2003): Exposure and response prevention for obsessive-compulsive disorder. In: R. G. Menzies & P. De Silva (Hrsg.): Obsessive-compulsive disorder: Theory, research and treatment. New York: Wiley.
Kyrios, M., Hordern, C., & Fassnacht, D. B. (2015): Predictors of response to cognitive behaviour therapy for obsessive-compulsive disorder. In: International Journal of Clinical and Health Psychology, 15, S. 181–190.
Kyrios, M., & Iob, M. A. (1998): Automatic and strategic processing in obsessive-compulsive disorder: Attentional bias, cognitive avoidance or more complex phenomena? In: Journal of Anxiety Disorders, 12(4), S. 271–292.
Lakey, C. E., Campbell, W. K., Brown, K. W., & Goodie, A. S. (2007): Dispositional mindfulness as a predictor of the severity of gambling outcomes. In: Personality and Individual Differences, 43(7), S. 1698–1710.
Lavy, E., van Oppen, P., & van den Hout, M. (1994): Selective processing of emotional information in obsessive-compulsive disorder. In: Behaviour Research and Therapy, 32(2), S. 243–246.
Lazar, S. W., Kerr, C. E., Wasserman, R. H., Gray, J. R., Greve, D. N., et al. (2005): Meditation experience is associated with increased cortical thickness. In: NeuroReport, 16(17), S. 1893–1897.
Leary, M. R., Tate, E. B., Adams, C. E., Allen, A. B., & Hancock, J. (2007): Self-compassion and reactions to unpleasant self-relevant events: The implications of treating oneself kindly. In: Journal of Personality and Social Psychology, 92(5), S. 887–904.
Leckman, J. F., Grice, D. E., Barr, L. C., de Vries, A. L., Martin, C., Cohen, D. J., et al. (1995): Tic-related vs. non-tic-related obsessive-compulsive disorder. In: Anxiety, 1(5), S. 208–215.
LeDoux, J. (1998): Fear and the brain: Where have we been, and where are we going? In: Biological Psychiatry, 44(12), S. 1229–1238.
LeDoux, J. (2002): The emotional brain, fear, and the amygdala. In: Cellular and Molecular Neurobiology, 23(4–5), S. 727–738.
Lee, W. K., & Bang, H. J. (2010): The effects of mindfulness-based group intervention on the mental health of middle-aged Korean women in community. In: Stress and Health, 26(4), S. 341–348.

Lensi, P., Cassano, G. B., Correddu, G., Ravagli, S., Kunovac, J. L., & Akiskal, H. S. (1996): Obsessive-compulsive disorder: Familial-developmental history, symptomatology, comorbidity and course with special reference to gender-related differences. In: British Journal of Psychiatry, 169(1), S. 101–107.

Levitt, J. T., Brown, T. A., Orsillo, S. M., & Barlow, D. H. (2004): The effects of acceptance versus suppression of emotion on subjective and psychophysiological response to carbon dioxide challenge in patients with panic disorder. Behavior Therapy, 35(4), S. 747–766.

Lieberman, M. D. (2007): Social cognitive neuroscience. In R. F. Baumeister & K. D. Vohs (Hrsg.), Encyclopedia of social psychology. Thousand Oaks, CA: SAGE.

Linehan, M. (1993): Cognitive-behavioral treatment of borderline personality disorder. New York: Guilford Press.

Liotti, G., & Gilbert, P. (2011): Mentalizing, motivation, and social mentalities: Theoretical considerations and implications for psychotherapy. In: Psychology and Psychotherapy: Theory, Research, and Practice, 84, S. 9–25.

Lochner, C., & Stein, D. J. (2003): Heterogeneity of obsessive-compulsive disorder: A literature review. In: Harvard Review of Psychiatry, 11(3), S. 113–132.

Lorenzini, N., & Fonagy, P. (2013): Attachment and personality disorders: A short review. In: FOCUS: The Journal of Lifelong Learning in Psychiatry, 11(2), S. 155–166.

Lu, L., Zhang T., Gao, R., Zhang, Z., Cao, X., Didonna, F., et al. (2018): Mindfulness-based cognitive therapy for obsessive-compulsive disorder: Study protocol for a randomized controlled trial with functional magnetic resonance imaging and a 6-month follow-up. In: Journal of Health Psychology, S. 1–13.

Lutz, A., McFarlin, D. R., Perlman, D. M., Salomons, T. V., & Davidson, R. J. (2013): Altered anterior insula activation during anticipation and experience of painful stimuli in expert meditators. In: NeuroImage, 64, S. 538–546.

Lutz, A., Slagter, H. A., Dunne, J. D., & Davidson, R. J. (2008): Attention regulation and monitoring in meditation. Trends in Cognitive Sciences, 12(4), S. 163–169.

Lutz, J., Herwig, U., Opialla, S., Hittmeyer, A., Jäncke, L., Rufer, M., et al. (2014): Mindfulness and emotion regulation: An fMRI study. Social Cognitive and Affective Neuroscience, 9, S. 776–785.

MacDonald, P. A., Antony, M. M., Macleod, C., & Richter, M. A. (1997): Memory and confidence in memory judgements among individuals with obsessive-compulsive disorder and non-clinical controls. In: Behaviour Research and Therapy, 35(6), S. 497–505.

Mancini, F., D'Olimpio, F., Didonna, F., Prunetti, E., & Del Genio, M. (2002): Obsession and compulsion and intolerance of uncertainty in a non-clinical sample. In: Journal of Anxiety Disorders, 16, S. 401–411.

March, J. S., Frances, A., Kahn, D. A., & Carpenter, D. (1997): The Expert Consensus Guideline series: Treatment of obsessive-compulsive disorder. In: Journal of Clinical Psychiatry, 58(4), S. 1–72.

Marchand, W. R. (2012): Mindfulness-based stress reduction, mindfulness-based cognitive therapy, and Zen meditation for depression, anxiety, pain, and psychological distress. In: Journal of Psychiatry Practice, 18, S. 233–252.

Marchand, W. R. (2014): Neural mechanisms of mindfulness and meditation: Evidence from neuroimaging studies. In: World Journal of Radiology, 6(7), S. 471–479.

Marks, I. M. (1987): Fears, phobias, and rituals. New York: Oxford University Press.

Marks, I. M., & Nesse, R. M. (1994): Fear and fitness: An evolutionary analysis of anxiety disorders. In: Ethology and Sociobiology, 15(5–6), S. 247–261.

Marlatt, G. A., & Kristeller, J. L. (1999): Mindfulness and meditation. In: W. R. Miller (Hrsg.): Integrating spirituality into treatment. Washington, DC: American Psychological Association.

Martin, J. R. (1997, April). Limbering across cognitive-behavioral, psychodynamic and systems orientations. In: J. R. Martin: Retooling for integration: Perspectives on the training of post-licensed psychotherapists. Symposium im Rahmen der 13. Jahreskonferenz der Society for the Exploration of Psychotherapy Integration, Toronto, Canada.

Mason, M. F., Norton, M. I., Van Horn, J. D., Wegner, D. M., Grafton, S. T., & Macrae, C. N. (2007): Wandering minds: The default network and stimulus-independent thought. In: Science, 315(5810), S. 393–395.

Mataix-Cols, D., Cullen, S., Lange, K., Zelaya, F., Andrew, C., Amaro, E., et al. (2003): Neural correlates of anxiety associated with obsessive-compulsive symptom dimensions in normal volunteers. In: Biological Psychiatry, 53(6), S. 482–493.

Mataix-Cols, D., Marks, I. M., Greist, J. H., Kobak, K. A., & Baer, L. (2002): Obsessive-compulsive symptom dimensions as predictors of compliance with and response to behaviour therapy: Results from a controlled trial. In: Psychotherapy and Psychosomatics, 71, S. 255–262.

McEvoy, P. M., Watson, H., Watkins, E. R., & Nathan, P. (2013): The relationship between worry, rumination, and comorbidity: Evidence for repetitive negative thinking as a transdiagnostic construct. In: Journal of Affective Disorders, 151(1), S. 313–320.

McFall, M. E., & Wollersheim, J. P. (1979): Obsessive-compulsive neurosis: A cognitive-behavioral formulation and approach to treatment. In: Cognitive Therapy and Research, 3(4), S. 333–348.

McGuire, M. T., & Troisi, A. (1998): Darwinian psychiatry. New York: Oxford University Press.

McGuire, W., Hill, A. V., Allsopp, C. E., Greenwood, B. M., & Kwiatkowski, D. (1994): Variation in the TNF-alpha promoter region associated with susceptibility to cerebral malaria. In: Nature, 371(6497), S. 508–510.

McKay, D., Abramowitz, J. S., Calamari, J. E., Kyrios, M., Radomsky, A., Sookman, D., et al. (2004): A critical evaluation of obsessive-compulsive disorder subtypes: Symptoms versus mechanisms. In: Clinical Psychology Review, 24(3), S. 283–313.

McKay, D., Kim, S.-K., Taylor, S., Abramowitz, J. S., Tolin, D., Coles, M., et al. (2014): An examination of obsessive-compulsive symptoms and dimensions using profile analysis via multidimensional scaling (PAMS). In: Journal of Anxiety Disorders, 28(4), S. 352–357.

McLean, P. D., Whittal, M. L., Thordarson, D. S., Taylor, S., Sochting, I., Koch, W. J., et al. (2001): Cognitive versus behavior therapy in the group treatment of obsessive-compulsive disorder. In: Journal of Consulting and Clinical Psychology, 69(2), S. 205–214.

McNally, R. J., & Kohlbeck, P. A. (1993): Reality-monitoring in obsessive-compulsive disorder. In: Behaviour Research and Therapy, 31(3), S. 249–253.

Menzies, R. G., & de Silva, P. (Hrsg.) (2003): Obsessive-compulsive disorder: Theory, research and treatment. New York: Wiley.

Minichiello, W. E., Baer, L., Jenike, M. A., & Holland, A. (1990): Age of onset of major subtypes of obsessive-compulsive disorder. In: Journal of Anxiety Disorders, 4(2), S. 147–150.

Mirsky, A. F., Anthony, B. J., Duncan, C. C., Ahearn, M. B., & Kellam, S. G. (1991): Analysis of the elements of attention: A neuropsychological approach. In: Neuropsychology Review, 2(2), S. 109–145.

Mohammadkhani, S. (2013): The role of fusion beliefs and metacognitions in obsessive-compulsive symptoms in general population. In: Iranian Journal of Clinical Psychology, 1(2), S. 97–104.

Muller, J., & Roberts, J. E. (2005): Memory and attention in obsessive-compulsive disorder: A review. In: Journal of Anxiety Disorders, 19(1), S. 1–28.

Murray, C. J., & Lopez, A. D. (1996): The global burden of disease: A comprehensive assessment of mortality and morbidity from diseases, injuries, and risk factors in 1990 and projected to 2020. Cambridge, MA: Harvard University Press.

Myhr, G., Sookman, D., & Pinard, G. (2004): Attachment security and parental bonding in adults with obsessive-compulsive disorder: A comparison with depressed out-patients and healthy controls. In: Acta Psychiatrica Scandinavica, 109(6), S. 447–456.

NCCMH – National Collaborating Centre for Mental Health (2006): Obsessive-compulsive disorder: Core interventions in the treatment of obsessive-compulsive disorder and body dysmorphic disorder. Leicester, UK: British Psychological Society and the Royal College of Psychiatrists.

Nedeljkovic, M., & Kyrios, M. (2007): Confidence in memory and other cognitive processes in obsessive-compulsive disorder. In: Behaviour Research and Therapy, 45(12), S. 2899–2914.

Nedeljkovic, M., Kyrios, M., Moulding, R., Doron, G., Wainwright, K., Pantelis, C., et al. (2009): Differences in neuropsychological performance between subtypes of obsessive-compulsive disorder. In: Australian and New Zealand Journal of Psychiatry, 43(3), S. 216–226.

Neff, K. D. (2003a): The development and validation of a scale to measure self-compassion. In: Self and Identity, 2, S. 223–250.

Neff, K. D. (2003b): Self-compassion: An alternative conceptualization of a healthy attitude toward oneself. In: Self and Identity, 2, S. 85–102.

Neff, K. D. (2011): Self-compassion, self-esteem, and well-being. In: Social and Personality Psychology Compass, 5(1), S. 1–12.

Neff, K. D. (2012): The science of self-compassion. In C. Germer & R. Siegel (Hrsg.): Wisdom and compassion in psychotherapy. New York: Guilford Press.

Neff, K. D., & Germer, C. K. (2013): A pilot study and randomized controlled trial of the mindful self-compassion program. In: Journal of Clinical Psychology, 69(1), S. 28–44.

Neff, K. D., Hsieh, Y. P., & Dejitterat, K. (2005): Self-compassion, achievement goals, and coping with academic failure. In: Self and Identity, 4, S. 263–287.

Nesse, R. M., & Williams, G. C. (1995): Why we get sick. New York: Times Books.

Nestadt, G., Lan, T., Samuels, J., Riddle, M., Bienvenu, O. J., Liang, K. Y., et al. (2000): Complex segregation analysis provides compelling evidence for a major gene underlying obsessive-compulsive disorder and for heterogeneity by sex. In: American Journal of Human Genetics, 67(6), S. 1611–1616.

Niemiec, C. P., Brown, K. W., Kashdan, T. B., Cozzolino, P. J., Breen, W. E., Levesque-Bristol, C., et al. (2010): Being present in the face of existential threat: The role of trait mindfulness in reducing defensive responses to mortality salience. In: Journal of Personality and Social Psychology, 99(2), S. 344–365.

Nolen-Hoeksema, S., Morrow, J., & Frederickson, B. L. (1993): Response styles and the duration of episodes of depressed mood. In: Journal of Abnormal Psychology, 102(1), S. 20–28.

Nordahl, T. E., Benkelfat, C., Semple, W. E., Gross, M., King, A. C., & Cohen, R. M. (1989): Cerebral glucose metabolic rates in obsessive compulsive disorder. In: Neuropsychopharmacology, 2(1), S. 23–28.

OCCGWG – Obsessive Compulsive Cognitions Working Group (1997): Cognitive assessment of obsessive-compulsive disorder. In: Behaviour Research and Therapy, 35, S. 667–681.

OCCWG – Obsessive Compulsive Cognitions Working Group (2003): Psychometric validation of the Obsessive Beliefs Questionnaire and the Interpretation of Intrusions Inventory: Part I. In: Behaviour Research and Therapy, 41, S. 863–878.

OCCWG – Obsessive Compulsive Cognitions Working Group (2005): Psychometric validation of the Obsessive Belief Questionnaire and Interpretation of Intrusions Inventory: Part 2. Factor analyses and testing of a brief version. In: Behaviour Research and Therapy, 43, S. 1527–1542.

Ochsner, K. N., Bunge, S. A., Gross, J. J., & Gabrielli, J. D. E. (2002): Rethinking feelings: An fMRI study of the cognitive regulation of emotion. In: Journal of Cognitive Neuroscience, 14(8), S. 1215–1229.

O'Connor, K., & Aardema, F. (2003): Fusion or confusion in obsessive-compulsive disorder. In: Psychological Report, 93(1), S. 227–232.

O'Connor, K., Aardema, F., & Pélissier, M. C. (2005): Beyond reasonable doubt: Reasoning processes in obsessive-compulsive disorder and related disorders. Chichester, UK: Wiley.

O'Connor, K., Koszegi, N., Goulet, G., & Aardema, F. (2013): Distrust of the senses, imagined possibilities, reasoning errors and doubt generation in obsessional-compulsive disorder. In: Clinical Neuropsychiatry, 10(3), Beilage 1, S. 65–71.
O'Connor, K., & Robillard, S. (1995): Inference processes in obsessive-compulsive disorder: Some clinical observations. In: Behaviour Research and Therapy, 33(8), S. 887–896.
Okasha, A. (2003): Diagnosis of obsessive-compulsive disorder: A review. In: M. Maj, N. Sartorivs, A. Okasha, & J. Zohar (Hrsg.): Obsessive-compulsive disorder. Chichester, UK: Wiley.
Olatunji, B. O., Davis, M. L., Powers, M. B., & Smits, J. A. (2013): Cognitive-behavioral therapy for obsessive-compulsive disorder: A meta-analysis of treatment outcome and moderators. In: Journal of Psychiatric Research, 47(1), S. 33–41.
Osborn, I. (1998): Tormenting thoughts and secret rituals: The hidden epidemic of obsessive-compulsive disorder. New York: Pantheon Books.
Oveis, C., Horberg, E. J., & Keltner, D. (2009): Compassion, pride, and social intuitions of self-other similarity. In: Journal of Personality and Social Psychology, 98(4), S. 618–630.
Panksepp, J. (1998): Affective neuroscience: The foundations of human and animal emotions. New York: Oxford University Press.
Panksepp, J. (2005): Affective consciousness: Core emotional feelings in animals and humans. In: Consciousness and Cognition, 14(1), S. 30–80.
Paquette, V., Levesque, J., Mensour, B., Leroux, J. M., Beaudoin, G., Bourgouin, P., et al. (2003): Change the mind and you change the brain: Effects of cognitive-behavioral therapy on the neural correlates of spider phobia. NeuroImage, 18, S. 401–409.
Parasuraman, R. (1998): The attentive brain. Cambridge, MA: MIT Press.
Patel S. R., Carmody, J., & Blair Simpson, H. (2007): Adapting mindfulness-based stress reduction for the treatment of obsessive-compulsive disorder: A case report. Cognitive and Behavioral Practice, 14(4), S. 375–380.
Pato, M. T., Zohar-Kadouch, R., & Zohar, J. (1998): Return of symptoms after discontinuation of clomipramine in patients with obsessive compulsive disorder. In: American Journal of Psychiatry, 145, S. 1521–1522.
Pélissier, M. C., & O'Connor, K. (2002): Deductive and inductive reasoning in obsessive-compulsive disorder. In: British Journal of Clinical Psychology, 41 (Teil 1), S. 15–27.
Perani, D., Cappa, S. F., Bettinardi, V., Bressi, S., Gorno-Tempini, M., Matarrese, M., et al. (1995): Different neural systems for recognition of animals and man-made tools. In: NeuroReport, 6, S. 1637–1641.
Peters, J. R., Smart, L. M., Eisenlohr-Moul, T. A., Geiger, P. J., Smith, G. T., & Baer, R. A. (2015): Anger rumination as a mediator of the relationship between mindfulness and aggression: The utility of a multidimensional mindfulness model. In: Journal of Clinical Psychology, 71(9), S. 871–874.
Pickut, B. A., Van Hecke, W., Kerckhofs, E., Mariën, P., Vanneste, S., Cras, P., et al. (2013): Mindfulness based intervention in Parkinson's disease leads to structural brain changes on MRI: A randomized controlled longitudinal trial. In: Clinical Neurology and Neurosurgery, 115(12), S. 2419–2425.
Pittenger, C., Kelmendi, B., Bloch, M., Krystal, J. H., & Coric, V. (2005): Clinical treatment of obsessive compulsive disorder. In: Psychiatry (Edgmont), 2(11), S. 34.
Porges, S. W. (1995): Orienting in a defensive world: Mammalian modifications of our evolutionary heritage – a polyvagal theory. In: Psychophysiology, 32(4), S. 301–318.
Porges, S. W. (2001): The polyvagal theory: Phylogenetic substrates of a social nervous system. In: International Journal of Psychophysiology, 42(2), S. 123–146.
Posner, M. I. (1980): Orienting of attention. In: Quarterly Journal of Experimental Psychology, 32(1), S. 3–25.

Posner, M. I., & Rothbart, M. K. (1992): Attentional mechanisms and conscious experience. In: A. D. Milner & M. D. Rugg (Hrsg.): The neuropsychology of consciousness. Toronto, ON, Canada: Academic Press.
Posner, M. I., & Rothbart, M. K. (1998): Attention, self-regulation and consciousness. In: Philosophical Transactions of the Royal Society of London, 353(1377), S. 1915–1927.
Purdon, C. L. (2001): Appraisal of obsessional thought recurrences: Impact on anxiety and mood state. In: Behavior Therapy, 32, S. 47–64.
Purdon, C. L. (2004): Empirical investigations of thought suppression in OCD. In: Journal of Behavior Therapy and Experimental Psychiatry, 35, S. 121–136.
Purdon, C. L., & Clark, D. A. (1999): Metacognition and obsessions. In: Clinical Psychology and Psychotherapy, 6, S. 102–110.
Rachman, S. (1983): Obstacles to the treatment of obsessions. In: E. B. Foa & P. M. G. Emmelkamp (Hrsg.): Failures in behaviour therapy. New York: Wiley.
Rachman, S. J. (1993): Obsessions, responsibility and guilt. In: Behaviour Research and Therapy, 31, S. 149–154.
Rachman, S. J. (1997): A cognitive theory of obsessions. In: Behaviour Research and Therapy, 35(9), S. 793–802.
Rachman, S. J. (1998): A cognitive theory of obsessions: Elaborations. In: Behaviour Research and Therapy, 36(4), S. 385–401.
Rachman, S. J., & de Silva, P. (1978): Abnormal and normal obsessions. In: Behaviour Research and Therapy, 16(4), S. 233–248.
Rachman, S. J., & Hodgson, R. J. (1980): Obsessions and compulsions. Englewood Cliffs, NJ: Prentice-Hall.
Rachman, S., & Shafran, R. (1998): Cognitive and behavioural features of obsessive-compulsive disorder. In: R. P. Swinson, M. M. Antony, S. Rachman, & M. A. Richter (Hrsg.): Obsessive-compulsive disorder: Theory, research, and treatment. New York: Guilford Press.
Radomsky, A. S., Dugas, M. J., Alcolado, G. M., & Lavoie, S. L. (2014): When more is less: Doubt, repetition, memory, metamemory, and compulsive checking in OCD. In: Behaviour Research and Therapy, 59, S. 30–39.
Radomsky, A. S., Gilchrist, P. T., & Dussault, D. (2006): Repeated checking really does cause memory distrust. Behaviour Research and Therapy, 44(2), S. 305–316.
Ramel, W., Goldin, P. R., Carmona, P. E., & McQuaid, J. R. (2004): The effects of mindfulness meditation on cognitive processes and affect in patients with past depression. In: Cognitive Therapy and Research, 28(4), S. 433–455.
Rapoport, J. L. (1990): Obsessive-compulsive disorder and basal ganglia dysfunction. In: Psychological Medicine, 20(3), S. 465–469.
Rapoport, J. L., & Fiske, A. (1998): The new biology of obsessive-compulsive disorder: Implications for evolutionary psychology. In: Perspectives in Biology and Medicine, 41(2), S. 159–175.
Rasmussen, S. A., & Eisen, J. L. (1992): The epidemiology and clinical features of obsessive compulsive disorder. In: Psychiatric Clinics of North America, 15(4), S. 743–758.
Rasmussen, S. A., & Eisen, J. L. (1994): The epidemiology and differential diagnosis of obsessive compulsive disorder. In: Journal of Clinical Psychiatry, 55, Beilage, S. 5–10.
Rasmussen, S. A., & Tsuang, M. T. (1984): Epidemiology of obsessive compulsive disorder: A review. In: Journal of Clinical Psychiatry, 45(11), S. 450–457.
Rasmussen, S. A., & Tsuang, M. T. (1986): Clinical characteristics and family history in DSM-III obsessive-compulsive disorder. In: American Journal of Psychiatry, 143(3), S. 317–322.
Rauch, S. L., Dougherty, D. D., Cosgrove, G. R., Cassem, E. H., Alpert, N. M., Price, B. H., et al. (2001): Cerebral metabolic correlates as potential predictors of response to anterior cingulotomy for obsessive compulsive disorder. In: Biological Psychiatry, 50(9), S. 659–667.
Rauch, S. L., Jenike, M. A., Alpert, N. M., Baer, L., Breiter, H. C., Savage, C. R., et al. (1994): Regional cerebral blood flow measured during symptom provocation in obsessive-compulsive disorder

using oxygen 15-labeled carbon dioxide and positron emission tomography. In: Archives of General Psychiatry, 51(1), S. 62–70.
Rauch, S. L., Wedig, M. M., Wright, C. I., Martis, B., McMullin, K. G., Shin, L. M., et al. (2007): Functional magnetic resonance imaging study of regional brain activation during implicit sequence learning in obsessive-compulsive disorder. In: Biological Psychiatry, 61(3), S. 330–336.
Rhéaume, J., Ladouceur, R., Freeston, M. H., & Letarte, H. (1994): Inflated responsibility in obsessive-compulsive disorder: Psychometric studies of a semiidiographic measure. In: Journal of Psychopathology and Behavioral Assessment, 16(4), S. 265–276.
Riggs, D. S., & Foa, E. B. (1993): Obsessive-compulsive disorder. In: D. H. Barlow (Hrsg.): Clinical handbook of psychological disorders: A step-by-step treatment manual. New York: Guilford Press.
Riggs, S. A., Jacobvitz, D., & Hazen, N. (2003): Adult attachment and history of psychotherapy in a normative sample. In: Psychotherapy Theory Research and Practice, 39(4), S. 344–353.
Rimes, K. A., & Wingrove, J. (2011): Pilot study of mindfulness-based cognitive therapy for trainee clinical psychologists. In: Behavioural and Cognitive Psychotherapy, 39(2), S. 235–241.
Robins, L., Helzer, J., Weissman, M., Orvaschel, H., Gruengerge, E., Burge, J., et al. (1984): Lifetime prevalence of specific psychiatric disorders in three sites. In: Archives of General Psychiatry, 41, S. 949–958.
Rockliff, H., Gilbert, P., McEwan, K., Lightman, S., & Glover, D. (2008): A pilot exploration of heart rate variability and salivary cortisol responses to compassion-focused imagery. In: Clinical Neuropsychiatry, 5(3), S. 132–139.
Roe, A. W., Chelazzi, L., Connor, C. E., Conway, B. R., Fujita, I., Gallant, J. L., et al. (2012): Toward a unified theory of visual area V4. In: Neuron, 74(1), S. 12–29.
Rogers, C. (1990): The Carl Rogers reader. Boston: Houghton Mifflin.
Rogers, R. D., & Monsell, S. (1995): Costs of a predictable switch between simple cognitive tasks. In: Journal of Experimental Psychology, 124, S. 207–231.
Ross, I. R. F. (2010): Antidotes to threats our minds create: The soothing and contentment system. Unter: www.atdynamics.co.uk.
Ross, L. E., Grigoriadis, S., Mamisashvili, L., Vonderporten, E. H., Roerecke, M., & Rehm, J. (2013): Selected pregnancy and delivery outcomes after exposure to antidepressant medication: A systematic review and meta-analysis. In: JAMA Psychiatry, 70(4), S. 436–443.
Ross, L. E., & McLean, L. M. (2006): Anxiety disorders during pregnancy and the postpartum period: A systematic review. In: Journal of Clinical Psychiatry, 67(8), S. 1285–1298.
Rotenberg, K. J., MacDonald, K. J., & King, E. V. (2002): The relationship between loneliness and interpersonal trust during middle childhood. In: Journal of Genetic Psychology, 165(3), S. 233–249.
Rotter, J. B. (1980): Interpersonal trust, trustworthiness, and gullibility. In: American Psychologist, 35(1), S. 1–7.
Ruscio, A. M., Stein, D. J., Chiu, W. T., & Kessler, R. C. (2010): The epidemiology of obsessive-compulsive disorder in the National Comorbidity Survey Replication. In: Molecular Psychiatry, 15(1), S. 53–63.
Russell, E. J., Fawcett, J. M., & Mazmanian, D. (2013): Risk of obsessive-compulsive disorder in pregnant and postpartum women: A meta-analysis. In: Journal of Clinical Psychiatry, 74(4), S. 377–385.
Ryan, R. M. (2005): The developmental line of autonomy in the etiology, dynamics, and treatment of borderline personality disorders. In: Development and Psychopathology, 17, S. 987–1006.
Ryan, R. M., & Deci, E. L. (2004): Autonomy is no illusion: Self-determination theory and the empirical study of authenticity, awareness, and will. In: S. L. Koole, J. Greenberg, & T. Pyszczynski (Hrsg.): Handbook of experimental existential psychology. New York: Guilford Press.

Safran, J. D., & Segal, Z. V. (1990): Interpersonal process in cognitive therapy. New York: Basic Books.

Salkovskis, P. M. (1983): Treatment of an obsessional patient using habituation to audiotaped ruminations. In: British Journal of Clinical Psychology, 22, S. 311–313.

Salkovskis, P. M. (1985): Obsessional-compulsive problems: A cognitive-behavioural analysis. In: Behaviour Research and Therapy, 23, S. 571–583.

Salkovskis, P. M. (1989): Cognitive-behavioural factors and the persistence of intrusive thoughts in obsessional problems. In: Behaviour Research and Therapy, 27(6), S. 677–682.

Salkovskis, P. M. (1996): The cognitive approach to anxiety: Threat beliefs, safety-seeking behavior, and the special case of health anxiety and obsessions. In: P. M. Salkovskis (Hrsg.): Frontiers of cognitive therapy. New York: Guilford Press.

Salkovskis, P. M. (1999): Understanding and treating obsessive-compulsive disorder. In: Behaviour Research and Therapy, 37, S. 29–S52.

Salkovskis, P. M. (2007): Psychological treatment of obsessive-compulsive disorder. In: Psychiatry, 6(6), S. 229–233.

Salkovskis, P. M., Forrester, E., Richards, C., & Morrison, N. (1998): The devil is in the detail: Conceptualising and treating obsessional problems. In: N. Tarrier, A. Wells, & G. Haddock (Hrsg.): Treating complex cases: The cognitive behavioural therapy approach. New York: Wiley.

Salkovskis, P. M., & Harrison, J. (1984): Abnormal and normal obsessions: A replication. In: Behaviour Research and Therapy, 22(5), S. 549–552.

Salkovskis, P. M., & Kirk, J. (1997): Obsessive-compulsive disorder. In: D. M. Clark & C. Fairburn (Hrsg.): The science and practice of cognitive behaviour therapy. Oxford, UK: Oxford University Press.

Salkovskis, P. M., Richards, H. C., & Forrester, E. (1995): The relationship between obsessional problems and intrusive thoughts. In: Behavioural and Cognitive Psychotherapy, 23, S. 281–299.

Salkovskis, P. M., Richards, H. C., & Forrester, E. (2000): Psychological treatment of refractory obsessive-compulsive disorder. In: W. K. Goodman, M. V. Rudorfer, & J. D. Maser (Hrsg.): Obsessive-compulsive disorder: Contemporary issues in treatment. Mahwah, NJ: Erlbaum.

Salkovskis, P. M., Shafran, R., Rachman, S., & Freeston, M. H. (1999): Multiple pathways to inflated responsibility beliefs in obsessional problems: Possible origins and implications for therapy and research. In: Behaviour Research and Therapy, 37, S. 1055–1072.

Salkovskis, P. M., & Westbrook, D. (1989): Behaviour therapy and obsessional ruminations: Can failure be turned into success? In: Behaviour Research and Therapy, 27(2), S. 149–160.

Saxena, S., Brody, A. L., Ho, M. L., Alborzian, S., Ho, M. K., Maidment, K. M., et al. (2001): Cerebral metabolism in major depression and obsessive-compulsive disorder occurring separately and concurrently. In: Biological Psychiatry, 50(3), S. 159–170.

Saxena, S., Brody, A. L., Ho, M. L., Zohrabi, N., Maidment, K. M., & Baxter, L. R. (2003): Differential brain metabolic predictors of response to paroxetine in obsessive-compulsive disorder versus major depression. In: American Journal of Psychiatry, 160(3), S. 522–523.

Saxena, S., Brody, A. L., Schwartz, J. M., & Baxter, L. R. (1998): Neuroimaging and frontal-subcortical circuitry in obsessive-compulsive disorder. In: British Journal of Psychiatry, 173, S. 26–37.

Saxena, S., & Rauch, S. L. (2000): Functional neuroimaging and the neuroanatomy of obsessive-compulsive disorder. In: Psychiatric Clinics of North America, 23(3), S. 563–586.

Scheflin, A. W. (2002): Are dual relationships antitherapeutic? In: A. A. Lazarus & O. Zur (Hrsg.): Dual relationships and psychotherapy. New York: Springer.

Schore, A. N. (1994): Affect regulation and the origin of the self: The neurobiology of emotional development. Hillsdale, NJ: Erlbaum.

Schore, A. N. (1997): Early organization of the nonlinear right brain and development of a predisposition to psychiatric disorders. In: Development and Psychopathology, 9, S. 595–631.

Schwartz, J. M. (1998): Neuroanatomical aspects of cognitive-behavioral therapy response in obsessive-compulsive disorder: An evolving perspective on brain and behavior. In: British Journal of Psychiatry, 173(35), Beilage, S. 39–45.
Schwartz, J. M. (1999): A role for volition and attention in the generation of new brain circuitry: Toward a neurobiology of mental force. In: B. Libet, A. Freeman & K. Sutherland (Hrsg.): The volitional brain: Towards a neuroscience of free will. In: Journal of Consciousness Studies, 6(89), S. 115–142.
Schwartz, J. M., & Begley, S. (2002): The mind and the brain: Neuroplasticity and the power of mental force. New York: Regan Books.
Schwartz, J. M., & Beyette, B. (1997): Brain lock: Free yourself from obsessive-compulsive behavior. New York: Harper Collins.
Schwartz, J. M., Gulliford, E. Z., Stier, J., & Thienemann, M. (2005): Mindful awareness and self-directed neuroplasticity: Integrating psychospiritual and biological approaches to mental health with focus on obsessive-compulsive disorder. In: S. G. Mijares & G. S. Khalsa (Hrsg.): The psychospiritual clinician's handbook: Alternative methods for understanding and treating mental disorders. Binghamton, NY: Haworth Press.
Schwartz, J. M., Stoessel, P. W., Baxter, L. R., Martin, K. M., & Phelps, M. E. (1996): Systematic changes in cerebral glucose metabolic rate after successful behavior modification treatment of obsessive-compulsive disorder. In: Archives of General Psychiatry, 53, S. 109–113.
Schwarz, N., & Bless, H. (1991): Happy and mindless, but sad and smart? The impact of affective states on analytic reasoning. In: J. Forgas (Hrsg.): Emotion and social judgements. London: Pergamon Press.
Segal, Z. V., Kennedy, S., Gemar, M., Hood, K., Pedersen, R., & Buis, T. (2006): Cognitive reactivity to sad mood provocation and the prediction of depressive relapse. In: Archives of General Psychiatry, 63(7), S. 749–755.
Segal, Z. V., Williams, J. M. G., & Teasdale, J. D. (2002): Mindfulness-based cognitive therapy for depression. New York: Guilford Press.
Segal, Z. V., Williams, J. M. G., & Teasdale, J. D. (2013): Mindfulness-based cognitive therapy for depression: A new approach to preventing relapse (2. Aufl.). New York: Guilford Press.
Shapiro, S. L., Astin, J. A., Bishop, S. R., & Cordova, M. (2005): Mindfulness-based stress reduction for health care professionals: Results from a randomized trial. In: International Journal of Stress Management, 12(2), S. 164–176.
Shapiro, S. L., Brown, K. W., & Biegel, G. M. (2007): Teaching self-care to caregivers: Effects of mindfulness-based stress reduction on the mental health of therapists in training. In: Training and Education in Professional Psychology, 1(2), S. 105–115.
Shapiro, S. L., Carlson, L. E., Astin, J. A., & Freedman, B. (2006): Mechanisms of mindfulness. In: Journal of Clinical Psychology, 62, S. 373–386.
Shapiro, S. L., Oman, D., Thoresen, C. E., Plante, T. G., & Flinders, T. (2008): Cultivating mindfulness: Effects on well-being. In: Journal of Clinical Psychology, 64(7), S. 840–862.
Sher, K. J., Frost, R. O., & Otto, R. (1983): Cognitive deficits in compulsive checkers: An exploratory study. In: Behaviour Research and Therapy, 21, S. 357–363.
Siegel, D. (2001): The developing mind. New York: Guilford Press.
Siegel, D. (2010): Mindsight: The new science of personal transformation. New York: Random House.
Siegel, R. D., & Germer, C. K. (2012): Wisdom and compassion: Two wings of a bird. In: C. K. Germer & R. D. Siegel (Hrsg.): Wisdom and compassion in psychotherapy: Deepening mindfulness in clinical practice. New York: Guilford Press.
Simon, D., Kaufmann, C., Müsch, K., Kischkel, E., & Kathmann, N. (2010): Fronto-striato-limbic hyperactivation in obsessive-compulsive disorder during individually tailored symptom provocation. In: Psychophysiology, 47(4), S. 728–738.

Simon, G., Ormel, J., VonKorff, M., & Barlow, W. (1995): Health care costs associated with depressive and anxiety disorders in primary care. In: American Journal of Psychiatry, 152(3), S. 352–357.

Singer, T., Seymour, B., O'Doherty, J. P., Stephan, K. E., Dolan, R. J., & Frith, C. D. (2006): Empathic neural responses are modulated by the perceived fairness of others. Nature, 439(7075), S. 466–469.

Singh, N. N., Wahler R. G., & Winton, A. S. W. (2004): A mindfulness-based treatment of obsessive-compulsive disorder. In: Clinical Case Studies, 3(4), S. 275–287.

Skoog, G., & Skoog, I. (1999): A 40-year follow-up of patients with obsessive-compulsive disorder. In: Archives of General Psychiatry, 56(2), S. 121–127.

Sloan, D. M. (2004): Emotion regulation in action: Emotional reactivity in experiential avoidance. In: Behaviour Research and Therapy, 42(11), S. 1257–1270.

Smalley, S. L., Loo, S. K., Hale, T. S., Shrestha, A., McGough, J., Flook, L., et al. (2009): Mindfulness and attention deficit hyperactivity disorder. In: Journal of Clinical Psychology, 65(10), S. 1087–1098.

Snelling, J. (1991): The Buddhist handbook. Rochester, VT: Inner Traditions.

Sookman, D., & Pinard, G. (2002): Over-estimation of threat and intolerance of uncertainty in obsessive compulsive disorder. In: R. O. Frost & G. Steketee (Hrsg.): Cognitive approaches to obsessions and compulsions: Theory, assessment, and treatment. Boston: Pergamon Press.

Sorrentino, R. M., Holmes, J. G., Hanna, S. E., & Sharp, A. (1995): Uncertainty orientation and trust in close relationships: Individual differences in cognitive styles. In: Journal of Personality and Social Psychology, 68(2), S. 314–327.

Spielberger, C. D., Gorsuch, R. L., Lushene, R., Vagg, P. R., & Jacobs, G. A. (1983): Manual for the State-Trait Anxiety Inventory. Palo Alto, CA: Consulting Psychologists Press.

Spikins, P. A., Rutherford, H. E., & Needham, A. P. (2010): From homininity to humanity: Compassion from the earliest archaics to modern humans. In: Time and Mind, 3(3), S. 303–325.

Stein, D. J. (2000): Neurobiology of the obsessive-compulsive spectrum disorders. In: Biological Psychiatry, 47(4), S. 296–304.

Stein, D. J., & Rapoport, J. L. (1996): Cross-cultural studies and obsessive-compulsive disorder. In: CNS Spectrums, 1(1), S. 42–46.

Steinberg, H., Carius, D., & Fontenelle, L. F. (2017): Kraepelin's views on obsessive neurosis: A comparison with DSM-5 criteria for obsessive-compulsive disorder. In: Brazilian Journal of Psychiatry, 39(4), S. 355–364.

Steketee, G. S. (2011): The Oxford handbook of obsessive compulsive and spectrum disorders. New York: Oxford University Press.

Steketee, G. S., & Frost, R. O. (1994): Measurement of risk-taking in obsessive-compulsive disorder. In: Behavioural and Cognitive Psychotherapy, 22(4), S. 287–298.

Stewart, S. E., Geller, D. A., Jenike, M., Pauls, D., Shaw, D., Mullin, B., et al. (2004): Long-term outcome of pediatric obsessive-compulsive disorder: A meta-analysis and qualitative review of the literature. In: Acta Psychiatrica Scandinavica, 110(1), S. 4–13.

Tallis, F. (1997): The neuropsychology of obsessive-compulsive disorder: A review and consideration of clinical implications. In: British Journal of Clinical Psychology, 36 (Teil 1), S. 3–20.

Tang, Y. Y., Ma, Y., Wang, J., Fan, Y., Feng, S., Lu, Q., et al. (2007): Short-term meditation training improves attention and self-regulation. In: Proceedings of the National Academy of Sciences, 104(43), S. 17152–17156.

Taylor, S., Abramowitz, J. S., & McKay, D. (2007): Cognitive-behavioral models of obsessive-compulsive disorder. In: M. M. Antony, C. Purdon, & J. Summerfeldt (Hrsg.): Psychological treatment of obsessive-compulsive disorder: Fundamentals and beyond. Washington, DC: American Psychological Association.

Taylor, S., Abramowitz, J. S., McKay, D., Calamari, J. E., Sookman, D., Kyrios, M., et al. (2006): Do dysfunctional beliefs play a role in all types of obsessive-compulsive disorder? In: Journal of Anxiety Disorders, 20, S. 85–97.

Taylor, S., McKay, D., & Abramowitz, J. S. (2005): Hierarchical structure of dysfunctional beliefs in obsessive-compulsive disorder. In: Cognitive Behavior Therapy, 34(4), S. 216–228.

Teasdale, J. D. (1999): Metacognition, mindfulness and the modification of mood disorders. In: Clinical Psychology and Psychotherapy, 6, S. 146–155.

Teasdale, J. D., Moore, R. G., Hayhurst, H., Pope, M., Williams, S., & Segal, Z. V. (2002): Metacognitive awareness and prevention of relapse in depression: Empirical evidence. In: Journal of Consulting and Clinical Psychology, 70, S. 275–287.

Teasdale, J. D., Segal, Z. V., Williams, J. M. G., & Mark, G. (1995): How does cognitive therapy prevent depressive relapse and why should attentional control (mindfulness) training help? In: Behaviour Research and Therapy, 33, S. 25–39.

Teasdale, J. D., Segal, Z. V., & Williams, J. M. G. (2003): Mindfulness training and problem formulation. In: Clinical Psychology Science and Practice, 10, S. 157–160.

Thwaites, R., & Freeston, M. H. (2005): Safety-seeking behaviours: Fact or function? How can we clinically differentiate between safety behaviours and adaptive coping strategies across anxiety disorders? In: Behavioural and Cognitive Psychotherapy, 33(2), S. 177–188.

Thyer, B. A. (1985): Audiotaped exposure therapy in a case of obsessional neurosis. In: Journal of Behavior Therapy and Experimental Psychiatry, 16(3), S. 271–273.

Tolin, D. F., Abramowitz, J. S., Brigidi, B. D., Amir, N., Street, G. P., & Foa, E. B. (2001): Memory and memory confidence in obsessive-compulsive disorder. In: Behaviour Research and Therapy, 39, S. 913–927.

Tolin, D. F., Abramowitz, J. S., Przeworski, A., & Foa, E. B. (2002): Thought suppression in obsessive-compulsive disorder. In: Behaviour Research and Therapy, 40(11), S. 1255–1274.

Torres, A. R., Prince, M. J., Bebbington, P. E., Bhugra, D., Brugha, T. S., Farrell, M., et al. (2007): Treatment seeking by individuals with obsessive-compulsive disorder from the British Psychiatric Morbidity Survey of 2000. In: Psychiatric Services, 58(7), S. 977–982.

Trobe, K., & Trobe, A. (2005): From fantasy trust to real trust: Learning from our disappointments and betrayals. Amsterdam: Osho Publikaties.

Tucker, D. M., Luu, P., & Pribram, K. H. (1995): Social and emotional self-regulation. In: Annals of the New York Academy of Sciences, 769, S. 213–239.

Twohig, M. P., Hayes, S. C., Plumb, J. C., Pruitt, L. D., Collins, A. B., Hazlett-Stevens, H., et al. (2010): A randomized clinical trial of acceptance and commitment therapy vs. progressive relaxation training for obsessive-compulsive disorder. In: Journal of Consulting and Clinical Psychology, 78, S. 705–716.

Van den Heuvel, O. A., Remijnse, P. L., Mataix-Cols, D., Vrenken, H., Groenewegen, H. J., Uylings, H. B. M., et al. (2009): The major symptom dimensions of obsessive-compulsive disorder are mediated by partially distinct neural systems. In: Brain, 132(4), S. 853–868.

Van den Heuvel, O. A., Veltman, D. J., Groenewegen, H. J., Dolan, R. J., Cath, D. C., Boellaard, R., et al. (2004): Amygdala activity in obsessive-compulsive disorder with contamination fear: A study with oxygen-15 water positron emission tomography. In: Psychiatry Research: Neuroimaging, 132, S. 225–237.

Van den Hout, M. A., Engelhard, I. M., de Boer, C., du Bois, A., & Dek, E. (2008): Perseverative and compulsive-like staring causes uncertainty about perception. In: Behaviour Research and Therapy, 46, S. 1300–1304.

Van den Hout, M. A., Engelhard, I. M., Smeets, M., Dek, E. C., Turksma, K., & Saric, R. (2009): Uncertainty about perception and dissociation after compulsive-like staring: Time course of effects. In: Behaviour Research and Therapy, 47(6), S. 535–539.

Van den Hout, M. A., & Kindt, M. (2003): Repeated checking causes memory distrust. In: Behaviour Research and Therapy, 41, S. 301–316.

Van der Velden, A. M., Kuyken, W., Wattar, U., Crane, C., Pallesen, K. J., Dahlgaard, J., et al. (2015): A systematic review of mechanisms of change in mindfulness-based cognitive therapy in the treatment of recurrent major depressive disorder. In: Clinical Psychology Review, 37, S. 26–39.
Van Grootheest, D. S., Cath, D. C., Beekman, A. T., & Boomsma, D. I. (2005): Twin studies on obsessive-compulsive disorder: A review. In: Twin Research and Human Genetics, 8(5), S. 450–458.
Van Oppen, P., & Arntz, A. (1994): Cognitive therapy for obsessive-compulsive disorder. In: Behaviour Research and Therapy, 32, S. 79–87.
Veale, D. (2007): Cognitive-behavioural therapy for obsessive-compulsive disorder. In: Advances in Psychiatric Treatment, 13, S. 438–446.
Wahl, K., Huelle, J. O., Zurowski, B., & Kordon, A. (2012) Managing obsessive thoughts during brief exposure: An experimental study comparing mindfulness-based strategies and distraction in obsessive-compulsive disorder. In: Cognitive Therapy and Research, 37(4), S. 752–761.
Wahl, K., Salkovskis, P. M., & Cotter, I. (2008): »I wash until it feels right«: The phenomenology of stopping criteria in obsessive-compulsive washing. In: Journal of Anxiety Disorders, 22(2), S. 143–161.
Wang, W. (2005): Protein aggregation and its inhibition in biopharmaceutics. In: International Journal of Pharmaceutics, 289(1–2), S. 1–30.
Watson, C., & Purdon, C. (2008): Attention training in the reduction and reappraisal of intrusive thoughts. In: Behavioural and Cognitive Psychotherapy, 36(1), S. 61–70.
Wegner, D. M., Schneider, D. J., Knutson, B., & McMahon, S. R. (1991): Polluting the stream of consciousness: The effect of thought suppression on the mind's environment. In: Cognitive Therapy and Research, 15, S. 141–152.
Weissman, M. M., Bland, R. C., Canino, G. J., Greenwald, S., Hwu, H. G., Lee, C. K., et al. (1994): The cross-national epidemiology of obsessive-compulsive disorder. In: Journal of Clinical Psychiatry, 55, S. 5–10.
Wells, A. (1997): Cognitive therapy of anxiety disorders: A practice manual and conceptual guide. Chichester, UK: Wiley.
Wells, A. (2007): Emotional disorders and metacognition: Innovative cognitive therapy. Chichester, UK: Wiley.
Wells, A., & Matthews, G. (1994): Attention and emotion: A clinical perspective. Hove, UK: Erlbaum.
Wells, A., & Papageorgiou, C. (1998): Effects of attention training in hypochondriasis: A brief case series. In: Psychological Medicine, 28, S. 193–200.
Whiteside, S. P., Port, J. D., & Abramowitz, J. S. (2004): A meta-analysis of functional neuroimaging in obsessive-compulsive disorder. In: Psychiatry Research: Neuroimaging, 132(1), S. 69–79.
Wilhelm, S., Berman, N. C., Keshaviah, A., Schwartz, R. A., & Steketee, G. (2015): Mechanisms of change in cognitive therapy for obsessive compulsive disorder: Role of maladaptive beliefs and schemas. In: Behaviour Research and Therapy, 65, S. 5–10.
Wilkinson-Tough, M., Bocci, L., Thorne, K., & Herlihy, J. (2010): Is mindfulness-based therapy an effective intervention for obsessive–intrusive thoughts? A case series. In: Clinical Psychology and Psychotherapy, 17(3), S. 250–268.
Williams, A. D., & Grisham, J. R. (2013): Cognitive bias modification (CBM) of obsessive compulsive beliefs. In: BMC Psychiatry, 13(1), S. 256.
Williams, J. M. G., Teasdale, J., Segal, Z., & Kabat-Zinn, J. (2007): The mindful way through depression: Freeing yourself from chronic unhappiness. New York: Guilford Press.
Wilson, K. D. (1998): Issues surrounding the cognitive neuroscience of obsessive-compulsive disorder. In: Psychonomic Bulletin and Review, 5(2), S. 161–172.

Wissmann, J. L., & Tankel, K. (2001): Nursing students' use of a psychopharmacology game for client empowerment. In: Journal of Professional Nursing, 17(2), S. 101–106.
Woody, E. Z., & Szechtman, H. (2011): Adaptation to potential threat: The evolution, neurobiology, and psychopathology of the security motivation system. Neuroscience and Biobehavioral Reviews, 35, S. 1019–1033.
Woody, E. Z., & Szechtman, H. (2013): A biological security motivation system for potential threats: Are there implications for policy-making? In: Frontiers in Human Neuroscience, 7, S. 556.
WHO – World Health Organization. (1992): International classification of disease (10., überarb. Aufl.): Classification of mental and behavioural disorders: Clinical descriptions and diagnostic guidelines. Genf: WHO.
WHO – World Health Organization. (1996): The global burden of disease. Genf: WHO.
Worthington, E. L., Jr., O'Connor, L. E., Berry, J. W., Sharp, C., Murray, R., & Yi, E. (2005): Compassion and forgiveness: Implications for psychotherapy. In: P. Gilbert (Hrsg.): Compassion: Conceptualisations, research and use in psychotherapy. London: Brunner-Routledge.
Wroe, A. L., & Salkovskis, P. M. (2000): Causing harm and allowing harm: A study of beliefs in obsessional problems. In: Behaviour Research and Therapy, 38(12), S. 1141–1162.
Yarbro, J., Mahaffey, B., Abramowitz, J., & Kashdan, T. B. (2013): Recollections of parent-child relationships, attachment insecurity, and obsessive-compulsive beliefs. In: Personality and Individual Differences, 54, S. 355–360.
Zak, A. M., Gold, J. A., Ryckman, R. M., & Lenney, E. (1998): Assessments of trust in intimate relationships and the self-perception process. In: Journal of Social Psychology, 138(2), S. 217–228.
Zylowska, L., Ackerman, D. L., Yang, M. H., Futrell, J. L., Horton, N. L., Hale, T. S., et al. (2008): Mindfulness meditation training in adults and adolescents with ADHD: A feasibility study. In: Journal of Attention Disorders, 11(6), S. 737–746.

Liste der Audioaufnahmen

Track	Titel	Dauer (min.)
1	Einführung in das Programm	04:53
2	Body Scan (Sitzung 1 und 2)	29:48
3	Achtsamkeit für den Atmen (Sitzung 1)	13:08
4	Achtsamkeit für Atem und Körper (Sitzung 2)	18:17
5	Atempause (Sitzung 4–6)	07:42
6	Achtsamkeit für Atem, Körper, Geräusche, Emotionen und Gedanken (Sitzung 4 und 5)	19:51
7	Achtsames Gehen (Sitzung 4)	18:03
8	Achtsame Bewegung und Dehnung (Sitzung 5 und 11)	31:30
9	Der beobachtende Geist (Sitzung 6–11)	28:01
10	R.E.A.L. (Sitzung 7)	26:59
11	Achtsame Exposition (Sitzung 8–11)	19:09
12	Achtsames Gehen mit verbalen Ankern (Sitzung 8)	10:01
13	Selbstmitgefühl (Sitzung 9–11)	28:47
14	Selbstvergebung (Sitzung 9–11)	14:14
15	Busfahrer (Sitzung 11)	17:10